产科
基本手术技能
操作示范

李映桃　梁伟璋　冯健洋　主编

Demonstration of
Basic Surgical Skills in
Obstetrics

图书在版编目（CIP）数据

产科基本手术技能操作示范 / 李映桃，梁伟璋，冯健洋主编. — 广州：广东科技出版社，2025.1
ISBN 978-7-5359-8270-4

Ⅰ. ①产… Ⅱ. ①李… ②梁… ③冯… Ⅲ. ①产科外科手术 Ⅳ. ①R719

中国国家版本馆CIP数据核字(2024)第014151号

产科基本手术技能操作示范
Chanke Jiben Shoushu Jineng Caozuo Shifan

出 版 人：严奉强
责任编辑：黎青青　贾亦非
装帧设计：友间文化
责任校对：李云柯　于强强　杨　乐
责任印制：彭海波
出版发行：广东科技出版社
　　　　　（广州市环市东路水荫路11号　邮政编码：510075）
销售热线：020-37607413
https://www.gdstp.com.cn
E-mail：gdkjbw@nfcb.com.cn
经　　销：广东新华发行集团股份有限公司
印　　刷：广州市彩源印刷有限公司
　　　　　（广州市黄埔区百合三路8号）
规　　格：889 mm×1 194 mm　1/16　印张37.5　字数1 200千
版　　次：2025年1月第1版
　　　　　2025年1月第1次印刷
定　　价：388.00元

如发现因印装质量问题影响阅读，请与广东科技出版社印制室联系调换（电话：020-37607272）。

《产科基本手术技能操作示范》
编委会

主　编：李映桃　梁伟璋　冯健洋
副主编：方大俊　潘　勉　陈高文　范建辉　李家福

编者（按姓氏音序排列）

广州医科大学附属第三医院：

　　布　璐　蔡名金　陈　晨　陈娟娟　陈丽华　陈丽敏　陈　涛　陈晓静　陈艳红
　　陈钰仪　陈　云　邓　楠　范　茜　冯健洋　何　泓　贺　芳　洪俊雅　胡　静
　　胡峻岩　黄　蓓　黄芳英　黄俊巧　黄卫亮　黄赟博　江丽仙　柯彩萍　黎思颖
　　李　佳　李王景　李　雪　李亚文　李映桃　李玉芳　连　雪　连燕琴　梁建钟
　　梁培丽　梁思宇　梁伟璋　林　琳　林　曼　刘　冰　刘　娟　刘先保　刘晓绛
　　刘玉冰　卢慧琴　罗　冰　罗太珍　骆曦图　麻希洋　麦凤鸣　潘杨君　彭宇华
　　邱国莹　邱影雯　沈华伟　沈　健　生秀杰　宋　亭　苏春宏　苏志文　田书墨
　　王寿平　王天红　王　艳　王懿春　王银阁　吴　繁　吴伟珍　夏华安　肖　笛
　　谢昕彤　徐艺霞　杨澄宇　杨师琪　杨玉华　叶　青　叶　婷　余　琳　余有庆
　　曾丽珠　曾　毅　詹　鸿　张春芳　张路家　张梦琪　张苏玉　张湘贤　张迅恺
　　张志豪　赵永朝　钟柳英　钟演珠　周燕媚　庄曼丽

广　东　省　妇　幼　保　健　院：李湘元　温济英　钟彩娟

广州医科大学附属第二医院：郭　慧　张兰珍

佛　山　市　妇　幼　保　健　院：陈海霞　陈　佳　郭晓玲

中山大学孙逸仙纪念医院：陈　慧

中　山　大　学　附　属　第　三　医　院：陈新娟　范建辉

珠　海　市　妇　幼　保　健　院：李兆生　刘晓玲　温景锋　严津晶　尹保民

编委会

南方医科大学南方医院：黄莉萍　王振宇　翟巾帼　钟　梅
南方医科大学珠江医院：陈高文　赖武江　李肖璇　罗家懋　郑友红
南方医科大学深圳医院：卢澄钰
广州医科大学附属第五医院：林君略　丘峻朝　余丽君
南方医科大学第三附属医院：李迎春　万　波
福建省妇幼保健院：戴　燕　方娇宁　李　莉　林金孝　潘　勉　修颖灵
　　　　　　　　　杨丹林　张　钧
武汉大学中南医院：陈慧君　郭娟娟　李家福
广州开发区医院：周梦阳
佛山市第二人民医院：徐崇彬
广州市白云区妇幼保健院：付艳艳　王尼萍　袁俏奇
东莞市松山湖中心医院：梁黎璇
南方医科大学顺德医院：郭跃文
广东医科大学顺德妇女儿童医院：何洁云　李勉勤　肖大为
罗定市人民医院：陈华珍　张春华
甘肃省妇幼保健院：董　燕　刘小晖
厦门弘爱妇产医院：汪　燕　周婉萍
深圳市妇幼保健院：肖晓梅
深圳市宝安区妇幼保健院：何　青　朱元方
惠州市第一妇幼保健院：陈　平　谢玉珍
惠州市第一人民医院：方炼砂
广州医科大学附属妇女儿童医疗中心：陈俞朱　方大俊　方　燕　林晓勤　路沅沅　杨　艳
佛山市南海区人民医院：刘梦玥　叶艳贞
佳木斯市妇幼保健院：王凤双

学术秘书：陈　佳　王振宇　黄俊巧　张梦琪
摄　　影：梁建钟　李映桃　冯健洋
绘　　图：车友杰　朱苑桐　陈高文　陈　慧　朱梦兰

主编简介

李映桃 主任医师，教授，博士研究生导师

专长于急危、重症孕产妇的救治和管理，产科适宜技术的研发和推广，以及妊娠合并糖尿病和早产发病机制的研究和科普健康教育。

曾作为访问学者分别在法国和美国研修。获评首届柔济名医和羊城好医生、2007年度全国卫生系统先进个人、2019年广州市最美医师和2024年第八届广东好医生，荣获2020年广东医师奖、2020年广东医学科技奖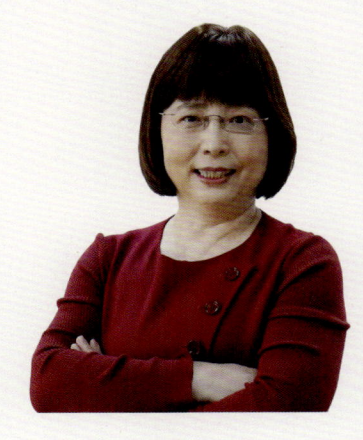科普奖、2022年广东省科技进步奖一等奖、2022年广州科普创新奖科普杰出人物奖，以及2023年度中华医学科技奖医学科学技术普及奖。

现为国家博士后项目评审专家，广东省和广州市科技项目评审专家。兼任中国妇幼保健协会妊娠合并糖尿病专业委员会委员，广东省保健协会母婴安康分会主任委员，广州市医师协会母胎医学分会首届主任委员，广东省医学会生殖免疫与优生学分会第一和第二届副主任委员，广东省女医师协会围产保健专家委员会副主任委员等。

主持各级科研项目共28项，获国家实用新型专利及著作权17项，广东省卫生健康适宜技术推广项目9项。参编著作15部，主编《产科急救快速反应团队演练及技术操作示范》《妊娠合并糖尿病疑难危重病例分析及多学科管理》《宫颈机能不全防治》《妊娠期糖尿病专科建设理论与实践》等8部，主译《产科学手册》和《产科紧急情况与创伤医疗管理》2部。在国内外发表论文超百篇。

梁伟璋 医学博士，副主任医师，硕士研究生导师

擅长妊娠合并糖尿病、宫颈机能不全、多胎妊娠、妊娠合并妇科肿瘤等高危妊娠的孕期保健及产科疑难危急重症的救治。

2022年参加广东省第十批援藏工作队"组团式"医疗援藏，获评西藏自治区优秀援藏医疗人才、林芝市"学科建设先进个人"。荣获2022年广东省科技进步奖一等奖（第五）、2023年广州市首届羊城工匠杯妇幼健康技能大赛个人三等奖和2023年中华医学科技奖医学科学技术普及奖（第四）。

兼任广东省保健协会母婴安康分会委员，广州市医师协会母胎医学分会委员。

参与国家自然科学基金2项，主持厅市级项目3项，发表SCI及中文学术论文十余篇，为《产科紧急情况与创伤医疗管理》主译（第三）、《妊娠合并糖尿病疑难危重病例分析及多学科管理》和《妊娠期糖尿病专科建设理论与实践》副主编，参与编写《产科重症监护手册（第4版）》《宫颈功能不全手册》《妇科肿瘤典型病例分析》等专著。

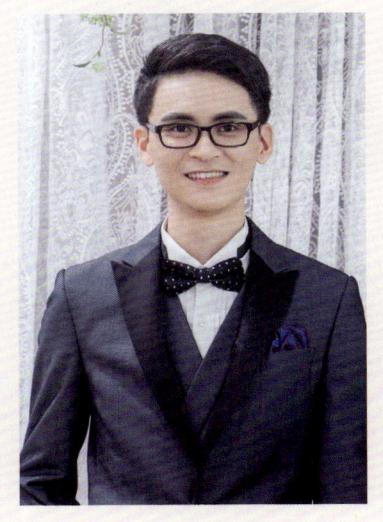

冯健洋 主治医师，现澳门大学健康科学学院在读博士研究生

擅长妊娠合并妇科良恶性肿瘤及其微创内镜诊治。

兼任中国抗癌协会妇科肿瘤专业委员会会员、中国抗癌协会宫颈癌专业委员会会员、广东省卫生经济学会妇产科分会委员、广东省妇幼保健协会妇科肿瘤专业委员会委员。

主持及参与各级课题5项，发表SCI及中文学术论文十余篇，为《妇科腔镜基本技术与常见手术操作》副主编，参与编写《妇科急症临床诊断与治疗》《妇科肿瘤典型病例分析》《子宫内膜癌100问》和《子宫切除100问》等专著。

前言

妇产科医生需要掌握妇产科的基本理论、基本知识、基本技能。产科基本手术技能是国家执业医师资格考试要求必备的专业技能，更是衡量每位妇产科医生业务素质和技能水平的重要内容。传统的教材采用文字理论和手绘图片相结合进行教学，缺乏连续性和立体感，教师讲学时表述困难，学生对基本理论、基本知识、基本技能掌握程度不理想。本书则以情景视频教学为核心，更直观、形象地示范产科基本手术技能操作，并且可以反复观看，增强教学效果。

广州医科大学附属第三医院（以下简称广医三院）妇产科拥有百年历史，是我国最早的妇产科临床医疗、教学基地之一。广医三院1998年成立广州重症孕产妇救治中心，2010年成为国家临床重点专科（产科）建设项目单位，现有广东省产科临床质量控制中心、广东省省级重症孕产妇救治中心、广东省妇产疾病临床医学研究中心等多个省、市级研究中心。作为全国首批"妇产科住院医师规范化培训基地"及"国家级重点专业基地（妇产科）"，广医三院举办"产科危重症救治新进展和实践技能操作示范"培训班已长达15年，拥有自主研发的教学模具和教程，长期的产科实践技能操作培训也使广医三院的培训导师成长迅速。2018年，李映桃教授团队出版了《产科急救快速反应团队演练及技术操作示范》，引领了国内产科急救团队演练的发展，受到全国各地产科同道的欢迎。

随后，《产科基本手术技能操作示范》也顺应当前本科生、规培医生、基层进修医生的需求而诞生。全书包含产科学及其基础、外科学基本手术及基本知识、产科基本手术及基本知识、剖宫产术、胎儿宫内手术、计划生育手术、妊娠合并妇科疾病相关手术、产科急症与急救技术、围生期基础生命支持技术、新生儿复苏专项技术十大篇章。借助仿真模拟教具和标准化患者，本书对产科基本手术技能操作，如妊娠腹部四步触诊检查法、阴道检查、骨盆内测量、人工破膜术、规范接生技术、会阴裂伤分类及缝合技术、人工胎盘剥离术、双胎阴道分娩、臀位阴道分娩、外倒转术、胎儿牵引术和毁胎术、胎头吸引器助产、产钳助产术、子宫内翻复位术、剖宫产术中各种复杂子宫切口及裂伤缝合技术、凶险性前置胎盘剖宫产术等进行了理论阐述、手术图片展示及规范实操视频呈现，更直观地体现了操作的细节，有利于学习者掌握操作要点和注意事项。本书还介绍了胎儿医学、计划生育和妊娠合并妇科疾病等方面在国内外的最新进展，内容十分丰富。

本书创新之处在于运用大量高清图片展示操作细节，并且部分章节附有二维码，扫码即可观看高清的实操示范视频。这不仅方便学习者利用碎片时间进行学习，也为年轻的一线医护人员在产科临床中需要应用相应技能时，提供便捷的查阅方式和参考。本书实为妇产科临床医护受益的工具书。希望本书可帮助年轻妇产科医生快速掌握规范的产科基本手术技能操作，并逐渐拥有经培训获得的"后天"产科天赋：避免不必要的干预，但在需要时能采用熟练的产科技术干预。同时希望本书能为国内妇产科模拟医学教育的发展抛砖引玉。此外，虽然集结了国内20余家医院的精英，经过5年多的创作和不断地修正而得以成书，但本书仍可能存在错漏之处，恳请同道不吝指正，让我们携手并进，不断提高产科基本手术技能操作水平，更好地服务广大妇孺。

2024年1月于广州

目录
CONTENTS

Chapter 01 第一篇 产科学及其基础

第一章　绪论　002
第二章　女性生殖器官解剖学　004
　　第一节　外生殖器官解剖　004
　　第二节　内生殖器官解剖　007
　　第三节　邻近器官　011
　　第四节　子宫毗邻区域局部解剖　012

Chapter 02 第二篇 外科学基本手术及基本知识

第一章　手术器械　018
第二章　消毒　031
第三章　铺巾　034
第四章　戴手套　037
第五章　穿、脱手术衣　041
第六章　切开与分离　045
第七章　止血　048
第八章　打结　054
第九章　缝合　058
第十章　换药与拆线　064
第十一章　准备剖宫产手术无菌器械台　068

Chapter 03 第三篇
产科基本手术及基本知识

第一章　产科基本操作 078
　　第一节　妊娠腹部四步触诊检查法 078
　　第二节　骨盆外测量 080
　　第三节　阴道检查 084
　　第四节　肛门检查 086
　　第五节　骨盆内测量 088
　　第六节　宫颈评分 091

第二章　宫颈环扎术 094
　　第一节　经阴道宫颈环扎术简介 094
　　第二节　经阴道宫颈环扎术体位摆放操作 099
　　第三节　预防性（治疗性）经阴道宫颈环扎术 100
　　第四节　紧急经阴道宫颈环扎术 105
　　第五节　救援性经阴道宫颈环扎术 109
　　第六节　经阴道宫颈环扎术的术前准备和术后护理 111
　　第七节　经阴道宫颈环扎术后阴窥检查随访操作流程 113
　　第八节　腹腔镜下宫颈环扎术 115

第三章　正常分娩基本操作 119
　　第一节　自由体位分娩 119
　　第二节　侧卧位体位纠正胎方位 123
　　第三节　头位接生技术 127
　　第四节　会阴裂伤分类及缝合技术 134
　　附录　会阴裂伤缝合术的实操模拟演练 141
　　第五节　会阴切开缝合术 144

第四章　促进阴道分娩技术 149
　　第一节　促宫颈成熟技术 149
　　第二节　人工破膜术 155
　　第三节　徒手胎头转位术 157
　　第四节　产钳助产术 159

目录
CONTENTS

第五节　胎头吸引器助产　167

第六节　软产道裂伤缝合　173

第七节　人工胎盘剥离术　176

第八节　产程中的超声应用　178

Chapter 04　第四篇 剖宫产术

第一章　首次剖宫产术　192

第二章　二次剖宫产术　205

第三章　三次剖宫产术（子宫外出胎头）　209

第四章　胎头嵌顿剖宫产技术　213

第五章　保留羊膜囊剖宫产术（膜内分娩）　218

第六章　多胎妊娠剖宫产术　222

第七章　各类前置胎盘剖宫产术　226

第八章　凶险性前置胎盘剖宫产术及保留子宫的手术技巧　230

第九章　金氏子宫联合缝扎止血术　239

第十章　复杂子宫切口及裂伤缝合技术　243

第十一章　剖宫产娩出胎儿的技术　248

第十二章　剖宫产围手术期快速康复　256

第十三章　剖宫产术中泌尿系统损伤的处置　260

　第一节　膀胱损伤修补术　260

　第二节　输尿管损伤修补术　262

Chapter 05　第五篇 胎儿宫内手术

第一章　羊水减量术　272

第二章　氯化钾心内注射和利凡诺引产　275

第三章　射频消融减胎术　278

第四章　胎儿镜下胎盘交通血管激光凝固术　282

Chapter 06 第六篇 计划生育手术

- 第一章　人工流产术　292
- 第二章　药物流产　297
- 第三章　中期妊娠引产术　301
  - 第一节　依沙吖啶羊膜腔内注射引产　301
  - 第二节　米非司酮配伍米索前列醇引产　304
  - 第三节　水囊引产术　305
  - 第四节　剖宫取胎术　307
- 第四章　输卵管结扎术　308
- 第五章　腹腔镜下输卵管复通术　312

Chapter 07 第七篇 妊娠合并妇科疾病相关手术

- 第一章　宫内妊娠合并异位妊娠（宫内外复合妊娠）　318
- 第二章　妊娠合并卵巢囊肿扭转　322
- 第三章　妊娠合并子宫肌瘤　325
- 第四章　妊娠合并宫颈息肉　329
- 第五章　妊娠合并宫颈癌　331
- 第六章　妊娠合并葡萄胎　335
- 第七章　妊娠合并卵巢肿瘤　338

Chapter 08 第八篇 产科急症与急救技术

- 第一章　子痫急救技术　344
  - 第一节　子痫急救技术模拟演练　344
  - 第二节　眼罩的佩戴技术　349
  - 第三节　氧气面罩的佩戴技术　351

目录 CONTENTS

第四节　压舌板和牙垫的安置技术　352

第五节　静脉留置针的使用技术　354

第六节　注射泵和输液泵的使用技术　356

第二章　产后出血急救技术（产后出血容量复苏技术）　358

第一节　出血量评估技术　359

第二节　产后出血容量复苏及成分输血治疗技术　363

第三节　产科输血技术　369

第四节　自体血储存和回输技术　372

第五节　输血器的使用技术　378

第三章　产后出血急救技术（产后出血常用止血技术）　381

第一节　子宫按摩技术　381

第二节　宫缩剂使用技术　384

第三节　宫腔填塞术　388

第四节　子宫压迫缝合术　395

第五节　盆腔血管结扎术　404

第六节　围生期子宫切除术（全子宫切除术和次全子宫切除术）　408

第七节　经导管盆腔动脉栓塞术治疗产后出血　419

第八节　盆腔纱布填塞术　428

第四章　脐带脱垂相关救治技术　432

第一节　概述　432

第二节　脐带脱垂胎儿宫内复苏体位　435

第三节　经阴道以手上推胎先露脐带减压技术　437

第四节　充盈膀胱上推胎先露脐带减压技术　437

第五节　脐带还纳（脐带复位术）　438

第六节　产房紧急剖宫产术配合技术　438

第七节　脐带脱垂安全转运技术　439

第五章　肩难产急救技术　440

第六章　臀位阴道分娩及助产技术　450

第一节　概述　450

第二节　臀位自然分娩　454

附录　"四肢着地"臀位自然分娩接生技术　456

第三节　臀位助产术　**460**

第四节　臀位牵引术　**464**

第五节　臀位后出头产钳（Piper产钳）完成后出头分娩模拟演练　**468**

第七章　外倒转术　**471**

附录　外倒转模型操作前准备　**476**

第八章　内倒转术　**480**

第九章　双胎妊娠阴道分娩模拟演练　**486**

第十章　胎儿牵引术和毁胎术　**494**

第一节　胎儿牵引术　**494**

第二节　毁胎术——穿颅术　**498**

第十一章　子宫内翻急救技术　**502**

第十二章　子宫破裂急救技术　**509**

第十三章　羊水栓塞急救技术　**518**

Chapter 09　第九篇　围生期基础生命支持技术

第一章　气道开放技术　**532**

第一节　手法开放气道　**533**

第二节　口咽通气道技术　**535**

第三节　鼻咽通气管技术　**537**

第四节　喉罩通气术　**538**

第五节　呼吸球囊通气术　**541**

第六节　经口气管插管术　**543**

第二章　电除颤技术　**546**

附录一　自动体外除颤器的使用　**549**

附录二　孕产妇心搏骤停急救模拟演练　**551**

Chapter 10 第十篇 新生儿复苏专项技术

第一章　新生儿保暖技术　**558**

第二章　A（airway）：建立通畅气道技术　**561**

第三章　B（breathing）：正压通气技术　**564**

第四章　C（circulation）：胸外按压技术　**573**

第五章　D（drug）：药物治疗　**575**

第六章　E（evaluation）：复苏后评估监护　**579**

第七章　新生儿安全转运技术　**581**

第八章　医患沟通技术　**583**

第一篇 产科学及其基础

Chapter 01

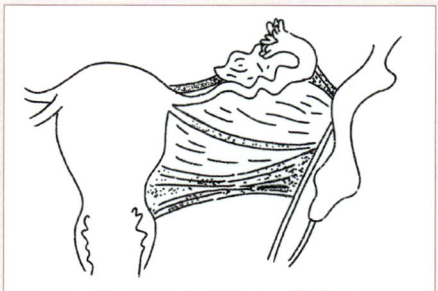
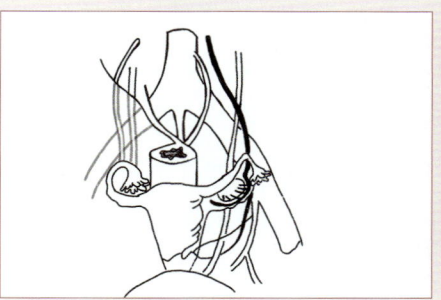

第一章
绪论

（一）产科学的发展和基础

产科学是最古老的医学学科之一，人类在还没有形成系统的医疗实践体系时就已经会接生了。早在公元前数千年，古埃及、古希腊及古罗马等地就有产科的医疗实践记录。早期阶段，产科唯一的医疗手段是"接生"，在缺乏灭菌和消毒技术的情况下，使用石器切割脐带。

12世纪后，助产士先驱通过医疗实践和总结前人经验，开始总结和传授助产知识。文艺复兴时期，解剖学的巨大发展推动了产科技术的进步。

16世纪，法国外科医师Paré发明了转胎位术。

17世纪早期，英国Chamberlen家族发明了产钳，但由于保密，直到1848年，英国产科医师Simpson才首次报道了产钳的结构和使用方法，产钳至今仍是全世界常用的助产器械。

18世纪中期，英国产科医师William Hunter出版了《人类妊娠子宫的解剖学图解》，首次描述了妊娠子宫的结构，以及子宫与胚胎、胎儿的关系，奠定了近现代产科学的基础。

19世纪，接受专职训练的助产士（瑞典）及抗产褥感染的消毒接生（欧洲）开始出现。

20世纪30—40年代，由于输血、麻醉及抗生素在产科中的应用及推广，孕产妇的分娩安全得到极大的保障。

剖宫产术作为产科中最常用的拯救母婴的技术，其发展历程曲折而艰辛。1930年，美国著名产科学家J.Whitridge Williams将近千年的漫长剖宫产史归纳为5个阶段。

第一阶段（约公元前600—1500年）：剖宫产的起源可追溯到约公元前600年的古罗马，《剖宫产律》规定死亡的临产妇或孕妇，必须剖腹取出胎儿方可埋葬。剖宫产最初是应用在"非活体"上，目的是在母亲死亡后挽救胎儿，但案例极少。

第二阶段（1501—1875年）：文献资料显示，1610年，威丁堡学者Trautmann首次为未死孕妇进行剖宫产术。但彼时剖宫产术仅为切开子宫，取出胎儿，子宫切口不予缝合，故大多数患者死于出血或感染，病死率在50%以上。直到1769年，学者Lebas首次进行子宫切口缝合，但当时这种做法未被普遍认可。1787—1875年，在法国巴黎接受剖宫产手术的孕妇无一例存活！

第三阶段（1876—1881年）：1876年，Porro医生建议，剖宫产后可切除子宫体，将宫颈残端缝于腹壁切口的下端，以控制出血和预防感染。

第四阶段（1882—1906年）：1882年，Sanger医生坚持剖宫产后应缝合切口，并介绍了正确的缝合技术，他的方式逐渐被采纳应用。此阶段也形成了一些剖宫产指征。

第五阶段（1907—1927年）：1907年，德国科隆的Frank医生采用了新的方法，他在耻骨联合上数厘米处行腹壁横切口，在腹膜外子宫下段行横切口，并使用产钳娩出胎头。同时，Latzo医生在手术技巧上做了一些改良，使剖宫产术日趋完善。

20世纪后，产科进入现代医学时代，开始飞速发展，从早年以母亲为中心的母体医学体系，逐渐发展为认识到母胎同等重要的围产医学及母胎医学体系。

（二）现代产科手术学

进入21世纪，现代产科学专门研究与女性妊娠相关的生理和病理，即诊断和处理女性在妊娠期、分娩期和产褥期所特有的生理、心理和病理变化，以及胎儿的生理、病理变化。临床医学专家们发现，在医疗临床实践领域中，很少有像产科这样两极分化的学科，产科"风平浪静"的正常妊娠和分娩与突如其来且凶险无比的产科急症之间，往往形成鲜明的对比。因此，为突发异常做好预案是保证母胎安全的基石，产科急症的预案预演及模拟演练，可以避免某些急症的发生，同时可以增强对早期危机的识别意识，减少急症对孕产妇的损伤。模拟演练在当今母胎医学——产科急症手术学方面发展迅速。

随着围产医学的发展和全孕周高质量围产保健的推广，现代母胎医学产生了各种里程碑式的新技术，这些新技术为胎儿宫内诊断及母体合并症和并发症的早期诊断和筛查提供了支持，更为胎儿在宫内或对新生儿早期进行干预和治疗提供了安全保障。目前有充分的循证医学证据证明有效的胎儿手术主要为：治疗胎儿贫血的宫内输血术，治疗26周以前Ⅱ期以上的双胎输血综合征（TTTS）激光手术，治疗胎儿脊髓脊膜膨出的手术，手术指征明确的选择性减胎术、羊水灌注及羊水减量术等，还有针对多种疾病的胎儿手术正处于如火如荼的临床研究中。

另外，需要强调的是，与外科学发展不同，产科手术学中的基础技术没有太大变化，仍然是接生，手术技能仍以助产和处理难产为主。产科手术学俨然成为一门古老的艺术，要安全有效地处理"接生"问题，保障母亲和胎儿健康，产科医师和助产人员需要熟悉与人类分娩有关的解剖学、生理学和病理生理学，以及各种"接生"技能和操作，以达到产科的两个目标——避免不必要的干预，但在需要时能采用紧急、熟练的技术干预。然而由于我国幅员辽阔，各地区间医护人员产科手术技能和操作的水平参差不齐，因此急需规范的训练和临床实践以改善这种状况。

（李映桃　梁伟璋）

第二章
女性生殖器官解剖学

第一节　外生殖器官解剖

女性外生殖器官是指外阴，即生殖器官外露的部分，位于两股内侧间，前为耻骨联合，后为会阴（图1-2-1）。

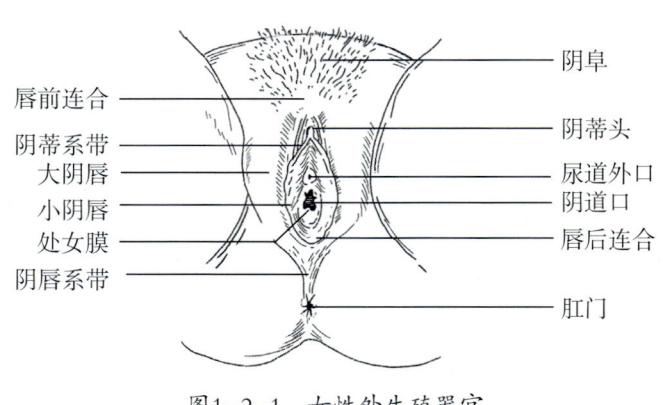

图1-2-1　女性外生殖器官

（一）外生殖器官的结构

1. 阴阜

阴阜指耻骨联合前面隆起的脂肪垫。青春期发育时，阴阜皮肤上开始长出卷曲的阴毛，阴毛呈倒三角形分布，可向下延伸至两侧大阴唇外侧面，阴毛的疏密和色泽因个体和种族而异。阴毛是第二性征之一。

2. 大阴唇

大阴唇指自阴阜向下、向后止于会阴的一对隆起的皮肤皱襞。大阴唇外侧面为皮肤，皮层内有皮脂腺和汗腺，多数女性的大阴唇有色素沉着；内侧面湿润似黏膜。大阴唇皮下组织疏松，脂肪中有丰富的静脉、神经及淋巴管，故外伤后容易形成血肿且疼痛明显。

3. 小阴唇

小阴唇指位于大阴唇内侧的一对薄皱襞，大小、形状因人而异。小阴唇表面湿润、色褐或微红、无毛，神经末梢丰富，故非常敏感。两侧小阴唇前端融合，分为前后两叶，前叶形成阴蒂包皮，后叶形成阴蒂系带。大阴唇、小阴唇后端会合，在正中线形成阴唇系带。

4. 阴蒂

阴蒂位于两侧小阴唇顶端下，与男性阴茎同源，由海绵体构成，在性兴奋时可勃起。阴蒂分为阴蒂头、阴蒂体及2个阴蒂脚3个部分。阴蒂头显露于外阴，神经末梢丰富，对性刺激极敏感。2个阴蒂脚各附于两侧耻骨支。

5. 阴道前庭

为两侧小阴唇之间的菱形区域，前为阴蒂，后方以阴唇系带为界。阴道前庭内有尿道口和阴道口。阴道口与阴唇系带之间有一浅窝，称舟状窝（或称阴道前庭窝），经产妇受分娩影响，此窝可消失。

（1）尿道口：位于阴蒂下方。尿道口呈圆形，但边缘折叠而合拢。两侧后方有尿道旁腺，开口极小，易有细菌潜伏。

（2）前庭大腺：又称巴氏腺。位于大阴唇后部，被球海绵体肌覆盖，如黄豆大小，左右各一，腺管细长，开口于阴道前庭后方小阴唇与处女膜之间的沟内。在性刺激下，腺体分泌黏液样分泌物，起润滑作用。正常情况下无法触及此腺体。若腺管口闭塞，可形成囊肿或脓肿。

（3）前庭球：又称球海绵体。位于前庭两侧，由具有勃起性的静脉丛组成，前端与阴蒂相接，后端膨大，与同侧前庭大腺相邻，表面覆盖有球海绵体肌。

（4）阴道口和处女膜：位于前庭的后半部。覆盖阴道口的一层有孔薄膜，称处女膜，多在中央有一孔，其孔呈圆形或新月形，少数呈筛状，或有中隔、伞状。孔的大小因人而异，小至不能通指尖，甚至闭锁；大至可容两指，甚至处女膜缺如。极少数处女膜组织坚韧，需手术切开。处女膜可因性交或其他损伤而撕裂。受阴道分娩影响，经产妇产后可仅留有处女膜痕。

（二）外生殖器官的血供

外生殖器官主要由阴部内动脉供血。阴部内动脉为髂内动脉前干终支，经坐骨大孔的梨状肌下孔穿出骨盆，绕过坐骨棘背面，再经坐骨小孔到达会阴和肛门，后分为4支：①痔下动脉，供应直肠下段及肛门部；②会阴动脉，分布于会阴浅部；③阴唇动脉，分布于大、小阴唇处；④阴蒂动脉，分布于阴蒂及前庭球处。

（三）外生殖器官的神经支配

外生殖器官主要由阴部神经支配。由第Ⅱ、第Ⅲ、第Ⅳ骶神经分支组成，含感觉和运动神经纤维，走行与阴部内动脉途径相同。在坐骨结节内侧下方分成会阴神经、阴蒂背神经及肛神经（又称痔下神经）3支，分布于会阴、阴唇及肛门周围（图1-2-2）。

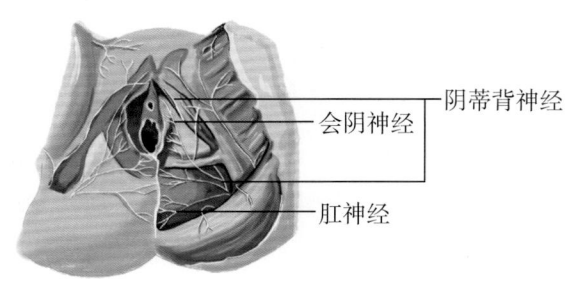

图1-2-2 女性外生殖器官神经

（四）会阴、女性盆底

1. 狭义会阴

狭义会阴指外生殖器与肛门之间的区域，女性会阴也称产科会阴。长 2~3 cm，女性较男性的短，其深部为会阴中心腱。产科分娩时保护会阴或作会阴切口，即指保护或切开此处的软组织结构。

产科会阴的局部解剖由外至内分为：皮肤→皮下组织→会阴中心腱+部分肛提肌（图1-2-3）。浅层布有股后皮神经会阴支，阴部神经的会阴神经分支；深层布有阴部神经的分支和阴部内动、静脉的分支或属支。

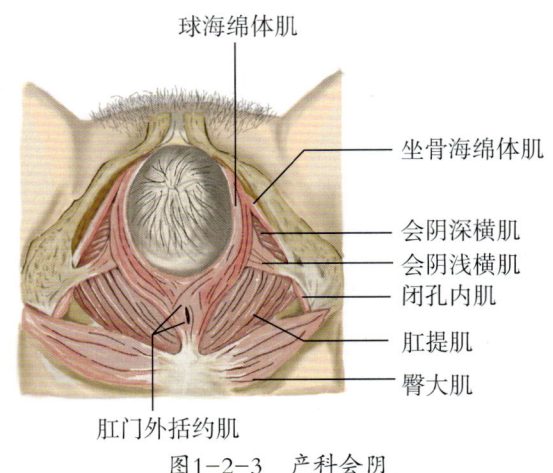

图1-2-3 产科会阴

2. 广义会阴

广义会阴指盆膈以下封闭骨盆出口的全部软组织，呈菱形，其境界与骨盆出口一致，承托并保持盆腔脏器（如内生殖器、膀胱及直肠等）于正常位置。

3. 分区

通过两侧坐骨结节的连线，将会阴分为前方的三角区（尿生殖区）和后方的三角区（肛区）。男性尿生殖区有尿道通过，女性尿生殖区有尿道和阴道通过；肛区有肛管通过。

4. 女性盆底

（1）浅层。会阴中心腱：由会阴浅横肌、会阴深横肌、球海绵体肌、肛门外括约肌的肌腱共同交织组成（图1-2-3）。

（2）中层。尿生殖膈：由会阴深横肌、尿道括约肌及覆盖于两肌上、下面的尿生殖膈上筋膜和尿生殖膈下筋膜共同组成。尿道和阴道在其间穿过（图1-2-4）。

（3）内层。盆膈：是骨盆底最坚韧的一层，由肛提肌及其内、外面各覆一层筋膜组成。自前向后依次有尿道、阴道和直肠穿过（图1-2-4）。

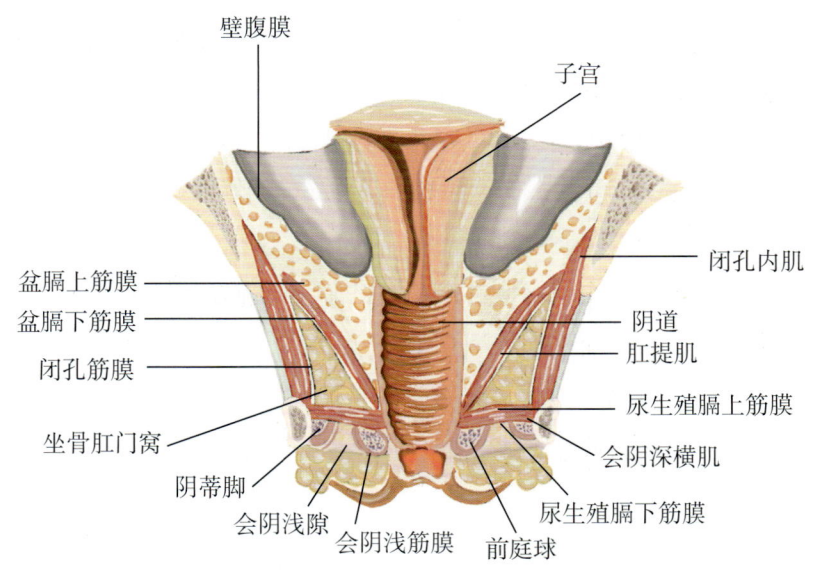

图1-2-4 女性盆腔冠状切面模式图

（梁伟璋　李映桃）

第二节　内生殖器官解剖

女性内生殖器官位于真骨盆内，包括阴道、子宫、输卵管和卵巢，后两者合称为附件（图1-2-5）。

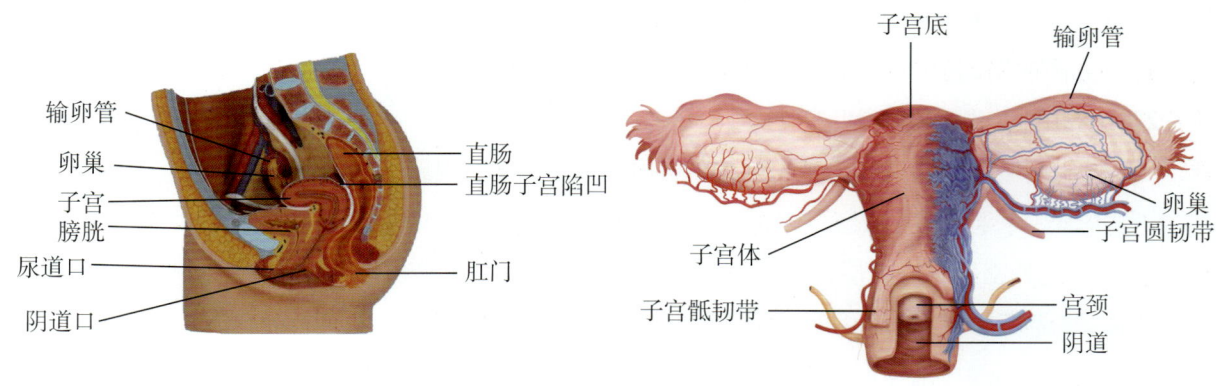

图1-2-5　女性内生殖器官

（一）阴道

阴道是性交器官，也是月经血排出及胎儿娩出的通道。

1. 位置和形态

阴道位于真骨盆下部中央，为一上宽下窄的管道。前壁长7～9 cm，与膀胱和尿道相邻；后壁长10～12 cm，与直肠贴近。上端包绕子宫颈阴道部，下端开口于阴道前庭后部。宫颈与阴道间的圆周状隐窝，称为阴道穹隆，分为前、后、左、右4个部分，其中后穹隆最深，与盆腔最低的直肠子宫陷凹紧密相邻，临床上可经此穿刺、引流或作为手术入路。

2. 组织结构

阴道壁自内向外由黏膜层、肌层和纤维组织膜构成。黏膜层由非角化复层鳞状上皮覆盖，无腺体，淡红色，有许多横行皱襞，故有较大伸展性，阴道上1/3处黏膜受性激素影响有周期性变化；肌层由内环和外纵两层平滑肌构成；纤维组织膜与肌层紧密粘贴。阴道壁富有静脉丛，损伤后易出血，形成血肿。

（二）子宫

子宫是孕育胚胎、胎儿和产生月经的器官。

1. 形态

子宫是肌性器官，腔壁厚，呈前后略扁的倒置梨形，重50～70 g，长7～8 cm，宽4～5 cm，厚2～3 cm，容量约5 mL。子宫分为子宫体和子宫颈两部分。子宫体较宽，位于子宫上部，顶部称为子宫底，宫底两侧称为子宫角。子宫颈，也称宫颈，较窄，呈圆柱状，位于子宫下部。子宫体与子宫颈的长度比例因年龄和卵巢功能而异，青春期前为1∶2，生育期为2∶1，绝经后为1∶1。

子宫腔为上宽下窄的三角形，两侧通输卵管，尖端朝下接宫颈管。子宫体与子宫颈之间最狭窄的部分，称为子宫峡部，在非妊娠时长约1 cm。其上端因解剖上狭窄，称为解剖学内口；下端因子宫内膜在此处转变为子宫颈黏膜，称为组织学内口。妊娠期子宫峡部逐渐伸展变长，妊娠末期可达7~10 cm，形成子宫下段，成为软产道的一部分，也是剖宫产术常用的子宫切口部位。

子宫颈内腔呈梭形，称为子宫颈管，成年妇女的子宫颈管长2.5~3.0 cm，其下端称为子宫颈外口，通向阴道。子宫颈以阴道为界，分为上下两部，上部占子宫颈的2/3，两侧与子宫主韧带相连，称为子宫颈阴道上部；下部占子宫颈的1/3，伸入阴道内，称为子宫颈阴道部。未经阴道分娩女性的子宫颈外口呈圆形，而受阴道分娩影响，部分经产妇子宫颈外口形成横裂。

2．组织结构

（1）子宫体：宫体壁由3层组织构成，由内向外分为子宫内膜层、子宫肌层和子宫浆膜层。

子宫内膜层：衬于宫腔表面，无内膜下层组织。子宫内膜分为致密层、海绵层和基底层3层。内膜表面2/3为致密层和海绵层，统称为功能层。受卵巢性激素影响，功能层发生周期性变化而脱落。基底层为靠近子宫肌层的1/3内膜，不受卵巢性激素影响，不发生周期性变化。

子宫肌层：较厚，非孕时厚约0.8 cm，由大量平滑肌组织、少量弹力纤维与胶原纤维组成。子宫肌层分为内层、中层、外层3层。内层肌纤维环行排列，痉挛性收缩可形成子宫收缩环；中层肌纤维交叉排列，在血管周围形成"8"字形围绕血管，收缩时可压迫血管，有效地制止子宫出血；外层肌纤维纵行排列，极薄，是子宫收缩的起始点。

子宫浆膜层：为覆盖宫底部及其前、后面的脏腹膜。在子宫前面，近子宫峡部处的腹膜向前反折覆盖膀胱，形成膀胱子宫陷凹；在子宫后面，腹膜沿子宫壁向下，至子宫颈后方及阴道后穹隆再折向直肠，形成直肠子宫陷凹，也称道格拉斯陷凹。

（2）子宫颈：主要由结缔组织构成，含少量平滑肌纤维、血管及弹力纤维。子宫颈管黏膜为单层高柱状上皮，黏膜内腺体分泌碱性黏液，黏液可形成黏液栓堵塞子宫颈管。黏液栓成分及性状受性激素影响，发生周期性变化。子宫颈阴道部由复层鳞状上皮覆盖，表面光滑。子宫颈外口柱状上皮与鳞状上皮交接处是子宫颈癌的好发部位。

3．位置

子宫位于盆腔中央，前为膀胱，后为直肠，下端接阴道，两侧有输卵管和卵巢。子宫底位于骨盆入口平面以下，子宫颈外口位于坐骨棘水平稍上方。当膀胱空虚时，成人子宫的正常位置呈轻度前倾前屈位。子宫的正常位置依靠子宫韧带、盆底肌和筋膜的支托，由任何原因引起的盆底组织结构破坏或功能障碍均可导致子宫脱垂。

4．子宫韧带（图1-2-6）

（1）阔韧带：位于子宫两侧，呈翼状的双层腹膜皱襞，由覆盖子宫前、后壁的腹膜自子宫侧缘向两侧延伸达盆壁而成，能够限制子宫向两侧倾斜。阔韧带有前、后两叶，其上缘游离，内2/3包绕输卵管（伞部无腹膜遮盖），外1/3包绕

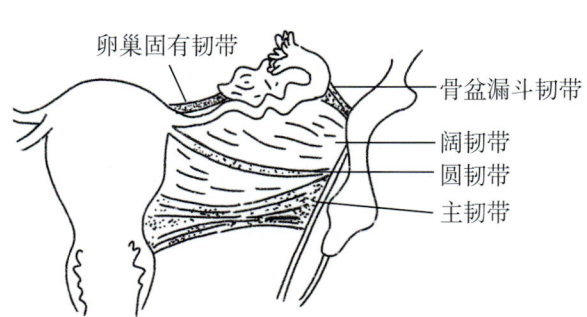

图1-2-6　子宫韧带

卵巢动静脉，形成骨盆漏斗韧带，又称卵巢悬韧带，内含卵巢动静脉。卵巢内侧与宫角之间的阔韧带稍增厚，称为卵巢固有韧带或卵巢韧带。卵巢与阔韧带后叶相接处称为卵巢系膜。输卵管以下，卵巢附着处以上的阔韧带称为输卵管系膜，内含中肾管遗迹。位于宫体两侧的阔韧带含有丰富的血管、神经、淋巴管及大量疏松结缔组织，称为宫旁组织。子宫动静脉和输尿管均从阔韧带基底部穿过。

（2）圆韧带：因呈圆索状而得名，由平滑肌和结缔组织构成，长12~14 cm。圆韧带起自宫角的前面、输卵管近端的稍下方，在阔韧带前叶的覆盖下向前外侧走行，到达两侧骨盆侧壁后，经腹股沟管止于大阴唇前端，有维持子宫前倾位置的作用。

（3）主韧带：又称子宫颈横韧带，在阔韧带的下部，横行于子宫颈两侧和骨盆侧壁之间，为一对坚韧的平滑肌和结缔组织纤维束，是固定子宫颈位置、防止子宫脱垂的主要结构。

（4）骶韧带：起自子宫体和子宫颈交界处后面的上侧方，向两侧绕过直肠到达第2、第3骶椎前面的筋膜。韧带外覆腹膜，内含平滑肌、结缔组织和支配膀胱的神经。骶韧带短厚有力，向后、向上牵引子宫颈，有维持子宫前倾位置的作用。

（三）输卵管

输卵管为一对细长而弯曲的肌性管道，为卵子与精子结合场所及运送受精卵的通道（图1-2-7）。输卵管位于阔韧带上缘内，内侧与子宫角相连通，外端游离呈伞状，与卵巢相近，长8~14 cm。

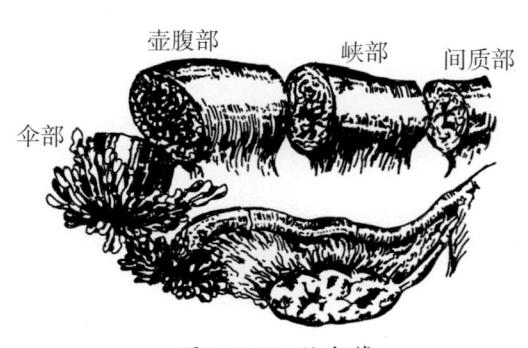

图1-2-7 输卵管

根据输卵管的形态，由内向外分为4部分。①间质部：潜行于子宫壁内的部分，长约1 cm，管腔最窄。②峡部：在间质部外侧，细而较直，管腔较窄，长2~3 cm。③壶腹部：在峡部外侧，壁薄，管腔宽大且弯曲，长5~8 cm，内含丰富皱襞，受精常发生于此处。④伞部：在输卵管最外侧端，长1~1.5 cm，开口于盆腹腔，管口处有许多指状突起，有"拾卵"作用。

输卵管壁由3层构成：外层为浆膜层，为腹膜的一部分；中层为平滑肌层，该层肌肉的收缩有协助拾卵、运送受精卵及一定程度地阻止经血逆流和宫腔内感染向腹腔内扩散的作用；内层为黏膜层，由单层高柱状上皮覆盖。上皮细胞分为纤毛细胞、无纤毛细胞、楔状细胞和未分化细胞4种。输卵管肌肉的收缩和黏膜上皮细胞的形态、分泌及纤毛摆动，均受性激素的影响产生周期性变化。

（四）卵巢

卵巢为一对扁椭圆形的性腺，是产生与排出卵子并分泌甾体激素的性器官。卵巢由外侧的骨盆漏斗韧带（卵巢悬韧带）和内侧的卵巢固有韧带悬于盆壁与子宫之间，借卵巢系膜与阔韧带相连。卵巢前缘中部有卵巢门，神经血管通过骨盆漏斗韧带经卵巢系膜在此出入卵巢；卵巢后缘游离。卵巢的大小、形状随年龄大小而有差异。青春期前，卵巢表面光滑；青春期开始排卵后，表面逐渐凹凸不平。女性生育期卵巢大小约为4 cm×3 cm×1 cm，重5~6 g，灰白色；绝经后卵巢逐渐萎缩，变小、变硬，妇科检查时不易触及。

卵巢表面无腹膜，由单层立方上皮覆盖，称为生发上皮。上皮的深面有一层致密纤维组织，称为卵巢白膜，再往内为卵巢实质，又分为外层的皮质和内层的髓质。皮质是卵巢的主体，由大小不等的各级发育卵泡、黄体和其退化形成的残余结构及间质组织组成；髓质与卵巢门相连，由疏松结缔组织，丰富的血管、神经、淋巴管，以及少量与卵巢韧带相延续的平滑肌纤维构成。

（五）内生殖器官的血供（图1-2-8）

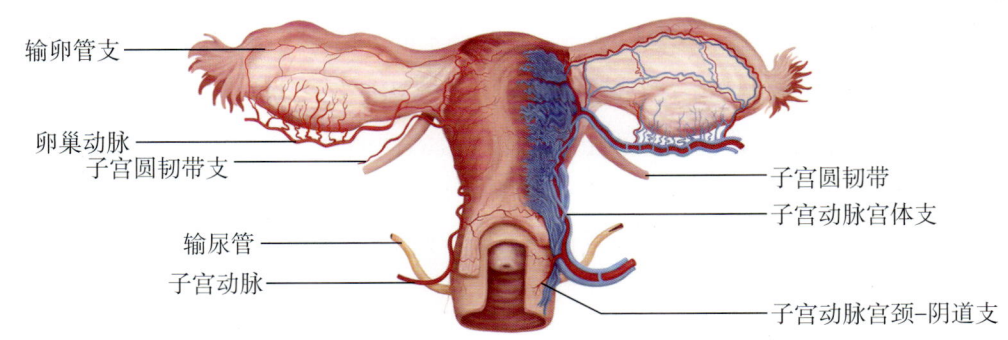

图1-2-8　女性内生殖器官的动脉血供

1．阴道的血供

阴道全段分别由不同的动脉供血：阴道上段由子宫动脉的宫颈-阴道支供血，中段由阴道动脉供血，下段主要由阴部内动脉和痔中动脉供血。阴道动脉、子宫动脉和阴部内动脉均为髂内动脉脏支，三者通过分支相互吻合。

2．子宫的血供

由子宫动脉供血。子宫动脉为髂内动脉前干分支，沿骨盆侧壁向下、向前潜行，穿行阔韧带基底部、于子宫峡部外侧约2 cm处横跨输尿管至子宫侧缘。此后分上下两支：上行支称宫体支，较粗，沿子宫侧迂曲上行，至宫角处又分为宫底支（分布于宫底部）、卵巢支（与卵巢动脉末梢吻合）及输卵管支（分布于输卵管）；下行支称宫颈-阴道支，较细，分布于宫颈及阴道上段。

3．输卵管的血供

输卵管无其命名的动脉。输卵管由子宫动脉上行支（宫体支）的分支（输卵管支）供血。

4．卵巢的血供

由卵巢动脉供血。卵巢动脉自腹主动脉分出，沿腰大肌前下行至盆腔，跨越输尿管与髂总动脉下段，随骨盆漏斗韧带向内横行，再经卵巢系膜进入卵巢内。进入卵巢门前分出若干分支供应输卵管，其末梢在宫角旁侧与子宫动脉上行的卵巢支相吻合。右侧卵巢静脉回流至下腔静脉，左侧卵巢静脉可回流至左肾静脉。

（六）内生殖器官的神经支配

主要由交感神经和副交感神经支配。交感神经纤维由腹主动脉前神经丛分出，进入盆腔后分为两部分。①卵巢神经丛：分布于卵巢和输卵管。②骶前神经丛：大部分在子宫颈旁形成骨盆神经丛，分布于子宫体、子宫颈、膀胱上部等。骨盆神经丛中含有来自第Ⅱ、第Ⅲ、第Ⅳ骶神经的副交感神经纤维及向心传导的感觉纤维（图1-2-9）。子宫平滑肌具有自主节律活动，在完全切除其神经后仍能有节律性收缩，还能完成分娩活动。故临床上可见低位截瘫产妇仍能自然分娩。

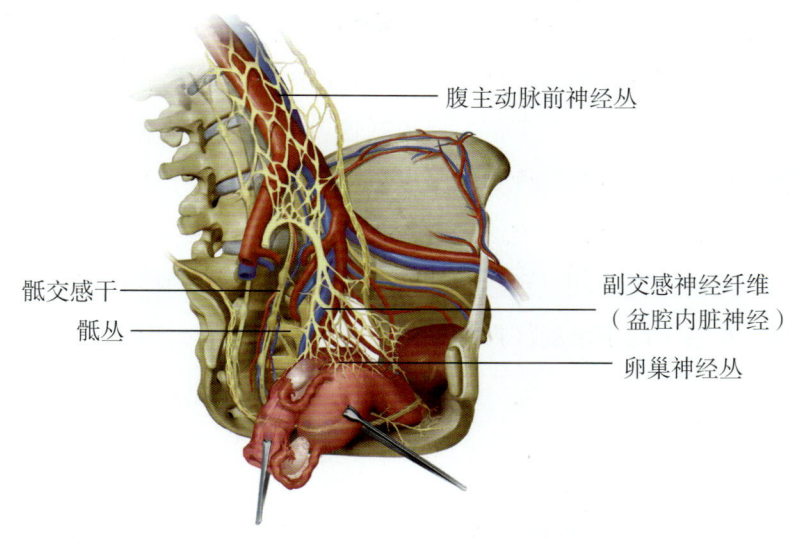

图1-2-9 女性内生殖器官的神经

（梁伟璋　李映桃）

第三节　邻近器官

女性生殖器官与尿道、膀胱、输尿管（盆腔段），以及乙状结肠、阑尾、直肠在解剖上相邻。当女性生殖器官病变时，可影响相邻器官，增加诊断与治疗上的困难，反之亦然。女性生殖器官的起始与泌尿系统相同，故女性生殖器官发育异常时，也可能伴有泌尿系统的异常。

1. 尿道

尿道开口于阴蒂下约2.5 cm处。女性尿道较直而短，又接近阴道，易引起泌尿系统感染。

2. 膀胱

位于子宫及阴道上部的前面。膀胱后壁与宫颈、阴道前壁相邻，其间仅含少量疏松结缔组织，易分离。因膀胱子宫陷凹腹膜前覆膀胱底、后连子宫浆膜层，故膀胱充盈程度，会影响子宫体的位置。

3. 输尿管

输尿管下行进入骨盆入口时与骨盆漏斗韧带相邻；在阔韧带基底部潜行至宫颈外侧约2 cm处，潜于子宫动、静脉下方，形成"桥下流水"的解剖关系；又经阴道侧穹隆上方绕前进入膀胱壁。在施行附件切除或子宫

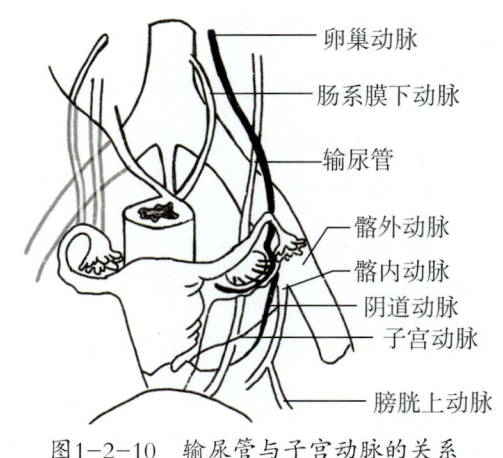

图1-2-10 输尿管与子宫动脉的关系

动脉结扎时，要避免损伤输尿管（图1-2-10）。

4．直肠

直肠前为子宫及阴道，后为骶骨。直肠上部有腹膜覆盖，至中部腹膜转向前方，覆盖子宫后面，形成直肠子宫陷凹。

5．阑尾

有的阑尾下端可到达右侧输卵管及卵巢处，阑尾的炎症有可能累及右侧的输卵管及卵巢，临床上应注意鉴别诊断。妊娠期阑尾亦可随子宫增大而逐渐向外上方移位，发生阑尾炎时麦氏点压痛可能不典型。

6．乙状结肠

乙状结肠起自降结肠，沿左髂窝转入盆腔内，长约40 cm，呈"乙"字形弯曲，至第3骶椎平面续于直肠。乙状结肠属于腹膜内器官，由乙状结肠系膜连于盆腔左后壁，故其活动度较大。临床常用乙状结肠代阴道术治疗先天性无阴道。

（梁伟璋　李映桃）

第四节　子宫毗邻区域局部解剖

一、盆腔的血管

（一）动脉（图1-2-11）

1．髂总动脉

腹主动脉平第4腰椎下缘的左前方，分为左、右髂总动脉。髂总动脉沿腰大肌内侧斜向外下，至骶髂关节前方又分为髂内动脉、髂外动脉。左髂总动脉的内后方有左髂总静脉伴行，右髂总动脉的后方与第4、第5腰椎体之间有左、右髂总静脉的末段和下腔静脉起始段。

2．髂外动脉

沿腰大肌内侧缘下行，穿血管腔隙至股部。髂外动脉起始部的前方有输尿管越过。女性髂外动脉起始部的前方有卵巢血管越过，其末段的前上方有子宫圆韧带斜向越过。髂外动脉在近腹股沟韧带处发出腹壁下动脉和旋髂深动脉。旋髂深动脉向外上方贴髂窝走行，分布于髂肌和髂骨。

3．髂内动脉

为一短干，长约4 cm，于骶髂关节前方由髂总动脉分出后，斜向内下进入盆腔。其前外侧有输尿管越过，后方邻近腰骶干，髂内静脉和闭孔神经行于其内侧。主干行至坐骨大孔上缘处，分为前、后两干，前干分支多至脏器，后干分支多至盆壁，故髂内动脉也分为脏支和壁支。

（1）脏支：包括膀胱上动脉、膀胱下动脉、子宫动脉、直肠下动脉及阴部内动脉等。

（2）壁支：包括髂腰动脉、骶外侧动脉、臀上动脉、臀下动脉、闭孔动脉。

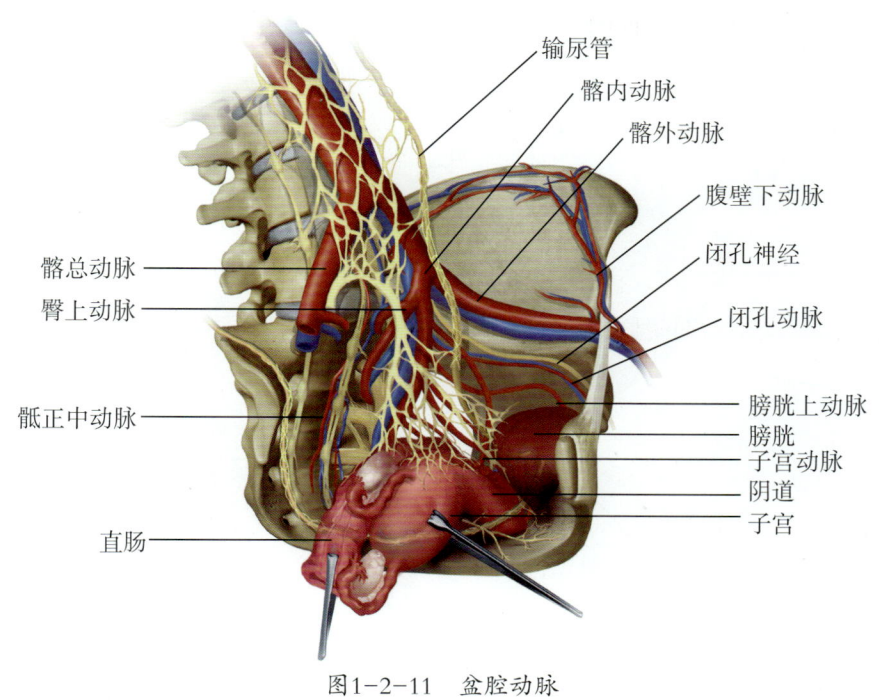

图1-2-11　盆腔动脉

（二）静脉

髂内静脉位于髂内动脉的后内侧，在骨盆上口、骶髂关节前方与髂外静脉汇合成髂总静脉。髂内静脉的属支一般与同名动脉伴行，分为脏支和壁支。

壁支的臀上静脉、臀下静脉和闭孔静脉均起自骨盆腔外，骶外侧静脉位于骶骨前面。

女性盆腔的静脉壁薄，数目众多且吻合丰富，多环绕各器官形成静脉丛，包括膀胱静脉丛、直肠静脉丛、子宫静脉丛、阴道静脉丛及卵巢静脉丛等。各静脉丛汇合成静脉干，多数汇入髂内静脉。盆腔内静脉丛无瓣膜，各静脉丛间的交通吻合丰富，故盆腔感染易于扩散。

二、盆腔的脏器

盆腔的前方为膀胱和尿道上部，后方为直肠，中间为内生殖器（见第二节"内生殖器官解剖"）。

（一）膀胱

膀胱（图1-2-12）是存储尿液的肌性囊状器官，其形态、大小、位置和壁的厚度会因尿液的充盈程度而异。一般成年人的膀胱容量为350～500 mL，最大容量为800 mL。

1. 形态

空虚的膀胱呈三棱锥形，分尖、体、底和颈4部分。膀胱尖朝向前上方。膀胱的后面朝向后下方，呈三角形，为膀胱底。膀胱尖与膀胱底之间为膀胱体。膀胱的最下部称为膀胱颈，与女性盆膈相接。

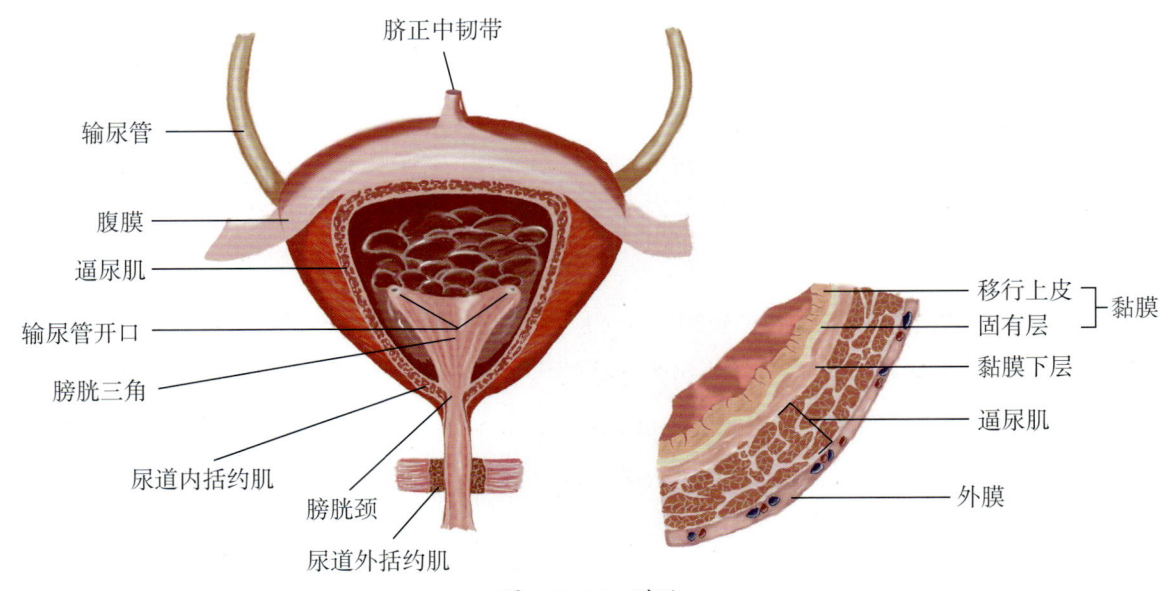

图1-2-12 膀胱

2. 膀胱的内面结构

膀胱内面被覆黏膜，大部分区域的黏膜与肌层结合疏松，故在膀胱壁收缩时，黏膜聚集成皱襞。在膀胱底内面，左、右输尿管口和尿道内口之间的黏膜与肌层紧密连接，在膀胱扩张或收缩时依然保持平滑，称为膀胱三角。两侧输尿管口之间的皱襞称输尿管间襞，在膀胱镜下所见为一苍白带，是寻找输尿管口的标志。

（二）输尿管

是一对位于腹膜后间隙的肌性管道。输尿管约平第2腰椎，上缘起自肾盂，向下终于膀胱。长20~30 cm，管径平均0.5~1.0 cm，最窄处口径只有0.2~0.3 cm。输尿管分为腹部、盆部和壁内部，全程有3处生理性狭窄：①上狭窄，位于肾盂输尿管移行处；②中狭窄，位于输尿管跨过髂血管处；③下狭窄，为输尿管的壁内部。

1. 输尿管腹部

起自肾盂下端，经腰大肌前面下行至腰大肌中点附近，与卵巢血管交叉。在骨盆入口处，左输尿管越过左髂总动脉末段前方，右输尿管则越过右髂外动脉起始部的前方。

2. 输尿管盆部

自骨盆入口，经盆腔侧壁，在髂内血管、腰骶干和骶髂关节前方下行，跨过闭孔神经血管束，达坐骨棘水平；再经子宫颈外侧约2.5 cm处，从子宫动脉后下方绕过，行向内下到膀胱底穿入膀胱壁。

3. 输尿管壁内部

是输尿管斜穿膀胱壁的部分，长约1.5 cm。当膀胱空虚时，膀胱三角内两侧输尿管口间距约2.5 cm；当膀胱充盈时，膀胱内压升高会导致输尿管壁内部受压迫，可阻止尿液从膀胱逆流到输尿管。

(三)直肠

位于盆腔后部,全长10~14 cm。直肠在第3骶椎前方起自乙状结肠,沿骶、尾骨前面下行,穿过盆膈移行于肛管。

直肠并不是直的,在矢状面上形成两个明显的弯曲:①直肠骶曲,是直肠上段沿着骶、尾骨的盆面下降,形成的一个突向后方的弓形弯曲,距肛门7~9 cm;②直肠会阴曲,是直肠末段绕过尾骨尖,转向后下方,形成的一个突向前方的弓形弯曲,距肛门3~5 cm。

直肠上端与乙状结肠交接处管径较细,向下肠腔显著膨大称为直肠壶腹。直肠内面有3个直肠横襞,由黏膜及环形肌构成,具有阻挡粪便下移的作用。中间的直肠横襞大而明显,位置恒定,通常位于直肠壶腹稍上方的直肠右前壁上,距肛门7 cm,相当于直肠前壁腹膜反折的水平。腹膜反折线以上的直肠隔直肠子宫陷凹与子宫及阴道后穹隆相邻,反折线以下的直肠借直肠阴道隔与阴道后壁相邻。

三、肛管

1. 肛管的位置和形态

肛管上界为直肠穿过盆膈的平面,下界为肛门,长约4 cm,肛管被肛门括约肌包绕,平时处于收缩状态,有控制排便的作用。其周围皮肤形成辐射状皱褶,分布有肛毛、汗腺和皮脂腺。

肛管内有6~10条纵行的黏膜皱襞,称肛柱。将肛柱上端连起来的假想线称为肛直肠线,是直肠与肛管的分界线。连接肛柱下端之间的半月形黏膜皱襞,称肛瓣。连接各肛柱下端与各肛瓣边缘的锯齿状环形线,称为齿状线或肛皮线。齿状线下方有因肛门内括约肌紧缩而形成的宽10~15 mm的环形隆起,称肛梳或痔环,其深面有直肠静脉丛。肛梳下缘形成的环形线称白线(Hilton线),距肛门约15 mm,是肛门内、外括约肌的交界处(图1-2-13)。

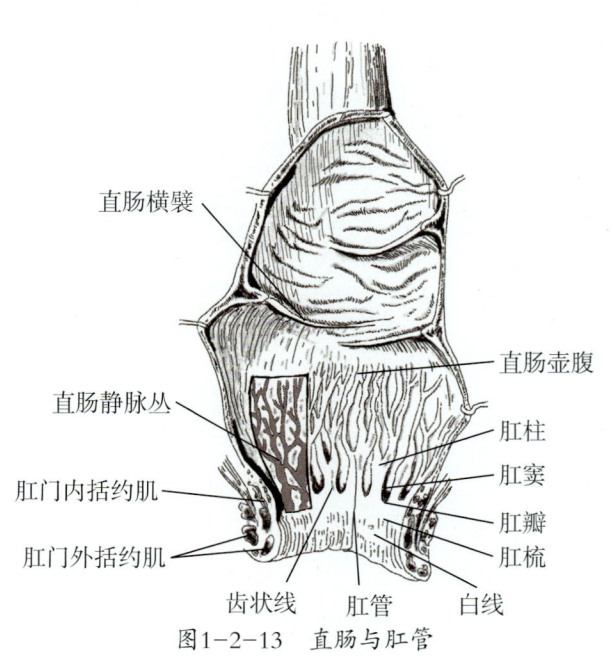

图1-2-13 直肠与肛管

2. 肛门括约肌(图1-2-14)

(1)肛门内括约肌:为平滑肌,受内脏神经支配,由肠壁环行肌层增厚而成,环绕白线以上的肛管部分,有协助排便的作用,无括约肛门的功能。

(2)肛门外括约肌:为骨骼肌,受躯体神经支配,位于肛门内括约肌外侧,环绕整个肛管,有较强的控制排便的功能。按其肌肉纤维的分布可分为:

皮下部:为围绕肛管下端的环行肌束,位于肛门内括约肌的下缘和外括约肌的浅部下方,肛周皮肤的深面。前后只有少数纤维附着于会阴中心腱和肛尾韧带，切断皮下部不会引起大便失禁。

浅部：在皮下部之上，肌束围绕肛门内括约肌下部，前方附着于会阴中心腱，后方附着于尾骨下部及肛尾韧带。

深部：呈厚的环行肌束，围绕肛门内括约肌上部，深层纤维与耻骨直肠肌纤维相交织，前方有许多纤维交织进入会阴浅横肌，后方的纤维多附着于肛尾韧带。

肛门外括约肌的浅部、深部，耻骨直肠肌，肛门内括约肌，以及肠壁的纵行肌在肛管直肠移行处形成肌性环，称为肛直肠环。该环对肛管起重要的括约作用，若手术或分娩损伤此环，将引起大便失禁。

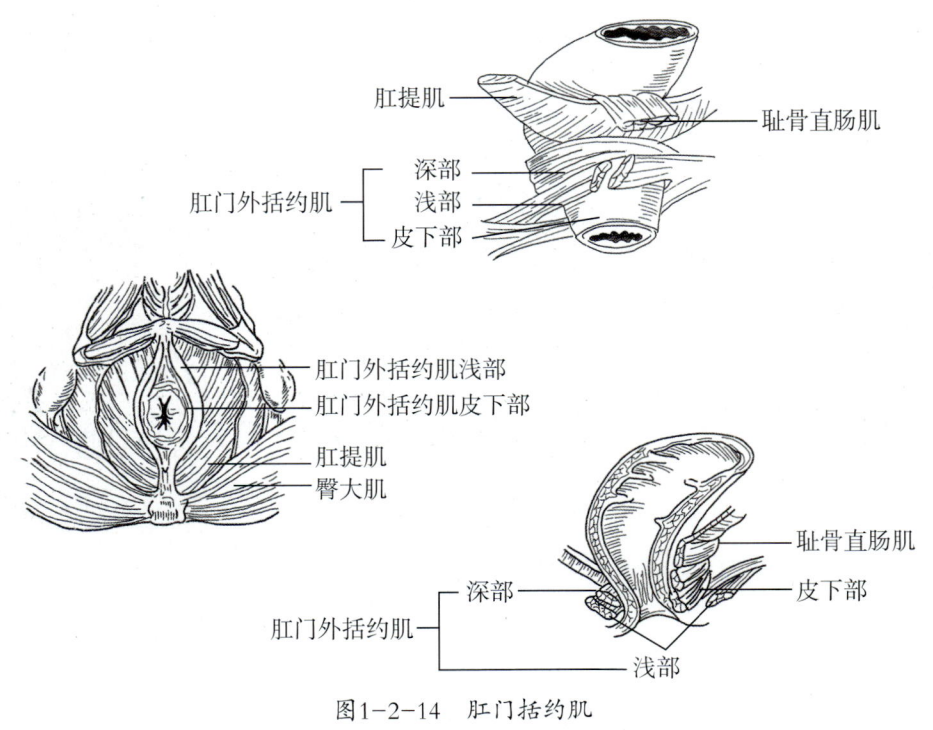

图1-2-14 肛门括约肌

（梁伟璋　李映桃）

参考文献

[1]崔慧先,李瑞锡.局部解剖学[M].9版.北京：人民卫生出版社，2018.

[2]谢幸,孔北华,段涛.妇产科学[M].9版.北京：人民卫生出版社，2018.

[3]BUTLER J R, AMIN A N, FITZMAUEICE L E, et al. OB/GYN Hospital Medicine: Principles and Practice[M]. New York: McGraw Hill，2018.

第二篇 外科学基本手术及基本知识

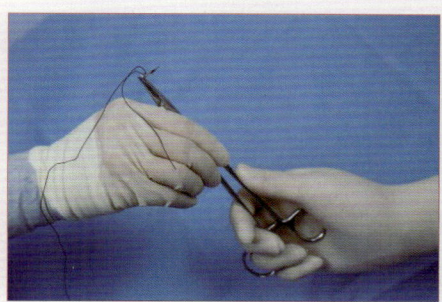
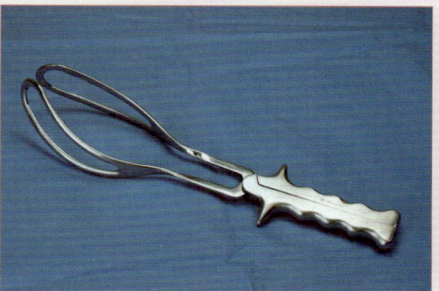

第一章

手术器械

一、妇产科手术常用器械及其使用手法示范

1. 手术刀

包括刀片和刀柄，主要用于切开和分离组织。刀片常用于切开精细组织，刀片（腹）用于切开皮肤和切断肌肉（腱），刀柄可用于组织的钝性分离（图2-1-1）。

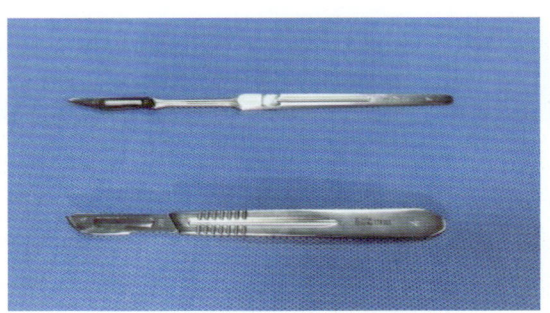

图2-1-1　尖刀和圆刀

手术刀的握持姿势（图2-1-2）：

（1）执弓式：是最常用的一种握持法，动作范围广而灵活，用力涉及整个上肢，以肩关节为轴心，集中用力，配合腕部及示指，主要用于切开胸腹部较大切口。

（2）执笔式：这种握持法用力轻柔，操作灵活准确，便于控制刀的活动度，握持时动作和力量主要在手指，用于短小切口及精细手术操作，如解剖血管、神经及切开腹膜等。

（3）抓持式：全手握持刀柄，拇指与示指紧捏刀柄刻痕处。此法握持稳定，主要操作动点在肩关节，用于切开范围广、部位深及需较大用力的组织，如截肢、肌腱切开、阴道环形切开等。

（4）反挑式：为执笔式的一种转换形式，刀刃向上用于反挑切开浅表组织，可以避免损伤深部组织。操作时动点在手指及其关节，常用于切开浅表脓肿及壁腹膜。

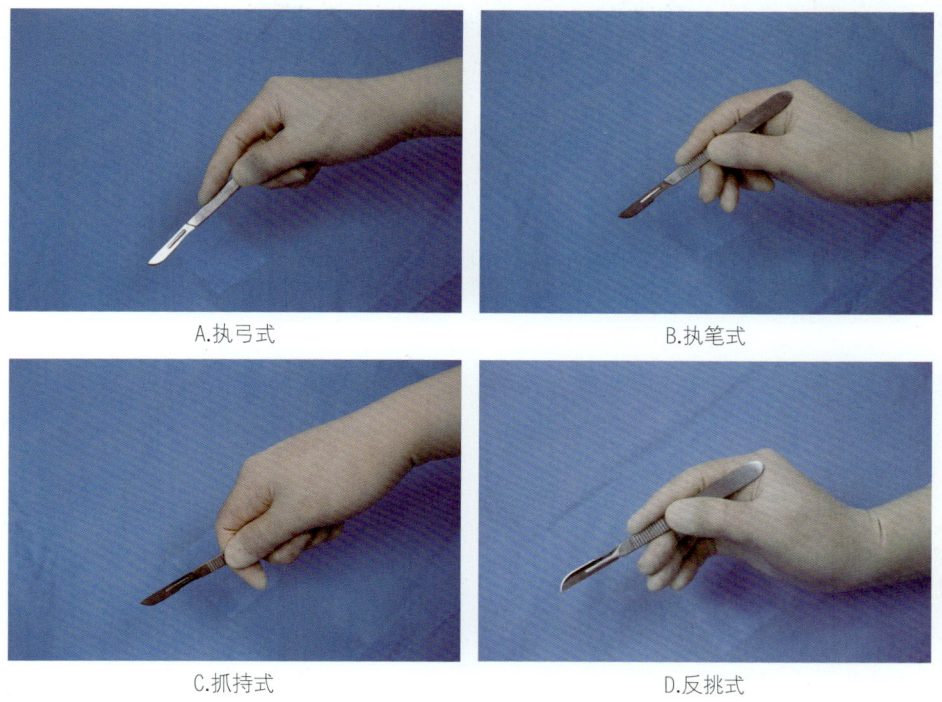

图2-1-2　手术刀的握持姿势

2. 镊子

分为无齿镊和有齿镊（图2-1-3）。无齿镊（平镊）镊夹组织时，对组织损伤少，主要用于夹持和分离血管、神经和肌肉等较脆弱及重要的组织结构；有齿镊（钩镊）因其前端锐利带齿，仅可用于夹持皮肤、筋膜、肌腱等坚韧结构，以便暴露手术野。

镊子的握持姿势：用拇指对示指和中指执拿，呈执笔式，夹镊力量应适中（图2-1-4）。

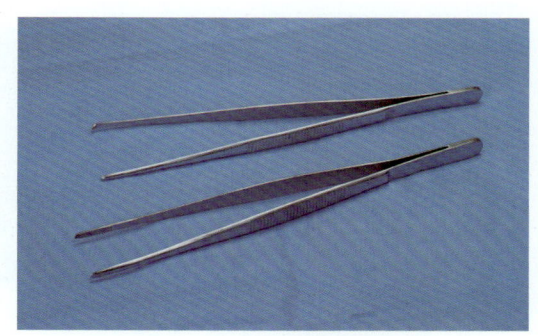

图2-1-3　无齿镊和有齿镊

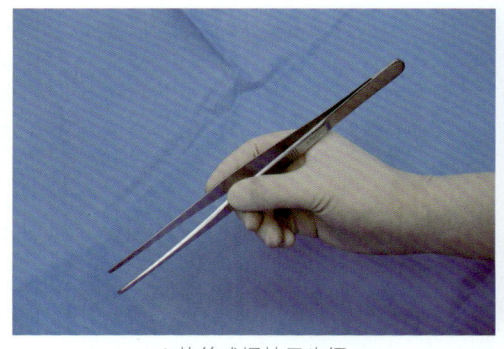
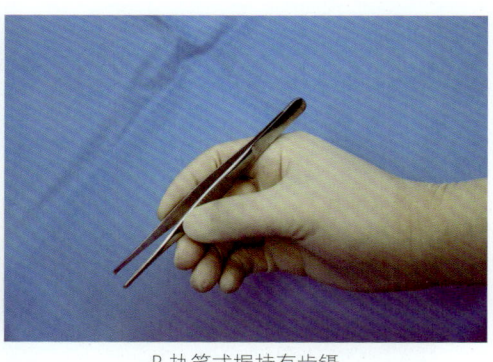

图2-1-4　镊子的握持姿势

3．剪刀

用于分离和离断组织，剪断缝线等（图2-1-5至图2-1-7）。

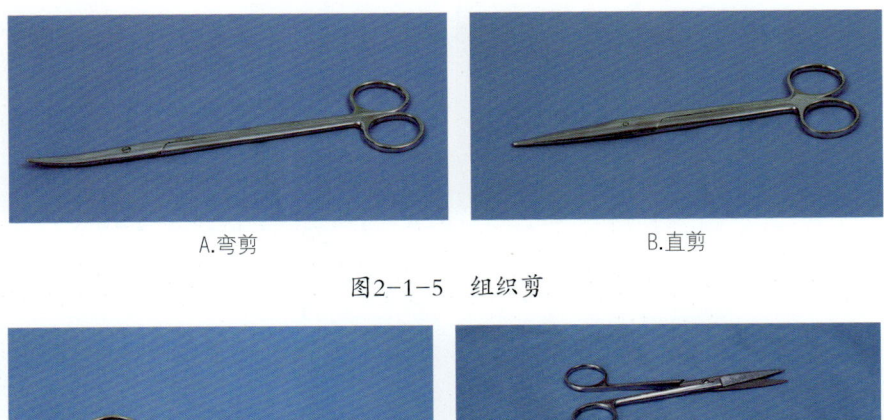

A.弯剪
B.直剪

图2-1-5　组织剪

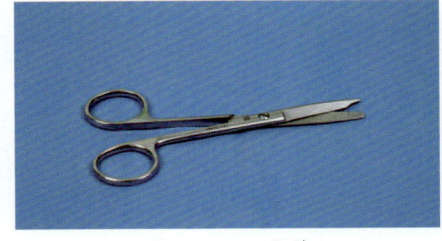

图2-1-6　线剪

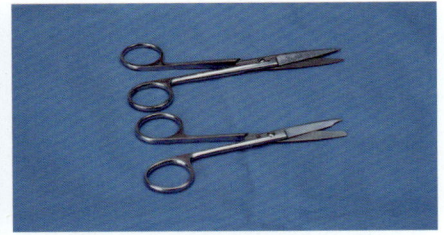

图2-1-7　组织剪和线剪尖端比较

剪刀的握持姿势：将拇指和无名指分别插入剪柄的两环内，手指不宜插入过深，中指放在无名指环前方的柄上，示指放在剪柄和剪刀交接的轴节处（图2-1-8）。

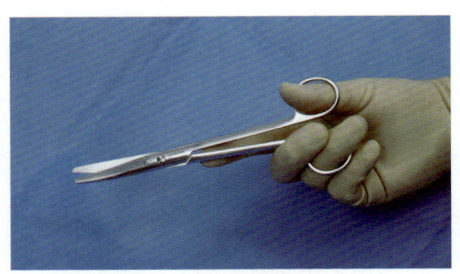

图2-1-8　剪刀的握持姿势

4．血管钳（止血钳）

血管钳有不同型号，根据形状可分为弯钳和直钳两种，可用于牵开、撑开或分离血管、神经和筋膜等组织，以及钳夹血管止血（图2-1-9）。

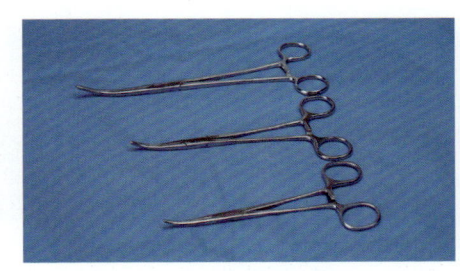

A.不同型号的血管钳

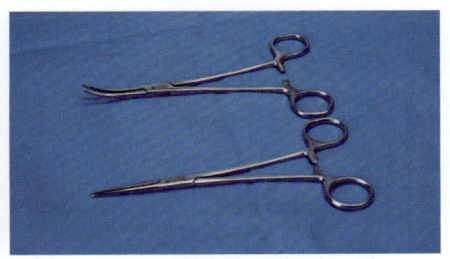

B.弯钳和直钳

图2-1-9　血管钳

血管钳的握持姿势：将拇指和无名指分别插入止血钳的两环内，中指放在环的前方，示指置于止血钳的关节轴处（图2-1-10）。

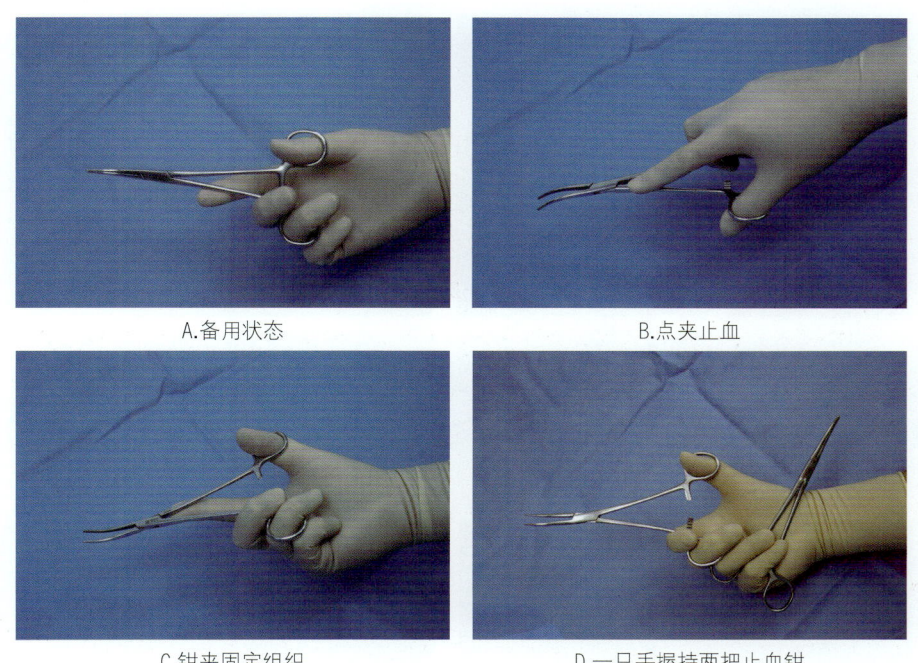

A.备用状态　　　　　　　　　　　　B.点夹止血

C.钳夹固定组织　　　　　　　　　　D.一只手握持两把止血钳

图2-1-10　血管钳的握持姿势

5．持针器（持针钳）

只能用于钳夹缝针缝合（图2-1-11）。

持针器的握持姿势（图2-1-12）：

（1）指套法：将拇指和无名指分别插入两钳环内，以手指活动力量来控制持针器的开闭，并控制其张开与合拢时的动作范围。

（2）掌握法：钳环紧贴大鱼际上，拇指、中指、无名指和小指分别压在钳柄上，后三指并拢起固定作用，示指压在持针器前部近轴节处。利用拇指、大鱼际和掌指关节活动以张开、松开持针器柄环上的齿扣及控制持针器的张口大小。

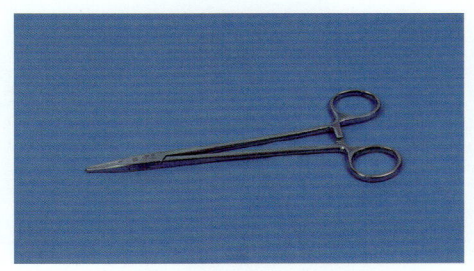

图2-1-11　持针器

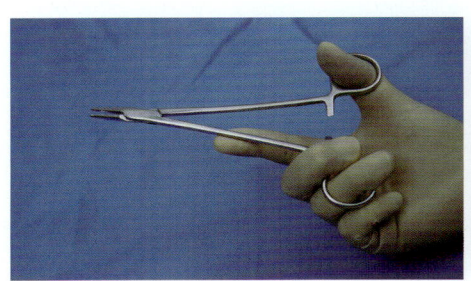
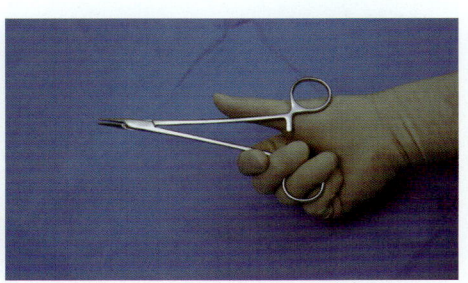

A.指套法　　　　　　　　　　　　B.掌握法

图2-1-12　持针器的握持姿势

6. 缝针

依据针尖形态分为角针和圆针，根据大小分为不同型号（图2-1-13）。

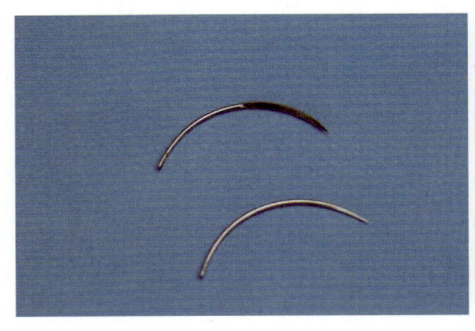 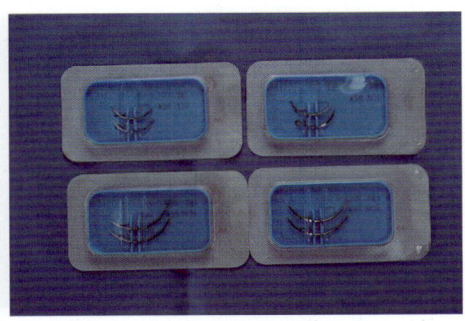

A.角针（上）和圆针（下）　　　　　　　　B.不同型号缝针

图2-1-13　缝针

持针缝合的姿势：持针器开口的前1/3夹持缝针的后1/3处，针尖稍向上，回头线长度为持针器长度的1/3，缝线卡入持针器内（图2-1-14）。

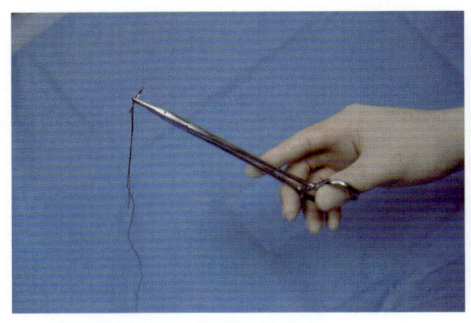 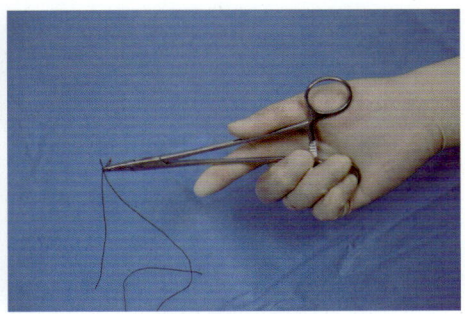

A.指套法缝合　　　　　　　　B.掌握法缝合

图2-1-14　持针缝合的姿势

7. 卵圆钳

夹持、传递已消毒的器械、缝线、敷料、引流管等，也用于钳夹蘸有消毒液的纱布，以消毒手术野的皮肤，或用于擦拭手术野血污。卵圆钳分为无齿卵圆钳和有齿卵圆钳，无齿卵圆钳可用于钳夹输卵管；有齿卵圆钳可用于钳夹子宫切口、宫颈和胎盘等组织（图2-1-15）。

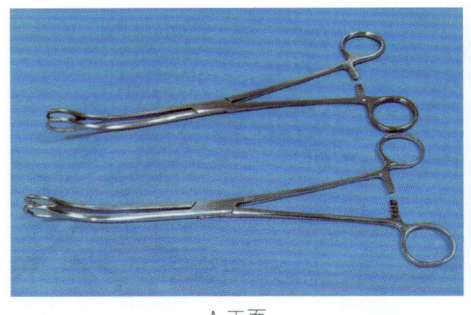 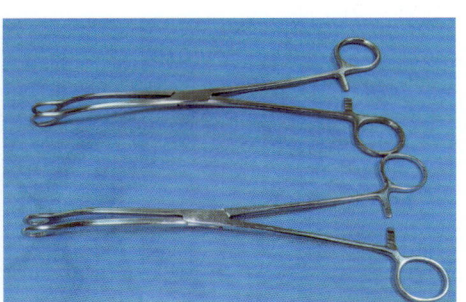

A.正面　　　　　　　　B.背面

图2-1-15　卵圆钳

卵圆钳的握持姿势：将拇指和无名指分别插入两钳环内，以手指活动力量来控制卵圆钳的开闭，并控制其张开与合拢时的动作范围（图2-1-16）。

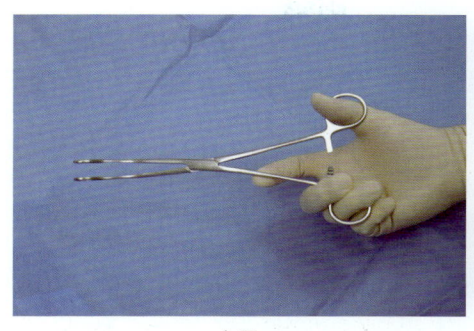
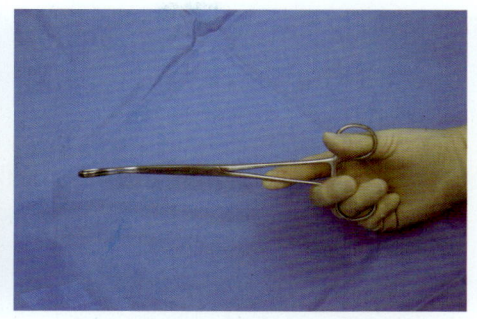

A.开　　　　　　　　　　　　　　　　　B.合

图2-1-16　卵圆钳的握持姿势

8．组织钳（Allis钳）

对组织的钳夹、压榨较血管钳轻，故一般用于夹持软组织，不易滑脱，如夹持牵引被切除的病变部位，以利于手术进行。另外，也可钳夹纱布垫与切口边缘的皮下组织，避免切口内组织被污染。在妇产科中，组织钳常用于钳夹皮肤、腹壁筋膜和宫颈（图2-1-17）。

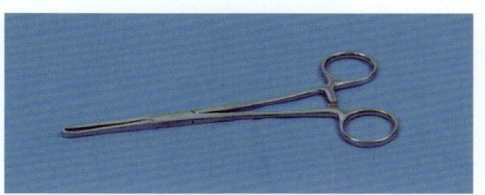

图2-1-17　组织钳（Allis钳）

Allis钳的握持姿势：将拇指和无名指分别插入两钳环内，以手指活动力量来控制Allis钳的开闭，并控制其张开与合拢时的动作范围（图2-1-18）。

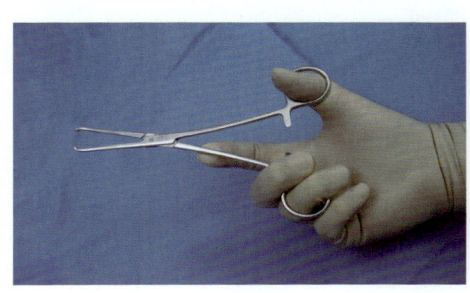
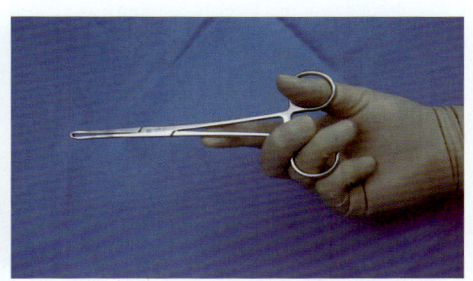

A.开　　　　　　　　　　　　　　　　　B.合

图2-1-18　组织钳的握持姿势

9．无损伤组织钳

顶端齿浅，用于血管外科对合大血管，或产科紧急宫颈环扎钳夹宫颈（图2-1-19）。

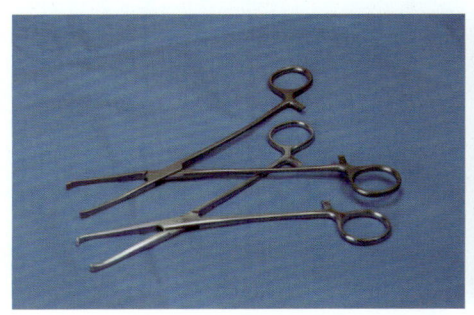
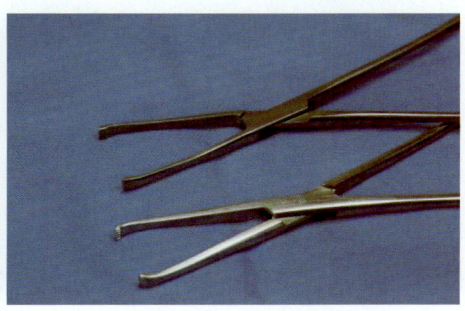

A.无损伤组织钳（上）与Allis钳（下）　　　　　　　B.齿痕对比

图2-1-19　两种组织钳的区别

10. 巾钳

用于固定手术铺巾，以免手或器械与手术部位接触；也可用于提夹实体良性肿瘤，如子宫平滑肌瘤（图2-1-20）。

巾钳提夹实体肿瘤的握持姿势：抓持姿势，保持一定张力（图2-1-21）。

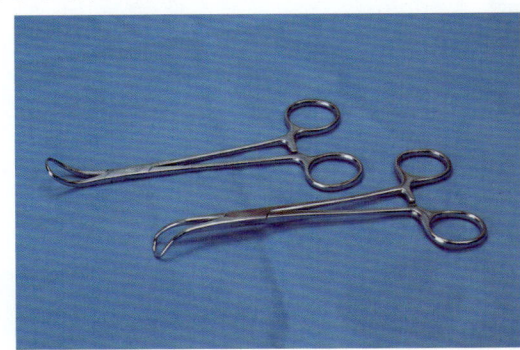
图2-1-20 巾钳

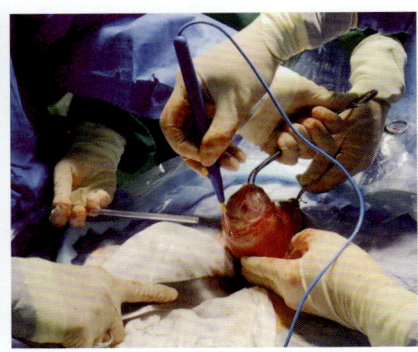
图2-1-21 提夹子宫平滑肌瘤巾钳的握持姿势

11. 拉钩

由钩头、钩颈和钩柄构成，常用于牵引组织和扩大创口（图2-1-22）。

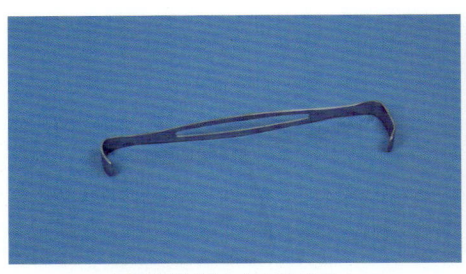
A.甲状腺拉钩（皮肤拉钩）

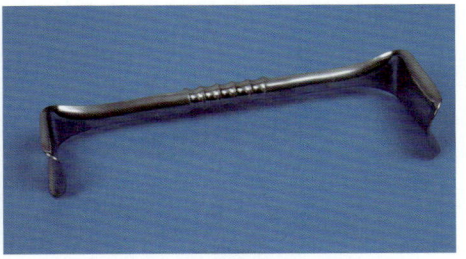
B.腹腔拉钩

图2-1-22 拉钩

拉钩的握持姿势：手掌向上（下）握住拉钩，朝手术野外方向拉开，暴露手术野即可（图2-1-23）。

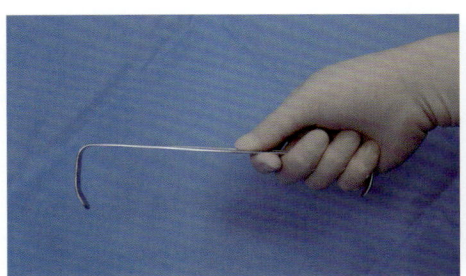
A.甲状腺拉钩握持姿势

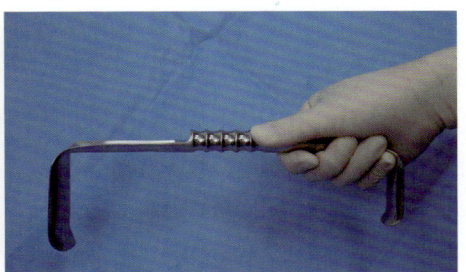
B.腹腔拉钩握持姿势

图2-1-23 拉钩的握持姿势

12. 压肠板

用于隔开肠管，利于暴露盆腔器官，避免误伤（图2-1-24）。

压肠板的握持姿势：手掌向上（下）握住压肠板，朝手术野外方向压开，暴露手术野即可（图2-1-25）。

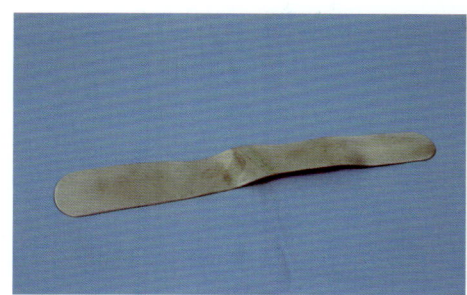
图2-1-24 压肠板

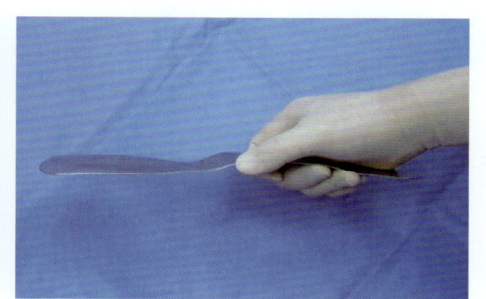
图2-1-25 压肠板的握持姿势

13．其他辅助物品和器械

包括圆盆、纱杯、吸引管、纱布和纱垫等，进入腹腔内的纱布均为可显影的（图2-1-26至图2-1-31）。

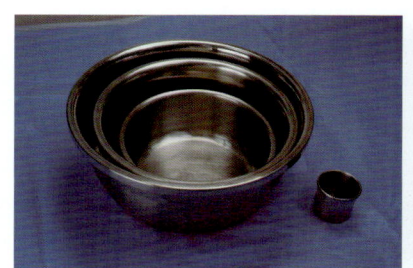
图2-1-26 圆盆和纱杯

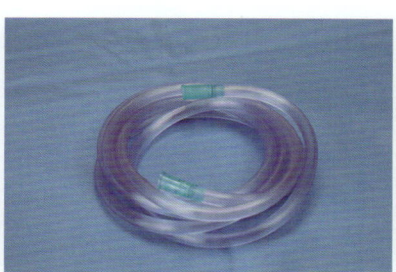
图2-1-27 吸引管

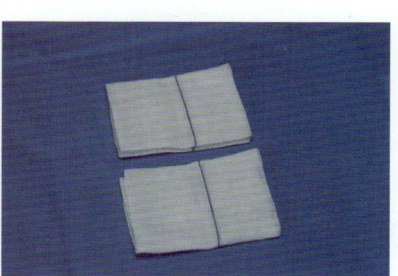
图2-1-28 显影小纱布

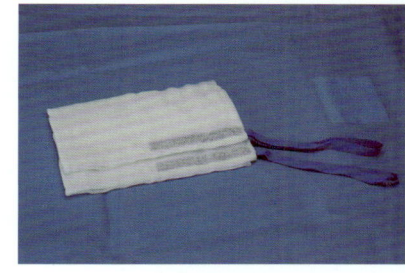
图2-1-29 显影中垫（带尾）

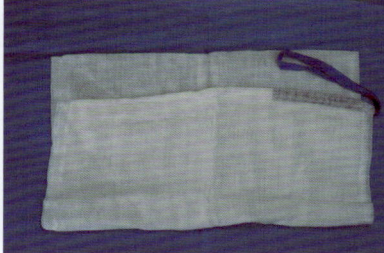
图2-1-30 显影大垫（带尾）

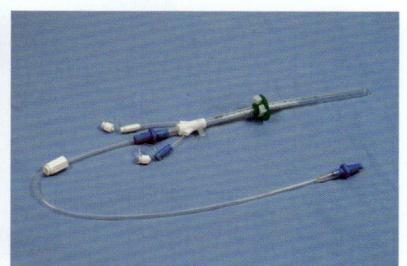
图2-1-31 引流管

14．产科分娩常用器械

（1）绷带剪和会阴侧切剪（图2-1-32、图2-1-33）。

绷带剪的握持姿势：将一只手拇指和无名指分别插入剪柄的两环内，手指不宜插入过深，中指放在无名指环前方柄上，示指放在剪柄和剪刃交接的轴节处，一般用于延长剖宫产子宫侧切口，剪尖朝宫底方向，另一只手示指和中指隔开胎先露与剪刀（图2-1-34）。

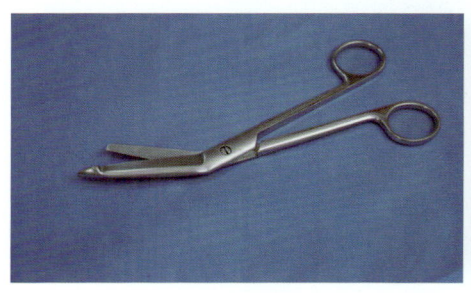
图2-1-32 绷带剪

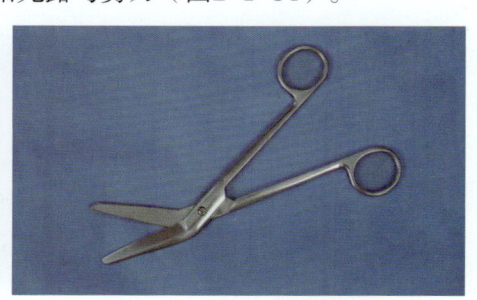
图2-1-33 会阴侧切剪

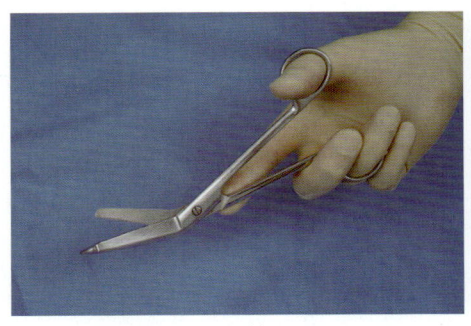
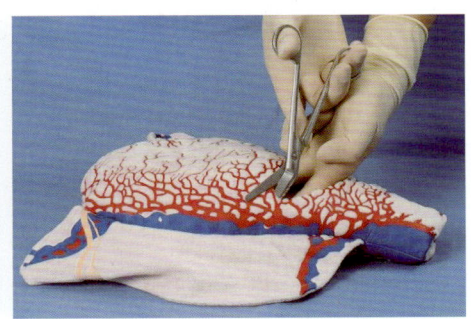

A.握持　　　　　　　　　　　　B.模拟演示

图2-1-34　绷带剪的握持姿势

会阴侧切剪的握持姿势：将一只手拇指和无名指分别插入剪柄的两环内，手指不宜插入过深，中指放在无名指环前方柄上，示指放在剪柄和剪刀交接的轴节处，一般放在会阴后联合，进行侧切或正中切开，另一只手示指和中指隔开胎先露与剪刀（图2-1-35）。

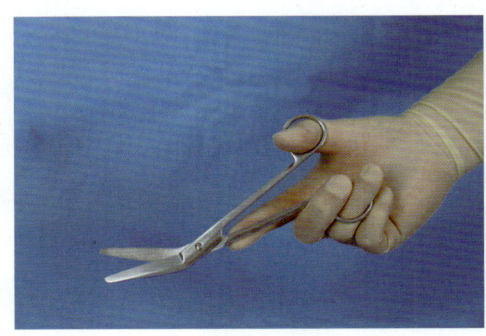
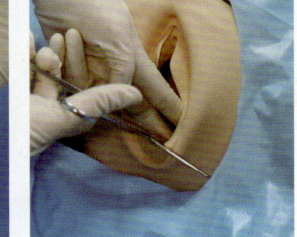

A.握持　　　　　　　　　　　　B.模拟演示

图2-1-35　会阴侧切剪的握持姿势

（2）产钳：协助胎头娩出（图2-1-36）。

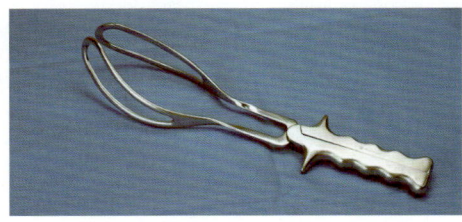
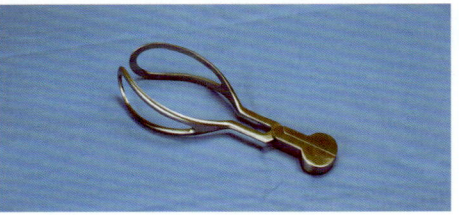

A.Simpson产钳　　　　　　　　　　　　B.剖宫产产钳

图2-1-36　产钳

（3）胎头吸引器：协助胎头娩出（图2-1-37）。

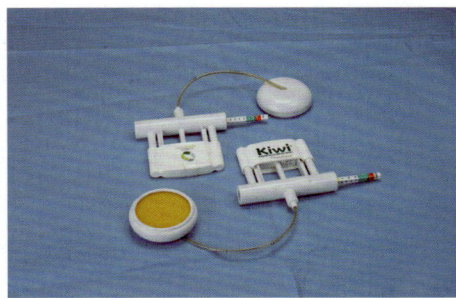
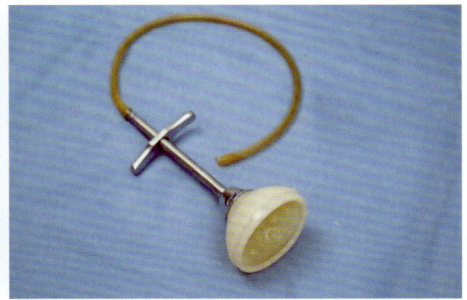

A.一次性胎头吸引器　　　　　　　　　　　　B.硅胶胎头吸引器

图2-1-37　胎头吸引器

（4）球囊：有各种用途的球囊，如促宫颈成熟球囊和宫腔止血球囊等（图2-1-38）。

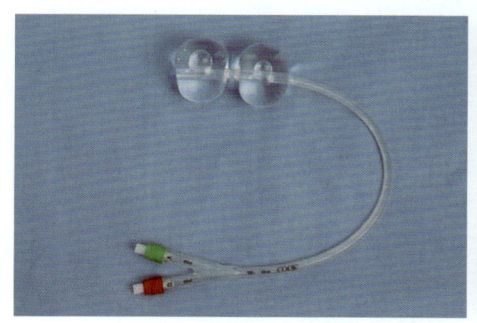
A.促宫颈成熟球囊（COOK球囊）

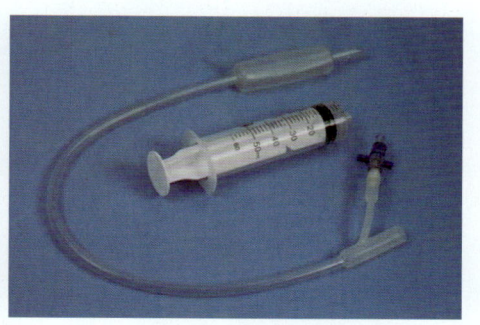
B.宫腔止血球囊

图2-1-38　球囊

（5）止血带：捆绑子宫下段，阻断子宫动脉血流，协助暂时性止血（图2-1-39、图2-1-40）。

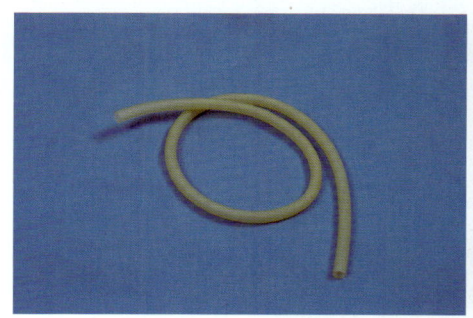
图2-1-39　止血带

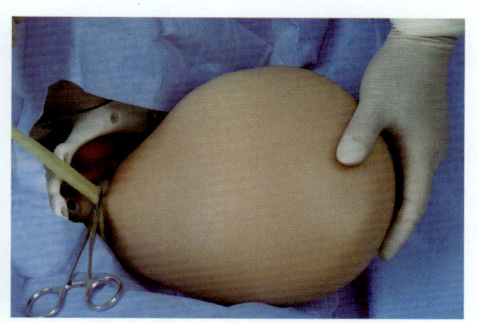
图2-1-40　止血带捆绑子宫下段，阻断子宫动脉上行支血流

15．阴道手术器械

（1）阴道窥器：用于窥开阴道，暴露阴道各壁、阴道各穹隆和外宫颈（图2-1-41）。

（2）阴道拉钩：作用类似于阴道窥器（图2-1-42）。

（3）金属导尿管：术前、术后用于导尿，术中用于探查膀胱边界（图2-1-43）。

（4）宫颈钳：用于钳夹宫颈（图2-1-44）。

（5）长钳：用于钳夹宫腔内组织（图2-1-45）。

（6）探针：用于探查宫深及窦道（图2-1-46）。

（7）各种型号的宫颈扩张棒（扩宫棒）：用于扩张宫颈管，主张逐号依次使用（图2-1-47）。

（8）各种型号的吸引管：用于计划生育手术中吸出宫腔内胚胎组织、术中的血液或其他积液（图2-1-48）。

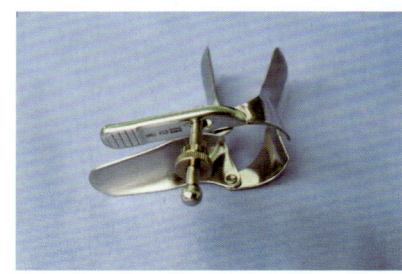
A.正面

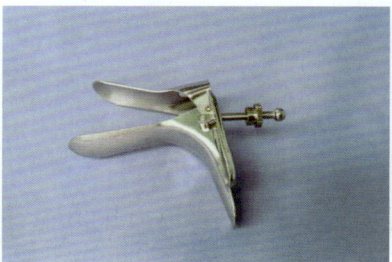
B.侧面

图2-1-41　阴道窥器

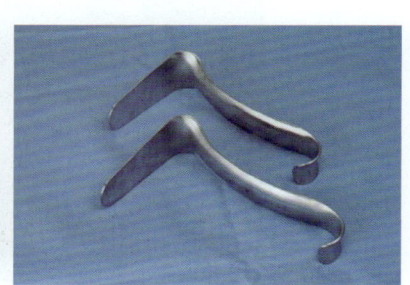
图2-1-42　阴道拉钩

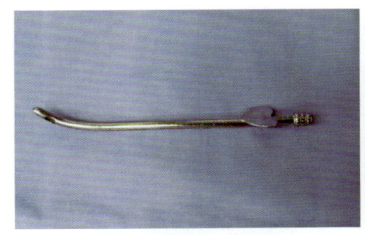
图2-1-43 金属导尿管

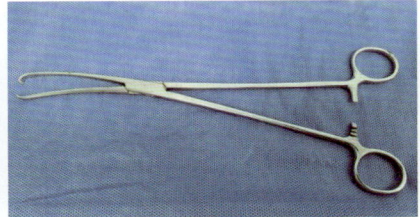
图2-1-44 宫颈钳

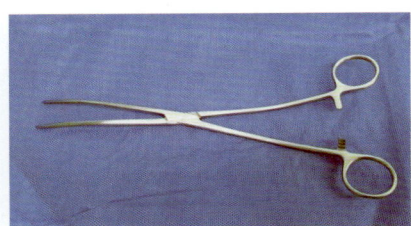
图2-1-45 长钳

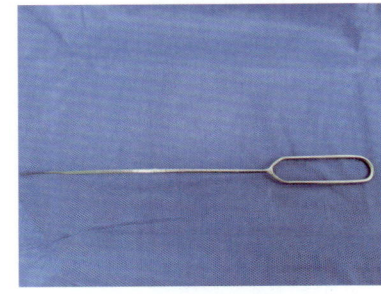
图2-1-46 探针

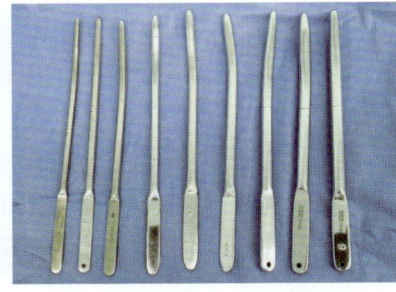
图2-1-47 各种型号的扩宫棒

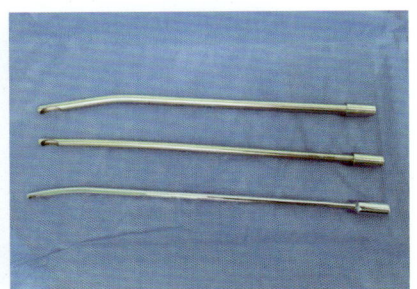
图2-1-48 各种型号的吸引管

16. 腹腔镜手术中常用的手术器械

（1）一次性使用的各种型号的穿刺套管（Trocar）（图2-1-49）。

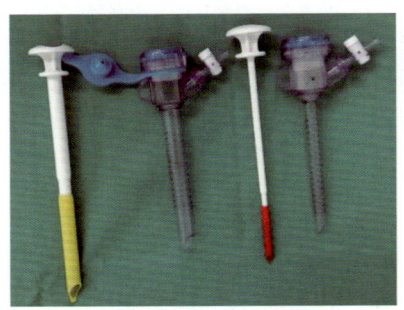
图2-1-49 各种型号的Trocar

Trocar的握持姿势：①安装好Trocar套管和穿刺管芯，保证套管和管芯斜面角度平行一致；②穿刺套管管芯顶部顶压右手大鱼际；③示指和中指伸直指示，避免穿刺过程穿刺过深；④无名指和小指弯曲安放在Trocar侧边缘突起处，保证穿刺过程中套管和穿刺管芯无滑脱移位（图2-1-50）。

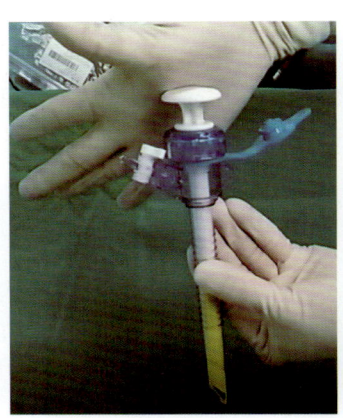
A.穿刺套管管芯顶部顶压右手大鱼际

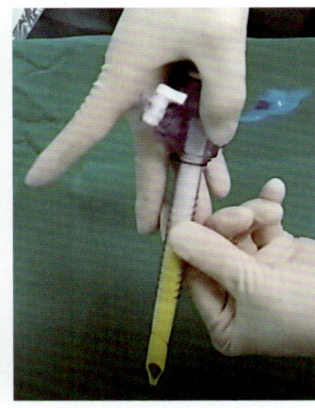
B.示指和中指伸直指示

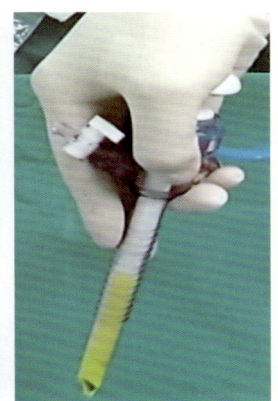
C.握好套管，准备穿刺

图2-1-50 Trocar的握持姿势

（2）腹腔镜镜子（图2-1-51）、摄像头和光纤连接线（图2-1-52）。

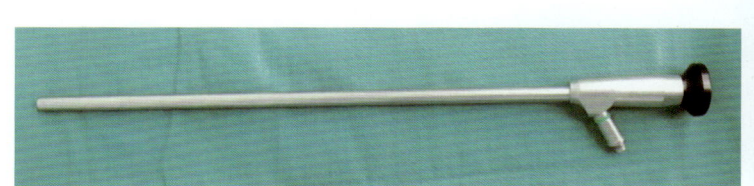

图2-1-51　腹腔镜镜子

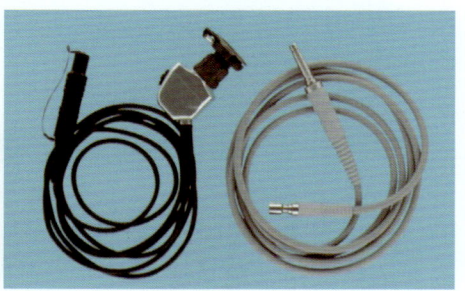

图2-1-52　摄像头和光纤连接线

（3）辅助分离钳（图2-1-53）。

辅助分离钳的握持姿势：①大拇指握持分离钳后柄，中指、无名指及小指依次握持前柄；②示指平行分离钳杆，协助转动分离钳方向；③前后活动大拇指可控制分离钳钳夹开合（图2-1-54）。

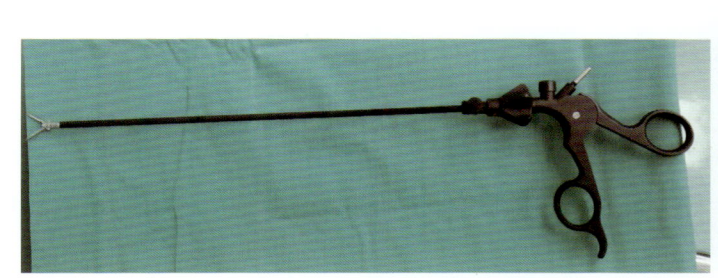

图2-1-53　辅助分离钳

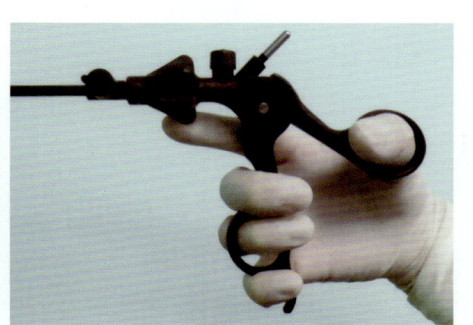

图2-1-54　辅助分离钳的握持姿势

（4）吸引器（图2-1-55）。

吸引器的握持姿势：①正确安装吸引器的冲水管及吸水管，按图指示握持吸引器；②按压开关向上，前后分别对应冲水和吸水开关；③大拇指前后扩伸按压控制冲水及吸水（图2-1-56）。

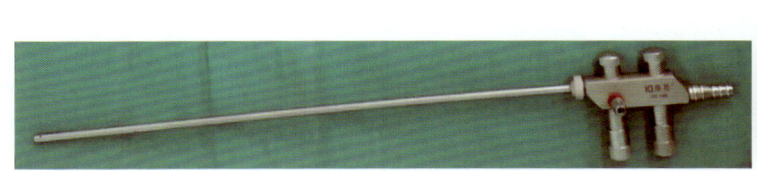

图2-1-55　吸引器

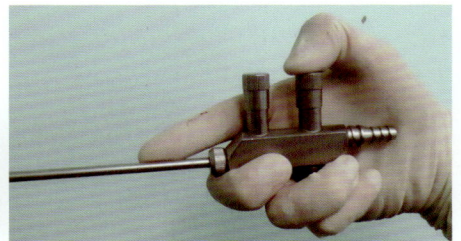

图2-1-56　吸引器的握持姿势

（5）持针器（图2-1-57）。

持针器的握持姿势：①大拇指握持持针器前柄套圈；②中指、无名指及示指依次握持后柄，无名指插入后柄套圈；③示指平行持针器杆；④拇指、中指、无名指及示指握持控制持针器开合（图2-1-58）。

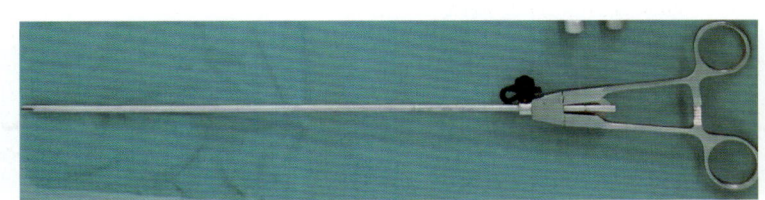
图2-1-57 持针器

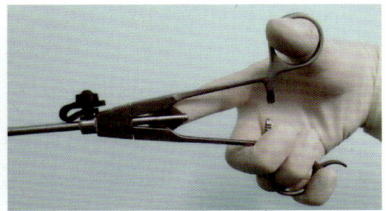
图2-1-58 持针器的握持姿势

（6）单极电钩（图2-1-59）。

单极电钩常用于普外科、妇科及胸外科手术，其头端为钩形，适合对体腔内狭窄部位进行电切、电凝。另外，部分单极电钩带有按键，可直接通过按键控制电切和电凝，操作更加方便。

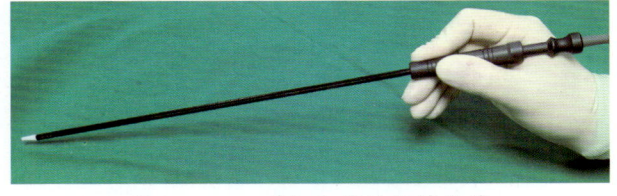
图2-1-59 单极电钩的握持姿势

单极电钩的握持姿势：分为单手握持法和双手握持法。对于初学者，建议使用双手握持法，能够更好地控制单极，增加稳定性，避免电误伤。熟练者，多采用单手执笔式。使用时，充分利用Trocar为支点，控制单极电钩活动。使用时手需保持稳定，手、足、眼协调配合以进行操作。

（7）超声刀（图2-1-60）。

超声刀的握持姿势：①按图正确握持超声刀手柄；②示指按压手柄前方上下按钮，分别控制超声刀进行快挡及慢挡切开；③中指、无名指及示指握持可控制超声刀头开合；④切记避免超声刀空激发，切割组织时保证超声刀头咬合组织（图2-1-61）。

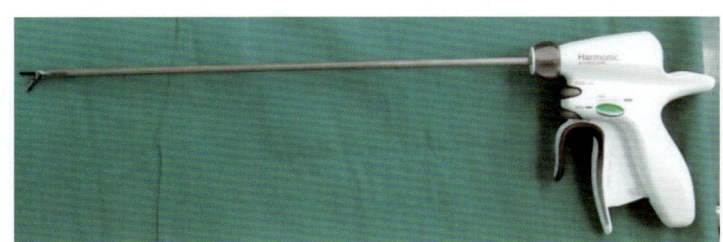
图2-1-60 超声刀

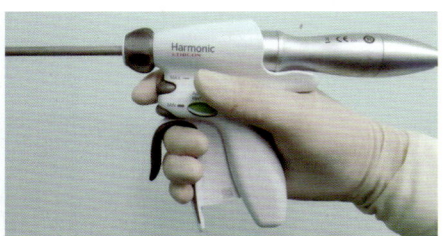
图2-1-61 超声刀的握持姿势

（8）气腹针。

气腹针的握持姿势：①按图握持气腹针；②利用大拇指和示指的捏力，缓慢穿刺；③中指、无名指及示指握持可保证气腹针垂直进针，同时可控制穿刺深度（图2-1-62）。

二、使用手术器械注意事项

（1）任何一件手术器械均有其特定的用途和使用范围，避免不合理的使用造成器械损坏。

（2）传递手术器械时，禁止抛掷，避免造成意外损伤及损坏器械。

（3）掌握正确的器械握持姿势。

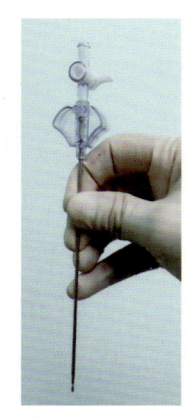
图2-1-62 气腹针的握持姿势

（冯健洋　李映桃　梁伟璋　黄俊巧）

第二章 消毒

一、目的

消毒是指用物理或化学方法消灭病原体，以防止和控制病原体感染的发生，使手术野达到无菌术要求，手术及无菌操作均需进行消毒，其主要目的有：

（1）清洁手术野，防止病原体繁殖感染，降低术后感染的概率。
（2）防止交叉感染。
（3）保护医护人员自身。

二、消毒前准备

1. 操作者准备

常规戴帽子和口罩，完成规范的外科洗手。

2. 患者准备

术前排空膀胱。麻醉成功后，取平卧位或膀胱截石位，留置导尿管。孕妇术前行常规多普勒检查听胎心率（图2-2-1）。

3. 物品准备

卵圆钳、碘伏、治疗碗、无菌纱布等。

4. 消毒范围的确定

手术区消毒范围原则上是以手术切口为中心，包括其周围15 cm的区域。妇产科手术常见为下腹部手术和会阴部手术。

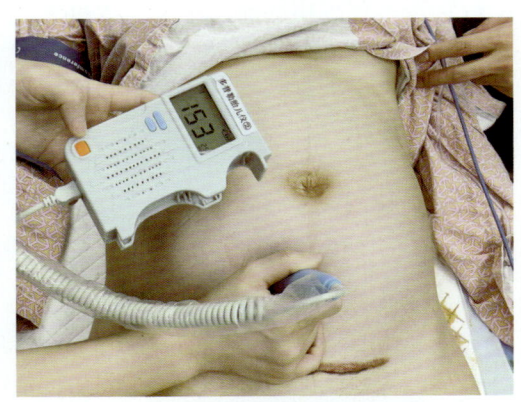

图2-2-1 孕妇术前行常规多普勒检查听胎心率

（1）下腹部手术区的消毒范围：取平卧位，消毒上自剑突水平或两乳头连线水平，下至大腿上、中1/3交界处，两侧达腋中线区域（图2-2-2）。

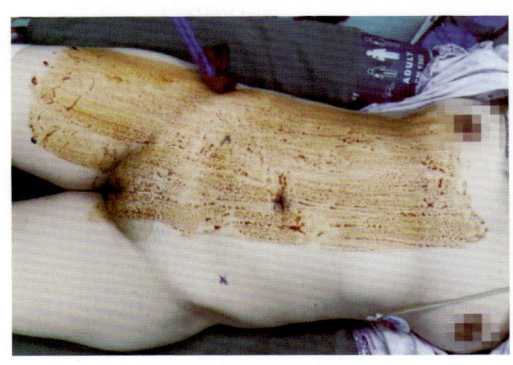 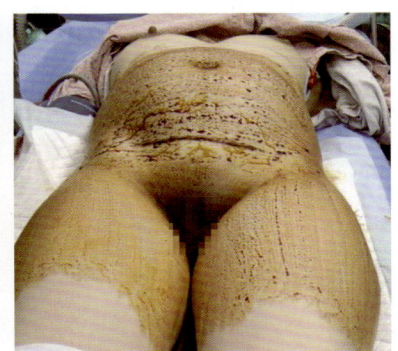

A.早中孕的妇科或外科手术　　　　　　B.剖宫产

图2-2-2　下腹部手术区的消毒范围

（2）会阴部手术区的消毒范围：取膀胱截石位，消毒包括耻骨联合、肛门周围及臀、大腿上1/3内侧的区域（图2-2-3）。

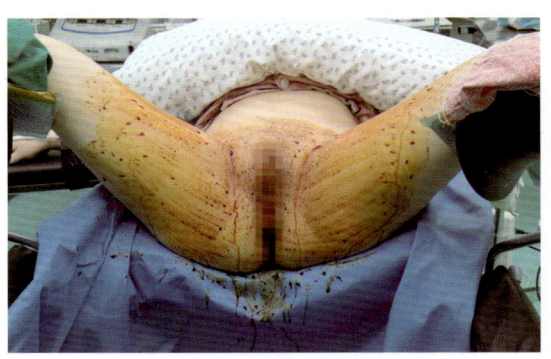

图2-2-3　会阴部手术区的消毒范围

三、消毒步骤

1. 握持消毒物品的正确姿势

卵圆钳夹持无菌纱布的中间，以指扣式或持枪式握持卵圆钳。在整个消毒过程中，操作者应始终保持"卵圆钳前端"低于"握持端"的姿势，避免消毒液顺势滴流（图2-2-4）。

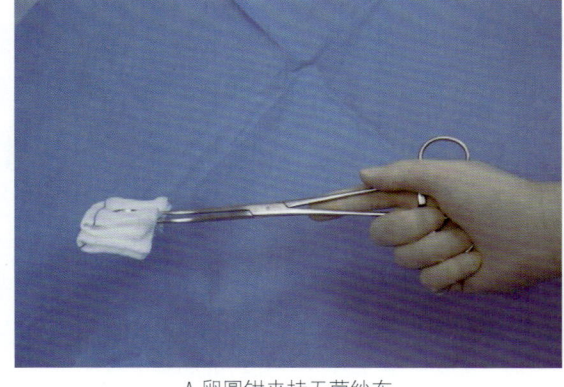 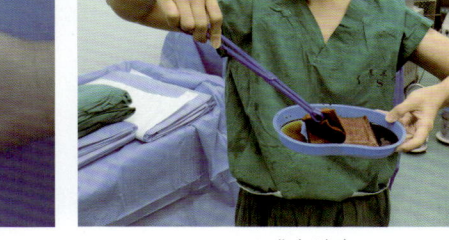

A.卵圆钳夹持无菌纱布　　　　　　B.准备消毒

图2-2-4　握持消毒物品的正确姿势

2．下腹部手术消毒步骤

卵圆钳夹持蘸满碘伏的无菌纱布，自上而下，从左到右，共消毒3次。

（1）用碘伏浸泡脐部。

（2）第1次消毒时绕过脐部，采取左右对称叠瓦式。消毒范围上自剑突水平或两乳头连线水平，下至大腿上、中1/3交界处，两侧达腋中线区域。

（3）第1次消毒完毕，将已使用的纱布丢弃至黄色医疗垃圾桶。

（4）重复上述步骤，注意后一次消毒范围要小于前一次消毒范围。在第3次消毒完毕时，反手消毒肚脐。

3．经阴道会阴部手术消毒步骤

卵圆钳夹持蘸满碘伏的无菌纱布，按以下顺序消毒：大、小阴唇→阴阜→双侧大腿内侧上1/3→肛周→肛门，共消毒3次。

四、注意事项

（1）注意脐部消毒。

（2）第2次和第3次消毒面积均不超过第1次。

（3）消毒区域不留空隙。

（4）每次消毒接触面应与前次消毒接触面有重叠（左右对称叠瓦式）。

（冯健洋　李映桃　黄俊巧）

第三章

铺巾

一、目的

消毒完成后,进行铺巾,以保证将手术区域和周围隔离,有效防止病原微生物进入手术创面,从而降低术后感染概率。

二、铺巾前准备

1. 操作者准备

完成规范的外科洗手。

2. 患者准备

已完成手术野规范消毒。

3. 物品准备

手术铺巾包(腹部手术铺巾包和会阴部手术铺巾包)。

三、铺巾步骤

(一)下腹部手术区

1. 铺小单

器械护士将小单传递给医师,由医师沿切口四周覆盖4块小方巾。

医师完成外科洗手、常规消毒腹部后铺小单,铺单顺序依次为:会阴侧→对侧→头侧→己侧(图2-3-1)。

小单的放置位置:会阴侧放在耻

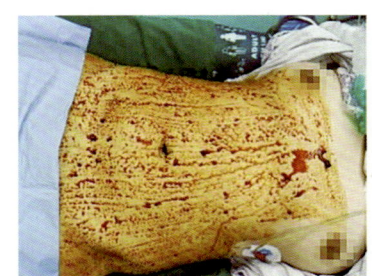
A.会阴侧

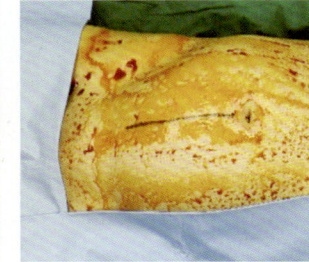
B.对侧

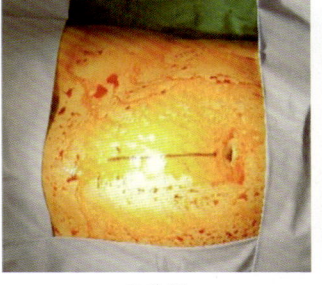
C.头侧

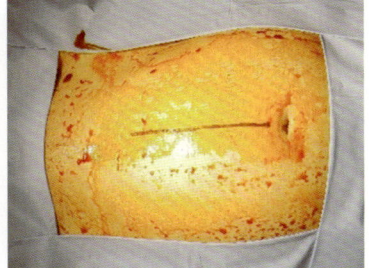
D.己侧

图2-3-1 铺小单

骨联合上缘,对侧放在左腋前线及肋骨下缘,已侧放在右腋前线。

若医师已穿好手术衣,铺单顺序依次为:已侧→会阴侧→对侧→头侧。

2. 铺中单

器械护士将中单传递给医师,由医师和器械护士两人共同铺中单,铺单顺序依次为会阴侧→头侧(图2-3-2)。中单放置在平小单的平面。

3. 铺大单(洞巾)

确定洞巾口位置在腹部手术野后,医师先铺头侧,越过麻醉架,再铺会阴侧,越过器械台。大单的头端应盖过麻醉架,两侧和足端部应下垂超过手术台边30 cm(图2-3-3)。

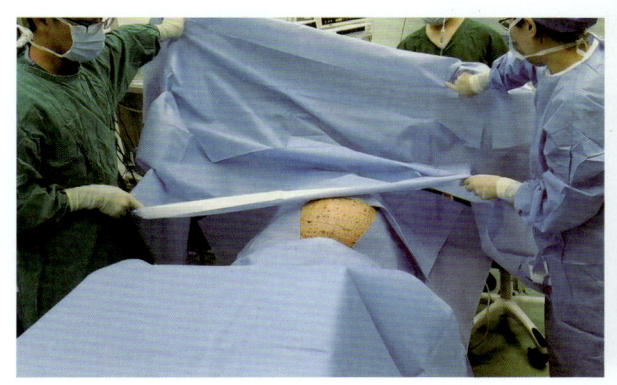

图2-3-2 铺中单

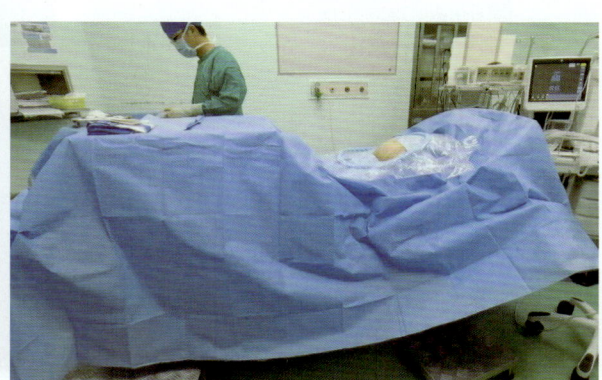

图2-3-3 铺大单

(二)会阴部手术区

1. 铺臀单

保护操作者双手,避免污染,将臀单或中单双折叠铺于患者臀部下面。

2. 铺腿套

将腿套分别套在患者左、右下肢。

3. 铺小单

1块折边小单铺在耻骨联合上,2块折边小单铺在外阴两侧(两大腿内侧),1块折边小单铺在肛门上方的会阴后联合下,固定小单,暴露外阴部。

4. 铺中单

医师及器械护士共同铺中单,分别覆盖外阴两侧(两大腿内侧)及下肢。

5. 铺大单(洞巾)

确定洞巾口位置在会阴手术野后,先铺头侧,越过麻醉架,再铺会阴侧。大单的头端应盖过麻醉架,两侧、臀部和足端部应下垂超过手术台边30 cm(图2-3-4)。

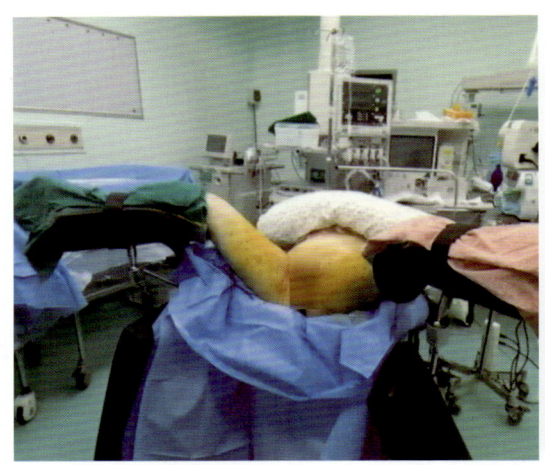

A.铺臀单　　　　　　　　　　　　　　B.铺腿套

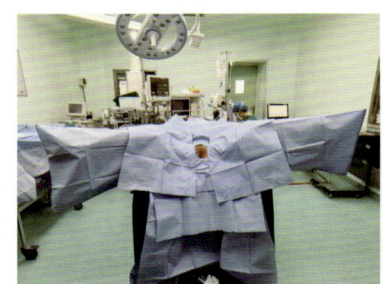
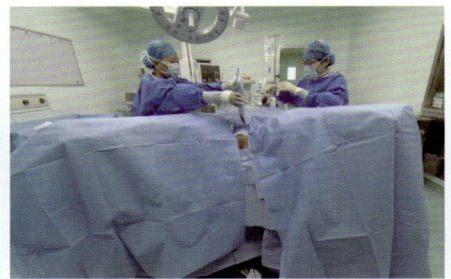
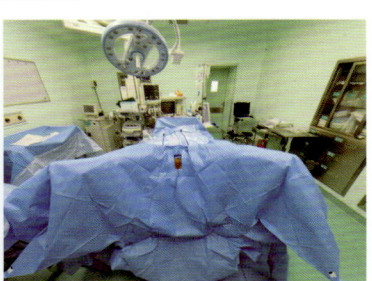

C.铺小单　　　　　　D.铺中单　　　　　　E.铺大单（洞巾）

图2-3-4　会阴部手术区铺巾

四、注意事项

（1）铺巾过程中，确定铺巾范围，使铺单自由垂落。

（2）操作者注意在铺巾过程中保护双手。

（3）充分暴露手术操作部位。

（4）铺好的4块手术巾如果在术中需要移动，只能以手术切口为中心，由内向外移动，不能将手术巾向手术切口中心方向移动。

（冯健洋　李映桃　黄俊巧）

第四章 戴手套

一、目的

（1）无菌操作需求。
（2）对患者和医护人员双向保护，减少或避免交叉感染。

二、戴手套前准备

1. 操作者准备

规范戴帽子和口罩，完成规范的外科洗手，穿好无菌手术衣。

2. 物品准备

选择型号合适的无菌外科手套。

三、戴手套方式

1. 常规戴无菌手套

指手术人员在穿好无菌手术衣后，手露出袖口完成戴手套的方法。戴后完整手掌展露（图2-4-1）。

2. 非接触式戴无菌手套

指手术人员在穿无菌手术衣时，手不露出袖口，独自完成或由他人协助完成戴手套的方法。戴后虎口以上手掌不展露（图2-4-2）。

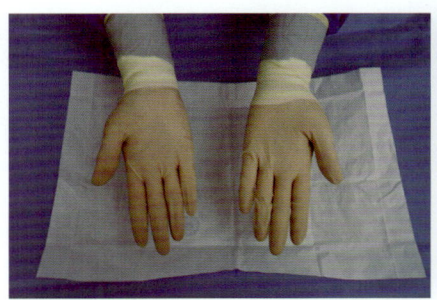 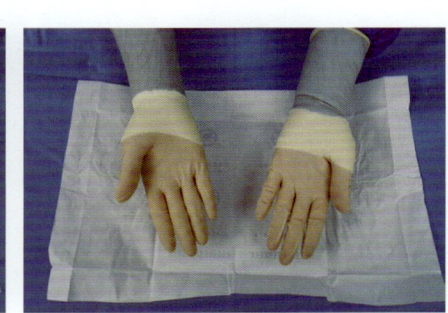

图2-4-1 常规戴无菌手套　　图2-4-2 非接触式戴无菌手套

四、戴手套步骤

(一)常规戴无菌手套步骤(图2-4-3)

(1)助手选取合适尺码的手套,打开包装。

(2)操作者双手分别持手套翻折部分(手套内面),取出手套;检查两只手套的拇指是否相对。

(3)操作者左手捏住手套翻折处,右手对准手套五指插入戴好,暂不处理手套的翻折部分。已经戴好手套的右手,除拇指外,其余四指插入左手手套翻折部的内侧面,左手插入手套内,将左手手套的翻折部分翻回手术衣袖口上,然后用戴好手套的左手插入右手手套的翻折部分,将翻折部分翻回右手手术衣袖口上。

(4)手套戴好后,检查手套完整性,双手放于胸前,防止污染。

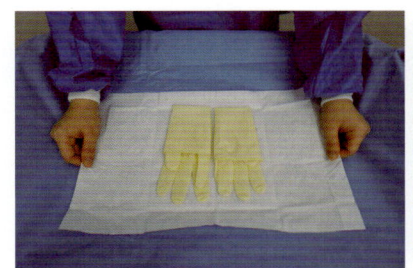

A.打开包装

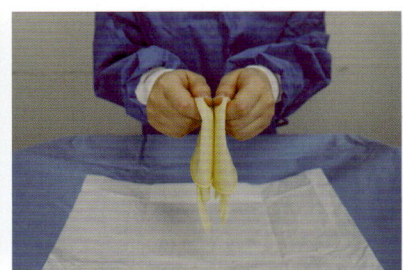

B.双手分别持手套翻折部分

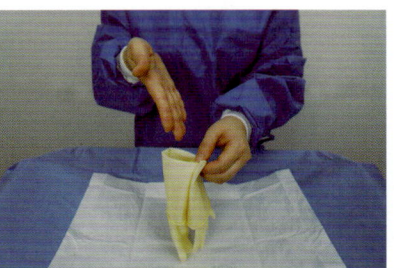

C.左手捏住手套翻折处,准备戴入右手

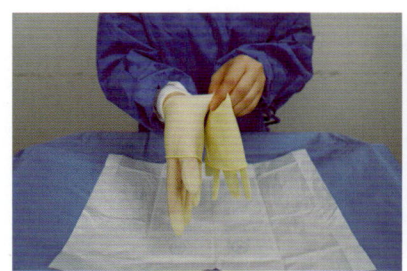

D.戴入右手

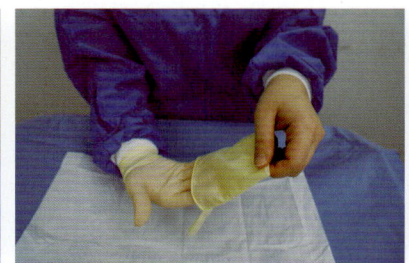

E.右手四指插入左手手套翻折部的内侧面

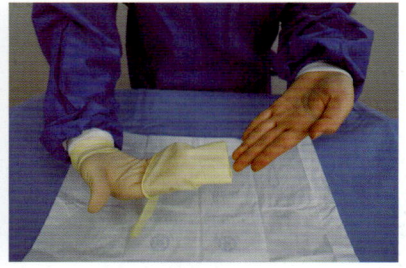

F.戴入左手

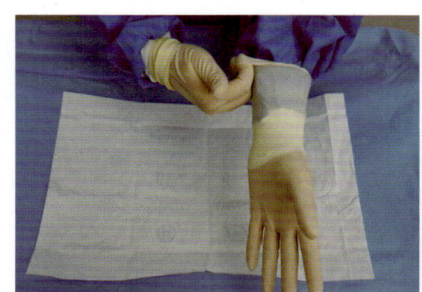

G.将左手手套的翻折部分翻回手术衣袖口上

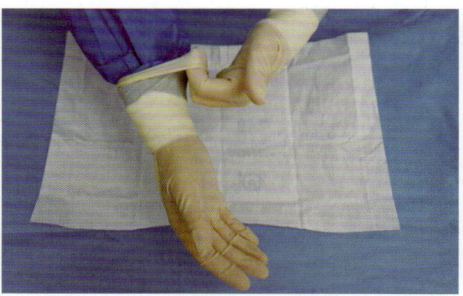

H.将右手手套的翻折部分翻回手术衣袖口上

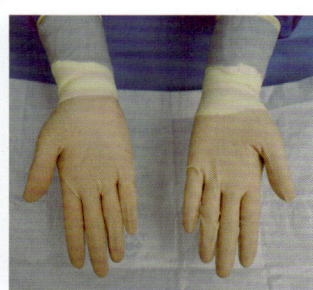

I.戴好手套并检查完整性

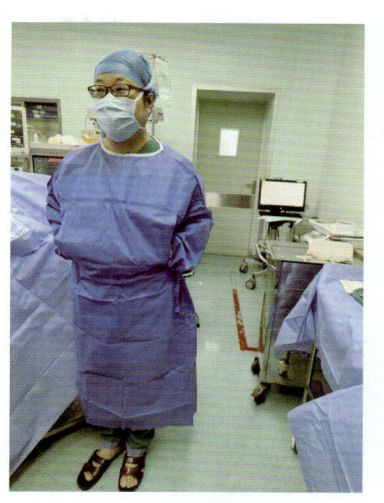

J.双手放于胸前

图2-4-3 常规戴无菌手套步骤

（二）非接触式戴无菌手套步骤（以先戴左手为例，图2-4-4）

（1）助手选取合适尺码的手套，打开包装。

（2）双手保证在无菌衣的袖口内，用左手打开手套袋开口处，右手借助袖口捏住左手手套的反褶部分取出手套。

（3）使左手在无菌衣袖口内掌心朝上，手套拇指对准左手拇指，手套其余四指与手指方向相反，用右手拇指和示指捏住手套反褶部分向下翻转戴上，操作中勿使手指直接接触手套。

（4）再用左手取出右手手套，用同样方法将右手手套戴上。

（5）戴好双手手套后，调整手套位置，并双手掌心相对，挤压手套，确保手套无破损漏气后，双手保持在胸腰段视线范围内，防止污染。

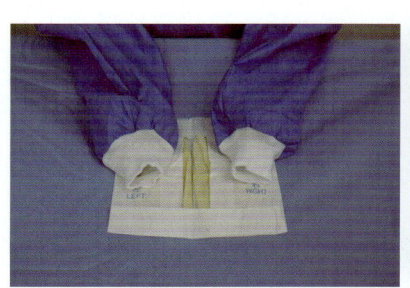

A.打开包装

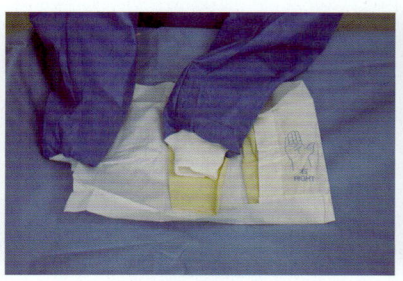

B.取出左手手套

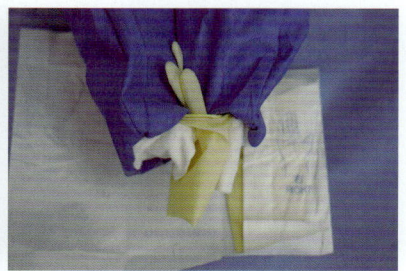

C.准备戴入左手

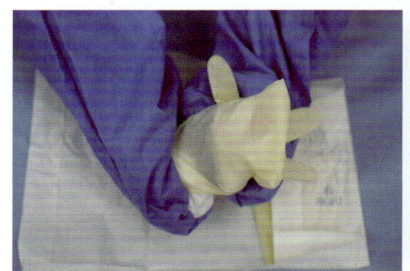

D.戴入左手

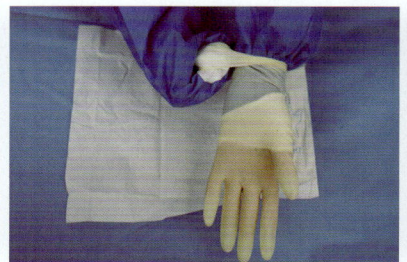

E.轻拉手套，贴合手指

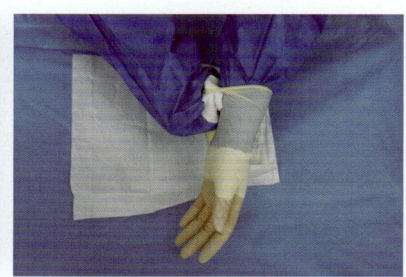

F.轻拉手术衣，使袖口达虎口处

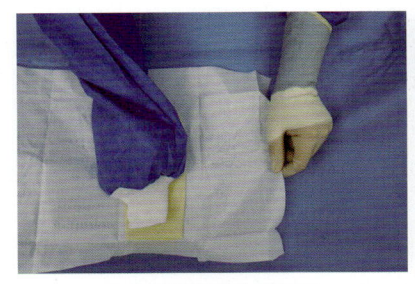
G.左手将手套外层翻转

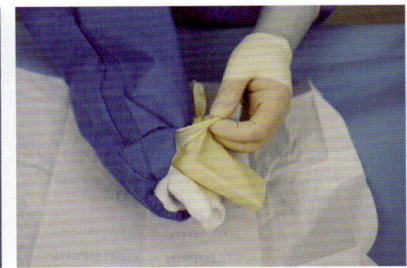
H.戴入右手

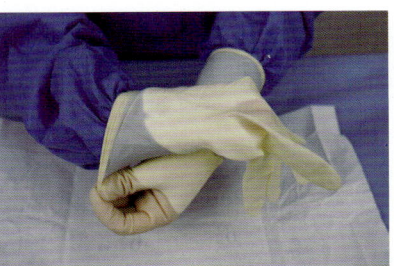
I.右手手套放置于右手掌侧

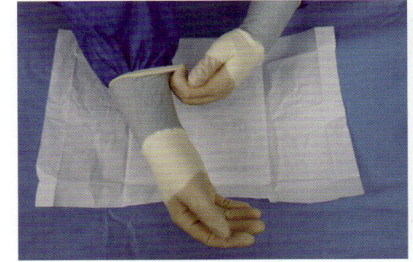
J.拉袖口达虎口处，整理手套口

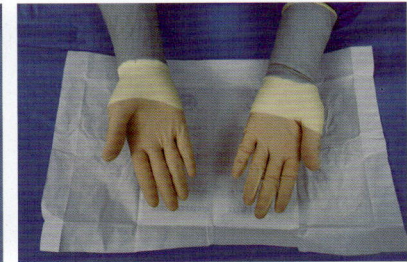
K.戴好手套并检查（正位）

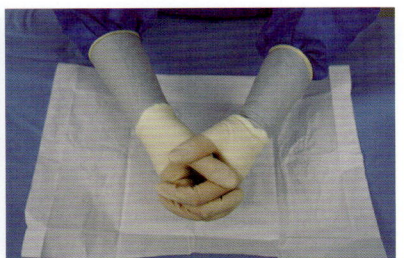
L.戴好手套并检查（侧位）

图2-4-4 非接触式戴无菌手套步骤

五、注意事项

（1）双手避免接触手套外面，戴手套全程，双手仅与手套内面接触。

（2）戴手套时不可强拉，若穿戴过程中一只手套破损，应摘下双手手套，换一双新手套重新穿戴。

（3）行感染、骨科等手术时，手术人员应戴双层手套，有条件者内层手套应为彩色手套（穿孔指示系统[*]）。

（4）非接触式戴无菌手套时需注意：①向近心端拉衣袖时用力不可过猛，袖口拉至拇指关节处即可；②双手始终不能露于衣袖外，所有操作过程中，双手均在衣袖内；③戴手套时，将反折边的手套口翻转过来包裹住袖口，不可将腕部裸露。

（5）手术过程中，一旦怀疑或确定手套破裂，不论破裂口大小及位置，均要求重新更换手套。

（连燕琴　冯健洋　布璐　梁伟璋　李映桃）

---

[*] 穿孔指示系统：指戴双层手套，当手套穿孔时，液体会通过穿孔部位渗透到两层手套之间，更容易看见穿孔部位。使用彩色指示系统，有助于识别86%的手套破损情况。

第五章 穿、脱手术衣

一、目的

手术操作时防止病菌及其他因素诱发的感染，保持清洁，避免二次感染，既是对术者自身的保护，也是对其他人的保护。

二、穿手术衣前准备

1．操作者准备

规范戴帽子和口罩，完成规范的外科洗手。

2．物品准备

手术衣。

三、穿对开式手术衣步骤

（1）抓：抓取手术衣内侧中部（图2-5-1）。

（2）抖：双手分别提起内侧衣领两端，轻轻抖开手术衣（图2-5-2），顺势轻抛手术衣，双手水平伸直伸进衣袖。

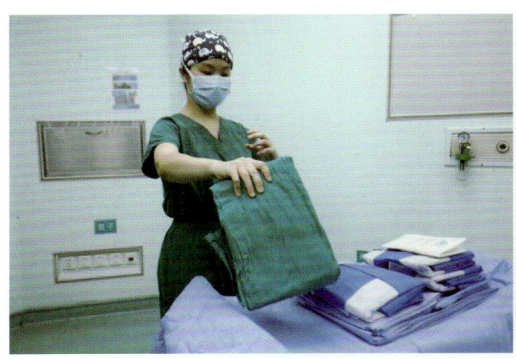

图2-5-1　抓取手术衣内侧中部

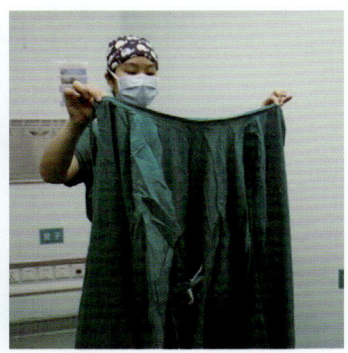

图2-5-2　双手分别提起内侧衣领两端，轻轻抖开手术衣

（3）系：巡回护士或台下助手协助扣紧后部衣领，系好手术衣中部内侧腰带，调整好手术衣（图2-5-3）。

（4）戴：按规范戴好无菌手套（图2-5-4）。

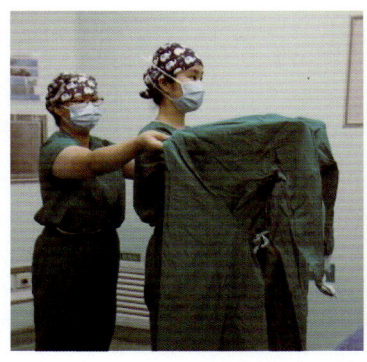
图2-5-3　巡回护士协助系好手术衣

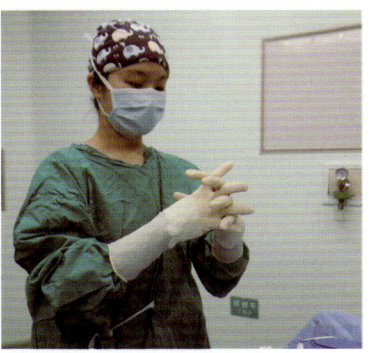
图2-5-4　戴好无菌手套

（5）递：稍弯腰，解开手术衣外侧腰带，使腰带悬空，提起腰带中段，递给巡回护士或台下助手，协助外侧腰带系结（图2-5-5）。

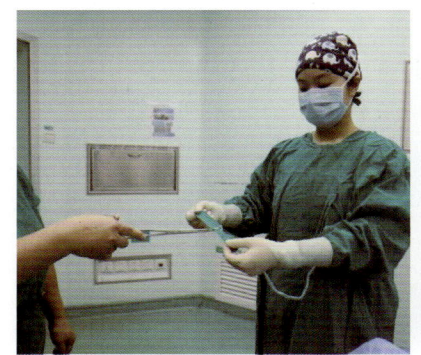
A.巡回护士用卵圆钳接腰带

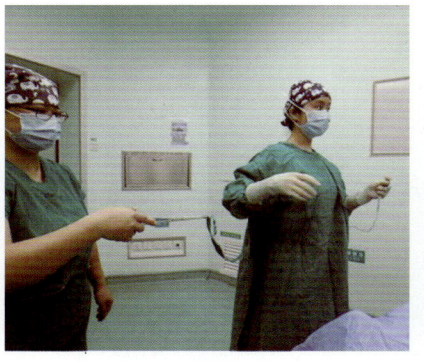
B.转身

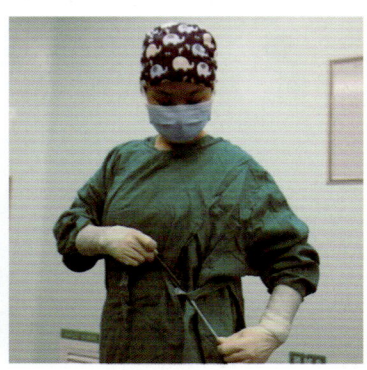
C.腰带系结

图2-5-5　递外侧腰带

（6）姿势：穿完手术衣后，双手和前臂置于胸前，手和前臂高不过肩、低不过腰，等待手术开始（图2-5-6）。

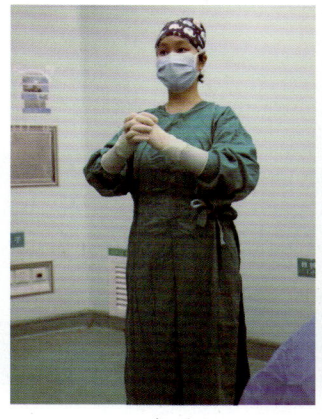
A.架手

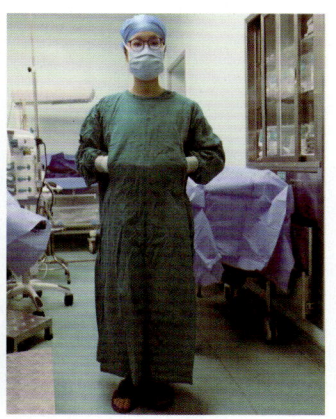
B.手插入胸前口袋

图2-5-6　姿势

四、脱手术衣步骤

（1）脱系带：术者自己解开外侧腰带系结，巡回护士或台下助手协助解开背侧的颈项部及腰部系结（图2-5-7）。

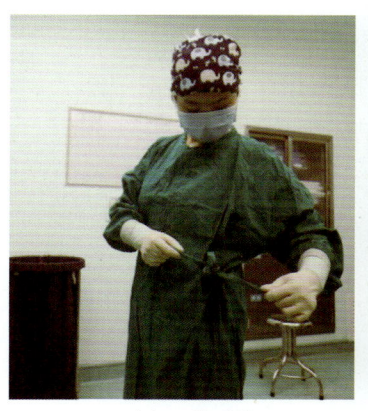
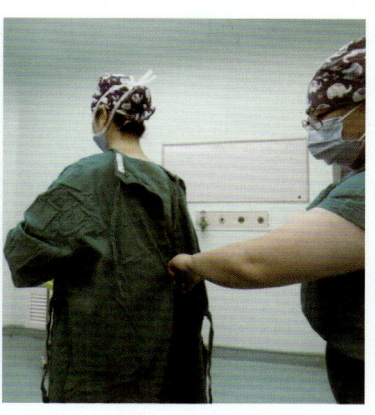

A.自解腰带系结　　　　　　　　　　B.巡回护士协助解颈项部及腰部系结

图2-5-7　脱系带

（2）术者牵拉手术衣胸口部外层，避免触碰内层，顺势牵拉，由背部向前反折脱下手术衣，卷包起来后，置入布料衣物回收垃圾桶（图2-5-8）。

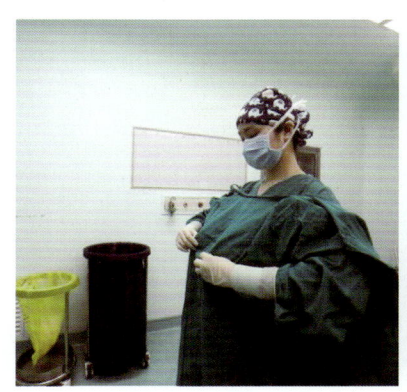
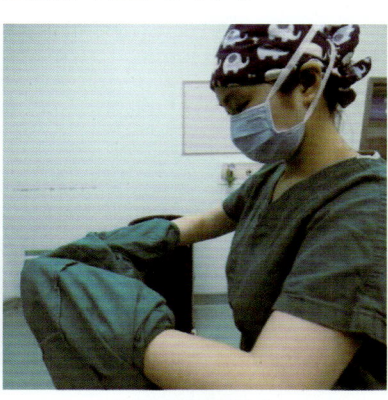
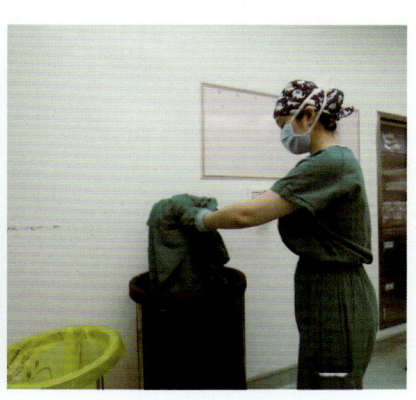

A.牵拉手术衣胸口部外层　　　　B.反折脱下手术衣　　　　C.卷包衣物置入布料衣物回收垃圾桶

图2-5-8　脱手术衣

（3）脱手套，捏起手套外面脱至掌指部，避免接触手套内面，双手交替完全脱除手套，置入黄色垃圾桶（图2-5-9）。

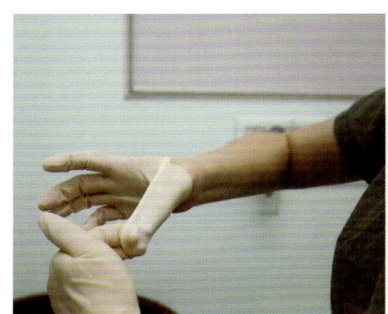
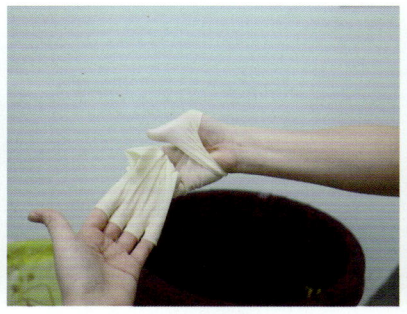
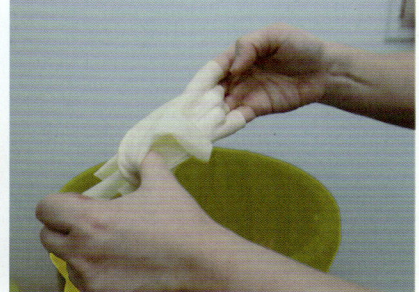

A.脱右手手套　　　　　　　B.脱左手手套　　　　　　　C.置入黄色垃圾桶

图2-5-9　脱手套

五、注意事项

（1）穿手术衣时，手和前臂高不过肩，低不过腰。

（2）传递腰带时不能接触巡回护士或台下助手。

（3）穿手术衣顺序：穿手术衣→戴手套→系外侧腰带。

（4）脱手术衣顺序：解系带→脱手术衣→脱手套。

（5）穿、脱手术衣过程中，始终贯彻无菌术理念。

（6）穿手术衣进行手术时，若手术衣被液体（包括腹腔积液、血液等）污染，应更换新手术衣。

（冯健洋　李映桃　布璐　卢慧琴　李亚文）

第六章 切开与分离

一、目的

利用外科手术方法，根据手术部位的解剖结构，切开与分离组织，以形成手术通路，显露患病器官或组织并进行切除。

二、操作前准备

1. 操作者准备

事先评估患者病情，初步预备并确定合适的切开分离器械。术前标记手术切口。

2. 患者准备

（1）麻醉前访视：麻醉前询问、检查患者是否佩戴金属饰品及有无文胸、有无植入物等，以防使用电刀时产生危险。签署麻醉同意书，麻醉前三方（主刀医师、麻醉师及巡回护士）核对患者身份及手术方式。

（2）常规消毒铺巾后，选择合适切口及其长度，必要时可用指示笔做好切口指示。

3. 器械准备

腹部外科手术包、电刀、电钩和超声刀等，手术开始前、关腹前及缝合皮肤后需要准确核对手术器械和用品。

三、切开、分离方式

1. 手术刀切开

（1）切开前再次核查并选择合适切口及其长度。

（2）执笔式握持手术刀，切开时保证皮肤有一定张力，尽量一刀切开皮肤层。

（3）一般使用垂直下刀、水平走刀、垂直出刀，要求用力均匀，皮肤和皮下组织一次切开，避免多次切割和斜切。尽量使皮肤和皮下脂肪层切口大小一致（图2-6-1）。

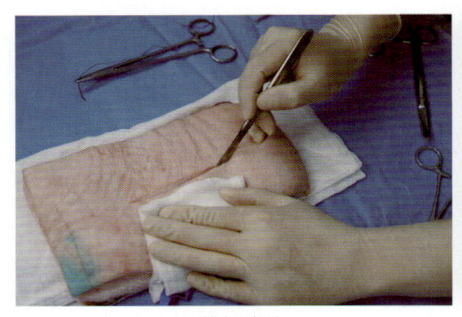 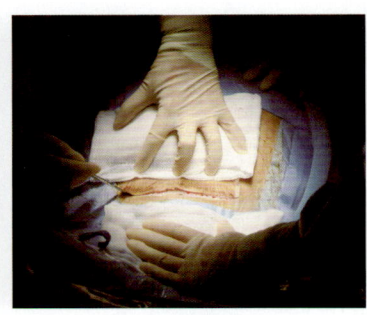 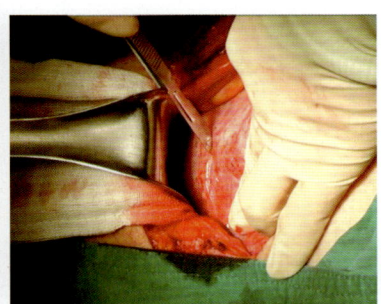

A.模拟演练　　　　　　　　　B.切开皮肤　　　　　　　　　C.剖宫产下宫下段横切口

图2-6-1　手术刀切开

2. 电刀、电钩、超声刀等切开

手术部位的皮肤，只能冷刀切开；腹壁的脂肪层、筋膜、腹膜及子宫病灶，可以选用电刀、电钩、超声刀等切开（图2-6-2）。

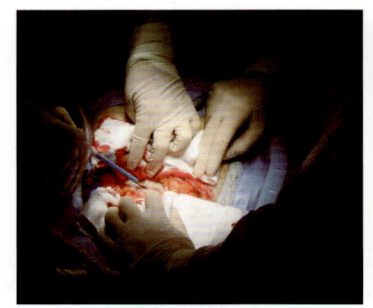 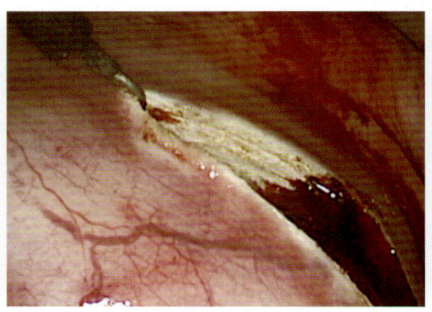 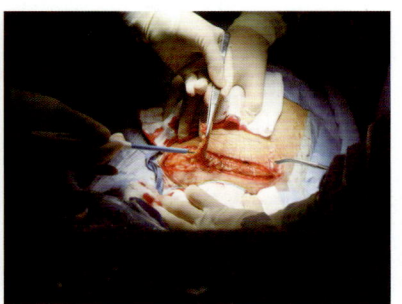

A.电刀切开皮下组织　　　　　B.电钩切开子宫肌瘤包膜　　　C.电刀切除腹部疤痕

图2-6-2　切开组织

3. 锐性和钝性分离

（1）锐性分离：应用手术刀、剪刀、电刀、超声刀在直视下进行细致的切割与剪开。此种分离方法对组织损伤最小，适用于精细地解剖和分离致密组织（图2-6-3）。

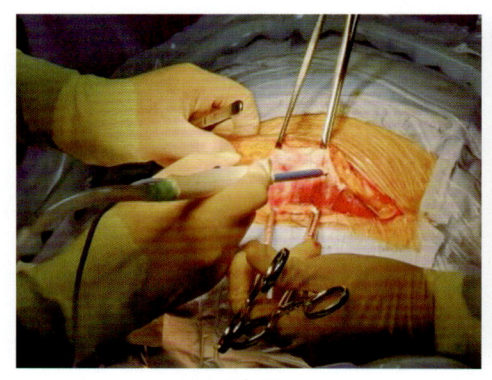 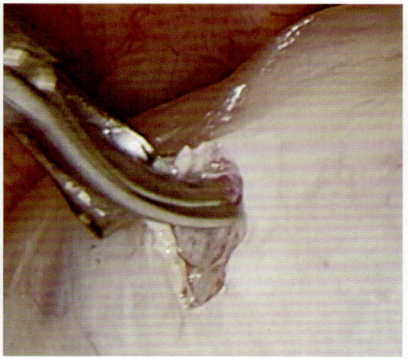 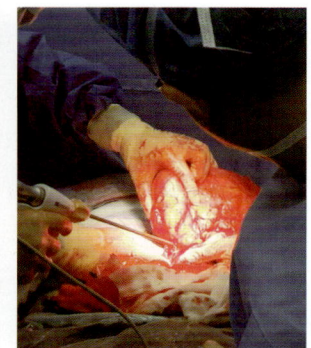

A.电刀　　　　　　　　　　　B.剪刀　　　　　　　　　　　C.超声刀分离大网膜

图2-6-3　锐性分离

（2）钝性分离：应用血管钳、手术刀柄、手指进行组织分离或剥离。这种方法对组织损伤大，但较为完全，适用于疏松结缔组织、器官间隙、正常肌肉、肿瘤包膜等部位的分离（图2-6-4、图2-6-5）。

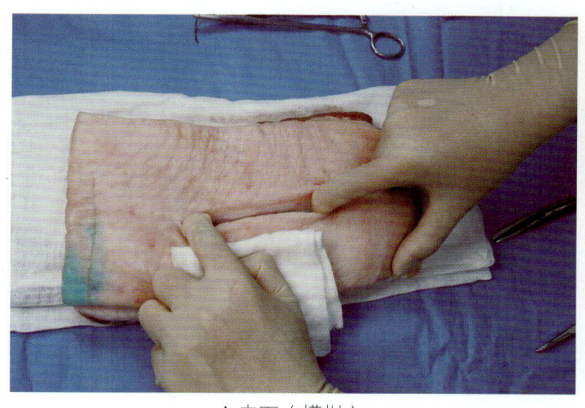
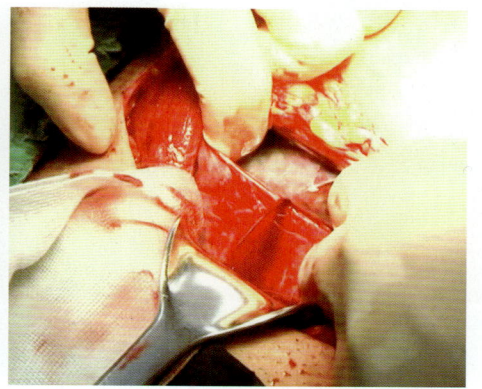

A.皮下（模拟）　　　　　　　　　　　B.腹膜

图2-6-4　手指钝性分离

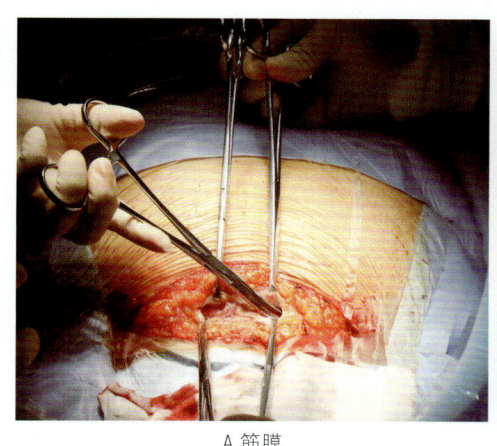
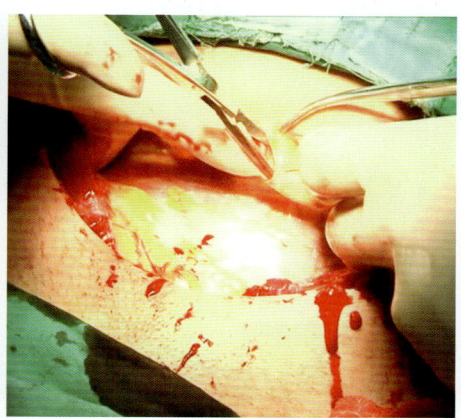

A.筋膜　　　　　　　　　　　　　　B.腹膜

图2-6-5　血管钳钝性分离

四、注意事项

（1）锐性分离时，应短距离分离，多次分层分离，不宜过深，注意避免损伤重要的组织和器官。

（2）钝性分离时，切忌粗暴，防止重要组织结构的损伤和撕裂。

（3）电刀切开的原理是利用间断放电造成的电火花切开组织（电刀是用完整的电路来切割和凝固组织，该电路由高频电刀内的高频发生器、患者极板、接连导线和电极组成），因此，在使用时不能将其当成常规手术刀，避免用力压迫组织，否则会使局部组织电阻增大，造成电损伤。电刀和组织保持若即若离的状态，利用电刀产生的均匀小火花（电能）切开组织即可。一般电切和电凝不超过40 W。

（4）注意不要让电刀误伤表皮，尽量不用电刀而用手术刀切开皮下组织，再用电凝止血。在一些出血不是非常多的部位，亦不用电刀而用剪刀或手术刀切开。

（5）使用超声刀切开时，避免空激发，同时避免超声刀头钳夹过多组织或无牵张力切开。

（冯健洋　李映桃　梁伟璋　黄俊巧）

第七章
止血

一、目的

封闭出血点，进行无血或减少出血的手术操作，有助于术者对组织分离平面的识别与分离，以顺利完成手术。

二、止血操作前准备

1. 评估

手术难易度、可能的出血部位、止血的难易度、宜采用的止血方法。

2. 呼叫

必要时呼叫上级医师。

3. 止血物品准备

电刀（电钩、超声刀）、止血带、止血药（氨甲环酸、钙剂）、子宫收缩药（缩宫素、卡前列素氨丁三醇等）、各种型号纱块（垫）等。

三、止血方法

常见的止血方式包括压迫止血、结扎止血、电凝止血、缝扎止血及药物止血等。在外科临床中，多种止血方法常常联合使用。

1. 压迫止血

手指压迫是首选的止血方法，也是最简单、最有效、副损伤最小的方法，尤其适用于动脉出血，后续可结合缝扎止血等方法使用。

妇女妊娠期处于高凝状态，进行剖宫产腹壁切口止血时，采用在出血点上方用手或纱垫施加压力的压迫止血方式，效果确切（图2-7-1）。另外，剖宫产娩出胎儿后，按摩子宫也是一种压迫性止血方式，被世界各国"预防和治疗产后出血指南"所推荐（图2-7-2）。

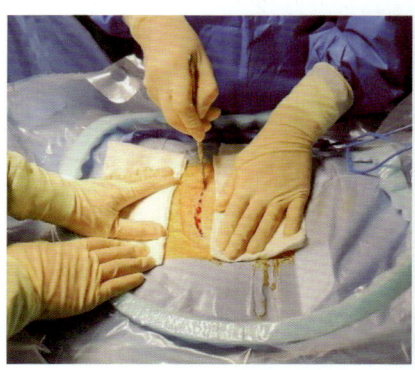

A.准备纱垫压迫止血　　　　　　　B.纱垫压迫止血

图2-7-1　压迫止血

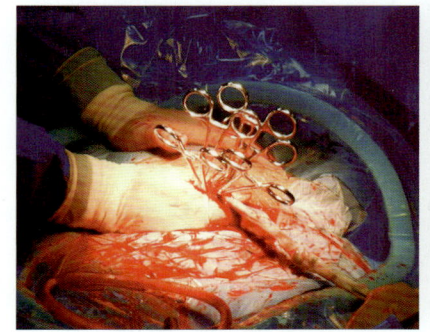 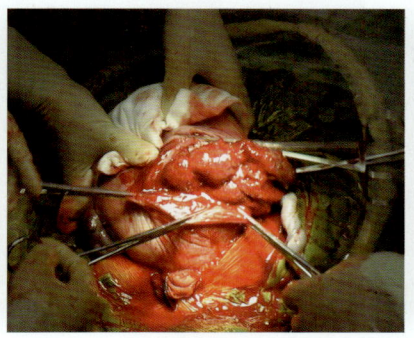 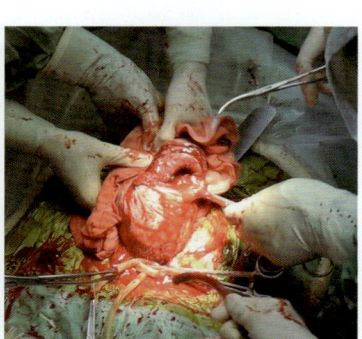

A.胎盘娩出前，在腹腔内按摩子宫　　B.前置胎盘伴植入，搬出子宫进行按摩　　C.娩出胎盘后按摩

图2-7-2　按摩子宫

2. 结扎止血

当一些比较粗大的目标血管显露清楚并游离出来后，用血管钳钳夹出血血管，带4号丝线过钳尖进行深部打结，结扎止血（图2-7-3、图2-7-4）。

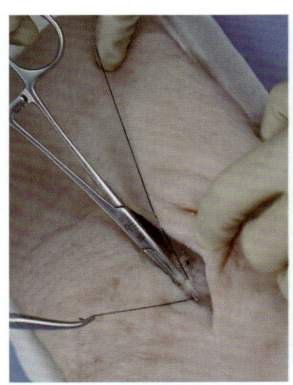 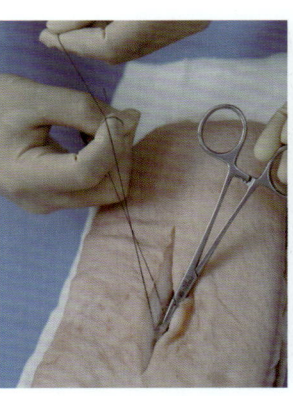 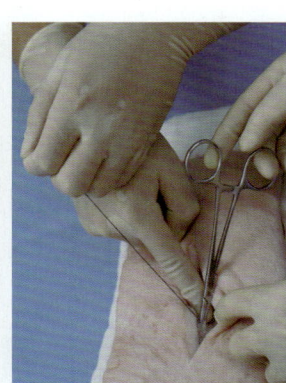 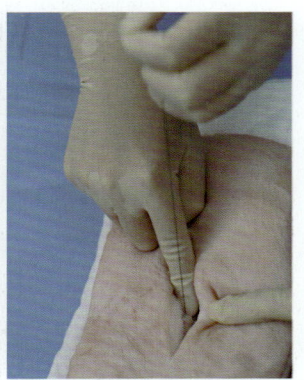

A.血管钳钳夹出血血管，带线过钳尖　　B.打结　　C.第1个深部结　　D.第2个深部结

图2-7-3　深部血管结扎止血（模拟）

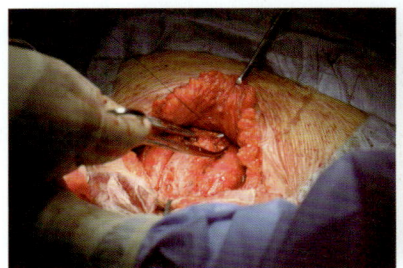 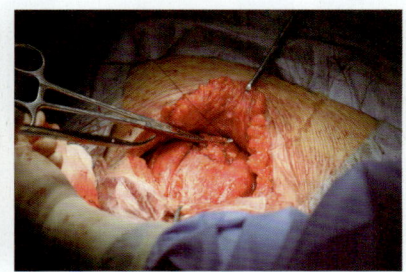

A.血管钳钳夹出血血管，带线过钳尖　　　　　　　B.打结

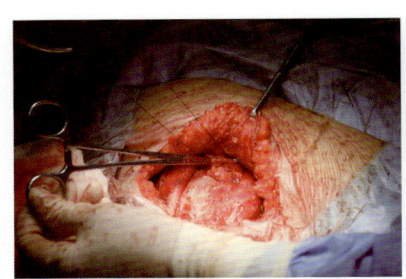
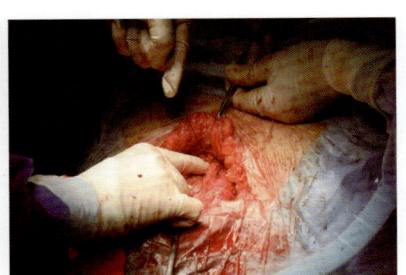

C.第1个深部结　　　　　　　　　　　　D.第2个深部结

图2-7-4　深部血管结扎止血

3. 电凝止血

电凝止血是简易快捷的止血方法，电凝止血分为直接电凝和间接电凝两种。直接电凝是直接用电刀尖端接触出血点，利用电刀的电能，凝固出血的血管，常用于腹部切口的皮下、腹膜、浆膜等组织的细小血管渗血；间接电凝是先用镊子或止血钳钳夹出血点后，

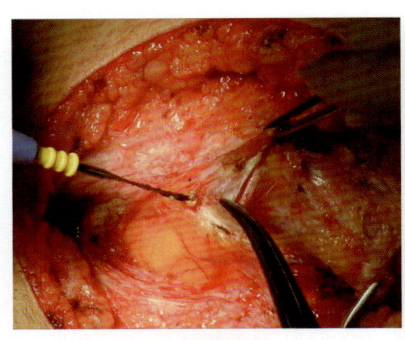
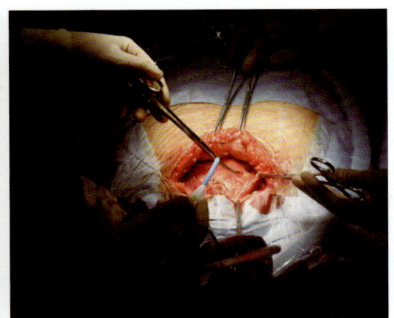

A.直接电凝　　　　　　　B.间接电凝

图2-7-5　电凝止血

用电刀接触镊子或止血钳，通过手术器械的电传导至钳夹点，电凝止血（图2-7-5）。一般情况下，推荐使用间接电凝止血方法，此方法能精确地对出血点进行电凝止血，对周围组织损伤较小。

4. 缝扎止血

缝扎止血是比较确切的止血方法。它不仅适用于剖宫产切口止血及子宫切除时对宫旁组织分次切开，缝扎动、静脉止血，也适用于宫缩乏力引起的产后出血，各种压迫性缝合子宫止血（详见第八篇第二章），以及子宫动脉及其分支的缝扎止血等。

（1）贯穿缝扎止血步骤：①血管钳钳夹出血组织；②将钳夹组织的血管钳平放，从血管钳深面的组织穿过缝线，缝线两端线尾放至同一侧交叉后，依次绕过进针点两侧的组织；③收紧缝线，结扎止血（图2-7-6至图2-7-8）。

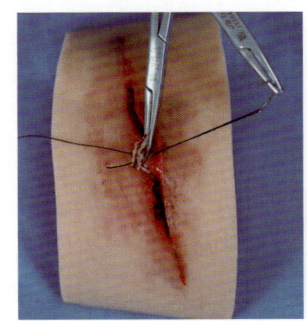
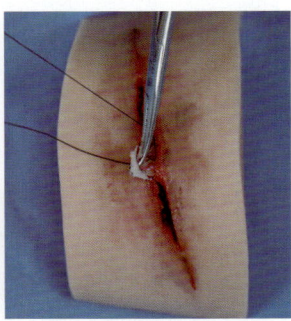
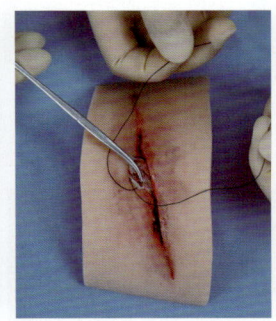
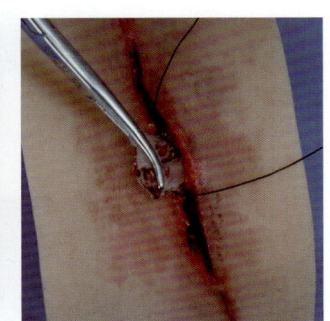

A.缝线穿过血管钳深面的组织　　B.缝线两端线尾放至同一侧　　C.缝线两端线尾交叉后，分别绕过进针点两侧的组织　　D.收紧缝线，结扎止血

图2-7-6　贯穿缝扎（模拟）

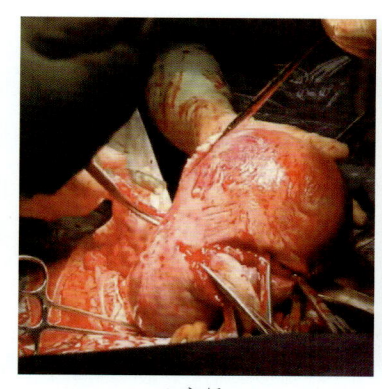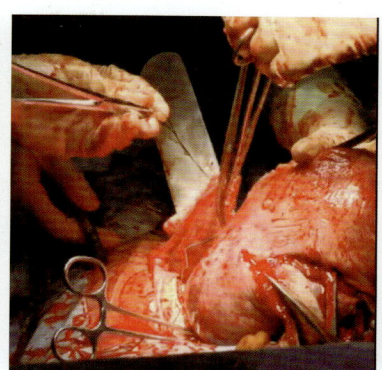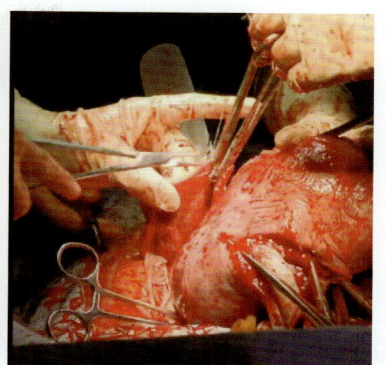

A.离断　　　　　　　　　　B.贯穿缝扎远端　　　　　　　　C.贯穿缝扎近端

图2-7-7　子宫切除术中离断右侧附件

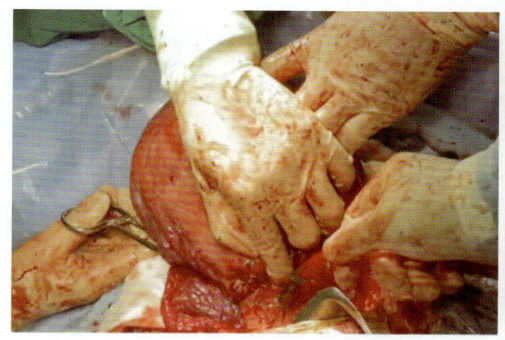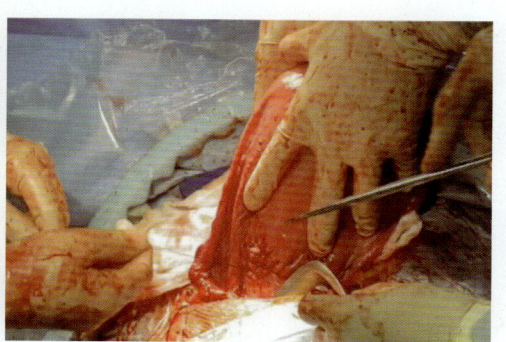

A.阔韧带进针，宫旁2 cm贯穿子宫前后壁出针　　　　　　　B.缝线打结

图2-7-8　剖宫产后出血行右侧子宫动脉结扎

（2）花瓣式局部加固缝合：在子宫薄弱部位的中心进针，呈放射状在3 cm处出针，连续缝合5~6针，呈现"花瓣"状，精准对出血部位止血（图2-7-9）。

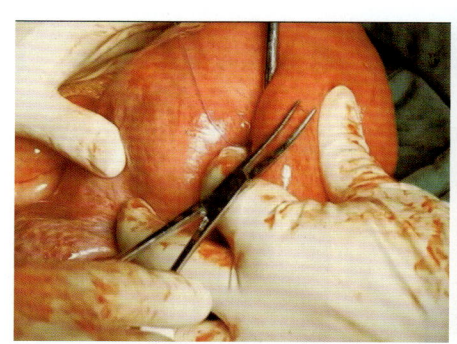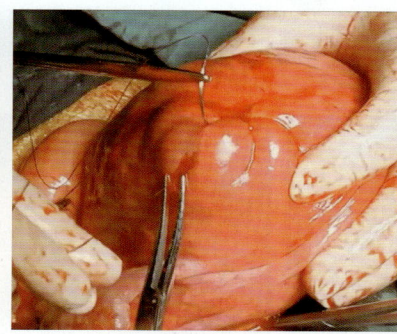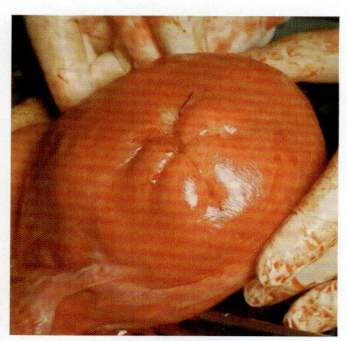

A.子宫薄弱部位的中心进针　　　　B."花瓣"状缝合　　　　　　C.缝合完成

图2-7-9　花瓣式局部加固缝合

5. 止血带和无损伤血管阻断钳止血

止血带和无损伤血管阻断钳是外科临床中常用的止血用具。有时为了减少出血或避免大出血，术中可应用止血带捆绑或无损伤血管阻断钳钳住子宫下段，暂时阻断子宫动脉上行支血流，减少子宫创面出血，以便找寻出血部位，精准缝合、结扎血管以止血。常用于子宫破裂、中央性

前置胎盘、胎盘植入、羊水栓塞出血等危急情况。

（1）止血带的使用步骤：①将子宫搬出腹腔；②将压肠板放置在后穹隆，大纱垫放在压肠板前，排垫好肠管，再将压肠板放在大纱垫前；③经近宫颈外口的左阔韧带无血管区打洞，由前至后放置止血带，绕子宫骶韧带下方，穿过右阔韧带对应点无血管区的洞口，由后至前取出止血带，子宫下段前方打结，血管钳固定止血带；④血管钳协助调节止血带的松紧度，以达到止血效果（图2-7-10）。

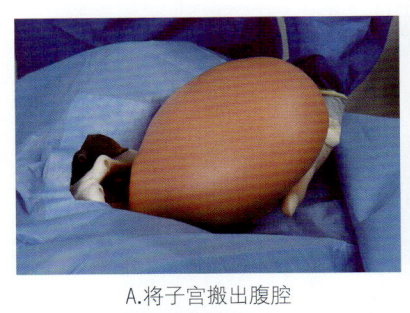
A.将子宫搬出腹腔

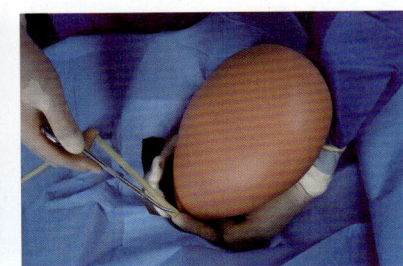
B.左阔韧带打洞后，穿过止血带

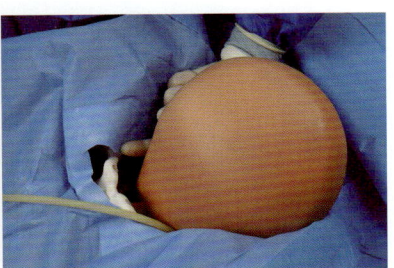
C.右阔韧带打洞

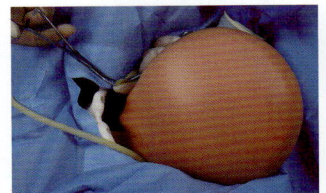
D.止血带穿过右阔韧带

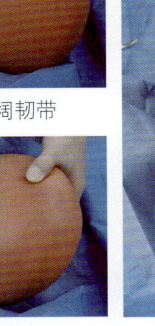
E.调节止血带长度

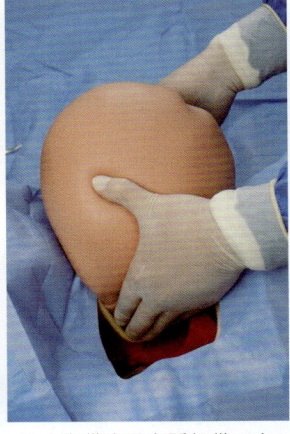
F.止血带在子宫骶韧带下方

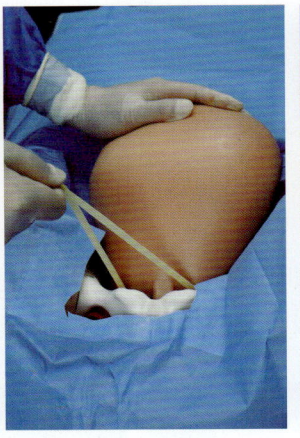
G.拉紧

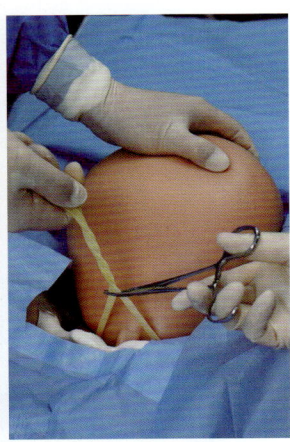
H.固定

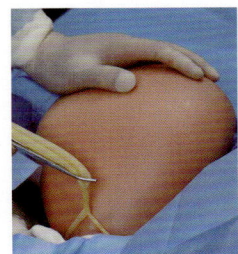
I.再拉紧

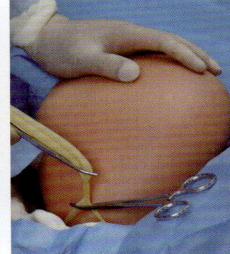
J.再固定

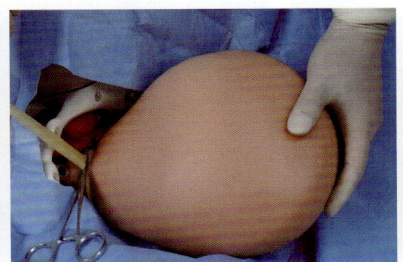
K.完成（模拟图，子宫前面观）

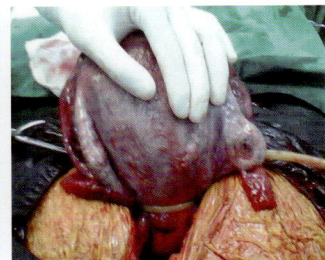
L.完成（真实图，子宫背面观）

图2-7-10 止血带止血

（2）无损伤血管阻断钳的使用步骤：①将子宫搬出腹腔；②将压肠板放置在后穹隆，大纱垫放在压肠板前，排垫好肠管，再将压肠板放在大纱垫前；③经近宫颈内口的左侧子宫动脉起始处放置无损伤血管阻断钳，钳夹2/3子宫下段，使用同样的方法放置右侧，钳夹处低于左侧1 cm（图2-7-11）。整个子宫的血流被暂时性阻断。

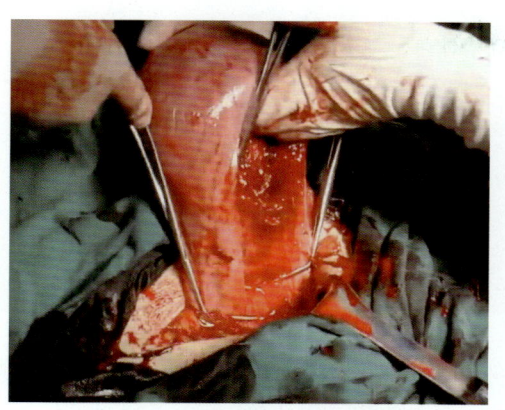

图2-7-11　无损伤血管阻断钳止血

6. 药物止血

在剖宫产或者子宫肌瘤剔除过程中，为了减少出血，术中可经宫肌注射缩宫素或者卡前列素氨丁三醇收缩子宫，以减少子宫创面出血（图2-7-12）。在弥散性血管内凝血（DIC）患者和妊娠合并血液病的孕产妇中，各种凝血因子、纤维蛋白黏合剂等需个体化应用。

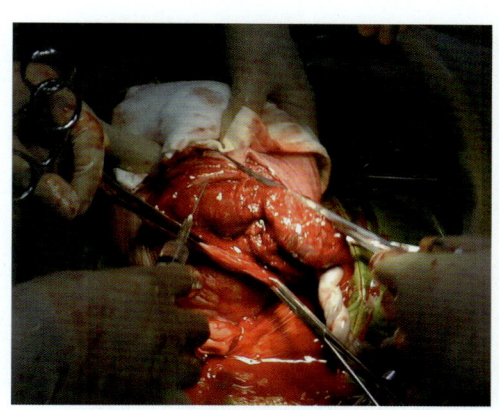

图2-7-12　宫肌注射卡前列素氨丁三醇

四、注意事项

（1）止血要彻底。

（2）应用能量器械电凝止血时，注意避免造成患者热损伤。

（3）避免缝扎周围重要组织。

（4）要仔细辨认出血血管后再进行钳夹，避免钳夹除血管以外过多的组织。

（5）结扎血管必须牢靠，防止滑脱。

（6）对于较大血管，应予缝扎或双重贯穿缝扎止血。

（7）使用止血带和无损伤血管阻断钳暂时性止血时，注意放置位置的准确性，避免夹持及损伤其他器官。

（冯健洋　李映桃　梁伟璋　潘勉　黄俊巧）

第八章 打结

一、目的

（1）采用绕线后打结的方式，彻底"捆住"血管实现止血。
（2）缝合后固定缝线，确保缝合效果。

二、打结前物品准备

缝合模型，各种型号的丝线、编织线、缝针、持针器、血管钳等。

三、打结手法

1. 手法打结

分为单手打结和双手打结。

（1）单手打结：单手打成两个交叉结。该手法常用。

方法：左手、右手分别握持线，用右手的拇指和示指握持住线尾，中指和无名指的背面压在线上，再用右手中指绕过左侧线，勾住右侧线并同无名指一起夹住缝线的一端，在左侧线下做成环，松开右侧线，将线的两端置于相反的方向平放，形成第1个结。伸展的右手示指钩住左侧的线并将其向右侧拉，绕过左侧线勾住右侧线并松开右侧线，在左侧线上做成环，双手交叉拉紧形成方结（图2-8-1）。

（2）双手打结：分别以左右手用相同的方法打成两个交叉结，对于深部或组织张力较大的缝合、结扎双手打结较为方便可靠。适用于作外科结，但较烦琐，浪费时间。

方法：交叉左手及右手握持的线，用左手伸展的示指钩住右侧的线并将其向右侧拉，左手拇指置于两线交叉处下，右手将右侧线绕过左侧线，然后用左手拇指和示指夹紧右侧线，松开右侧线尾做成环，双手交叉拉紧并由右手示指下推环，形成第1个结，采用同样的方法完成第2个结，即成方结（图2-8-2）。

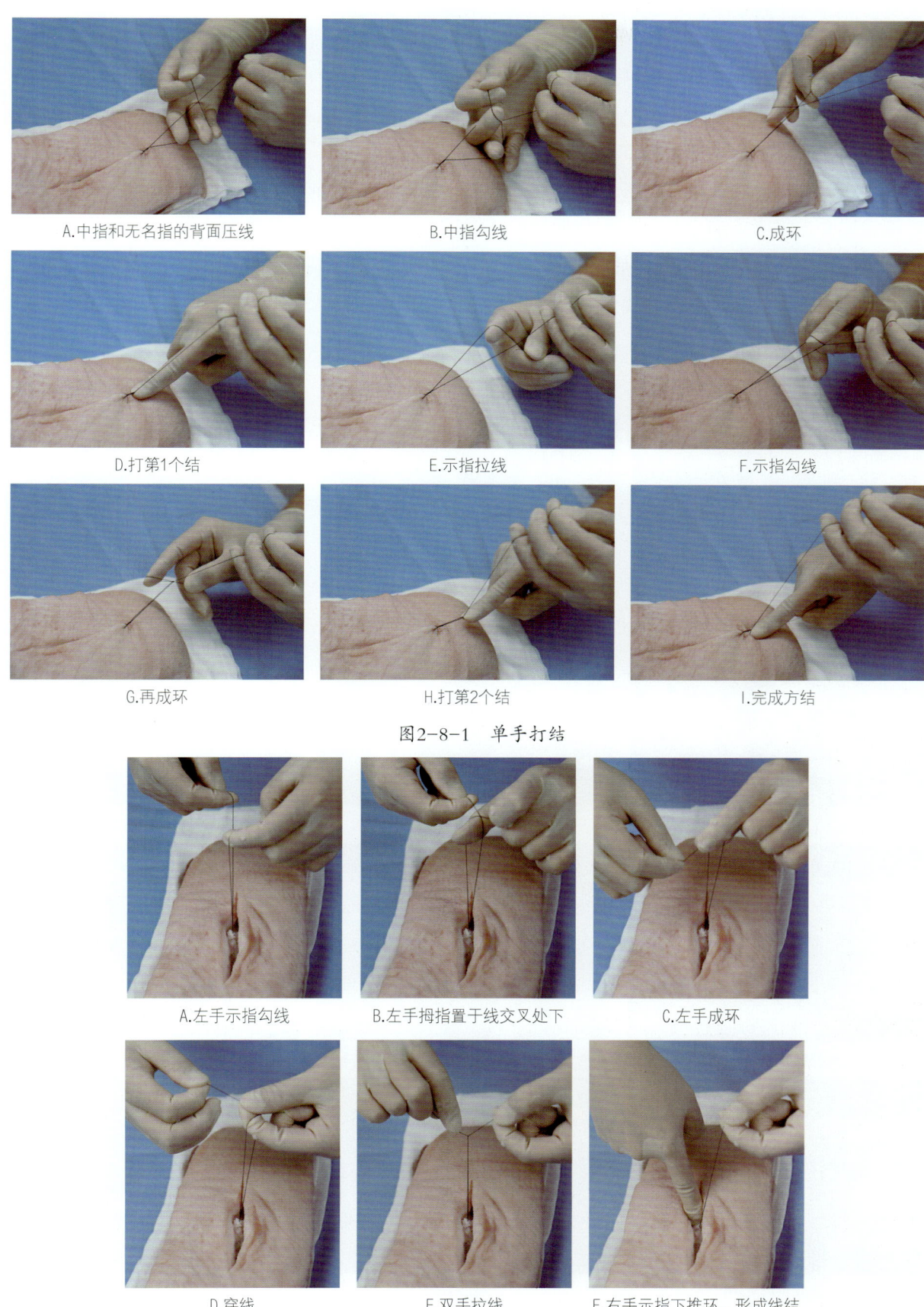

图2-8-1　单手打结
A.中指和无名指的背面压线　B.中指勾线　C.成环
D.打第1个结　E.示指拉线　F.示指勾线
G.再成环　H.打第2个结　I.完成方结

图2-8-2　双手打结
A.左手示指勾线　B.左手拇指置于线交叉处下　C.左手成环
D.穿线　E.双手拉线　F.右手示指下推环，形成线结

2. 器械打结

左手可直接或通过血管钳持线，右手拿持针器或血管钳打结，用于连续缝合、深部操作、线头较短时，以及一些精细手术。此种方法的优点是不影响视野、节省时间，缺点是缝合有张力时不易扎紧，可由助手协助钳夹线结完成打结，避免松结。

方法：右手把持针器放在左手线端上方缠绕1~2圈形成线环（前滚翻），然后用持针器夹住对侧线尾并向术者方向牵拉，左手将握持的缝线反向牵拉，平行收紧两根线尾，形成第1个结，助手用血管钳固定第1个结；然后将持针器放在左手线端下方缠绕1圈形成线环（后滚翻），用持针器夹住另一侧的线尾，将缝线穿过线环后背离操作者方向牵拉，平行收紧两根线尾，形成方结（图2-8-3）。

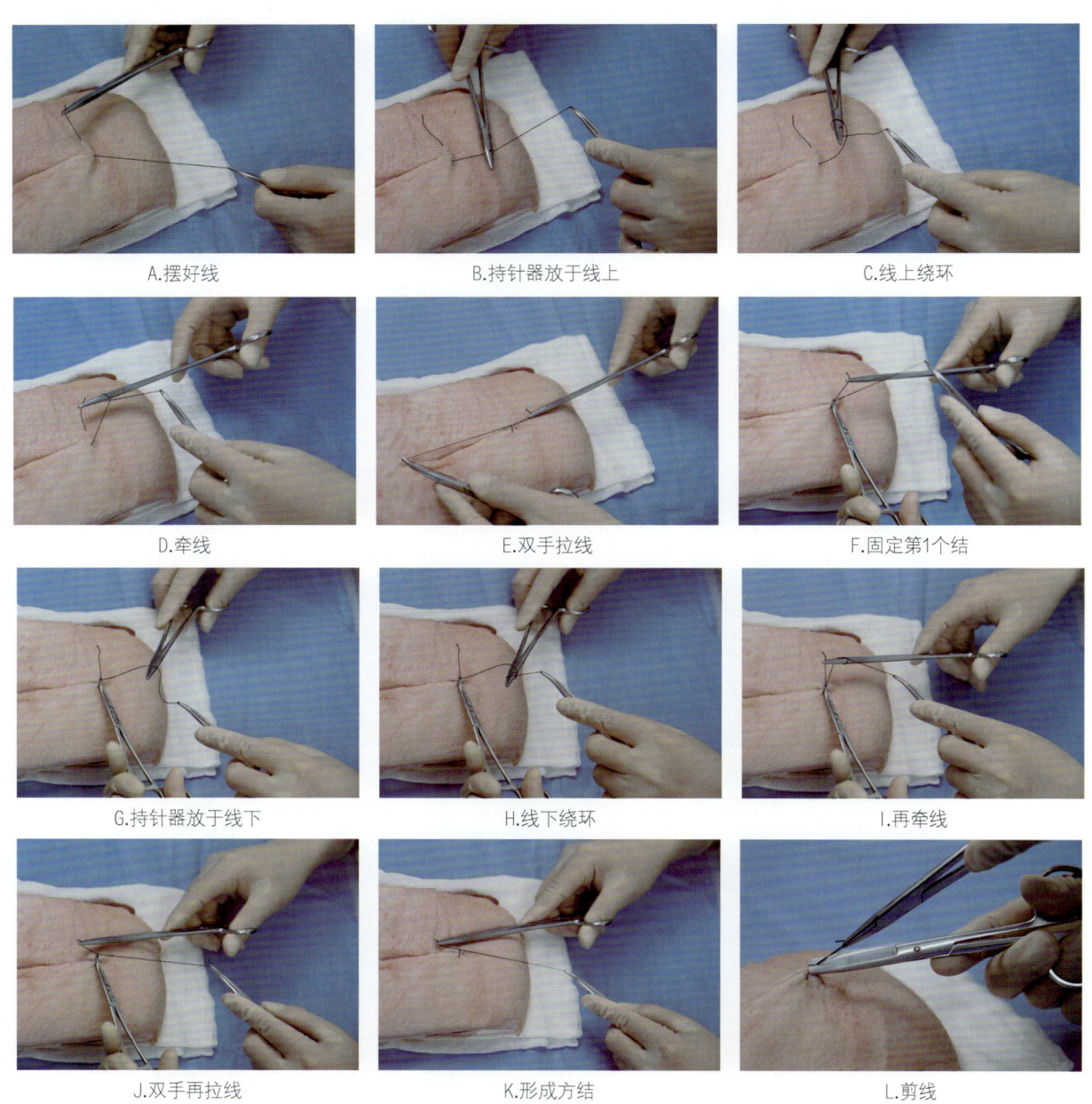

图2-8-3　器械打结

3. 深部打结

常用于盆腔深部结扎止血。关键点在于助手与术者配合良好，将结扎丝线绕过止血钳顶端。

（1）用手打结：助手协助，术者双手握持丝线，先用右手示指将丝线绕过止血钳顶端至其后方，再按单手打结法打结（图2-8-4），需在第1个结起后，用一只手将一线拉紧，用另一只手将线结推下，助手用止血钳固定线结，用同样的方法以相反方向形成第2个结。

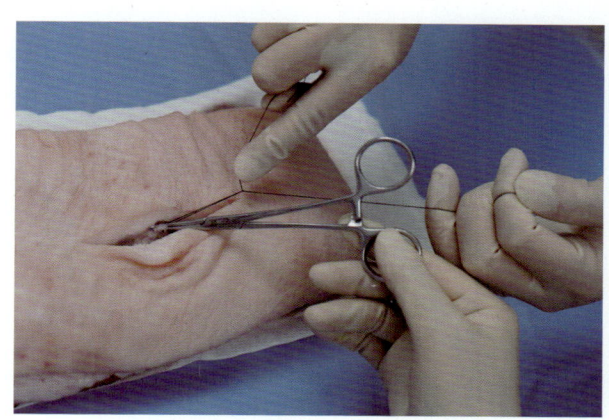

图2-8-4　将丝线绕过止血钳顶端至其后方打结

（2）器械打结：左手握持丝线一端，右手握持止血钳夹持丝线另一端，由右手的止血钳引导，将丝线绕过止血部位的止血钳顶端至其后方，用器械打结，需在第1个结起后，用一只手将一线拉紧，用另一只手将线结推下，助手用止血钳固定线结，用同样的方法进行相反方向的器械打结，形成第2个结。

四、注意事项

（1）避免打滑结或假结：打结时，每个方结的第1个单结与第2个单结方向不能相同，否则为假结，容易滑脱。两手用力应均匀，否则亦可成为滑结。深部打结时用1个手指按压线结附近，逐渐拉紧，要求两手用力点与结扎点成一直线，即三点一线，不可成角或向上提起，否则易组织撕脱或线结松脱。

（2）根据不同的伤口，选择合适的打结方式。

（3）打结要牢靠，一般打3~4个结。遇张力大的组织结扎时，往往打第2个结时第1个结扣已松开，此时可在收紧第1个结扣以后，助手用1把无齿镊或血管钳夹住结扣（钳夹要求线不松动但不扣紧，以免伤线），待第2个结扣收紧时再移除器械。

（4）打结过程中力度适中，避免缝线切割或断裂。

（5）正确的剪线方法：术者结扎完毕后，将双线尾并拢提起，助手将线剪微张，顺线尾向下滑至线结上端，再把剪刀略倾斜，将线剪断，留存2~3 mm线头。

（冯健洋　李映桃　梁伟璋　黄俊巧）

第九章

缝合

一、目的

（1）对合创口边缘并保持稳定，消灭死腔，促进早期愈合。
（2）止血、重建器官结构或整形。

二、缝合前物品准备

缝合模型，各种型号的丝线、编织线、缝针、持针器和镊子等。

三、缝合的技巧与手法（根据不同的缝合方法适当调整）

1. 持针方法（图2-9-1）

根据缝针大小和缝合要求选择合适的持针器，于持针器开口的前1/3处夹持缝针的后1/3弧处，针尖稍向上，回头线长度为持针器长度的1/3，缝线卡入持针器内。在缝合过程中持针器夹持缝针不晃动、松动及转向，不要将持针器满口扣上，一般扣1~2齿即可。

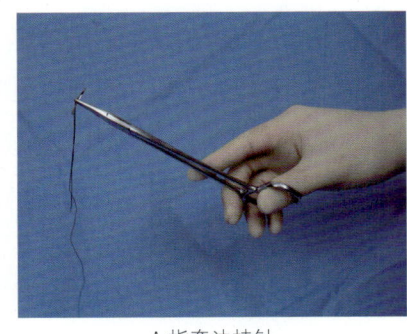
A.指套法持针

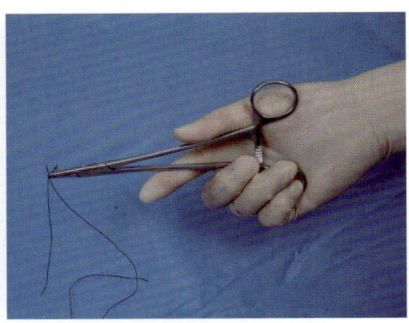
B.掌握法持针

图2-9-1 持针方法

2. 进出针方法（图2-9-2）

（1）术者左手持镊固定或提起所需缝合的组织，右手握持针器进行缝合。针尖对准进针点，运用腕力及臂力原位旋转持针器，并顺缝针的弧度刺入组织，经过所需到达的组织层面后，从对侧相应的对称点穿出。

（2）用镊子固定针尖，持针器钳夹针体，并顺针的弧度顺势拔出，打结完成缝合。

（3）垂直进针，垂直出针，进针边距和深度与出针一致，缝合深度大于缝合边距。

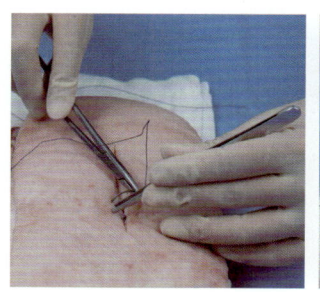 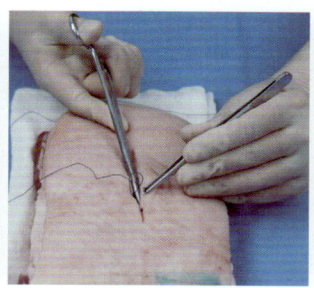 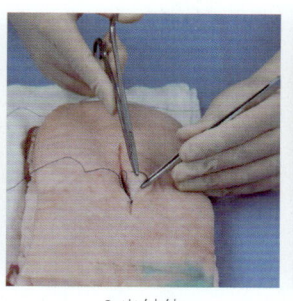 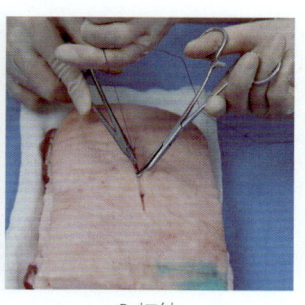

A. 进针　　　　　　　　B. 出针尖　　　　　　　　C. 出针体　　　　　　　　D. 打结

图2-9-2　进出针方法

四、缝合方式

（一）间断缝合

1. 单纯间断缝合

常用于缝合皮肤、皮下组织、腹膜等。进针时可以轻提起切口，针与创面切口平面垂直进针，针距1 cm，边距0.5 cm，收线时两手均匀用力。

2. 间断水平褥式内翻或外翻缝合

常用于缝合浆肌层。

（1）间断水平褥式内翻缝合：距切缘一侧10 mm处进针、2~3 mm处出针，切缘对侧2~3 mm处进针、10 mm处出针，皮肤进针缝合仅穿过浆肌层，不穿过全层，缝线穿行于浆肌层与黏膜层之间，缝1针打1个结（图2-9-3）。

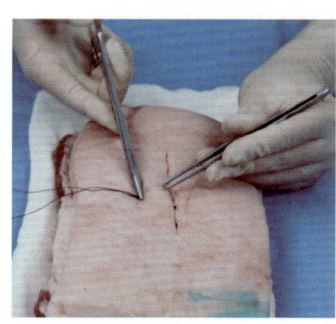 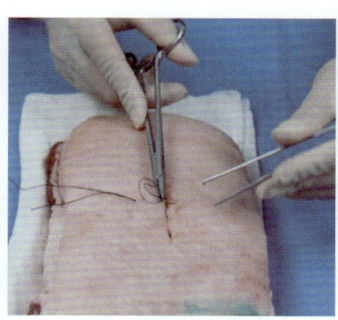 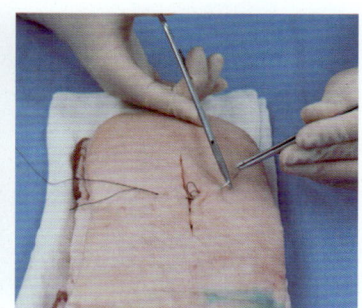

A. 距切缘一侧10 mm处进针、　　B. 切缘对侧2~3 mm处进针　　C. 切缘对侧10 mm处出针
2~3 mm处出针

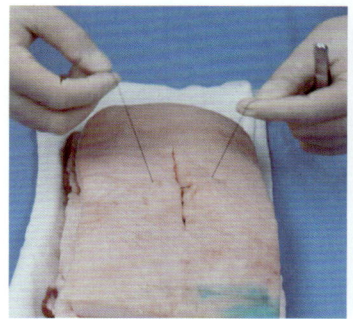 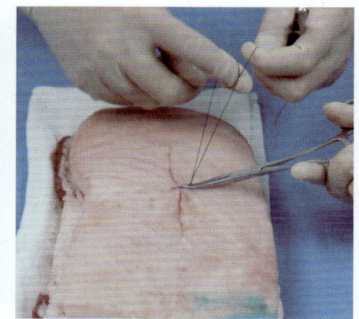

D. 拉紧缝线　　　　　　　　E. 打结

图2-9-3　间断水平褥式内翻缝合

（2）间断水平褥式外翻缝合：距切缘8~10mm处进针，穿过表皮和真皮，经皮下组织跨切口至对侧相应部位穿出。缝线与切口平行，距切缘1~2mm再进针，穿过皮肤，跨越切口至对侧相应部位穿出，最后与另一端缝线打结（图2-9-4）。

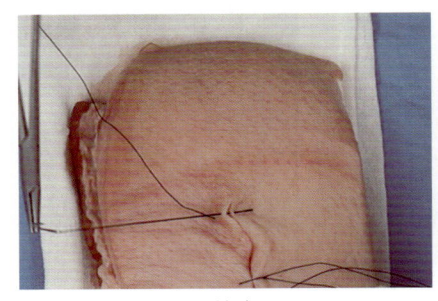
A.缝法
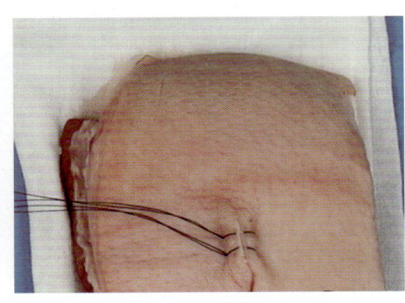
B.完成后
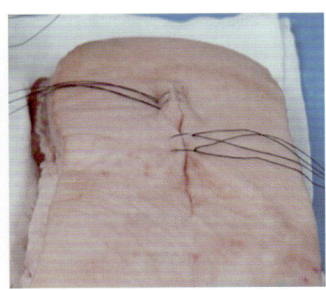
C.间断内翻和外翻缝合后对比

图2-9-4 间断水平褥式外翻缝合

3. 间断垂直褥式内翻或外翻缝合

常用于缝合松弛的皮肤，可防止皮缘内卷。

（1）间断垂直褥式内翻缝合：距一侧切缘4~5mm处浆膜层进针，缝线经浆肌层与黏膜层之间，自同侧浆膜层距切缘2mm处出针，跨越吻合口于对侧距切缘2mm处浆膜层进针，经浆肌层与黏膜层之间，自距切缘4~5mm处浆膜层出针，打结后，吻合口内翻包埋（图2-9-5）。

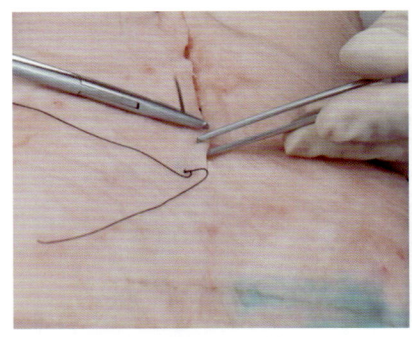
A.同侧进、出针
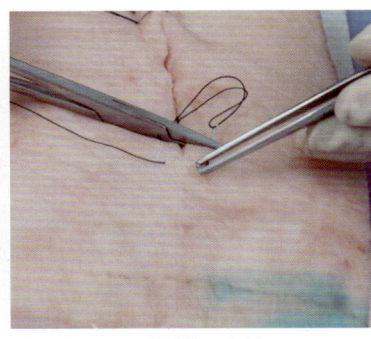
B.对侧进、出针
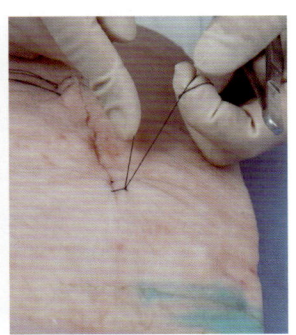
C.完成后

图2-9-5 间断垂直褥式内翻缝合

（2）间断垂直褥式外翻缝合：距切缘5mm处进针，穿过表皮和真皮，经皮下组织跨切口至对侧于距切缘5mm的对称点穿出，再从出针侧距切缘1~2mm处进针，对侧距切缘1~2mm处穿出皮肤，由4个进、出针点连接的平面应与切口垂直，打结使两侧皮缘外翻（图2-9-6）。

4."8"字缝合（图2-9-7）

常用于缝合腱膜、腹直肌前鞘及缝扎止血。

（1）内"8"字缝合：①第1针选择切口外5mm处进针，斜向对侧切口外5mm处出针；②平行于第1针出针点

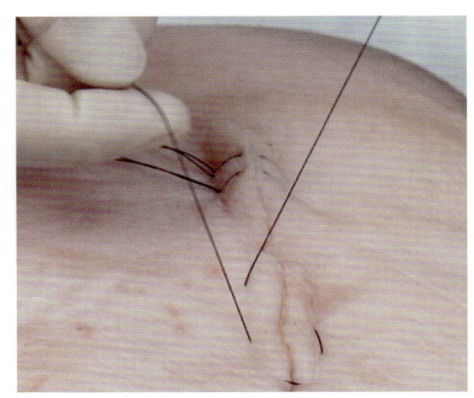

图2-9-6 间断垂直褥式外翻缝合的缝线走向

对侧切口外 5 mm 处进针，斜向对侧平行第 1 针进针点出针；③第 1 针和第 2 针线头打结，呈内"8"字缝合。

（2）外"8"字缝合：①第 1 针选择切口外 5 mm 处进针，垂直切口在对侧切口外 5 mm 处出针；②同侧于距第 1 进针点约 1 cm 切口外 5 mm 处进针，垂直切口在对侧切口外 5 mm 处出针；③第 1 针和第 2 针线头打结，呈外"8"字缝合。

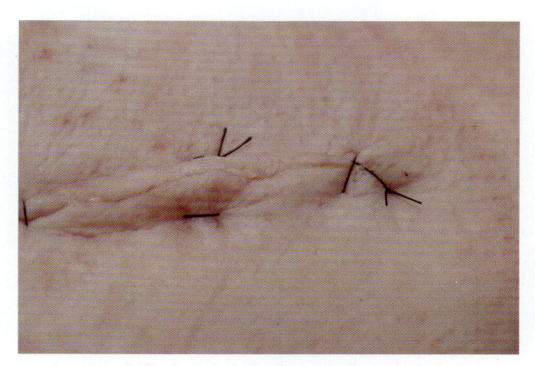

内"8"字缝合（左）和外"8"字缝合（右）。
图 2-9-7　"8"字缝合效果图

（二）连续缝合

1. 单纯连续缝合

常用于缝合剖宫产子宫切口、腹膜、阴道黏膜，不适用于张力过大的组织。总是同一侧进针，对侧出针，助手收线均匀，对合整齐（图 2-9-8）。

2. 连续扣锁缝合

进、出针同单纯连续缝合，但在每次出针时将线交错固定，形成"锁边"的效果。此缝合方式闭合和止血效果好，多用于全子宫切除阴道断端的缝合（图 2-9-9）。

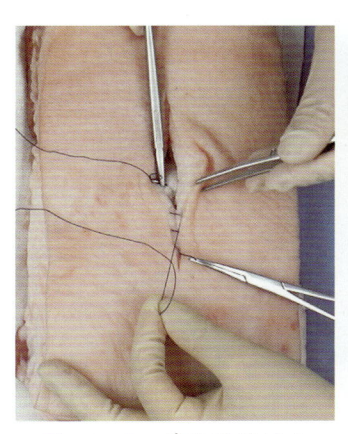

图 2-9-8　单纯连续缝合

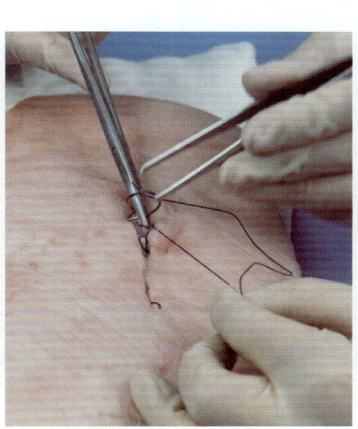

A. 扣锁

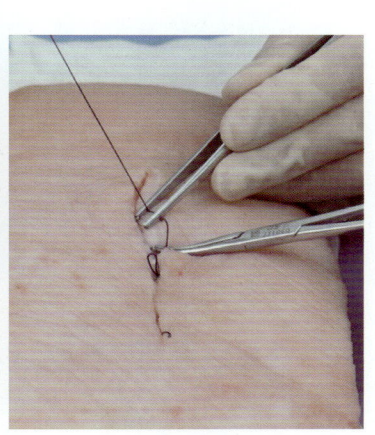

B. 完成扣锁

图 2-9-9　连续扣锁缝合

3. 连续水平褥式内翻或外翻缝合

常用于膀胱、肠管以及子宫的浆肌层缝合。

（1）连续水平褥式内翻缝合：核心为同侧进、出针。切口顶端缝 1 针打 1 个结，距线结 5 mm 处同侧进针，从一侧浆膜层穿过子宫肌全层或 2/3 肌层，再从同侧子宫肌壁黏膜层进针，浆膜层出针。缝线达对侧子宫壁，用同样的方法进针和出针，收紧缝线使切缘内翻。注意同侧进、出针点距切缘 2 mm，进、出针点连线应与切缘平行（图 2-9-10）。

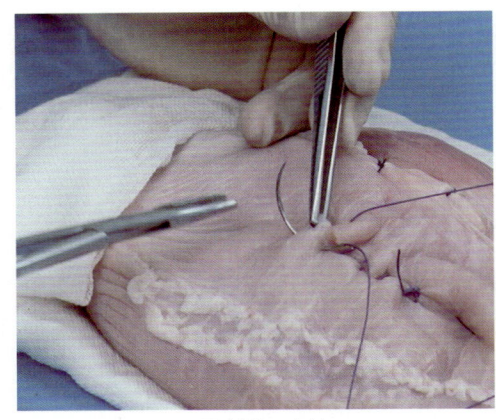 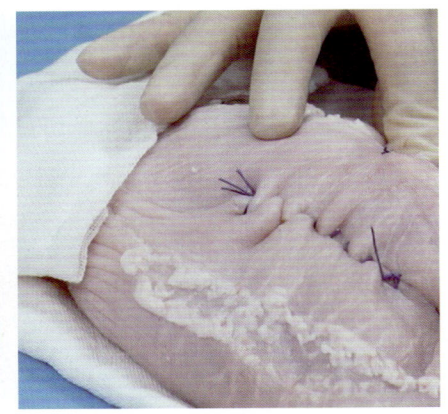

A.同侧进、出针　　　　　　　　　　　　B.完成

图2-9-10　连续水平褥式内翻缝合

（2）连续水平褥式外翻缝合：核心为两侧分别进、出针。适用于血管吻合或腹膜、胸膜的缝闭。切口顶端缝1针打1个结，距线结5mm处同侧进针，对侧对应点出针，对侧5mm处进针至同侧对应点出针，出针点连线应与切缘平行，距切缘2~3mm，收紧缝线使切缘外翻，如此连续缝合整个切口后打结（图2-9-11）。

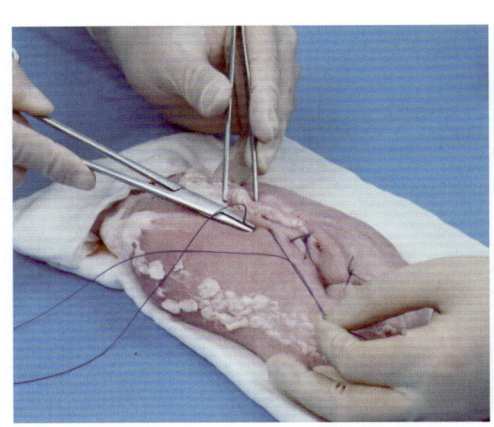 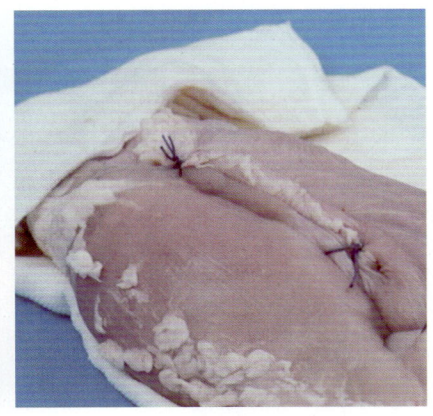

A.两侧分别进、出针　　　　　　　　　　B.完成

图2-9-11　连续水平褥式外翻缝合

4. 连续皮内缝合

核心为用镊子暴露缝合皮缘切口，皮内进针和出针（图2-9-12）。从切口顶端皮肤入针，真皮层皮下出针，一侧皮下组织进针，再从另一侧真皮层出针，锁扣3次成结；或从顶端一侧皮下组织进、出针，针距2~3mm，对侧对应部位进、出针，利用持针器打好固定结。接着从切口一侧真皮层进针，同侧真皮层距离2~3mm处出针，再从对侧对应点真

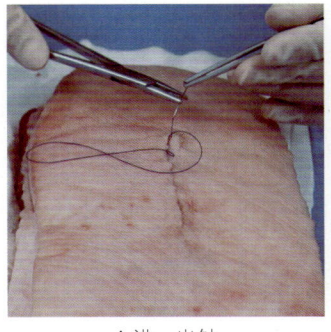 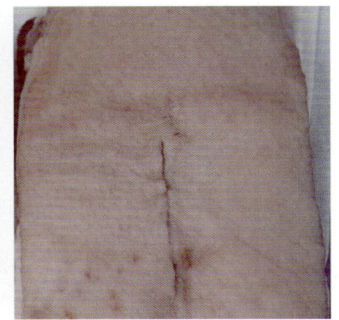

A.进、出针　　　　B.完成

图2-9-12　连续皮内缝合

2．患者准备

环境准备：注意保护患者的隐私。

医患沟通：取得患者的同意和配合（图2-10-2）。

3．物品准备

换药包、碘伏、手套、线剪、敷料（图2-10-3）及胶布等。

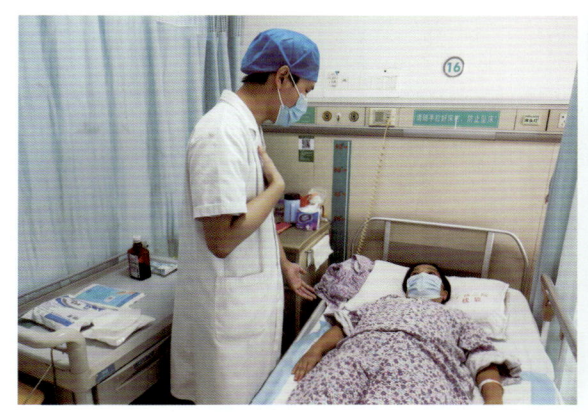

图2-10-2　医患沟通

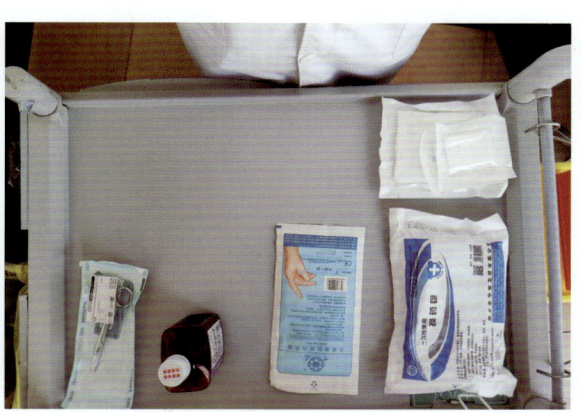

图2-10-3　物品准备

五、操作步骤

（1）换药包准备：打开换药包，碘伏倒入治疗盆（图2-10-4）。

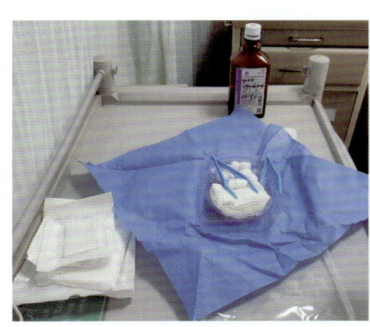

A.打开换药包

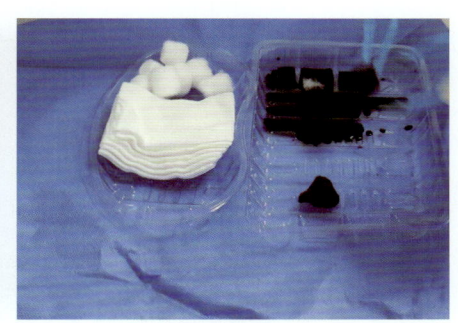

B.碘伏倒入治疗盆

图2-10-4　换药包准备

（2）手套准备：检查无菌手套密封情况、生产日期，取出无菌手套，并打开无菌手套外包装。

（3）用手取下外层敷料。

（4）戴好手套（图2-10-5）。

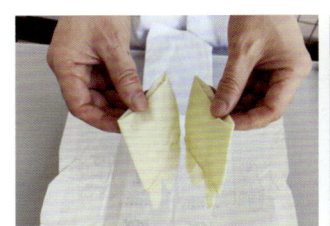

A.取出并检查

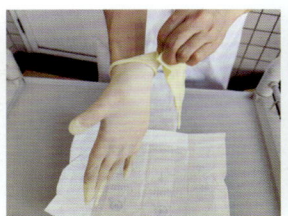

B.戴右手

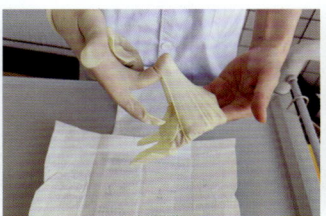

C.戴左手

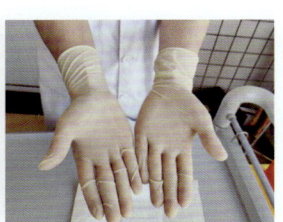

D.戴好后检查

图2-10-5　戴手套

（5）用镊子揭开内层敷料（图2-10-6）。

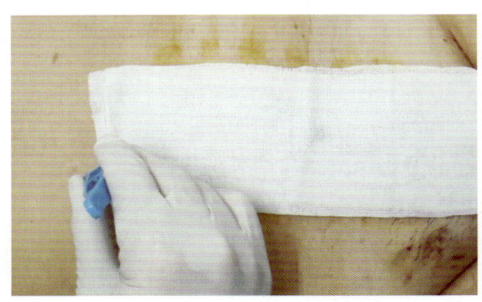

A.揭开　　　　　　　　　　　　　B.取下

图2-10-6　取内层敷料

（6）固定两个镊子，分别为左手取物镊和右手消毒镊，由切口向外，消毒伤口创面及其周围15 cm的范围，共3次。消毒完成后，注意保持伤口干结（图2-10-7）。

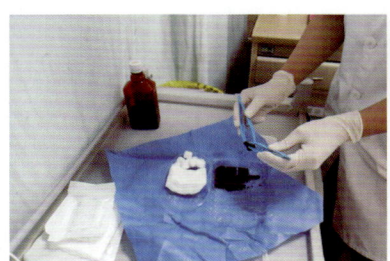
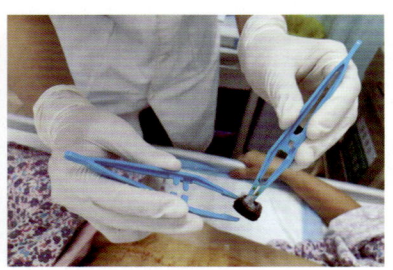

A.左手取消毒棉球　　　　　　　　　　B.右手用消毒棉球

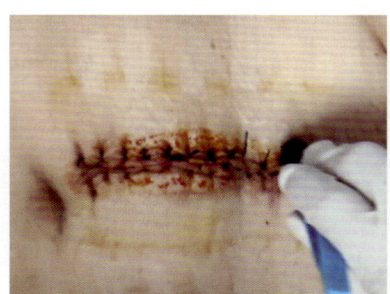
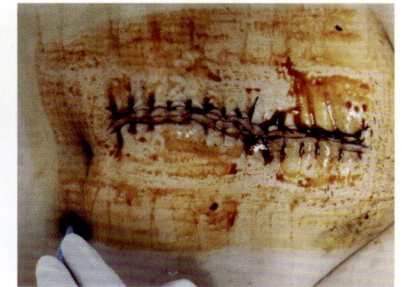

C.右手消毒　　　　　　　　　　D.消毒范围

图2-10-7　换药

（7）若需拆线，用镊子提起缝线的线头，使埋于皮肤的缝线露出少许，用线剪将露出部剪断，拉出缝线。逐针依次拆除所有缝合线，观察伤口拆线后的愈合情况（图2-10-8）。用碘伏再消毒1次。

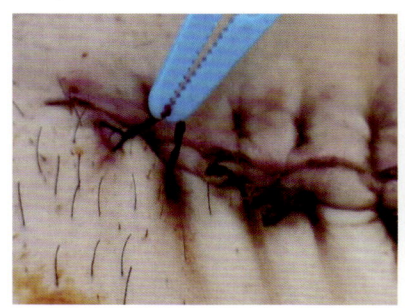
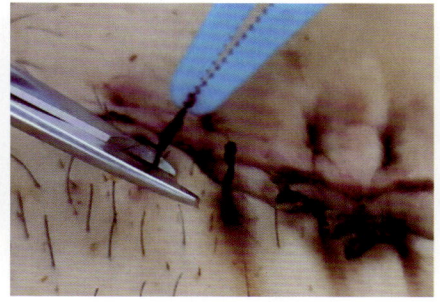
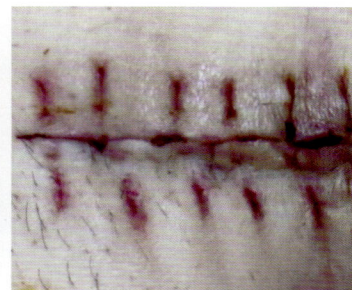

A.提线结　　　　　　　　　B.剪线结　　　　　　　　　C.拆线完成

图2-10-8　拆线

（8）覆盖无菌纱布，避免纱布粗糙面贴近皮肤，用胶布固定（图2-10-9）。

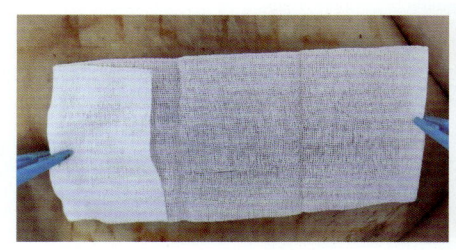
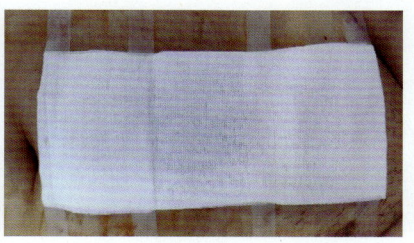

A.覆盖伤口　　　　　　　　　　　　B.胶布固定

图2-10-9　覆盖无菌纱布

（9）整理患者衣物，保证舒适医疗。

六、注意事项

（1）贯彻无菌原则。

（2）取下外层敷料撕胶布时，应自伤口由外向里，可用手指轻轻推揉贴在皮肤上的胶布边沿，待翘起后用一只手轻压局部皮肤，另一只手牵拉翘起的胶布，紧贴皮面（即与皮肤表面平行）向相反的方向慢慢取下，切不可垂直地向上拉掉，以免产生疼痛或将表皮撕脱。

（3）消毒应从伤口内逐渐向外，如为感染性伤口，则从外向内。

（4）消毒范围为以伤口为中心的周围15 cm的区域。

（5）动作轻柔，如有结痂粘连敷料，应先用生理盐水湿润后，再分离伤口敷料。

（冯健洋）

第十一章
准备剖宫产手术无菌器械台

一、目的

（1）使用无菌单建立无菌区域、无菌屏障，防止无菌手术器械及敷料再污染，最大限度地减少微生物由非无菌区域转移至无菌区域；同时可以加强手术器械管理。

（2）正确铺置手术器械，便于准确、迅速地传递手术器械并配合手术医师，缩短手术时间，降低手术部位感染的概率，预防职业暴露。

二、适应证

配合剖宫产术，进行开台准备。

三、操作前准备

1. 人员素质要求

手术室护士：N1级以上护士。产房助产士：N2级以上护士。

2. 环境要求

设备齐全的模拟手术室或实操培训室。环境和物品符合无菌操作规则，服装整洁。备齐用物，并按省时、省力及无菌操作要求放置用物。

3. 物品准备

开台包，腹布包（剖宫产配件包），剖宫产器械包（必要时增加绷带剪刀、剖宫产产钳）、子宫切除器械包（必要时），10号和20号圆刀片，电刀头，吸引器管，冲洗管，长垫、大方垫和纱块等敷料若干，缝针，1号或0号可吸收缝线，2-0可吸收缝线，4-0可吸收缝线，4号丝线，小杯，5 mL注射器等。

四、操作步骤

（一）洗手护士需无长指甲，按六步洗手法洗手，戴帽子和口罩

（二）选择适宜的器械车，备齐所需无菌物品。选择近手术区较宽敞区域铺置无菌器械台

（三）铺置无菌器械台

各医院手术室可按各自特点进行无菌器械台的铺置，方法略不同，但均须按照国家行业部门的相关规定，在不违反无菌原则的前提下进行铺置，广医三院的铺置方法如下。

1. 检查开台包及其他所需物品封袋的有效期、灭菌标识及完好性

检查开台包、手术所需无菌物品及持物钳的完好性，以及名称、有效期、灭菌标识、有无破损及潮湿等，确定符合要求后，将开台包置于"开台车"中央（图2-11-1）。

2. 打开开台包

打开开台包封袋的袋口，取出开台包，打开开台包外层包布，打开过程中严格遵循无菌技术规范，手只能接触包布的外表面，始终保持折边对着自身，保证手臂不跨越无菌区。完成后，四周无菌单下垂超过台缘30 cm以上（图2-11-2）。

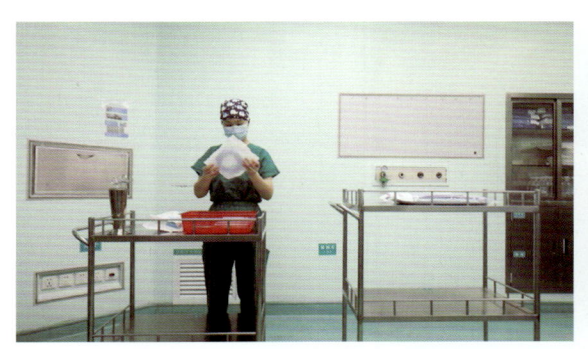
图2-11-1　检查开台包及其他所需物品完好性

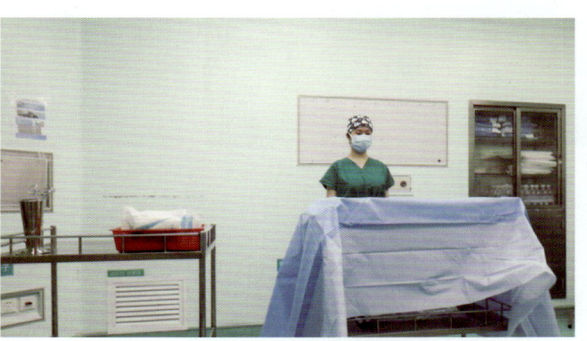
图2-11-2　打开开台包

3. 将台上所需无菌物品打开并置于开台车的无菌器械台上

（1）需清点数目的较大物品：如长垫、大方垫、纱块等敷料。面对无菌器械台，用手将封袋向两侧打开并抓住侧边，力度适中，用持物钳取出长垫、大方垫、纱块等敷料并放至无菌器械台桌面右侧（右下角），以便下一步整理摆台和清点物品（图2-11-3、图2-11-4）。注意每一个无菌物品打开取出后均要放在适当位置，在放置无菌物品时手臂不能跨越无菌区域。

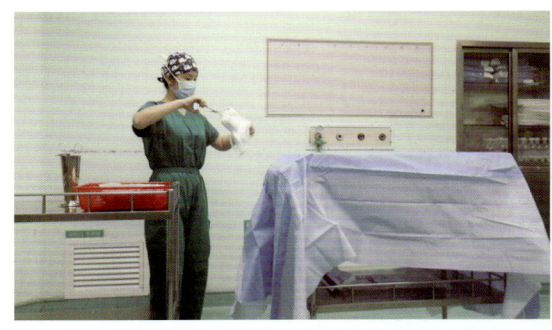
图2-11-3　打开封袋后用持物钳取出敷料

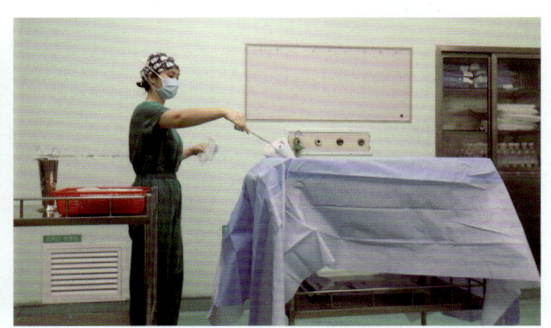
图2-11-4　放至无菌器械台桌面右侧（右下角）以便后续整理摆台和清点物品

（2）不需清点数目的用物：如吸引器管、冲洗管等，使其置于无菌器械台桌面的右上角（图2-11-5）。如需使用皮肤切口保护膜，也应用持物钳夹取后置于无菌器械台桌面的右上角。

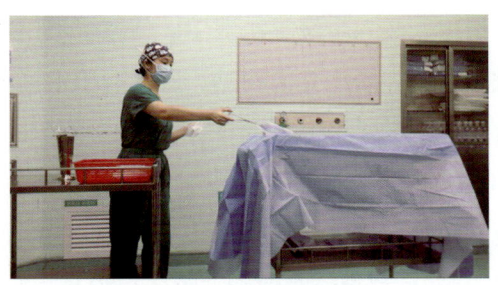

图2-11-5　打开吸引器管封袋后，用持物钳取出置于无菌台上

（3）需清点数目的细小物品：如刀片、缝针、缝线、注射器、电刀头等。将封袋向两侧打开至一半并抓住侧边，力度适中，用持物钳取出物品并放至无菌器械台桌面的右侧（右上角）（图2-11-6、图2-11-7）。

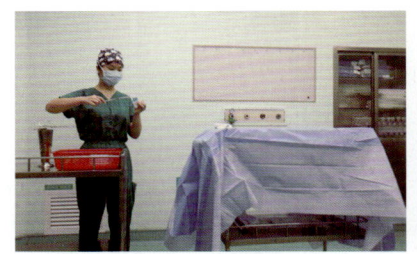 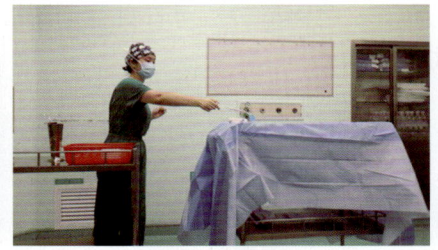 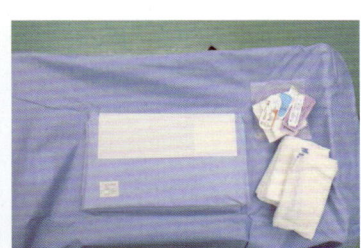

A.打开缝针封袋并用持物钳取出　　B.放至无菌器械台桌面的右侧（右上角）　　图2-11-7　开包后的无菌器械台桌面的物品

图2-11-6　用持物钳放至无菌器械台桌面

4. 打开剖宫产配件包和剖宫产器械包

将剖宫产配件包放置在剖宫产配件车中央，将剖宫产器械包放置在器械托盘中央。分别检查剖宫产配件包和剖宫产器械包两个包封袋的有效期、灭菌标识、完好性及有无潮湿等，确定符合要求（图2-11-8、图2-11-9）。

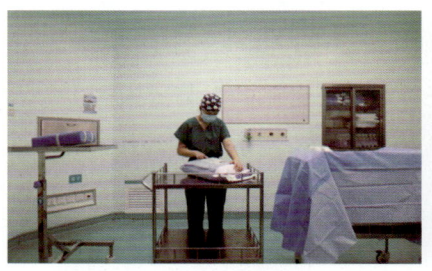 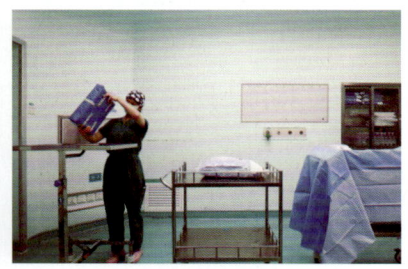

图2-11-8　检查剖宫产配件包　　图2-11-9　检查剖宫产器械包

（1）打开剖宫产配件包的袋口，将其取出。打开外层包布后，用两把持物钳打开内层包布，操作过程中始终保持折边对着自身，保证手臂不跨越无菌区域。剖宫产配件包具体内容视产品规格而定，一般内含有中单、小单、治疗巾若干，消毒弯盘1个，消毒卵圆钳1个，消毒纱块若干及手术衣3件（图2-11-10）。

（2）打开剖宫产器械包：用手抓住布边打开第1层包布。再用双手拇指及示指分别捏折边两侧边角打开第2层包布。操作过程中始终保持折边对着自身，保证手臂不跨越无菌区域（图2-11-11）。

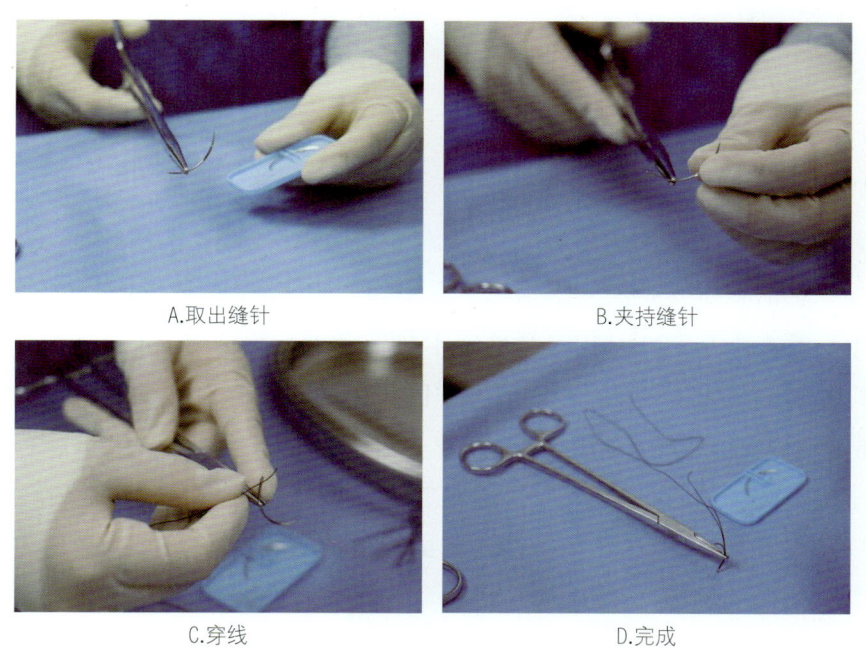

| A.取出缝针 | B.夹持缝针 |
| C.穿线 | D.完成 |

图2-11-21 准备缝针

- 传递：①无接触式传递手术刀。传递手术刀时，递者应用弯盘装手术刀，将刀柄尾部交给术者，术者执笔式握持好手术刀（图2-11-22）。②手法传递针持。递者握住持针器的中部，针尖端朝术者手心，针弧朝递者手背，缝线搭在手背上，利用手腕部运动，力度适中将环柄部拍打在术者掌心，术者握持接稳针持（图2-11-23）。

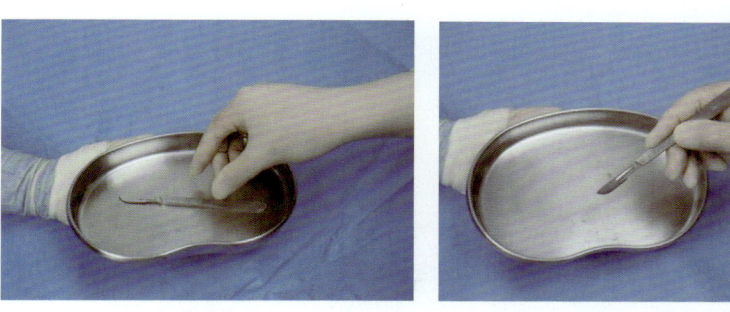

A.递手术刀　　　　　　　　B.握持好手术刀

图2-11-22 无接触式传递手术刀

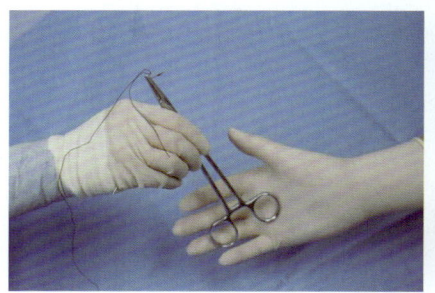 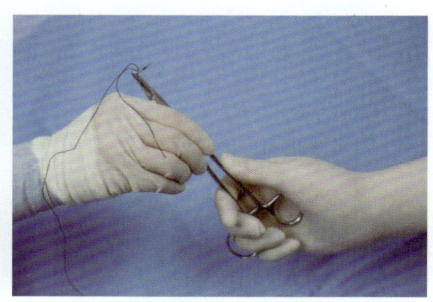

A.递针持　　　　　　　　　B.接稳针持

图2-11-23 手法传递针持

（8）无菌包的规格、尺寸应遵循《医疗机构消毒技术规范》（WS/T 367—2012）。

（连燕琴　布璐　李亚文　庄曼丽　梁伟璋　李映桃）

参考文献

[1]郭莉. 手术室护理实践指南（2022年版）[M]. 北京：人民卫生出版社，2022.

[2]徐梅. 北京协和医院手术室护理工作指南[M]. 北京：人民卫生出版社，2016.

[3]约曼斯，霍夫曼，吉尔斯特拉普，等.坎-吉产科手术学：第3版[M]. 赵扬玉，译. 北京：北京大学医学出版社，2021.

[4]阿鲁库马兰. 产科手术学[M]. 13版。段涛，杨慧霞，李婷，译. 北京：人民卫生出版社，2023.

[5]刘兴会，徐先明，段涛，等. 实用产科手术学[M]. 北京：人民卫生出版社，2014.

[6]医师资格考试指导用书专家编写组. 2023临床执业医师资格考试实践技能指导用书[M]. 北京：人民卫生出版社，2022.

[7]陈红. 中国医学生临床技能操作指南（第2版）[M]. 北京：人民卫生出版社，2014.

第三篇 产科基本手术及基本知识

Chapter 03

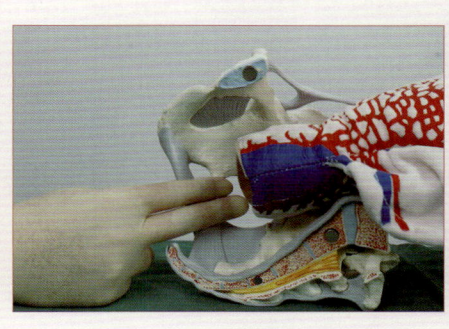
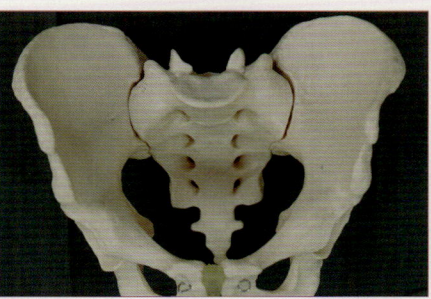

第一章 产科基本操作

第一节 妊娠腹部四步触诊检查法

一、目的

四步触诊是孕中晚期产科腹部规范检查的方法,检查者以双手来检查子宫大小、胎产式、胎先露、胎方位及胎先露衔接情况。

二、适应证

中期妊娠、晚期妊娠(通常在孕24周后)。

三、禁忌证

无绝对禁忌证。

四、操作前准备

1. 人员素质要求

执证上岗的医护人员。

2. 环境要求

环境整洁安静、布置温馨、光线明亮,可保护隐私。

3. 物品准备

皮尺、洗手液、一次性垫巾。

4. 检查者准备

清洁双手。

五、操作流程

（一）体位

孕妇排尿后仰卧在检查床上，头部稍垫高，暴露腹部，双腿自然略屈曲，稍分开，使腹部放松。检查者站在孕妇的右侧，在做前三步时，检查者面向孕妇头端；做第四步时，检查者面向孕妇足端。

（二）四步触诊检查法

1. 第一步

检查者将左手置于宫底部，用"几横指"来描述宫底与脐或剑突的距离，估计胎儿大小是否与孕周相符。然后将两手置于宫底部，以两手指腹相对交替轻推，判断在宫底部的胎儿部分：胎头硬而圆，且有浮球感；胎臀柔软而宽，且形态不规则（图3-1-1）。

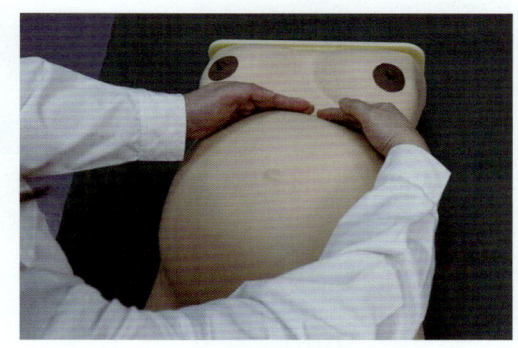

图3-1-1　四步触诊检查法（第一步）

2. 第二步

确定胎产式后，检查者两手掌分别置于孕妇腹部左右两侧，轻轻深按进行检查。触到平坦饱满部分则为胎背，并确定胎背是向前方、向侧方或向后方；触到可变形的高低不平部分则为胎儿肢体，有时能触到胎儿肢体活动（图3-1-2）。

3. 第三步

检查者右手拇指与其他4指分开，置于骨盆入口上方握住胎先露部，进一步检查是胎头还是胎臀，左右推动以确定是否衔接。若胎先露部仍可以左右移动，提示尚未衔接入盆；若不能被推动，提示已衔接（图3-1-3）。

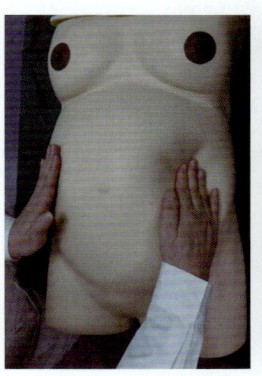 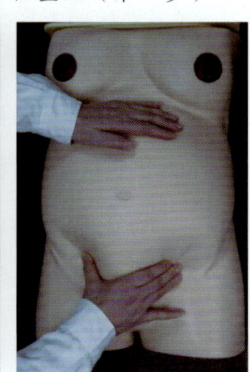

图3-1-2　四步触诊检查法（第二步）　　图3-1-3　四步触诊检查法（第三步）

4. 第四步

检查者左右两手分别置于胎先露部的两侧，沿骨盆入口向下深按，进一步核实胎先露部的诊断是否正确，并确定胎先露部的入盆程度。当先露为胎头时，一只手能顺利进入骨盆入口，另一只手则被胎头隆起部阻挡，该隆起部为胎头隆突。枕先露时，胎头隆突为额骨，与胎儿肢体同侧；面先露时，胎头隆突为枕骨，与胎背同侧（图3-1-4）。

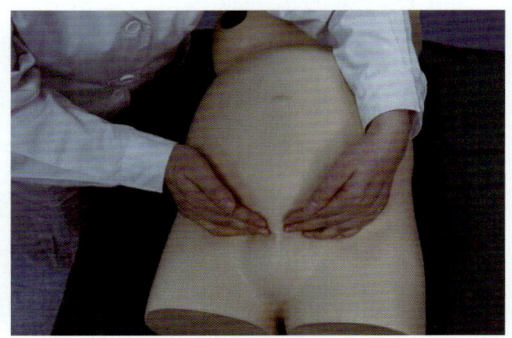

图3-1-4　四步触诊检查法（第四步）

5. 产检常规——测量腹围和宫高，检测胎心率

使用软皮尺，测量腹围的大小：宫底过脐者，绕脐一周；宫底未过脐者，在宫底最高点绕腹部1周。测量耻骨联合上缘至宫底的弧形距离，计算宫高。在胎背对应的下腹部，使用多普勒胎心仪听胎心1 min，检测胎心率（图3-1-5）。

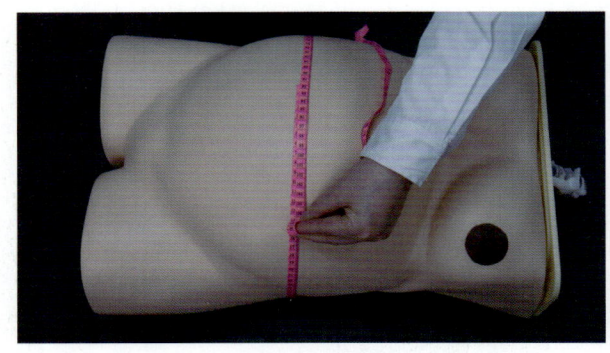
A.腹围的测量

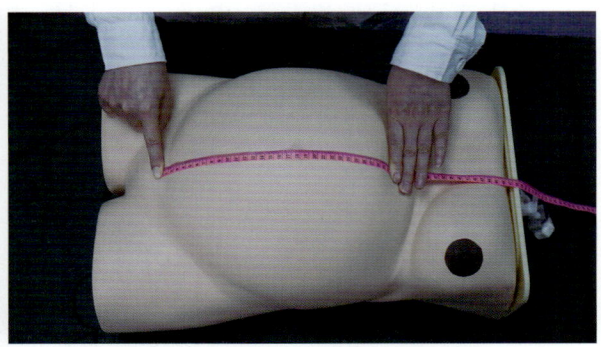
B.宫高的测量

图3-1-5　产检常规

六、注意事项

（1）检查前注意和孕妇进行良好的沟通，做好检查告知和提供关爱。

（2）在第二步检查时，一只手在轻按的同时，另一只手要保持不动，之后交替进行触诊，而不是双手一起按或一起松开。

（3）对子宫敏感、晚期先兆流产或先兆早产者进行检查时，动作务必轻柔，并且需避开宫缩时间，尽量减少检查的时间和次数；对足月且已经出现宫缩者，应在宫缩间歇期检查。

（4）测量宫高、腹围，检测胎心率时，需按规范进行。

（梁伟璋　李映桃　李佳）

第二节　骨盆外测量

女性骨盆测量的最初目的是指导医师选择适合的分娩方式。探讨精确测量产科骨盆各指标的均值或临界值，评价孕产妇是否存在头盆不称，对分娩方式的选择具有一定的指导作用。随着助产技术的提高、产程处理的规范，以及急诊剖宫产安全性的增加，产科临床工作中对骨盆内、外测量有了新的认识。目前，国内外多数学者认为孕期不需要常规进行骨盆外测量，而对于阴道分娩的孕妇，妊娠晚期可测量骨盆出口径线。但在助产技术相对不发达的地区，尤其是在试产过程中没有条件行急诊剖宫产手术的基层医疗机构，临床骨盆的测量仍然是一种非常重要的评估方法。需注意的是，头盆中的"头"随胎儿大小、孕周、胎位而变。对于骨盆重度狭窄、存在头盆不称者，建议以剖宫产作为终止妊娠的方式。

一、目的

骨产道检查的主要方法包括骨盆外测量与骨盆内测量。通过骨盆外测量可间接了解骨盆的大小及形态。

二、适应证

无阴道试产禁忌证的孕妇。

三、禁忌证

无绝对禁忌证。

四、操作前准备

1. 人员素质要求

初级及以上职称。

2. 环境要求

环境整洁安静、布置温馨、光线明亮，检查床旁应有屏风遮蔽以保护患者隐私。

3. 物品准备（图3-1-6）

洗手液、一次性垫巾、一次性检查手套、无菌石蜡油、骨盆模型、测量尺（皮尺或直尺）、坐骨结节间经测量器、骨盆外测量器、汤姆斯骨盆出口测量器。

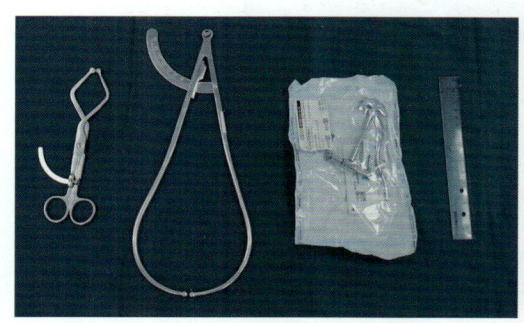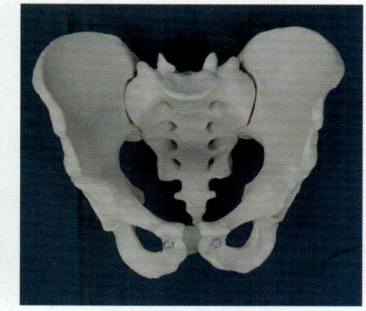

A.从左至右依次为坐骨结节间径测量器、骨盆外测量器、汤姆斯骨盆出口测量器、直尺　　B.骨盆模型

图3-1-6　物品准备

4. 检查者准备

清洁双手。

五、操作流程

（一）体位

孕妇排尿后仰卧于检查床上，双腿稍屈曲分开，臀下垫一次性垫巾。

（二）骨盆外测量径线

1. 髂棘间径

孕妇伸腿呈仰卧位，暴露腹部至大腿根。检查者位于孕妇右侧，手持骨盆外测量器，测量两侧髂前上棘外缘的距离，正常值为 23～26 cm。此径线可以间接推测骨盆入口横径（图3-1-7）。

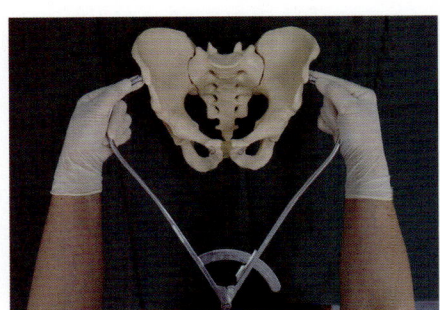 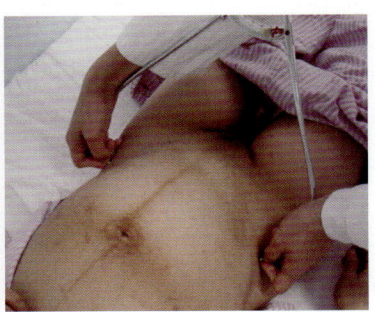

图3-1-7　测量髂棘间径

2. 髂嵴间径

体位、工具同髂棘间径测量，测量两侧髂嵴最宽点外缘的距离，正常值为 25～28 cm。此径线也可以间接推测骨盆入口横径（图3-1-8）。

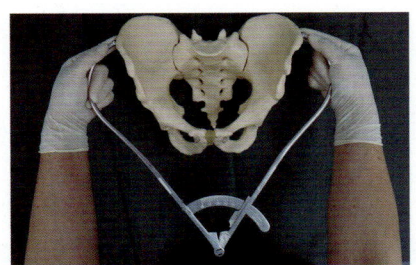

图3-1-8　测量髂嵴间径

3. 骶耻外径

检查者立于孕妇右侧，孕妇取左侧卧位，右腿伸直，左腿屈曲，测量耻骨联合上缘中点到第5腰椎棘突下缘的距离（第5腰椎棘突下定位：髂嵴后连线中点下1.5 cm，相当于米氏菱形窝的上角），正常值为 18～20 cm。此径线可以间接推测骨盆入口前后径，是骨盆外测量中最重要的径线（图3-1-9）。

4. 坐骨结节间径（出口横径）

孕妇仰卧位，脱下一边裤腿，双腿向腹部弯曲，双手抱膝，向两侧外上方充分展开。检查者面向孕妇立于两腿之间，使用坐骨结节间经测量器测量两坐骨结节内侧缘的距离，正常值为 8.5～9.5 cm。此径线可以直接测出骨盆出口横径（图3-1-10）。若此值<8 cm，应加测骨盆出口后矢状径。

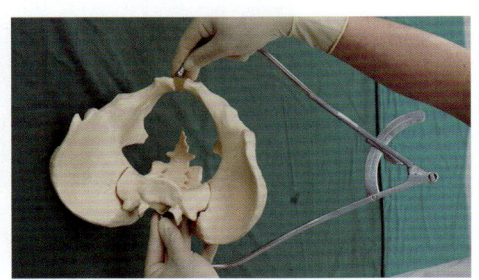

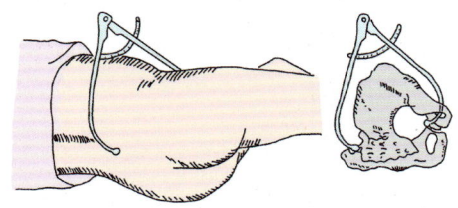

图3-1-9　测量骶耻外径

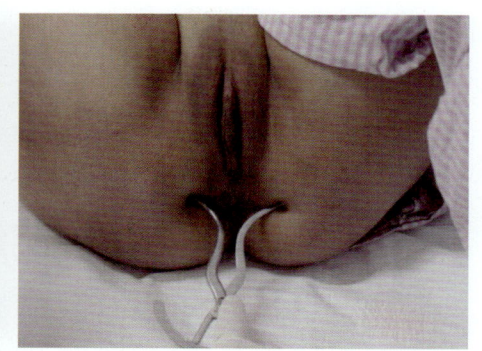

图3-1-10 测量坐骨结节间径

5. 出口后矢状径

为坐骨结节间径中点至骶骨尖端的长度。检查者戴一次性检查手套,右手示指蘸少量无菌石蜡油伸入孕妇肛门向骶骨方向,拇指置于孕妇体外骶尾部,两指共同找到骶骨尖端。将汤姆斯骨盆出口测量器一端放于坐骨结节径线上,另一端放于骶骨尖端处,即可测得出口后矢状径(图3-1-11)。正常值为8～9 cm,此值与坐骨结节间径之和＞15 cm时表明骨盆出口狭窄不明显。

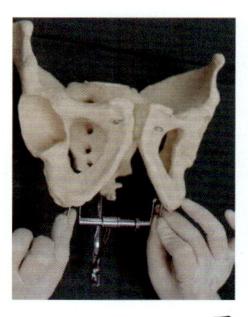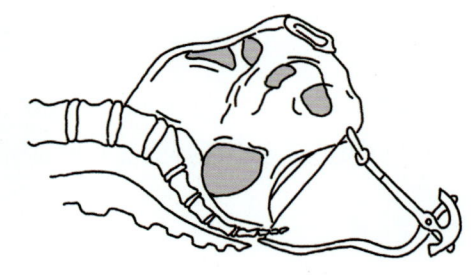

图3-1-11 测量出口后矢状径

6. 耻骨弓角度

孕妇呈仰卧位,双腿向腹部弯曲,双手紧抱双膝,向两侧外上方充分展开,或仰卧于产床上呈膀胱截石位。检查者面向孕妇立于两腿之间,戴一次性检查手套,两拇指指尖对拢放置在耻骨联合下缘,两拇指分别放在耻骨降支上面,测量两拇指间形成的角度。正常值为90°,＜80°为不正常。此角度反映了骨盆出口横径的宽度(图3-1-12)。

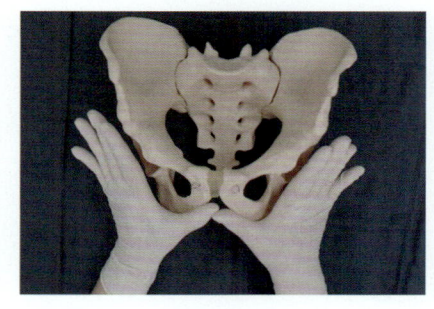

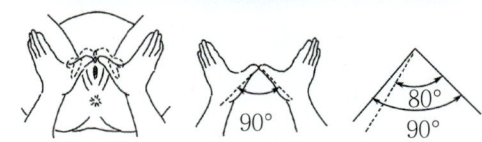

图3-1-12 测量耻骨弓角度

六、注意事项

(1)检查前和孕妇进行良好的沟通,解释检查的必要性,动作轻柔,注意孕妇保暖和隐私。

(2)测量器使用前需要校零以避免误差,汤姆斯骨盆出口测量器仅用于出口后矢状径测量。

(3)目前的证据表明骨盆外测量并不能预测产时头盆不称,因此,孕期不需要常规检查骨盆外测量。但对于阴道分娩的孕妇，妊娠晚期可测定骨盆出口径线。

（梁伟璋　李映桃　李佳）

第三节　阴道检查

一、目的

了解骨盆大小，了解宫颈长度、位置、质地、扩张程度、胎膜是否破裂，确定胎先露、胎方位及先露下降程度，进行宫颈Bishop评分。

二、适应证

阴道试产孕妇。

三、禁忌证

（1）无绝对禁忌证。

（2）相对禁忌证：阴道流血不能排除前置胎盘时，要在开放静脉通道并做好配血的前提下进行阴道检查。

四、操作前准备

1. 人员素质要求

初级及以上职称。

2. 环境要求

环境整洁安静、布置温馨，可保护隐私。

3. 物品准备

洗手液、无菌手套、无菌石蜡油、一次性垫巾、妇科棉签、肥皂液、温开水、0.5%碘伏、一次性窥器等。

4. 检查者准备

清洁双手。

五、操作流程

（一）体位

孕妇排空膀胱，仰卧于妇科检查床或产床上，脱一侧裤子，垫一次性臀巾，两腿屈曲分开，呈膀胱截石位。检查者立于孕妇两腿间或孕妇右侧。

（二）外阴消毒

用妇科棉签蘸肥皂液擦洗外阴部，顺序是小阴唇、大阴唇、阴阜、大腿内上1/3、会阴及肛门周围。擦洗后，先用纱球盖住阴道口，再用温开水冲洗。用大棉签擦干外阴后，取下阴道口纱球，更换一次性臀巾。再用大棉签浸透0.5%碘伏，进行两次外阴消毒，顺序是小阴唇、大阴唇、阴阜、大腿内上1/3、会阴及肛门周围。

（三）阴道检查

1. 窥器的放置和检查

检查者双手戴无菌手套，左手拇指和示指将阴唇分开，充分暴露阴道口；右手持窥器（表面涂无菌石蜡油），斜行沿阴道侧后壁缓慢插入阴道内，边推进边将窥器两叶转正并逐渐张开，检查宫颈、阴道穹隆和阴道壁情况（图3-1-13）。

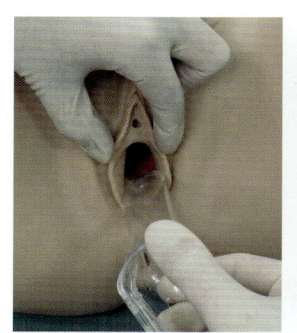
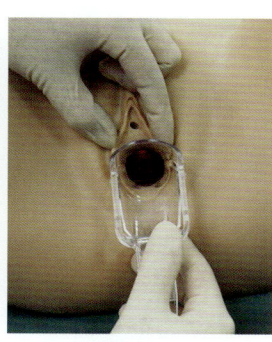
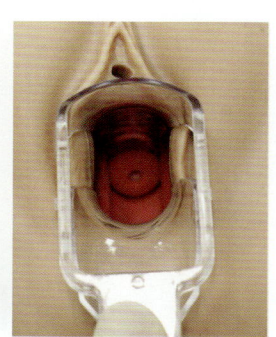

A.分开阴唇　　　B.窥器两叶转正　　　C.检查宫颈

图3-1-13　窥器的放置和检查

2. 阴道指检

（1）右手示指与中指涂无菌石蜡油，沿阴道后壁进入阴道内，拇指伸直，其余各指屈曲。

（2）右手以示指和中指指尖沿骶骨触摸骶骨岬，了解骶骨曲度、坐骨棘是否突出、坐骨棘间径、坐骨切迹宽度和尾骨活动度（图3-1-14）。

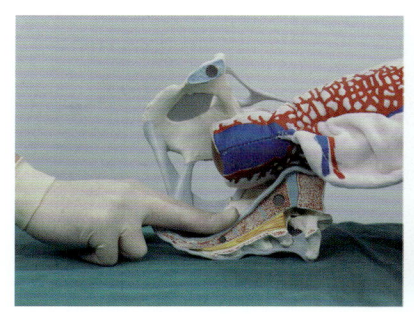
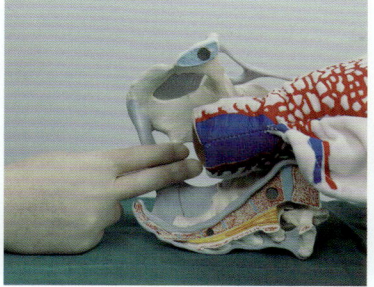
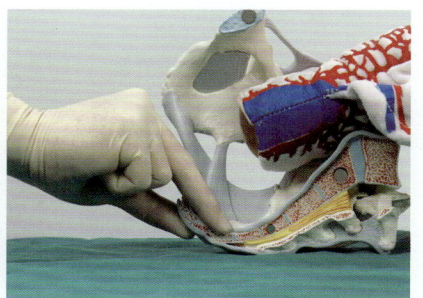

A.骶骨曲度　　　B.坐骨切迹宽度　　　C.尾骨活动度

图3-1-14　阴道指检（骨盆情况）

（3）右手示指和中指的指腹转向上，探查子宫颈，了解子宫颈的柔软度、长度、宫口扩张情况、子宫颈朝向及胎方位，并判断胎先露高低位置（图3-1-15）。

（4）孕妇临产后，未破膜者可触到有弹性的前羊水囊，已破膜者能触到胎头或胎肢体。头先露者可根据颅缝及囟门位置确定胎方位。

对于胎膜已破者，可肉眼观或用5 mL注射器收集后穹隆羊水来了解羊水性状。

六、注意事项

（1）检查前孕妇需排空膀胱，检查者注意和孕妇进行良好的沟通，解释检查的必要性，动作轻柔，避免接触肛周，并减少手指进出次数。

（2）根据胎先露前方是否有条索状物体或血管搏动感，排除是否有脐带先露和脱垂。

（3）根据胎先露前方是否有如同海绵样的组织，排除是否存在前置或低置胎盘。

（4）如男性医务人员检查，须有一名女性医务人员在场。

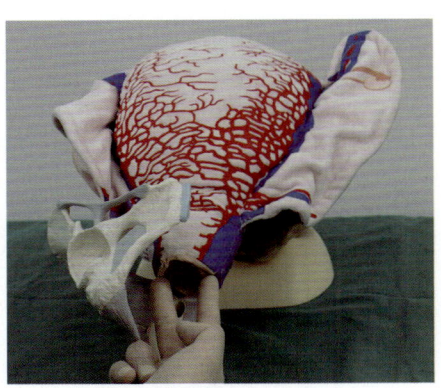

图3-1-15 阴道指检（宫颈情况）：右手示指与中指检查宫颈口开大3 cm

（梁伟璋　李映桃）

第四节　肛门检查

一、目的

了解骨盆腔大小，了解子宫颈的长度、位置、质地、扩张程度、是否破膜，确定胎先露及先露下降程度，部分可确定胎方位（目前使用较少）。

二、适应证

中期妊娠、晚期妊娠。

三、禁忌证

产前出血，不排除前置胎盘。

四、操作前准备

1. 人员素质要求

初级及以上职称。

2. 环境要求

环境整洁安静、布置温馨，可保护隐私。

3. 物品准备

洗手液、一次性检查手套、无菌石蜡油、无菌纱布、一次性臀巾。

4. 检查者准备

清洁双手。

五、操作流程

（一）体位

孕妇排空膀胱，仰卧于检查床或产床上，脱一侧裤子，垫一次性臀巾，两腿屈曲分开，呈膀胱截石位。检查者立于孕妇两腿间或孕妇右侧。

（二）肛门检查（图3-1-16）

1. 检查前准备

双手均戴一次性检查手套，左手用无菌纱布覆盖阴道口避免粪便污染。

2. 右手示指涂无菌石蜡油自肛门伸入直肠内，其余各指屈曲进行检查

（1）骨盆检查：了解骶骨前表面及其弧度、坐骨棘是否突出、坐骨切迹宽度、骶尾关节活动度，注意骨盆侧壁有无内聚、深长或肿瘤存在的现象。

（2）子宫颈检查：检查子宫颈的容受情况和成熟程度，进行宫颈评分。进入产程后，了解宫颈扩展程度、厚薄、有无水肿。

（3）胎儿检查：评估胎方位及姿势。

（4）头盆评估：了解胎先露的高低与骨盆的关系，胎先露与骨盆的衔接情况。

3. 检查情况

孕妇临产后，未破膜者可触到有弹性的前羊水囊，已破膜者能触到胎头或胎肢体。头先露者可根据颅缝及囟门位置确定胎方位。

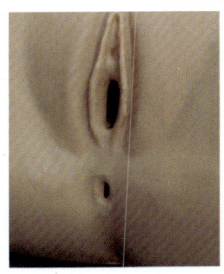
A.肛门与阴道的辨识

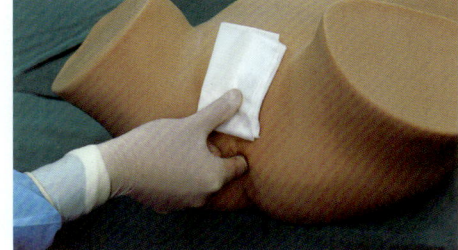
B.肛门指检手法

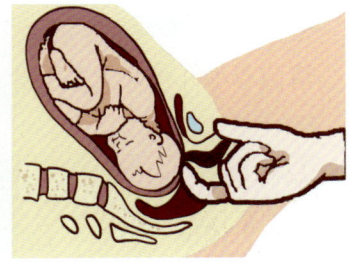
C.示意图

图3-1-16 肛门检查

六、注意事项

（1）检查前孕妇需排空膀胱，检查者注意和孕妇进行良好的沟通，解释检查的必要性，动作轻柔，注意孕妇保暖。

（2）如男性医务人员检查，须有一名女性医务人员在场。

（梁伟璋 李映桃 李佳）

第五节 骨盆内测量

一、目的

经阴道测量骨盆内径,较骨盆外测量能更准确地测量真骨盆的大小。

二、适应证

孕晚期孕妇(通常在孕34周后),无阴道分娩禁忌证者,应在消毒外阴后进行。对身材矮小、可疑头盆不称、坚决要求阴道分娩者,尤其必要。

三、禁忌证

(1)无绝对禁忌证。
(2)相对禁忌证:有前置胎盘等剖宫产指征,无阴道分娩条件者。

四、操作前准备

1. 人员素质要求

初级及以上职称。

2. 环境要求

环境整洁安静、布置温馨、光线明亮,检查床旁应有屏风遮蔽以保护患者隐私。

3. 物品准备

一次性检查手套及无菌手套、一次性垫巾、妇科棉签、外阴消毒包、0.5%碘伏或无菌石蜡油、骨盆模型、测量尺(皮尺或直尺)。

4. 检查者准备

清洁双手并戴好无菌手套。

五、操作流程

(一)体位

孕妇排空膀胱,仰卧于妇科检查床或产床上,脱一侧裤子,垫一次性臀巾,两腿屈曲分开,呈膀胱截石位。规范消毒外阴。

(二)检查者复核检查手各条径线长度

临床上,通常检查者以自己的检查手作为"尺子",内测量骨盆的3个平面的径线。需事先测量检查手的各条径线:包括示指+中指的宽度,中指指尖至拇指内侧缘距离,"拳头"宽度等(图3-1-17)。

第六节 宫颈评分

一、目的

判断宫颈成熟度,估计催引产的成功率。

二、适应证

中期妊娠、晚期妊娠。

三、禁忌证

(1)无绝对禁忌证。

(2)相对禁忌证:阴道流血不能排除前置胎盘时,要在开放静脉通道并做好配血的前提下进行阴道检查。

四、操作前准备

1. 人员素质要求

初级及以上职称。

2. 环境要求

环境整洁安静、布置温馨,可保护隐私。

3. 物品准备

洗手液、无菌手套、无菌纱布、无菌石蜡油、一次性臀巾、妇科棉签、肥皂液、温开水、0.5%碘伏等。

五、操作流程

(一)体位

孕妇仰卧于检查床上,脱一侧裤子,垫一次性臀巾,两腿屈曲分开,呈膀胱截石位。检查者立于孕妇两腿间或孕妇右侧。

(二)外阴消毒

同本章第三节"阴道检查"。

(三)宫颈评分检查方法

(1)检查者双手戴无菌手套,左手拇指和示指将阴唇分开,充分暴露阴道口。右手示指与中指涂无菌石蜡油,沿阴道后壁进入阴道内,拇指伸直,其余各指屈曲。左手用无菌纱布遮盖肛门。

(2)右手以示指与中指探查宫颈,了解宫颈的长度、位置、质地、扩张情况及先露高低。采用Bishop评分法，将各指标分数相加得出总分，判断宫颈成熟度（图3-1-22）。

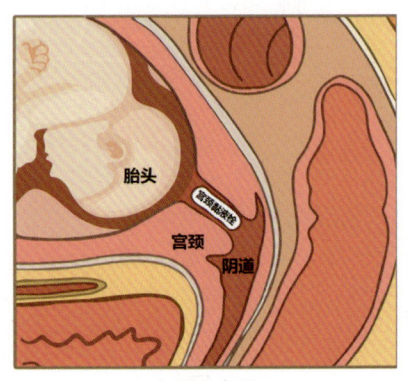
A.宫颈示意图

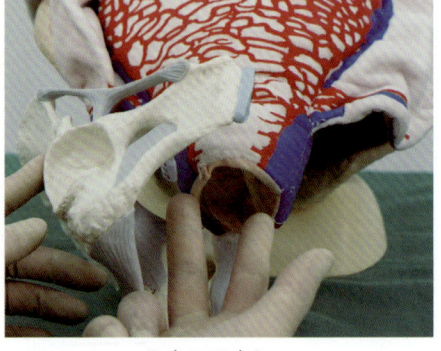
B.宫口开大3cm

图3-1-22　宫颈评分检查

六、宫颈评分的评估标准

1. 熟悉各种宫口扩张示意模型（图3-1-23至图3-1-25），并进行操作和手感练习，统一宫口开大评估标准

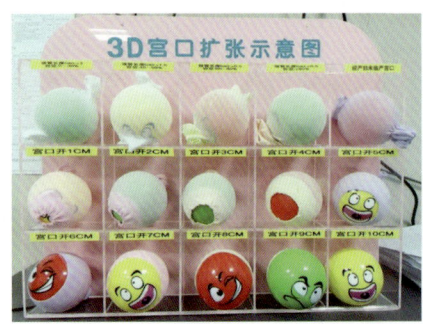
图3-1-23　3D宫口扩张示意模型

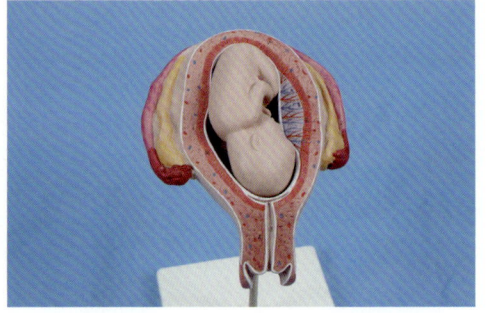
图3-1-24　孕晚期未成熟宫颈

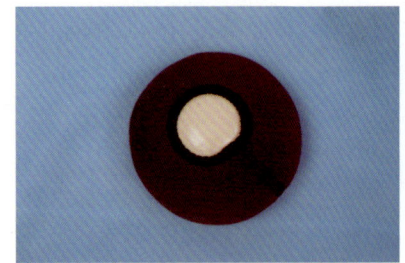
A.宫口开大3cm

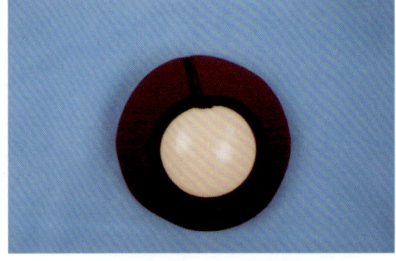
B.宫口开大6cm

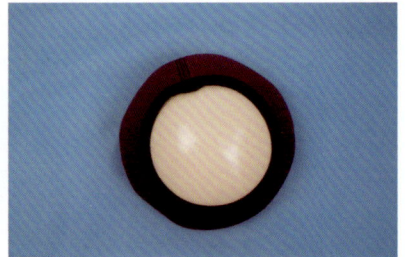
C.宫口开大9cm

图3-1-25　宫口扩张模型

2. 宫颈评估标准

（1）宫口开大：右手以示指与中指探查宫口，容1指为1~1.5cm，2指为2.5~3cm。

（2）宫颈管消退（%）：以正常宫颈长度为3~4cm做比对，若触及宫颈长度为1.5~2cm，则消退50%，以此类推。

（3）先露位置：以平坐骨棘为0，上为-1、-2、-3，下为+1、+2、+3。

（4）宫颈硬度：宫颈的质地分别对应唇、鼻头和额头，定义为软、中和硬。

（5）宫口位置：宫口位置平坐骨棘间径为居中，其前方为前，后方为后。

3．Bishop评分法

用Bishop评分法判断宫颈成熟度，表3-1-1、表3-1-2［2023年加拿大妇产科学会（SOGC）发布的《促宫颈成熟和引产指南》的评分法］均可。改良宫颈Bishop评分≥7分时，认为宫颈已经成熟；改良宫颈Bishop评分＜7分时，认为引产前需促宫颈成熟。

估计催引产的成功率的标准：Bishop评分满分为13分，＞9分的催引产均成功，7~9分的催引产成功率为80%，4~6分的催引产成功率为50%，≤3分的催引产均失败。

表3-1-1　经典Bishop评分法

指标	分数/分			
	0	1	2	3
宫口开大/cm	0	1~2	3~4	≥5
宫颈管消退/%	0~30	40~50	60~70	≥80
先露位置	-3	-2	-1~0	+1~+2
宫颈硬度	硬	中	软	
宫口位置	居后	居中	居前	

表3-1-2　改良宫颈Bishop评分法

指标	分数/分		
	0	1	2
宫口扩张/cm	＜1	1~2	3~4
宫颈管长度/cm	≥4（0%~30%）	2~3（31%~50%）	1~2（51%~80%）
先露位置	-3	-2	-1/0
宫颈硬度	硬	中	软
宫口位置	后	中	前

七、注意事项

（1）检查前孕妇需排空膀胱，检查者注意和孕妇进行良好的沟通，解释检查的必要性，动作轻柔，避免接触肛周，并减少手指进出次数。

（2）如男性医务人员检查，须有一名女性医务人员在场。

（李映桃　梁伟璋　沈健）

第二章
宫颈环扎术

第一节 经阴道宫颈环扎术简介

一、标准术式类型

经阴道宫颈环扎术的标准术式包括Shirodkar术式和McDonald术式两种,但紧急宫颈环扎术一般只能应用McDonald术式进行荷包缝合,其他方法都不适用。

(一) Shirodkar术式

1955年,Shirodkar提出了关于宫颈机能不全(Cervical Incompetence,CIC)的成功管理,就是应用黏膜下绑带。他起初用羊肠线作为缝线材料,后来使用Mersilene环扎带在宫颈内口水平缝合。该手术方法需要上推膀胱并在宫颈内口尽可能高的位置进行U形缝合。这种术式难以在宫颈表面下拆除缝合线,以致许多患者需剖宫产分娩,而且通常需在产后拆除缝合线。

具体手术流程如下:

(1) 麻醉:单次蛛网膜下腔阻滞麻醉或静脉全身麻醉(全麻)。

(2) 选择体位:膀胱截石位。

(3) 常规消毒外阴,铺无菌巾单,点数。

(4) 常规消毒尿道口后导尿。

(5) 阴道拉钩暴露宫颈,观察并记录宫颈长度、宫颈表面是否光滑、有无阴道出血、宫颈口处有无赘生物;消毒阴道和宫颈。

(6) 两把无损伤组织钳,分别钳夹宫颈前唇和宫颈后唇,并轻轻向外牵拉,横行切开宫颈前唇的阴道黏膜,上推膀胱。术中需游离膀胱宫颈间隙、直肠阴道间隙,分离出宫颈阴道上部,切开宫颈后唇黏膜,用卵圆钳将宫颈前、后唇拉近,于近宫颈内口处从切开的黏膜下由前向后进针,再由后向前进针,从切开的黏膜下出针打结,连续缝合黏膜并包埋线结(图3-2-1)。

(7) 再次消毒宫颈和阴道,检查宫颈有无出血、长度、宽度及缝线与宫颈外口的距离。

（8）术毕，听胎心，观察宫缩，安返病房。

（二）McDonald术式

1957年，McDonald发明了荷包缝合的环扎技术，它不需要切开宫颈，更易于妊娠期操作。这种手术方法一般是在宫颈上缝合4~5针，并尽可能地避免对膀胱或直肠造成损伤。缝线在前穹隆或后穹隆处打结，易于拆除。McDonald术式具有简易性及有效性，因此推荐它作为首选的术式。

具体手术流程如下：

（1）麻醉：单次蛛网膜下腔阻滞麻醉或静脉全麻。

（2）选择体位：膀胱截石位。

（3）常规消毒外阴，铺无菌巾单，点数。

（4）常规消毒尿道口后导尿。

（5）阴道拉钩暴露宫颈，观察并记录宫颈长度、宫颈表面是否光滑、有无阴道出血、宫颈口处有无赘生物；消毒阴道和宫颈。

（6）两把无损伤组织钳，分别钳夹宫颈前唇和宫颈后唇，并轻轻向下牵拉，在靠近阴道穹隆部的宫颈内口水平予Mersilene环扎带荷包缝合（自宫颈11点处进针，在9点至10点处出针，环绕宫颈缝数针，在1点处出最后一针，拉紧环绕宫颈的缝线，将宫颈管的直径缩小到5~10mm，在阴道前穹隆处打结）（图3-2-2）。

（7）再次消毒宫颈和阴道，检查宫颈有无出血、长度、宽度及缝线与宫颈外口的距离。

（8）术毕，听胎心，观察宫缩，安返病房。

术中无须游离膀胱，在宫颈和阴道交界处进行荷包缝合环扎。

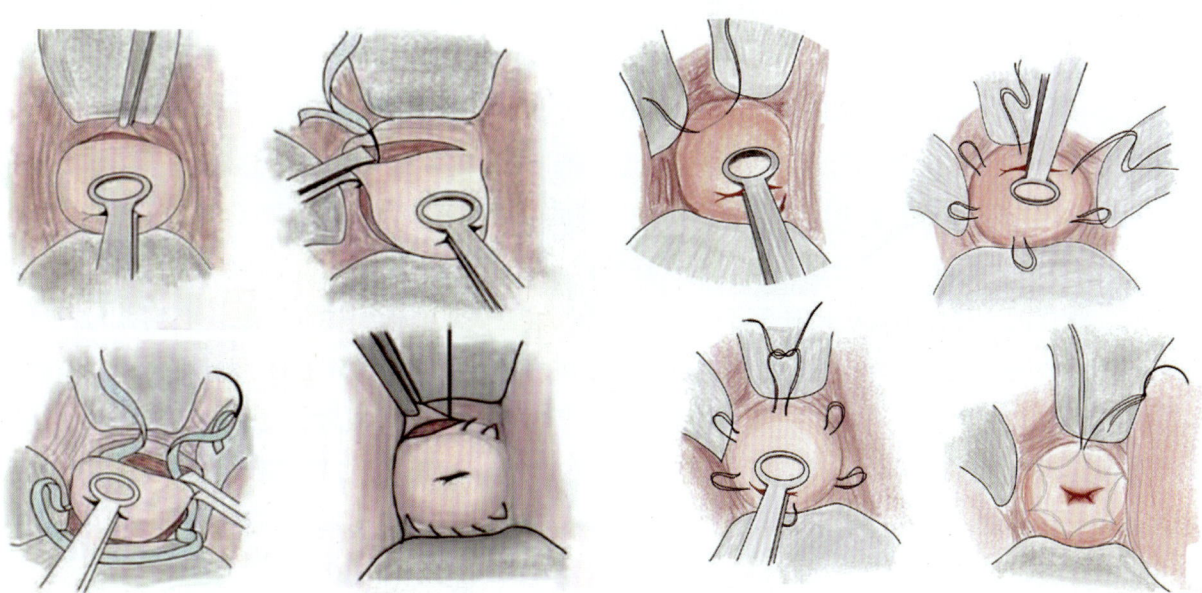

图3-2-1　经阴道宫颈环扎术（Shirodkar术式）　　图3-2-2　经阴道宫颈环扎术（McDonald术式）

（三）McDonald术式与Shirodkar术式的效果对比

McDonald术式只需在宫颈和阴道交界处做简单的荷包缝合即可；Shirodkar术式则需要切开宫颈膀胱黏膜，推开其间隙，试图让环扎线更接近宫颈内口位置。目前的临床研究资料尚未证实这两种方式中哪一种缝合方法和手术技能更优。

二、缝合材料的类型与选择

目前，临床常用于宫颈环扎术的缝线主要包括编织缝线和非编织缝线两大类，根据缝线是否可被机体吸收，又细分为不可吸收缝线和延迟可吸收缝线。经阴道宫颈环扎术常用缝线成分及其特点见表3-2-1。

表3-2-1　经阴道宫颈环扎术常用缝线成分及其特点

缝线	化学成分	商品名	抗张强度	操作性	线结牢固性	组织反应	弹性
聚酯纤维缝线	聚对苯二甲酸乙二醇酯	Mersilene、Ethiond MB66	很高	好	好	轻	—
丝线	蚕丝蛋白纤维	Sofsilk	低	极好	极好	重	—
尼龙线	聚酰胺聚合物	Dermalon、Surgipro VP-523	高	好	较差	轻	好
聚丙烯线	丙烯聚合物	Prolene	一般	差	差	轻	差
延迟可吸收缝线	聚对二氧环己酮	PDS	高	好	好	轻	—

注："—"表示暂无相关文献报道该特性

常用的环扎材料包括Mersilene环扎带、Prolene不可吸收缝线及少部分网状材料等。多数临床医生更倾向于选择Mersilene环扎带，5 mm宽Mersilene环扎带具有打结后不易滑脱、对宫颈的慢性切割力较小的优点，为目前宫颈环扎术的首选材料。但也有学者提出应用更细的缝合材料，如丙烯或其他合成的不可吸收缝线进行环扎，这是因为Mersilene环扎带径线较宽，与宫颈周围组织摩擦较多，可能会增加环扎后的感染风险。无论何种类型的经阴道宫颈环扎术，所使用缝针均不宜粗大或过长，以直径2 mm的半圆曲度的胖圆针或胖角针为宜。对于宫口未开、宫颈组织正常、无宫缩的患者，缝线的选择范围较广；对于宫口开大、宫颈组织很薄且有宫缩的患者，可选择2号不可吸收的聚酯纤维缝线或尼龙线，因这些器材对组织的切割力小。以往较常用的7号或10号丝线较细，对宫颈有慢性切割力，故有学者使用丝线外套输液管或将丝线编织成带，以减轻其对宫颈的慢性切割力作用。有学者提出聚丙烯网带可避免腐蚀。2014年，Israfil-Bayli等对英国产科医师进行经阴道宫颈环扎术时缝线选择的电子采访调查结果显示，86.6%的医师选择编织缝线、13.4%的医师选择非编织丝线。

近年来，广医三院对预防性和治疗性宫颈环扎，选用Mersilene环扎带和MB66编织线环扎，紧急环扎则采用W6977编织线和VP-523编织线双重环扎，或利用W6977编织线缝第一重还纳水囊而后使用MB66编织线缝第二重，均取得良好的效果（图3-2-3至图3-2-6）。

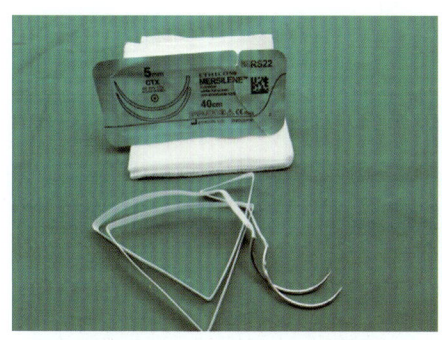
图3-2-3 Mersilene环扎带

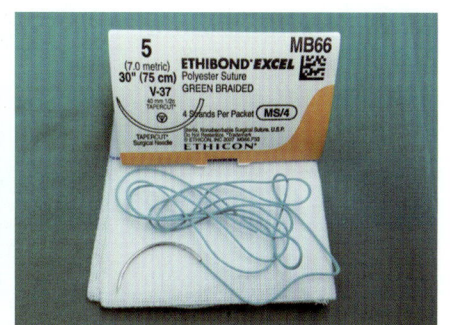
图3-2-4 MB66编织线

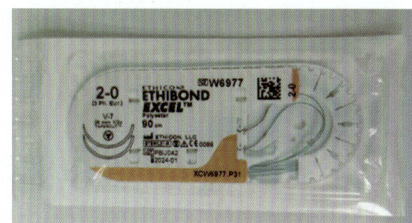
图3-2-5 W6977编织线

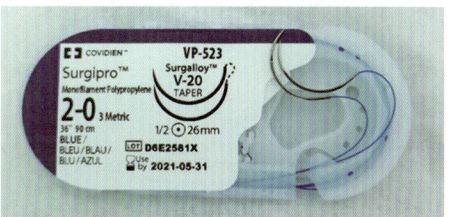
图3-2-6 VP-523编织线

三、单层缝合与双重缝合的效果对比

经阴道宫颈环扎术有单层缝合、双重缝合两种缝合法。目前没有证据表明双重缝合比单层缝合具有更好的效果。一项回顾性研究表明，双重缝合组与单层缝合组的早产发生率无明显差别。一项随机对照试验也表明，在宫颈外口水平双重缝合以维持这个部位的黏液栓，未能使患者获益。

四、宫颈发育不全或当宫颈锥切至与阴道壁齐平时，经阴道宫颈环扎术的可行性

行宫颈锥切组织活检、宫颈环形电切术（LEEP of cervix）或米勒管发育异常等的患者行经阴道宫颈环扎术是否有益，目前证据尚不足。若诊断为宫颈机能不全且宫颈与阴道壁齐平时，患者拒绝开腹手术，仍可尝试进行经阴道宫颈环扎术。建议在超声指引下，打开膀胱宫颈间隙，分离出宫颈阴道上部，采用荷包缝合或从12点至6点处、从3点至9点处交叉缝合的方式。国外学者报道有32名患者完成了此种术式，避免了开腹手术并获得良好的妊娠结局：50%的患者进行剖宫产分娩，50%的患者在阴道后穹隆切开一个小口进行拆除缝线后经阴道分娩。

五、行经阴道预防性宫颈环扎术的最好时机

手术时间原则上在14~16孕周进行，或在既往流产的妊娠周数前3~4周进行。专家建议有3次或3次以上中期妊娠流产或极早产史的女性，排除宫颈机能不全之外的诱因后，在孕12~14周行择期宫颈环扎术（ⅠA，一级推荐A类证据）；有自发性早产或可能有宫颈机能不全病史的女性，若其孕24周前的宫颈长度<25 mm，建议行预防性宫颈环扎术（ⅠA）。

六、行经阴道宫颈环扎术麻醉选择

全身麻醉或区域麻醉均可。事实上，考虑经阴道宫颈环扎术属于短时操作的手术，区域麻醉

已足够，椎管内麻醉对于经阴道行宫颈环扎术更合适。

七、经阴道宫颈环扎术拆除宫颈环扎线的时机选择

美国妇产科医师学会（ACOG）发布的《宫颈环扎术治疗宫颈机能不全指南》指出，无并发症患者，行McDonald术式经阴道宫颈环扎术后，建议在孕36～37周拆除缝线。如果计划经阴道分娩，不推荐人为推迟拆除缝线。经阴道宫颈环扎术后缝线拆除并不是分娩的指征。对于选择在孕39周或孕39周后行剖宫产分娩的患者，可以在剖宫产分娩时行经阴道宫颈环扎术后拆除缝线；但是，必须考虑孕37～39周分娩自然发动的情况。国内专家认为，若经阴道宫颈环扎术后出现明显宫缩、阴道出血、胎膜早破，需及时至医院检查，必要时拆除环扎线，避免出现严重宫颈裂伤；若经阴道宫颈环扎术后无特殊不适，待妊娠至足月，即单胎孕36～37周时应拆除环扎线，也有专家建议双胎孕34～36周时应拆除环扎线。若发生胎膜早破、先兆早产，根据英国皇家妇产科学院（RCOG）的指南，孕24～34周的经阴道宫颈环扎术后患者，在没有感染证据的情况下，可以推迟48 h拆除缝线，以完成宫内转运或地塞米松促胎肺成熟治疗，但对于孕周＜24周或孕周＞34周的患者，因延迟拆线的获益远远低于宫内感染的风险，故推荐尽快拆除环扎缝线。

国内专家认为，发生胎膜早破但无感染征象，应根据孕周决定是否拆除环扎线：

（1）孕周≥32周，胎儿娩出可以很好存活，则可拆除环扎线。

（2）孕周＜22周，环扎线也应拆除，因为此时胎儿大多不能存活，或者新生儿的死亡率及发病率都很高。

（3）在22～31^{+6}孕周之间的孕妇，应该个体化区别对待。

八、经阴道宫颈环扎术的并发症

总的来说，经阴道宫颈环扎术的并发症发生率较低。已报道的并发症包括出血、胎膜早破、绒毛膜羊膜炎、宫颈撕裂伤、宫颈性难产、缝线移位等。值得说明的是，纳入多项研究的荟萃分析（Meta分析）并未证实接受经阴道宫颈环扎的女性患绒毛膜羊膜炎及早产的风险更高。并发症可分为近期并发症和远期并发症。

（1）近期并发症：出血、感染及手术刺激可能增加子宫收缩的风险，以及宫颈创伤、胎膜早破、缝线移位，环扎线难以去除。

（2）远期并发症：宫颈撕裂伤、瘢痕及每次妊娠都需行经阴道宫颈环扎术。

并发症的发生率因经阴道宫颈环扎的时机及适应证的不同而不同。当胎膜破裂或宫颈扩张时行经阴道宫颈环扎术会增加并发症的发生率。危及生命的并发症如子宫破裂、孕产妇败血症等是极为罕见的，但在所有类型的环扎术式中均有个案报道。与经阴道宫颈环扎术相比，经腹宫颈环扎术除了有所有与腹部手术相关的并发症外，发生危及生命的大出血并发症的概率更高。

（李映桃　卢澄钰　钟彩娟　徐崇彬　陈佳　陈慧）

第二节　经阴道宫颈环扎术体位摆放操作

一、目的

进行高质量的手术体位摆放，利于宫颈的暴露和环扎术的完成。

二、操作前评估

（1）了解患者病情、下肢活动度、全身皮肤情况。
（2）了解患者合作程度、耐受力、心理状态。
（3）向患者解释体位摆放的目的和方法。

三、操作前准备

（1）用物准备：脚架2个、啫喱垫2块、裤袜2条、胶单（图3-2-7）。
（2）床单位准备：妇科检查床（图3-2-8）。

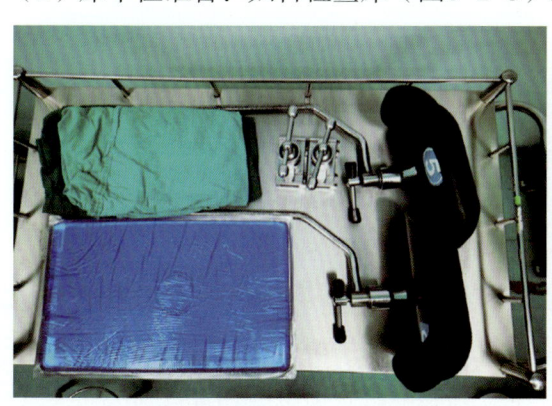

图3-2-7　用物准备

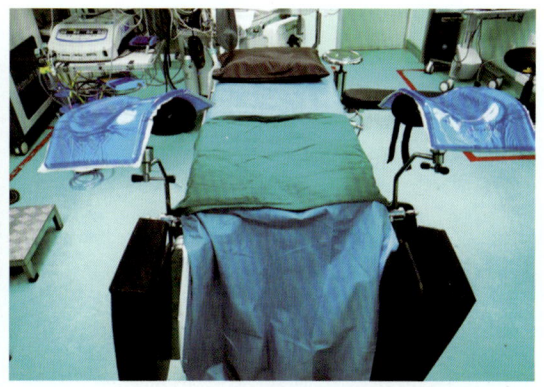

图3-2-8　床单位准备

四、操作流程

（1）协助麻醉医师完成麻醉，患者取仰卧位。协助患者脱裤，双下肢套上裤袜，注意保护患者隐私。

（2）在手术床两侧床沿安置脚架，脚架上铺置啫喱垫，根据手术患者情况，合理调节脚架高度，将双下肢依次放置于脚架上外展，自然弯曲舒适，并妥善固定，注意双腿外展不超过90°，臀部下挪超过床沿约10 cm。

（3）臀下铺置胶单1块，放下活动的床板。操作过程中注意患者保暖及隐私保护，动作轻柔，避免患者肢体夹伤，充分暴露会阴部及肛门，形成标准环扎体位（图3-2-9）。

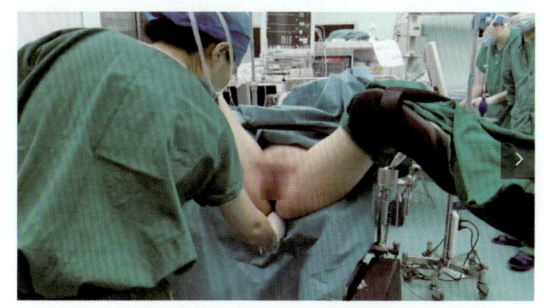

图3-2-9　标准环扎体位

（4）术中关注患者病情变化，并安抚患者，必要时将手术床调为臀高头低位，并提醒操作人员术中勿压迫患者肢体。

五、术后护理

术后缓慢将患者双腿依次放平，将患者身上的消毒液、血渍抹拭干净，待患者穿好衣裤之后再次评估患者状态，若无异常且病情平稳，用车床将患者送返病房。

六、注意事项

（1）注意患者保暖、隐私保护及肢体的防压。

（2）形成理想的环扎体位：双下肢自然弯曲舒适，双腿外展不超过90°，臀部下挪超过床沿约10 cm，并妥善固定。

（3）对于妊娠超过24周的患者，行经阴道宫颈环扎术时注意预防仰卧位低血压综合征的发生。

（庄曼丽　江丽仙　李亚文　赵朝辉　连燕琴　叶青）

第三节　预防性（治疗性）经阴道宫颈环扎术

宫颈机能不全是导致晚期流产及早产的常见原因，发生率为0.1%～1.0%。随着我国妇女生育年龄的推迟、社会生活压力的增大、辅助生殖技术的发展，宫颈机能不全的发生率正逐渐升高，晚期流产儿及早产儿的病死率、病残率也越来越受到重视。因此，宫颈机能不全的规范诊治逐渐成为产科领域关注的热点。经阴道宫颈环扎术是目前治疗宫颈机能不全的唯一术式和有效方法。预防性和治疗性经阴道宫颈环扎术，是产科的基本技术，实操模拟演练该技术可帮助规范手术，提高手术的成功率。

一、目的

借助缝合技术尽可能加强宫颈管的张力，阻止子宫峡部在妊娠期形成的子宫下段过度延伸和宫颈口扩张，协助宫颈内口承受妊娠后期胎儿及胎儿附属物的重力；同时术后保胎治疗可降低子宫肌纤维的张力及子宫下段的负荷，或降低子宫下段与胎盘分离的可能性，延长孕周，维持妊娠，防止复发性流产和早产。

预防性（治疗性）经阴道宫颈环扎术为弱化的宫颈结构提供了一定程度的支持，有助于保持宫颈长度和保留宫颈黏液栓，后者对防止上行感染十分重要。

二、适应证

中期妊娠反复胎儿丢失（排除产兆或胎盘早剥）且出现无痛性宫颈扩张；既往存在环扎史，此后中期妊娠出现无痛性宫颈扩张。

病史指征：一次或多次中孕期的流产史，流产过程中出现无痛性宫颈扩张、没有产兆及胎盘早剥。前次宫颈环扎术是因为中期妊娠出现无痛性宫颈扩张，可经阴道或经腹施行。McDonald术式和Shirodkar术式是经阴道宫颈环扎的两种主要术式。目前，尚无证据显示这两种术式孰优孰劣，但据有限证据提示，Shirodkar术式继发的剖宫产风险似乎稍高。若患者有典型宫颈机能不全病史且曾经行阴道宫颈环扎术失败，则考虑行预防性经腹宫颈环扎术；广泛宫颈切除术后有生育要求的女性也被纳入经腹宫颈环扎术的指征范围。经腹宫颈环扎术可利用腹腔镜或开腹路径实施，通常于孕前或孕10～14周施术。

超声指征：中期妊娠的无痛性宫颈扩张，合并前次早产史的超声诊断——目前单胎妊娠，前次妊娠＜34周自发性早产，本次妊娠＜24周时超声测量宫颈长度＜25 mm。术式同预防性经阴道宫颈环扎术的术式，通常于孕14～24周施术。

三、禁忌证

（1）绝对禁忌证：绒毛膜羊膜炎、胎膜早破、胎儿畸形、胎死宫内、活动性子宫出血。

（2）相对禁忌证：前置胎盘、胎儿生长受限。

四、操作前准备

1. 人员素质要求

由有经验的高年资主治医师或住院医师在其督导下完成。住院医师必须经过训练，具备一定的操作经验和技巧。

2. 环境要求

在手术室按阴道手术术前准备并执行。

3. 物品准备（图3-2-10）

阴道拉钩2个，卵圆钳1～2把，无损伤组织钳4把，中号血管钳2把，持针器、线剪、大号无齿镊和有齿镊各1把（备用），1号显影纱布10～15块，0.5%碘伏等。

预备的环扎线：取出双针连线Mersilene环扎带RS22和单针连线MB66编织线各1包。

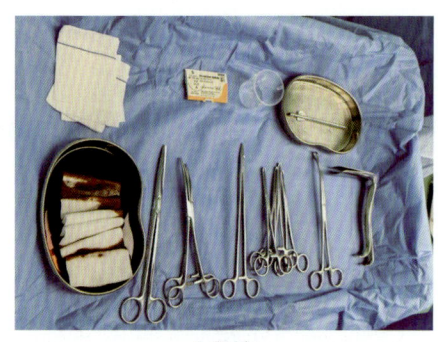
A.器械

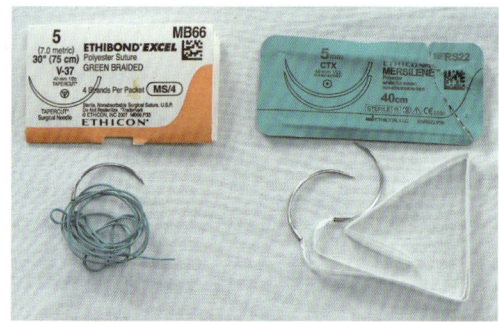
B.环扎线（MB66编织线和Mersilene环扎带RS22）

图3-2-10 预防性（治疗性）经阴道宫颈环扎术物品准备

4．患者准备

（1）常规术前辅助检查，须检测阴道微生物。

（2）监测生命体征，酌情使用宫缩抑制剂。

（3）签署规范的知情同意书。

（4）术前开放静脉通路。

五、手术步骤

（一）麻醉

腰硬联合麻醉。

（二）体位

膀胱截石位（充分外展双下肢）。

（三）消毒

常规碘伏消毒外阴3次，铺无菌巾单，器械物品点数。

（四）导尿

消毒尿道口，导尿。

（五）术前宫颈评估

直视下阴道拉钩暴露宫颈，消毒阴道和宫颈，观察并记录：阴道壁情况、宫颈光滑度、有无赘生物及糜烂、宫颈剩余长度。用2把无损伤组织钳钳夹宫颈12点和6点处，向外轻拉宫颈，消毒（图3-2-11）。

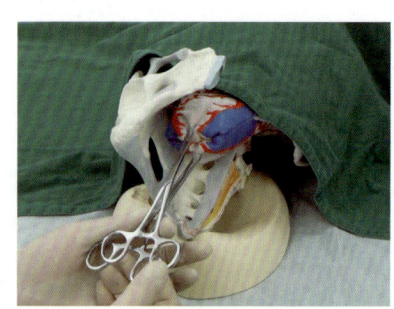
图3-2-11 钳夹宫颈12点和6点处

（六）宫颈环形缝扎

1．改良Shirodkar术式——U形缝合

以Mersilene环扎带RS22于距宫颈外口2 cm的阴道穹隆顶行宫颈环扎，用其中一端针自宫颈5点处入针、1点处出针，再用另一端针自7点处入针、11点处出针，剪掉两端针头，在阴道穹隆顶12点处打结，使宫颈内口缩小仅容1指尖，共打8个结，留线尾1 cm。消毒，再次消毒宫颈阴道，检查宫颈有无活动性出血、环扎后剩余长度、缝线是否穿透宫颈黏膜层（图3-2-12、图3-2-13）。

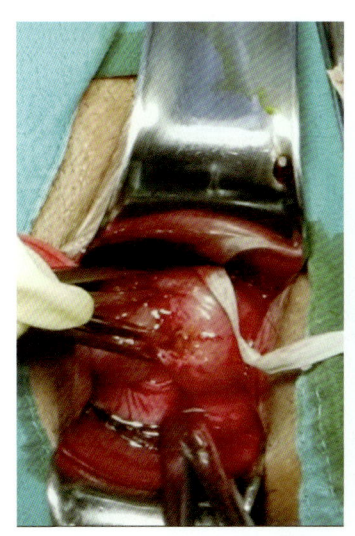 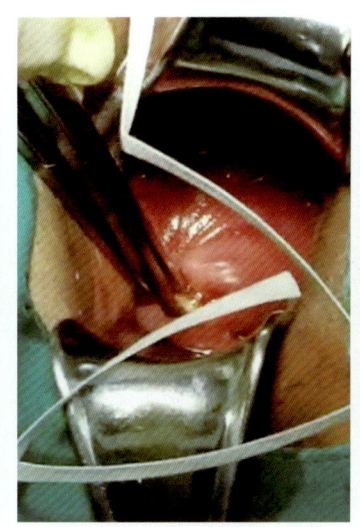 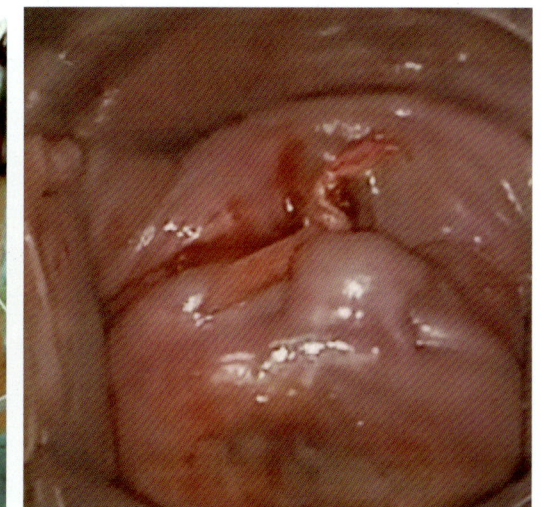

A.5点处入针、1点处出针　　　　B.7点处入针、11点处出针　　　　C.完成缝合，12点处打结

图3-2-12　U形缝合（真人）

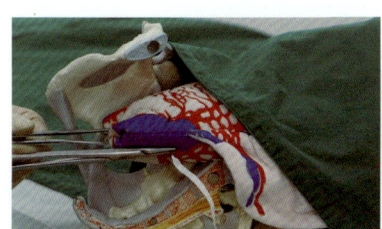 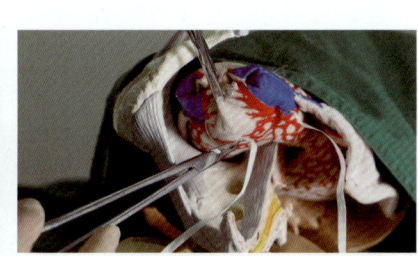 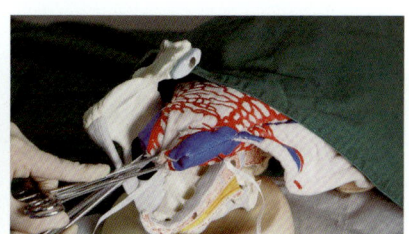

A.5点处入针、1点处出针　　　　B.7点处入针　　　　C.11点处出针

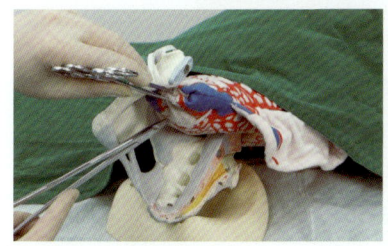 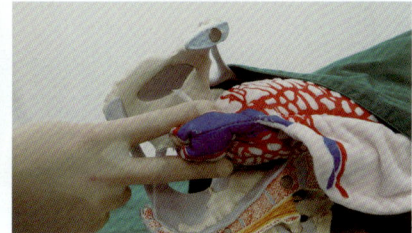 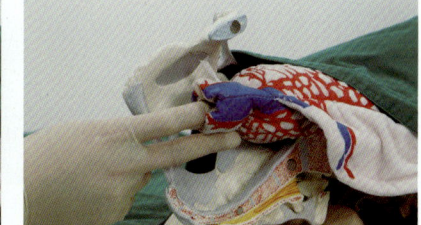

D.后穹隆摆正缝线　　　　E.12点处打结完成，检查缝线　　　　F.检查宫口容受情况

图3-2-13　U形缝合（模拟演练）

2. McDonald术式——荷包缝合

以MB66编织线自宫颈11点处入针、10点处出针，8点处入针、7点处出针，5点处入针、4点处出针，2点处入针、1点处出针，检查宫颈，缝线未穿透宫颈黏膜层，于阴道穹隆顶12点处打结，使宫颈内口缩小仅容一指尖，共打8个结，留线尾1 cm（图3-2-14、图3-2-15）。

若行双重缝扎，则在第一重缝线外，距第一重缝线2～3 mm，与第一重缝线进出针错位，分别在12点处入针、11点处出针，10点处入针、8点处出针，7点处入针、5点处出针，4点处入针、2点处出针，在1点处缝线打结，使宫颈口缩小仅容1指尖。

评价宫颈环扎手术效果：再次消毒宫颈、阴道，示范病例的手术显示检查宫颈无出血，长度2.5 cm，缝线未穿透宫颈黏膜层，缝线距宫颈外口2.5 cm。

（七）术毕后事项

术毕，清点器械，纱布和针头无误，听胎心在正常范围内，观察无明显宫缩，安返病房。

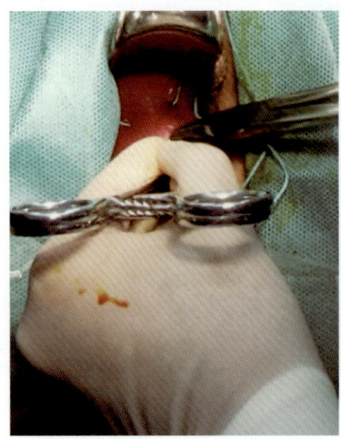 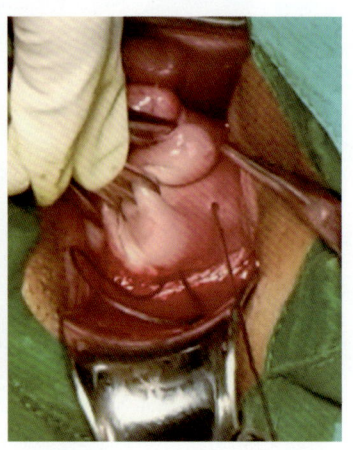

A.11点处入针、10点处出针　　B.8点处入针、7点处出针，5点处入针、4点处出针

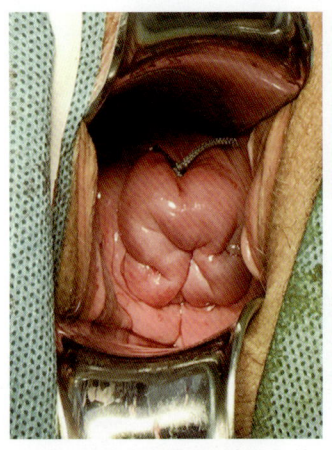 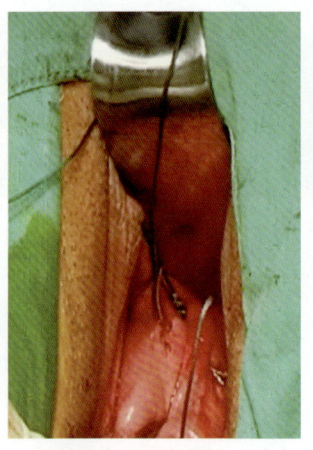 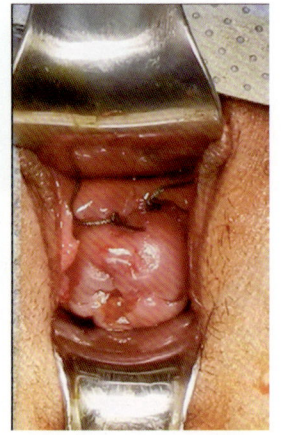

C.第一重缝合完成，12点处打结　　D.双重缝合，距离第一重缝线2~3mm　　E.双重缝合完成，1点处打结

图3-2-14　荷包缝合（真人）

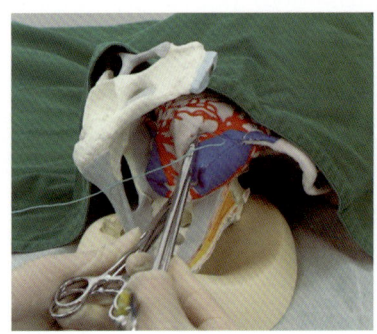 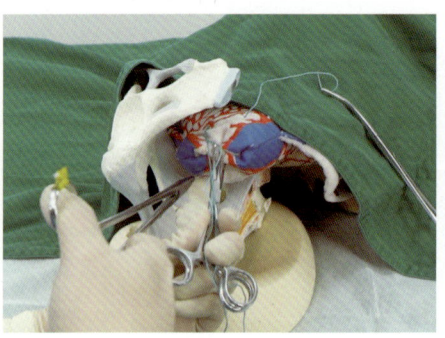 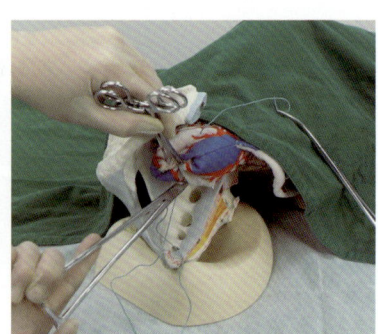

A.11点处入针、10点处出针　　B.8点处入针、7点处出针　　C.5点处入针、4点处出针

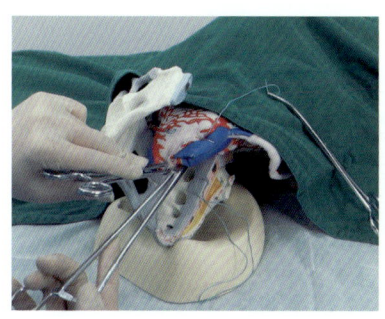 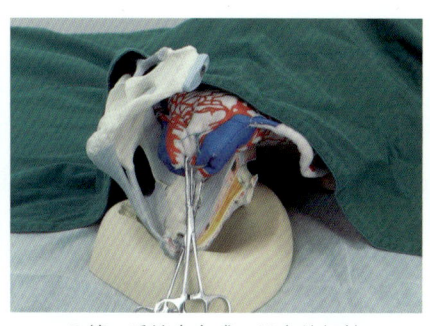 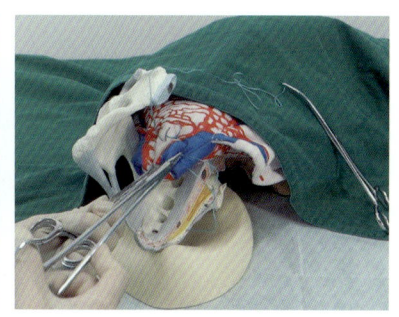

D. 2点处入针、1点处出针　　E. 第一重缝合完成，12点打结　　F. 双重缝合，距离第一重缝线2~3mm错位缝合

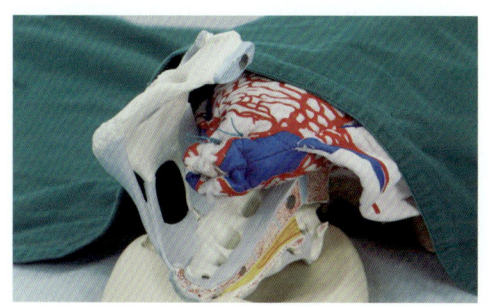

G. 双重缝合完成，1点处打结

图3-2-15　荷包缝合（模拟演练）

六、注意事项

（1）定位：阴道穹隆顶端。

（2）缝线选择：MB66编织线或Mersrilene环扎带RS22。

（3）进针部位：阴道穹隆顶端。

- U形缝合：一端针自宫颈5点处入针、1点处出针，再用另一端针自7点处入针、11点处出针。

- 荷包缝合：宫颈11点处入针、10点处出针，8点处入针、7点处出针，5点处入针、4点处出针，2点处入针、1点处出针。

（4）打结及检查：缝线在宫颈肌层穿行，避免穿透宫颈黏膜层，打结松紧度以宫颈口容纳4号扩宫器为宜，打结6~8个，防止线结滑脱。

（李映桃　潘勉　卢澄钰　钟彩娟　陈佳　梁伟璋　黄俊巧　陈慧）

第四节　紧急经阴道宫颈环扎术

一、目的

为阻断产程进展、延长孕龄的有效抗早产手术，可显著提高新生儿生存率，明显延长孕周。

二、适应证

体格检查或超声提示宫颈管扩张＞1cm，且无明显宫缩，伴或不伴羊膜囊外凸出宫颈外口，并排除绒毛膜羊膜炎。手术上限孕周国内外未统一，国外指南为24周，中国专家共识为28周，广医三院为26周；手术时机暂未统一，多在患者入院后的24 h内进行，也可在2～3天内进行。

三、禁忌证

感染、出血、胎膜早破、严重胎儿出生缺陷，以及出现规律宫缩，均不适宜行此术。

四、操作前准备

1．人员素质要求

有经验的高年资主治医师及以上，具备熟练操作经验和技巧。

2．环境要求

在手术室按阴道手术术前准备并执行。

3．物品准备

阴道拉钩2个，卵圆钳1～2把，无损伤组织钳4把，中号血管钳2把，持针器、线剪、大号无齿镊和有齿镊各1把（备用），金属导尿管和小儿导尿管各1条，显影纱布10～15块，0.5%碘伏，生理盐水等。环扎线：单针连线MB66编织线和W6977编织线各1包（图3-2-16）。

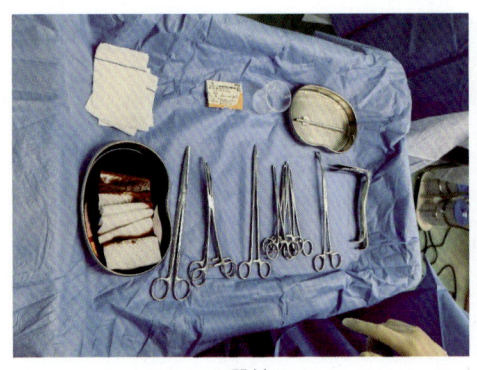 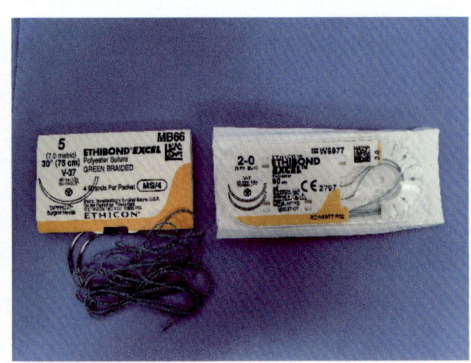

A.器械　　　　　　　　　　B.环扎线（MB66编织线和W6977编织线）

图3-2-16　紧急经阴道宫颈环扎术物品准备

4．患者准备

（1）行常规术前辅助检查，需检测阴道微生物。

（2）监测生命体征，治疗性静脉使用宫缩抑制剂抑制宫缩，静脉使用广谱抗生素预防感染。

（3）签署规范的知情同意书，特别强调胎膜早破、手术失败的风险。

（4）术前开放静脉通路。

五、手术步骤

（一）麻醉

腰硬联合麻醉。

（二）体位

取膀胱截石位（充分外展双下肢）和头低臀高位。

（三）消毒

常规碘伏消毒外阴3次，铺无菌巾单，器械物品点数。

（四）导尿

消毒尿道口，导尿。

（五）术前宫颈评估

阴道拉钩暴露宫颈，直视下用生理盐水清洗阴道和宫颈，观察并记录羊膜囊情况、宫口扩张情况、阴道及宫颈情况等。

（六）羊膜囊复位

用3把无损伤组织钳钳夹宫颈12点、3点和9点边缘处，向外轻拉宫颈，用生理盐水浸润1号显影纱布1块，卵圆钳钳夹湿纱块裹住凸出的羊膜囊，并缓慢将羊膜囊还纳于宫颈内口；然后用1把无损伤组织钳钳夹宫颈6点边缘处，羊膜囊成功复位。再次用碘伏消毒宫颈及阴道2次（图3-2-17、图3-2-18）。

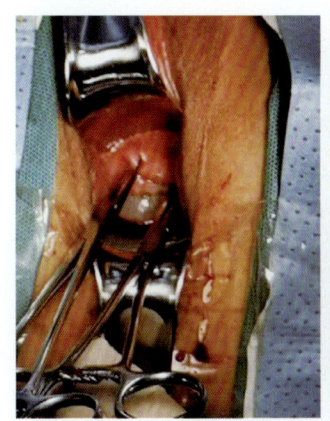
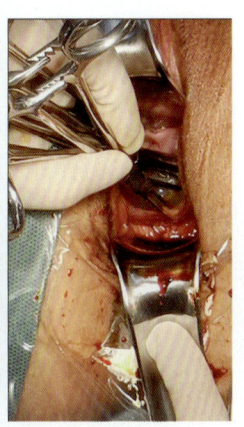
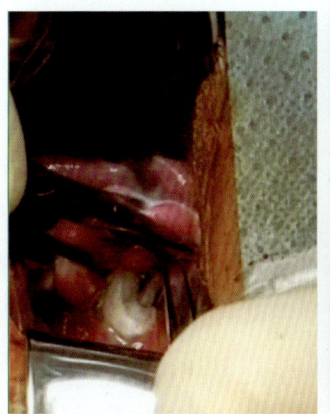
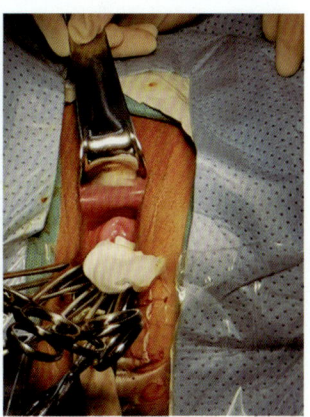

图3-2-17　无损伤组织钳依次钳夹宫颈12点、6点、9点、3点边缘处

图3-2-18　1号显影纱布成功还纳羊膜囊

（七）宫颈环形缝扎

1. 第一重环扎

在阴道穹隆顶处以W6977编织线环扎，分别在11点处入针、10点处出针，8点处入针、7点处出针，5点处入针、4点处出针，2点处入针、1点处出针，缝线不穿透宫颈黏膜层，剪掉针头，让助手打结，在阴道穹隆顶12点处缝线打结，术者密切配合，边打结边缓慢拔出纱块，打结共8个，松紧以容纳1指尖为宜。再次观察并消毒宫颈，见开大的宫口已呈闭合状态（图3-2-19）。

2. 第二重环扎

用MB66编织线在距第1道环扎线外约0.2 cm处再次缝扎宫颈，12点处入针、11点处出针，9点处入针、8点处出针，6点处入针、5点处出针，2点处入针、1点处出针，缝线不穿透宫颈黏膜层，在1点处缝线打结，使宫颈内口缩小至仅容1指尖，打结8个，留线尾2 cm。

评价宫颈环扎手术效果：再次消毒宫颈及阴道，查看并确认宫颈无出血、缝线未穿透宫颈黏膜层，缝线距宫颈外口1.5 cm，宫颈口缩小至仅容1指尖（图3-2-20）。

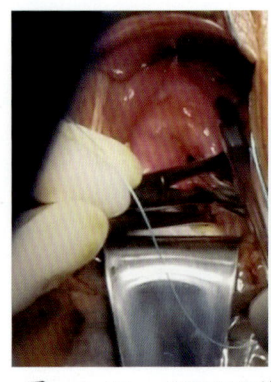 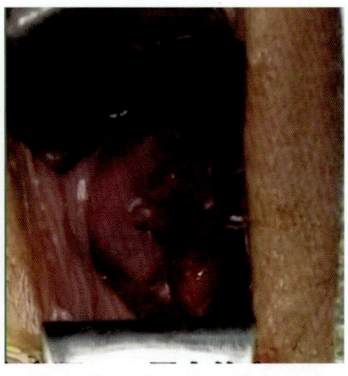 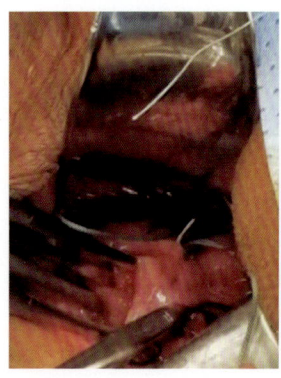 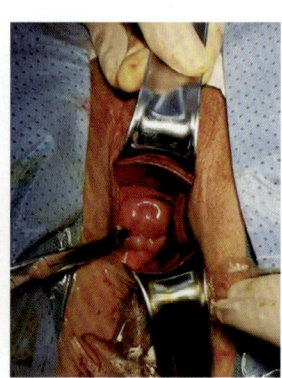

图3-2-19　以W6977编织线行第一重环扎及荷包缝合完成后　　　　图3-2-20　以MB66编织线行第二重环扎及荷包缝合完成后

（八）术毕后事项

术毕，清点器械无误，听胎心率正常，观察无宫缩，停留尿袋，安返病房。

六、注意事项

（1）定位：阴道穹隆顶端。

（2）还纳羊膜囊：①取膀胱截石位和头低臀高位，利用重力作用还纳羊膜囊；②用4把无损伤组织钳钳夹宫颈12点、6点、9点和3点边缘处，向外轻拉宫颈，上、下组织钳轻轻用力缓慢挤压，将凸出的羊膜囊还纳于宫颈内口；③用卵圆钳钳夹被生理盐水湿润的1号小方纱裹住凸出的羊膜囊，并上推羊膜囊入宫颈内口；④必要时可用小儿导尿管置入宫颈管内口，膨胀小儿导尿管的气囊，将羊膜囊回纳至宫颈管内，然后向膀胱内注入300～500 mL的生理盐水使水囊向子宫下段上移。

（3）缝线选择：W6977编织线和MB66编织线。

（4）缝扎方式：细、粗双重缝线加固缝合，McDonald术式荷包缝合。

- 第一道环扎：在宫颈阴道穹隆顶端，以细线W6977编织线，于宫颈的11点处入针、10点处出针，8点处入针、7点处出针，5点处入针、4点处出针，2点处入针、1点处出针，打结松紧度以宫颈口容纳1指尖为宜，打结6～8个。

- 第二道环扎：用粗线MB66编织线，在距第一道环扎线外0.2～0.5 cm处再次缝扎宫颈，进出针点与第一道环扎的进出针点稍微错开。

（5）打结及检查：缝线在宫颈肌层间穿行，避免穿透宫颈黏膜层，避免损伤羊膜囊。打结松紧度以宫颈口容纳1指尖为宜。防止线结滑脱。

（6）术后停留尿管24 h。

（7）术后治疗性静脉使用宫缩抑制剂抑制宫缩3~5天，静脉使用广谱抗生素预防感染3天，注意静脉血栓性疾病的评估和预防。

（李映桃　卢澄钰　钟彩娟　陈佳　徐崇彬）

第五节　救援性经阴道宫颈环扎术

一、目的

补救24孕周以前行预防性或治疗性宫颈环扎术可能出现的手术失败。

二、适应证

在24周以前行预防性或治疗性宫颈环扎术后，若发现环扎线滑脱、宫颈缝线松弛、宫颈扩张或展平可行二次救援性经阴道宫颈环扎术。

三、禁忌证

感染、出血、胎膜早破，以及感染所致的规律宫缩，均不适宜行此术。要充分估计手术可能造成的胎膜早破、羊膜腔感染及早产的潜在危险，排除绒毛膜羊膜炎，并做好医患沟通。

四、操作前准备

1．人员素质要求

有经验的高年资主治医师及以上者，具备熟练操作经验和技巧。

2．环境要求

在手术室按阴道手术术前准备并执行。

3．物品准备

增加2~4把无损伤组织钳，其余物品准备同本章第四节"紧急经阴道宫颈环扎术"。

五、手术步骤

（一）麻醉

腰硬联合麻醉。

（二）体位

膀胱截石位（充分外展双下肢）和头低臀高位。

（三）消毒

常规碘伏消毒外阴3次，铺无菌巾单，器械物品点数。

（四）导尿

消毒尿道口，导尿。

（五）术前宫颈评估

示范病例为双胎妊娠，孕20周外院超声指征行经阴道环扎术，术后3周复查发现环扎线滑脱移位转诊本院。术前评估具备救援性宫颈环扎指征。阴道拉钩暴露宫颈，用生理盐水在直视下清洗阴道和宫颈。观察并记录：原外院进行的单道的宫颈环扎10号丝线已滑脱至宫颈口，斜跨在11点和6点间，宫口未开，宫颈长约1.5 cm，分泌物较多（图3-2-21）。

（六）宫颈环形缝扎和拆线

用6把无损伤组织钳钳夹宫颈12点、2点、10点、8点、6点和4点边缘处。检查见宫颈3点与9点处撕裂伤，长约1 cm，无渗血（图3-2-22）。再次用碘伏消毒宫颈及阴道。

1. 第一重环扎和拆除原环扎线

用W6977编织线环扎，分别在宫颈阴道穹隆顶12点处入针、11点处出针，10点处入针、8点处出针，7点处入针、6点处出针，5点处入针、4点处出针，2点处入针、1点处出针，环扎线在宫颈肌间穿行，剪掉针头，在宫颈阴道穹隆顶12点与1点之间缝线打结，助手打结1个并用血管钳固定。术者剪断并拆除原10号丝线环扎缝线，再次核实新缝线未穿透宫颈黏膜层，继续打结共8个，松紧以容纳1指尖为宜（图3-2-23）。

2. 第二重环扎

用MB66编织线在距第一道环扎线外约0.2 cm处再次缝扎宫颈，12点处入针、11点处出针，9点处入针、8点处出针，6点处入针、5点处出针，5点处入针、4点处出针，2点处入针、1点处出针，

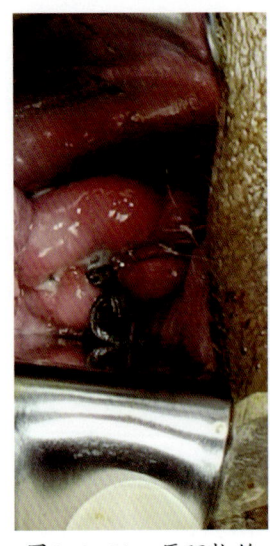
图3-2-21 原环扎丝线滑脱至宫颈口，斜跨在11点和6点间

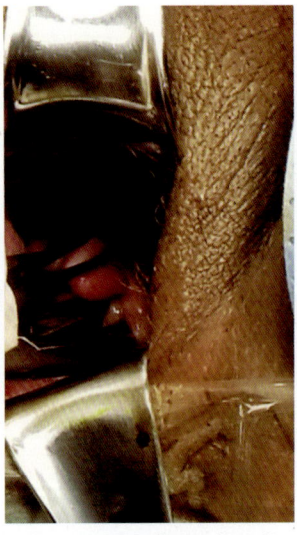
图3-2-22 宫颈3点处撕裂伤

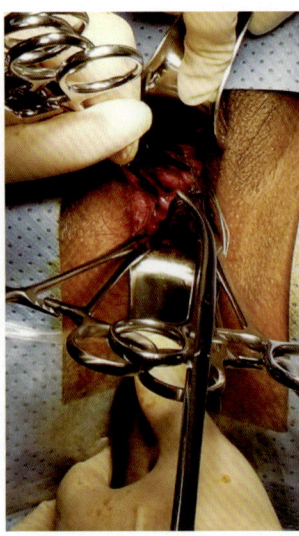
图3-2-23 第一重环扎后拆除原环扎线

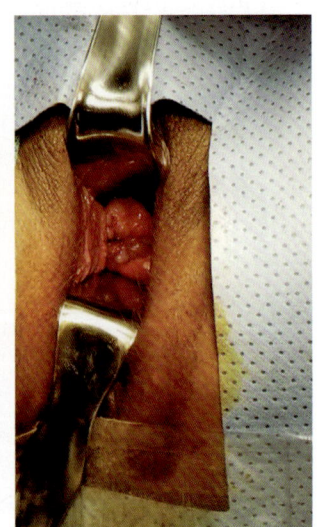
图3-2-24 双重环扎术后

剪掉针头，缝线不穿透宫颈黏膜层，在1点处缝线打结，使宫颈内口缩小至仅容1指尖，打结8个，留线尾2 cm（图3-2-24）。

（七）术毕后事项

再次消毒宫颈阴道，检查宫颈：无出血，缝线距宫颈外口1.5 cm，宫颈口缩小仅容1指尖。术毕，听胎心138次/min，观察无明显宫缩，安返病房。

六、注意事项

（1）定位：阴道穹隆顶端。

（2）拆除原环扎线时机：若原环扎线影响本次救援线环扎的手术野暴露，先拆线；若对维持宫颈形态和救援性环扎操作有利，则完成第一道环扎打结固定后再拆线。

（3）缝线选择：W6977编织线和MB66编织线。

（4）缝扎方式：细、粗双重缝线加固缝合，Mcdonald术式荷包缝合。

- 第一道环扎：在阴道穹隆顶端，以细线W6977编织线，于宫颈的12点处入针、11点处出针，10点处入针、8点处出针，7点处入针、6点处出针，5点处入针、4点处出针，2点处入针、1点处出针，打结松紧度以宫颈口容纳1指尖为宜，打结6~8个。

- 第二道环扎：用粗线MB66编织线，在距第一道环扎线外0.2~0.5 cm处再次缝扎宫颈，进出针点与第一道环扎针点稍微错开。

（5）打结及检查：缝线在宫颈肌层间穿行，避免穿透宫颈黏膜层，避免损伤羊膜囊。打结松紧度以宫颈口容纳1指尖为宜。防止线结滑脱。

（6）术后停留尿管24 h。

（7）术后治疗性静脉使用宫缩抑制剂抑制宫缩3~5天，静脉使用广谱抗生素预防感染2~3天。注意静脉血栓性疾病的评估和预防。

（李映桃　卢澄钰　钟彩娟　陈佳　陈娟娟）

第六节　经阴道宫颈环扎术的术前准备和术后护理

一、术前准备

1. 阴道检查宫颈情况（窥诊），阴道抹洗（2~3天）

2. 完善各项检查

（1）白带常规+细菌性阴道病（BV）（阴道炎患者要治疗后再手术）、阴液培养。

（2）三大常规（包括血常规、尿常规、大便常规，提示有感染者不宜手术）。

（3）凝血常规、快速CRP（快速C反应蛋白）、体检组合、感染性疾病筛查（乙型肝炎、丙型肝炎、HIV感染、梅毒等）。

（4）超声胎儿检查、阴道彩色多普勒超声检查（简称彩超）（测量宫颈长度）。

（5）心电图检查（麻醉评估）。

3．抑制宫缩药物的预防性或治疗性使用

（1）孕周＜20周：黄体酮肌内注射40 mg，每日1次。

（2）孕周≥20周：使用利托君或阿托西班注射液（适用于行紧急经阴道宫颈环扎术患者）。

二、病情观察

（1）术后加强病房巡视，密切监测患者的生命体征。

（2）观察规律或不规律宫缩（宫缩频率和强度）及阴道流血、流液情况；注意腹部发紧、下腹坠胀、腰背酸痛等情况。

（3）术后每2 h观察排尿情况，指导排尿技巧。

（4）观察见红或阴道血性分泌物（统计分泌物量）。

三、术后指导

（1）休息：预防性和治疗性经阴道宫颈环扎术后指导孕妇卧床6 h，紧急性（宫口开＜3 cm）经阴道宫颈环扎术后绝对卧床24～48 h，根据B超显示宫颈长度及形态进行运动指导。

（2）饮食指导：患者术后6 h进食无渣半流饮食，24 h后进食普食；鼓励患者多吃富含膳食纤维的食物；合理搭配食物中碳水化合物、蛋白质、脂肪的比例，保持体重的合理增长。

（3）运动：指导患者在床上进行肢体运动，每天3次，每次20～30 min，餐后1 h开始，以促进肠蠕动和预防下肢静脉栓塞。

（4）排便：保持大便通畅，预防发生便秘。指导患者进行床上排便训练，养成定时排便习惯，缓解排便时的紧张心理，排便时抬高床头，指导患者用力呼气，切忌过度用力以免腹压增加，诱发宫缩。

（5）预防感染：每日测量患者体温，擦洗会阴，遵医嘱使用抗生素，指导患者禁盆浴、禁性生活，勤换内衣裤，保持外阴清洁，防止逆行性感染。

（6）宫颈超声：B超提示羊膜囊凸入宫颈管者要严格执行臀高位24 h，注意观察有无腹痛、腹胀、下腹坠胀，宫缩和阴道出血现象。

四、随访

1．健康教育

（1）患者应自我调整情绪，保持心情舒畅，不宜过度紧张，以免诱发宫缩。

（2）患者应劳逸结合，避免使用腹压，禁止性生活和盆浴。

（3）患者应每2周于防早产护理门诊复诊，定期产检。

（4）长时间卧床少活动者，阴道分泌物大量蓄积，易致阴道炎（阴道炎是宫颈环扎术失败的主要原因），因此应教会患者观察阴道分泌物情况，如分泌物的量、颜色、气味等有无异常，如自觉有异常，须及时复查。注意个人卫生，保持外阴清洁，防止感染导致的流产、早产和胎膜早破。

（5）如出现阴道流血、流液，宫缩2~4次/h或胎动异常，应到医院急诊就诊。

（6）拆线时机：出现临产征兆或已临产时到急诊拆线。如见红、宫缩每10 min发生1~2次、胎膜早破等即行宫颈环扎拆线，严防发生宫颈撕裂伤；临近足月择期拆线，双胎妊娠孕34周拆线为宜，单胎妊娠孕36周拆线为宜。

2．感染指标监测

每2周复查白带1次，如出现细菌性阴道病，及时予局部药物治疗。

3．宫颈检测

每2~4周复查阴道彩超（宫颈情况），至孕32周，做早产的预测和评估，孕32周后每1~2周进行1次胎心监护。

4．预防性干预

在距离上次不良孕产史发生前1~2周预防性使用黄体酮阴道凝胶，每天1次，塞肛至超越发生孕周后1~2周，必要时使用宫缩抑制剂。紧急环扎者，孕24~26周回院行促胎肺治疗，孕34周前早产、临产或择期行剖宫产术在即，推荐应用硫酸镁脑保护治疗（最好在分娩前4 h内）。

（王艳　曾丽珠　吴伟珍）

第七节　经阴道宫颈环扎术后阴窥检查随访操作流程

一、操作前评估

（1）了解患者病情、下肢活动度等情况。

（2）了解患者合作程度、耐受力、心理反应。

（3）向患者解释阴窥检查随访的目的和方法。

二、操作前准备

（1）床单位准备：截石位床1张，踏板凳1个（图3-2-25）。

（2）用物准备：聚维酮碘消毒液（含碘浓度0.45%~0.55%）1瓶，妇科大棉支1包，小棉签1包，一次性窥器1个，一次性垫床巾1张，一次性薄膜手套1包，玻片1盒（取白带标本用），细菌培养皿2个、B族链球菌和BV管各1支（图3-2-26）。

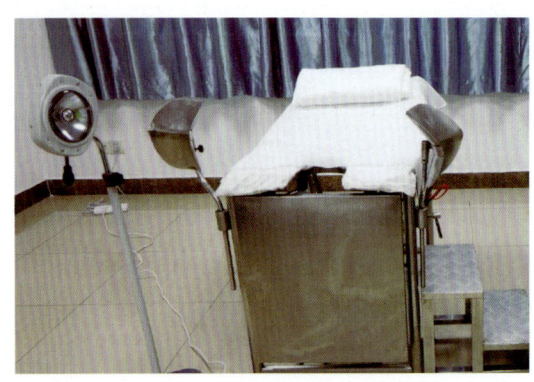 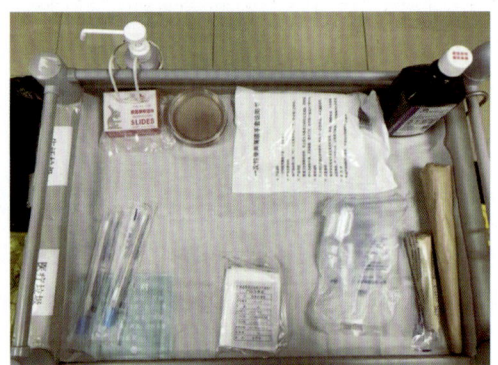

图3-2-25 床单位准备　　　　　　图3-2-26 用物准备

三、操作流程

（1）床单位准备：在妇科检查床上铺好一次性垫床巾，做好环境遮挡，注意保护患者隐私。妇科大棉支和小棉签拆包，标记开启日期。撕开一次性窥器外包装开口1/3~2/5。

（2）协助孕妇上检查床：指导孕妇站在检查床边，协助其脱下右下肢的内裤和外裤，脱下双鞋，站上踏板凳，坐在检查床靠床尾一侧，然后上半身朝右侧侧卧，双手扶床沿由侧卧位转平卧屈腿位。

（3）截石位的摆放：调整脚蹬位置，嘱患者双腿尽量分开，放松下半身肌肉，指导其将双腿分开、双脚分别置于脚蹬上，臀部下挪至超过床内设置的检查孔外沿约5cm，充分暴露会阴部及肛门。

（4）阴窥检查：先观察并记录会阴外观及分泌物情况，用妇科大棉支蘸聚维酮碘消毒液进行常规外阴抹洗，再使用侧入法将一次性窥器置入阴道外1/3，转正并窥开阴道，缓缓推进，暴露出宫颈及环扎线，以小棉签于环扎线结部位取分泌物进行细菌学相关项目检查，之后拭净分泌物，观察并记录宫颈长度、宫口是否扩张、环扎线位置是否有异常等，并注意核查与阴道宫颈超声描述是否吻合。

（5）协助孕妇下检查床：脱手套，协助孕妇由截石位转换成右侧卧姿势，以右侧上肢为支撑点撑起上半身，缓慢坐起，而后将双腿垂直放在右侧床侧，挪动臀部，双脚踏在踏板凳上，缓慢下床。协助其在床边站稳后穿好裤子，整理好仪容，离开检查室。

（6）物品整理归类。

四、注意事项

（1）上检查床时嘱孕妇避免使用腹部力量，侧卧位转变为平卧屈腿位的时候防坠床。

（2）阴窥操作过程随时关注孕妇的感受，孕妇有任何不适及时处理。

（3）下床时嘱孕妇尽量避免腹部用力，减少宫缩发生可能，若卧床时间过长会有眩晕症状出现，可让孕妇适当休息后再离开。

（4）若发现环扎线移位、活动性出血、水囊突出等情况，及时启动绿色通道安排孕妇入院进行处置。

（王艳　曾丽珠　吴伟珍　刘玉冰　李映桃）

第八节　腹腔镜下宫颈环扎术

一、目的

腹腔镜下宫颈环扎术（laparoscopic cervical cerclage，LCC）是指采用腹腔镜进行宫颈峡部的宫颈环扎手术，旨在增强宫颈对胎儿及其附属物的支撑能力，延长孕周以降低孕妇早产及流产的风险。

LCC术式指征分为：①以病史为指征的环扎术；②以超声为指征的环扎术。

LCC手术时间节点分为：①孕前环扎，一般选择在月经干净后3~7天入院择期手术；②孕期环扎，以孕12~14周行手术最理想。

二、适应证

（1）若患者有典型宫颈机能不全病史且曾经行经阴道宫颈环扎术失败，则考虑行预防性腹腔镜下宫颈环扎术。

（2）宫颈机能不全合并解剖异常（宫颈过短、锥切后组织缺失或者严重的瘢痕）及宫颈炎症等不能行经阴道手术。

三、禁忌证

孕妇心肺功能较差不能耐受手术、妊娠＞14周、羊膜囊外露致孕妇或胎儿感染、活动性出血、凝血功能障碍、胎膜早破、胎盘早剥、子宫收缩治疗无效、胎盘低置、双胎或多胎妊娠、严重胎儿发育缺陷、胎儿窘迫或死胎。

四、操作前准备

1．人员要求

由经腹腔镜技术培训的妇产科主治医师及以上，以及有丰富经验的麻醉医师联合开展，术者严格执行无菌操作规程。

2．环境要求

规范的手术室，环境整洁安静。手术室应配备充分的应急设备。

3. 物品准备

腹腔镜手术全套设备、两端带针的5 mm宽的聚丙烯环扎带（Mersilene环扎带）（图3-2-27），以及一次性无菌导尿包。

4. 患者准备

（1）术前检查：包括妇科超声、心电图、血常规、生化检查、凝血常规、传染病检测、尿常规和白带常规检查。

（2）术前测量：体温、脉搏及血压等生命体征。

（3）术前与患者充分沟通，患者及其家属签署规范的知情同意书，医师重点告知终止妊娠时需要开腹或腹腔镜二次手术拆除环扎带。

（4）术前预防性使用单一抗菌药物预防感染。经肌肉注射黄体酮40 mg。

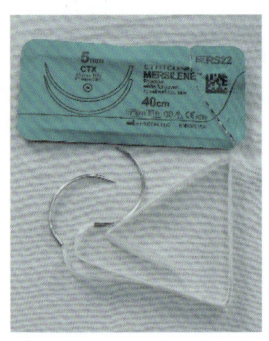

图3-2-27　Mersilene环扎带

五、操作流程（以孕期非极简式的LCC为例）

1. 麻醉

气管内全麻。

2. 患者体位

麻醉成功后，留置导尿管，术前为分腿水平仰卧位，术中建立气腹后改为头低脚高位（身体与地面约呈15°）。常规消毒手术区域，铺无菌巾。

3. 腹部Trocar的放置

经脐轮上缘做一个长约8 mm的皮肤切口，建议采取气腹针连接带有无菌生理盐水注射器进行腹壁穿刺，待安全建立气腹后，在腹腔镜监视下，分别于两侧髂前上棘内上方2~3 cm处及脐水平线左侧5 cm处，安全置入另外3个5 mm的Trocar，维持CO_2气腹压力在10~12 mmHg（1 mmHg=1.33 kPa）之间。

4. 探查盆腔

首先探查盆腔及腹腔，排除异常，注意观察子宫表面及宫旁两侧的情况，如有盆腔粘连，特别是直肠子宫陷凹处的粘连，需要分离粘连（图3-2-28）。

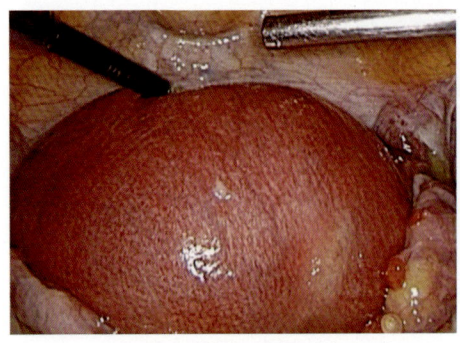
A.子宫表面及宫旁两侧

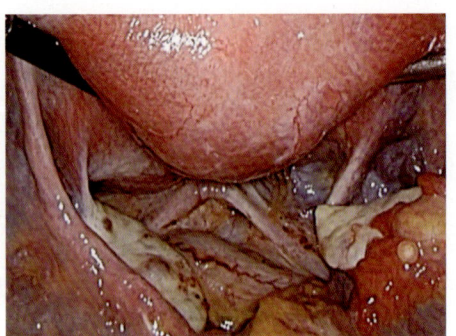
B.直肠子宫陷凹处

图3-2-28　探查盆腔

5. 宫颈环扎

(1) 分离膀胱腹膜反折：提起膀胱腹膜反折，超声刀切开腹膜反折，稍分离膀胱宫颈间隙，显露两侧宫旁组织及血管（图3-2-29）。

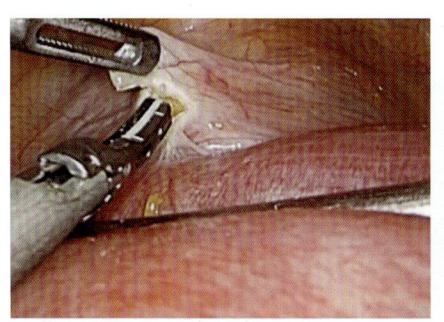
A.提起膀胱腹膜反折

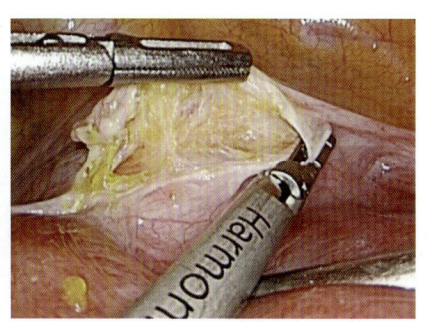
B.切开腹膜反折

图3-2-29 分离膀胱腹膜反折

(2) 宫颈U形缝扎：在体外将环扎带的双针掰直，经Trocar置入盆腔内，定位宫颈峡部外侧和子宫动脉上下行支分叉内侧，紧贴宫颈峡部的无血管区由后向前（或由前向后）垂直进针，自双侧骶韧带宫颈峡部附着处上方进、出针，剪除双针后调整环扎带使其展平，拉紧环扎带，在子宫峡部前（后）方，规范（交叉）打4～6个结，保留环扎带打结线残端1cm（图3-2-30）。

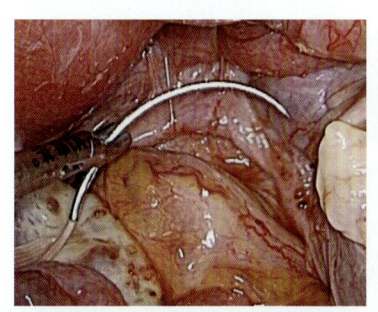
A.在体外稍掰直环扎带的双针

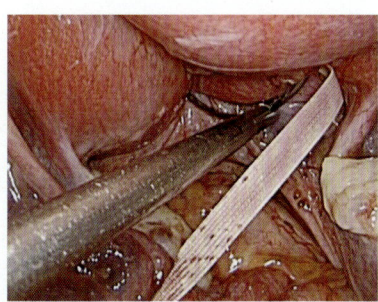
B.左侧骶韧带上方宫颈峡部外侧进针

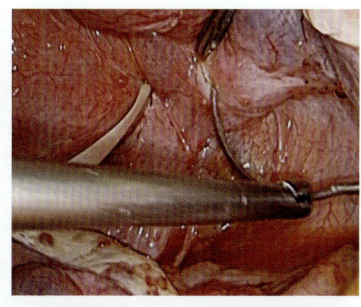
C.右侧骶韧带上方宫颈峡部外侧进针

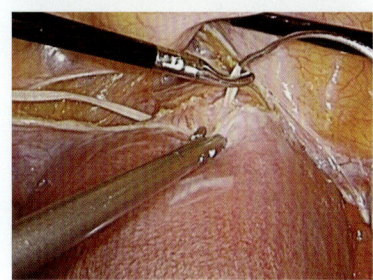
D.两侧出针

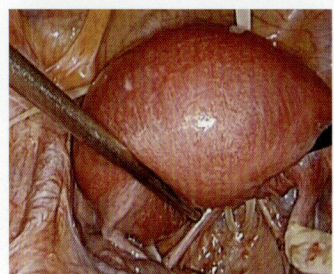
E.调整环扎带使其展平

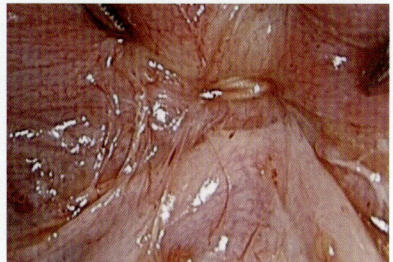
F.拉紧环扎带

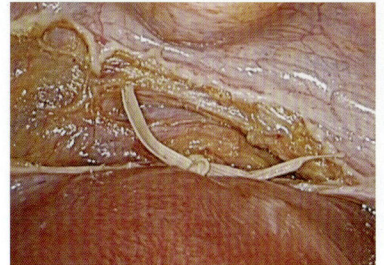
G.子宫峡部前方打结

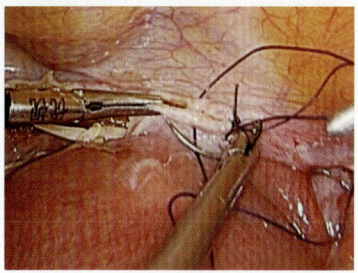
H.关闭腹膜

图3-2-30 非极简式的宫颈环扎术（前方打结）

注意：①如为非孕期的LCC，宫颈环扎带打结收紧前应经阴道留置6.5号Hegar扩条于宫颈内口上方，术毕经阴道抽出该宫颈扩条。②对于有丰富经验的主刀医生，可以进行极简式的腹腔镜下宫颈环扎术。即可在不打开腹膜反折的情况下直接行宫颈峡部环扎术，并将宫颈环扎带于子宫峡部后方打结，以减少对周围脏器及肠管组织的干扰（图3-2-31）。

（3）腹腔镜下检查环扎穿刺点无活动性出血及宫旁血肿形成，最后检查双侧输尿管是否蠕动良好（图3-2-32）。

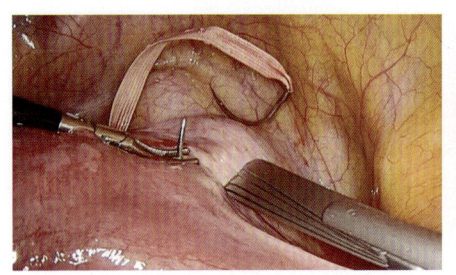
A.不打开腹膜反折

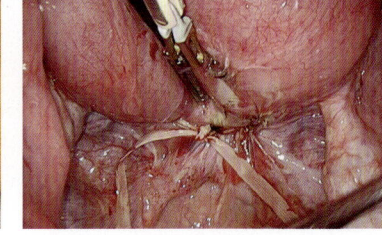
B.子宫峡部后方打结

图3-2-31　极简式的腹腔镜下宫颈环扎术

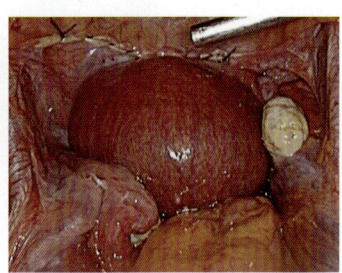
图3-2-32　手术完成后检查

6. 术后处理

术毕，清点核对手术器械数量。留置导尿管24 h，监测患者生命体征、胎心和宫缩情况，送返病房休息。术后给予广谱抗生素预防感染并观察感染指标，早期妊娠环扎术后的患者应监测宫缩同时酌情使用宫缩抑制剂1~2天。

六、注意事项

（1）环扎进针定位：宫颈环扎术进针点靠近宫颈峡部无血管区，同时进入宫颈峡部肌层少许，但不可以穿透宫颈管。

（2）打结技巧：环扎带务必展平调整后打结，环扎带收紧力度适当，如为极简式宫颈环扎术，建议在宫颈峡部后方打结，以降低环扎带切割宫颈峡部的概率，以及对膀胱和肠管组织的干扰。

（3）缝扎选择：缝线选择聚丙烯环扎带，可以选择进行单线或双重缝线缝合，注意进针距离均匀。

（4）术后随访：术后定期超声随访，每2~4周1次，注意超声监测宫颈变化、环扎带的位置，以及环扎带是否切割宫颈峡部肌层，规范产检。如发生宫颈扩张，羊膜囊膨出，可以考虑经阴道再行McDonald环扎术补救。

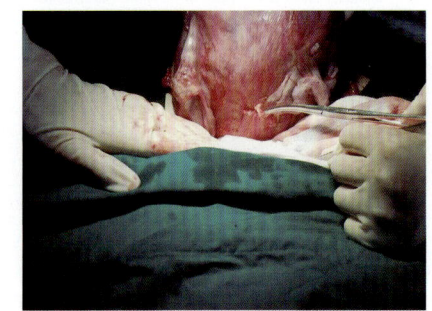
图3-2-33　剖宫产术中见子宫峡部残留宫颈环扎带打结痕迹

（5）拆除环扎带的时机和方法：①如在中孕期发生难免流产或者胎死宫内，可以根据孕周大小选择开腹或腹腔镜下拆除环扎带，等待阴道排胎；②对于已完成生育愿望的患者，可以在行剖宫产术的同时拆除宫颈环扎带；③对于有进一步生育要求的患者，行剖宫产术后可以继续保留宫颈环扎带（图3-2-33）。

（陈高文　李湘元　李映桃）

第三章 正常分娩基本操作

第一节 自由体位分娩

产程中应用运动和改变体位可以对分娩产生积极的效果。自由体位分娩能使产妇更舒适，更符合生理体位，更利于自然分娩，应该鼓励产妇自愿选择舒适的体位进行分娩。

自由体位分娩，是指产妇根据自身情况，如病情、体力、环境、设备等，自愿选择自己感到舒适并能有效促进分娩的体位，如站立位、坐位、蹲位、跪位、侧卧位等，而不是静卧在床或固定某种单一的体位，并且多指除仰卧位以外的体位分娩。

一、自由体位的分类（图3-3-1）

Richard J. Atwood早在1976年就不同分娩体位进行了详细的划分和探讨，分为直立位和非直立位两大部分。

（1）直立位：是指产妇的第3和第5腰椎的连接线几乎垂直于水平线，第3腰椎高于第5腰椎。包括的体位有站位、坐位、蹲位和跪位。

（2）非直立位：指直立体位以外的情况，也就是指产妇的第3和第5腰椎的连接线更趋于水平线。包括的体位有侧卧位、俯卧位、半卧位、手膝位和仰卧位。

现代产科在非直立体位上再发展出以下几种体位：截石位、加强截石位、头低臀高位、双腿垂下体位和侧俯卧位。国内也有学者根据

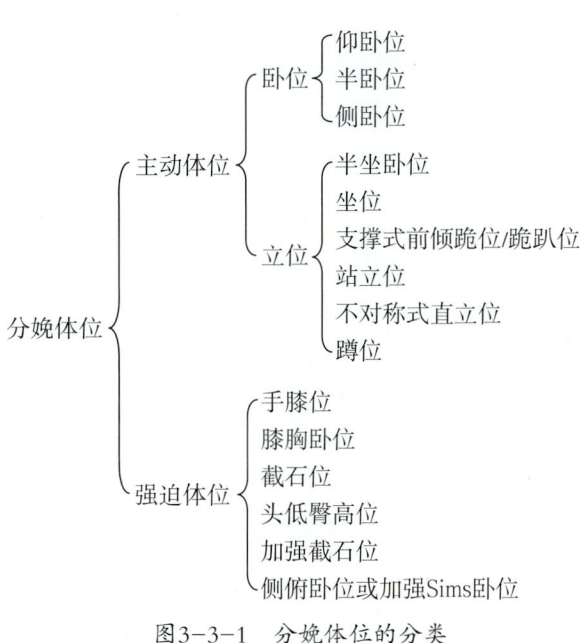

图3-3-1 分娩体位的分类

产妇的自愿选择,进一步探讨了分娩体位的分类,将其分为主动体位和强迫体位。

在临床实践中,只要能促进产程进展,并达到让产妇舒适且不受伤的体位,就是最优的分娩体位。

二、常用的分娩自由体位

(一)侧卧位分娩

1. 体位姿势

侧卧位分娩多采用侧卧弓箭步。产妇侧卧,身体后移,摆正头部,双膝间垫软枕,右脚蹬在产床脚架上,宫缩时产妇保持右腿弯曲、屏气用力,间歇期可放下右腿休息(图3-3-2)。

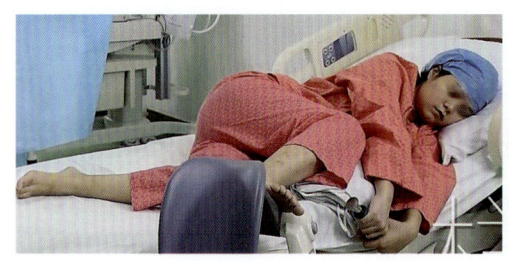
A.示范

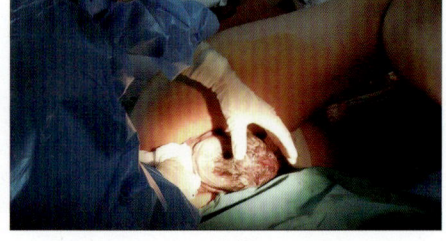
B.分娩

图3-3-2 侧卧位分娩

2. 优点

(1)可改变骨盆形状,轻微打开骶髂关节,增大骨盆空间。

(2)胎儿重力方向与母体产道垂直,可减轻胎头对宫颈和骶尾骨的压迫,有利于在产程进展过快时降低分娩速度。

(3)减少子宫对下腔静脉的压迫,保证胎盘供血,减少胎儿窘迫的发生。

(4)第二产程胎儿下降时有利于骶骨向骨盆后方移位,有助于异常胎方位的胎头旋转。

(5)可改善由仰卧位低血压及脐带受压导致的胎心异常。

(6)会阴放松,可减少会阴撕裂。

(7)适用于使用镇痛药物及较疲惫的产妇。

(8)有助于降低血压,尤其是采用左侧卧位时。

(9)可缓解痔疮及骶骨受压。

3. 缺点

(1)对抗重力,不利于产程进展,胎儿重力方向与母体产道垂直,减轻了胎头对宫颈和骶尾骨的压迫,从而减缓分娩速度,故产程进展缓慢时不宜采用。

(2)长时间侧卧也易导致产妇疲劳,故应及时指导产妇更换体位。

(二)站立位、蹲位分娩

1. 体位姿势

(1)站立位:地面铺一次性垫床纸(防止分泌物过多打滑,可加铺软垫,预防胎儿坠地)。

协助产妇面向产床站立，调整床高至产妇手肘平面，产妇双脚分开与肩同宽。在宫缩时，产妇双手抓住床栏、扶手等支撑物，双腿弯曲向下用力，也可身体前倾，趴在产床上用力（图3-3-3）。

宫缩间歇期可给予产妇背部按摩或指导骨盆摇摆运动；产妇疲惫时可让其坐在椅子上休息，补充体力。

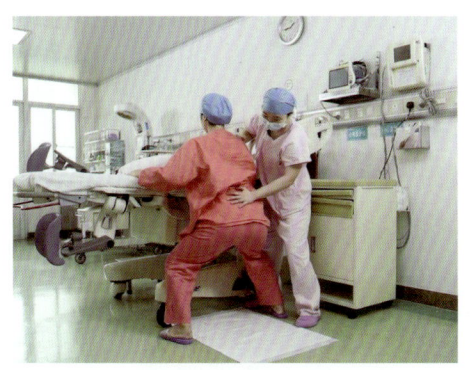
A.直立半蹲位用力

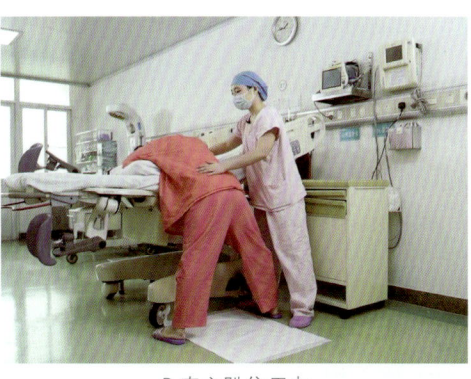
B.直立趴位用力

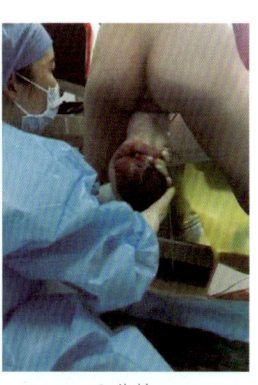
C.分娩

图3-3-3　站立位分娩

（2）蹲位：协助产妇面向产床，双手握住产栏，身体下蹲，双脚分开与肩同宽。可在一两次宫缩后指导产妇站立或坐下休息，以免发生下肢神经性麻木（图3-3-4）。

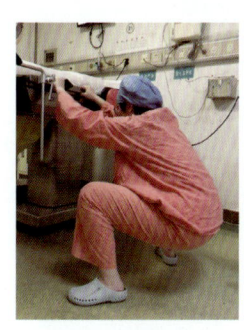
A.用力

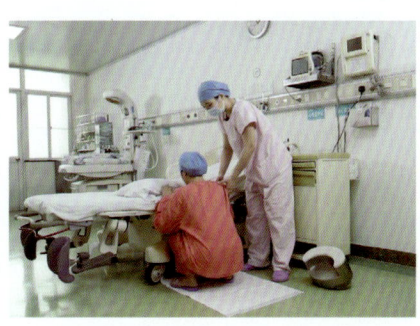
B.休息

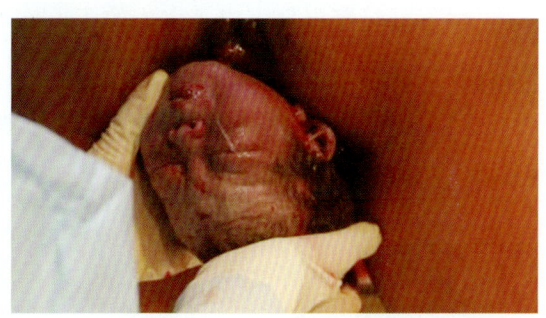
C.分娩

图3-3-4　蹲位分娩

2．优点

（1）有助于借助重力，使胎先露更好地压迫宫颈，从而加强宫缩，促进胎头下降。

（2）与仰卧位及坐位比较，可增大骨盆入口。

（3）调整胎轴与骨盆轴之间的角度，使胎轴与骨盆入口一致。

（4）有助于胎头俯屈，配合骨盆摇摆，有利于促进正枕横位（OT）及正枕后位（OP）内旋转。

（5）减轻宫缩痛及胎先露对骶骨的压迫，从而减轻腰骶部的疼痛。

（6）可增加产妇向下屏气的力量，缩短产程。

（7）增加胎儿供氧量，减少胎儿窘迫的发生。

3．缺点

（1）受体位限制，助产士控制胎头娩出速度较其他体位困难，同时有新生儿坠地风险，助产士多不愿意用此体位接生。

（2）胎儿娩出速度过快，脐带牵拉可能造成子宫内翻及软产道的严重裂伤。

（3）硬膜外麻醉镇痛可能干扰产妇下肢运动神经，不宜同时使用。

（三）跪位分娩

1. 体位姿势

摇高床头大于60°，拉起床栏。产妇双膝跪地或跪于产床上，双脚打开与肩同宽，身体前倾趴在床背上，双手抓住床头。膝下垫软垫或佩戴护膝，减轻膝盖受压。宫缩时，产妇双手抓住床头向下用力，间歇期可指导产妇坐于跪位辅助分娩凳休息（图3-3-5）。

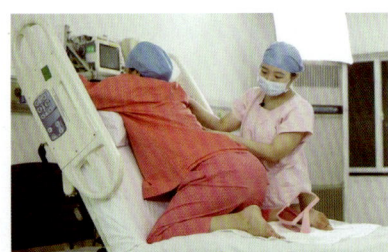

A.示范

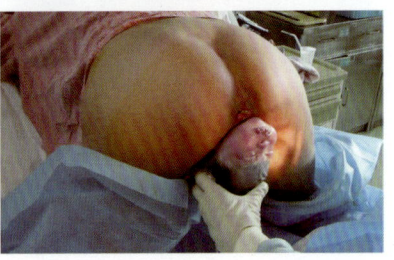

B.分娩

图3-3-5 跪位分娩

2. 优点

（1）跪位时，胎体纵轴和母体骨盆轴一致，有利于借助重力，促使胎头下降，从而加速产程进展。

（2）可缓解脐带受压，减少因脐带受压导致的胎儿缺氧。

（3）与仰卧位、侧卧位及坐位比较，跪位能较大程度增加骨盆入口，有助于枕后位胎儿胎头旋转。

（4）减轻骶尾部疼痛及痔疮的压迫疼痛，缓解分娩疼痛，增加产妇舒适度。

（5）便于产妇骶尾部的按摩及骨盆摇摆运动。

3. 缺点

（1）产妇易疲劳，较难长时间承受膝盖压迫。

（2）硬膜外麻醉镇痛可能干扰产妇下肢运动神经，不宜同时使用。

（四）坐位分娩

1. 体位姿势

在产妇会阴部下方铺垫床纸（防止分泌物过多打滑，地面也可垫上双层水垫，以防胎儿坠地）。产妇坐于分娩椅或分娩凳上，双腿自然分开与地面成90°，双手握住椅子把手，背部可靠在椅背上，也可垂直坐于分娩椅或分娩凳上（图3-3-6）。

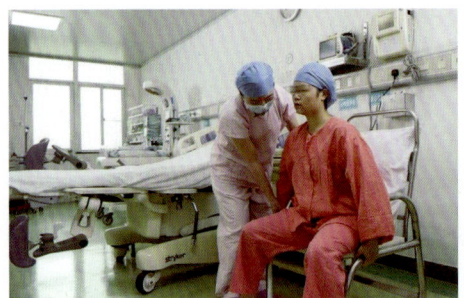

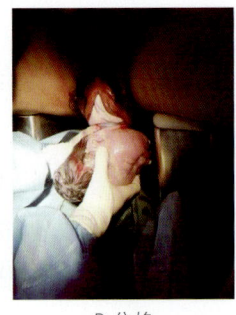

A.示范　　　　　　B.分娩

图3-3-6 坐位分娩

2. 优点

（1）有助于借助重力，加强宫缩效果，缩短第二产程。

（2）可轻微增大骨盆入口，有助于产力的传导，促进胎头下降和异常胎方位的胎头旋转。

（3）可以减轻子宫对腹主动脉及下腔静脉的压迫，改善胎盘循环，减少胎儿窘迫的发生。

（4）有助于减轻腰骶部疼痛，利于产妇休息。

（5）增加舒适度，减轻疼痛，便于肩部、骶部热敷及按摩。

3. 缺点

（1）坐位分娩，胎先露直接压迫会阴体，容易造成严重的会阴撕裂伤。

（2）分娩时间超过1 h，容易导致宫颈及会阴水肿，增加会阴侧切概率及宫颈裂伤的风险。

（梁伟璋　夏华安　胡静　钟演珠　李映桃）

第二节　侧卧位体位纠正胎方位

一、目的

持续性枕横位、持续性枕后位宫口完全扩张之前，或在尝试徒手旋转胎位失败的情况下，产妇取侧卧位或侧俯卧位，有助于枕横位和枕后位的纠正，提高阴道分娩成功率。

二、适应证

持续性枕横位、持续性枕后位。

三、禁忌证

头盆不称或胎儿窘迫，不能经阴道分娩。

四、原理

（1）产妇侧卧位或侧俯卧位时，胎儿的重心及重力作用效果不同。

（2）侧卧位或侧俯卧位时，产妇感到轻松、舒适，姿势可改变骨盆形态，松弛骶髂关节，加长中、下骨盆的径线，故有助于胎儿枕横位和枕后位的旋转。

以ROP（右枕后位）为例，可以利用重力作用，由ROP→ROT（右枕横位）→ROA（右枕前位）→OA（正枕前位）（图3-3-7）。

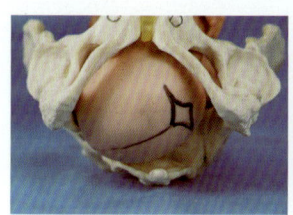
A. ROP

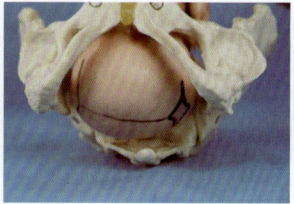
B. ROT

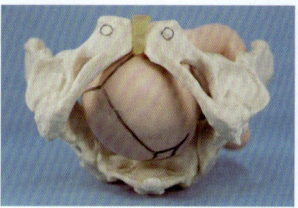
C. ROA

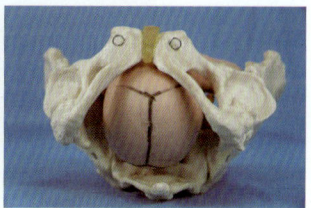
D. OA

图3-3-7　胎位的变化展示

五、操作前准备

1．人员素质要求

初级及以上职称。

2．环境要求

环境整洁安静、布置温馨，可保护隐私。

3．物品准备

病床或多功能产床1张，枕头3个或腰枕（花生枕）3个。

六、操作流程

（一）侧卧位纠正枕后（横）位

（1）产妇取胎儿后囟同侧（胎儿脊柱同侧）的侧卧位，即左枕后位（LOP）或左枕横位（LOT）取左侧卧位，ROP或ROT则取右侧卧位（图3-3-8）。

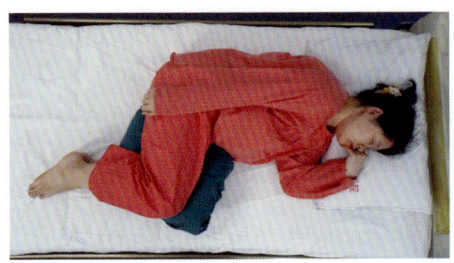 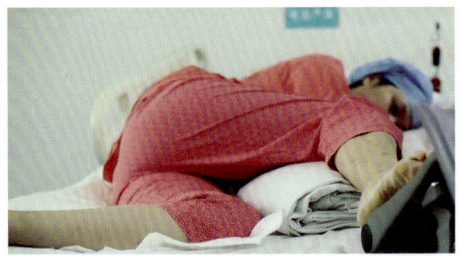

A．单纯侧卧位　　　　　　　　　　　B．一只腿在脚架上

图3-3-8　侧卧位

（2）侧卧位的基本原理：正确侧卧位"胎背朝床"时有助于胎儿从OP位转至OT位。因此，让胎儿呈OP位的产妇向胎儿枕骨方向侧卧15~30 min，可使胎儿转向OT位，然后让产妇转为双膝跪位，身体向前倾斜躺15~30 min，胎头可由OT位转为OA位（图3-3-9）。

（3）以ROP进行右侧卧位为例，操作流程如下：①将床放平或床头稍抬高。孕妇排空膀胱后，取右侧侧卧姿势。②双髋和膝关节屈曲。小腿间可放一个枕头，也可以将上面一条腿抬高或置于腿架上支撑起来（图3-3-10）。

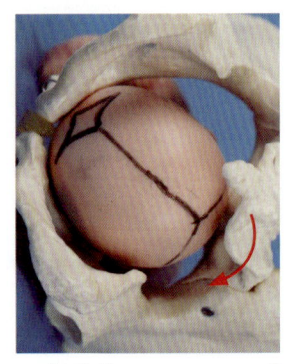 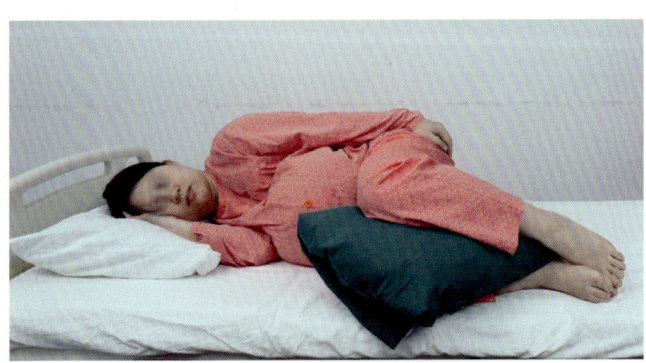

图3-3-9　侧卧位ROP→ROT基本原理　　　　图3-3-10　ROP进行右侧卧位

（二）侧俯卧位（或称改良Sims体位、半俯卧位，即是侧卧位和俯卧位的结合）纠正枕后位

产妇可取对侧侧俯卧位或同侧侧俯卧位（图3-3-11）。

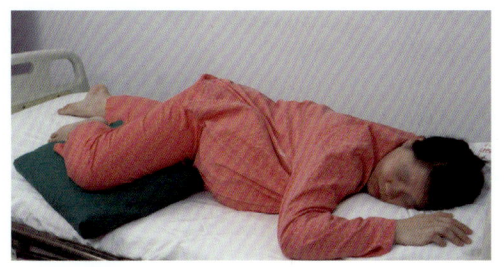
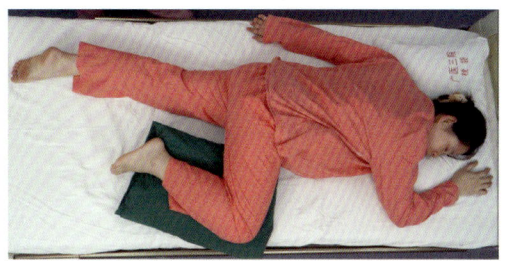

A.侧视角　　　　　　　　　　　　B.俯视角

图3-3-11　侧俯卧位

1. 对侧侧俯卧位

（1）对侧侧俯卧位：胎儿后囟对侧（胎儿脊柱对侧）的侧俯卧位，即LOP或LOT取右侧俯卧位，ROP或ROT则取左侧俯卧位。

（2）对侧俯卧位的基本原理：以ROP为例，产妇取左侧（对侧）的侧俯卧位时，朝胎儿后囟（胎儿脊柱）对侧的方向侧卧，使胎背朝向天花板，下半身呈俯卧位。应维持至少15～30 min。此时产妇的骨盆旋转使耻骨弓较普通侧卧位更贴近床，这种

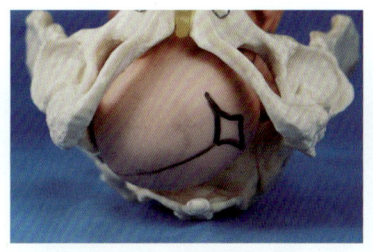
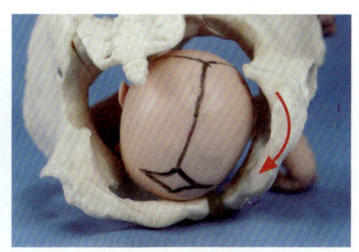

A.平卧位显示　　　　　　B.对侧侧俯卧位显示

图3-3-12　对侧侧俯卧位转胎位原理（ROP→ROT→ROA）

胎儿脊柱重心的改变，有助于胎儿躯干以及胎头转向ROT再向前旋转为ROA（图3-3-12）。

（3）以ROP进行左侧俯卧位为例，操作流程示范如下：①将床放平或床头稍抬高。孕妇排空膀胱后，平躺后转向左侧，呈左侧侧卧至侧俯姿势，头下放一个柔软枕头。②左手臂稍伸展置于身后或屈肘置于身前（以孕妇舒适为主）。左肩向后，右肩向前（上半身向前）。右手曲肘，掌面向下放置在枕头上。③左腿稍向后伸直。右髋和右膝关节均屈曲90°以上。双腿间可用1～2个枕头或花生枕（或花生状分娩球）支撑，减少床垫对膝盖和脚踝的压力。④产妇躯体向床倾斜呈俯趴姿势，腹壁（肚脐）尽量贴于床面，使骨盆与床面呈45°（图3-3-13）。

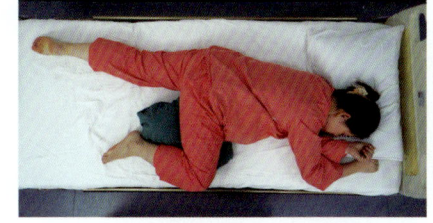
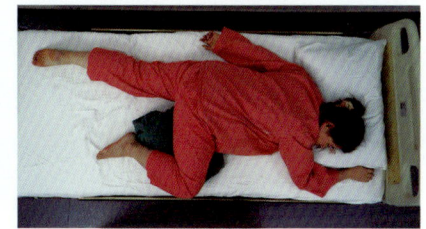

A.下面的手（左手臂）置于身前　　　B.下面的手（左手臂）置于身后

图3-3-13　ROP进行左侧侧俯卧位

2. 同侧侧俯卧位

（1）同侧侧俯卧位：胎儿后囟同侧（胎儿脊柱同侧）的侧俯卧位，即LOP或LOT取左侧的侧俯卧位，ROP或ROT则取右侧的侧俯卧位。

（2）同侧侧俯卧位的基本原理：以ROP为例，产妇取右侧（同侧）的侧俯位时，朝胎儿后囟（胎儿脊柱）同侧的方向侧卧，使胎背同样朝向天花板，下半身呈半俯卧位即可。但此时胎头转向ROT再向前旋转为ROA，旋转的路径更短（图3-3-14）。

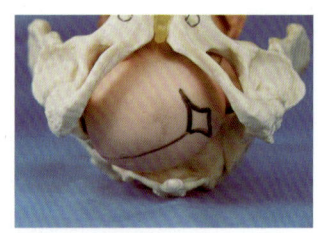

A.平卧位显示

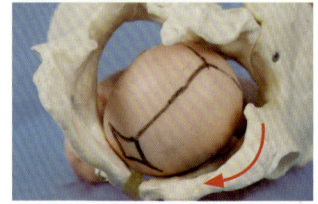

B.同侧侧俯卧位显示

图3-3-14　同侧侧俯卧位转胎位原理（ROP→ROA）

（3）以ROP进行右侧侧俯卧位为例，操作流程示范如下：①将床放平或床头稍抬高。孕妇排空膀胱后，平躺后转向右侧，呈右侧侧卧至侧俯姿势，头下放一个柔软枕头。②右手臂稍伸展置于身后或屈肘置于身前（以孕妇舒适为主）。右肩向后，左肩向前（上半身向前）。左手曲肘，掌面向下放置在枕头上。③右腿稍向后伸直。左髋和左膝关节均屈曲90°以上。双腿间可用1~2个枕头或花生枕（或花生状分娩球）支撑，减少床垫对膝盖和脚踝的压力。④产妇躯体向床倾斜呈俯趴姿势，腹壁（肚脐）尽量贴于床面，使骨盆与床面呈45°（图3-3-15）。

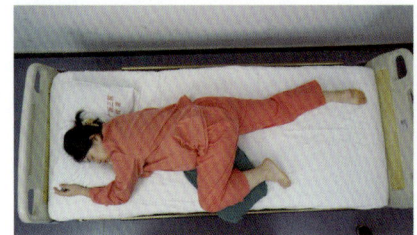

A.下面的手（右手臂）置于身前

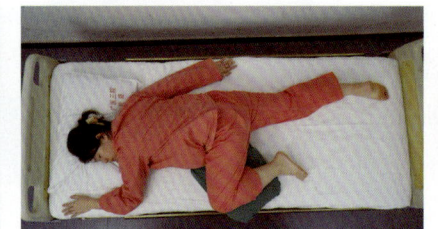

B.下面的手（右手臂）置于身后

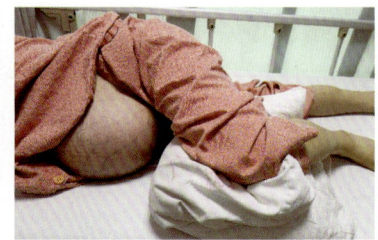

C.肚脐贴床

图3-3-15　ROP进行右侧侧俯卧位

（三）加强Sims体位

步骤同改良Sims体位（左侧卧位同时垫高左髋），并用枕头等支撑抬高产妇的下臀部，使髋部稍内旋（图3-3-16）。

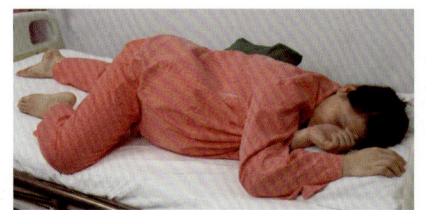

A.下面的手在前面

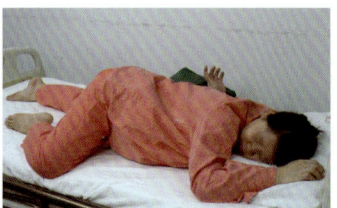

B.下面的手在后面

图3-3-16　左侧卧位加强Sims体位

以进行左侧卧位加强Sims体位为例：①将床放平或床头稍抬高。孕妇排空膀胱后，平躺后转向左侧，呈左侧侧卧至侧俯姿势，头下放一个柔软枕头。②左手臂稍伸展置于身后或曲肘置于身前（以孕妇舒适为主）。左肩向后，右肩向前（上半身向前）。右手曲肘，掌面向下放置在枕头上。③左腿稍向后伸直。右髋和右膝关节均屈曲90°以上。用枕头支撑抬高产妇的下臀部，并使髋部稍内旋。④产妇躯体向床倾斜呈俯趴姿势，腹壁（肚脐）尽量贴于床面，使骨盆与床面呈45°。

七、注意事项

（1）孕产妇不能久卧，要灵活变换体位，注意监测胎心的变化，当胎动过多或减少，或者胎心异常时，要即刻改变体位。

（2）产妇由于疼痛或不适，可调整或采用其他体位（应告知该体位有利于产程进展，产妇也许会愿意接受）。

（3）侧卧1 h以上产程无进展，应再次评估产程。

（4）髋关节或膝关节畸形且活动范围受限的产妇应避免使用侧卧位或侧俯卧位。

（梁伟璋　李映桃　胡静　钟演珠）

第三节　头位接生技术

正常分娩是指妊娠37～41^{+6}周的孕妇自然临产，产程进展正常，胎儿以头位自然娩出，且分娩后母儿状态良好的分娩。头位接生技术是产科最常用的基本技术。医护人员上岗前需要进行技术强化培训。培训可以在实操工作坊进行，使用仿真分娩模型。

一、目的

协助产妇完成正常分娩接生过程。

二、适应证

妊娠晚期，有阴道分娩条件，宫口开大3～6 cm时进入产房待产分娩。

三、禁忌证

无阴道分娩条件。

四、头位分娩机制

分娩机制指胎儿先露部随骨盆各平面的不同形态，被动地进行一连串的适应性转动，以其最小径线通过产道的全过程。以LOA（枕左前位）示范枕先露的分娩机制为例（图3-3-17）。了解分娩机制对产程的观察、异常分娩的评估和医疗管理至关重要。

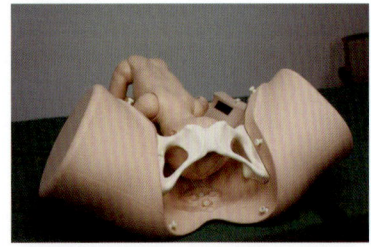
A.入盆前胎头高浮

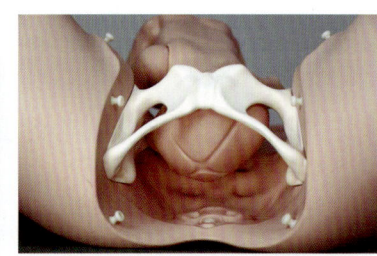
B.衔接（胎头颅骨最低点达坐骨棘）

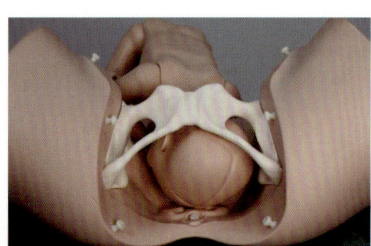
C.俯屈并下降至中骨盆

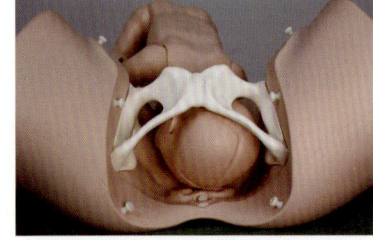
D.内旋（矢状缝与中骨盆前后径一致）

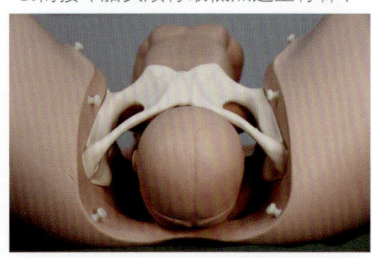
E.仰伸（以枕骨为支点）

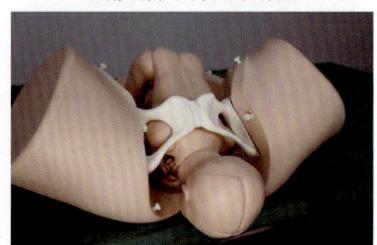
F.胎头娩出（双肩径在骨盆入口横径上）

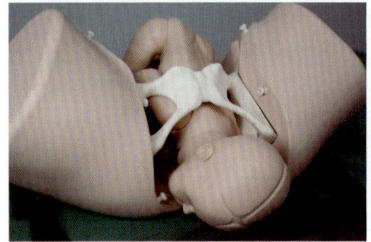
G.复位（双肩径在骨盆入口左斜径上）

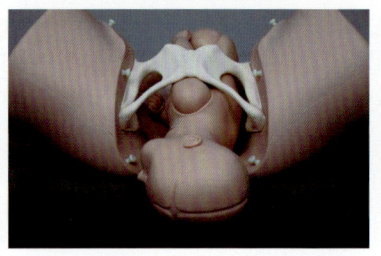
H.外旋（双肩径与骨盆出口前后径一致）

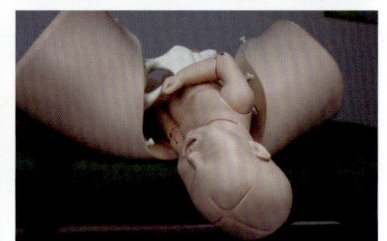
I.前后肩娩出，随后胎儿娩出

图3-3-17　LOA的分娩机制

五、操作前准备

1．人员素质要求

初级及以上职称。

2．环境要求

环境整洁安静、布置温馨，可保护隐私。

3．物品准备

（1）产包：①敷料，包括臀巾、裤腿套、手术衣、大孔巾、中单、小单、纱块和有尾纱若干；②器械，包括聚血盘1个、小杯2个、持针器1把、小直钳4把、会阴侧剪1把、弯剪1把、有齿镊和无齿镊各1把、2-0和4-0可吸收缝线若干、脐圈或脐夹、护脐敷料贴和洗耳球各1包（个）。（图3-3-18）

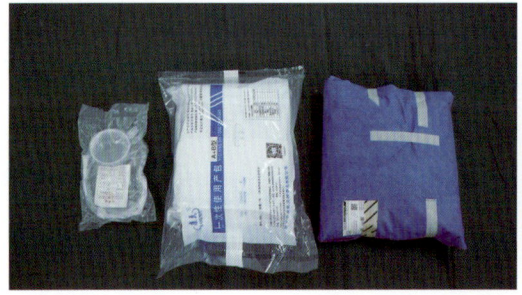 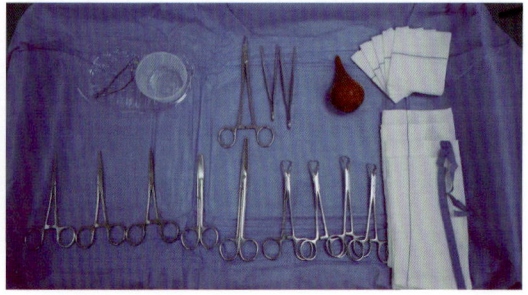

图3-3-18　产包

（2）消毒用品：0.5%碘伏、75%乙醇、0.1%~0.2%碘伏、2%~3%碘酊各1瓶、棉签1包。

（3）麻醉用品：2%利多卡因10 mL、0.9%生理盐水10 mL各1瓶，10 mL或20 mL注射器、会阴阻滞麻醉穿刺针各1个（图3-3-19）。

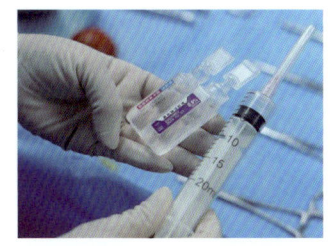

图3-3-19　麻醉用品

（4）产科药物用品：缩宫素10 U、麦角新碱0.2 mg、卡前列素氨丁三醇250 μg各1瓶。

（5）新生儿复苏用品：新生儿复苏台、导管、导管芯、简易呼吸球囊、合适的面罩、T组合、负压吸引器（调节压力<100 mmHg）、吸引连接管、吸痰管、氧气、装上合适叶片的喉镜片各1台（个）（图3-3-20）。

（6）其他：无影灯、无菌手套、分娩模型。

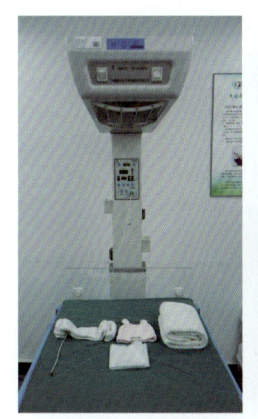 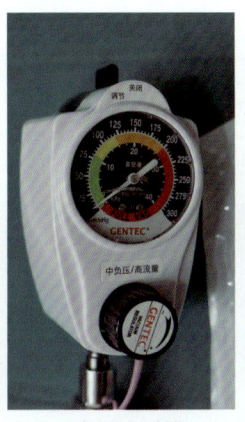 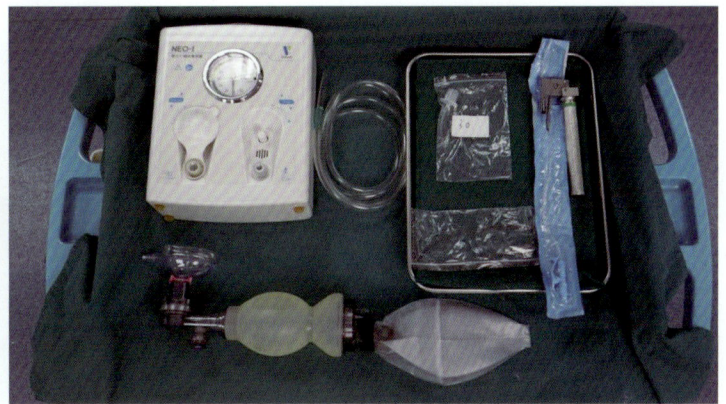

A.新生儿复苏台　　B.负压吸引器　　C.其他新生儿复苏用品

图3-3-20　新生儿复苏用品

4．操作者准备

（1）确认患者信息，核实产程进展和胎方位，密切监测胎心。指导产妇用力。术前评估，术前沟通。

（2）初产妇宫口开全、胎头拨露2~3 cm或经产妇宫口扩张6 cm且宫缩规律有力时，将产妇送至分娩室，准备接生。协助产妇呈仰卧位或半卧位，双腿屈曲分开呈膀胱截石位（国内常用膀胱截石位分娩，也可采用蹲位、跪位、站立位或趴位分娩）。

（3）打开新生儿复苏台，设定辐射温度，连接T组合，吸痰管接负压吸引器，调节压力<100 mmHg。

（4）洗手，戴帽子、口罩。

（5）常规外阴消毒，必要时导尿。

（6）外科刷手并穿手术衣，戴无菌手套。

六、操作流程

1. 清点用物

打开产包，摆放器械，添加所需药物和消毒用品，双人清点用物。

2. 铺巾

（1）打开臀巾，垫于产妇臀下。

（2）穿裤腿套。

（3）铺大孔巾或中单，孔的下缘位于会阴后联合水平，注意需遮盖肛门。

（4）新生儿复苏台上铺无菌中单。

3. 麻醉

20 mL注射器抽取2%利多卡因10 mL和0.9%生理盐水10 mL，用会阴阻滞麻醉穿刺针，行双侧会阴阻滞麻醉（图3-3-21）。

4. 控制胎头娩出速度的时机

待胎头拨露至会阴后联合紧张时，保护会阴，控制胎头娩出速度，防止会阴裂伤（图3-3-22）。

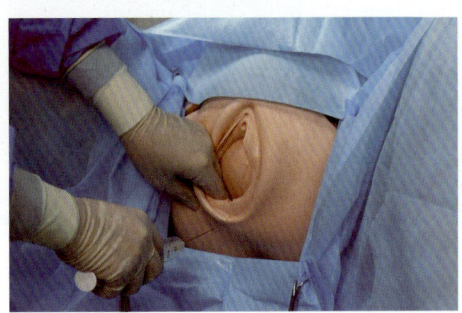
图3-3-21 会阴阻滞麻醉

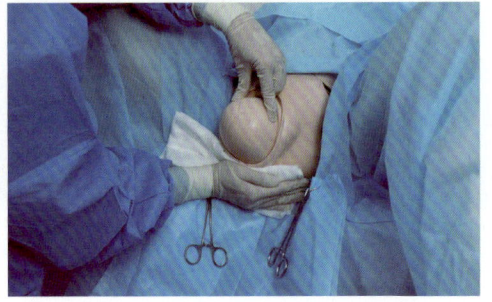
图3-3-22 控制胎头娩出速度的时机

5. 保护会阴

接生者右手手掌及大鱼际紧贴于产妇会阴体中心处（须露出会阴后联合边缘，以便观察会阴紧张程度），根据产妇用力情况，适时向内上方托压，同时左手应下压胎头枕部帮助胎头俯屈，或仅以单手控制胎头娩出速度来保护会阴。宫缩间歇期保护会阴的右手可稍放松，同时和产妇沟通，让产妇配合用力。控制胎头娩出速度，以每次用力时胎头娩出直径增大不超过1 cm为宜。必要时行会阴切开术（图3-3-23）。

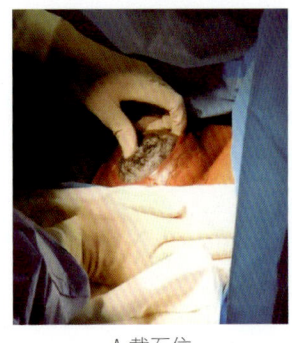
A.截石位

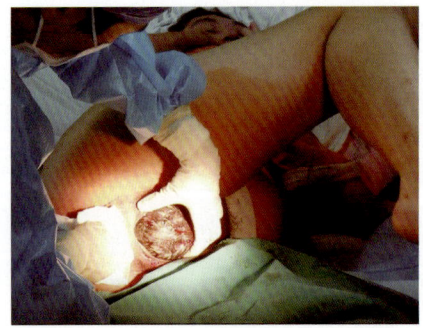
B.侧卧位

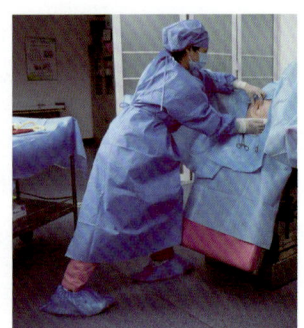
C.弓箭步保护会阴

图3-3-23 保护会阴控制胎头娩出速度

6. 协助娩出胎儿（截石位分娩体位示范）（图3-3-24）

（1）当宫缩胎头拔露时向上、向内用力，左手四指并拢向下轻压以协助胎头俯屈。

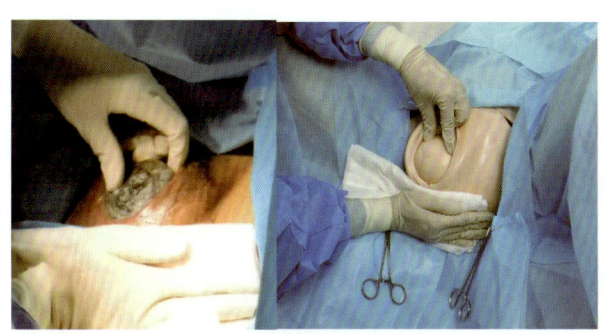
A. 协助胎头俯屈

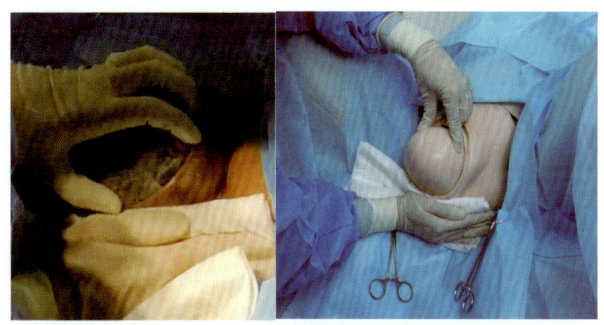
B. 胎头仰伸并缓慢娩出

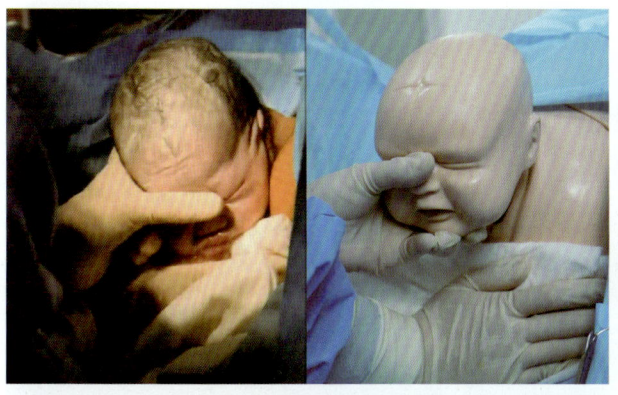
C. 挤出新生儿口鼻内黏液和羊水

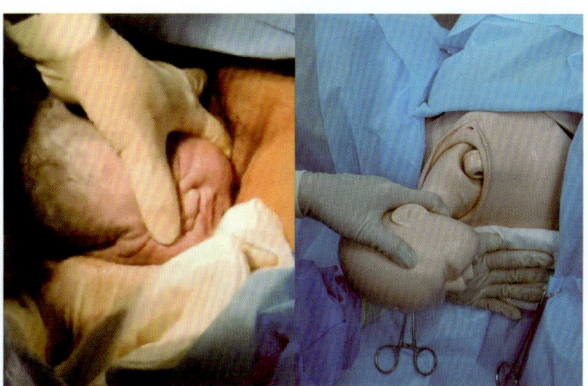
D. 复位并外旋

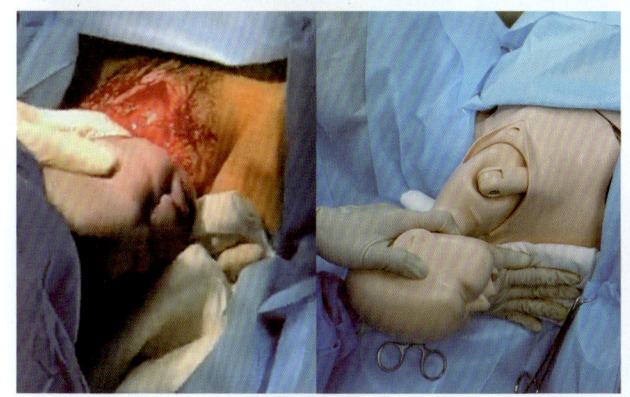
E. 娩出前肩

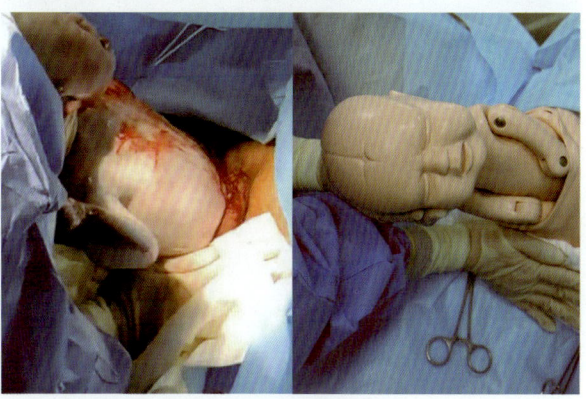
F. 娩出后肩和胎体

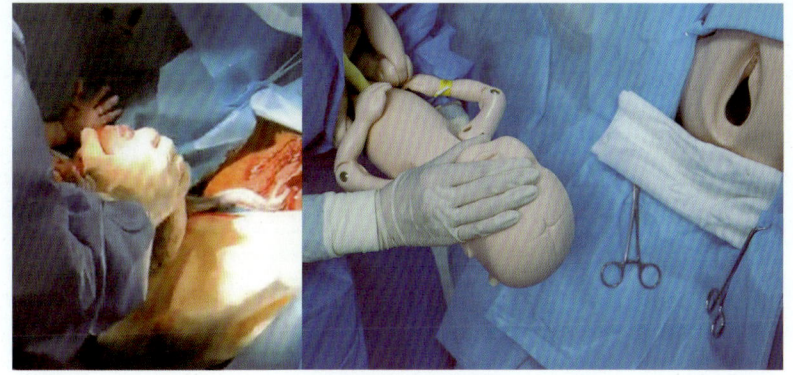
G. 清理新生儿呼吸道

图3-3-24　协助娩出胎儿

（2）胎头枕部露出耻骨弓时，左手协助胎头仰伸，使胎头缓慢娩出。顺序娩出额、鼻、口、颏，挤出新生儿口鼻内黏液和羊水。

（3）待胎头自然复位后，在胎儿下降过程中协助胎头外旋转。

（4）待胎头完全娩出后，不急于娩肩，等待下一次宫缩。

（5）先后娩出胎儿前肩、后肩：宫缩时，双手托住胎头，叮嘱产妇均匀用力娩出前肩，娩肩时注意不要用力下压，以免增加会阴裂伤程度。胎儿前肩娩出后，双手托住胎头轻轻上抬缓慢娩出后肩，产力较大的产妇娩后肩时，叮嘱其暂不用力。

（6）胎儿双肩娩出后，保护会阴的手方可放松，双手协助娩出胎体。

（7）助手在胎儿娩出前肩时开始静滴缩宫素10 U或在胎儿娩出后立即肌注缩宫素10 U，以加强子宫收缩。

7．处理脐带（图3-3-25）

胎儿娩出后，怀抱或放置胎儿于未剥离的胎盘同一水平位，接生者手摸脐带，等待搏动减弱或停止时再进行断脐。抽取脐动脉血1 mL做血气分析。胎膜早破者抽取脐静脉血做细菌培养。

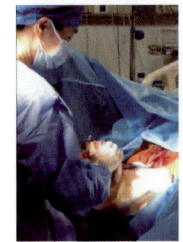
A.延迟断脐

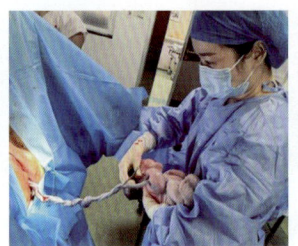
B.第一次断脐

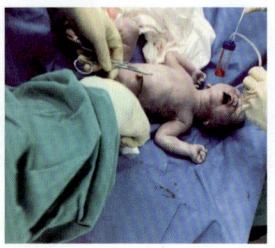
C.第二次断脐

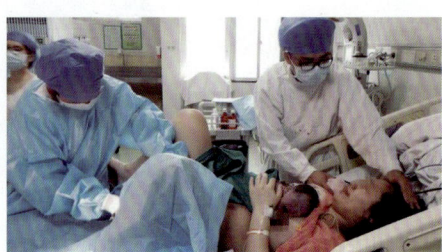
D."袋鼠"护理

图3-3-25　断脐和新生儿护理

（1）第一次断脐：在距脐根部15～20 cm处用2把血管钳（小直钳）钳夹，在两钳之间剪断脐带；抱新生儿置于复苏台上，擦干、保暖，清理呼吸道，进行新生儿阿普加（Apgar）评分。根据具体情况协助新生儿复苏。待新生儿大声啼哭后，方可处理脐带。

（2）第二次断脐：将套有脐圈的小直钳在距脐根部1～1.5 cm处钳夹脐带，断脐，残端消毒，用护脐敷料贴包好。也可用脐带夹代替脐圈结扎（图3-3-26）。

（3）新生儿其他处理（助手操作）：新生儿体格检查、新生儿按足底印、母亲按拇指印、系新生儿手腕带和填写标识卡。可让新生儿置于母亲怀抱中早接触和早吸吮。

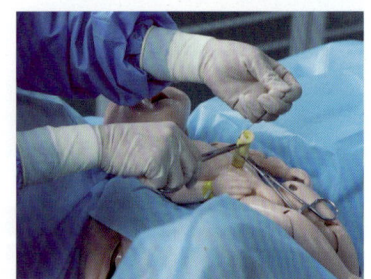

图3-3-26　脐圈结扎

8．协助娩出胎盘

子宫收缩变硬呈球形，宫底上升达脐部，阴道流血增多，按压子宫下段脐带不回缩，并伸长；胎盘娩出时，向同一方向旋转至胎膜排出，或弯钳协助排出（图3-3-27）。

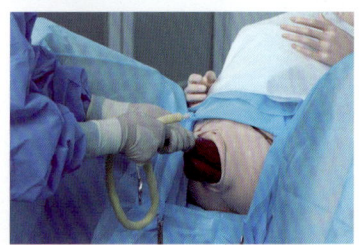

图3-3-27　协助娩出胎盘

9. 检查胎盘和胎膜（图3-3-28、图3-3-29）

将胎盘铺平，检查胎盘、胎膜是否完整，测量胎盘重量、面积和脐带长度。双人查对胎盘。

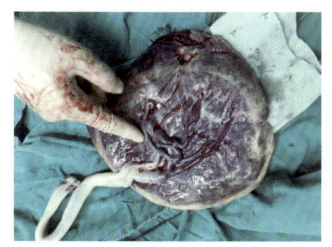
A.胎盘子面

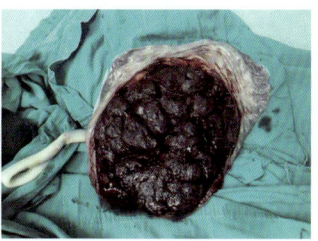
B.胎盘母面

图3-3-28 检查胎盘和胎膜

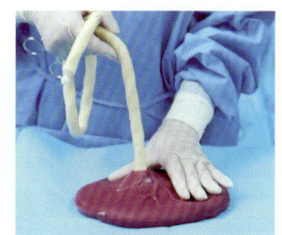
A.检查胎盘子面

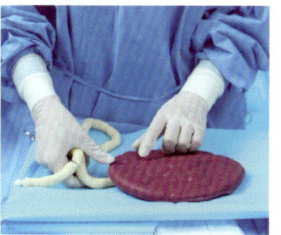
B.检查胎盘母面

图3-3-29 检查胎盘和胎膜（模型）

10. 检查软产道（图3-3-30、图3-3-31）

先按压宫底，了解宫缩和观察阴道流血情况。

如有急产、巨大儿、异常阴道流血等异常情况，必须应用窥宫包，详细检查宫颈有无裂伤和出血。然后将有尾纱塞入宫颈处，以利于检查阴道壁及侧切伤口有无裂伤、出血和血肿形成等。

11. 缝合伤口（见本篇第三章第四节）（图3-3-32）

根据软产道裂伤情况，按层次缝合伤口。擦净伤口周围及外阴部血渍，消毒伤口。最后进行肛门检查。

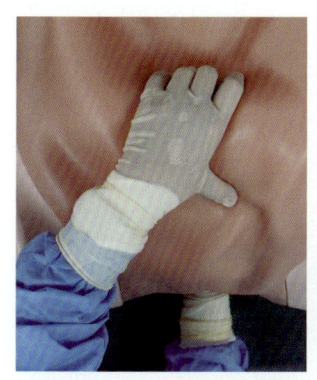
图3-3-30 按摩子宫

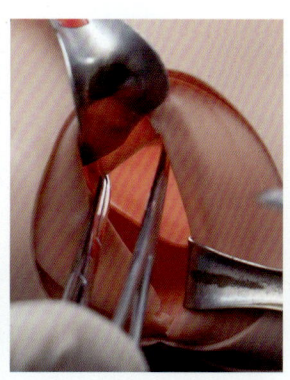
图3-3-31 检查宫颈

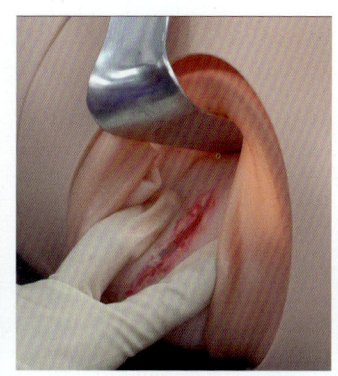
A.缝合阴道黏膜

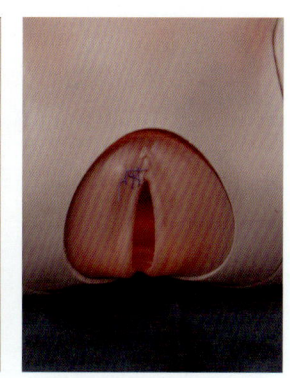
B.缝合外阴

图3-3-32 缝合伤口

12. 接生完毕后护理

（1）双人清点用物，分类处理医疗废弃物，书写分娩记录。

（2）协助产妇垫好产褥垫或卫生巾，更衣盖被、关心产妇，确保产妇体位舒适。

（3）观察产后的一般情况：测量血压和脉搏，注意子宫收缩、宫底高度、膀胱是否充盈、阴道流血量、会阴和阴道是否有血肿等，如有异常及时处理。产后2h后，将产妇和新生儿送回产后病房。

七、注意事项

（1）鼓励和安慰产妇，陪伴分娩。

（2）按分娩机制协助胎儿娩出，控制胎儿娩出速度，预防会阴裂伤和新生儿产伤发生，预防肩难产发生。

（3）胎头娩出后，若发现脐带绕颈，可以将脐带从胎儿头顶滑出，或脐带过紧张者，用2把血管钳钳夹脐带，断脐后娩出胎头。

（4）协助胎盘娩出，注意胎盘自然剥离征象，防止暴力牵引及子宫内翻的发生。

（5）胎盘自然娩出后，检查胎盘，注意检查母面有无胎盘小叶缺损，子面边缘有无血管断裂，避免胎盘残留或副胎盘残留。

（6）当胎儿前肩娩出时，可肌肉注射麦角新碱0.2 mg或缩宫素10 U，并同时给予缩宫素10~20 U静脉滴注，增强宫缩，促使胎盘剥离与娩出及子宫血窦关闭，预防产后出血。

（李映桃　胡静　钟演珠　梁伟璋）

第四节　会阴裂伤分类及缝合技术

分娩导致的会阴裂伤十分常见，85%以上的妇女阴道分娩后会发生会阴裂伤，高达2/3的需要缝合，高达30%的女性遭受产后肛门括约肌损伤（obstetric anal sphincter injury，OASI）。

胎儿娩出后，常规检查软产道是否有裂伤，特别是在阴道助产后。主要检查内容：宫颈、阴道及会阴。软产道裂伤分类如下：

（1）宫颈裂伤：裂伤常发生在宫颈3点处与9点处，有时可上延至子宫下段、阴道穹隆，亦可能损伤膀胱，偶可见子宫颈阴道部环形撕裂脱落。

（2）阴道裂伤：多发生在阴道后壁，可延至阴道侧沟，甚至达阴道穹隆。检查者用中指、示指压迫会阴切口两侧，仔细查看会阴切口顶端及两侧有无裂伤及裂伤程度，有无活动性出血。

（3）会阴裂伤：可能在阴道分娩时自发发生，或为方便分娩而有意做的手术切口（会阴切开术）。会阴切开和自发裂伤也有可能同时发生。国内专家组和RCOG等多个学术组织均推荐统一会阴裂伤的分度标准（表3-3-1）。

表3-3-1　会阴裂伤分度标准

裂伤分度		描述
Ⅰ度		会阴部皮肤和/或阴道黏膜损伤
Ⅱ度		有会阴部肌肉损伤、但无肛门括约肌损伤
Ⅲ度	Ⅲa	肛门外括约肌裂伤厚度≤50%
	Ⅲb	肛门外括约肌裂伤厚度＞50%
	Ⅲc	肛门外括约肌和肛门内括约肌均受损
Ⅳ度		肛门内外括约肌及肛门直肠黏膜均发生损伤
钮孔状裂伤		无肛门括约肌受累的直肠黏膜裂伤

一、目的

（1）止血。

（2）逐层缝合，恢复损伤组织解剖关系。

二、适应证

软产道裂伤。

三、禁忌证

无绝对禁忌证。

四、操作前准备

1．人员素质要求

Ⅰ度、Ⅱ度会阴裂伤要求初级及以上职称；Ⅲ度、Ⅳ度会阴裂伤要求高年资主治医师或副主任医师及以上，必要时需胃肠外科医师会诊协助完成操作。

2．环境要求

环境整洁安静、布置温馨，可保护隐私。

3．模拟演练物品准备

（1）器械准备：窥宫包，包括阴道上下叶拉钩1套、一次性肛管1个、无齿卵圆钳4把、持针器1把、线剪1把、长镊1把、齿镊1把、止血钳2把、Allis钳2把、小圆针和三角针数个（图3-3-33）、缝线（2-0、3-0、4-0可吸收缝线或7号、4号和1号丝线）若干、纱布（有尾纱条若干）等。

（2）消毒用品：0.5%碘伏1瓶、妇科棉签2包。

（3）麻醉用品：2%利多卡因10 mL、0.9%生理盐水10 mL、22号穿刺针、10 mL或20 mL注射器各1瓶（个）。

（4）其他：无影灯、无菌手套若干。

（5）会阴裂伤模型（图3-3-34）。

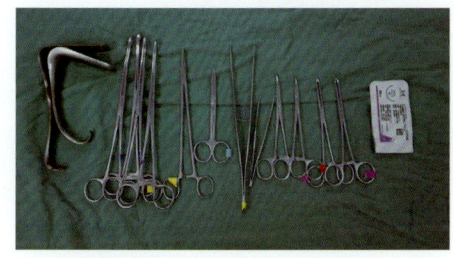

图3-3-33　缝合器械准备

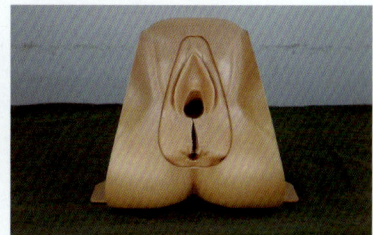

图3-3-34　会阴裂伤模型

4．患者准备

（1）取膀胱截石位。

（2）排空膀胱。

（3）已经签署规范的知情同意书。

（4）必要时术前开放静脉通路。

5. 操作者准备

（1）确认患者信息，监测患者生命体征，术前评估，术前沟通。

（2）协助患者取膀胱截石位。

（3）外科刷手，穿手术衣，戴无菌手套。

（4）铺无菌中单及大孔巾。

（5）麻醉：阴部神经阻滞麻醉、会阴局部浸润麻醉、硬膜外麻醉。

五、操作流程

（一）Ⅰ度会阴裂伤修补术

（1）阴道黏膜用2-0可吸收缝线连续或间断缝合（图3-3-35）。

（2）用1号丝线间断缝合或用4-0可吸收缝线皮内缝合皮肤（图3-3-36）。

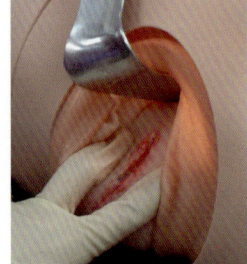
A.阴道黏膜裂伤

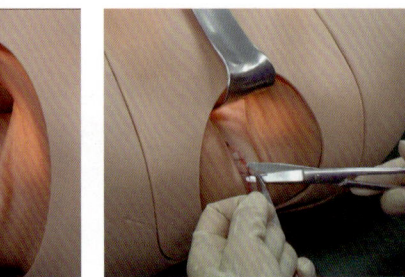
B.间断缝合

图3-3-35　Ⅰ度会阴裂伤修补术

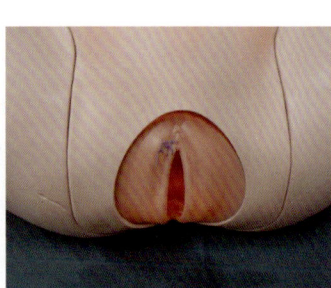
图3-3-36　外阴皮肤裂伤缝合后

（3）Ⅰ度会阴裂伤皮肤丝线缝合者，可于术后3～4天拆线，拆线时核对缝合针数。

（二）Ⅱ度会阴裂伤修补术

（1）造模：用手术刀行会阴正中切开，露出裂伤的皮下及肌肉（图3-3-37）。

（2）用2-0可吸收缝线间断缝合肌层，缝合时应注意创面底部勿留死腔（图3-3-38）。

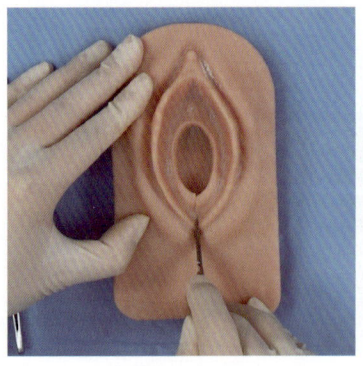
A.会阴正中切开

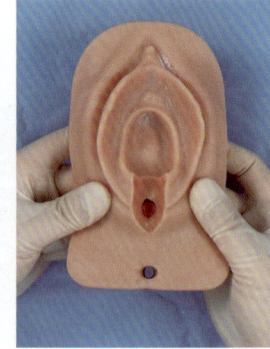
B.会阴Ⅱ度裂伤模型

图3-3-37　造模

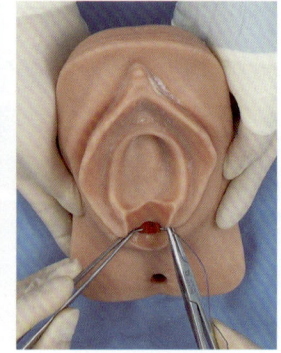
图3-3-38　缝合会阴肌层

（3）用2-0可吸收缝线间断缝合皮下（图3-3-39）。

（4）从裂伤口顶端上方0.5 cm处，用2-0可吸收缝线间断或连续缝合阴道黏膜（图3-3-40），两侧距切缘0.5 cm，针距0.5~0.8 cm。

（5）用4-0可吸收缝线皮内缝合或1号丝线间断缝合会阴皮肤（图3-3-41）。

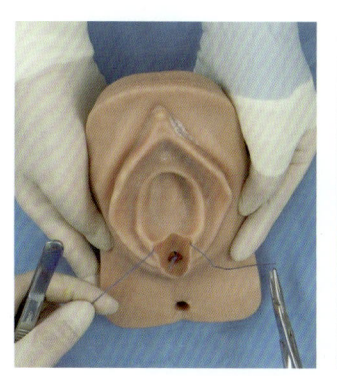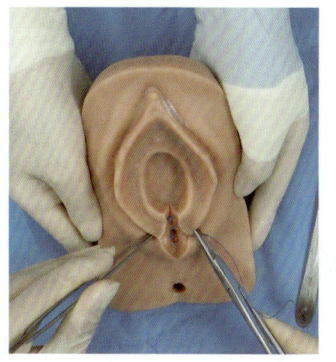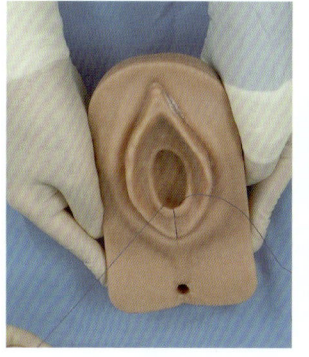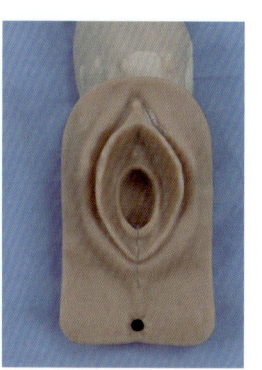

图3-3-39　缝合会阴皮下　　　图3-3-40　缝合阴道黏膜　　图3-3-41　皮内缝合会阴皮肤

（6）再次检查伤口对合情况、有无渗血及血肿，做肛门检查。

（7）擦净伤口周围及外阴部血渍，消毒伤口。

（8）Ⅱ度会阴裂伤皮肤丝线缝合者，术后4天拆除缝合丝线，拆线时核对缝合针数。

（三）Ⅲ度会阴裂伤修补术

（1）造模：用手术刀行会阴正中切开，保留肛门的完整性，露出皮下及肌肉。检查肛门的情况，对裂伤进行分度（图3-3-42）。

（2）辨识肛门括约肌：用Allis钳寻找、提出与拉拢肛门括约肌的两个断端，肛门检查时感觉肛门括约肌收缩力，确认肛门括约肌（图3-3-43）。

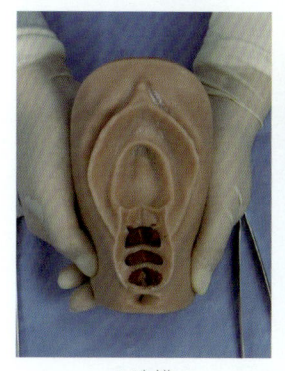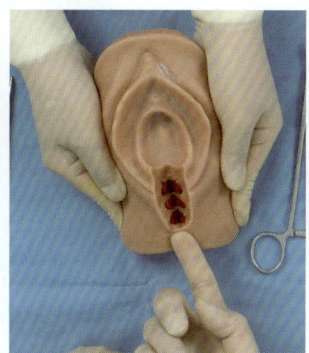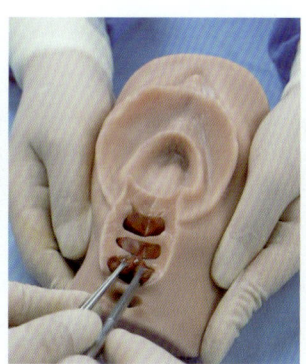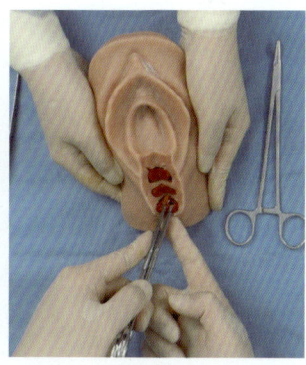

A.造模　　　B.检查肛门的情况　　　A.寻找肛门括约肌的两个断端　　B.肛门检查确认肛门括约肌

图3-3-42　Ⅲ度会阴裂伤模型　　　　　图3-3-43　辨识肛门括约肌

（3）缝合断裂的肛门括约肌：以2-0可吸收缝线间断缝合2~4针，进行端—端缝合（图3-3-44、图3-3-45）。

（4）缝合会阴体肌层：用2-0可吸收缝线间断缝合肛提肌，会阴深、浅横肌及球海绵体肌等组织（图3-3-46）。

（5）逐层缝合阴道黏膜、皮下组织及会阴皮肤（同Ⅱ度会阴裂伤修补术）（图3-3-47、图3-3-48）。

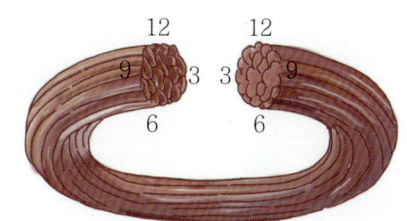

图3-3-44　肛门括约肌端—端缝合示意图

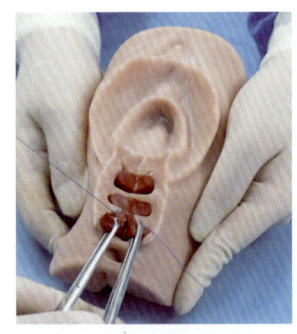 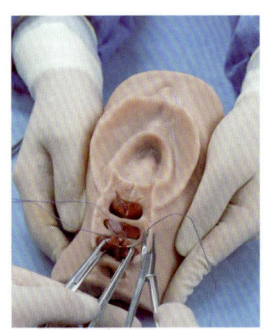 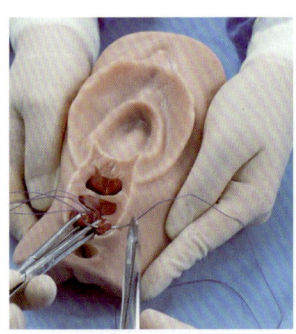 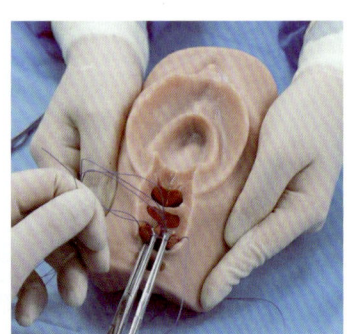

A.缝合第1针　　　　　B.缝合第2针　　　　　C.缝合第3针　　　　　D.缝合第4针

图3-3-45　缝合断裂的肛门括约肌

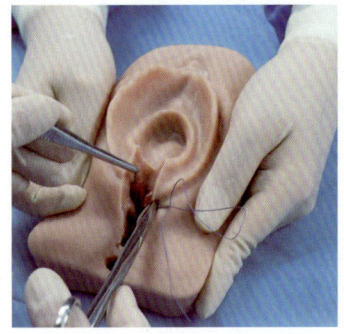 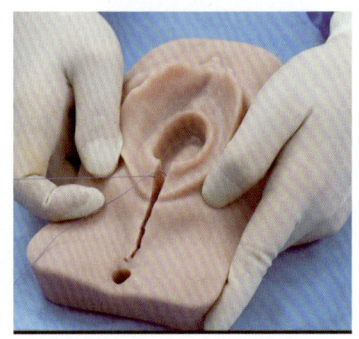 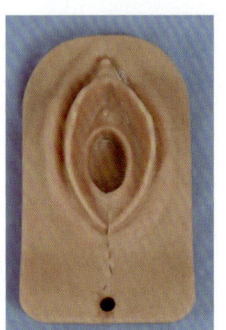

图3-3-46　缝合会阴体肌层　　　图3-3-47　缝合皮下　　　图3-3-48　缝合完成

（四）Ⅳ度会阴裂伤修补术

（1）检查裂伤的解剖关系：用有尾纱条填塞阴道，助手用阴道上下叶拉钩暴露伤口，仔细辨认裂伤部位及解剖关系。缝合前用碘伏彻底清洁会阴黏膜及直肠两侧间隙，修整直肠、阴道及会阴破损边缘，采用电凝止血以减少异物刺激。活动性出血的血管应单独结扎。肛门指检检查直肠壁的裂伤程度（图3-3-49）。

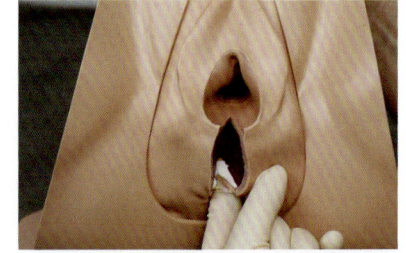

图3-3-49　检查裂伤的解剖关系

（2）缝合直肠前壁裂伤：Ⅳ度会阴裂伤（直肠壁撕裂）时，直肠裂口内松松塞入一条无菌纱布或一次性肛管（无肛管的基层单位可选择注射器筒代替）（图3-3-50A），确定伤口的顶端，自伤口顶端开始缝合，以3-0可吸收缝线+小圆针间断内翻缝合直肠黏膜下及肌层组织（勿穿过直肠黏膜层），边缝合边退纱布（或一次性肛管），时刻注意缝线勿穿过直肠黏膜（图3-3-50B），间断缝合肛门内括约肌和直肠膈（图3-3-51）。

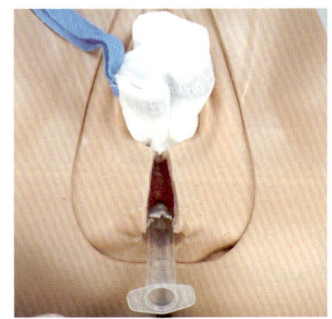 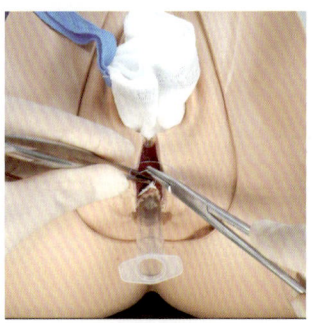 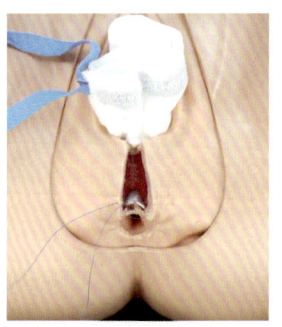 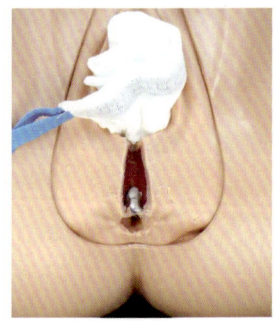

A.直肠裂口内塞一次性肛管　　B.间断缝合　　　　A.缝合肛门内括约肌　　B.缝合直肠膈

图3-3-50　缝合直肠前壁裂伤　　　　　　　图3-3-51　缝合直肠前壁肌层

（3）缝合断裂的肛门外括约肌：用Allis钳寻找、提出与拉拢肛门外括约肌的两个断端，以2-0可吸收缝线间断、重叠缝合2～4针（图3-3-52）。缝合后检查肛门外括约肌收缩力情况。如需加强缝合，可在皮肤、肌肉上再贯穿缝合1～2针。加强缝线于术后7天拆除。

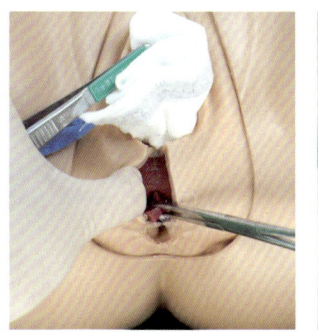
A.寻找肛门外括约肌

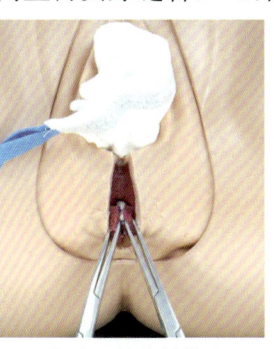
B.提出肛门外括约肌

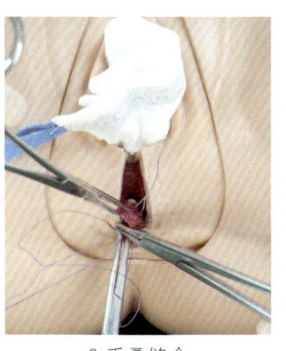
C.重叠缝合

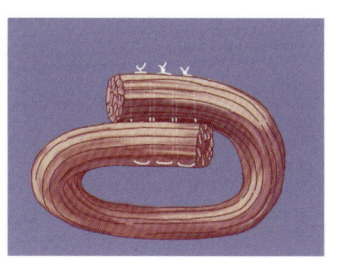
D.重叠缝合示意图

图3-3-52　缝合断裂的肛门外括约肌

（4）缝合会阴体肌层：用2-0可吸收缝线间断缝合肛提肌，会阴深、浅横肌及球海绵体肌等组织（图3-3-53）。

（5）逐层缝合阴道黏膜、皮下组织及会阴皮肤（同Ⅱ度会阴裂伤修补术）（图3-3-54）。

（6）缝合完成后，取出阴道内填塞的有尾纱条。清点所有的棉纱，针头和器械。再次检查伤口对合情况，有无渗血及血肿；检查阴道口、阴道壁、会阴体、直肠壁、肛门形态、松紧度及有无缝线穿透等。一旦缝穿一定要拆除并重新缝合，否则容易造成创口感染，发生肠瘘（图3-3-55）。

（7）擦净伤口周围及外阴部血渍，消毒伤口。

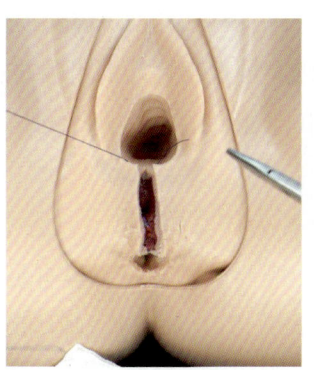
图3-3-53　缝合会阴体肌层

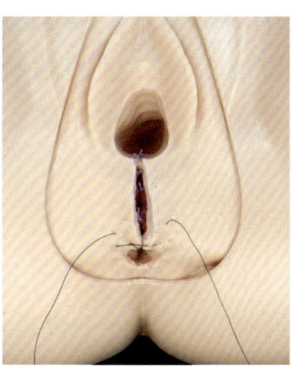
图3-3-54　间断缝合会阴皮肤

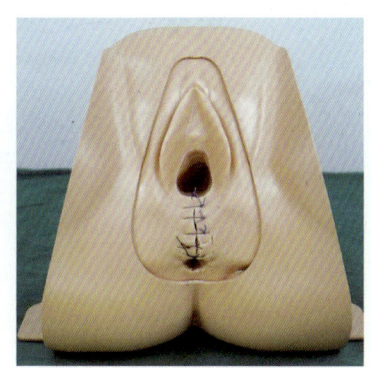
图3-3-55　完成

六、术后护理

（1）手术记录需详细记载裂伤程度、缝合技术和使用材料，最好附上一张图（表）来说明裂伤的程度，或拍照记录缝合前、后情况。

（2）在医疗机构外分娩者，肌肉注射破伤风抗毒素（TAT）1 500 U。

（3）应用广谱抗生素预防感染。术后2周内避免灌肠、直肠检查或放置肛管。

（4）Ⅲ、Ⅳ度会阴裂伤者，术后保留导尿管5~7天，术后无渣饮食5天，知情同意下口服易蒙停（盐酸洛哌丁胺胶囊，4 mg，每天1次），减少患者排大便量和次数。必要时在术后10~14天内使用软化剂（乳果糖，10~15 mL，每天2次），保持软便通畅。

（5）须保持局部伤口清洁，每次大、小便后清洁会阴，每日冲洗会阴2次，共5天。

（6）术后第5~7天拆线，产后6~12周应进行随访。

（7）术后及时锻炼盆底肌肉，对恢复盆底功能具有积极意义。

七、注意事项

（1）巨大儿、手术助产、臀牵引等分娩后，应常规检查软产道。

（2）如有严重的会阴疼痛或肛门坠胀痛，或突然出现张力大、有波动感、可触及不同大小的肿物，表面皮肤颜色有改变，则需要警惕是否发生阴道壁血肿。

（3）软产道裂伤合并子宫下段破裂者，应及时剖腹探查进行缝合止血。

（4）缝合前、后均需要清点缝针、纱布及器械数目，避免遗留于产妇体腔。

（5）分层缝合：分娩后阴道壁松弛，手术时应仔细检查，认清解剖关系，按撕裂的大小及深浅，将组织对合整齐，分层缝合。如阴道壁撕裂位置较高，无法暴露，可于顶端下方用可吸收缝线先缝合1针做牵引，然后于顶端上方0.5~1 cm处缝合，以防撕裂的血管回缩出血形成血肿。在保证有效止血的前提下，缝线不宜过紧、过密，组织间不留空隙。

（6）Ⅲ、Ⅳ度会阴裂伤者的肛门括约肌对合是手术成功的关键：①肛门括约肌断裂后两断端由于肌肉的回缩而致局部凹陷，用2把Allis钳或鼠齿钳分别从两侧凹陷处钳夹肛门括约肌两断端，用两钳夹住对拢，示指伸入肛门试探括约肌收缩感，若有紧缩感即找对括约肌断端，缝合后肛周皮肤恢复放射状结构。②肛门内括约肌与肛门外括约肌深部相连，是直肠环形肌纤维的延续和增厚部位，在静止状态下对粪便的控制起着重要作用。为此，在肛门外括约肌修补处的稍上方，肛管与直肠交界处加固缝合1~2针很重要。

（7）Ⅲ、Ⅳ度会阴裂伤应尽早修补，一般认为在24 h之内修补为佳。

（8）Ⅲ、Ⅳ度会阴裂伤修补完毕后应行常规检查：修补创面既要求缝合组织具有足够厚度，又不能缝得太深而穿通肠壁。一旦缝穿，一定要拆除并重新缝合，并请肛肠专科医师协助完成。

（9）对于既往发生过Ⅲ、Ⅳ度会阴裂伤的女性，再次妊娠时应注意分娩方式的选择，建议考虑剖宫产分娩。

（10）对于有感染风险的会阴裂伤，推荐使用含抗菌剂的可吸收缝线。

（胡静　钟演珠　张苏玉　李映桃　梁伟璋）

附录 会阴裂伤缝合术的实操模拟演练

提高会阴裂伤缝合术的操作技能,特别是复杂而严重的Ⅲ、Ⅳ度会阴裂伤的缝合,核心在于加深对肛门括约肌裂伤及盆底解剖的认识,这需要进行更加集中和强化的培训。使用特制的模型,如牛舌模型和新鲜的动物肛门括约肌可提高缝合操作水平,培训可以在实操工作坊进行。

一、环境和物品要求

模拟产房1间,操作台1个,会阴缝合包(持针器1把、血管钳1把、线剪1把、有齿镊和无齿镊各1把、组织钳2把、刀柄1把、刀片1个、2-0和4-0可吸收缝线若干)(图3-3-56)。

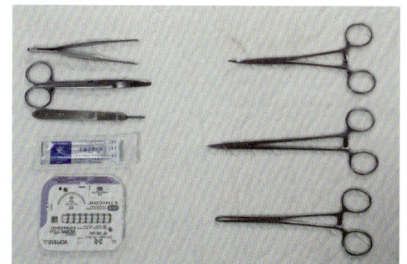

图3-3-56 会阴缝合包(部分)

二、实操模拟演练

(一)牛舌模拟Ⅱ度会阴裂伤缝合术

1. 模型制作

(1)准备:选用"软硬度、弹性、质地"最接近人体会阴组织的新鲜牛舌做模具,它具有类似于会阴组织结构的高仿真效果。将新鲜牛舌清洗干净,晾干。

(2)定位:选择靠近牛舌的舌体近根部位。用舌体肥厚、颗粒状、粗糙的黏膜面模拟阴道黏膜,牛舌黏膜味蕾的乳头缘模拟处女膜环,侧面的光滑面模拟会阴体,牛舌舌体面与侧面交界处模拟会阴黏膜和皮肤黑白交界线。

(3)造模:将牛舌置于手术台,用手术刀在距离牛舌的舌体根部位2cm处,从右侧缘切开牛舌体黏膜面,切开长度为4~5cm,深度为1.5~2cm,继续切开牛舌侧面,切开长度为4~5cm,深度为1.5~2cm。牛舌模拟Ⅱ度会阴裂伤模型即完成(图3-3-57)。

图3-3-57 牛舌模拟Ⅱ度会阴裂伤模型

2. 操作培训

(1)充分暴露,能辨识清楚切口顶点、处女膜缘、会阴黏膜和皮肤黑白交界线(图3-3-58)。

(2)缝合:①缝合阴道黏膜。自阴道(舌体切口)顶端上0.5cm处开始,使用2-0可吸收缝线连续缝合,至处女膜环(牛舌黏膜味蕾的乳头缘),两侧距切缘0.5cm,针距0.5~0.8cm。②缝合肌层(牛舌侧面的光滑面内肌肉)。使用2-0可吸收缝线连续缝合或间断缝合,关闭肌层。③皮内缝合皮肤(牛舌侧面的光滑面皮肤)。间断缝合或者使用3-0可吸收缝线皮内缝合会阴

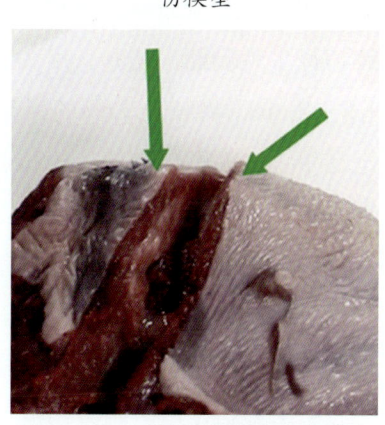

图3-3-58 会阴黏膜和皮肤黑白交界线

皮肤，皮内缝合时可将可吸收缝线末端打一小结，紧贴线结剪去末端缝线，使线头不外露，进针点自切口外端皮内开始，连续褥式缝合皮内组织至阴道口，将缝线拉紧，使皮缘对合平整，于阴道黏膜下打结，将线头埋于黏膜下（图3-3-59）。

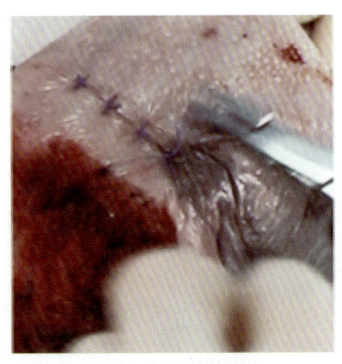
A.缝合阴道黏膜

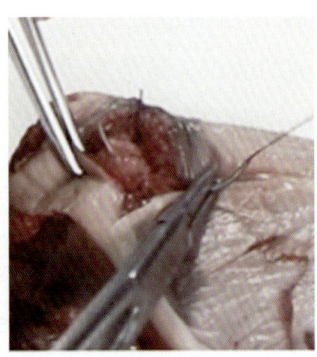
B.缝合肌层

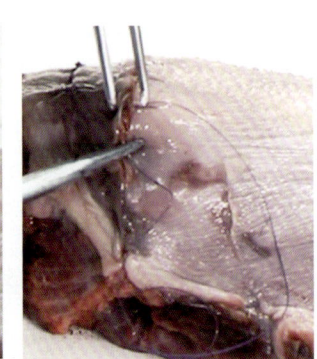
C.皮内缝合皮肤

图3-3-59　Ⅱ度会阴裂伤缝合

（3）检查：缝合美观，达到恢复解剖学位置及止血的目的。

（二）牛舌或黑种猪模拟Ⅲ、Ⅳ度会阴裂伤缝合术

1. 模型制作

（1）准备：将牛舌，长约6 cm的黑猪小肠（去除肠系膜），长约3 cm、宽约2 cm的猪瘦肉，黑种猪的局部阴部组织（包含长约4 cm的肛门和阴道）清洗干净，晾干。

（2）定位：选择靠近牛舌的舌体近根部位，舌体肥厚、颗粒状、粗糙的黏膜面模拟阴道黏膜，牛舌黏膜味蕾的乳头缘模拟处女膜环，侧面的光滑面模拟会阴体，牛舌舌体面与侧面交界处模拟会阴黏膜和皮肤黑白交界线。

（3）造模：

● 牛舌Ⅲ、Ⅳ度裂伤会阴模型：将完整的牛舌置于手术台，用手术刀在距离牛舌的舌根部位2 cm处，从右侧缘切开牛舌体黏膜面，切开长度为5 cm，深度为1.5～2 cm，继续切开牛舌侧面，切开长度为5 cm，深度为1.5～2 cm。将长约6 cm的黑猪小肠缝合固定在牛舌侧面切口顶端，模拟肛门；将约长3 cm、宽约2 cm的猪瘦肉剪成2块，分别放在小肠两侧及上方，模拟肛门括约肌，牛舌Ⅲ度会阴裂伤模型即完成（图3-3-60）。然后用手术刀在黑猪小肠上全层切开，长约3 cm，牛舌Ⅳ度会阴裂伤模型即完成。

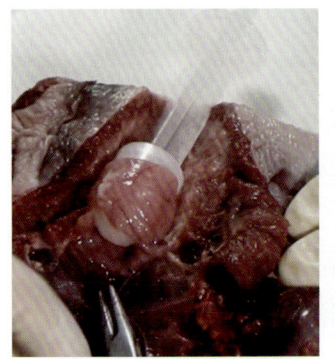
A.小肠缝合在侧切口顶端模拟肛门

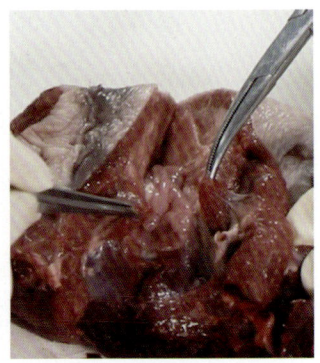
B.提起点模拟肛门括约肌

图3-3-60　牛舌Ⅲ度会阴裂伤模型

● 黑种猪Ⅳ度会阴裂伤模型：将黑种猪的局部阴部组织（包含长约4 cm的肛门和阴道）置于手术台上，分清肛门和阴道，用手术刀切开肛门和阴道间的膈，长约2 cm，使肛门和阴道相通，肛门

括约肌断裂，直肠黏膜可见，黑种猪Ⅳ度会阴裂伤模型即完成。用4号丝线将阴唇向两侧分开，缝吊固定在骨性骨盆出口，方便操作和展示（图3-3-61）。

2．操作培训（重点为直肠和肛门括约肌的修复）

（1）良好暴露：在阴道上端填上一个有尾纱条，然后将宫颈上推，方便暴露切口顶端。在肛门里也塞一块显影纱布或肛门镜（推荐使用），以减少大便的影响，避免缝合穿透直肠黏膜（图3-3-62）。

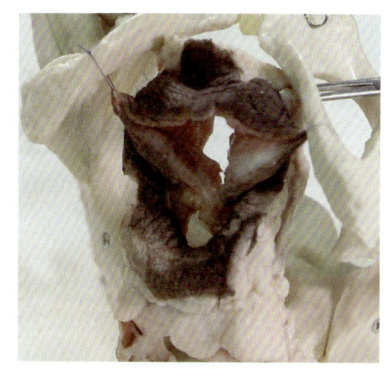

图3-3-61　Ⅳ度会阴裂伤模型

（2）缝合直肠前壁裂伤（牛舌内小肠或猪肛门）：选用3-0或4-0的可吸收缝线（抗菌薇乔），自伤口顶端0.5 cm处开始连续或间断缝合，尽量避免穿透直肠黏膜，间距0.5 cm，打3~4个结。间断缝合猪直肠膈内含肛门内括约肌（图3-3-63）。

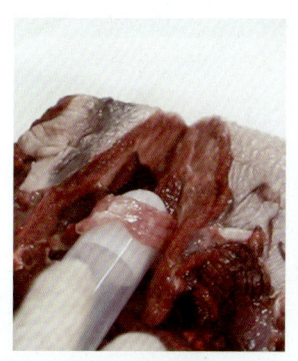 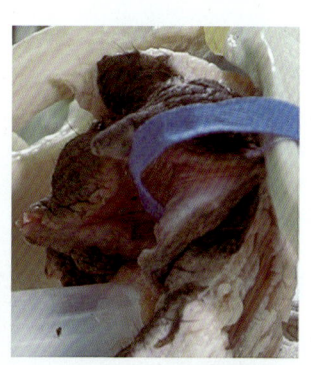

A.牛舌-直肠　　B.猪-肛门和直肠

图3-3-62　良好暴露

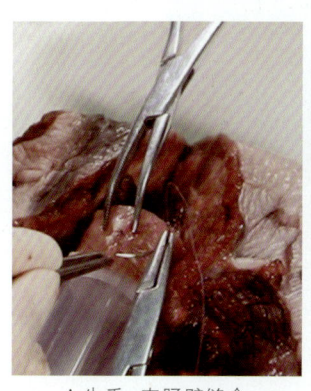 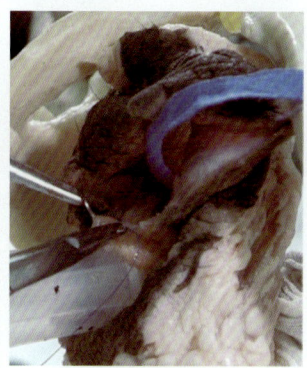 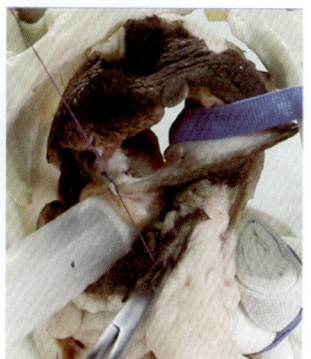

A.牛舌-直肠壁缝合　　B.猪-直肠壁缝合　　C.猪-直肠膈缝合

图3-3-63　缝合直肠前壁裂伤

（3）缝合断裂的肛门括约肌（牛舌内瘦肉条或猪肛门括约肌）：确定肛门括约肌断端，用组织钳钳夹断端，提起肌束，并拢，然后做肛门指检感受肛门外括约肌的力量。如果有力量，证明组织钳正确地钳起了断裂的肛门括约肌。

①端—端缝合（临床比较常用）：采用2-0可吸收缝线，从一侧断端12点处进针，到另外一侧对应的断端（12点处）出针，同法缝合3点、6点、9点处，最后缝合9点处，然后逐个打结，

4个点共缝合4针（图3-3-64A）。②重叠缝合：把一个断端在另一个断端上方重叠，间断缝3针（图3-3-64B）。

（4）缝合会阴体肌层（牛舌侧面肌肉层或猪肛提肌）：用2-0可吸收缝线间断缝合代表肛提肌、会阴深、浅横肌及球海绵体肌等的组织（图3-3-65）。

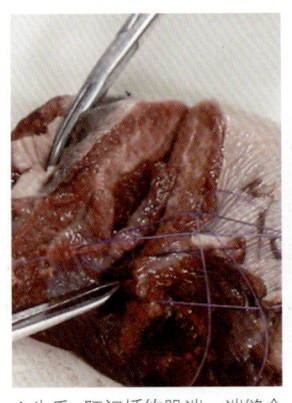
A.牛舌-肛门括约肌端—端缝合

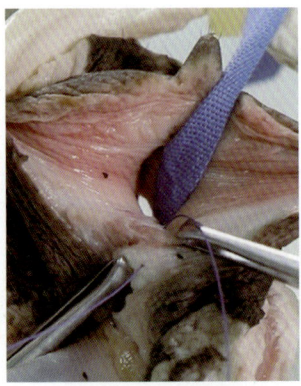
B.猪-肛门括约肌重叠缝合

图3-3-64　缝合断裂的肛门括约肌

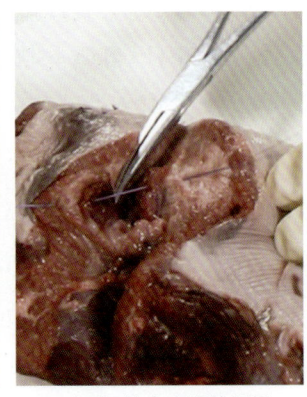
A.牛舌-缝合会阴体肌层

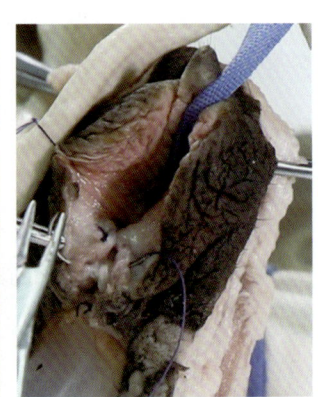
B.猪-缝合会阴体肌层

图3-3-65　缝合会阴体肌层

（5）逐层缝合阴道黏膜、皮下组织及会阴皮肤（同牛舌模拟Ⅱ度会阴裂伤缝合）（图3-3-66）。

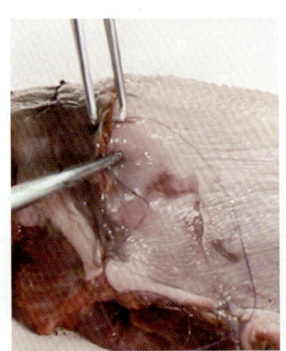
A.牛舌-皮内缝合会阴皮肤

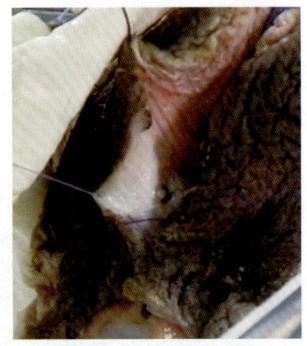
B.猪-皮内缝合会阴皮肤

图3-3-66　逐层缝合皮肤

（李映桃　冯健洋　陈佳　王振宇）

第五节　会阴切开缝合术

一、目的

避免会阴裂伤，有利于胎儿娩出，减少可能的软产道组织损伤。

二、适应证

（1）会阴组织弹性差：过紧（充分扩张仍不足以娩出胎头）、水肿或脆性增加、瘢痕等，估计分娩时会阴撕裂不可避免。

（2）因母儿有病理情况急需结束分娩。

（3）产钳或胎头负压吸引器助产（视母胎情况和术者经验决定）。

（4）早产胎头明显受压。

三、禁忌证

死胎分娩，以及不能经阴道分娩的情况。

四、操作前准备

1．人员素质要求

初级及以上职称。

2．环境要求

环境整洁安静、布置温馨，可保护隐私。

3．物品准备

（1）器械及用物：会阴侧切剪1把，线剪1把，止血钳2把，持针器1把，镊子（有齿镊和无齿镊各1把），2-0、3-0或4-0可吸收缝线若干，纱布，有尾纱条等，必要时备阴道拉钩（图3-3-67）。

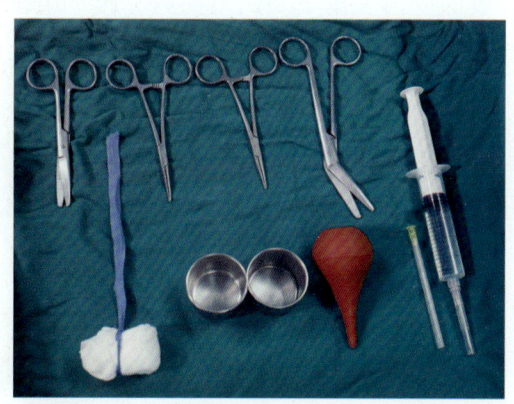

图3-3-67　会阴伤口缝合器械（部分）

（2）消毒用品：0.5%碘伏1瓶、妇科棉签2包。

（3）麻醉用品：2%利多卡因10 mL、0.9%生理盐水10 mL、22号穿刺针、10 mL和20 mL注射器各1个。

（4）其他：无影灯、阴道手术包、小手术操作台、手术衣及无菌手套、聚血盆或聚血袋等各1个。

4. 操作者准备

（1）确认患者信息，监测患者生命体征，术前评估，术前沟通，使患者签署知情同意书。

（2）协助患者取膀胱截石位。

（3）洗手，戴帽子、口罩，常规外科手消毒。

（4）常规外阴消毒，铺无菌巾，必要时导尿。

（5）外科刷手并穿手术衣，戴无菌手套。

（6）铺上无菌中单及大孔巾。

五、操作流程

（一）麻醉

分为阴部神经阻滞麻醉、会阴局部浸润麻醉、硬膜外麻醉。

（1）选择麻醉药品并按要求配置：取20 mL注射器抽取2%利多卡因10 mL与0.9%生理盐水10 mL按1∶1配置麻醉剂，连接穿刺针，注射器排气。

（2）选择麻醉方法：①阴部神经阻滞麻醉。一只手示指、中指伸入阴道，触及坐骨棘作为指示点，另一只手持注射器，取肛门至坐骨结节的连线中点进针，朝向坐骨棘方向，穿刺至坐骨棘内侧，回抽无血后，注入麻醉剂10 mL，然后一边退针一边继续注入剩余麻醉剂（图3-3-68）。②会阴局部浸润麻醉。一只手示指、中指伸入阴道，另一只手持注射器在拟切开部位或裂开的伤口周围扇形注入麻醉剂，以浸润皮内、皮下及阴道前庭黏膜下组织。③硬膜外麻醉。已行硬膜外麻醉者，无须调整给药速度和浓度。

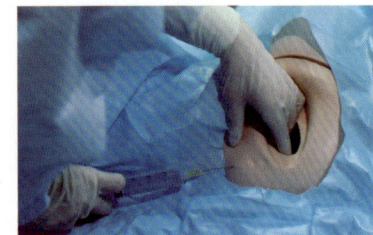

图3-3-68　阴部神经阻滞麻醉

（二）切开

（1）在宫缩间歇期，一只手示指、中指伸入阴道，置于胎头与会阴体之间，撑起阴道后壁并推开胎头，避免损伤胎儿；另一只手持会阴侧切剪，一叶置于阴道内、一叶置于阴道外，与皮肤垂直。

（2）按会阴正中切开或侧斜切开的操作方法切开：①会阴正中切开。于胎头拨露后、着冠前、会阴高度扩张变薄且宫缩开始时沿会阴后联合正中垂直切开。②会阴侧斜切开。左右均可，左侧斜切在临床上多见。于胎头拨露后、着冠前、会阴高度扩张变薄且宫缩开始时自会阴后联合中线向左、向后45°切开会阴，若会阴高度膨隆，剪开角度应增大至60°（图3-3-69）。

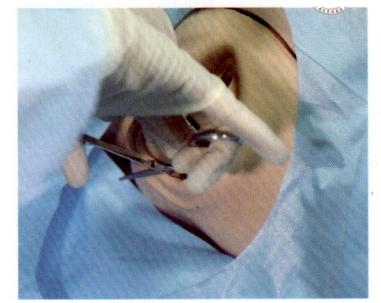 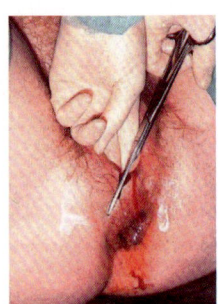

图3-3-69　会阴左侧切开

（3）切开后立即用纱布压迫止血，如有小动脉活动性出血，应钳夹止血。

（三）缝合（图3-3-70）

（1）胎儿娩出后，臀部放聚血盆或会阴部安置聚血袋，计算产后出血量。

（2）待胎盘、胎膜完全娩出后，检查软产道，评估组织损伤程度，必要时使用阴道拉钩暴露伤口或行直肠指检帮助诊断裂伤程度。

（3）用有尾纱条填塞阴道，暴露黏膜切口顶端。

（4）用0.9%生理盐水冲洗伤口。

（5）按组织结构层次依次进行缝合：①缝合阴道黏膜。用2-0可吸收缝线在顶端上方0.5 cm处缝合第1针以结扎回缩的血管，防止形成阴道壁血肿。用2-0可吸收缝线连续或间断缝合阴道黏膜及黏膜下组织至处女膜缘打结。②缝合肌层。用2-0可吸收缝线连续或间断缝合会阴肌层及皮下组织。缝扎不宜过密，但须达到止血效果，不留死腔。③缝合皮下及皮肤组织。用3-0或4-0可吸收缝线皮内连续缝合至阴道口打结。

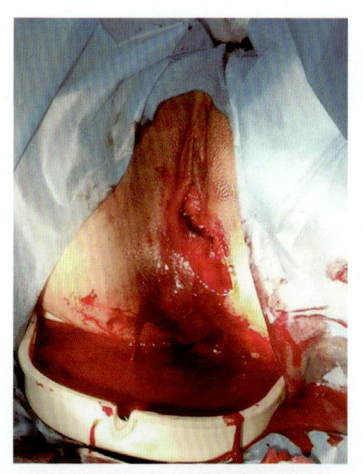
A.聚血盆计量出血量

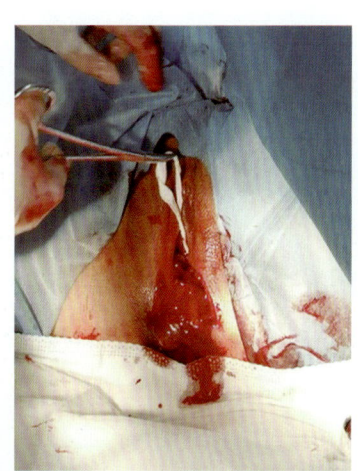
B.有尾纱条填塞阴道

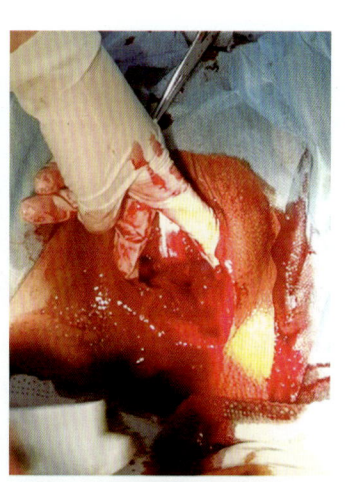
C.暴露黏膜切口顶端

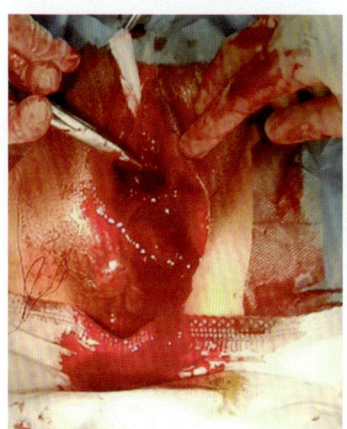
D.缝合黏膜至处女膜缘打结

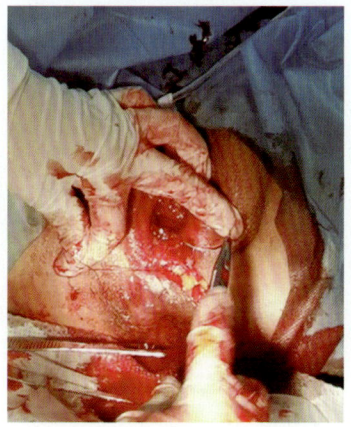
E.连续缝合会阴肌层及皮下组织

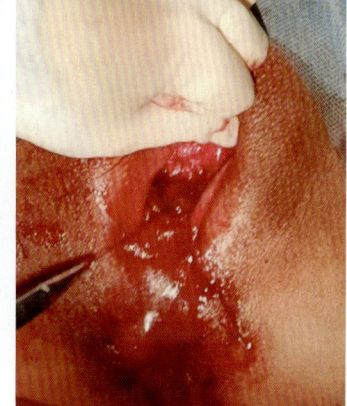
F.皮内连续缝合

图3-3-70　会阴切口缝合过程

（四）缝合后检查（图3-3-71）

（1）取出阴道内填塞的有尾纱条。再次检查伤口对合情况，有无渗血及血肿，并做肛门检查以确认缝线没有穿通肠壁。

（2）擦净伤口周围及外阴部血渍，消毒伤口。保持干净整洁。

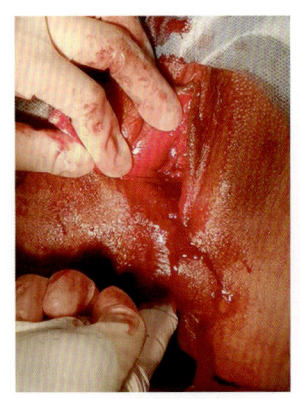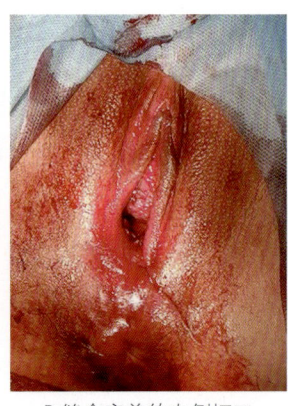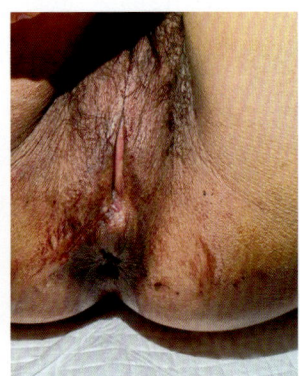

A.缝合后肛门检查　　　B.缝合完美的左侧切口　　　C.缝合完美的右侧切口

图3-3-71　缝合后检查

六、注意事项

（1）严格把握会阴切开的指征和时机，避免不必要的切开和过早切开导致出血。若发现有任何出血血管，均应单独结扎止血。

（2）缝合完毕，常规做直肠指检，如有缝线穿透直肠壁，应拆除后重新缝合。

（3）缝合前、后均需要清点缝针、纱布及器械数目，避免遗留于患者体腔。

（4）术后注意伤口护理，必要时口服止痛药。

（梁伟璋　张苏玉　胡静　钟演珠　李映桃）

第四章 促进阴道分娩技术

第一节 促宫颈成熟技术

促宫颈成熟球囊放置技术是产科最常用的基本技术。医护人员上岗前需要进行技术强化培训。培训可以通过使用仿真分娩模型，在实操工作坊进行。

一、目的

促进宫颈成熟，提高引产成功率。

二、适应证

需要引产但宫颈不成熟，Bishop评分＜6分或改良Bishop评分＜7分。

三、禁忌证

1. 绝对禁忌证

（1）有严重合并症或并发症，不能耐受阴道分娩或不能阴道分娩（如心力衰竭、重型肝肾疾病、重度子痫前期并发器官功能损害等）。

（2）有子宫手术史，主要是指古典式剖宫产术、未知子宫切口的剖宫产术、穿透子宫内膜的肌瘤剔除术、子宫破裂史等。

（3）完全性及部分性前置胎盘和前置血管。

（4）明显头盆不称，不能经阴道分娩。

（5）胎位异常，如横位、初产臀位估计经阴道分娩困难。

（6）子宫颈癌。

（7）某些生殖道感染性疾病，如未经治疗的单纯疱疹病毒感染（活动期）等。

（8）未经治疗的人类免疫缺陷病毒（HIV）感染。

（9）对引产药物过敏。

（10）生殖道畸形或有手术史，软产道异常，产道阻塞，估计经阴道分娩困难。

（11）严重胎盘功能不良，胎儿不能耐受阴道分娩。

（12）脐带先露或脐带隐性脱垂。

2．相对禁忌证

（1）胎儿臀位（符合阴道分娩条件）。

（2）羊水过多。

（3）双胎或多胎妊娠。

（4）经产妇分娩次数≥5次。

四、操作前准备

1．人员素质要求

初级及以上职称。

2．环境要求

环境整洁安静、布置温馨，可保护隐私。

3．物品准备（图3-4-1）

（1）药物促宫颈成熟：前列腺素类似物、外阴消毒包，或缩宫素、乳酸钠林格注射液500 mL、静脉输液管、输液泵。

（2）机械性促宫颈成熟：①COOK双球囊导管（COOK子宫颈扩张球囊）、Foley导管、昆布条、海藻棒或吸湿性扩张器等；②外阴消毒包、无菌纱布、无菌孔巾、无菌腿套、无菌臀巾、阴道窥器、宫颈钳、无齿卵圆钳、50 mL注射器、生理盐水500 mL、无菌手套。

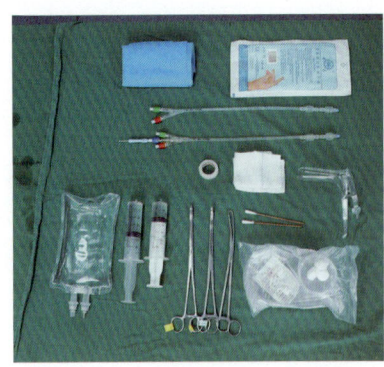 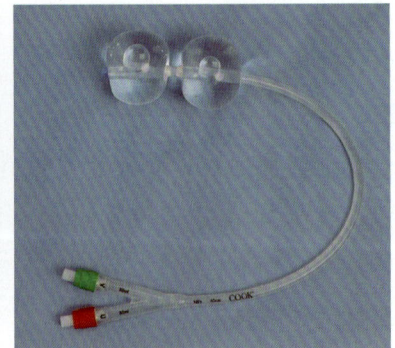

A.操作器械　　　　　　B.COOK子宫颈扩张球囊

图3-4-1　机械性促宫颈成熟用物

五、操作流程

（一）药物促宫颈成熟

目前临床上常用的促宫颈成熟药物有缩宫素和前列腺素类似物两类。而前列腺素类似物有两种：PGE2制剂，如可控释地诺前列酮栓（商品名：欣普贝生）；PGE1制剂，如米索前列醇。

1. 可控释地诺前列酮栓（欣普贝生）促宫颈成熟

（1）外阴消毒后将欣普贝生横置于阴道后穹隆处，在阴道口外保留2~3 cm终止带以便取出。叮嘱孕妇平卧20~30 min以利栓剂吸水膨胀，并行胎心监护。

（2）2 h后复查，如栓剂仍在原位、无胎心异常及宫缩，孕妇可下地活动。胎心监护每2 h进行1次。

（3）取出指征：若临产、破膜或有强直性子宫收缩，胎儿宫内窘迫，孕妇发生恶心、呕吐发热等不良反应立即取出，如无特殊反应，均应24 h后取出。取出至少30 min后方可静脉滴注缩宫素。

（4）取药后行阴道检查并行宫颈评分，根据宫颈评分及其他产科情况采用缩宫素引产或剖宫产。

（5）禁忌证：包括哮喘、青光眼、严重肝肾功能不全等；有急产史或有3次以上足月产史的经产妇；瘢痕子宫妊娠；有子宫颈手术史或子宫颈裂伤史；已临产；Bishop评分≥6分；急性盆腔炎；前置胎盘或不明原因阴道流血；胎先露异常；可疑胎儿窘迫；正在使用缩宫素；对地诺前列酮或任何赋形剂成分过敏。

2. 米索前列醇促宫颈成熟

（1）外阴消毒后，阴道放药剂量为25 μg，放药时不要将药物压成碎片。

（2）如6 h后仍无宫缩，在重复使用米索前列醇前应行阴道检查，重新评价宫颈成熟度，了解原放置的药物溶化、吸收情况，若未溶化和吸收则不宜再放。每日放药总剂量不超过50 μg，以免药物吸收过多。

（3）如需加用缩宫素，应该在最后一次放置米索前列醇后4 h以后，并行阴道检查证实米索前列醇已被吸收完才可以加用。

（4）取出指征与禁忌证：与欣普贝生相同。

3. 小剂量缩宫素（1 U：500 mL）促宫颈成熟

（1）静脉滴注中缩宫素的配制方法：应先用乳酸钠林格注射液500 mL，用7号针头行静脉滴注，按8滴/min调好滴速，然后向输液瓶中加入1 U缩宫素，将其晃均摇匀后继续滴入。切忌先将1 U缩宫素溶于乳酸钠林格注射液中直接穿刺行静脉滴注，因此法初调时不易掌握滴速，可能在短时间内使过多的缩宫素进入体内，从而引起宫缩过强。

（2）合适的浓度与滴速：因缩宫素个体敏感度差异极大，静脉滴注缩宫素应从小剂量开始循序增量，起始剂量为1 U缩宫素溶于乳酸钠林格注射液500 mL中，即0.02%缩宫素浓度，以15滴/mL计算相当于每滴液体中含缩宫素0.132 mU。从8滴/min开始，根据宫缩、胎心情况调整滴速，一般每隔20 min调整1次。应用等差法，即从8滴/min增加至16滴/min，再增加至24滴/min；为安全起见也可从8滴/min开始，每次增加4滴，直至出现有效宫缩。最大滴速不得超过40滴/min。

（3）具体用法：静脉滴注4~8 h，每日1次，连续3日。

（4）静脉滴注过程中要有专人观察宫缩强度、频率、持续时间及胎心率变化并及时记录，调好宫缩后行胎心监护。

（二）机械性促宫颈成熟

机械性促宫颈成熟方法可分为：①双球囊导管置入。COOK子宫颈扩张球囊是一种硅胶双球囊导管，部分产品带有一根可调式的针芯。②Foley导管置入。③海藻棒（昆布条或吸湿性扩张器）置入。

1．体位

膀胱截石位，常规消毒外阴。

2．铺巾

铺无菌孔巾。

3．消毒

外科洗手，戴无菌手套放置阴道窥器，消毒阴道，暴露宫颈，棉签消毒宫颈。检查COOK子宫颈扩张球囊完整性（图3-4-2）。

4．促宫颈成熟装置的放置

（1）双球囊导管置入。

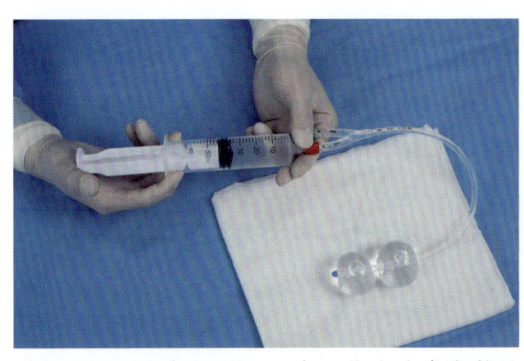

图3-4-2　检查COOK子宫颈扩张球囊完整性

- 无针芯COOK子宫颈扩张球囊导管：①用无齿卵圆钳将COOK两个球囊均放入宫颈管，达宫颈内口。②用注射器抽取生理盐水，在COOK球囊导管尾端，通过子宫球囊的阀门（标有"U"字样）注入40 mL生理盐水，将COOK球囊导管向外拉直到子宫球囊，抵住宫颈内口。确定阴道球囊位于宫颈外口，通过阴道球囊阀门（标有"V"字样）注入20 mL生理盐水。③取下阴道窥器，对子宫球囊和阴道球囊按20 mL/次，分次注入生理盐水，充盈至80 mL为止。阴道内检查球囊位置是否良好，然后将COOK球囊导管尾端软管部分粘在孕妇大腿内侧（图3-4-3）。

- 带针芯的COOK子宫颈扩张球囊导管：直接持蓝色"S"管手柄推送宫颈扩张球囊，当子宫球囊达宫颈内口水平以上时，抽出针芯，并进一步推送导管，直至2个球囊均进入宫颈管。剩余步骤同"无针芯COOK子宫颈扩张球囊导管"②③（图3-4-4、图3-4-5）。

（2）Foley导管置入：以无齿卵圆钳将单球囊导管送入宫颈内口，向球囊内注入20 mL生理盐水，轻轻向外牵拉导管使球囊位于宫颈内口上方，取出阴道窥器，分次向球囊内注入生理盐水使囊内液体达到30～60 mL，使用无菌纱布包裹导管末端并用胶布固定于孕妇大腿内侧，密切监测母儿情况，球囊置入12 h后取出，行Bishop评分。

（3）海藻棒置入：以宫颈钳固定宫颈，将海藻棒顺宫腔方向置入宫颈内口，再置入一无菌纱布以防止海藻棒掉落，放置12 h后行Bishop评分评估宫颈成熟度，其间密切监测母儿情况。

5．促宫颈成熟装置取出指征

放置12 h、胎膜早破、临产、宫内感染、胎儿窘迫、宫缩过强。

6. 促宫颈成熟装置取出方法

（1）自行娩出（脱落），常见于自然临产者。

（2）未自行娩出者，可通过注射器抽取球囊内生理盐水后取出。

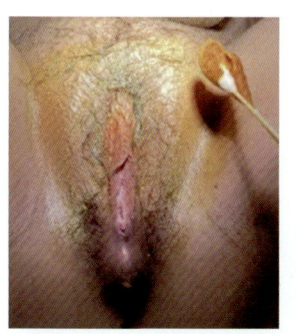
A.消毒外阴

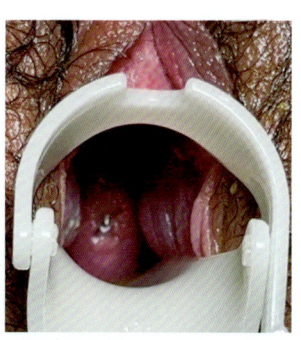
B.消毒宫颈

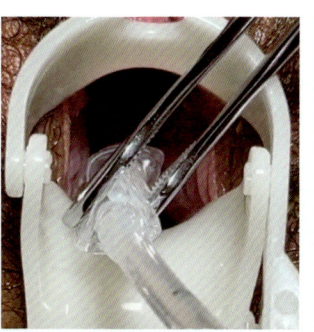
C.准备放球囊入宫颈内口

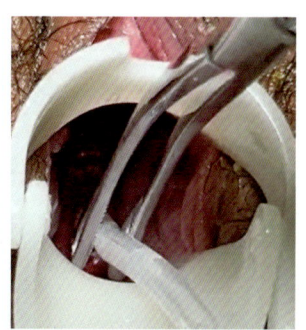
D.放球囊入宫颈内口

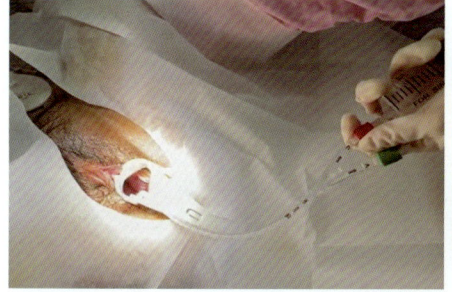
E.子宫球囊注生理盐水（标有"U"字样）

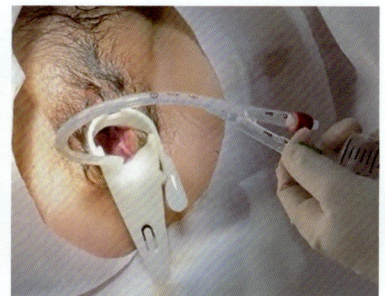
F.阴道球囊注生理盐水（标有"V"字样）

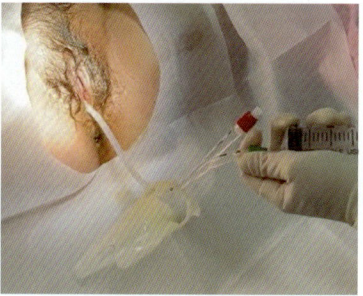
G.取下阴道窥器后，两个球囊分次注生理盐水

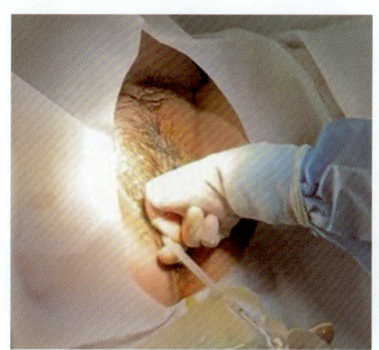
H.检查球囊位置

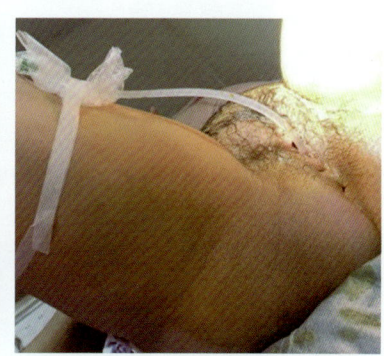
I.固定球囊导管

图3-4-3　无针芯COOK子宫颈扩张球囊放置流程

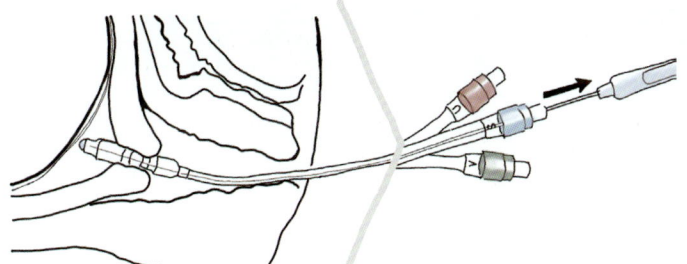
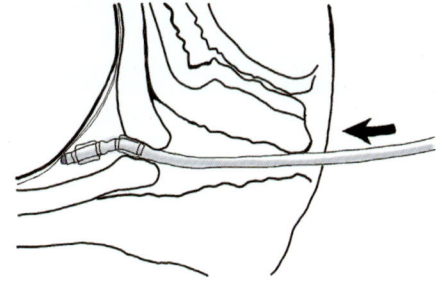

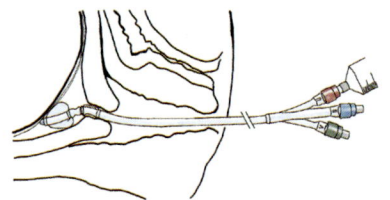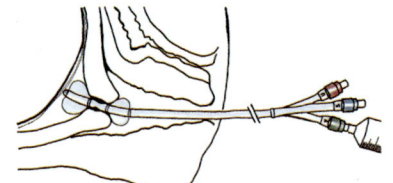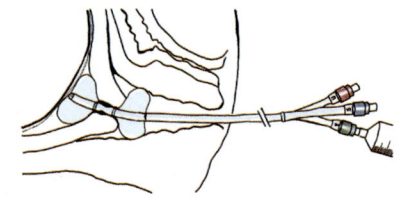

图3-4-4 带针芯的COOK子宫颈扩张球囊放置流程示意图

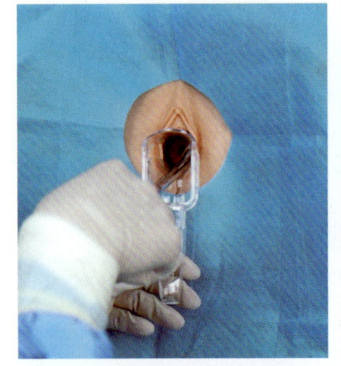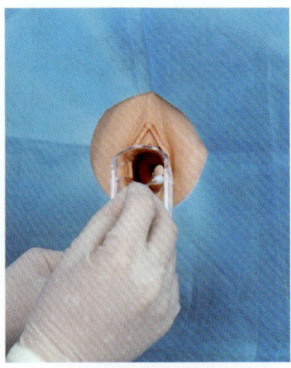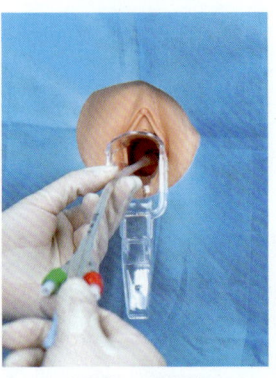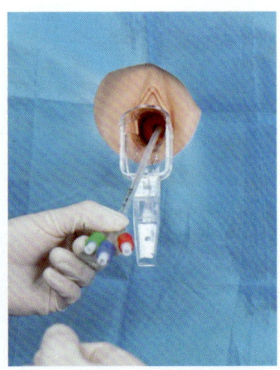

A.消毒阴道　　　　　B.消毒宫颈　　　　　C.放球囊入宫颈内口　　　　　D.抽出"S"管针芯

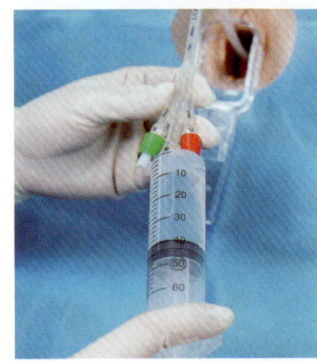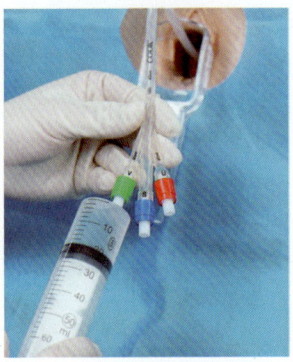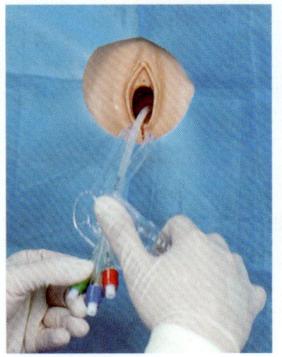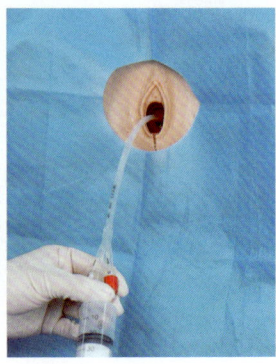

E.注生理盐水40 mL入子宫球囊（标有"U"字样）　　F.注生理盐水20 mL入阴道球囊（标有"V"字样）　　G.取下阴道窥器　　H.注生理盐水20 mL入子宫球囊（标有"U"字样）

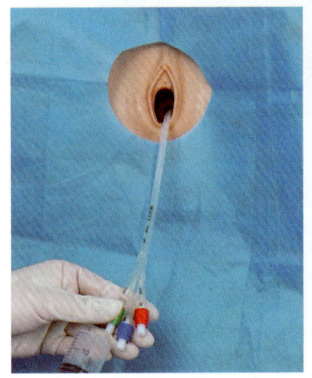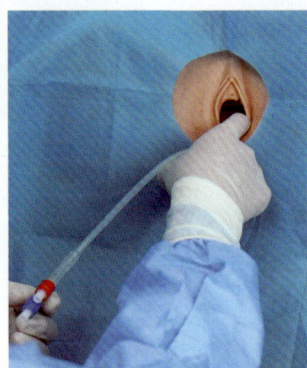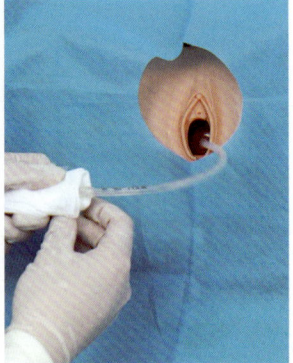

I.注生理盐水20 mL入阴道球囊（标有"V"字样）　　J.检查球囊位置　　K.固定球囊导管

图3-4-5 带针芯的COOK子宫颈扩张球囊放置流程（模拟）

六、注意事项

（1）无论采用何种方法，在促宫颈成熟过程中要注意观察产妇宫缩强度、频率、持续时间及胎心监护情况，如有异常及时处理。

（2）小剂量缩宫素促宫颈成熟与缩宫素催引产的目的不同，故缩宫素配置浓度不一样，切不可混淆或混用。

（梁伟璋　潘勉　李映桃）

第二节　人工破膜术

人工破膜技术是产科促进自然分娩实践中最常用的技术。若操作不当，可诱发脐带脱垂等严重母儿并发症。模拟训练在开发适宜的产科助产技术方面有着越来越大的作用，通过使用"高真实度"的人体模型，可对医护人员进行技术强化培训，培训可以在实操工作坊进行。

一、目的

利于胎头下降直接压迫宫颈，促进子宫收缩，从而加速产程进展。

二、适应证

（1）可疑胎儿窘迫时，为了解胎儿子宫内情况可行人工破膜术，根据羊水量、颜色及性状，以及有无胎粪，综合判断和处理。

（2）产程进展缓慢或停滞，但无明显头盆不称等异常胎位时，可行人工破膜。

（3）宫口已开全但未破膜时，可行人工破膜术。

（4）子宫颈条件成熟，子宫颈Bishop评分≥6分时，可行人工破膜术联合缩宫素进行引产。

三、禁忌证

1．绝对禁忌证

存在阴道分娩禁忌证，如前置胎盘。

2．相对禁忌证

（1）胎头未入盆。

（2）胎头未紧贴子宫颈。

（3）生殖道炎症。

四、操作前准备

1. 人员素质要求

初级及以上职称。

2. 环境要求

环境整洁安静、布置温馨，可保护隐私。

3. 物品准备

一次性臀巾、外阴消毒包（碘伏、妇科棉签）、鼠齿钳（Allis钳）或人工破膜针、无菌手套。

五、操作流程

（1）体位和消毒：孕妇排空膀胱，脱一边裤腿，垫一次性臀巾，平躺于床上取膀胱截石位，常规消毒外阴。

（2）术前核查：无菌操作下右手示指、中指伸入阴道，了解产道、胎先露、胎方位、宫口扩张情况，以及有无脐带先露情况等。

（3）人工破膜：排除脐带先露后，在阴道内手指的指引下，左手持鼠齿钳或人工破膜针进入宫口触及前羊水囊，并在宫缩间歇期钳破胎膜（图3-4-6）。操作过程中注意观察产妇的一般情况，与产妇及时沟通。

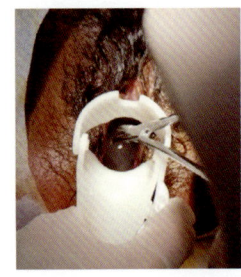
A.血管钳人工破膜

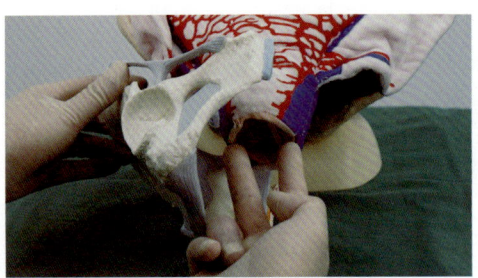
B.指检宫口开大情况（模拟）

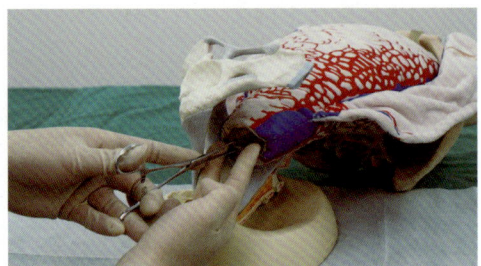
C.鼠齿钳人工破膜（模拟）

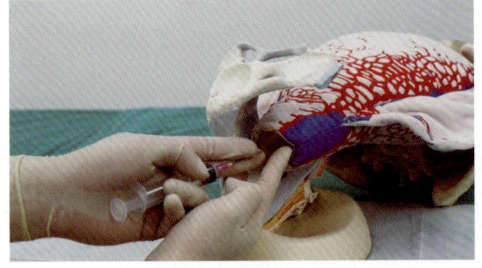
D.人工破膜针破膜（模拟）

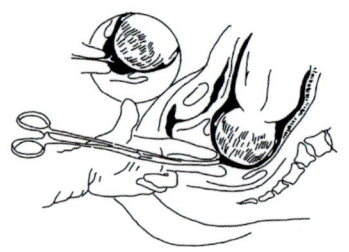
E.人工破膜术示意图

图3-4-6　阴道内手指指引下破膜

（4）破膜后观察：应注意羊水的流出量（手指适当扩张破口）、颜色和性状，胎心有无改变，以防脐带脱垂和脐带受压引起胎儿窘迫，并记录破膜的时间；应告知产妇破膜和胎心情况。

（5）术毕处理：再次消毒外阴，更换一次性臀巾，协助产妇穿好衣物，并行电子胎心监护

30 min。

(6) 术后记录：破膜后孕妇的宫缩、胎心、胎动、羊水的情况。

六、注意事项

（1）破膜时注意防止羊水流出过快导致脐带脱垂，防止宫腔压力骤降导致胎盘早剥等；不宜同时行人工剥膜，防止宫缩时羊水进入血液循环导致羊水栓塞。

（2）破膜前、后须行电子胎心监护30 min，以评价胎儿宫内状况。

（3）破膜后2 h如仍无宫缩或产程无进展，可静脉滴注缩宫素催产。

（4）破膜后6 h如仍未分娩，需用抗生素预防感染。

（梁伟璋　潘勉　李映桃）

第三节　徒手胎头转位术

一、目的

第一产程末或第二产程中尝试将枕后位或枕横位的胎头转至枕前位分娩，以减少阴道助产分娩、剖宫产、胎儿窘迫、产后出血、软产道裂伤等母婴并发症。

二、适应证

（1）第一产程末或第二产程中持续性枕后位或枕横位，经侧卧位体位纠正失败。

（2）产钳助产时须纠正胎头位置。

三、禁忌证

脐带脱垂、阴道出血较多、临床母胎情况不稳定。

四、操作的解剖学原理

因中骨盆和骨盆出口为横径窄，胎头为双顶径窄，按正常分娩机制，徒手协助胎儿完成正常分娩机制（俯屈、内旋），以最小径线通过中-出口平面。

五、操作前准备

1. 人员素质要求

高年资中级及以上职称。

2．环境要求

环境整洁安静、布置温馨，可保护隐私。

3．物品准备

无菌手套、会阴消毒包、导尿包。

4．患者准备

尽量排干净小便和大便。

5．操作者准备

（1）确认患者信息，再次经阴道检查核实：确认膀胱和直肠空虚，宫口开全或近开全，胎头最低点在坐骨棘平面0~+1 cm，胎膜已破，胎方位（枕后位、枕横位）；确认胎心监护为Ⅰ类胎监；术前评估，术前沟通，使患者签署知情同意书。

（2）协助患者取膀胱截石位。

（3）洗手，戴帽子、口罩，外科刷手并穿手术衣，戴无菌手套。

（4）常规外阴消毒，铺无菌巾，导尿。

六、操作流程

（一）手指旋转法（三根手指法）：以左枕横位为例（图3-4-7）

（1）术者右手示指、中指的指尖分开置于胎头枕骨上方（接近人字缝前部后囟处），拇指置于顶骨。

（2）于宫缩间歇期开始旋转：示指、中指屈曲并轻微上推，松动胎头至骨盆最大平面，拇指轻柔地在顶骨上向下轻压辅助旋转，同时以逆时针方向转动手和前臂将胎头旋转至左枕前位。

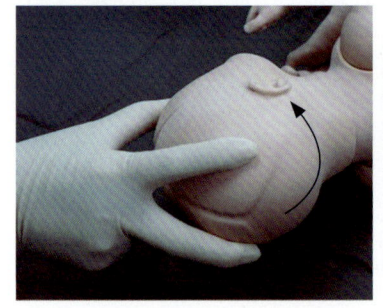
A.宫缩间歇期旋转胎头

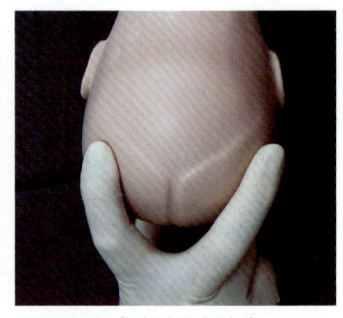
B.成功后固定胎头

图3-4-7 手指旋转法

（3）胎头旋转成功后，手应固定胎头在原位，等待几阵宫缩后，胎头已固定为左枕前位后再松手。

（4）旋转以最短的弧线、最小的角度进行。左枕横位以术者右手指逆时针旋转90°至左枕前位（右枕横位以术者左手指顺时针旋转90°至右枕前位）。

（5）旋转时，术者另一只手（或者助手）可放于孕妇腹部，向胎头旋转的同侧方向轻推腹部，辅助胎肩向中线方向旋转，以提高成功率。

（二）全手旋转法（手掌法）：以左枕横位为例（图3-4-8）

（1）将右手四指置于胎头枕骨，掌心向上，拇指置于同侧顶骨（右枕横位用左手）。

（2）宫缩间隙期时，术者拇指尖和其余四指指尖抓住胎头，使胎头俯曲，轻微上推松动胎至骨盆最大平面，并向前旋转胎头。

（3）胎头旋转成功后，手应将胎头固定在原位，等待几阵宫缩后，胎头已固定为左枕前位后再松手。

七、注意事项

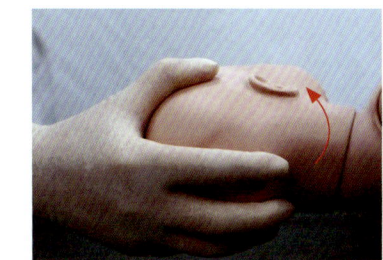
A.在宫缩间歇期旋转

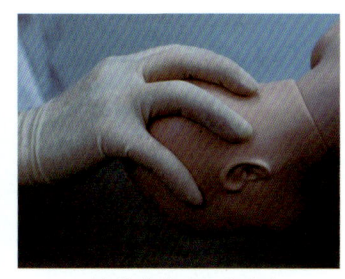
B.旋转成功后固定胎头

图3-4-8　全手旋转法

（1）有研究认为，徒手旋转胎头可能需要多次尝试，但几乎没有增加孕妇或胎儿的风险。尝试徒手旋转胎头3次以内是合理的。如3次以上仍不成功，应改为剖宫产结束分娩。

（2）在临床中，徒手旋转胎头时孕妇非常不适，常不能很好配合，故术前需充分沟通。

（3）旋转胎头前，可轻轻上推胎头至骨盆最大平面，但注意不要过度上推，避免发生脐带脱垂。

（4）无论是否成功纠正胎头位置，结束操作后，均须持续行胎心监护。

（5）徒手胎头转位术成功后，孕妇可以继续采取侧卧位体位，完成分娩。

（梁伟璋　李映桃　黄俊巧　张梦琪）

第四节　产钳助产术

模拟训练在开发适宜的阴道助产技术方面有着越来越大的作用。使用"高真实度"的人体模型，如PROMPT骨盆模型，可以客观地评估牵引力。国外很多学者在医学模拟培训方面的研究已经表明，复杂的模拟装置可以加速获得正确使用产钳助产的能力。

产钳手术助产所需的"技术性技能"，主要是以下4种：①评估和准备；②放置产钳；③牵引；④卸下产钳等。这些都非常重要且关键。"非技术性技能"包括：①情境意识；②作出判断；③任务管理；④团队合作或沟通；⑤规范的专业行为；⑥交叉监督执行等。这些方面处理错误往往会危及患者的安全，如为了尝试实现阴道分娩而导致牵引次数不当，这就是失去了情境意识。经验丰富的培训老师应该思考如何将这些技能也一并传授给学员。

一、目的

通过产钳牵引胎儿头部以协助分娩。

二、适应证

（1）第二产程延长：①初产妇。未施行硬膜外阻滞分娩镇痛，第二产程已超过3 h；或行硬膜外阻滞分娩镇痛，第二产程已超过4 h。②经产妇。未施行硬膜外阻滞分娩镇痛，第二产程已超过2 h；或行硬膜外阻滞分娩镇痛，第二产程已超过3 h。

（2）胎儿窘迫。

（3）母体因素须缩短第二产程，如孕妇罹患重度子痫前期、心脏病、重症肌无力、有自主反射障碍的脊柱损伤或增殖性视网膜病等。

三、禁忌证

（1）绝对禁忌证：①非纵产式或面先露。②胎方位或胎头高低不清楚。③胎头未衔接。④宫口未开全。⑤头盆不称。⑥胎儿凝血功能障碍（如血友病、同种免疫性血小板减少症等），临床上极少见。⑦胎儿成骨不全，临床上极少见。

（2）相对禁忌证：①胎头位置不佳。②需胎头旋转＞45°方能正确放置产钳或胎头吸引器进行助产。③中位产钳或胎头吸引。④孕妇或家属不配合、麻醉不充分、操作者技术不熟练。

四、施术时产钳分类——ACOG产钳分类法（表3-4-1）

表3-4-1　ACOG产钳分类法

类型	分类
出口产钳	不分开阴唇可看见胎儿头皮
	胎儿颅骨骨质部最低点到达骨盆底
	胎头达到会阴部
	失状缝在前、后径上，或右/左枕前或后位
	旋转≤45°，旋转至枕前或后位均可实施，不必强求枕前位
低位产钳	胎儿颅骨骨质部最低点位于+2 cm或以下，未达骨盆底 a.旋转≤45°（从左枕前位或右枕前位到枕前位，或从右枕后位或左枕后位到枕后位） b.旋转＞45°
中位产钳	胎儿颅骨骨质部最低点位于+2 cm以上，但在坐骨棘以下，易失败，紧急时熟练高年资医师可使用
高位产钳	腹部扪及2/5或以上胎头，胎儿颅骨骨质部最低点在坐骨棘以上，已废弃

五、操作前准备

1. 人员素质要求

中级及以上职称，必须经过阴道助产的训练，具备一定的操作经验和技巧。

2. 环境要求

环境整洁安静、布置温馨，可保护隐私。

3. 物品准备

产钳（以Simpson产钳为例）、胎头吸引器、新生儿复苏辐射台、T组合、负压吸引管、负压吸引器、新生儿气管内导管、导丝、新生儿喉镜等（图3-4-9、图3-4-10）。

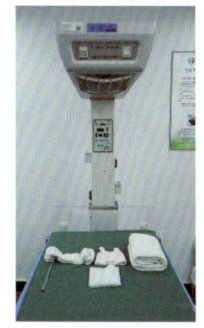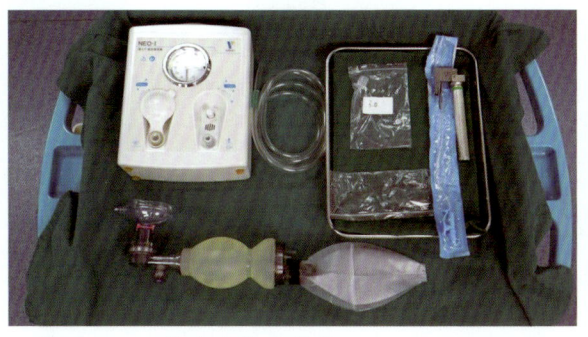

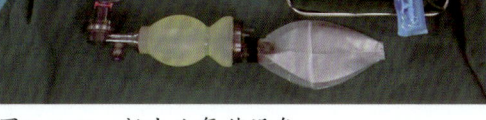

图3-4-9　新生儿复苏设备　　　　　　图3-4-10　阴道助产器械

4. 患者准备

（1）具备助产先决条件：宫口开全、胎膜已破、胎头完全衔接；头先露，S（先露）≥+2。

（2）导尿排空膀胱（图3-4-11）。

（3）患者及其家属签署规范的知情同意书。

（4）术前开放静脉通路。

5. 术者准备

（1）通知新生儿科医师到场，必要时实施新生儿复苏。

（2）准备好补救方案，如在必要时能快速实施紧急剖宫产。

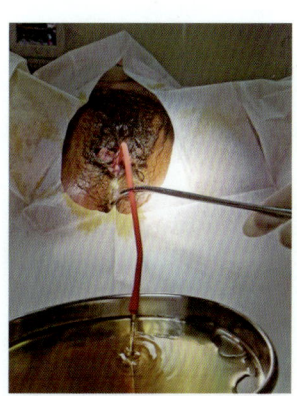

图3-4-11　导尿排空膀胱

（3）如术者对此次助产手术缺乏经验和信心不足，必须有富有经验的上级医师在场。确保后备人员充足。

（4）做好处理紧急情况，如肩难产、新生儿窒息、产后出血等的准备。

六、操作流程（低位产钳助产术，以Simpson产钳为例）

1. 条件

宫口开全，S≥+2，枕前位。

2. 麻醉

麻醉满意（椎管内麻醉比阴部神经阻滞麻醉效果更好）。

3. 体位

截石位。

4. 产钳准备Simpson产钳，对合检查并涂润滑剂（图3-4-12）

产钳由4部分组成，即钳叶、钳胫、钳锁及钳柄。钳叶中间有一宽孔，胎儿头颅受钳叶压挤时有一定伸展余地。钳叶内面凹、外面凸，称为头弯，适合挟持儿头。此外钳叶还向上弯行，称为盆弯，以适应产道的曲度。两钳叶最宽处距离为9 cm，前端间距为3 cm，长16 cm，头弯半径11.25 cm，盆弯半径17.5 cm。

正常产钳：产钳分左、右两叶，对合分离容易。左侧的又名左下钳，即实行时，术者左手握之而送达产妇骨盆左侧边；右侧的又名右上钳，术者右手握之而送达产妇骨盆右侧边，右钳扣在左钳之上。左叶产钳的锁扣形成一个浅"卍"形，右叶的相应部分恰好镶入该凹陷中形成活动自如的锁扣，两个钳叶合拢时两柄完全靠拢。

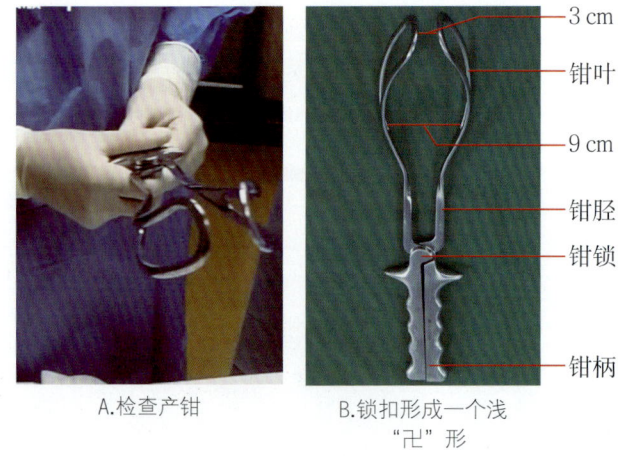

A.检查产钳　　B.锁扣形成一个浅"卍"形

图3-4-12　产钳准备

5．评估会阴

必要时，行左侧会阴侧切术。

6．放置产钳（图3-4-13）

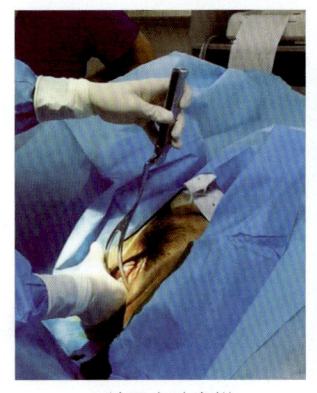 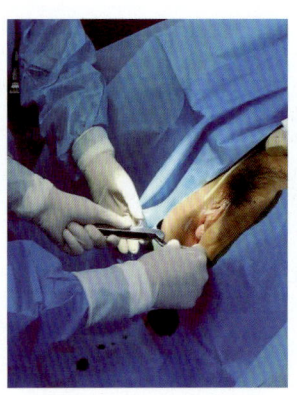 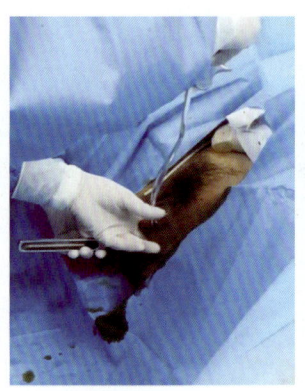 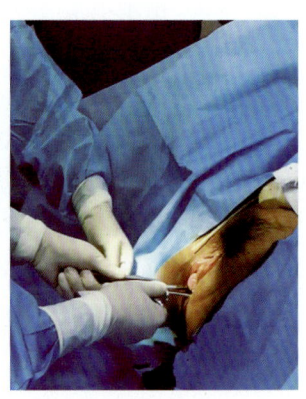

A.放置左叶产钳　　B.钳锁距阴道口约2 cm时停止　　C.放置右叶产钳　　D.对合左叶产钳

图3-4-13　放置产钳

重点：放置产钳钳叶采用"手指力量"，核心在于避免暴力导致的母儿损伤。

（1）放置左叶产钳（采用手指力量，毕后固定）：左手执笔式持左叶产钳钳柄，右手伸入阴道左侧壁引导，钳柄垂直于产妇阴道6点方向放入，右手大拇指缓缓滑动钳叶下缘，沿盆腔左侧缓缓顺势进入，当钳锁距阴道口大约2 cm时停止。放置完毕后助产士固定左叶产钳（图3-4-14）。

（2）放置右叶产钳（步骤重复）：置右叶产钳的步骤与左叶产钳对称重复，右手执笔式持右叶产钳钳柄，左手伸入阴道右侧壁引导；钳柄垂直于产妇阴道6点方向放入，左手大拇指缓缓滑动钳叶下缘，沿盆腔右侧缓缓顺势进入，至钳锁与左叶产钳在同一平面止，对合左叶产钳（图3-4-15）。

（3）合拢钳柄：当两个产钳放置在正确位置后（图3-4-16、图3-4-17），左右钳锁恰好吻合，左右钳柄内面自然对合。当锁扣前后稍错开时，可移动钳柄使锁口合拢。

钳叶扣合检查：伸手入阴道内检查，保证钳叶与胎头之间没有夹持宫颈或阴道壁组织；钳叶对称地置入胎儿两颊部，且位置够深，避免牵引时钳叶滑脱。

- 扣合容易：合拢钳柄要容易，不容易时可适当调整，调整时切忌暴力，失败后需撤出钳叶，重新评估后再次重复置入产钳。
- 无缝接触：两钳叶与胎头的两侧缝隙小于1指间距。
- 后囟正中：后囟位于骨盆中央。
- 矢缝垂直：矢状缝沿12点至6点方向。

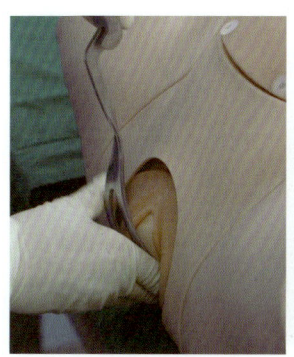 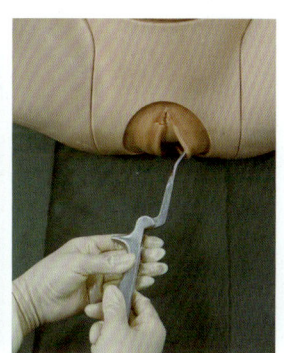

A.放置左叶产钳　　　　　B.固定左叶产钳

图3-4-14　放置左叶产钳后固定

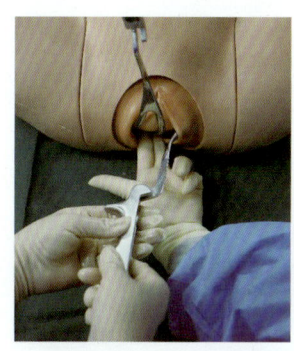 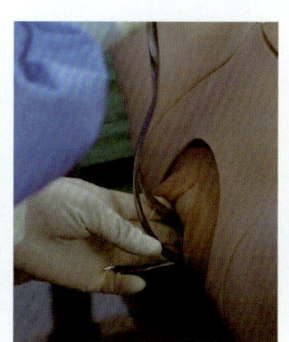 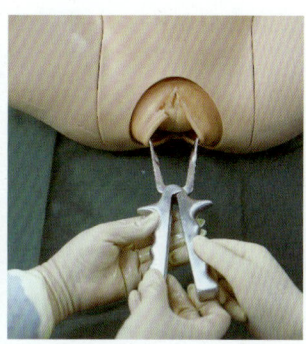 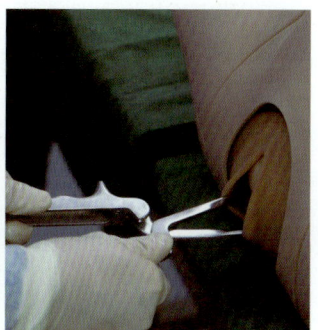

A.放置右叶产钳（正面）　B.放置产钳右叶（侧面）　C.朝左叶产钳对合（正面）　D.朝左叶产钳对合（侧面）

图3-4-15　放置右叶产钳

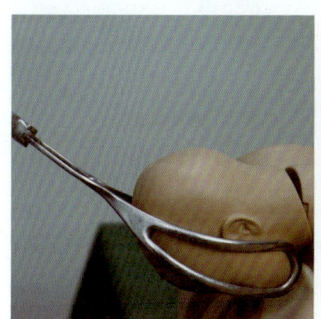 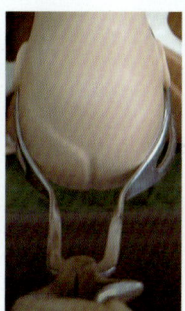 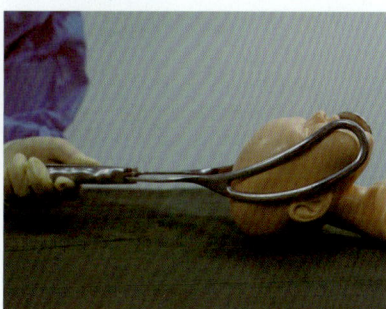 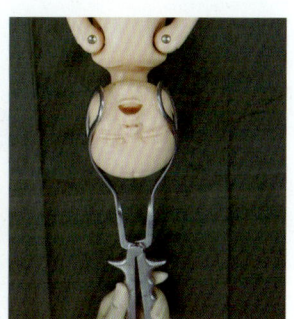

A.侧面观　　　　B.正面观　　　　　A.侧面观　　　　B.正面观

图3-4-16　枕前位产钳正确放置位置　　　图3-4-17　枕后位产钳正确放置位置

- 人字等距：人字缝与两钳叶上缘距离对等（图3-4-18）。

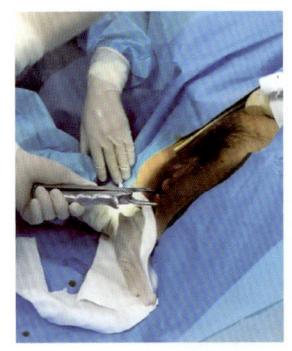
A.扣合容易

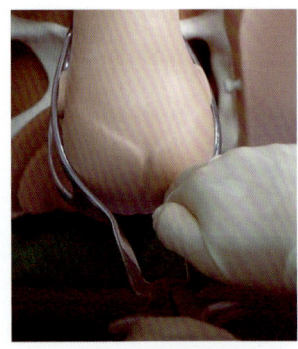
B.无缝接触

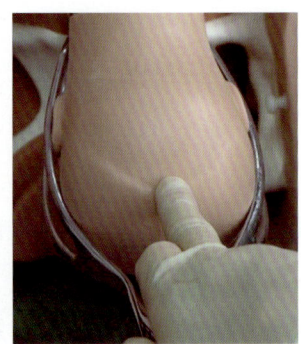
C.后囟正中

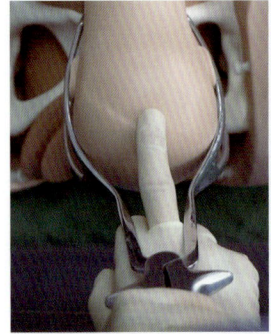
D.矢缝垂直

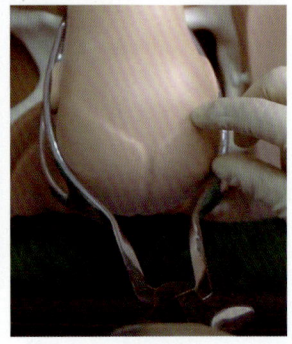
E.人字等距

图3-4-18 钳叶扣合检查

7. 牵引（弓箭步式、温柔牵引、Pajot's手法）

（1）弓箭步式：术者以前腿弓，后腿直的丁字步站立（图3-4-19）。

重点：此种站位可以保证牵引时有足够的力量，但也不至于力量过大不可控制，减少胎头娩出过快导致的严重会阴裂伤。

（2）温柔牵引：配合产妇的宫缩温柔牵引，牵引时注意同时评估会阴的情况，必要时考虑会阴侧切（图3-4-20）。

（3）Pajot's手法：牵引的方向开始时向外、向下，当于耻骨联合下缘可见枕骨隆突时即可仰伸呈"J"字形向外、向上牵引（图3-4-21、图3-4-22）。

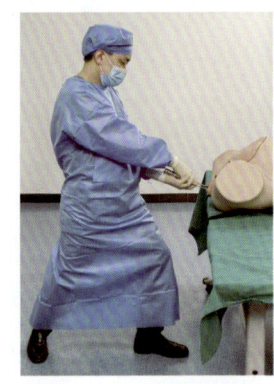

图3-4-19 弓箭步式

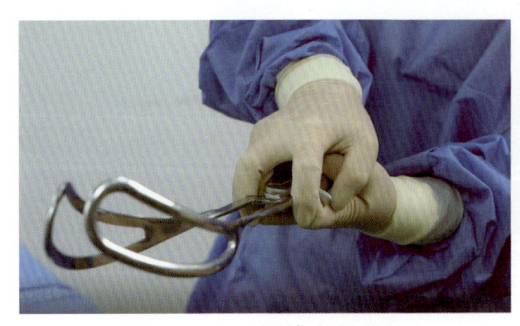

图3-4-20 握持产钳方法

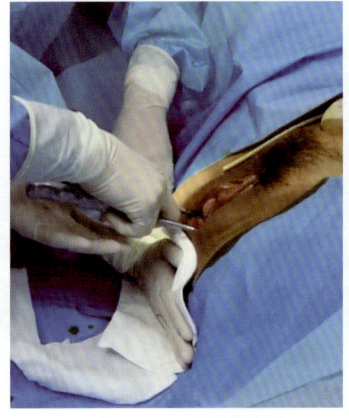
A.水平向下—水平牵引

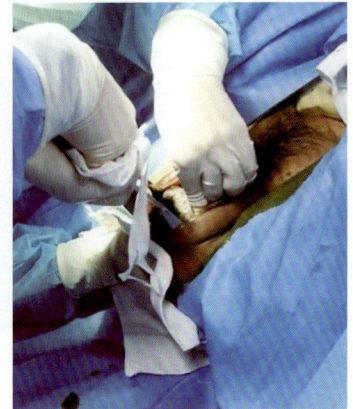
B.水平向上牵引

图3-4-21 Pajot's手法（真人）

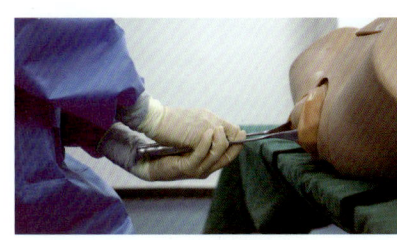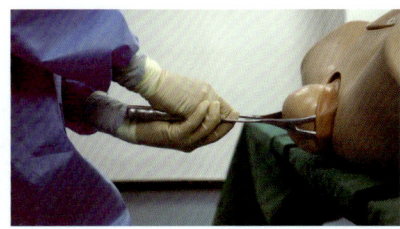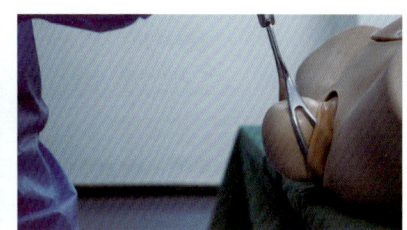

A.水平向下牵引　　　　　　　B.水平牵引　　　　　　　C.水平向上牵引

图3-4-22　Pajot's手法（模拟演练）

8. 娩出胎头及撤除钳叶（顺势辅助）

当可见胎儿下颌时，双手分别握住钳柄，顺势按照"划桨"方式，以先右叶、后左叶的顺序撤除产钳（图3-4-23）。

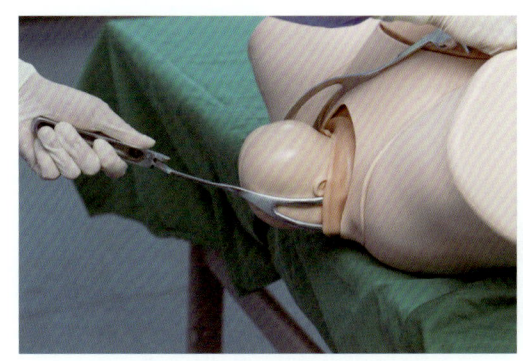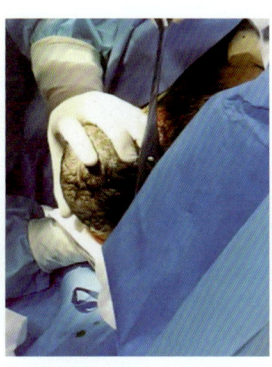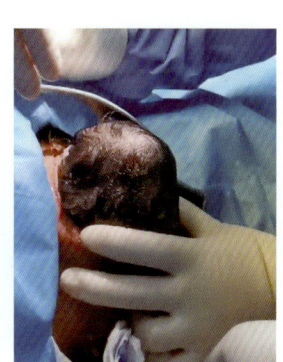

A."划桨式"撤除右上钳（模拟演练）　　B.撤除右上钳后（真人）　　C.撤除左下钳

图3-4-23　顺势辅助

9. 牵出胎体（图3-4-24、图3-4-25）

按自然分娩法用手牵引胎头，使胎儿前肩、后肩及躯干依次娩出。

10. 新生儿处理及产道检查

新生儿交新生儿科医师处理，胎儿、胎盘娩出后，用上、下叶窥器暴露阴道，以卵圆钳辅助，依次检查子宫颈、阴道，特别是阴道穹隆处裂伤及会阴切口情况，然后逐层缝合（图3-4-26）。

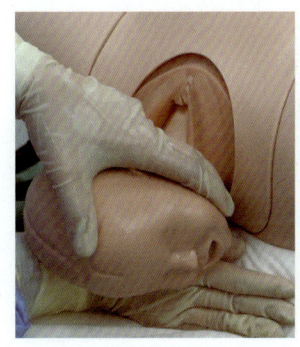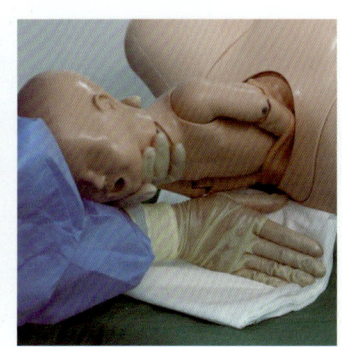

A.牵引胎头　　　　　　　B.娩出胎体

图3-4-24　牵出胎体（模拟演练）

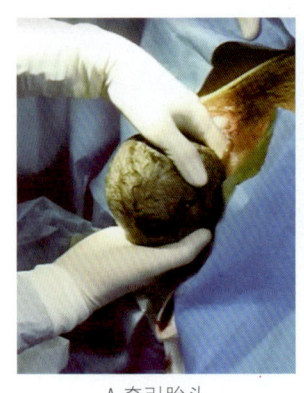 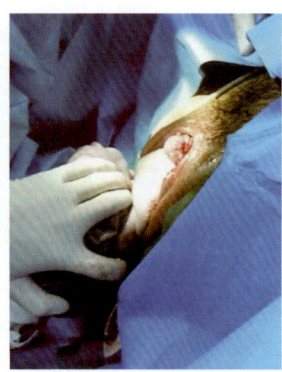 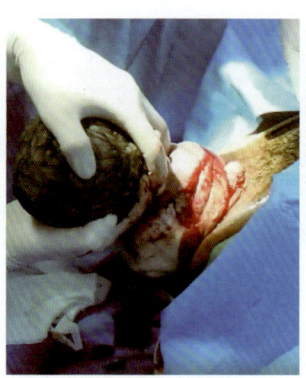 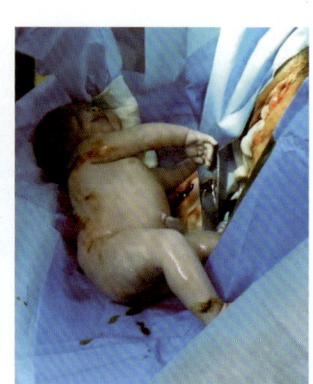

A.牵引胎头　　　　　B.前肩娩出　　　　　C.后肩及躯干娩出　　　　　D.新生儿

图3-4-25　牵出胎体（真人）

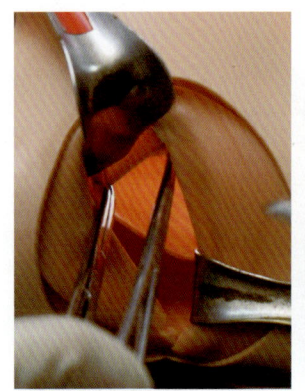 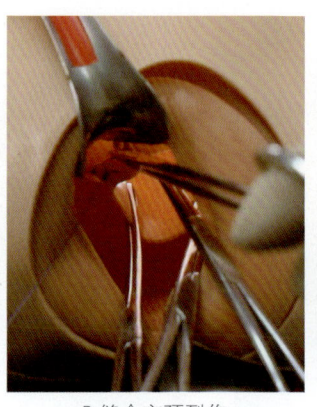 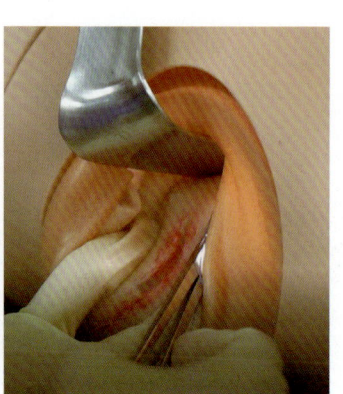

A.检查宫颈　　　　　B.缝合宫颈裂伤　　　　　C.缝合阴道裂伤

图3-4-26　产道检查

七、注意事项

（1）评估：产钳助产成功的关键在于评估，术前必须明确胎方位，确保胎先露足够低方能实施，避免枕横位置钳。当临床检查结果存在不确定性时，使用床旁超声作为辅助手段，对腹部和阴道进行细致评估。

（2）麻醉：麻醉充分有助于操作过程顺利进行，能充分地松弛盆底肌肉，降低侧切率与会阴裂伤的风险。

（3）会阴侧切：现已不作为置钳钳叶前的常规步骤，但在牵引的过程中需注意观察会阴裂伤的情况，若会阴体有延裂至括约肌或直肠的风险时则考虑侧切。

（4）放置产钳：在放置产钳钳叶时，如遇较大阻力时切勿强行插入钳叶，以免造成严重的阴道壁损伤或胎儿头面部损伤，必须取出钳叶后检查原因，扣合困难时也须取出重放（图3-4-27）。

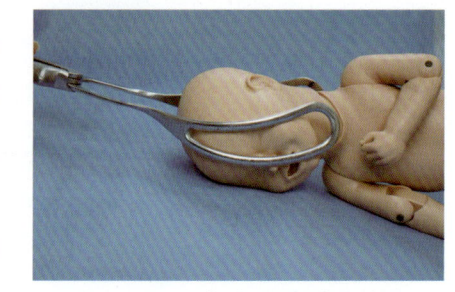

图3-4-27　扣合困难错误放置

（5）牵引：牵引前务必保证钳叶扣合容易，按照上述的检查内容逐一明确，保证产钳放置在胎头准确位置；牵引的站位姿势很重要，对于力量不够者，弓箭步能充分调用身体其他部位的力量，同时可以很好地避免因用力过大导致的母儿损伤。

（6）助产失败：任何助产都应有失败而转剖宫产的准备，出现下列情况务必考虑停止操作：产钳放置困难、经调整或重新置钳后无法扣合、牵引后胎头下降不明显、经过3次牵拉或20 min内胎儿未娩出。有指征转紧急剖宫产。

（7）术后母体检查：检查软产道时，需要认真检查宫颈和阴道穹隆部。

（方大俊　梁伟璋　李映桃）

第五节　胎头吸引器助产

阴道手术助产（operative vaginal delivery，OVD）的目的是加快分娩有危险或产程停滞的胎儿，主要为胎头吸引器助产和产钳助产两种模式。阴道器械助产可能有危险，应该谨慎操作，但在世界范围内，阴道器械助产仍然是产科医师的一项职责。模拟训练在开发OVD的适宜技术方面有着越来越大的作用，通过使用"高真实度"的人体模型，对医师进行技术强化培训，培训可以在实操工作坊进行。

一、目的

通过胎头吸引器牵引胎儿头部以协助分娩。

二、适应证

（1）第二产程延长：①初产妇。未施行硬膜外阻滞分娩镇痛，第二产程已超过3 h；或行硬膜外阻滞分娩镇痛，第二产程已超过4 h。②经产妇。未施行硬膜外阻滞分娩镇痛，第二产程已超过2 h；或行硬膜外阻滞分娩镇痛，第二产程已超过3 h。

（2）胎儿窘迫。

（3）母体因素须缩短第二产程，如孕妇罹患重度子痫前期、心脏病、重症肌无力、有自主反射障碍的脊柱损伤或增殖性视网膜病等。

三、禁忌证

（1）不宜阴道分娩：如严重的头盆不称、产道畸形、产道阻塞、子宫颈癌、子宫脱垂手术后、尿瘘修补术后等。

（2）异常胎位：颜面位、额位、横位。

（3）臀位后出头。

（4）胎头未衔接。

（5）胎膜未破。

（6）确诊巨大儿。

（7）极早早产，疑胎儿凝血功能异常，最近进行过头皮采血。

四、操作前准备

1．人员素质要求

高年资住院医师，必须经过阴道助产的训练，具备一定的操作经验和技巧。

2．环境要求

环境整洁安静、布置温馨，可保护隐私。

3．物品准备

阴道助产器械（硅胶胎头吸引器、一次性胎头吸引器、低位产钳）、新生儿复苏台、T组合、负压吸引管、负压吸引器、新生儿气管内导管、导丝、新生儿喉镜等（图3-4-28）。

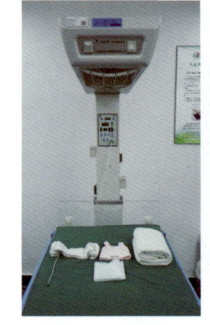
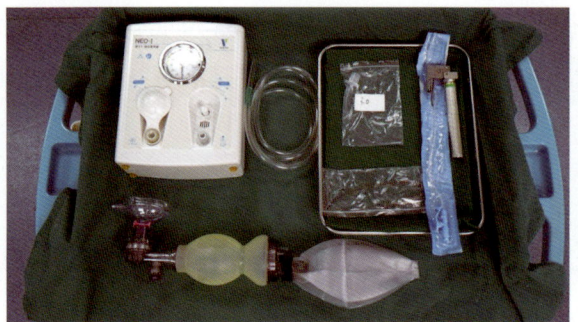
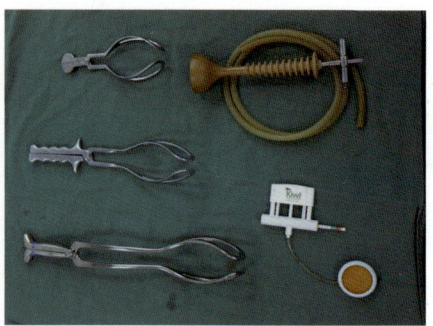

A.新生儿复苏台　　B.新生儿复苏设备　　C.阴道助产器械

图3-4-28　物品准备

4．患者准备

（1）具备助产先决条件：宫口开全、胎膜已破、胎头完全衔接；头先露，S≥+2。

（2）排空膀胱。

（3）患者及其家属签署规范的知情同意书。

（4）术前开放静脉通路。

5．术者准备

（1）通知新生儿科医师到场，必要时实施新生儿复苏。

（2）准备好补救方案，如在必要时能快速实施紧急剖宫产。

（3）如术者对此次助产手术缺乏经验和信心不足，必须有富有经验的上级医师在场。确保后备人员充足。

（4）做好处理紧急情况，如肩难产、新生儿窒息、产后出血等的准备。

五、操作流程

1. 条件

宫口开全，S≥+2。

2. 胎头吸引器准备

检查并涂润滑剂。胎头常用的吸引器为硅胶胎头吸引器和一次性胎头吸引器。基本构造均是由胎头端、牵引柄及吸引管3部分组成（图3-4-29）。

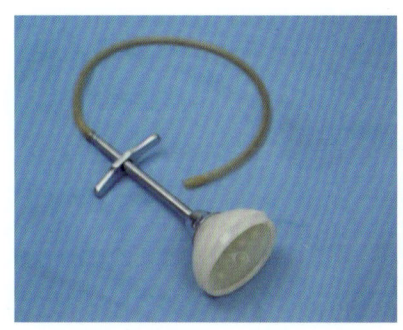
A.硅胶胎头吸引器

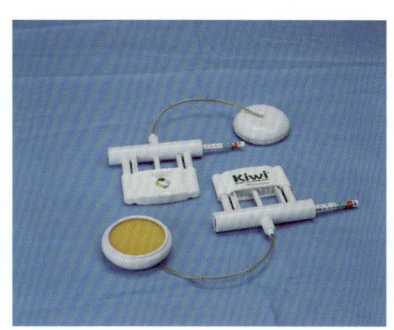
B.一次性胎头吸引器

图3-4-29 胎头吸引器类型

3. 体位

截石位。

4. 麻醉

双侧阴部神经阻滞麻醉或持续性硬膜外阻滞麻醉。

5. 吸引时机

宫口开全，胎膜已破，头先露，胎先露达坐骨棘水平以下2~3cm时方可实行。

6. 放置吸引器（以一次性胎头吸引器，正枕前OA位为例）

（1）一次性胎头吸引器准备：润滑一次性胎头吸引器，用左手掌心贴吸杯，右手形成负压，检查吸力是否良好（图3-4-30）。

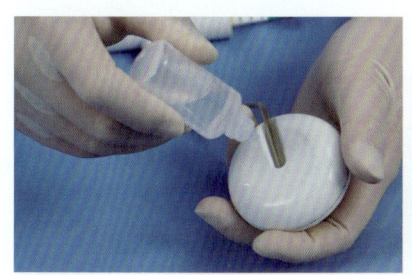
A.润滑一次性胎头吸引器

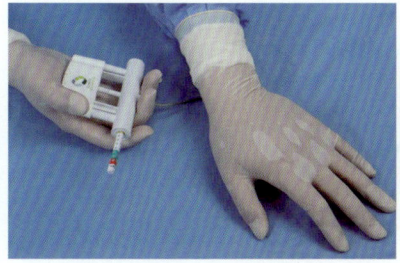
B.形成负压

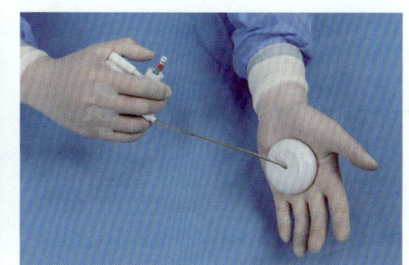
C.检查吸力是否良好

图3-4-30 一次性胎头吸引器准备

（2）放置：左手分开两侧小阴唇先露外阴口，以中指、示指掌侧向下，撑开阴道后壁，右手持吸引器将其与胎头顶部紧贴，避开大囟（图3-4-31、图3-4-32）。

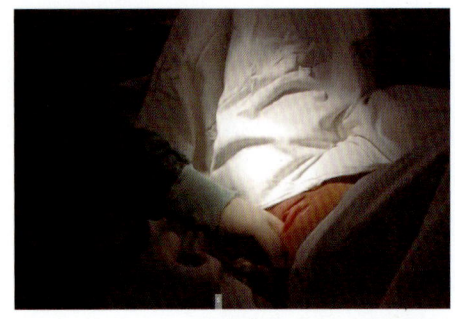
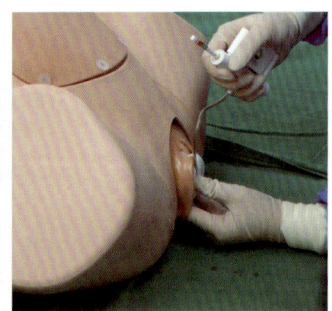

A.定位　　　　　　　　　　B.放置　　　　　　　　　　C.放置（模型）

图3-4-31　放置一次性胎头吸引器

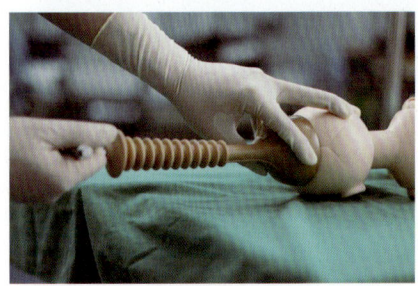
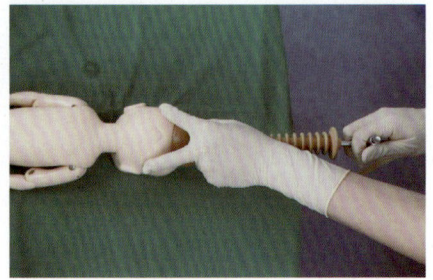

A.侧面观　　　　　　　　　　　　B.正面观

图3-4-32　放置硅胶胎头吸引器

注意：放置时，胎头吸引器的中心应位于胎头的"俯屈点"。俯屈点位于矢状缝上、后囟的前方3 cm处，胎头吸引器的中心应位于这个俯屈点上，在牵引时才能让胎头更好地俯屈，并沿产轴方向娩出（图3-4-33）。

7．检查吸引器

核实吸引器的位置，排除吸引杯缘与胎头之间有产道软组织嵌入。调整吸引器牵引横柄至与胎头矢状缝一致，以作为旋转胎头的标记（图3-4-34）。

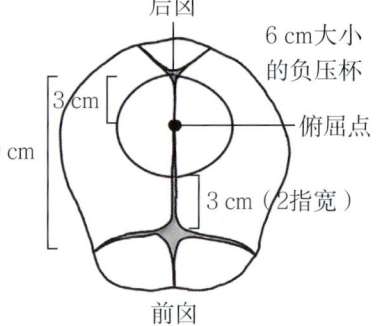
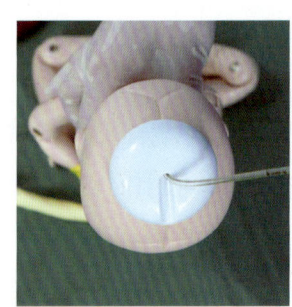

图3-4-33　一次性胎头吸引器放置位置

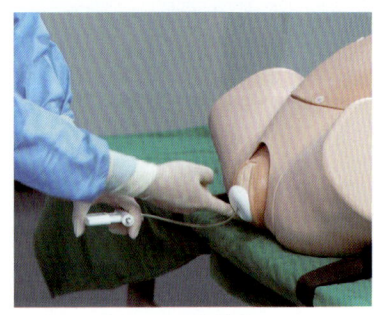
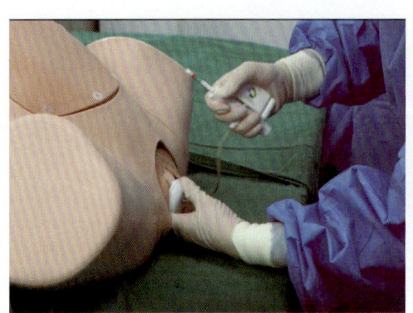
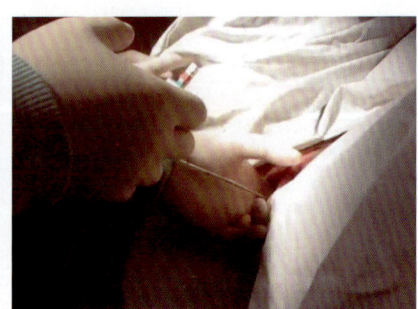

A.枕前位　　　　　　　　　B.枕横位　　　　　　　　　C.核实

图3-4-34　核实吸引器的位置

8. 牵引力——形成吸引器内负压

术者左手扶持吸引器，右手进行负压抽吸以形成吸引器负压。负压形成不宜过快、过大。若负压形成过快，会导致动静脉血流同时阻断，不能形成人工产瘤，吸引器与头皮不能紧密衔接，牵引时易滑脱且易造成头皮损伤。故强调要缓慢形成负压，施加负压后稳定10 s再开始牵引。一次性胎头吸引力在绿色区域内为宜（0.6~0.8 Bar）（1 Bar=100 kPa）（图3-4-35）。

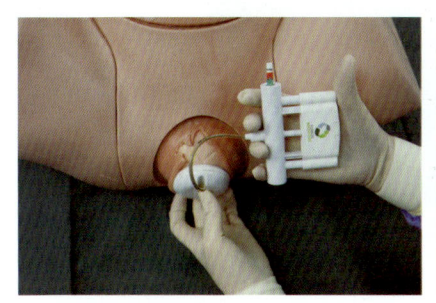
A.正面观

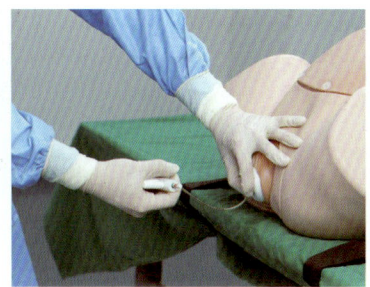
B.侧面观

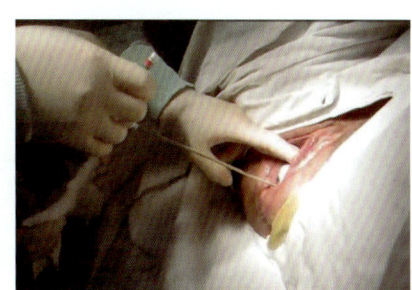
C.形成吸引器内负压

图3-4-35　OA位形成吸引器内负压

9. 牵引及会阴侧切

（1）试牵引：牵引前需轻轻、缓慢、适当地用力试牵，了解吸引器与胎头是否衔接或漏气，避免正式牵引时滑脱或造成胎儿损伤（图3-4-36）。

（2）评估是否需要会阴侧切：考虑胎儿较大、会阴高紧、会阴裂伤风险高，可行左侧会阴侧切术（图3-4-37）。

（3）牵引技巧：顺产轴在宫缩时进行牵引，在宫缩间歇期停止牵引（图3-4-38）。

（4）胎头不正时应在牵引的同时进行旋转。①枕右前位，沿顺时针方向旋转；②枕左前位，沿逆时针方向旋转；③若为枕左横位胎头位于坐骨棘水平，应向下、向外及稍沿逆时针方向旋转牵引，胎先露达会阴部时则向外，双顶着冠时则逐渐向上牵引。④持续性枕后位，最好用手旋转至枕前位后施行吸引术，每次阵缩以旋转45°为宜。旋转时助手在患者腹部予以协助。

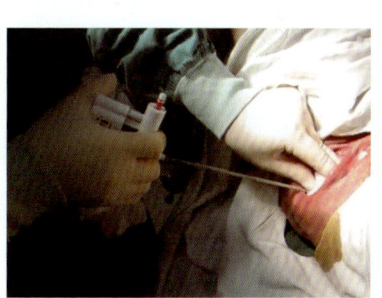
图3-4-36　试牵引

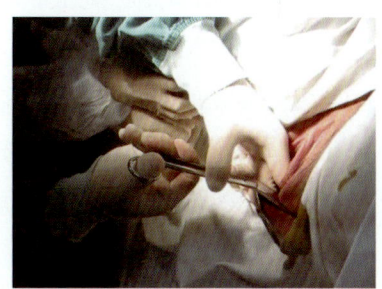
图3-4-37　会阴侧切

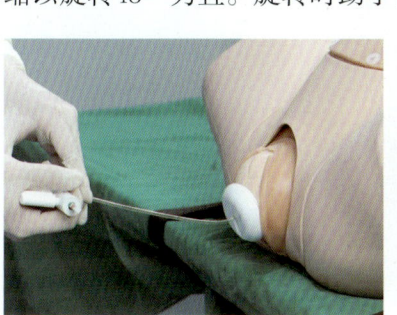
A.水平牵引

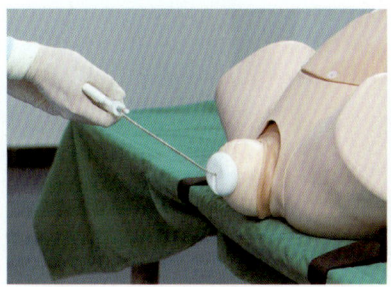
B.向上牵引

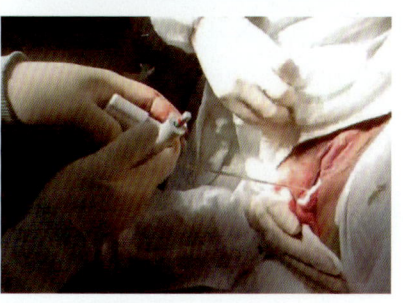
C.顺产轴牵引并保护会阴

图3-4-38　顺产轴牵引

10. 取下胎头吸引器

胎头娩出后，按压一次性胎头吸引器的放气按钮，吸引器内恢复正压，吸引器自动分离，再按正常分娩机制分娩胎儿（图3-4-39）。

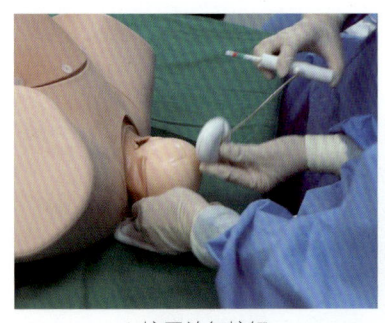
A.按压放气按钮

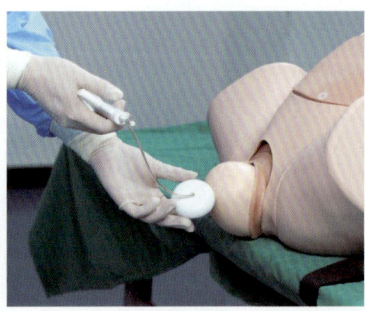
B.吸引器自动分离

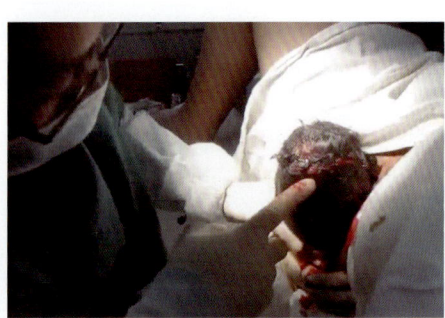
C.检查吸引位置

图3-4-39　取下胎头吸引器

11. 新生儿处理及产道检查

新生儿交新生儿科医师处理，特别注意检查胎儿头部是否存在血肿。新生儿常规肌内注射4 mg维生素K_1，预防颅内出血。用上、下叶窥器暴露阴道，以卵圆钳辅助，依次检查子宫颈、阴道，特别是阴道穹隆处裂伤及会阴切口情况，然后逐层缝合。

六、注意事项

（1）吸引时机：宫口开全，胎膜已破，头先露，胎先露达坐骨棘水平以下2～3 cm时方可实行。

（2）吸杯位置：吸杯中心尽可能接近俯屈点，以减小阻力。

（3）吸引负压：负压形成不宜过快、过大。若负压形成过快，导致动静脉血流同时阻断，不能形成人工产瘤，吸引器与头皮不能形成紧密衔接，牵引时胎儿易滑脱且易造成头皮损伤，故强调要缓慢形成负压。施加负压后稳定10 s后，再开始牵引。

（4）牵引力：运用手指技术，左手拇指固定吸杯，示指放在胎头（感受宫缩，帮助旋转），顺产轴方向牵引，牵引力量和角度的变化要缓慢、稳定、温和。

（5）吸引时间：一般主张10～15 min，以不超过10 min为佳，最长不超过20 min，且宫缩阵数在5次以内为佳。如时间过长，易导致胎儿头皮及脑损伤等其他并发症的发生率增高。

（6）吸引失败的处理：经检查无明显阴道分娩的禁忌证，可第2次重新放置吸引器，并根据失败原因予以纠正，如负压不足可适当增加等，力求牵引成功，最好不超过2次。吸引失败后改用产钳，需经有经验的医师复查决定。器械尝试牵引2次后，胎头下降无进展，应主张放弃阴道手术助产，改为紧急剖宫产终止妊娠。

七、并发症

（一）胎儿并发症

（1）头皮血肿：负压过大或牵引力过大，牵引时间过长所致。多在1个月内自然吸收，不需特殊处理。应避免穿刺，防止感染；嘱咐产妇不要搓揉血肿；如头皮血肿增长较快，有活动性出血者，应切开止血。

（2）颅内出血：多发生于吸引术多次滑脱失败或再改用产钳术者。按新生儿颅内出血处理。

（3）头皮坏死：吸引时间过长，或多次牵引，或旋转过急过大所致。应预防感染。

（4）颅骨损伤：吸引负压过大或牵引力过大所致，多表现为颅骨线形骨折（需通过X线片证实），若能自愈则不需处理。凹陷性骨折可影响脑组织，应手术治疗。

（5）面神经损伤、面瘫等：产钳放置和牵引不正确导致。

（二）母亲并发症

（1）宫颈裂伤：宫口未开全时行阴道助产所致。

（2）外阴阴道裂伤：必要时可做会阴切开，以免裂伤。

（3）阴道血肿：阴道壁置入吸引器或产钳助产牵引力不当所致。放置吸引器后必须仔细检查是否完全扣抵胎头部。血肿不大时无须处理。

（梁伟璋　李映桃）

第六节　软产道裂伤缝合

软产道裂伤缝合技术是产科的基本技术，软产道裂伤临床发生隐匿，也是产后出血的常见原因。该项技术需要在实操工作坊，通过使用仿真分娩模型进行技术强化培训。

一、目的

（1）止血。

（2）组织对合缝合，恢复损伤组织解剖关系。

二、适应证

软产道裂伤。

三、禁忌证

无绝对禁忌证。

四、操作前准备

1. 人员素质要求
主治医师及以上。

2. 环境要求
环境整洁安静、布置温馨，可保护隐私。

3. 物品准备
（1）窥宫包（阴道上下叶拉钩、无齿卵圆钳4把、长镊1把）、持针器1把、线剪1把、齿镊1把、2-0可吸收缝线若干、纱布、有尾纱条若干等（图3-4-40）。

（2）消毒用品：0.5%碘伏、妇科棉签。

（3）麻醉用品：2%利多卡因10 mL、0.9%生理盐水10 mL、22号穿刺针、10 mL或20 mL注射器。

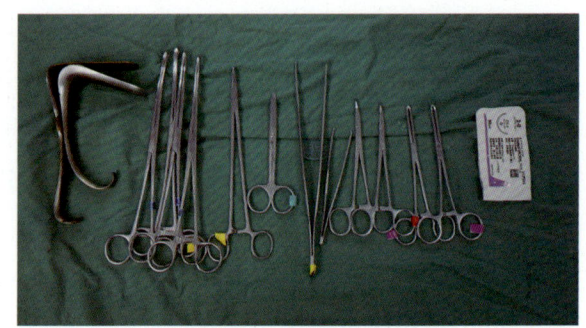

图3-4-40　软产道裂伤缝合物品准备（部分）

（4）其他：无影灯、无菌手套、缩宫素注射液或前列腺素类似物等宫缩剂等。

4. 操作者准备
（1）确认患者信息，监测患者生命体征，术前评估，术前沟通。

（2）协助患者取膀胱截石位。

（3）洗手，戴帽子、口罩，常规外科手消毒。

（4）常规外阴消毒，铺无菌巾，必要时导尿。

（5）外科刷手并穿手术衣，戴无菌手套。

（6）铺上无菌中单及大孔巾。

（7）麻醉：阴部神经阻滞麻醉、会阴局部浸润麻醉、硬膜外麻醉。

五、操作流程

先进行详细的软产道检查，包括宫颈、阴道和外阴。

1. 软产道检查
一旦怀疑为宫颈裂伤，应窥查宫颈，用阴道拉钩暴露宫颈，用3把无齿卵圆钳钳夹宫颈，沿顺时针交替钳夹提起宫颈，配合用有尾纱条擦拭血污，检查宫颈一周有无裂伤，确定裂伤并有活动性出血时，应及时缝合（图3-4-41）。对阴道穹隆、外阴和阴道的裂伤也需评估并及时缝合。

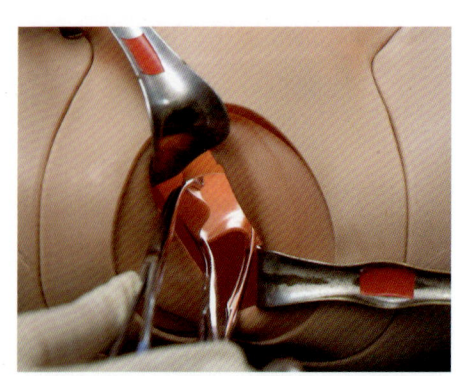

图3-4-41　无齿卵圆钳钳夹宫颈检查

2. 宫颈裂伤、阴道穹隆裂伤和外阴裂伤缝合术

（1）阴道拉钩暴露宫颈裂伤部位，用2把无齿卵圆钳分别钳夹裂口两边止血，适当向外牵引宫颈，便于暴露和缝合（图3-4-42）。

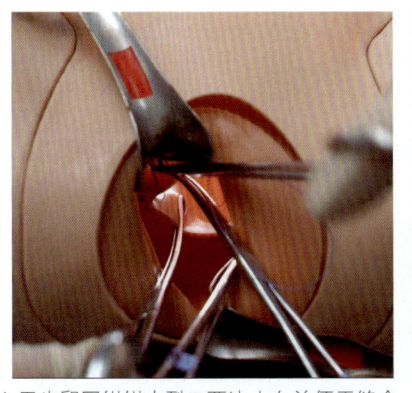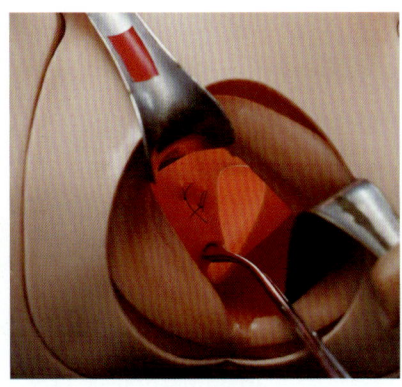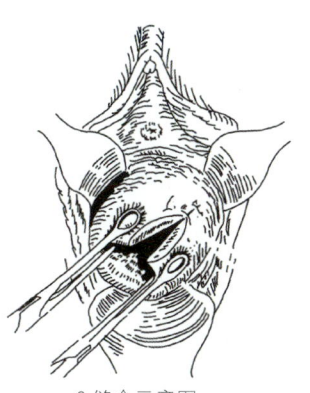

A.无齿卵圆钳钳夹裂口两边止血并便于缝合　　B.缝合完成后　　C.缝合示意图

图3-4-42　缝合宫颈裂伤

（2）用2-0可吸收缝线从裂口的顶端以上0.5 cm处，开始间断缝合子宫颈全层至宫颈外口游离缘0.5 cm处。如裂口顶端位置过高（纵裂过深），考虑第1次缝合难以达到顶端以上，可先间断缝合1~2针留线尾，提拉线尾，以利于更好地暴露，此时再缝合顶端以上部位。

（3）合并阴道穹隆裂伤者一并缝合修复。对于环形裂口可平行阴道轴向连续或间断缝合（图3-4-43）。模型的环形裂口长约7 cm，2-0可吸收缝线间断缝合6针。

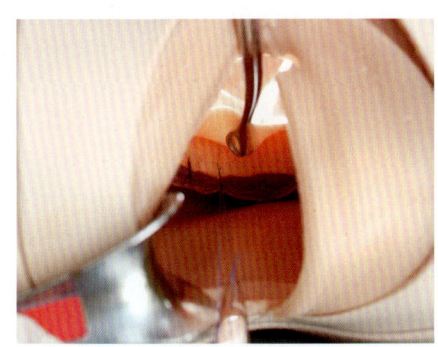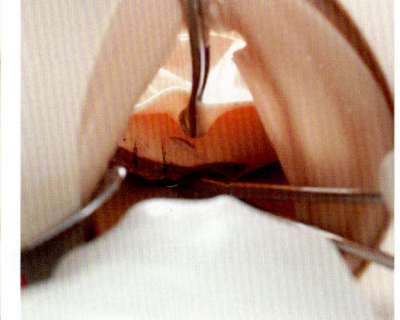

图3-4-43　阴道穹隆裂伤缝合

（4）检查外阴的近尿道口处裂伤，伤口长约2 cm，按常规进行间断缝合。

3. 术后管理

广谱抗生素预防感染。

六、注意事项

（1）巨大儿、手术助产、臀牵引等分娩后，常规检查软产道，注意宫颈和阴道后穹隆的裂伤情况。

（2）严重软产道裂伤合并子宫下段破裂者，应及时剖腹探查进行缝合止血。

（3）缝合前、后均需要清点缝针、纱布及器械数目，避免遗留于患者体腔。

（梁伟璋　李映桃）

第七节 人工胎盘剥离术

人工胎盘剥离术是产科最常用的基本技术。获取母婴保健技术上岗证前需要进行该技术的强化培训，培训可以通过使用仿真分娩模型，在实操工作坊进行。

一、目的

胎儿娩出后30 min胎盘仍未自然剥离，或胎儿娩出后出血多时，须尽快娩出胎盘以减少出血。

二、适应证

（1）胎儿娩出常规应用宫缩剂后，30 min胎盘仍未自然剥离，即使出血不多，也须人工剥离胎盘。多见于完全性或部分性胎盘粘连。如不及时处理，一旦宫口收缩，还可造成胎盘嵌顿，使后续处理更为困难。

（2）胎儿娩出后至胎盘娩出前虽未满半小时，但阴道流血超过200 mL时，经子宫按摩、应用宫缩剂后，胎盘仍不能完全剥离。

三、禁忌证

怀疑植入性胎盘。

四、操作前准备

1．人员素质要求

初级及以上职称。

2．环境要求

环境整洁安静、布置温馨，可保护隐私。

3．物品准备

消毒用品（0.5%碘伏、妇科棉签等）、镇静药物（哌替啶、地西泮等）（必要时）等。

4．操作者准备

（1）确认患者信息，监测患者生命体征，建立静脉通道，备血，术前评估，术前沟通，使患者签署相关知情同意书。

（2）协助患者取膀胱截石位。

（3）洗手，戴帽子、口罩，常规外科手消毒。

（4）常规外阴消毒，铺无菌巾，为患者导尿。

（5）外科刷手并穿手术衣，戴无菌手套。

（6）铺上无菌中单及大孔巾。

（7）麻醉：一般不需要麻醉，必要时使用镇静药物。

五、操作流程

（一）剥离胎盘

1. 阴道分娩

以一只手于腹部向下按压子宫底部，另一只手五指并拢呈圆锥状沿脐带伸入宫腔内，找到胎盘与子宫交界面，自胎盘下缘，掌心朝向胎盘母面，掌背贴于子宫壁，用手掌尺侧于胎盘-子宫壁间隙腔，裁纸样剥离。如能剥离出一缺口，继续用手掌尺侧扩大剥离面，直至整个胎盘剥离。轻轻下牵脐带以协助胎盘娩出，然后用手掌托住整个胎盘，一边旋转一边缓慢以胎盘胎儿面娩出阴道口，将胎膜完整带出（图3-4-44至图3-4-46）。

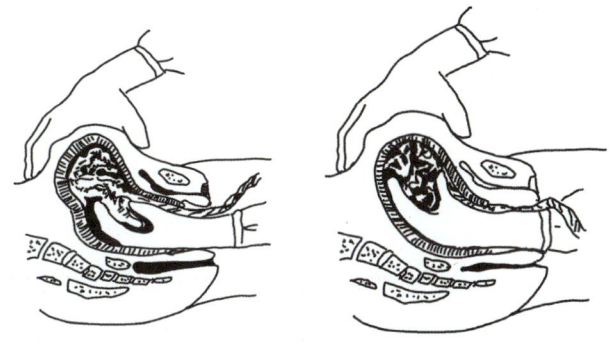

图3-4-44　手法剥离胎盘示意图

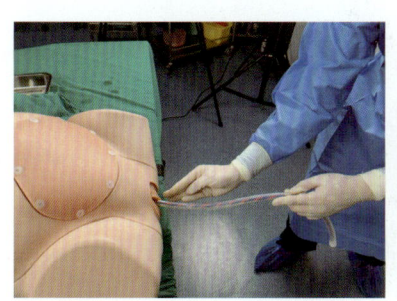

A. 一只手五指并拢呈圆锥状

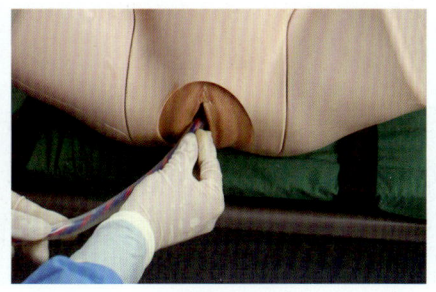

B. 沿脐带伸入宫腔

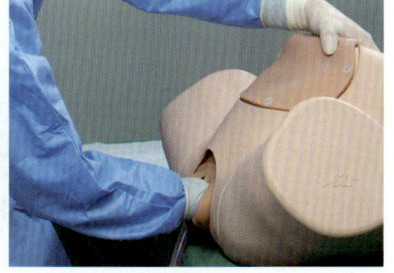

C. 一只手按压子宫底部，另一只手宫腔内剥离胎盘

图3-4-45　手法剥离胎盘（阴道分娩）

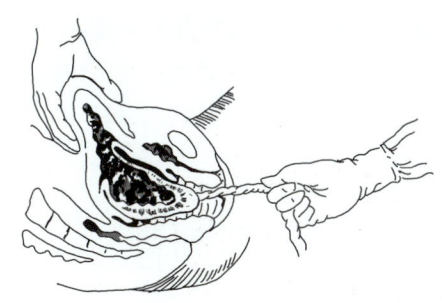
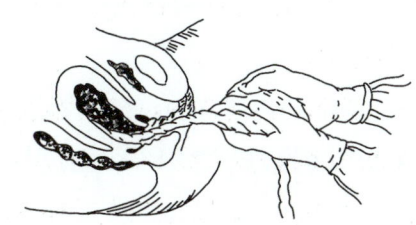

图3-4-46　带出胎膜

2. 剖宫产分娩

手法操作同上，自子宫切口进入宫腔，胎盘娩出后用卵圆钳清理宫腔，防止胎盘小叶和胎膜残留，再以有尾纱条纱布卷擦拭宫腔以拭尽残留胎膜（图3-4-47）。

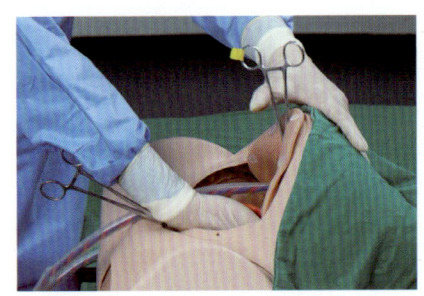
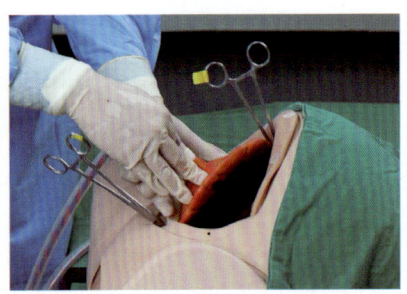
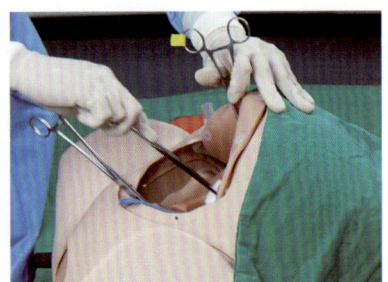

A.手掌尺侧于胎盘-子宫壁间隙腔，裁纸样剥离　　B.娩出胎盘　　C.纱布卷擦拭宫腔

图3-4-47　手法剥离胎盘（剖宫产分娩）

（二）检查胎盘

取出胎盘后要仔细检查胎盘母体面，观察胎盘小叶是否完整。阴道分娩者，若胎盘仍有缺损应予清宫，有条件者可在超声引导下进行操作（图3-4-48）。

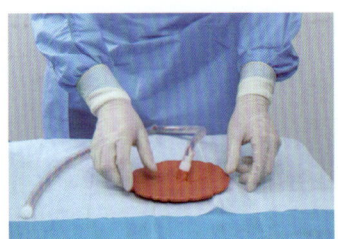
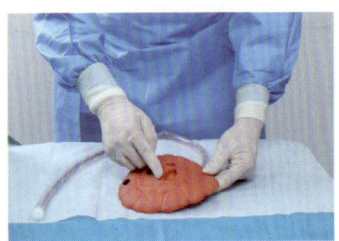

检查胎盘子面　　检查胎盘母面

图3-4-48　检查胎盘

（三）术后处理

（1）在确认取出的胎盘完整后，立即使用子宫收缩剂，如肌注缩宫素10 U或前列腺素类似物以促进子宫收缩，预防产后出血。

（2）术后应用抗生素预防感染。

（3）术后第1天或出院前行超声检查，了解是否仍有宫腔残留物。

六、注意事项

（1）胎盘与宫壁较为紧密、剥离困难者，须警惕胎盘植入的可能，切勿强行剥离。

（2）剥离时以手掌尺侧发力，避免手指尖暴力抓挠或扣挠造成胎盘破碎或子宫破裂。

（梁伟璋　李映桃）

第八节　产程中的超声应用

一、产程超声的定义

利用超声对产程进行监护，实现产程的可视化管理，为提前发现产程异常和实现安全分娩提供科学干预的证据。

二、开展产程超声目的和技术范畴

开展产程超声（labor ultrasound，LU），是为了减少阴道指检次数和感染概率的同时，以无创的超声技术监测传统产程的众多指标，提前预警产程的异常，引导干预措施前移或及时中转剖宫产终止妊娠，以提高分娩安全性。

标准的产程超声应该覆盖第一、第二和第三产程。在第一和第二产程中监测的指标包括：①胎方位；②枕骨-颈椎角度（occiput-spine angle，OSA），即胎儿入盆角度；③产程进展角度（angle of progression，AOP）；④胎头-耻骨联合距离（head-symphysis distance，HSD）；⑤胎头-会阴距离（head-perineum distance，HPD），即胎头下降距离；⑥胎头最大径线方向；⑦大脑中线角（cerebral midline angle，CMA）；⑧宫口扩张程度（cervical dilatation，CD）；⑨排查宫颈内口异常物体的类型（如脐带脱垂、脐带先露或胎膜前置血管等）；⑩动态测量产瘤大小；⑪观察剖宫产术后阴道试产（trial of labor after cesarean，TOLAC）时子宫下段瘢痕的类型、厚度、连续性，以及瘢痕周围的异常回声。

在第三产程中，产程超声可以监测的指标有：①滞留胎盘与子宫之间的界限及血流情况；②排除胎儿附属物残留，引导清宫操作；③观察剖宫产术后经阴道成功分娩（VBAC）后子宫下段瘢痕的连续性，排除产后迟发性子宫破裂；④了解产后出血时宫腔情况；⑤了解产后宫腔球囊放置情况。

另外，尿潴留会导致膀胱增大，从而影响胎头下降，阻碍产程进展；尤其是大部分孕妇腹壁肥厚，更会影响医护人员触诊膀胱检查尿潴留的准确性，但使用超声监测产程时可以避免此现象。腹部超声能够非常明确地诊断出膀胱尿量是否过多，指导孕妇及时排尿。对于排尿困难的孕妇，必要时可予插尿管导尿，以利于产程进展。

三、适应证

所有处于产程中以及分娩后2h内的孕妇都可以接受产程超声监护。

四、禁忌证

目前没有禁忌证，但对于需急诊行剖宫产终止妊娠者，开展产程超声的紧迫性应该让位于术前准备流程。

五、操作前准备

1. 知情同意准备

孕妇及其家属签署产程超声知情同意书。

2. 人员准备

（1）受过专业产程超声培训的产科医师、熟悉产程的超声医师或受过专业产程超声培训的助产士，人员准入优先程度依次为产科医师＞超声医师＞助产士。

（2）独立进行产程超声值班的医护人员应至少已开展30例产程超声检查，并通过随机病例的双盲考核。

3．物品准备

可移动的超声设备（需配备腹部探头，具有增益调整、彩色多普勒及血流频谱测定、超声窗口扩大、图像及视频存储等关键功能）、超声耦合剂、无菌手套和无菌石蜡油。

六、操作流程（在第一和第二产程内开展的产程超声）

1．麻醉

一般无须麻醉。对于疼痛明显者可由无痛分娩技术介入。

2．孕妇体位

开展腹部产程超声测量时，体位为并腿仰卧位；开展外阴超声时，体位为支腿仰卧位。

3．第一产程和第二产程超声测量的各项指标及注意事项（表3-4-2）

表3-4-2　第一、第二产程超声测量的指标

项目		下腹超声	外阴超声	备注
胎方位	枕前位	√	√	第一产程时主要通过下腹超声识别"枕骨-颈椎"结构、小脑切面结构和胎儿眼球位置判断胎方位。如果胎头入盆较深，可以通过外阴超声识别丘脑水平结构进而判断胎方位
	枕后位	√	√	
	枕横位	√	√	
枕骨-颈椎角度		√	—	只能通过下腹部超声以纵切角度测量
产程进展角度		—	√	需在耻骨联合最大切面的前提下以纵切角度测量
胎头-耻骨联合距离		—	√	在测量产程进展角度时，可同时测量胎头与耻骨联合之间的垂直距离
胎头-会阴距离		—	√	只能通过外阴超声以横切的角度测量
胎头最大径线方向		—	√	在测量产程进展角度时，可同时测量胎头最大径线，但是由于胎头位置偏移，需要在纵切角度下略微调整以获得清晰的胎头最大径线方向
大脑中线角		—	√	只能通过外阴超声以横切的角度测量，胎头高浮者测量困难
宫口扩张程度/宫颈长度		—	√	通过外阴超声以横切或纵切的角度联合测量
宫颈胎头夹角/宫颈后角		—	√	通过外阴超声以纵切的角度联合测量
排查宫颈内口异常物体的类型		√	√	在测量宫口扩张程度时，增加彩色多普勒功能，如有宫颈内口异常血流信号，需仔细辨识血流信号的来源、部位，以及血流频谱的具体情况
动态测量产瘤大小		√	√	首选通过外阴超声以纵切的角度测量，部分时候可以经下腹超声在膀胱略充盈的情况下测量
观察子宫下段瘢痕的类型、厚度、连续性，以及瘢痕周围的异常回声		√	√	下腹超声纵切或横切角度测量：耻骨联合至肚脐之间的子宫下段肌层瘢痕的厚度； 外阴超声纵切或横切角度测量：耻骨联合至宫颈内口上方的子宫下段肌层瘢痕的厚度

4. 第三产程超声测量的各项指标及注意事项（图3-4-3）

表3-4-3　第三产程超声测量的指标

项目	下腹超声	备注
滞留胎盘的血流情况	√	进行下腹超声检查时，需打开彩色多普勒功能多切面检测胎盘与子宫肌层之间的界限及血流情况
引导清除胎物残留的清宫操作	√	对于高危人群（子宫手术史、子宫肌瘤或子宫位置异常、产后出血、手术耐受性差）开展产程超声介导的清宫手术，有利于提高一次性完成安全有效清宫的概率
观察VBAC后子宫下段瘢痕的连续性裂	√	目的是排除产后迟发性子宫破裂，进行该类操作时最好是在膀胱略充盈的情况下进行，下腹部横切或纵切扫描相结合
产后出血时宫腔情况	√	重点排除产后出血的部位，如为宫缩乏力导致的产后出血，则宫体增大伴宫腔内有混合性回声团块；如为子宫下段出血，则宫腔占位较少
产后宫腔球囊放置情况	√	了解宫腔Bakri球囊所放置的位置，以及宫腔内积血情况

七、注意事项

第一和第二产程超声测量各指标的注意事项

（1）胎方位：第一产程期间首选通过下腹部超声以纵切角度快速检测"枕骨-颈椎"这一胎方位判别关键性结构的位置信息。

- 枕前位时，"枕骨-颈椎"结构位于两侧锁骨中线之间的区域。
- 枕横位时，该结构位于锁骨中线和同侧腋中线之间的区域。
- 枕后位时，在腹部无法扫描到"枕骨-颈椎"结构，但是可在耻骨联合上扫描到胎儿鼻骨、双侧眼球、"紧箍儿"结构和小囟门"V"形骨缝结构（图3-4-49）。

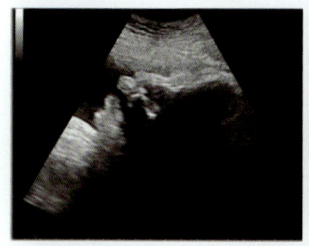

A.腹部超声纵切可见胎儿口腔、鼻骨和额骨

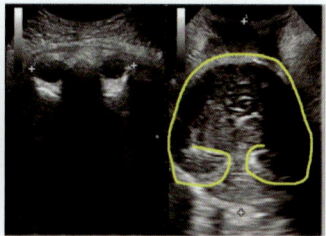

B.左图为经腹超声横切见双眼球结构，右图为外阴超声横切见"紧箍儿"结构

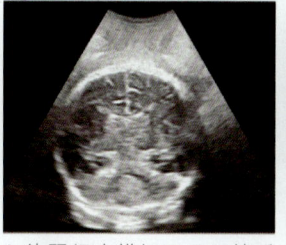

C.外阴超声横切可见正枕后位的"紧箍儿"结构，即位于脑桥水平I冠状面的超声切面，可见颅骨缘与小脑幕及侧脑室枕叶结构形成的强回声环，即"紧箍儿"结构

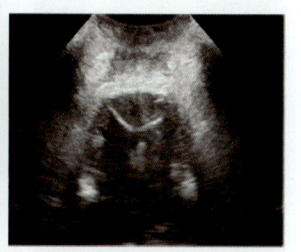

D.外阴超声横切可见小囟门的枕骨"V"形骨缝

图3-4-49　正枕后位时，产程超声在孕妇腹壁可以扫描到的胎儿结构

需要注意的是，当胎头入盆较浅或者胎儿体积较小时，胎头会有大幅度的转动可能，从而导致胎方位转换。

（2）枕骨-颈椎角度：该角度只能通过腹部超声以纵切角度测量，除了是胎方位的判定依据外，还是胎头入盆程度的重要指标。

- 如果头先露，在耻骨联合上纵切角度测量仅可见颈椎甚至胸椎，无法显露枕骨全貌时，应该警惕头低位即将分娩，注意避免漏诊（图3-4-50）。

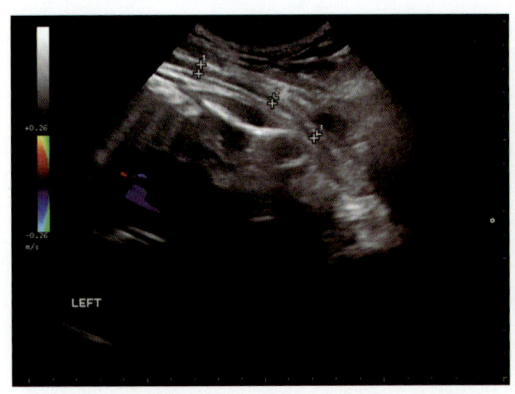 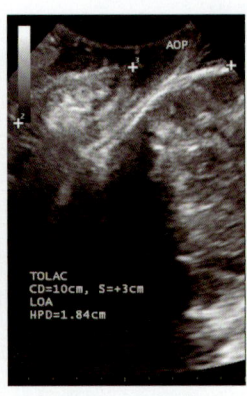 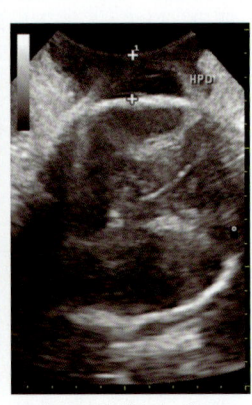

A.左枕前头先露较低时，第二产程的超声于下腹部未见"颈椎-枕骨"结构，仅见肋骨和肱骨　　B.外阴超声纵切扫描可见AOP角度接近180°　　C.外阴超声横切扫描可见HPD仅为1.84 cm，胎头拨露

图3-4-50　左枕前超声

- 在枕前位发现枕骨-颈椎角度进展为锐角时，应警惕面先露。枕骨-颈椎角度越大，预示胎头俯屈越好。
- 当枕横位发生倾势不均胎方位（前不均倾、后不均倾）时，枕骨-颈椎角度在同一切面难以同时显露，如果同时伴有胎头和颈部的"头颈折角"、胎儿眼部的"落日征"和胎头-耻骨夹角不能进行性缩小，应考虑不均倾势胎方位诊断成立（图3-4-51），需尽早干预。

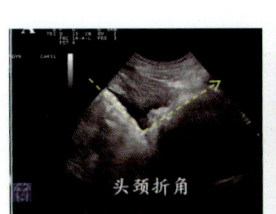 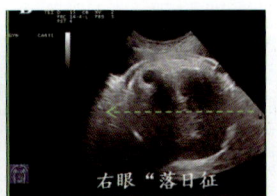

A.胎头和颈部的"头颈折角"　　B.胎儿右眼部的"落日征"

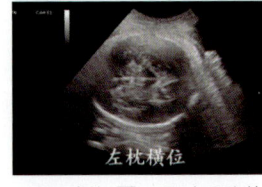 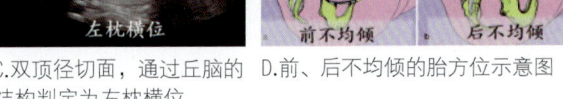 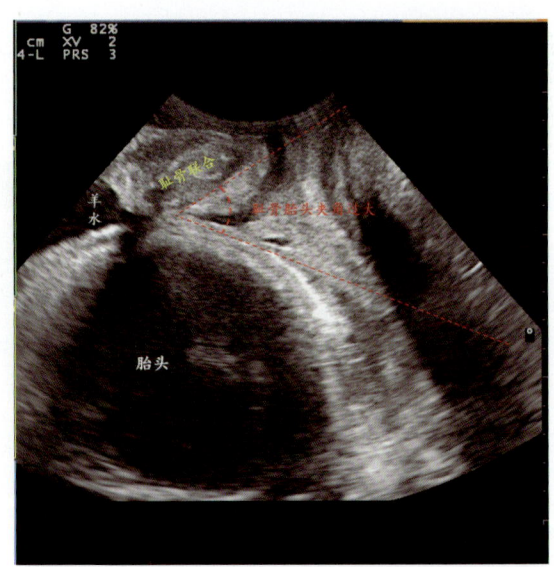

C.双顶径切面，通过丘脑的结构判定为左枕横位　　D.前、后不均倾的胎方位示意图　　E.枕横位发生前不均倾时，胎头-耻骨夹角始终不能进行性缩小

图3-4-51　第一产程中不均倾胎方位的超声识别

（3）AOP：指在通过外阴超声纵切获得耻骨联合最大垂直切面的前提下，以该切面直径连线终点与胎头最低点的切面连线形成的夹角。该角度是判断产程进展和先露下降的最直观的指标。如再联合"胎头-会阴距离"这一指标，综合判断产程进展则更准确。另外，在本角度测量过程

中，还可检测胎头-耻骨夹角、宫颈长度、宫颈扩张程度、产瘤大小和宫颈内口异物血流信号（增加多普勒超声信号扫描，以排除脐带脱垂和胎膜前置血管）（图3-4-52）。因此，以产程进展角度为标志的外阴超声纵切标准面是产程超声医师需要重点训练的项目。

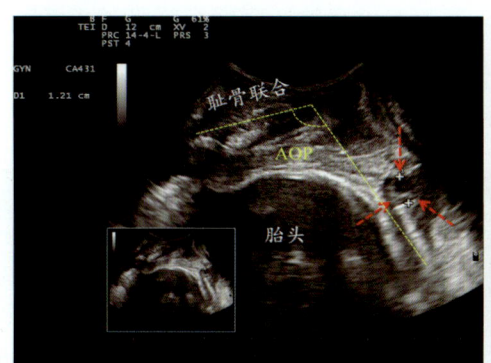 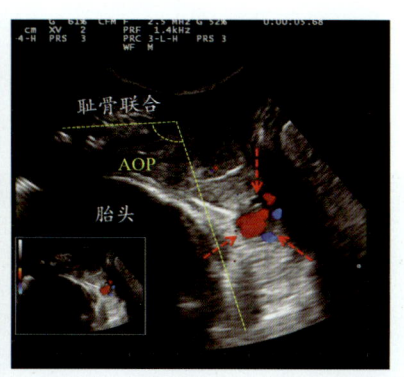

A.外阴超声纵切测量标准的AOP切面，3个红色箭头所指区域为宫口开大1.2 cm处见可疑脐带切面　　B.开启彩色多普勒信号，外阴超声纵切扫描可见宫口处有脐带血流信号，经血流频谱测定为脐带脱垂（左下角为缩小比例的原图）

图3-4-52　第一产程（潜伏期）产程超声在AOP切面发现脐带脱垂

（4）HPD：需要通过外阴超声以横切角度测量，取超声探头与胎头最低点的骨皮质的距离（图3-4-53），如遇骨缝重叠，则测量探头与位于骨缝重叠处后方的骨皮质之间的距离。在测量胎头-会阴距离时可以一并测量宫口扩张程度。

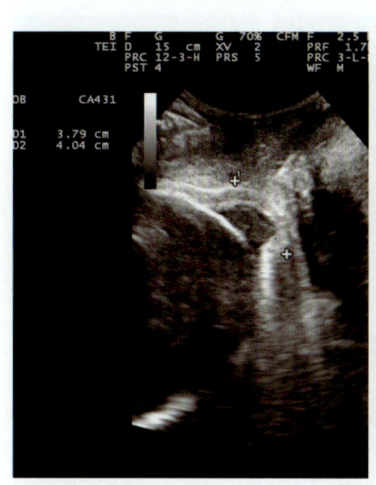 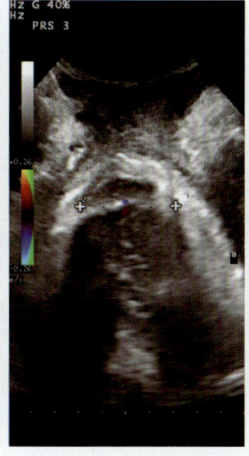 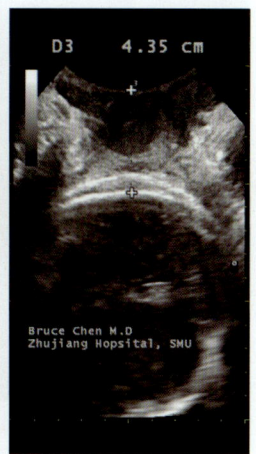

A.外阴超声纵切扫描，在AOP局部切面显示产瘤最大切面，同时测量宫口扩张程度为3.79 cm　　B.开启彩色多普勒信号的外阴超声横切扫描，测量产瘤底部直径，同时将产瘤和脐带进行鉴别排除　　C.无彩色多普勒信号的外阴超声横切扫描，测量HPD为4.35 cm

图3-4-53　第一产程（潜伏期）经外阴开展产程超声

（5）宫口扩张程度：宫口扩张程度是产程超声中较难测量的指标之一，可以通过外阴超声以纵切和横切的角度进行联合测量。笔者经验是宫口扩张程度测量准确性在宫口开大6 cm后变差，在第一产程活跃期及第二产程期间应以产程进展角度和胎头-会阴距离这两项指标取代宫口扩张程度作为评估产程进展的参考证据。如果超声横切测量宫颈扩张横径困难，可以改为纵切测量宫颈扩张纵径，宫颈扩张纵径和横径相差一般在1 cm范围内（图3-4-54）。

宫颈长度：宫颈长度主要通过外阴超声纵切测量，对于未消退的宫颈，超声标准切面应显示略强回声的宫颈管黏膜线（图3-4-55）。对于胎膜早破孕妇，阴道穹窿处的羊水池和宫颈管内的羊水均有利于超声测量宫颈长度。如遇超声下宫颈长度显示不清，可通过增益、焦点和深度的调整实现良好成像。宫颈长度测量建议重复测量3次并取平均值。

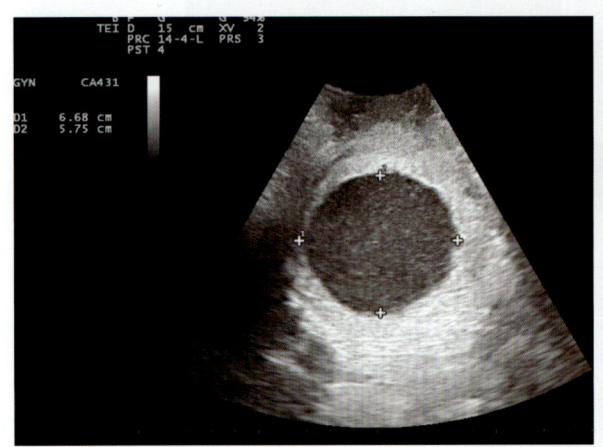 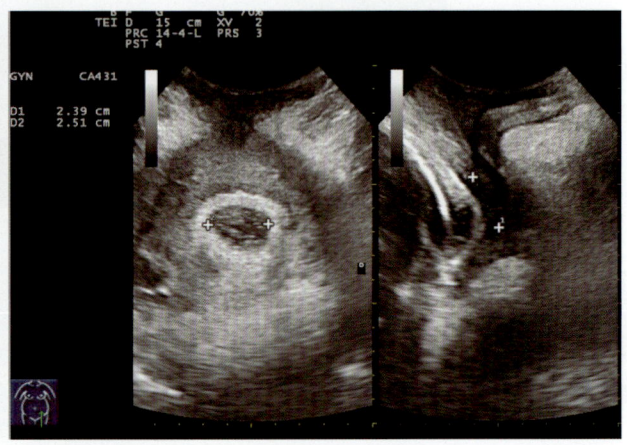

A.第一产程活跃期经外阴超声测量宫口开大6.68 cm，羊膜囊存在　　B.第一产程潜伏期经外阴超声测量宫口开大，横径与纵径分别为2.51 cm和2.39 cm，人工破膜状态，超声可见小产瘤形成

图3-4-54　第一产程活跃期和潜伏期经产程超声测量宫口开大的情况

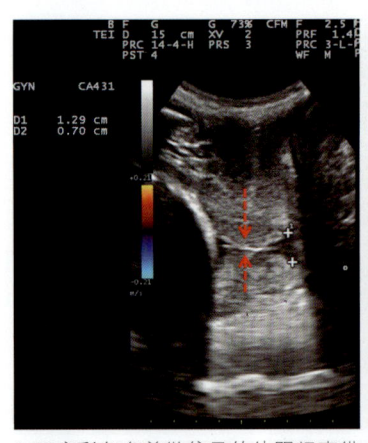 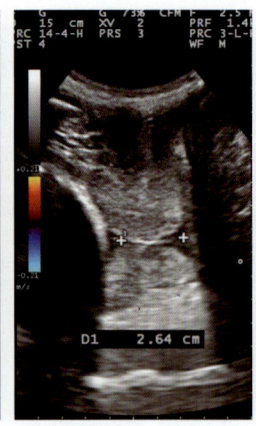 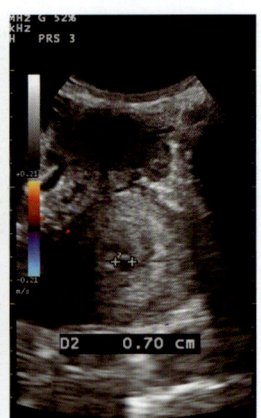

A.开启彩色多普勒信号的外阴超声纵切扫描，在AOP局部切面显示宫颈未消未开，可见宫颈管黏膜线（红色虚线箭头处）　　B.在图A切面的基础上测量宫颈长度为2.64 cm　　C.彩色多普勒信号的外阴超声横切扫描，见宫口仅开大0.7 cm

图3-4-55　第一产程潜伏期，经外阴开展产程超声见宫颈未消未开

（6）宫颈后角：宫颈后角（posterior cervical angle，PCA）仅能通过外阴超声纵切测量，该项目测量（图3-4-56）对进行宫颈评分有重要意义。已有研究证明利用产程超声进行宫颈评分较人工Bishop评分更加准确。当宫颈后角<120°时，产程将变慢。

（7）宫颈内口异常物体排查：凡是阴道指检或产程超声见宫颈内口有片状、条索状或团块状的异物，均应利用产程超声的彩色多普勒功能进一步排除脐带（图3-4-57和图3-4-58）或前置血管，同时保存血流频谱切面以进一步测量血流信号的频率。如外阴超声测量不准确，应果断更换阴道超声模式进一步排除。

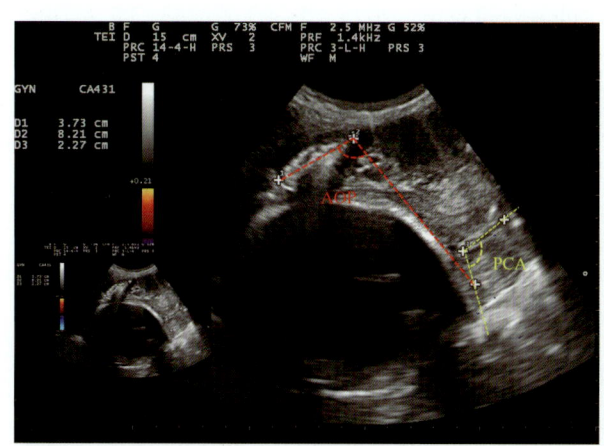

图3-4-56　第一产程（潜伏期）产程超声测量AOP和PCA（左下角的为缩小比例的原图）

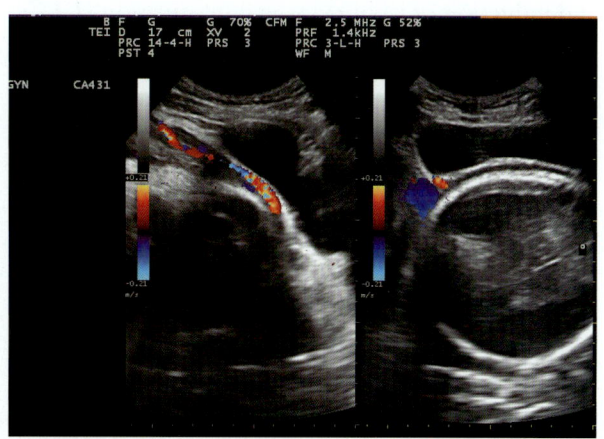

图3-4-57　经腹部超声扫描发现脐带先露。在胎儿头骨和子宫下段肌层之间发现脐带血流信号，该例孕产妇有并发的变异减速

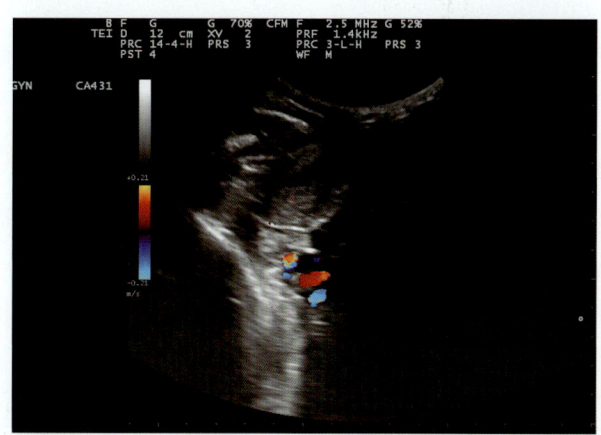

图3-4-58　经会阴超声扫描发现脐带脱垂。在展平的宫颈口处发现脐带血流信号

（陈高文　李湘元）

参考文献

[1]医师资格考试指导用书专家编写组. 2023临床执业医师资格考试实践技能指导用书[M]. 北京：人民卫生出版社，2022.

[2]陈红. 中国医学生临床技能操作指南（第2版）[M]. 北京：人民卫生出版社，2014.

[3]谢幸，孔北华，段涛. 妇产科学[M]. 9版. 北京：人民卫生出版社，2018.

[4]余昕烨，漆洪波. 骨盆内外测量方法及必要性探讨[J]. 中国实用妇科与产科杂志，2015，31（2）：109-112.

[5]中华医学会妇产科学分会产科学组. 孕前和孕期保健指南（2018）[J]. 中华妇产科杂志，

2018, 53（1）: 7-13.

[6]ROBINSON D, CAMPBELL K, HOBSON S R, et al. Guideline No.432a: cervical ripening and induction of labour-general information[J]. J Obstet Gynaecol Can, 2023, 45（1）: 35-44.

[7]ROBINSON D, CAMPBELL K, HOBSON S R, et al. Guideline No.432b: cervical ripening[J]. J Obstet Gynaecol Can, 2023, 45（1）: 56-62.

[8]ROBINSON D, CAMPBELL K, HOBSON S R, et al. Guideline No. 432c: induction of labour[J]. J Obstet Gynaecol Can, 2023, 45（1）: 70-77.

[9]SHENNAN A H, STORY L. Cervical cerclage: green-top guideline No.75 [J]. BJOG, 2022, 129 (7): 1178-1210.

[10]BROWN R, GAGNON R, DELISLE M F. No.373-cervical insufficiency and cervical cerclage[J]. J Obstet Gynaecol Can, 2019, 41（2）: 233-247.

[11]PARK J Y, OH K J, LEE S, et al. A new quantification system for assessing the degree of acute cervical insufficiency based on physical and sonographic examination[J]. Eur J Obstet Gynecol Reprod Biol, 2021, 256（1）: 372-378.

[12]夏恩兰.《ACOG宫颈环扎术治疗宫颈机能不全指南》解读[J]. 国际妇产科学杂志, 2016, 43（6）: 652-656.

[13]KRISPIN E, DANIELI-GRUBER S, HADAR E, et al. Primary, secondary, and tertiary preventions of preterm birth with cervical cerclage[J]. Arch Gynecol Obstet, 2019, 300（2）: 305-312.

[14]BYRNE M, ALY A. The surgical suture[J]. Aesthet Surg J, 2019, 39（Suppl-2）: S67-S72.

[15]MELVIN A J, LITSKY A S, JUNCOSA-MELVIN N. FiberSecure suture compared to braided polyester suture[J]. J Biomed Mater Res B Appl Biomater, 2017, 105（5）: 1126-1130.

[16]Şükür Y E, Sarıdoğan E. Tips and tricks for laparoscopic interval transabdominal cervical cerclage: a simplified technique[J]. J Turk Ger Gynecol Assoc, 2019, 20（4）: 272-274.

[17]NOVY M J. Transabdominal cervicoisthmic cerclage for the management of repetitive abortion and premature delivery[J]. Am J Obstet Gynecol, 1982, 143（1）: 44-54.

[18]陈佳, 李映桃, 钟彩娟, 等. 双胎妊娠紧急宫颈环扎术一例并文献复习[J]. 国际妇产科学杂志, 2020, 47（4）: 408-412.

[19]ARCE J, PALACIOS A, ALVÍTEZ-TEMOCHE D, et al. Tensile strength of novel nonabsorbable PTFE（Teflon®）versus other suture materials: an in vitro study[J]. Int J Dent, 2019（P+I）: 7419708.

[20]JO Y Y, KWEON H Y, KIM D W, et al. Accelerated biodegradation of silk sutures through matrix metalloproteinase activation by incorporating 4-hexylresorcinol[J]. Sci Rep, 2017, 7: 42441.

[21]UCHIDE K, UENO H, SUMITANI H, et al. Modifications to the modified Shirodkar operation[J]. Am J Perinatol, 2000, 17（8）: 437-439.

[22]MAHRAN M. Transabdominal cervical cerclage during pregnancy. A modified fechnique[J]. Obstet Gynecol, 1978, 52（4）：502-506.

[23]CASPI E, SCHNEIDER D F, MOR Z, et al. Cervical internal os cerclage: description of a new technique and comparison with Shirodkar operation[J]. Am J Perinatol, 1990, 7（4）：347-349.

[24]KIM M, ISHIOKA S, ENDO T, et al. Importance of uterine cervical cerclage to maintain a successful pregnancy for patients who undergo vaginal radical trachelectomy[J]. Int J Clin Oncol, 2014, 19（5）：906-911.

[25]ISHIOKA S, ENDO T, BABA T, et al. Successful delivery after transabdominal cerclage of uterine cervix for cervical incompetence after radical trachelectomy[J]. J Obstet Gynaecol Res, 2015, 41（8）：1295-1299.

[26]李改赢，郭一俨，崔倩，等. 皮肤外科常用缝线的分类及其特点[J]. 中国皮肤性病学杂志，2018，32（11）：1331-1335.

[27]YORIFUJI T, MAKINO S, YAMAMOTO Y, et al. Effectiveness of delayed absorbable monofilament suture in emergency cerclage[J]. Taiwan J Obstet Gynecol, 2014, 53（3）：382-384.

[28]YAG-HOWARD C. Sutures, needles, and tissue adhesives:a review for dermatologic surgery[J]. Dermatol Surg, 2014, 40（Suppl9）：S3-S15.

[29]REGULA C G, YAG-HOWARD C. Suture products and techniques: what to use, where, and why[J]. Dermatol Surg, 2015, 41（Suppl10）：S187-S200.

[30]GUPTA D, SHARMA U, CHAUHAN S, et al. Improved outcomes of scar revision with the use of polydioxanone suture in comparison to polyglactin 910: a randomized controlled trial[J]. J Plast Reconstr Aesthet Surg, 2018, 71（8）：1159-1163.

[31]赵玉沛，张太平. 普通外科缝合技术的基本原则与缝合材料规范化使用[J]. 中国实用外科杂志，2019，39（1）：3-5.

[32]ISRAFIL-BAYLI F, TOOZS-HOBSON P, LEES C, et al. Cervical cerclage and type of suture material: a survey of UK consultants' practice[J]. J Matern Fetal Neonatal Med, 2014, 27（15）：1584-1588.

[33]SATO Y, HIDAKA N, NAKANO T, et al. Efficacy of an emergency cervical cerclage using absorbable monofilament sutures[J]. J Pregnancy, 2018：4049792.

[34]EGBUNAH U P, ADAMSON O, FASHINA A, et al. Comparing the treatment outcomes of absorbable sutures, nonabsorbable sutures, and tissue adhesives in cleft lip repair: a systematic review[J]. Cleft Palate Craniofac J, 2022, 59（1）：110-120.

[35]GIRALDO-ISAZA M A, FRIED G P, HEGARTY S E, et al. Comparison of 2 stitches vs 1 stitch for transvaginal cervical cerclage for preterm birth prevention[J]. Am J Obstet Gynecol, 2013, 208（3）：209.e1-e9.

[36]ZHAO B, DONG T, CHEN Y, et al. Laparoscopic abdominal cerclage during pregnancy: a simplified approach[J]. Am J Obstet Gynecol, 2022, 227（2）: 333-337.

[37]NEMESCU D, TANASA I A, BOHILTEA R E, et al. Anatomical and functional changes in arteries of uterine circulation after modified laparoscopic transabdominal cerclage in pregnancy: a case report and review of the literature[J]. Exp Ther Med, 2020, 20（3）: 2465-2469.

[38]KINDINGER L M, KYRGIOU M, MACINTYRE D A, et al. Preterm birth prevention post-conization: a model of cervical length screening with targeted cerclage[J]. PLoS One, 2016, 11（11）: e0163793.

[39]BATTARBEE A N, PFISTER A, MANUCK T A. Suture thickness and transvaginal cervical cerclage outcomes[J]. Am J Obstet Gynecol MFM, 2019, 1（4）: 100056.

[40]ABDELHAK Y E, SHEEN J J, KUCZYNSKI E, et al. Comparison of delayed absorbable suture v nonabsorbable suture for treatment of incompetent cervix[J]. J Perinat Med, 1999, 27（4）: 250-252.

[41]李美艳, 韩新彦, 呼君瑜, 等. 普迪思线用于宫颈环扎术15例报道[J]. 海南医学, 2013, 24（9）: 1357-1358.

[42]KINDINGER L M, MACINTYRE D A, LEE Y S, et al. Relationship between vaginal microbial dysbiosis, inflammation, and pregnancy outcomes in cervical cerclage[J]. Sci Transl Med, 2016, 8（350）: 350ra102.

[43]李映桃. 宫颈机能不全防治[M]. 广州: 广东科技出版社, 2021.

[44]姜红叶, 陈淑琴, 陈玉清, 等. 腹腔镜下宫颈环扎术治疗宫颈机能不全16例临床分析[J]. 中国实用妇科与产科杂志, 2012, 28（4）: 300-302.

[45]夏华安, 付婷婷. 自由体位分娩及围生期运动[M]. 广州: 广东科技出版社, 2019.

[46]常青, 刘兴会, 邓黎. 助产理论与实践[M]. 2版. 北京: 人民军医出版社, 2015.

[47] Camille L R, Flavie L, Calle D L, et al. Lateral asymmetric decubitus position for the rotation of occipito-posterior positions: multicenter randomized controlled trial EVADELA[J]. American Journal of Obstetrics and Gynecology, 2016, 215（4）: 511.e1-e7.

[48]BUENO-LOPEZ V, FUENTELSAZ-GALLEGO C, CASELLAS-CARO M, et al. Efficiency of the modified Sims maternal position in the rotation of persistent occiput posterior position during labor: A randomized clinical trial[J]. Birth（Berkeley, Calif）, 2018, 45（4）: 385-392.

[49]BUTLER J, AMIN A, FITZMAURICE L, et al. OB/GYN Hospital Medicine: principles and practice[M].New York: McGra Hill, 2019.

[50]BOHRAN M A, HOFMEYR G J, SAKALA C, et al.Continuous support for women during childbirth[J].Cochrane Database Syst Rev, 2017, 7（2）: CD003766.

[51]Department of Reproductive Health and Research（RHR）, World Health Organization.

Managing Complications in Pregnancy and Childbirth: A guide for midwives and doctors[EB/OL].[2023-12-30].https://hetv.org/resources/reproductive-health/impac/Procedures/Episiotomy_P71_P75.html.

[52]田燕萍，熊永芳，徐鑫芬，等. 会阴切开及会阴裂伤修复技术与缝合材料选择指南（2019）[J]. 中国护理管理，2019，19（3）：453-457.

[53]张立力，肖霖，杨慧霞，等. 阴道分娩会阴裂伤的预防与管理临床实践指南[J]. 中华围产医学杂志，2022，25（09）：643-660.

[54]RCOG. Third- and Fourth-degree Perineal Tears，Management (Green-top Guideline No. 29)[EB/OL].[2023-12-30].https://www.rcog.org.uk/guidance/browse-all-guidance/green-top-guidelines/third-and-fourth-degree-perineal-tears-management-green-top-guideline-no-29/.

[55]中华医学会妇产科学分会妇科盆底学组. 产科相关肛门括约肌损伤缝合修补规范（草案）[J]. 中华妇产科杂志，2019，54（11）：721-724.

[56]张勤建，颜建英. 会阴Ⅲ～Ⅳ度裂伤及特殊裂伤的预防和处理[J]. 中国实用妇科与产科杂志，2022，38（8）：780-783.

[57]Department of Reproductive Health and Research（RHR），World Health Organization. Managing Complications in Pregnancy and Childbirth: A guide for midwives and doctors[EB/OL].[2023-12-30].https://hetv.org/resources/reproductive-health/impac/Procedures/Repair_vaginal_P83_P90.html.

[58]PHIPPS H，D E VRIES B，HYETT J，et al. Prophylactic manual rotation for fetal malposition to reduce operative delivery[J].Cochrane Data base Syst Rev，2014，12：CD009298.

[59]BROBERG J C，CAUGHEY A B. A randomized controlled trial of prophylactic early manual rotation of the occiput posterior fetus at the beginning of the second stage vs expectant management[J].Am J Obstet Gynecol MFM，2021，3（2）：100327.

[60]中华医学会妇产科学分会产科学组.阴道手术助产指南（2016）[J].中华妇产科杂志，2016，51（8）：565-567.

[61]MURPHY D J，STRACHAN B K，BAHL R. Assisted Vaginal Birth: green-top guideline. No.26[J]. BJOG，2020，127（9）：e70-e112.

[62]The National Institute for Health and Care Excellence.Intrapartum care for healthy women and babies[S/OL].[2023-12-30]. https://www.nice.org.uk/guidance/cg190.

[63]ACOG Practice Bulletin No.154 Summary: operative vaginal delivery[J]. Obstet Gynecol，2015，126（5）：1118-1119.

[64]KNIGHT M，CHIOCCHIA V，PARTLETT C，et al. Prophylactic antibiotics in the prevention of infection after operative vaginal delivery (ANODE): a multicentre randomised controlled trial[J]. Lancet，2019，393（10189）：2395-2403.

[65]NIKPOOR P，BAIN E. Analgesia for forceps delivery[J]. Cochrane Database Syst Rev，2013，9（9）：CD008878.

[66]约曼斯,霍夫曼,吉尔斯特拉普,等.坎-吉产科手术学:第3版[M].赵扬玉,译.北京:北京大学医学出版社,2021.

[67]阿鲁库马兰.产科手术学[M].13版.段涛,杨慧霞,李婷,译.北京:人民卫生出版社,2023.

[68]陈高文,李湘元,蔡蔚,等.产程超声的相关问题探讨[J].中华围产医学杂志,2021,24(12):949-955.

[69]RIZZO G, GHI T, HENRICH W, et al. Ultrasound in labor: clinical practice guideline and recommendation by the WAPM-World Association of Perinatal Medicine and the PMF-Perinatal Medicine Foundation[J]. J Perinat Med. 2022, 50(8): 1007-1029.

[70]张华斌.周末随笔·如来佛的箍儿[EB/OL].[2023-12-30].https://mp.weixin.qq.com/s?__biz=MzA3MzIzOTAzMQ==&mid=2650350428&idx=1&sn=1cdbbbb34763eaf324a48d49ea663697&chksm=871f93c4b0681ad2f7dcb2dd37faa9d297ff3a7d2e1b4f436f2471dca589ad3cd81ca47a6739&scene=27.

Chapter 04

第四篇
剖宫产术

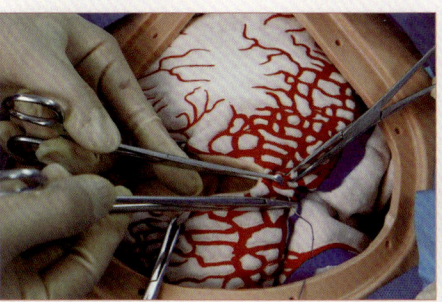
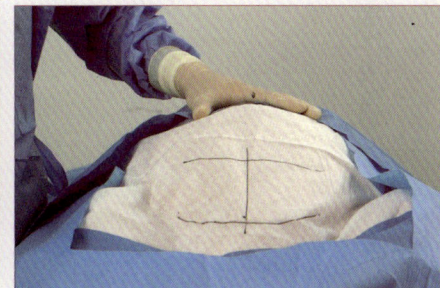

第一章
首次剖宫产术

剖宫产术是产科最常用的基本技术，也是解决难产和高危妊娠问题的重要手段。每位产科医师上岗前需要进行技术强化培训，以保障剖宫产手术的顺利完成及母婴的安全。该技术的培训可在实操工作坊通过使用高仿真分娩模型进行。

一、目的

在不能或不宜经阴道分娩的情况下，妊娠28周及之后切开产妇腹壁及子宫壁取出胎儿及其附属物（胎盘、胎膜、脐带）。

二、适应证

（1）胎儿窘迫：胎心监护显示Ⅲ类图形，或Ⅱ类图形经临床充分评估后威胁胎儿安危，且不能或不宜阴道助产。

（2）头盆不称：绝对头盆不称或相对头盆不称经充分阴道试产失败。

（3）瘢痕子宫：既往子宫肌瘤剔除术穿透宫腔。

（4）臀位或横位：建议就分娩方式与孕妇进行充分沟通，妊娠37周后可行外倒转术。不宜外倒转或外倒转失败者，建议剖宫产术终止妊娠。

（5）前置胎盘及前置血管：胎盘部分或完全覆盖宫颈内口及前置血管。

（6）多胎妊娠：第一胎儿为非头位的双羊膜囊双胎妊娠，单羊膜囊双胎妊娠，以及三胎及以上的多胎妊娠者。

（7）脐带脱垂：胎儿有存活可能，而评估结果认为不能迅速经阴道分娩，应行急诊剖宫产手术以尽快挽救胎儿。

（8）胎盘早剥：胎儿有存活可能，应监测胎心率并尽快实行急诊剖宫产手术娩出胎儿；若出现重度胎盘早剥，或胎儿已死亡，也应行急诊剖宫产手术。

（9）孕妇存在严重合并症和并发症：如合并心脏病、呼吸系统疾病、重度子痫前期或子痫、妊娠期急性脂肪肝、血小板减少及重型妊娠期肝内胆汁淤积症等，不能承受阴道分娩。

（10）糖尿病并发巨大儿：妊娠糖尿病孕妇，估计胎儿出生体质量＞4 250g。

（11）孕妇要求的剖宫产：①仅是孕妇个人要求不作为剖宫产手术指征，如有其他特殊原因须进行讨论并详细记录。②当孕妇在不了解病情的情况下要求剖宫产时，应详细向孕妇告知剖宫产手术分娩与阴道分娩相比的整体利弊和风险，并记录。③当孕妇因恐惧阴道分娩的疼痛而要求剖宫产手术时，应提供心理咨询，以帮助孕妇减轻恐惧；产程中应用分娩镇痛方法以减轻孕妇的分娩疼痛，并缩短产程。④临床医师有权拒绝没有明确指征的剖宫产分娩要求，但应尊重孕妇的意愿，并给孕妇提供次选建议。

（12）产道畸形：如高位阴道完全性横膈、人工阴道成形术后等。

（13）外阴或阴道疾病：如外阴或阴道发生严重静脉曲张等。

（14）生殖道严重的感染性疾病：如严重的淋病、尖锐湿疣、妊娠晚期原发性或非原发性初次生殖器单纯疱疹病毒（HSV）感染等。

（15）妊娠合并妇科肿瘤：如妊娠合并子宫颈癌、巨大子宫颈肌瘤、子宫下段肌瘤等。

三、禁忌证

（1）无绝对禁忌证。

（2）相对禁忌证：①死胎；②胎儿畸形；③母体严重并发症，无法耐受手术；④子宫严重感染。

四、分级

推荐根据剖宫产术的危急程度将其分为以下4级进行管理。

Ⅰ级：孕妇或胎儿出现即时的生命危险（如子宫破裂、胎儿窘迫等）。

Ⅱ级：有孕妇或胎儿损害征象但无即时的生命危险（如产程停滞等）。

Ⅲ级：有孕妇及胎儿潜在的损害风险（如妊娠期高血压疾病等妊娠并发症或合并症）。

Ⅳ级：适宜的时间实施剖宫产术（如剖宫产术后再次妊娠39周后实施剖宫产术等）。

五、操作前准备

1．人员素质要求

高年资（3年以上）妇产科住院医师以上，高危妊娠剖宫产应有主治医师以上人员参与，手术室有一组能参与手术及配合抢救的麻醉医师、手术室护士、新生儿科医师。

2．环境要求

设备齐全且已经消毒的手术室。

3．物品准备

高仿真分娩模型、腹部手术包或剖宫产包、剖宫产产钳、氧气、鼻导管、氧气面罩、呼吸球囊面罩、气管插管导管、麻醉机及相关麻醉器械、新生儿气管插管导管、吸球、吸痰管、负压吸引器、新生儿辐射复苏台、抢救药物、抢救设备等（图4-1-1至图4-1-4）。

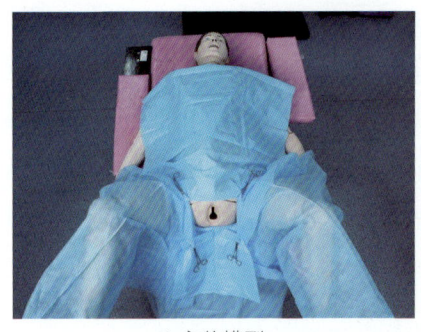
A.完整模型

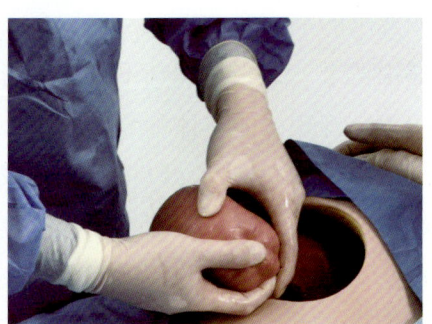
B.剖宫产娩胎模型

图4-1-1　高仿真分娩模型

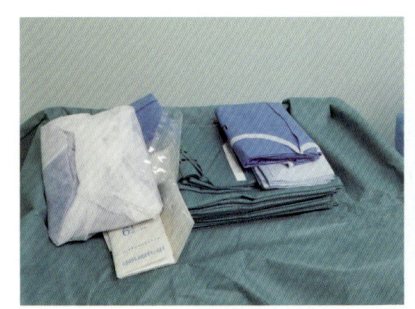
图4-1-2　腹部手术包

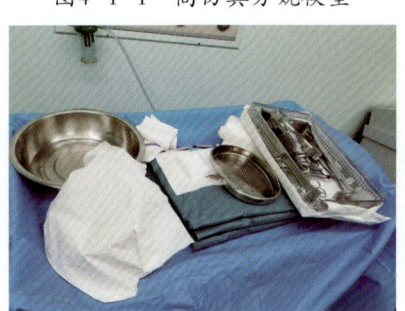
图4-1-3　剖宫产包

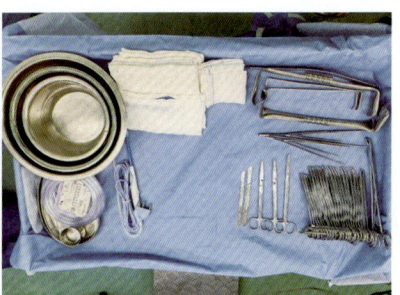
图4-1-4　剖宫产常用器械

六、操作流程

（一）术前准备

1．择期手术术前具备的化验检查项目

（1）血常规、尿常规、血型。

（2）凝血功能。

（3）感染性疾病筛查（乙型肝炎、丙型肝炎、HIV、梅毒等）。

（4）心电图检查。

（5）生化检查（包括电解质、肝肾功能、血糖）。

（6）胎儿超声检查。

（7）其他（根据病情需要而定）。

2．酌情备皮

手术前日为孕妇剃去腹部汗毛及阴部阴毛。注意操作要轻柔，防止损伤皮肤；发现皮肤有感染、疖肿等应先行处理后再行备皮。

3．阴道准备

对胎膜破裂之后进行的剖宫产术，建议阴道准备，可应用聚维酮碘或氯己定，以降低患子宫内膜炎的风险。

4. 留置导尿管

按无菌导尿法插入保留导尿管，通常为双腔气囊导尿管［福莱（Foley）导尿管］。

5. 备血

手术前日为孕妇抽血并进行交叉配血检查，通过血库备血，以备手术中应用。如为胎盘早剥、子宫破裂、前置胎盘、多胎妊娠等可能在手术过程中出血超过1 000 mL者，手术需在具备充足血源的医疗单位实施。

6. 预防感染

抗菌药物使用遵循原卫生部（现国家卫生健康委员会）制定的《抗菌药物临床应用管理办法》。剖宫产手术（Ⅱ类切口）的抗菌药物使用为预防性用药，可减少手术后切口感染的发生概率。

7. 术前评估

对重症孕妇做好充分的术前评估，进行术前讨论并记录，决定麻醉方式及手术方式（如合并严重盆腔感染孕妇是否应该做腹膜外剖宫产手术等）。

8. 使孕妇及其家属签署剖宫产知情同意书，并做好新生儿复苏抢救准备

（二）麻醉

麻醉方式包括椎管内麻醉（蛛网膜下腔麻醉和硬膜外阻滞的联合麻醉或连续性硬膜外阻滞）、全身麻醉、局部浸润麻醉等。

1. 与孕妇及其家属进行麻醉前谈话

介绍麻醉的必要性、麻醉方式及可能的并发症，并签署麻醉知情同意书。

2. 禁食、禁水

择期手术麻醉前6～8 h禁食、禁水。

3. 麻醉前的生命体征监护

监测孕妇的呼吸、血压、脉搏、血氧饱和度，以及胎心率等。

（三）手术步骤

1. 选择体位

取仰卧位，麻醉后如出现血压下降，可取左侧倾斜30°或床头摇高45°，有助于纠正和预防仰卧位低血压综合征。麻醉后术前使用多普勒胎心仪监测胎心率（图4-1-5）。

2. 选择腹壁切口（图4-1-6）

（1）腹壁横切口：与纵切口相比，横切口手术后孕产妇切口不适感减少，外观也比较美观。腹壁横切口包括以下两种。

- Joel-Cohen切口：位于双侧髂前上棘连线下大约3 cm处，呈直线。缺点是位置偏高，外观不太美观。

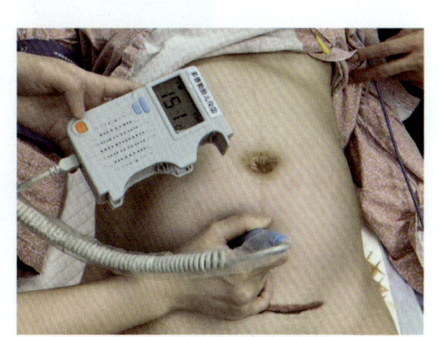

图4-1-5　麻醉后术前使用多普勒胎心仪监测胎心率

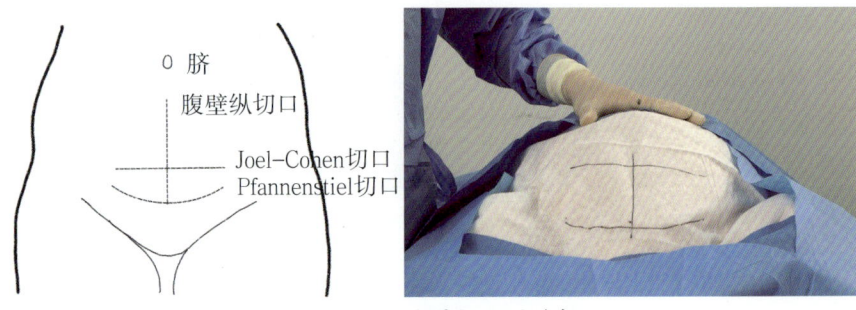

图4-1-6　腹壁切口的选择

- Pfannenstiel切口：位于耻骨联合上2横指（3 cm）或下腹部皮肤皱褶水平位置略上，呈浅弧形，弯向两侧髂前上棘，长12～15 cm。位置偏低，较为美观，张力小，术后反应轻微，更容易愈合（图4-1-7）。

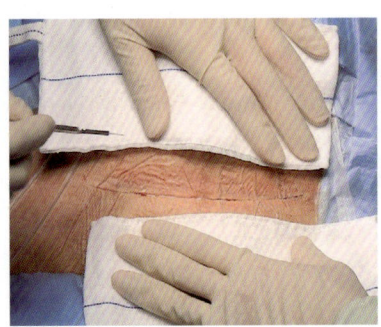 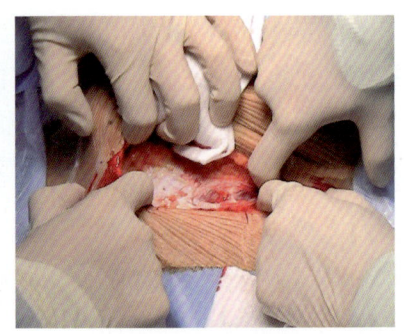

A.切开皮肤　　　　　　　　　　B.撕开皮下脂肪层

图4-1-7　Pfannenstiel切口

（2）腹壁纵切口：取脐和耻骨联合之间腹白线处正中纵切口，或腹直肌外侧的正中旁纵切口，长10～30 cm。其优点为盆腔暴露良好，术者易掌握与操作，手术时间短；其缺点为患者术后疼痛较严重，切口愈合时间较长，外观不够美观。

3. 检查子宫位置（图4-1-8）

检查子宫是否存在左旋，必要时予以纠正。在切开子宫下段时注意子宫是否发生旋转，以免伤及宫旁的血管或输尿管。

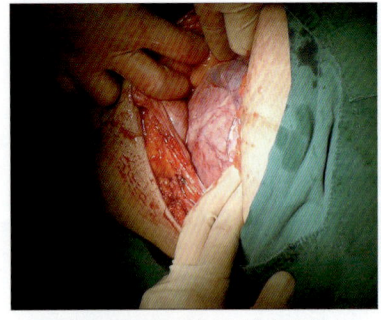 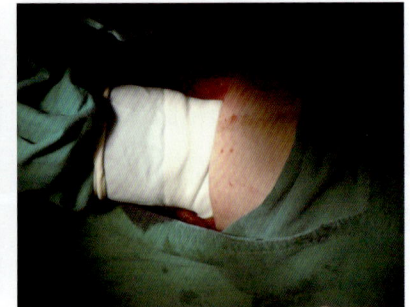

A.子宫左旋（显露右侧宫旁血管）　　　　B.扶正子宫

图4-1-8　检查子宫位置

4. 显露子宫下段

用湿纱垫保护膀胱后，腹壁拉钩在耻骨上将膀胱向耻骨方向牵拉，显露子宫膀胱腹膜反折，其为子宫下段上缘的标志（图4-1-9）。探查清楚胎先露和子宫下段是否有足够位置切开以便娩胎，设计好子宫的切口走行，有助于顺利娩胎（图4-1-10）。

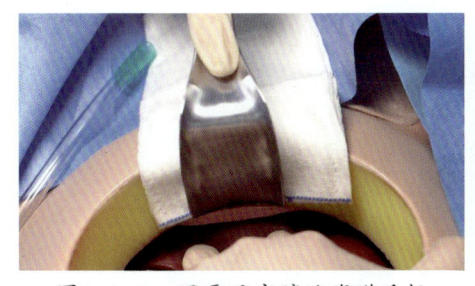

图4-1-9　显露子宫膀胱腹膜反折　　图4-1-10　探查清楚胎先露

5．处理膀胱

当子宫下段形成良好时，不推荐剪开膀胱腹膜反折并下推膀胱，除非子宫下段形成不良或膀胱与子宫下段有粘连。

6．选择子宫切口

足月头位（未临产）剖宫产时，多选择子宫下段的中上1/3处的横切口（在腹膜反折上缘下1~2 cm，相当于胎头枕骨结节或胎耳上方处）（图4-1-11）。

产程中剖宫产，尤其是宫口开全的剖宫产时，因子宫下段会延伸变薄为产道的一部分，实际位置已上移，此时选择的子宫下段切口位置应比未临产剖宫产的切口高1~2 cm（图4-1-12）。

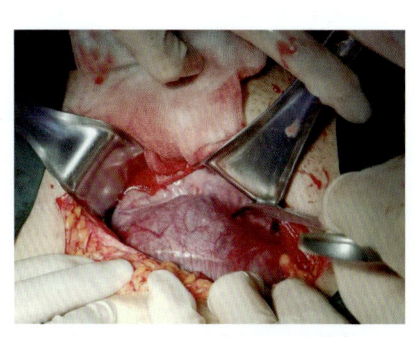

图4-1-11　子宫切口的选择

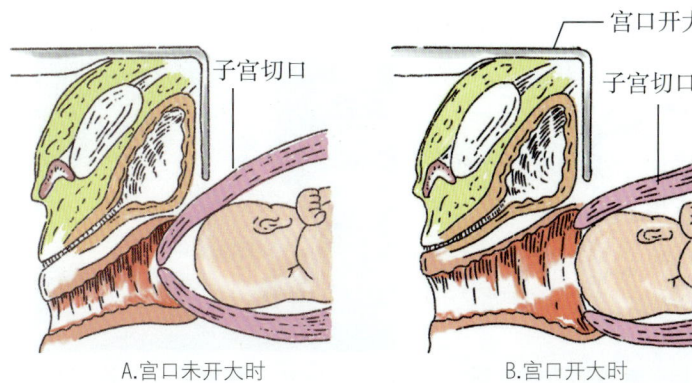

图4-1-12　宫口扩张情况和子宫切口位置

（1）横行切开子宫下段肌层，长2~3 cm（图4-1-13）。注意逐渐切开组织，避免伤及胎儿，最好不切开羊膜囊。切到羊膜囊附近或能看见羊膜囊时，用弯钳钝性扩大、分离剩余的肌层，使羊膜囊暴露。

（2）扩大子宫下段切口，术者以左手和右手示指伸入子宫下段切口两侧，钝性向两侧偏向上弧形撕拉至10~12 cm（图4-1-14）。注意用力适当，避免切口延裂至宫旁血管，也可使用绷带剪刀向左右两侧扩大切口。根据子宫下段情况，为便于娩胎和缝合止血，酌情使切口形成弧形、"U"形，甚至"J"形。

子宫下段形成良好时，钝性分离打开并扩大子宫，以减少失血及降低产后出血的发生率。

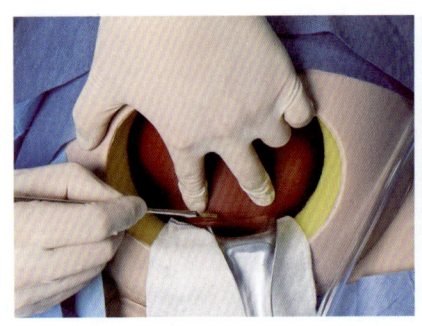 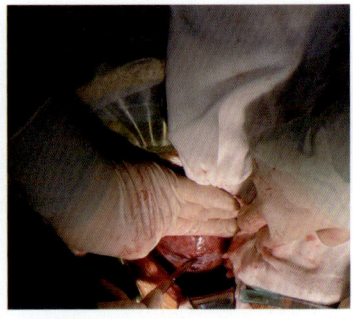 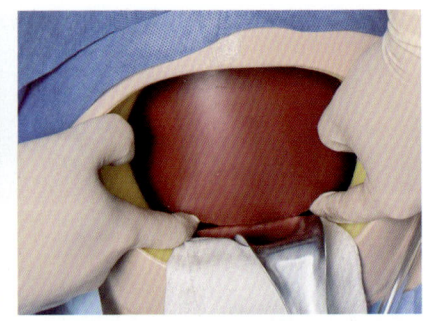

图4-1-13　子宫下段横切口切开2~3 cm　　　　图4-1-14　钝性扩大子宫下段切口 10~12 cm

但对于前置胎盘或胎盘植入，应根据具体情况，酌情避开胎盘附着部位选择切口位置，或"穿胎盘"（"胎盘打洞"）最薄处进入子宫。

7. 娩出胎儿

（1）准备好吸引器，在刺破羊膜囊的同时尽量吸尽羊水，去除耻骨上拉钩。

（2）术者（居手术台右侧）以右手四指沿子宫切口下缘伸入宫腔，摸清胎先露和胎方位，了解先露是高浮还是深定。

（3）确定是头位后，术者将右手四指置于胎头下方与子宫壁之间，手指适度弯曲，向上、向外捞起（托起）并娩出胎头，在胎头即将拨露于子宫切口时，术者左手四指尽量将子宫下段切口的上缘向上拉，以扩大子宫切口，增加胎儿娩出的空间，减少胎头娩出的阻力。捞头的同时，助手或术者另一只手（左手）适当用力推压宫底以协助胎头娩出（图4-1-15、图4-1-16）。

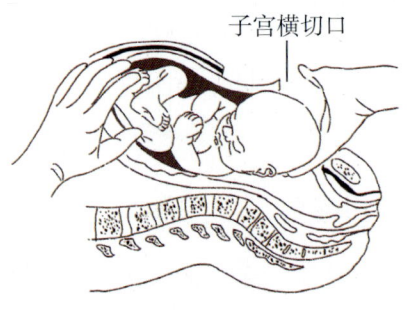 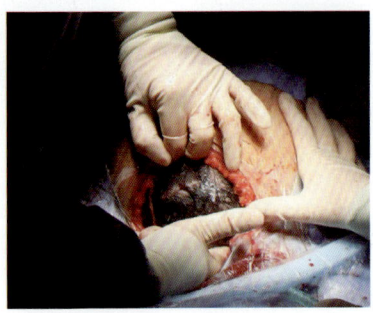

图4-1-15　娩出胎头示意图　　　　图4-1-16　娩出胎头（真人）

助手协助技巧三部曲（像挤牙膏一样）：扶正子宫，保持胎儿纵产式→固定宫底胎先露→适当用力推压胎臀，协助胎头仰伸娩出（图4-1-17）。

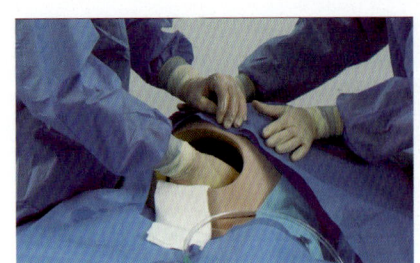 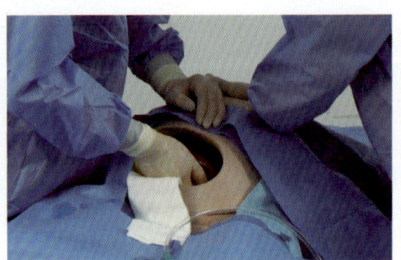 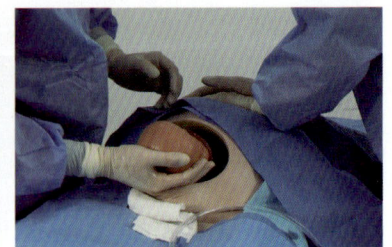

A.扶正子宫　　　　B.固定宫底胎先露　　　　C.推压胎臀协助胎头仰伸

图4-1-17　娩出胎头（模拟演练）

（4）胎头娩出子宫切口后，术者应立即清理胎儿呼吸道黏液和羊水，接着以双手牵引胎头娩出胎肩、胎体和肢体（图4-1-18、图4-1-19）。

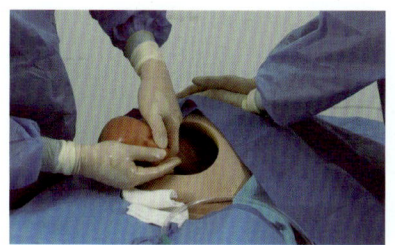
A.清理胎儿呼吸道

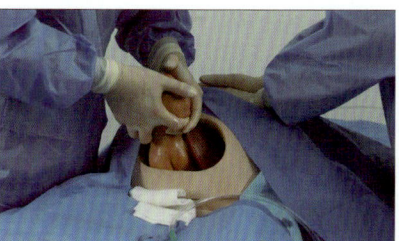
B.娩出胎肩

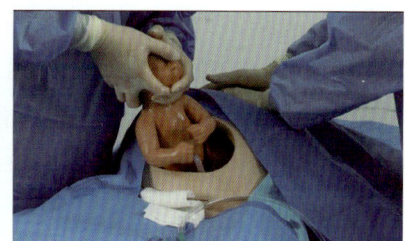
C.娩出胎儿

图4-1-18　娩出胎儿（模拟演练）

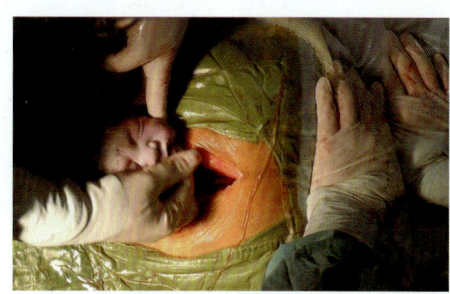
A.清理胎儿呼吸道

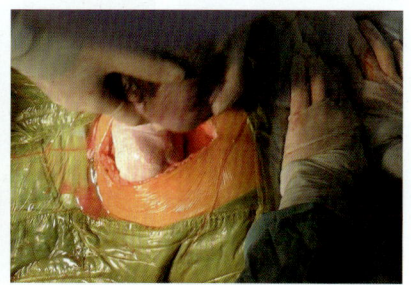
B.娩出胎肩

图4-1-19　娩出胎体（真人）

（5）臀位则按臀位分娩机制娩出胎儿。

（6）横位则先行内倒转或外倒转，再以臀位分娩机制娩出胎儿（详见本篇第十一章"剖宫产娩出胎儿的技术"）。

（7）胎儿娩出后断脐并交台下助产士和（或）新生儿科医师处理（行断脐、保暖、清理呼吸道等常规处理）。

（8）使用Allis钳钳夹子宫切口止血。

8．产钳的应用

当胎头娩出困难的时候，可考虑应用产钳助产（图4-1-20）。

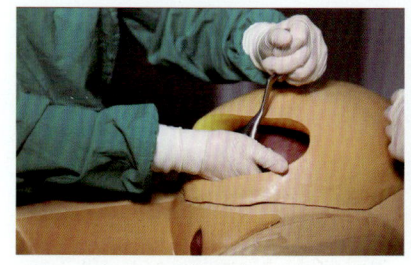
A.放下叶

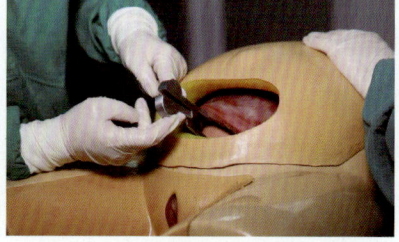
B.放上叶并扣合良好

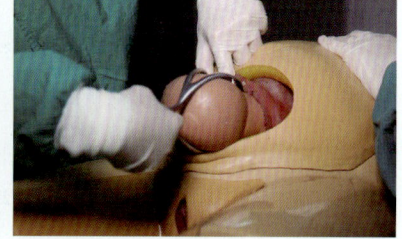
C.牵引

图4-1-20　产钳助产，娩出胎头

9．缩宫素的应用

将胎儿交台下后，立即予产妇缩宫素10~20 U，直接行子宫肌壁注射和（或）缩宫素10 U加入500 mL晶体液中静脉滴注，可以有效促进子宫收缩和减少产后出血。

10. 娩出胎盘（图4-1-21）

（1）必要时抽脐动脉血查血气。

（2）建议采取控制性持续牵拉胎盘而非徒手剥离娩出胎盘的方式，待胎盘到达子宫切口外时旋转取出胎盘、胎膜，以减少出血和降低子宫内膜炎的发生风险。不建议胎儿娩出后立即徒手剥取胎盘，除非存在较明显的活动性出血或5 min后仍无剥离迹象。

（3）娩出胎盘胎膜后，助手仔细检查胎盘、胎膜是否完整。

（4）术者左手轻扶子宫底，右手以卵圆钳持纱垫进入宫腔，擦拭净残留的胎膜和血块。用纱垫擦拭宫腔2～3次。

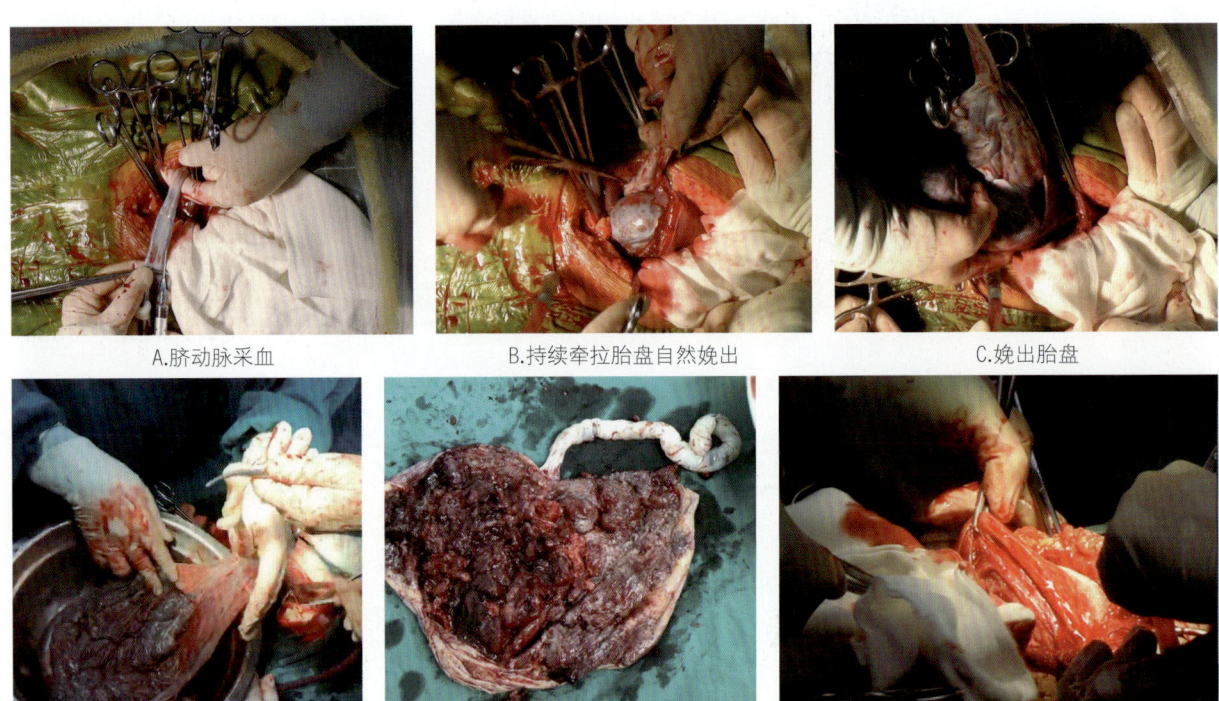

A.脐动脉采血　　　B.持续牵拉胎盘自然娩出　　　C.娩出胎盘

D.检查胎盘子面　　　E.检查胎盘母面（有胎盘早剥）　　　F.擦拭宫腔

图4-1-21　娩出胎盘

11. 缝合子宫切口（图4-1-22至图4-1-24）

单层缝合子宫方法的安全性和效果尚不明确，目前建议采用双层连续缝合子宫切口的方法。

（1）使用1号可吸收缝线，自术者对侧开始缝合。第1层全层连续缝合，第2层连续或间断褥式缝合包埋切口。注意子宫切口两边侧角的缝合要牢固止血，缝合应于切口侧角外0.5～1.0 cm处开始。

（2）缝合时避免穿透子宫内膜。

（3）注意针距、缝针距切缘的距离及缝线松紧度。

（4）第1层全层连续缝合子宫后，一只手放子宫切口，另一只手放宫底，对合按摩子宫；良好宫缩后再缝第2层，缝合完毕后再次按摩子宫，以便及时排空子宫、加强宫缩并预防出血。

（5）子宫关闭后，应在无张力的情况下检查缝合处和切口两端是否止血。

对于有粘连高危因素的产妇，建议应用防粘连材料。

12.清理腹腔(图4-1-25)

清理干净腹腔的积液,探查子宫和双侧附件情况,恢复子宫、肠管、大网膜的正常解剖位置,检查是否有活动性出血。清点纱布和器械。不冲洗腹腔。不要用纱布过分擦拭子宫表面腹膜,以防术后粘连。

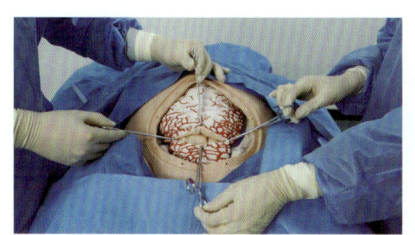 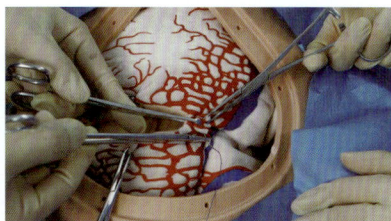 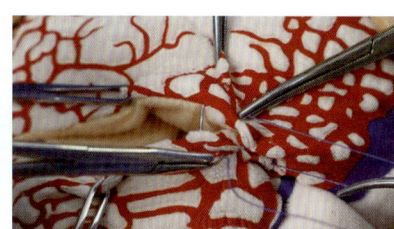

A.钳夹切口　　　　　　B.从顶端外0.5 cm处开始缝合　　　　　　C.缝线不穿子宫腔内膜

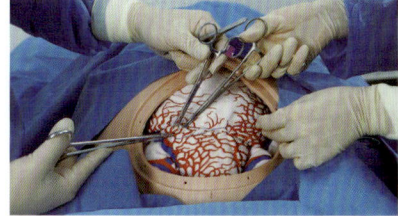 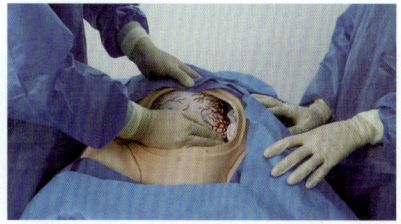 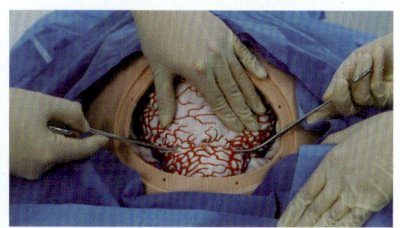

D.缝合超另一侧顶端0.5 cm处　　　　　　E.按摩子宫　　　　　　F.切口缝合完毕

图4-1-22　子宫切口的缝合(模拟演练)

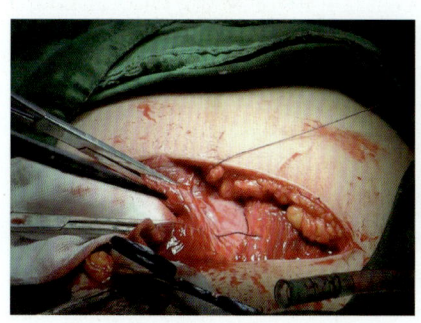 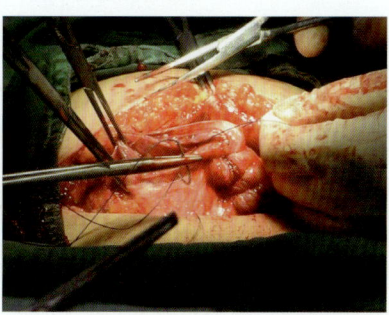 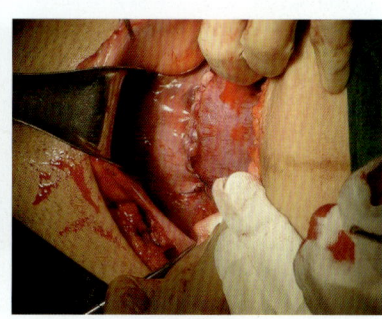

A.切口侧角外0.5~1.0 cm处开始　　　　　　B.连续缝合　　　　　　C.缝合后检查切口

图4-1-23　缝合子宫切口(真人)

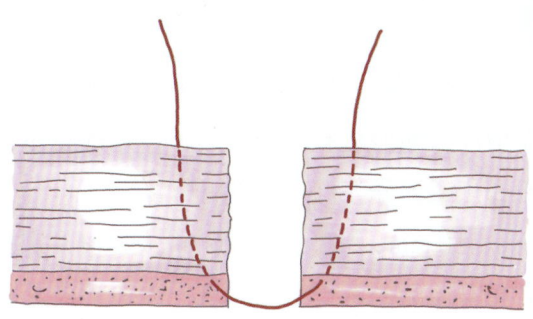

子宫腔

图4-1-24　子宫切口的第1层缝合

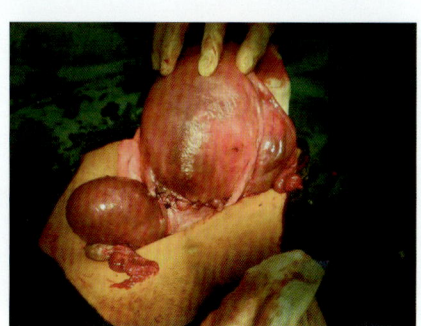

图4-1-25　清理腹腔并探查附件(双子宫畸形、左子宫妊娠、臀位剖宫产)

13. 缝合腹壁（图4-1-26）

（1）使用2-0可吸收缝线，酌情缝合脏腹膜和壁腹膜。

（2）使用2-0可吸收缝线，酌情间断缝合腹直肌。

（3）使用2-0可吸收缝线，连续或间断缝合筋膜。

（4）使用2-0可吸收缝线，酌情缝合皮下组织。

（5）使用4号丝线间断褥式缝合皮肤及皮下脂肪（5针），在缝针间隔处将皮肤对合后分别用Allis钳钳夹5 min。或先间断缝合皮下组织后用4-0可吸收缝线连续皮内缝合皮肤。

（6）无菌敷料覆盖腹部切口。

（7）下台更换产褥垫之前，按压子宫，将宫腔内和阴道内的积血块排出。不冲洗阴道。必要时使用腹带加压腹部伤口并加适当重量的沙袋，预防产后出血。

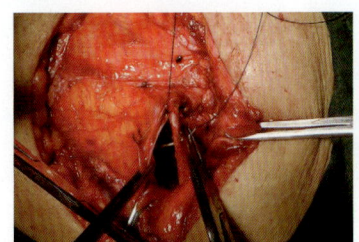 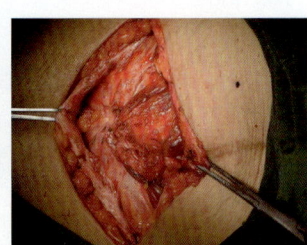 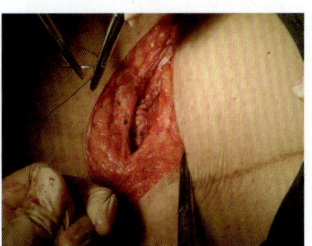

A.缝合脏腹膜　　B.间断缝合腹直肌　　C.连续缝合筋膜

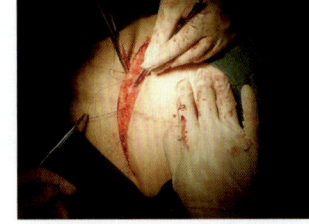 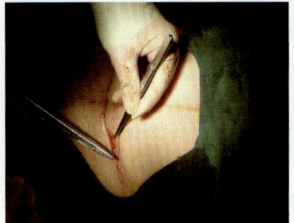 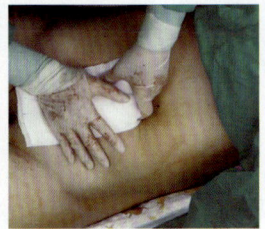 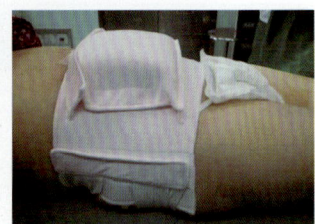

D.心形间断缝合皮下组织　　E.可吸收缝线连续皮内缝合皮肤　　F.按压排空子宫　　G.腹带加压，并加适当重量的沙袋

图4-1-26　缝合腹壁及术后伤口处理

（四）术后管理

1. 术后常规监测项目

（1）生命体征监测：术后2 h内每30 min监测1次心率、呼吸频率及血压，此后每小时监测1次直至产妇情况稳定。如果生命体征不平稳，需增加监测次数和时间。对于使用硬膜外阻滞镇痛泵的产妇，应每小时监测1次呼吸频率、镇静效果和疼痛评分，直至停止用药后的2 h。

（2）宫缩及出血情况：术后15 min、30 min、60 min、90 min、120 min应监测子宫收缩情况及阴道出血量，若出血较多应增加监测次数，必要时监测血常规、尿常规、凝血功能及肝肾功能，直至出血量稳定在正常水平。

2. 预防感染

单次术中使用抗生素或术后24～48 h内使用抗生素。

3. 预防血栓栓塞

鼓励尽早下床活动。剖宫产术后产妇深静脉血栓形成的风险增加，建议根据静脉血栓栓塞症（VTE）风险评分采取相应的预防措施，如个体化选择穿戴弹力袜、预防性应用间歇充气加压装置、补充水分，以及皮下注射低分子量肝素等。

4. 进食进水的时机

产妇进食进水的时机应根据麻醉方式酌情安排。快速康复外科（ERAS）主张早期进食，咀嚼口香糖可加速肠道功能恢复。

5. 导尿管拔除时机

剖宫产术后次日拔除留置的导尿管。对于不需严格评估尿量的剖宫产患者，ERAS推荐可于术后6~12 h酌情拔除导尿管。

6. 术后多模式镇痛

多模式镇痛方案包括使用椎管内低剂量长效类阿片镇痛药、非甾体抗炎药（NSAIDs）、对乙酰氨基酚，局部神经阻滞等，但要减少静脉阿片类药物的使用。

7. 术后缩宫素的应用

术后常规应用缩宫素静脉滴注＞8 h。

8. 血常规、尿常规的复查

常规24 h后复查血常规，酌情复查尿常规。

9. 出院标准

（1）一般状况良好，体温正常。

（2）血常规、尿常规基本正常。

（3）切口愈合良好。

（4）子宫复旧良好，恶露正常。

六、注意事项

（1）通过适当的切口实现良好的手术野暴露。

（2）按照人体生理特点和解剖结构，尽量避免不必要的组织损伤。

（3）娩胎时应沉着冷静，避免急躁和粗暴。根据具体情况，当机立断调整娩胎方式或寻求上级医师的帮助。

（4）娩出前应尽量吸尽羊水，预防羊水从子宫切口进入母体血液循环系统。

（5）手术中时刻注意子宫收缩情况，预防产后出血：胎儿娩出后主张静脉滴注缩宫素10 U以加强子宫收缩，按摩子宫协助胎盘自然娩出，并在子宫切口缝合前、缝合中和缝合后按摩子宫，以及时排空子宫、加强宫缩。

（6）推荐对于情况合适的足月儿和早产儿延迟结扎脐带至少60 s，或等待脐带血管搏动停止后（出生后1~3 min）再结扎脐带。

- 足月儿延迟结扎脐带益处：增加人体铁的贮存和血红蛋白水平，以利于生长发育。与早结扎脐带相比，这种铁和血红蛋白的增加可以持续到胎儿出生后6个月。
- 早产儿延迟结扎脐带益处：提高过渡期循环，减少输血，降低坏死性小肠结肠炎和心室出血的发生率。
- 延迟结扎脐带并没有增加产妇出血和输血的风险。

（7）推荐早期母婴接触和早期哺乳：胎儿娩出后即刻施行术中母婴接触，即"黄金1小时"。应有专门的护理团队。施行母婴接触的条件包括：撤掉产妇身上的电极导联；保证产妇胸前有足够的空间；有足够的手术室空间允许专业护士指导产妇安全地进行；维持产妇和新生儿的体温。

（8）应详细记录手术过程：清楚描述术中所见，包括胎头位置，以及遇到的一切问题。

（9）在离开手术室之前，应详细记录估计的失血量、尿液的颜色和量，以及麻醉医师给予的液体量和类型。术后应重新计算并记录VTE评分。

（10）术后建议维持缩宫素静脉滴注＞8 h。

（11）单次术中使用抗生素或术后24～48 h使用抗生素。

（梁伟璋　李映桃　王振宇　陈佳）

第二章 二次剖宫产术

一、目的

同本篇第一章"首次剖宫产术"。

二、适应证

(1) 瘢痕子宫：首次剖宫产手术后再次妊娠者。
(2) 余同本篇第一章"首次剖宫产术"。

三、禁忌证

同本篇第一章"首次剖宫产术"。

四、操作前准备

同本篇第一章"首次剖宫产术"。

五、操作流程

(一) 术前准备

(1) 术前仔细询问病史，获取前次手术记录，全面了解前次剖宫产手术原因、术中情况和术后情况，确认孕期超声监测的胎盘位置及有无合并胎盘植入，充分做好术前准备和手术预案。

(2) 余同本篇第一章"首次剖宫产术"。

(二) 麻醉

同本篇第一章"首次剖宫产术"。

（三）手术步骤

同本篇第一章"首次剖宫产术"，同时有以下操作要点。

1. 选择腹壁切口及切开腹壁（图4-2-1）

（1）二次剖宫产时，术前应评估腹壁与大网膜等盆、腹腔脏器的粘连情况，根据前次剖宫产手术的腹部切口位置，术前设计好本次手术的切口位置。如前次腹部切口位置明显低于标准的Pfannenstiel切口，本次切口应考虑采用正中纵切口。因为过低的前次腹部切口可能存在粘连，使膀胱位置提高，贸然经原切口进腹有误损伤的风险。

（2）术时酌情对原瘢痕行梭形切除。皮刀沿着瘢痕梭形切开皮肤，皮下出血处行电凝止血，使用电刀切开皮下及筋膜层，使用组织钳提夹筋膜切开上下缘，使用电刀分离筋膜与腹直肌前鞘粘连带、腹直肌后鞘与腹膜粘连带。

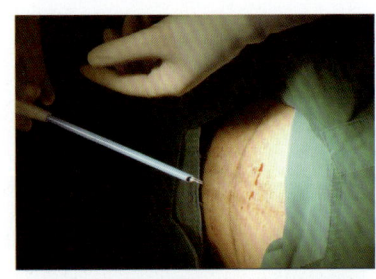

A.调试吸气电刀

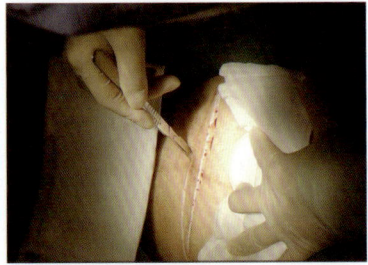

B.皮刀切皮

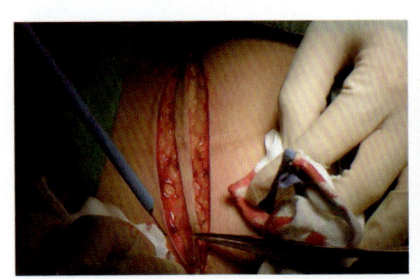

C.原瘢痕行梭形切除

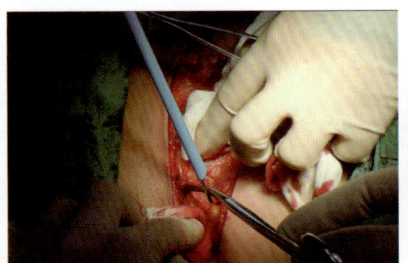

D.电凝止血

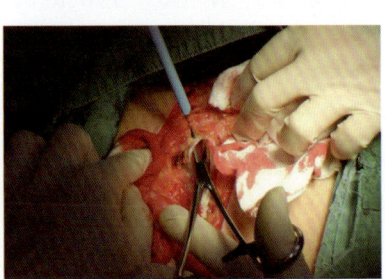

E.电刀切开筋膜层

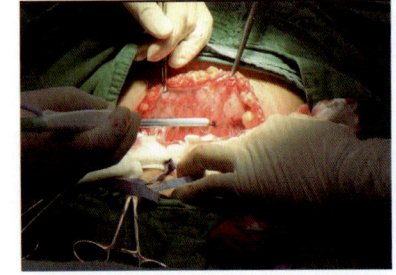

F.电刀分离筋膜与腹直肌前鞘粘连带

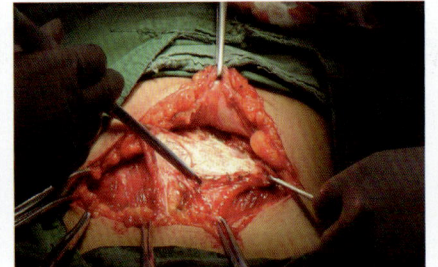

G.电刀分离腹直肌后鞘与腹膜粘连带（正、侧位图）

图4-2-1 切开腹壁

2. 打开腹膜（图4-2-2）

（1）从切口上方或一侧粘连较轻处，提起腹膜，触诊确认无肠管或网膜组织时，使用弯钳钝性分离，小心进腹。

（2）先小心开一小口，用手指探入，边探查边剪开腹膜，扩大切口后，探查盆、腹腔粘连范围，从无粘连处适当扩大腹膜切口。

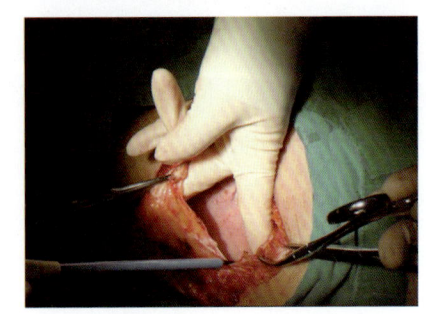

图4-2-2 打开腹膜

3. 分离粘连

除非粘连影响子宫切口娩出胎儿，否则无须过多、过度地分离粘连。注意避免腹壁及子宫切口相对过小。当粘连范围较广时，应先从最疏松、分层清晰的部位小心剥离，从易到难。粘连广泛、分离困难者，应考虑延长腹壁切口以充分暴露手术野，或酌情调整子宫切口位置。

（1）腹膜与子宫壁粘连：腹膜与子宫壁粘连，但不影响子宫切口位置时，可不必处理。如影响子宫切口，对于膜性粘连或薄片状粘连带，可用薄剪刀和止血钳配合将其分离或切除；对于较粗的条索状粘连带，可钳夹切断后缝扎。

（2）大网膜与子宫壁粘连：贴近子宫壁，钳夹粘连的大网膜，将大网膜切断后缝扎断端。发生大片粘连时，应分次切断缝扎。

（3）肠管与子宫壁粘连：若为膜性粘连或薄片状粘连，可用薄剪刀贴近子宫壁，钝性、锐性结合将其分离。发生致密粘连时，应请胃肠外科医师台上会诊协助分离粘连（图4-2-3）。

（4）膀胱与子宫壁粘连：分离粘连时，从粘连最高处贴子宫壁，钝性、锐性结合逐步下推膀胱。正确的子宫和膀胱间隙易于分离且出血少。如出血多、界限不清，则应重新寻找正确的间隙（图4-2-4）。

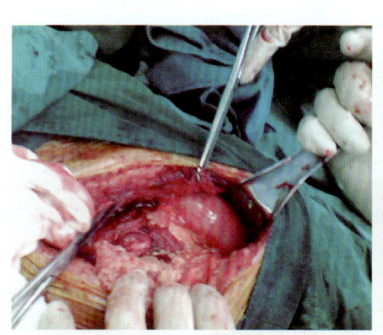
图4-2-3　肠管与子宫壁粘连

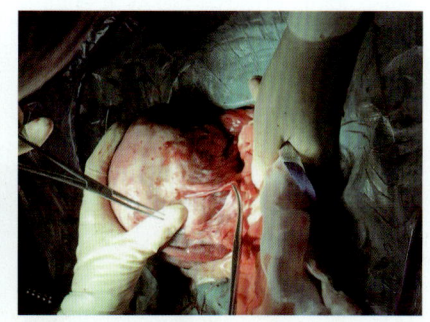
图4-2-4　膀胱与子宫下段粘连

4. 选择子宫切口（图4-2-5、图4-2-6）

设计子宫切口走向，选择原子宫下段切口正中、瘢痕上方1~2cm处切开。

避免在愈合不良的瘢痕处切开，如原瘢痕处，其局部薄弱，甚至透亮、向外膨隆。

对于高位切口，避免切在肥厚的宫体和变薄的子宫下段交界处，否则会导致切口一侧厚而另一侧薄，影响缝合和愈合。

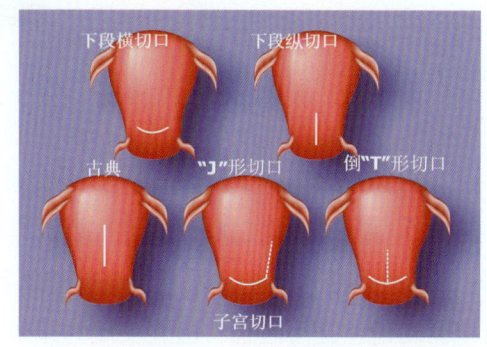
图4-2-5　子宫切口示意图

避免暴力撕开切口，以防切口向两侧或向下延裂，可使用绷带剪刀于切口两端向上剪开，酌情使切口呈弧形、"U"形，甚至"J"形。

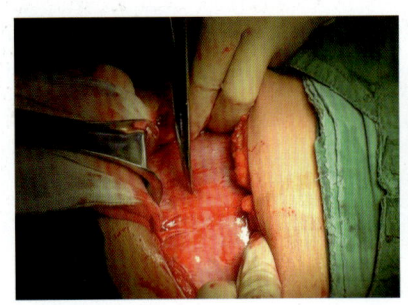
A.设计子宫切口

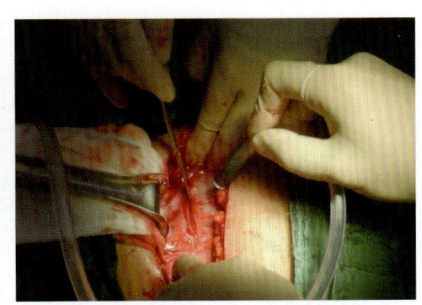
B.原瘢痕上方1~2cm处切开

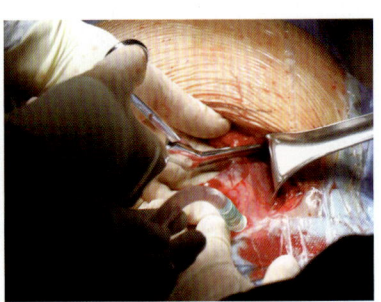
C.绷带剪于切口左端向上剪开

图4-2-6 子宫切口的选择

5．娩出胎儿

娩出胎儿手法应缓慢,以免导致子宫切口延裂。技巧同本篇第一章"首次剖宫产术"。

6．娩出胎盘

同本篇第一章"首次剖宫产术"。

7．缝合子宫切口

如原瘢痕较薄,可先将原瘢痕横向缩窄缝合加固,或将原瘢痕切除修剪后再缝合,防止术后宫腔积血于此薄弱处,减少术后切口愈合不良的发生和子宫瘢痕憩室的形成。

对于有粘连高危因素的产妇,建议应用防粘连材料。

余同本篇第一章"首次剖宫产术"。

8．缝合腹壁

同本篇第一章"首次剖宫产术"（图4-2-7）。

（四）术后管理

同本篇第一章"首次剖宫产术"。

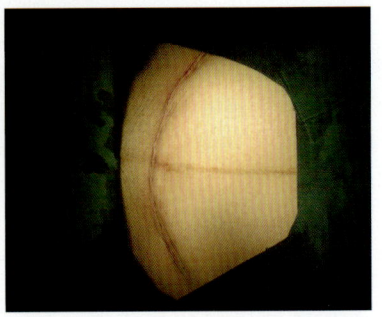

A.皮内缝合皮肤　　B.缝合完毕

图4-2-7 皮内缝合皮肤

六、注意事项

（1）二次剖宫产术时,可由于宫缩乏力、胎盘残留、胎盘粘连或植入、切口延裂（血管损伤）、瘢痕处子宫破裂、腹腔粘连出血等导致出血过多,应迅速寻找原因,及时对症处理。

（2）分离粘连时,要根据粘连的器官和粘连的程度、范围,灵活使用钝性或锐性分离。遵守宁留勿伤、先易后难、由表及里的原则,要耐心、小心、用心。

（梁伟璋　李映桃　陈佳）

第三章
三次剖宫产术（子宫外出胎头）

一、目的

同本篇第一章"首次剖宫产术"。

二、适应证

（1）瘢痕子宫：二次剖宫产手术后再次妊娠者。

（2）如无其他合并症，且排除既往特殊剖宫产切口（如古典式剖宫产切口、倒"T"形切口、子宫下段纵切口）、子宫破裂史、完全性前置胎盘、胎盘植入、多胎妊娠等高危因素，可期待至39周行择期剖宫产；但当存在合并症及高危因素时，应对患者进行充分评估，个体化选择终止妊娠时机。

三、禁忌证

同本篇第一章"首次剖宫产术"。

四、操作前准备

同本篇第一章"首次剖宫产术"。

五、操作流程

（一）术前准备

同本篇第二章"二次剖宫产术"。

（二）麻醉

同本篇第一章"首次剖宫产术"。

（三）手术步骤

同本篇第二章"二次剖宫产术"，同时有以下操作要点。

1. 选择腹壁切口

三次剖宫产时，粘连情况多较二次剖宫产严重，应慎重考虑腹壁切口位置。因粘连多发生在腹腔下部，或使膀胱位置明显提高，可考虑采用正中纵切口（图4-3-1），降低误损伤的风险。

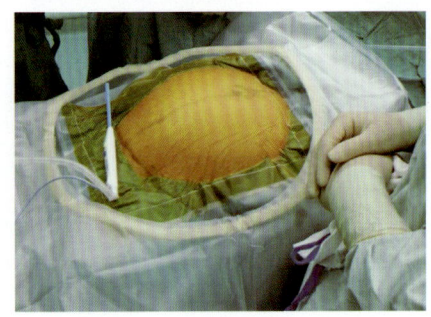

图4-3-1 采用正中纵切口

2. 打开腹膜（图4-3-2）

此步骤是重复剖宫产的技术难点，原瘢痕处腹膜往往粘连增厚，甚至与子宫切口、网膜、肠管有粘连，使得入腹困难。

操作步骤同本篇第二章"二次剖宫产术"。

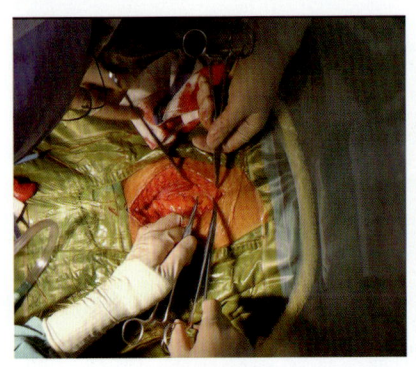
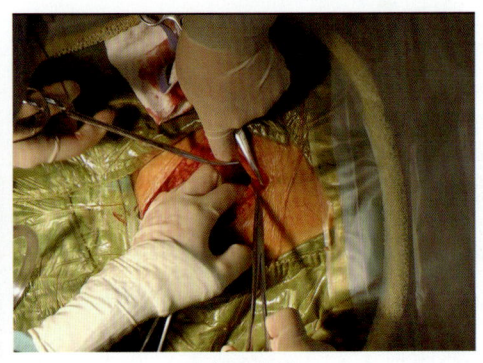

A.提起腹膜　　　　　　　　　　B.打开腹膜

图4-3-2 打开腹膜

3. 分离粘连

除非粘连影响子宫切口娩出胎儿，否则无须过多、过度地分离粘连。注意避免腹壁及子宫切口相对过小。当粘连范围较广时，应先从最疏松、层次相对清晰的部位进行小心剥离，从易到难。粘连广泛、分离困难者，应考虑延长腹壁切口以充分暴露手术野，或酌情调整子宫切口位置。

（1）腹膜与子宫壁粘连：腹膜与子宫壁粘连，但不影响子宫切口位置时，可不必处理。如影响子宫切口，对于膜性粘连或薄片状粘连带可用薄剪刀和止血钳配合将其分离或切除，或者用电刀切开电凝止血；对于较粗的条索状粘连带，可钳夹切断后缝扎。

（2）大网膜与子宫壁粘连：贴近子宫壁，钳夹粘连的大网膜，将大网膜切断后缝扎断端。发生大片粘连时，应分次切断缝扎。

（3）肠管与子宫壁粘连：若为膜性粘连或薄片状粘连，可用薄剪刀贴近子宫壁，钝性、锐性结合将其分离。发生致密粘连时，应请胃肠外科医师台上会诊协助分离粘连。

（4）膀胱与子宫壁粘连：分离粘连时，从粘连最高处贴子宫壁，钝性、锐性结合逐步下推膀胱。如无法辨认膀胱界限和间隙，可将膀胱充盈或将膀胱轻轻外拉提起，有助于明确解剖层次。

分离、下推膀胱过程中如损伤血管导致出血，应先压迫出血处，看清楚出血点再及时结扎出血点，切勿盲目钳夹而损伤膀胱。

4．选择子宫切口

在原子宫下段切口瘢痕上方1~2 cm处切开。子宫壁可能变得很薄，切开时要注意避免伤及胎儿。避免暴力撕开切口造成切口向两侧或向下延裂，建议轻轻钝性扩大切口至4~5 cm后，使用绷带剪刀于切口两端向上剪开，酌情使切口呈弧形、"U"形，甚至"J"形。

注意：①避免在愈合不良的瘢痕处切开，特别是原瘢痕处局部薄弱，甚至透亮、向外膨隆（图4-3-3）。②高位切口也需避免切在肥厚的宫体和变薄的子宫下段交界处，这会导致切口一侧厚而另一侧薄，影响缝合和愈合。

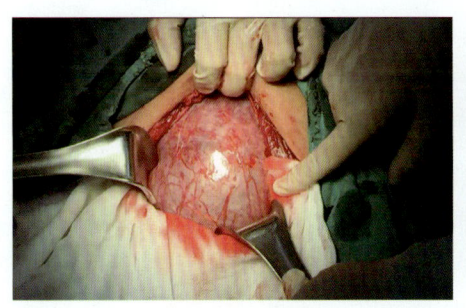 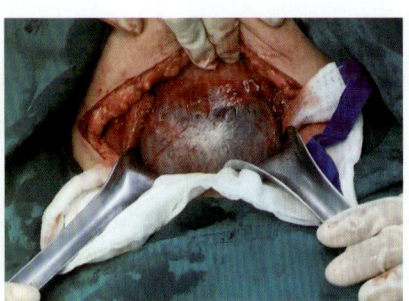

A．原瘢痕处局部薄弱　　B．原瘢痕处透亮、向外膨隆

图4-3-3　原子宫切口情况

5．娩出胎儿

与首次剖宫产相比，原瘢痕处弹性差。虽然多次剖宫产需在原瘢痕处以上再次切开子宫，但随剖宫产次数增多，子宫下段切口瘢痕组织肌肉化程度变差，造成切口撕裂的风险更高，尤其是使用传统手法从切口进入宫腔娩出胎儿时。

对于头位的三次剖宫产术，建议可使用子宫外手法娩胎头，即术者的手不进入宫腔协助娩出胎头（图4-3-4）。

操作方法：术者右手四指放于子宫外的子宫下段，相当于胎头下方处，手指适度弯

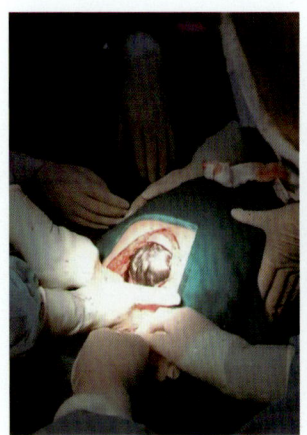 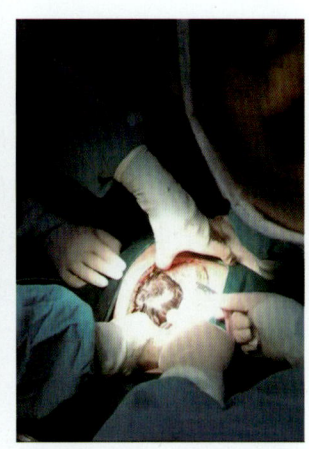

A．子宫外向上、向外托起胎头　　B．"外翻"子宫切口缘娩出胎头

图4-3-4　子宫外娩出胎头

曲，向上、向外托起胎头并下压子宫切口下缘，与推压宫底配合使胎头"着冠"于子宫切口，然后"外翻"子宫切口缘，即可娩出胎头。此时仅以胎头双顶径通过子宫切口，相比传统术者的手进入宫腔娩胎头，子宫切口受力扩张的径线更短，故切口撕裂风险的发生率更低。

6．娩出胎盘

同本篇第一章"首次剖宫产术"。

7. 缝合子宫切口

先进行子宫切口两侧角"8"字缝合止血。

检查原瘢痕,如较薄可先将原瘢痕横向缩窄缝合加固,或将原瘢痕切除修剪后再缝合,防止术后宫腔积血于此薄弱处,减少术后切口愈合不良的发生或子宫瘢痕憩室的形成(图4-3-5)。

余同本篇第一章"首次剖宫产术"。

对于有粘连高危因素的产妇,建议应用防粘连材料覆盖子宫切口。

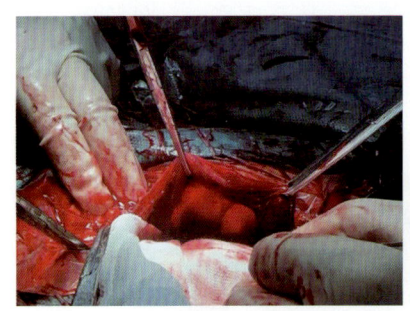
A.原瘢痕薄弱、透亮

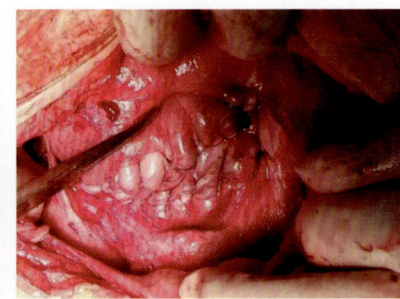
B.横向缩窄缝合加固后(1)

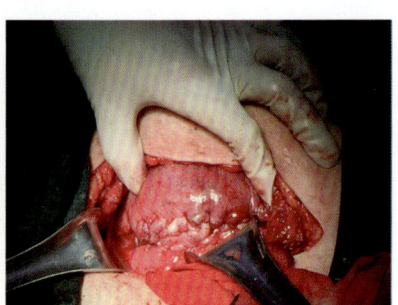
C.横向缩窄缝合加固后(2)

图4-3-5 原瘢痕横向缩窄缝合

8. 缝合腹壁

同本篇第一章"首次剖宫产术"。

(四)术后管理

同本篇第一章"首次剖宫产术"。

六、注意事项

(1)子宫外手法娩出胎儿应缓慢,以免娩头过快导致子宫切口延裂。

(2)托起胎头时应使用指腹发力,避免使用指尖发力,以免伤及子宫下段或下推的膀胱。

(3)良好麻醉,选择好腹壁切口和子宫切口位置,是子宫外手法娩出胎头成功的关键。避免子宫切口延裂,能有效预防术中出血、产后出血。

(梁伟璋 李映桃 王振宇 陈佳)

第四章

胎头嵌顿剖宫产技术

胎头嵌顿，是指胎儿的头部深嵌在母体骨盆中，致使术者在剖宫产时无法通过常规手段娩出胎儿的情况。由于深嵌在骨盆内，胎头可能已变形，术者没有足够的空间插入手指托起胎头并娩出胎儿。

胎头嵌顿多见于第二产程剖宫产，但也有可能发生在活跃期晚期。在世界范围内，胎头嵌顿的发生率预计为总剖宫产分娩的1.5%。由于紧急剖宫产时更容易遇到胎头深嵌，其发生率可能高达25%，因此每个临床产科医护人员都应该通过模型模拟演练掌握胎头嵌顿的应对操作手法。

胎头嵌顿的风险因素可分为三种：第二产程延长、胎位不正、阴道助产失败。

一、目的

在剖宫产分娩时，胎头嵌顿是一种具有挑战性的临床急症，恰当处置这种临床急症可降低母婴围生期并发症的发生率和死亡率。

二、适应证

剖宫产中胎头嵌顿。

三、禁忌证

同本篇第一章"首次剖宫产术"。

四、操作前准备

高仿真分娩模型（图4-4-1）。余同本篇第一章"首次剖宫产术"。

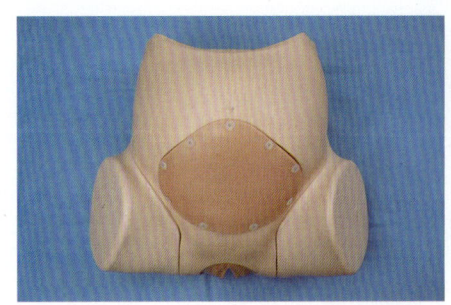 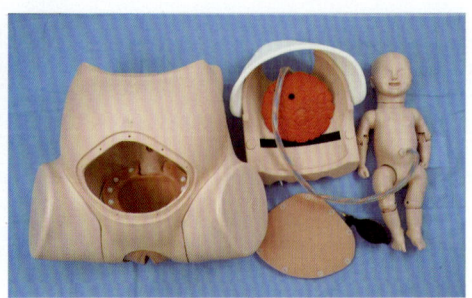

图4-4-1 高仿真分娩模型

五、操作流程

(一)术前准备

1. 术前仔细询问病史,识别胎头嵌顿的风险因素,做好必要的人员和器械准备,充分做好术前准备和手术预案

2. 与产妇讨论胎儿分娩可能需要采取的步骤

3. 告知相关人员,剖宫产是在宫口开全或近开全的情况下施行,且可能会出现胎头嵌顿

(1)需要与麻醉医师沟通,告知术中可能需要子宫松弛或改变患者及手术台位置,还需告知术中可能发生的情况,包括失血量和手术时间都可能较常规剖宫产有所增加。

(2)助产士、新生儿医师等复苏人员必须在场。

(3)确定最有能力实施阴道上推胎头的助产人员,能通过阴道检查确定胎头位置,辅助胎头俯屈并在胎头颅骨部位广泛施加压力。

4. 余同本篇第一章"首次剖宫产术"

(二)麻醉

蛛网膜下腔麻醉和硬膜外阻滞的联合麻醉或全身麻醉。

(三)手术步骤

1. 选择体位

麻醉后取仰卧位,左侧倾斜30°或床头摇高45°,有助于纠正和预防仰卧位低血压综合征。

适当调整术者操作的手术床:降低手术台或准备脚垫或脚凳,以便术者可以在垂直方向直接向上提起胎头,而不是朝自己方向牵拉,以避免子宫切口的侧方延裂。考虑将产妇置于头低脚高位和(或)改良截石位(也称为蛙位,即大腿适度弯曲外展至与躯干呈约135°角),方便术中经阴道上推胎头操作(图4-4-2)。

2. 选择腹壁切口(图4-1-6)

(1)稍高位腹壁横切口:Joel-Cohen切口。切口位于双侧

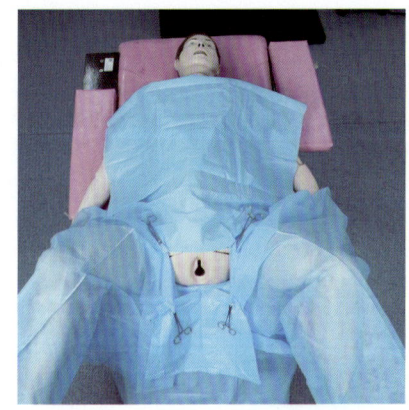

图4-4-2 胎头嵌顿剖宫产体位

髂前上棘连线下大约3 cm处，切口呈直线，长12~16 cm。

（2）腹壁纵切口：取脐和耻骨联合之间腹白线处正中纵切口，长12~16 cm。

3．选择子宫切口

（1）因为产程中子宫下段延伸变薄为产道的一部分，故此时的子宫切口应相对较高（在常规剖宫产的子宫下段切口位置以上1~2 cm处）。尤其第二产程延长、产妇过度屏气用力，子宫下段往往水肿明显，所选取切口位置切忌过低，否则容易向下延裂，也要避免切开宫颈或阴道。

（2）将切口延伸为"J"形或倒"T"形切口可有助于臀位反向牵引（见下文"反向臀位牵引法"）。如果切开前就决定进行臀位反向牵引（如在安全阴道助产分娩失败后），则术者应选择位置较高的子宫横切口或靠下的垂直切口。紧急情况下，在横切口上缘中央纵行切开，形成倒"T"形切口（图4-4-3）。

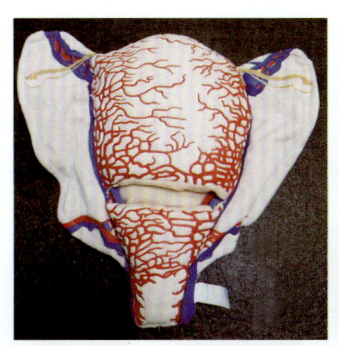 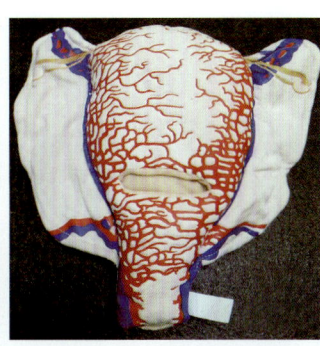 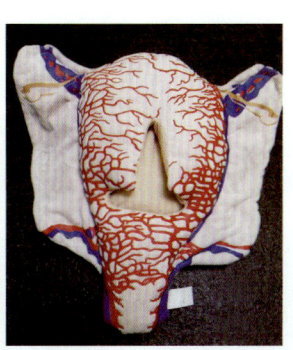

A．切口双侧延裂　　　　　B．下段横切口　　　　　C．倒"T"形切口

图4-4-3　子宫切口延裂示意图

4．松弛子宫

（1）当子宫松弛时或在宫缩间歇期，嵌顿的胎头会更容易脱离。切开子宫后通常会有宫缩，可等待1~2 min，待宫缩间隙期再伸手取胎。

（2）使用子宫松弛药物有助于分娩。可使用硝酸甘油（静脉注射50~200 μg），随后在腹腔内进行一段时间的子宫触诊，直到子宫充分松弛。子宫松弛在30~45 s内发生，效果持续2 min。应在子宫肌张力最小的情况下进行手法娩胎，以减少子宫切口延裂和损伤的风险。

5．分娩手法

（1）反向臀位牵引法（牵引法）（图4-4-4、图4-4-5）：术前应了解清楚胎方位、胎姿

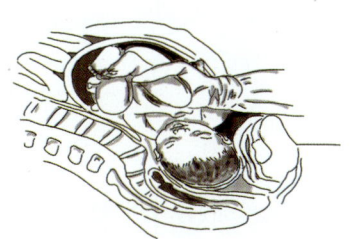 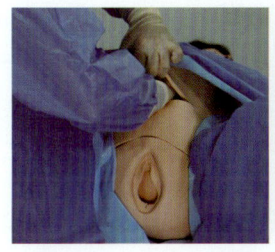 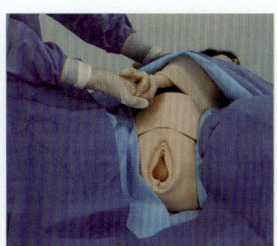 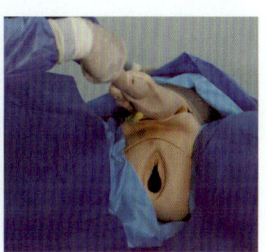

图4-4-4　反向臀位牵引法示意图

A．将手向宫底插入子宫内　　B．握住胎足　　C．单足臀位牵引取胎

图4-4-5　反向臀位牵引法实操示范

势。①将手向宫底插入子宫内，握住胎足，内倒转后牵拉胎足，以单足臀位牵引手法取胎。②注意要平行于胎儿腿部轴线缓慢牵引胎足，助手切勿插手，以免造成胎儿胫骨和（或）腓骨骨折。

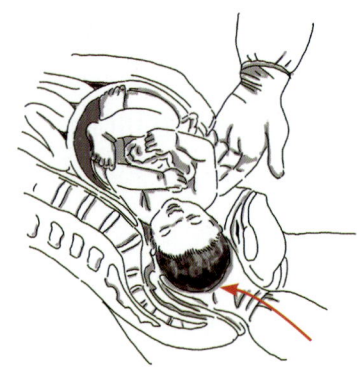

图4-4-6　胎头上推法示意图

（2）腹阴联合分娩（胎头上推法）：在产妇阴道内，助手手指以握杯状轻轻松动嵌顿的胎头并将其向上推入宫腔，术者和助手的手分别经腹、经阴道入盆腔，在骨盆最大平面交接，帮助胎儿经子宫切口取出。操作中术者和助手需将三四根手指分开，以较大面积托住胎儿头部，防止因局部施压过大造成损伤（图4-4-6、图4-4-7）。

（3）上推胎肩法：①助手上推胎肩。由助手协助向产妇头侧轻推胎肩，术者右手用标准手法取胎头，协助取出胎儿。②术者上推胎肩。术者左手示指、中指置于胎肩处，向产妇头侧上推胎肩；或术者用右手上推胎肩，同时左手可握住自己的右手腕上拉，肩部和胎头抬高后，胎头从深嵌的骨盆松动出来，右手顺间隙快速、轻柔地置于胎头下方，配合上推胎头，采用标准手法取出胎头。

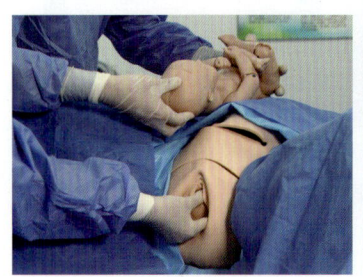 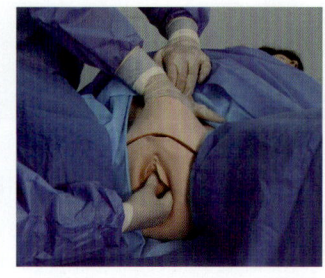 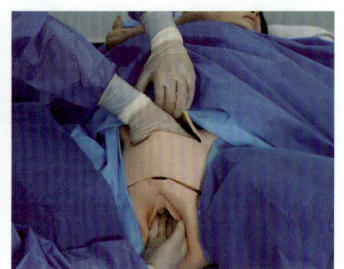

A.手指以握杯状推胎头　　B.术者和助手分别经腹、经阴道入盆腔　　C.在骨盆最大平面交接

图4-4-7　胎头上推法实操示范

（4）胎肩先娩法（Patwardhan法）（图4-4-8、图4-4-9）：首先将一根手指勾在胎儿肘部，将前肩与前臂一同娩出。然后轻轻牵拉肩部，娩出后肩。随后术者用两只手的拇指平行于胎儿脊柱轻轻握住躯干，同时助手从宫底施压，娩出臀部，接着娩出下肢。最后轻轻提举胎体，娩出胎头。

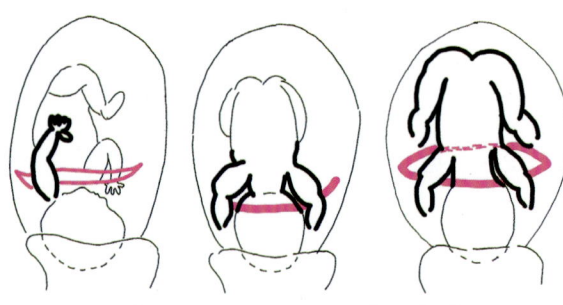

图4-4-8　Patwardhan法示意图

六、注意事项

（1）术中即使在胎儿窘迫的情况下，术者也应避免仓促或暴力取胎。在胎头嵌顿手术时，术者应冷静沉着，动作轻柔。进入宫腔后，避免手腕挤压切口边缘，降低切口向侧下方延裂的风险。

（2）术中要检查母体状态和新生儿并发症，如子宫切口是否有延裂、膀胱是否有损伤，新生

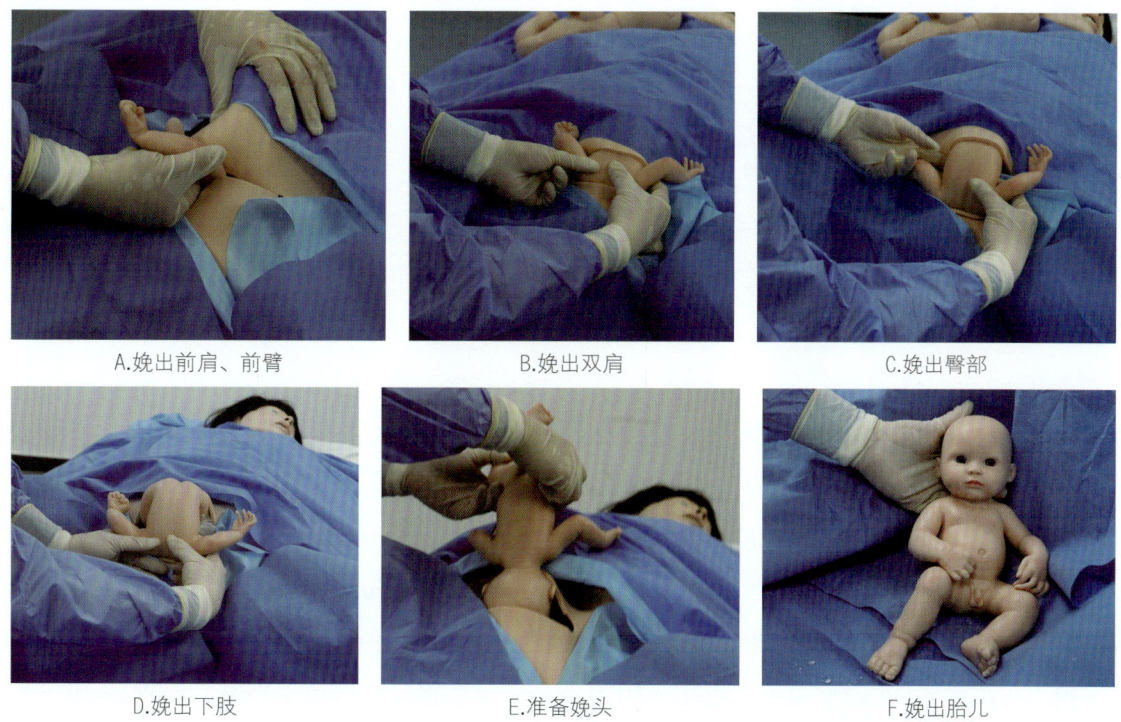

图4-4-9 Patwardhan法实操示范

儿的颅骨和长骨是否有骨折可能（图4-4-10）。

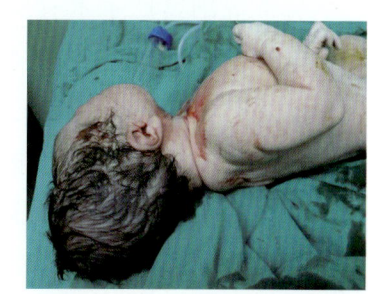

图4-4-10 嵌顿的胎头外观

（3）胎儿娩出后推荐将子宫搬出腹腔，以检查子宫切口是否存在复杂性裂伤，并按本篇第十章进行复杂子宫切口缝合模拟演练，选择合适的方法，修复子宫切口裂伤。

（4）术后病情沟通：①与孕妇家属沟通，特别是在出现了意外的并发症时，诚恳告知详细的情形及手术团队的处置情况，有助于家属理解和接受。②告知子宫切口类型，特别是再次妊娠风险、再次妊娠阴道试产是否安全等。

（5）根据现有文献研究，胎头嵌顿的分娩手法首选反向臀位牵引术，此法与上推胎肩法、胎头上推法相比，胎儿损伤风险与母体组织损伤都较小，总出血量也更少。

（梁伟璋　李映桃　黄俊巧　张梦琪）

第五章
保留羊膜囊剖宫产术（膜内分娩）

保留羊膜囊剖宫产术，也称En Caul剖宫产术（En Caul cesarean section），是指在剖宫产术中将胎儿包裹在完整的羊膜囊内娩出，在手术野或保温台上破膜。保留羊膜囊分娩（胎膜内分娩）最早于1975年由学者Heggarty报道，近年来国内外多位学者也先后报道了剖宫产时保留羊膜囊娩出可以改善早产儿预后。

与常规剖宫产手术有所不同，保留羊膜囊剖宫产术是在不破膜的情况下进行子宫切开，让胎膜包裹着胎儿娩出，借助羊膜囊和羊水的缓冲作用，早产儿在娩出过程中受到挤压等损伤和刺激的风险将会大大降低（图4-5-1）。早产儿娩出后于子宫外破膜再断脐，是延迟脐带结扎的体现，

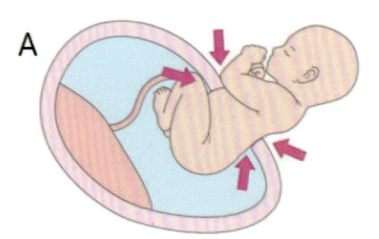
A.常规剖宫产时破水后娩出胎儿（子宫急剧收缩，子宫切口处肌层可能夹住胎儿而使娩出困难）

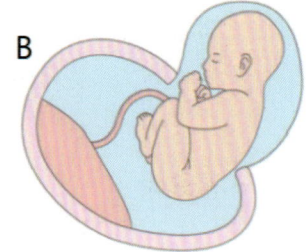
B.保留羊膜囊剖宫产时羊膜囊与胎儿一起娩出（减少或避免对胎儿的刺激）

图4-5-1 常规剖宫产与保留羊膜囊剖宫产对比

可减少新生儿贫血发生和出生后输血的情况，并降低脑室内出血的风险。另外，保留羊膜囊剖宫产术可避免帆状胎盘前置血管的破裂。并且，通过优化子宫切口的选择，娩胎过程中子宫切口受力均匀，故降低了延裂风险，且宫腔容积逐渐缩小，子宫肌层可得到良好的收缩，以预防子宫收缩乏力造成的产后出血；也能避免因早产的子宫下段形成不完全以及常规剖宫产的子宫下段切口可能出现娩胎困难而匆忙选择倒"T"形切口而引起的创伤；还能避免死亡率高达80%的产科并发症——羊水栓塞。此手术技巧性高，需要专门进行针对性的训练。

一、目的

早产需剖宫产分娩时，行保留羊膜囊剖宫产术，可缓解胎儿受压，降低胎儿瘀伤或创伤的发生率，有效减少和防止羊水吸入及窒息的发生，减少新生儿复苏需要，改善早产儿的预后。

二、适应证

（1）胎儿估计体重<1 000 g，建议一律行保留羊膜囊剖宫产术；胎儿体重为1 000~1 500 g，建议尽量行保留羊膜囊剖宫产术。

（2）双胎妊娠和胎膜早破也可酌情行保留羊膜囊剖宫产术。

（3）帆状胎盘血管前置，≤34周择期剖宫产。

手术孕周：小于34周。妊娠24~34^{+6}周的治疗性早产剖宫产，建议促胎肺成熟后进行。妊娠<32周的病例成功率最高。

三、禁忌证

（1）无绝对禁忌证。

（2）相对禁忌证：①死胎；②胎儿畸形；③胎膜早破；④母胎严重并发症，如胎儿窘迫、胎盘早剥、前置胎盘等，需要紧急娩胎；⑤子宫严重感染。

四、操作前准备

1. 人员素质要求

有经验的高年资主治医师及以上，高危妊娠剖宫产应有副主任医师以上人员参与，手术室有一组能参与手术及配合抢救的麻醉医师、手术室护士、新生儿科医师。

2. 环境要求

设备齐全且已经消毒的手术室。

3. 物品准备

腹部手术包或剖宫产包、剖宫产产钳、氧气、鼻导管、氧气面罩、呼吸球囊面罩、气管插管导管、麻醉机及相关麻醉器械、新生儿气管插管导管、吸球、吸痰管、负压吸引器、新生儿辐射复苏台、抢救药物、抢救设备等。

五、操作流程

（一）术前准备

（1）术前仔细询问病史，超声确定胎盘位置和胎位，充分做好术前准备和手术预案。术前请新生儿科医师会诊，做好复苏及转科准备。

（2）余同本篇第一章"首次剖宫产术"。

（二）麻醉

（1）需要充分地松弛子宫肌层。选择充分的麻醉和子宫松弛的腰硬联合麻醉。若子宫松弛度欠佳，必要时可在子宫切开前静脉注射硝酸甘油。硝酸甘油起效所需的时间非常短（通常在60 s内），但其作用会迅速减弱和消失（通常在5 min内）。首先，给予100 μg硝酸甘油静脉推注，然后额外推注100μg硝酸甘油,直至取得足够的子宫松弛效果。这个过程通常需要推注200~500μg硝酸甘油。硝酸甘油静脉推注的副作用是使血压下降,因此在使用硝酸甘油之前应使用晶体液或胶体液进行充分补液。

（2）余同本篇第一章"首次剖宫产术"。

（三）手术步骤

同本篇第一章"首次剖宫产术",同时有以下操作要点。

1. 选择腹壁切口

腹部切口取下腹部横或纵切口均可。

2. 选择子宫切口

一般选取子宫下段膀胱腹膜反折上2~3 cm横切口。

3. 保留羊膜囊娩出技术（图4-5-2、图4-5-3）

（1）无破膜切开子宫:①横行切开子宫下段肌层,长2~3 cm。初始切口下刀要又浅又长,随后逐渐切得深而短,避免切开羊膜囊。当肌层切到接近羊膜囊或能隐约看见羊膜囊时,用弯钳钝性扩大、分离剩余的肌层,使羊膜囊暴露,羊膜囊会自然膨隆出来。②扩大子宫下段切口,术者以左手、右手示指伸入子宫下段切口两侧,钝性向两侧偏向上弧形撕拉至10~12 cm。注意用力适当,避免切口延裂至宫旁血管,使羊膜囊破裂;也可使用绷带剪刀向左右两侧扩大切口。根据子宫下段情况,为便于娩胎和缝合止血,酌情使切口呈弧形、"U"形或"J"形等。

（2）剥离羊膜囊:术者先以右手一指或两指伸入子宫壁与羊膜囊间隙,紧贴子宫壁内侧,将羊膜轻轻剥离1~2圈,剥离时范围逐步扩大,之后右手可逐渐插入宫腔内,进一步扩大剥离羊膜囊。注意动作缓慢、轻柔,避免弄破羊膜囊。

（3）配合宫缩情况以手法娩出羊膜囊和胎儿:①在羊膜囊包裹胎先露（胎头或胎臀）的状态下,术者右手缓慢托起胎先露并向子宫外引导,配合助手推压宫底或宫缩,小心地引导胎先露娩出子宫切口。在切口空间足够和子宫肌层充分松弛的情况下,胎先露在羊水、羊膜囊的缓冲

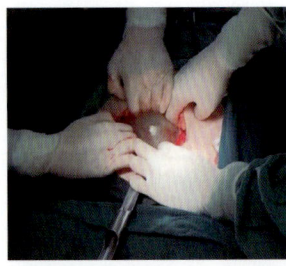
A.无破膜切开子宫,扩大子宫切口

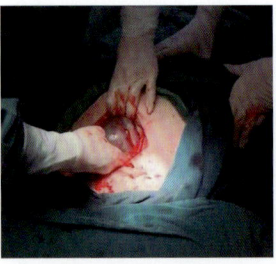
B.剥离羊膜囊

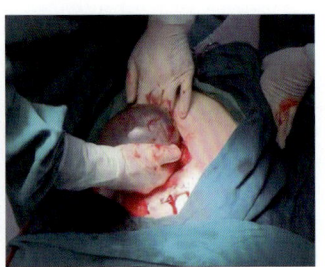
C.托出胎先露,助手轻压宫底协助

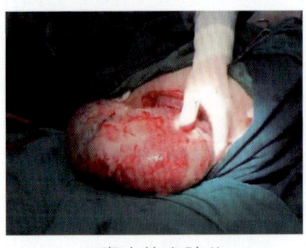
D.囊内娩出胎儿

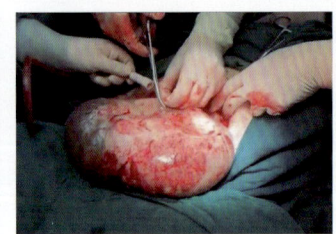
E.人工破膜

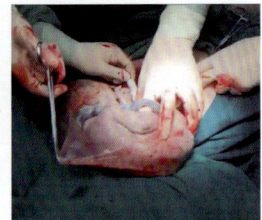
F.破膜后娩出胎儿

图4-5-2 保留羊膜囊娩出技术（不伴胎盘）

包裹下多可顺利娩出，必要时术者用手轻撬或轻托以引导胎先露的最大径线顺利通过子宫切口，但切忌拽或抓。②胎儿娩出一半以上时，术者可双手扶着羊膜囊，将胎儿、羊膜囊（伴或不伴胎盘）一起完整地娩出子宫外。

（4）根据情况在手术野或新生儿复苏台上破膜、延迟断脐：①破膜后术者应立即清理胎儿呼吸道黏液和羊水，根据情况施行延迟断脐。②交台下助产士和（或）新生儿科医师处理（断脐、保暖、清理呼吸道等常规处理）。

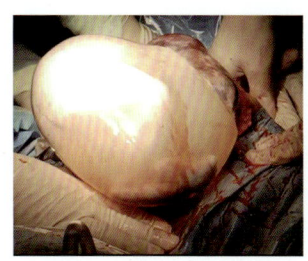 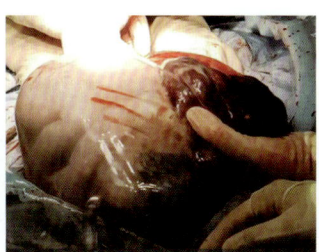 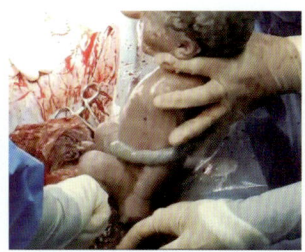 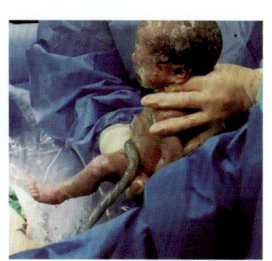

A.羊膜囊及胎盘一起娩出　　B.离开母体的羊膜囊及胎盘　　C.人工破膜娩出胎儿　　D.早产胎儿断脐后

图4-5-3　保留羊膜囊娩出技术（伴胎盘）

4．娩出胎盘

根据胎盘位置不一样，胎盘可位于羊膜囊中部或后部娩出，胎盘一般不需强行剥离，大多数会随羊膜囊一并自然剥离而娩出。

5．缝合子宫切口、关腹

同常规剖宫产。

6．术后管理

同常规剖宫产。

六、注意事项

（1）娩出胎儿过程中如果前羊膜囊压力过大，助手要暂时停止下压宫底，以避免人为造成胎膜破裂，术者继续上托胎先露，使前羊膜囊羊水减少、压力变小后再继续下压宫底协助娩出羊膜囊。

（2）如果娩胎过程中，羊膜囊破裂也不必惊慌，根据胎先露、胎方位和已经娩出的胎部分，按相应的手法娩出剩余部分。

（3）早产的安全分娩的目标是帮助改善早产儿的预后，而保留羊膜囊剖宫产技术只是早产安全分娩的手段之一，在麻醉、娩胎手法、新生儿复苏等过程中也需以减少刺激早产儿的目标进行。

（梁伟璋　李映桃　汪燕）

第六章 多胎妊娠剖宫产术

一次妊娠胎儿数目为两个或以上的妊娠称为多胎妊娠。其中，双胎妊娠最为常见。

一、目的

同本篇第一章"首次剖宫产术"。

二、适应证

（1）非双胎的多胎妊娠。

（2）双胎妊娠剖宫产指征如下：①胎位异常（胎儿1为非头位），如为臀/臀位、臀/横位、横/臀位、臀/头位及横/头位。②双头位近足月但不具备单胎阴道分娩条件。③胎儿2估计体重明显大于胎儿1。④初产妇，但其中一个胎儿的体重接近3 000 g或在3 000 g以上。⑤引产失败。⑥联体双胎孕周>26周。⑦单羊膜囊双胎妊娠，可能存在脐带打结或脐带缠绕的情况，建议在32~34周行剖宫产。⑧计划分娩时机。建议无合并症的单绒毛膜双羊膜囊双胎妊娠分娩孕周为36~36^{+6}周（37周前），双绒毛膜双羊膜囊双胎妊娠为37~37^{+6}周（38周前）。鉴于晚期早产和早期足月产，仍有一定比例的胎肺不成熟，故建议在分娩前完成一个疗程的促胎肺成熟治疗。

三、禁忌证

（1）无绝对禁忌证。

（2）相对禁忌证：①死胎；②胎儿畸形。

四、操作前准备

1. 人员素质要求

主治医师以上，三胎妊娠剖宫产应有高年资主治医师以上人员参与，手术室有一组能参与手术及配合抢救的麻醉医师、手术室护士、助产士2名、新生儿科医师2名。

2．环境要求

设备齐全且已经消毒的手术室。

3．物品准备

同本篇第一章"首次剖宫产术"，同时应按胎儿数目准备配套的台下新生儿复苏人员，以及相关的抢救复苏物品。

五、操作流程

（一）术前准备

同本篇第一章"首次剖宫产术"。同时术前应详细了解绒毛膜性质、胎儿个数、孕周、各个胎儿的胎方位（胎先露）、胎儿估计体重。组建多学科协同团队，充分安排术中空间、人员、设备。

（二）麻醉

同本篇第一章"首次剖宫产术"。

（三）手术步骤

1．选择体位

取左侧倾斜30°体位（图4-6-1）或床头摇高45°，或手动侧移子宫（图4-6-2），有助于纠正和预防仰卧位低血压综合征。麻醉后术前行多普勒听胎心率。

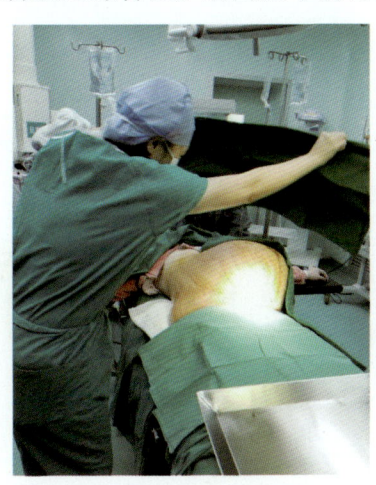 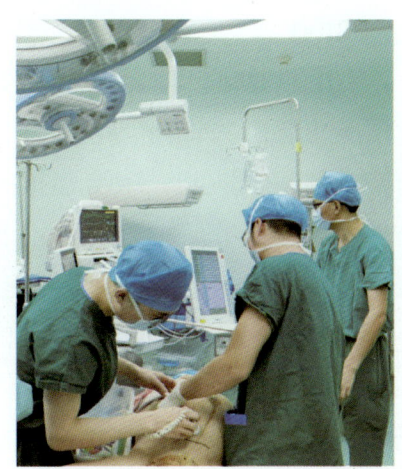

图4-6-1　取左侧倾斜30°体位　　图4-6-2　三胎妊娠手动侧移子宫

2．选择腹壁切口和子宫切口

同本篇第一章"首次剖宫产术"。

3．多胎妊娠剖宫产术操作要点

（1）娩出胎儿1：①切开子宫肌层时应尽量不损伤羊膜囊，钝性扩大子宫切口后使羊膜囊膨隆出来，不要马上破膜。因为先破膜的胎儿不一定是先露胎儿，如果胎儿2的羊膜囊先破，可能会使各胎的胎方位发生变化，使后续的操作变得手忙脚乱，影响胎儿1的娩出。②在破膜前，术者右手可先伸入宫腔，隔着羊膜囊核实先露胎儿的先露部位，然后保持右手在宫腔内，左手或助手进行破膜，然后将先露胎儿1娩出。③胎儿娩出后，断脐并交台下助产士和（或）新生儿科医师处理（断脐、保暖、清理呼吸道等常规处理）。

（2）娩出胎儿2：与阴道分娩一样，双胎分娩的关键是如何顺利娩出胎儿2。

①胎儿2的羊膜囊也不要马上破膜。因为胎儿1娩出后，胎儿2的胎位可能会发生变化，如头位可能变为斜位或横位。匆忙破膜会使羊水快速流出，子宫急剧收缩、宫腔明显缩小，造成娩出困难（图4-6-3）。②胎儿2破膜前应隔羊膜重新核实胎方位，非头位时，横位可以外倒转或内倒转成臀位，应用娩胎技巧娩出胎儿2。

（3）娩出胎儿3及以上胎儿：娩出技巧同娩出胎儿2（图4-6-4）。

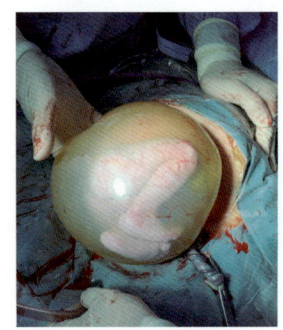
A.囊内分娩胎足

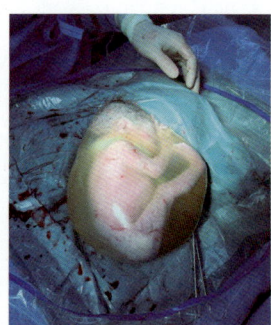
B.囊内分娩胎儿

图4-6-3　娩出胎儿2

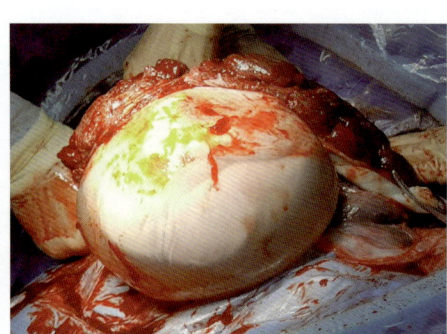
图4-6-4　胎儿3囊内分娩

（四）防止产后出血

多胎妊娠是产后出血的高危因素，容易发生术中及术后宫缩乏力性产后出血。

（1）全部胎儿娩出后，立即静脉滴注和宫体肌注宫缩剂，促进子宫收缩，预防宫缩乏力。

（2）按摩子宫并控制性牵引脐带协助胎盘自然娩出，避免暴力徒手剥离胎盘。

（3）根据情况，灵活采用止血技术：①各种缝合止血技术，包括局部"8"字缝合、Hayman缝合术、Cho缝合术、Pereira缝合术和B-Lynch缝合术（B-L缝合术）等（图4-6-5）。②采用各种子宫血管缝扎术（子宫动脉上行支结扎术、子宫-卵巢动脉结扎术）。③宫腔填塞，包括宫腔纱条填塞和宫腔球囊填塞。④髂内动脉或子宫动脉栓塞。

（4）术后严密观察宫缩情况和阴道出血量。

（五）检查胎盘

仔细检查胎盘、胎膜的完整性，脐带插入口位置，胎盘份额比例及绒毛膜和羊膜隔层数，进一步判断多（双）胎的绒毛膜性（图4-6-6）。

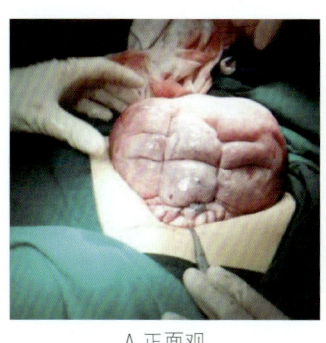
A.正面观

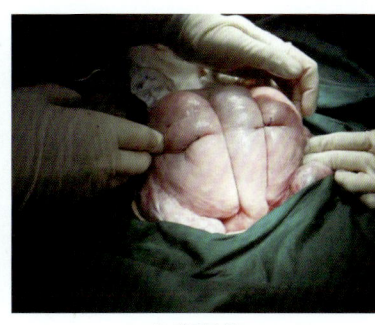
B.背面观

图4-6-5 剖宫产止血技术（B-L缝合术+Cho缝合术）

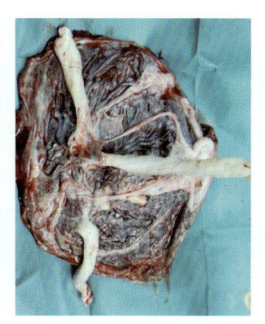
A.单绒三羊三胎胎盘

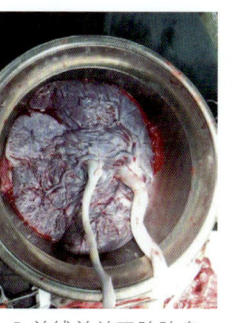
B.单绒单羊双胎胎盘

图4-6-6 检查胎盘

六、注意事项

（1）术中依次娩出胎儿，钳夹、断脐应有条不紊、正确无误，谨防止血钳松脱引起脐带断端出血，殃及已娩出或未娩出的胎儿。

（2）多胎妊娠的孕妇腹部巨大，麻醉后慎防仰卧位低血压综合征。一旦发生，要及时处理。

（3）术中取出胎儿后腹腔压力骤降，可引起回心血量下降，导致产妇血压下降，出现血管舒张性休克。因此，术前应准备好沙袋，待胎儿取出后将沙袋压于腹部以维持一定的腹压。

（梁伟璋　李映桃　汪燕　王寿平　陈涛）

第七章

各类前置胎盘剖宫产术

一、目的

前置胎盘在不能经阴道分娩或不宜经阴道分娩的情况下,通过切开产妇腹壁及子宫壁以取出胎儿及其附属物。剖宫产术是前置胎盘终止妊娠的主要方式。

二、适应证

(1)择期手术适应证:无症状的前置胎盘孕妇,推荐妊娠36~38周终止妊娠;有反复阴道流血史、合并胎盘植入或其他相关高危因素的前置胎盘或低置胎盘孕妇,考虑妊娠34~37周终止妊娠。

(2)急诊手术适应证:前置胎盘孕妇出现大出血甚至休克;在待产过程中,出现胎儿窘迫等产科指征,胎儿可存活;临产后诊断的前置胎盘,阴道流血较多,估计短时间内不能自然分娩者,需行紧急剖宫产术终止妊娠。

三、禁忌证

同本篇第一章"首次剖宫产术"。

四、操作前准备

1. 人员素质要求

有经验的高年资(3年以上)妇产科主治医师及以上,有经验的、能参与手术及配合抢救的麻醉医师、手术室护士、新生儿科医师。

2. 环境要求

设备齐全且已经消毒的手术室。

3. 物品准备

腹部手术包或剖宫产包、剖宫产产钳、氧气、鼻导管、氧气面罩、呼吸球囊面罩、气管插管导管、麻醉机及相关麻醉器械、加温加压输血设备、手术期间的止血药物和用品[例如缩宫素、垂体后叶素、前列腺素类药物、止血海绵、宫腔填纱、血管阻断带（钳）、止血球囊等]、新生儿复苏台及相关的抢救药物和设备等。

五、操作流程

（一）术前准备

1. 强调多学科合作

完善术前检查，确保手术期间血制品、止血药物和用品备齐。联合麻醉科、ICU、检验科、血管外科、泌尿科、输血科及新生儿科等多学科医务人员共同救治，让可能参与的多学科人员处于在岗备用状态，并进行预防性抗感染治疗。

2. 术前再次行超声检查并制订手术方案

了解胎儿情况、胎盘附着的部位及有无植入，协助评估和制订手术方案。另外还需进行大量出血的风险预测：

（1）宫颈管长度：妊娠34周前经阴道超声测量宫颈管长度，如宫颈管长度<3 cm且大出血，则急诊剖宫产手术的风险增加；如覆盖宫颈内口的胎盘较厚（>1 cm），产前出血，胎盘粘连、植入，则手术风险增加。

（2）胎盘边缘出现无回声区：覆盖宫颈内口的胎盘边缘出现无回声区，则出现突然大出血风险的概率是其他类型前置胎盘的10倍。

（3）位于前次剖宫产子宫切口瘢痕处的前置胎盘，即"凶险性前置胎盘"，常伴发胎盘植入、产后严重出血，子宫切除率明显增高。

3. 充分的术前医患沟通

向患者及其家属告知手术风险、大量用血的可能，并签署子宫切除术的知情同意书。

4. 血制品的预备

建议必要时开展自体血贮存和回输（见第八篇第二章第四节"自体血储存和回输技术"）。血库血制品的预备：红细胞（RBC）10 U，新鲜冰冻血浆（FFP）10 U，血小板2袋，冷沉淀10 U。

5. 尿路保护和预置动脉球囊

前置胎盘合并胎盘植入的孕妇，必要时术前1天或手术当天行膀胱镜检，双侧输尿管置入双J管进行尿路保护；手术当天在杂交手术室手术，应用动脉球囊阻断盆腔血流。

（二）选择麻醉方式及心电监测

根据孕妇的情况选择麻醉方式，包括硬膜外阻滞、蛛网膜下腔和硬膜外联合阻滞及经气管全身麻醉。术中行常规心电监测，必要时予连续性桡动脉血压监测和中心静脉置管监测。

(三)手术操作要点

1. 腹部切口的选择

术前充分评估胎位、胎盘附着的部位及有无植入等情况,谨慎选择皮肤切口位置。

如为胎儿横位、胎先露高浮、有胎盘植入者,推荐使用下腹部正中纵切口,必要时绕脐向上延长;如为纵产式、胎先露较低、胎盘主要位于后壁,向前覆盖子宫颈内口,子宫颈管长,前壁胎盘不对称附着者,可选择横切口。

2. 子宫切口的选择

应满足以下原则:①避开胎盘,以免增加孕妇和胎儿失血;②安全、迅速地娩出胎儿;③便于术后止血。

术中应充分考虑胎盘的附着部位、胎位等情况,灵活选择子宫切口,呈横切、纵切或自由曲线状。

对于胎盘不对称附着于前壁者,可行子宫下段至体部的"J"形或"L"形切口避开胎盘,以利于胎儿娩出;对于胎盘广泛位于子宫前壁者,可以选择双切口(图4-7-1),第一切口为子宫下段及体部斜切口或子宫底部横切口,第二切口为胎盘植入部位切口,切除穿透植入部位并清除胎盘胎膜组织。

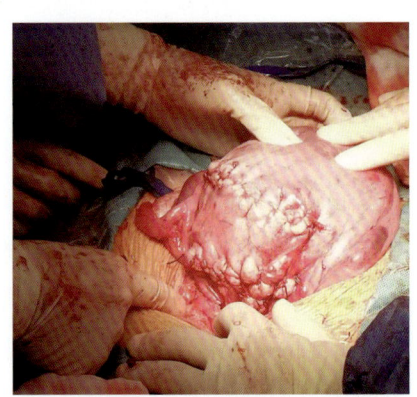

图4-7-1 子宫双切口

3. 止血技术(图4-7-2)

胎儿娩出后,将子宫搬出腹腔,立即用止血带捆扎子宫下段。将止血带从圆韧带内侧宫旁无血管区穿过,更有利于将止血带捆扎于子宫颈内口水平,有效阻断子宫血流(见第二篇第七章"止血")。同时使用宫缩剂,待子宫收缩后徒手剥离胎盘,避免暴力,尽量剥离干净不留后患。

对于胎盘剥离面出血,灵活采用如下一种或联合使用多种止血技术:

(1)各种缝合止血技术,包括局部"8"字缝合或"口"字缝合、Hayman缝合术、Cho缝合术、Pereira缝合术、子宫下段防波堤样缝合及编织样缝合成形术、子宫下段环形蝶式缝合术、子宫下段前后缩窄加血管纵横阻断缝合术、子宫下段多方位螺旋式缝合成形术、漏斗加压缝合术等(见第八篇第三章第四节"子宫压迫缝合术")。

(2)采用各种子宫血管结扎术(双侧子宫动脉上行支结扎术、双侧子宫动脉下行支结扎术、双侧卵巢子宫血管吻合支结扎、髂内动脉结扎术)(见第八篇第三章第五节"盆腔血管结扎术")。

(3)宫腔填塞,包括宫腔纱条填塞和宫腔球囊填塞(见第八篇第三章第三节"宫腔填塞术")。

(4)髂内动脉或子宫动脉栓塞(见第八篇第三章第七节"经导管盆腔动脉栓塞术")。

在手术过程中要注意孕妇手术野的失血及阴道流血情况,配合麻醉医师随时了解孕妇生命体征,切勿为了挽救子宫而忽视出血量。若采取各项止血措施均无效应果断切除子宫。

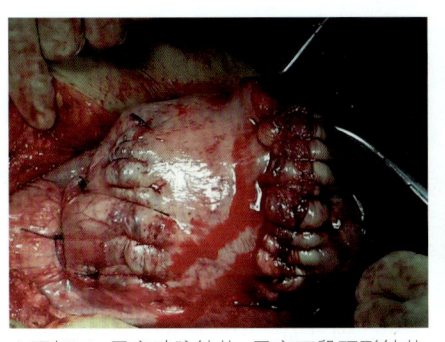 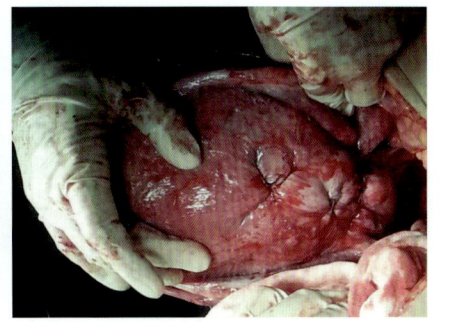

A.双切口+子宫动脉结扎+子宫下段环形结扎　　B.子宫背面下段"8"字缝合

图4-7-2　止血技术举例

（四）术中子宫切除术的指征（见第八篇第三章第六节）

（1）失血速度是反映病情轻重的重要指标，短时间内大量出血（数分钟内出血＞2 000 mL），在保守性药物和手术干预无效的情况下，应果断行子宫切除术。

（2）由于条件限制（如血制品不足），为挽救产妇生命，根据具体情况也可适当放宽手术指征。

（五）术后管理

（1）术中出血多的产妇应入住ICU。

（2）术后严密监测产妇心肺等重要器官的功能。

（3）严密观察腹腔、阴道流血情况，使用抗生素预防感染，监测体温、脉搏、血压、心率、精神状态。

（4）术后复查血常规、凝血功能、尿常规、电解质等，了解有无感染征象，及时纠正电解质紊乱。

（5）术后可超声随访子宫、残留胎盘，以及可能出现的泌尿系统损伤情况。

六、注意事项

（1）前置胎盘患者应在有条件的医院行产前检查、治疗及分娩。

（2）分娩应在具备当场输血和危重急症抢救能力的产科机构进行。

（3）若阴道出现反复流血或大出血而当地医院无适宜的处理条件，应在充分评估母儿安全、输液、输血的条件下迅速转院。如术中发现前置胎盘手术困难，也可在充分压迫止血的前提下关腹考虑转院治疗。

（梁伟璋　李映桃　王振宇　陈佳）

第八章
凶险性前置胎盘剖宫产术及保留子宫的手术技巧

一、目的

凶险性前置胎盘指既往有剖宫产史，此次妊娠为前置胎盘，胎盘附着于原剖宫产术所留子宫瘢痕部位。凶险性前置胎盘易合并胎盘植入，可导致难以控制的剖宫产术中、术后出血，引起失血性休克和弥散性血管内凝血（DIC），危及产妇生命，并使围生期子宫切除率升高。凶险性前置胎盘剖宫产术中采用各种手术止血技巧就是为了避免上述情况发生。

二、适应证

凶险性前置胎盘的概念未指明胎盘植入的情况，目前相关指南提出将此类胎盘异常附着于子宫肌层的一类疾病统一命名为"胎盘植入性疾病"（placenta accreta spectrum disorders，PAS）。根据胎盘绒毛侵入子宫肌层情况，分为粘连性胎盘植入、植入性胎盘植入及穿透性胎盘植入，并将植入型胎盘植入及穿透型胎盘植入合称为"侵入性PAS"。侵入性PAS，作为本类手术的适应证需要采用后文中所阐述的术中止血技术。

三、禁忌证

术前根据评估情况，拟胎儿娩出后切除子宫，为本类手术的禁忌证。

四、操作前准备

1. 人员素质要求

一支由产科、麻醉科、新生儿科、输血科、手术室、介入科等医务人员组成的多学科联合协作团队。主刀由高年资（3年以上）妇产科副主任医师以上担任。

2. 环境要求

设备齐全且已经消毒的手术室。最佳安排为在可以进行介入治疗的杂交手术间进行。

3. 物品准备

备好充足的血液制品、各种止血的物品和药品（如宫缩剂、球囊、回收式自体血设备、加温加压输血设备等），以及腹部手术包（或剖宫产包、全宫切除包）、剖宫产产钳、氧气、鼻导管、氧气面罩、呼吸球囊面罩、气管插管导管、麻醉机及相关麻醉器械、新生儿气管插管导管、吸球、吸痰管、负压吸引器、新生儿辐射复苏台、抢救药物、抢救设备等。

五、操作流程

（一）医生术前准备

1. 充分了解凶险性前置胎盘的解剖特点、出血原因与止血难点

侵入性PAS发生时，胎盘多附着于子宫下段甚至宫颈段，引起子宫下段膨胀呈桶状、宫颈缩短，甚至宫体与下段比例失衡，加之胎盘覆盖面广，大量小动脉聚积成血管网，一旦胎盘剥离，大量血窦开放，导致出血多而快。严重的胎盘植入伴随子宫下段肌层缺失，无法通过强有力的收缩来实现止血的目的。另外，子宫膀胱间隙存在丰富的血管网，当膀胱粘连又伴有穿透性植入时，解剖层次识别更加困难，术者往往在止血与避免泌尿系统损伤的选择之间犯难，这也是侵入性PAS常并发严重产后出血的原因。止血难点主要体现在：

（1）快速出血主要发生在以下时间点：胎儿娩出时、剥离胎盘时、松开止血带时，以及推开粘连的膀胱时。术者需要兼顾胎儿、损伤等因素，止血时间紧迫且困难。

（2）出血主要表现为：广泛的小动脉出血，速度快而凶猛，定点压迫多无法有效止血。

（3）通常这类患者有多次手术史，子宫肌层质脆且菲薄，甚至完全缺失，缝合后可因撕裂而再次出血，甚至无可缝之处，导致止血困难。

（4）胎盘植入达宫颈时，宫颈管缩短，手术野深，暴露缝合困难，漏缝的出血部位也不易被发现，可出现顽固性的宫颈管出血。

2. 手术时机选择与风险评估

（1）手术时机选择：需根据孕周、胎儿情况、阴道出血量、生命体征等综合判断。各指南均推荐在妊娠34～36^{+6}周施行择期剖宫产术，避免急诊剖宫产术，以防增加突然出血风险。

（2）手术风险评估。

- 评估高危因素：需结合患者既往手术次数、胎盘附着部位、腹部切口情况等，预测盆腔粘连及手术难易程度。
- 完善影像学检查：包括产科B超（胎盘植入评分）、双肾彩超、盆腔

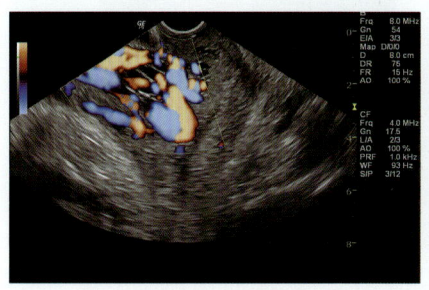

A. 多普勒血流：侵犯宫颈

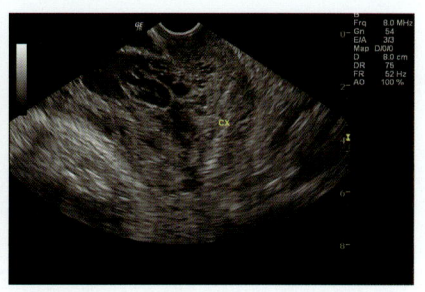

B. 阴道超声：胎盘植入侵犯宫颈-宫颈血窦

图4-8-1 超声影像

MRI（磁共振成像）等，明确胎盘附着位置、植入深度、邻近器官受累情况等（图4-8-1、图4-8-2）。

- 评估手术难度：评估主要有以下4个指标，包括胎盘位置（中央型难）、瘢痕厚度（穿透者难）、宫颈长度（通常长度越短提示植入越深、手术野越深，宫颈内口暴露更加困难，切除子宫难度也随之增加）、子宫下段粘连情况（广泛粘连会增加难度，但术前不易评估）。

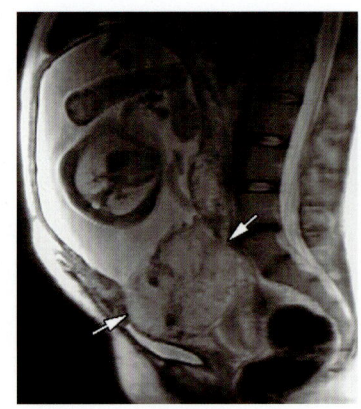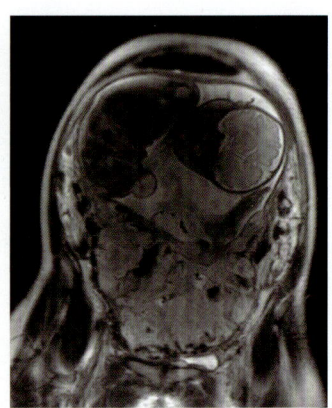

A.矢状面　　　　　　B.冠状面

图4-8-2　MRI：子宫下段突出前置胎盘并穿透性植入

- 手术预案的制定：主要涉及胎儿娩出的安全切口（单、双切口）、止血方法的选择（止血带或预置动脉球囊）、胎盘及附着的子宫部位的处置（精准切除胎盘植入的局部子宫及胎盘，局部压迫缝合止血及动脉阻断），尽量恢复子宫盆腔生理解剖（子宫整形）。

（二）患者准备

（1）术前注重贫血纠正，提高对失血耐受性；建议必要时开展自体血贮存和回输。

（2）根据孕周完善促胎肺成熟治疗。

（3）植入评分≥10分的患者术前1天或手术当天行膀胱镜检，双侧输尿管置入双J管进行尿路保护（图4-8-3）。

（4）术前由高年资医师充分与患者沟通，签署手术知情同意书。

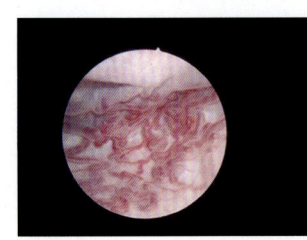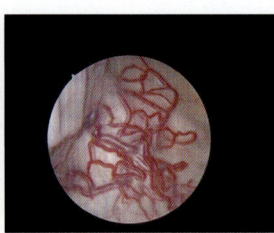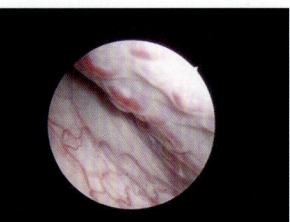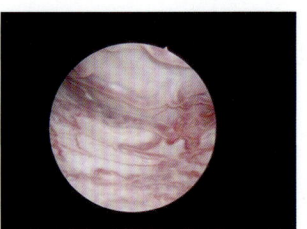

A.见多处异常增生血管

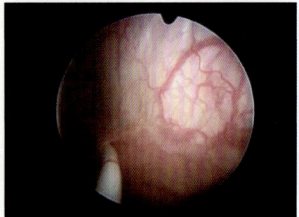

B.双侧输尿管置入双J管

图4-8-3　膀胱镜检胎盘膀胱植入

（三）麻醉

建议腰硬联合麻醉中转全麻，可保证良好的肌肉松弛效果，方便手术操作，同时也可避免抢救时给产妇造成心理压力及心理创伤。对手术风险大者，采用桡动脉置管监测动脉血压，并动态观察动脉血气变化（图4-8-4）；同时行颈静脉穿刺置管，监测中心静脉压及快速输液。

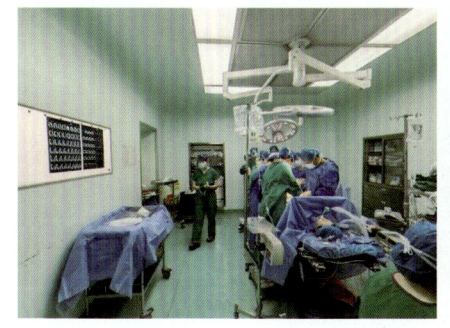
A.MRI片子上墙，全麻并监测中心静脉压（CVP）

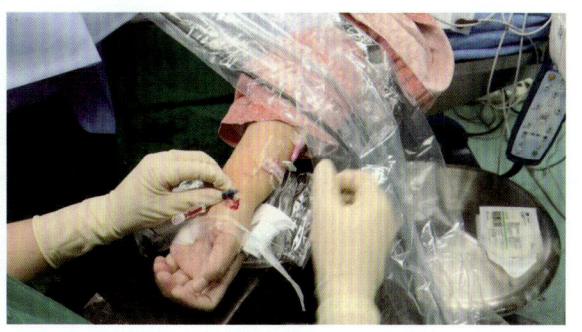
B.桡动脉置管

图4-8-4　凶险性前置胎盘手术间

（四）体位

产妇取"大"字体位，常规消毒、铺巾，安置自体血回收装置。此体位方便术者术中进行生命体征监测、输液输血、观察产妇阴道出血情况，亦可供必要时行经阴道缝合操作。对于宫颈管长度短小，胎盘植入膀胱的孕妇在麻醉后围绕阴道穹隆填塞碘伏大纱布2块，纱布可上推宫颈，起到"举宫"的效果，有利于术中子宫膀胱间隙的辨认和宫颈峡部的暴露，且可减少出血，增加自体血回收量。对于术前贫血、胎盘植入评分高的孕妇，推荐回收式自体血设备，术前即处于"待机模式"并准备好双吸引管。

（五）手术操作要点

1. 选择腹部切口（图4-8-5）

胎盘植入患者既往行剖宫产术多采取下腹部横切口。《胎盘植入性疾病诊断和处理指南（2023）》推荐如胎盘上缘未达宫体上段、术前评估子宫切除概率小、非穿透性植入，选择腹部低位横切口即可；如胎盘位于前壁、范围延伸至脐平，或术前评估有子宫切除可能，可选择腹部正中纵切口。

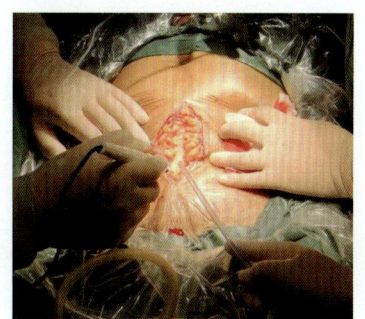
图4-8-5　腹部纵切口

2. 探查及下推膀胱

打开腹膜后，首先判断粘连情况，了解胎盘主要附着部位、子宫下段血管充盈怒张情况；电刀锐性分离粘连带，游离子宫；电刀锐性分离并下推膀胱至宫颈外口（图4-8-6）。

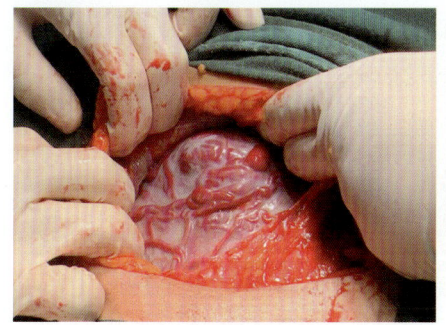
A.穿透性胎盘植入

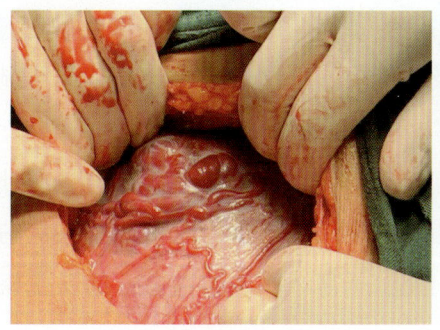
B.穿透性胎盘植入3C级

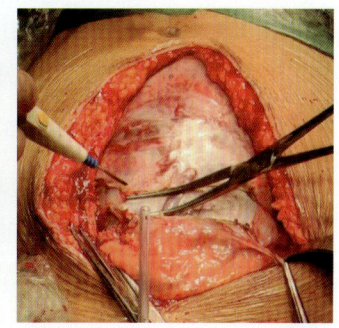
C.电刀锐性分离并下推膀胱至宫颈外口

图4-8-6　探查及下推膀胱

3. 选择子宫切口（图4-8-7、图4-8-8）

结合术前影像选择子宫切口，尽量避开胎盘，或在胎盘边缘薄弱处，可触及胎先露的地方切开子宫；也可以选择远离胎盘近宫底的横切口专门娩出胎儿，减少出血风险。

4. 胎儿娩出与放置止血带

刺破羊膜囊，快速娩出胎儿断脐后交台下助产士和（或）新生儿科医师处理。

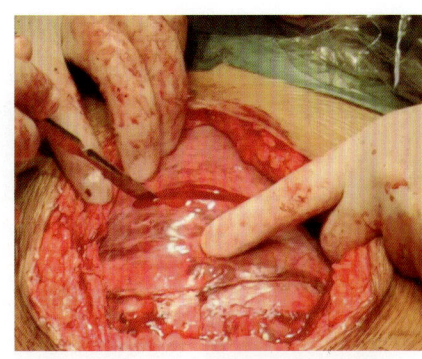
图4-8-7 在胎盘边缘薄弱处切开子宫

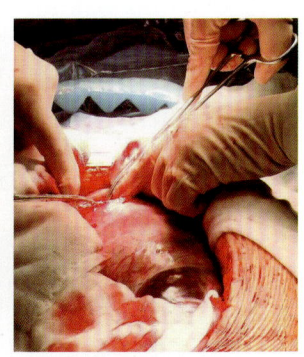
图4-8-8 远离胎盘近宫底的横切口

迅速将子宫移至腹腔外，并向头侧牵拉上提，使子宫下段（拟扎部位）与膀胱及输尿管距离拉开，利于放置止血带和后续的子宫动脉结扎，牵拉以后血管张力增加，出血量也会减少。

子宫肌壁注射10 U缩宫素，大纱布塞入子宫直肠陷凹排垫肠管，充分暴露手术野。经阔韧带无血管区打洞放置止血带，尽量下推束紧，使止血带捆扎于靠近宫颈内口处，以有效止血及便于剥离胎盘。止血带交叉后用两把血管钳钳夹固定，阻断子宫动静脉血供（图4-8-9）。此时用双吸引管中的第1根管在胎儿娩出前后尽量将羊水、胎脂、胎儿血液等吸净，随后更换第2根管吸母体血，同时尽量避免吸入外源性物质，如止血药物等。

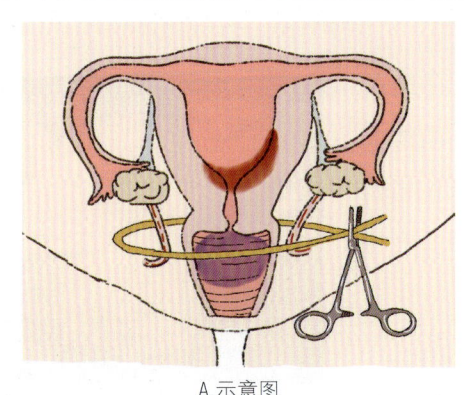
A. 示意图

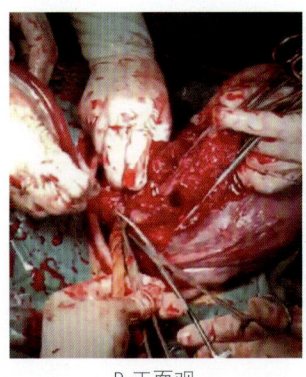
B. 正面观

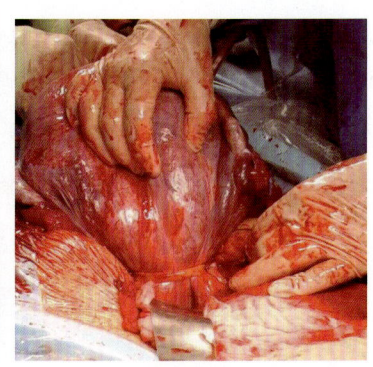
C. 背面观

图4-8-9 放置止血带

5. 再次探查及术中决策

（1）是否保留子宫的决策：此时需根据术中情况了解胎盘植入情况，从前、后仔细检查子宫下段膨大、扩张情况，以及下段前壁肌层缺失、膀胱粘连情况；结合手术时血源情况、患者期望值及辅助科室（重症监护室、介入室）力量，考虑是否保留子宫。

（2）是否原位保留胎盘的决策：对于穿透性胎盘植入但出血不多且生命体征稳定的患者，若保留子宫意愿非常强烈，胎盘原位保留可作为此种严重病例的一个备选策略，但需充分告知后续并发症如感染、晚期产后出血、子宫坏死、脓毒血症的发生概率增加，需要再次手术切除子宫的可能性也增加（图4-8-10）。

6. 胎盘剥离（图4-8-11）

对于准备保留子宫且不原位保留胎盘的患者，在有效阻断子宫血管的前提下，钝性分离与锐性分离相结合，轻柔、快速、彻底地清除胎盘组织，特别是子宫下段近内口处，力求做到无残留。清理手术野，当清除完胎盘、检查宫腔无羊水残留后，根据子宫收缩情况给予欣母沛、麦角新碱加强宫缩治疗。

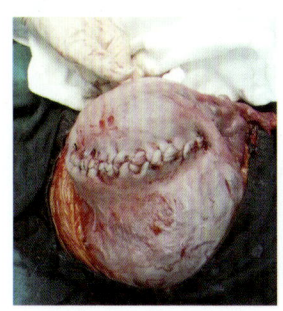
A.剖宫产切口（宫底横切口）

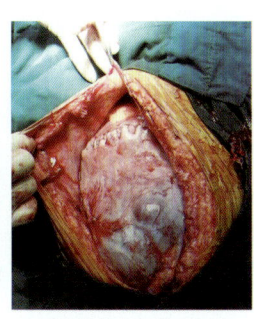
B.穿透性胎盘植入面积较大

图4-8-10 剖宫产原位保留胎盘

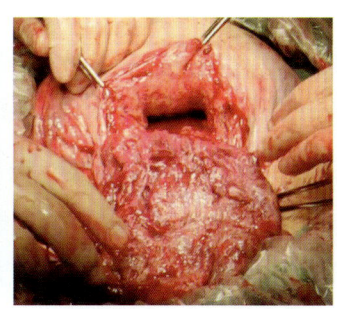
A.徒手剥离宫底及后壁胎盘

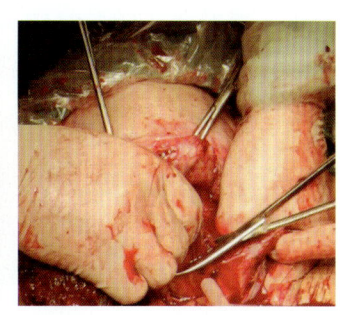
B.前壁穿透性植入部位连前壁剪除

图4-8-11 胎盘剥离

7. 限制性液体复苏并注意预防感染

评估术中出血已超过500 mL并预估继续出血倾向极大时，开始将回收自体血液洗涤备用，大量出血时按比例申请其他血制品，谨防大量自体血回输引起凝血功能障碍。术中麻醉医生进行动态血气分析及血栓弹力图评估凝血功能。在输注血制品前，输注晶体、胶体总量不超过3.5 L，并控制输注液体速度和量，维持产妇术中基本血压（收缩压80 mmHg左右或触及桡动脉搏动即可）。若手术时间超过2 h，广谱抗生素术中加用1次。

8. 保留子宫的止血缝合步骤

本部分重点介绍笔者所在团队经验，具体如下：

（1）钳夹宫颈：凶险性前置胎盘主要出血部位在子宫下段至宫颈，因此宫颈的暴露与提拉对于暴露出血点及缝合至关重要，迅速准确地找到并提拉宫颈内口是关系到本手术有效止血的关键步骤。松开止血带后，用4把组织钳伸入宫颈内口，迅速找到宫颈内口并提拉宫颈3、6、9、12点（图4-8-12）处。宫颈被充分提拉暴露后，解剖及缝合位点基本清晰，缩宫颈内口作各种各样的腔内止血缝合，变得相对容易和有效，有利于快速止血。

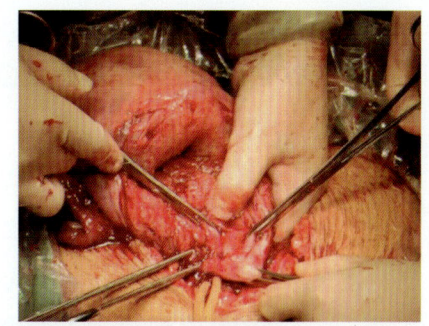
图4-8-12 找到宫颈并提拉宫颈3、6、9、12点处

（2）子宫动脉结扎：不强行过低推膀胱，由于子宫与膀胱间有丰富的血管网，若存在粘连则盲目下推更危险，笔者的经验为将膀胱下推至不影响子宫动脉结扎即可。尽量向缝扎对侧及头侧提拉子宫。根据解剖推测，距子宫切口下3 cm内为上行支结扎点，5 cm以下（近组织学内口水平）为下行支结扎点。缝扎的位置尽量靠下，以充分阻断下段血流。在距子宫边缘2 cm处进针，将部分肌层结扎在内，以保证

完全阻断血管网。缝针从前向后分别穿透子宫前后壁，再从阔韧带无血管区回针，拉紧缝线，尽量一次完成。只要子宫下段后壁缝扎点悬空，或者缝扎点在骶韧带附着点之上及内侧，则损伤输尿管的概率减小（图4-8-13）。

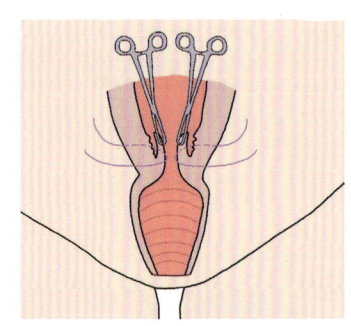
A.示意图

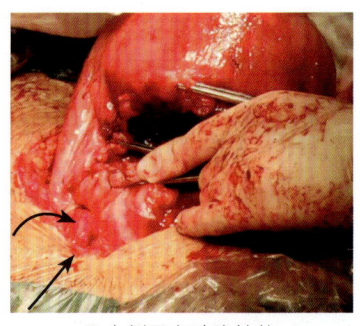
B.右侧子宫动脉结扎

图4-8-13　上提宫颈内口并双侧子宫动脉结扎

（3）宫颈-子宫下段螺旋式压迫缝合：将子宫下段宫腔内侧面分为前、后、左、右4个方向，在各自方向上自黏膜面向浆膜面、自下（子宫颈内口水平）而上（超过活动出血点上方1 cm）连续快速地横向缩窄缝合。与常规螺旋式缝合的区别在于，此术式向上提拉宫颈，第1针在宫颈内口水平下，折叠缝合宫颈与子宫下段后壁肌层，发挥宫颈本身的屏障作用，压迫出血点和血窦止血。对于宫颈-子宫前壁可采用半荷包压迫缝合替代螺旋式压迫缝合，以尽量减少对原有解剖结构的干扰，即从子宫下段正中平宫颈内口水平进针，穿透前壁（包括宫颈）至宫腔，再从近切口左侧穿透回前壁出针，打结，缝扎下段前壁左半部分；同样再从正中进针，穿透缝扎下段前壁右半部分。宫颈-子宫下段螺旋式压迫缝合均在宫腔内进行，不穿透浆膜层，不易损伤输尿管。缝合时应以出血最汹涌的部位下1 cm作为缝合的起始区域。缝合时每一针切忌缝合得宽而浅，那样容易遗留死腔，止血不彻底。宫颈-子宫下段螺旋式压迫缝合方法将宫颈翻入宫腔内并加压缝合前唇及后唇于子宫下段的前壁及后壁，止血成功率达95%（38/40），平均手术操作时间仅需（5.4±0.6）min，无膀胱损伤、伤口感染发生（图4-8-14）。

（4）其他止血缝合方法：除上述止血缝合方法外，国内外专家还提出了其他缝合技巧，各种技巧均可根据情况与腹主动脉球囊阻断技术联合应用。

● 子宫下段环形蝶式缝合：此方法由杨慧霞教授首次提出，具体自子宫侧壁肌层贯穿进针，于出针点附近肌层较厚处再次进针，横跨前壁薄弱区域出针，如此反复跨过部分薄弱的子宫前壁由内向外出针，反复至前壁缝合止血满意后于侧壁肌层内由左前向后出针，于后壁打结，该术式适用于子宫下段前壁的出血。

● 子宫下段防波堤式缝合：在宫颈内口上方寻找子宫腔后壁下段胎盘剥离面的"出血嵴"，横向钳夹，钳夹后连续横行缝合，如防波堤样，起到快速止血和加固下段后壁的作用。必要时向下平行再缝一道"防波堤"。该术式适用于子宫下段后壁的出血的情况（图4-8-15）。

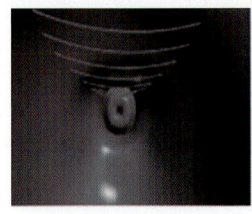
注：前者为一侧区域，后者为4个区域

A.示意图

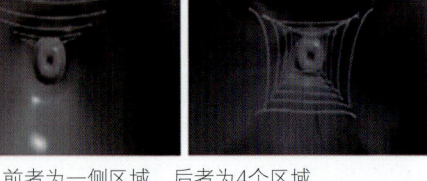
B.模型演示

图4-8-14　宫颈-子宫下段螺旋式压迫缝合

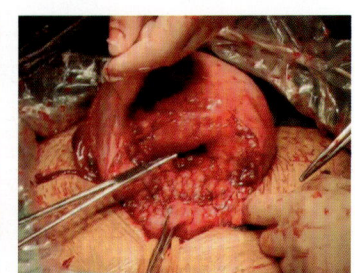
图4-8-15　子宫下段防波堤式缝合

- 子宫下段排式缝合：采用1号可吸收缝线，选取子宫前壁切口下缘4~5 cm及右侧缘2~3 cm的部位（进针点尽量靠近宫颈内口水平位置），穿透宫腔直至子宫后壁浆膜面，再取子宫后壁相对于子宫前壁切口上方3 cm水平位置进针，于子宫前壁水平位置出针。然后在子宫左侧缘切口处，采取相同的缝合方式，在助手压迫子宫的同时收紧缝线打结。必要时可沿子宫切口方向加固1~2针（图4-8-16）。

- 子宫下段环形间断缝合：在出血区域周围的上下2个圆圈内，分别采用可吸收缝线进行间断环形缝合（每个缝合线长2~3 cm，间隔1 cm），为了到达子宫内膜，缝合处尽可能深，该术式用于结扎来自切口上方及下方的小血管，从而减少术中出血（图4-8-17）。

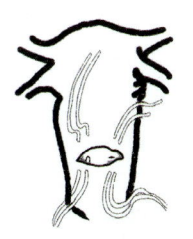
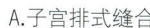

A.子宫排式缝合　　　B.子宫排式缝合术后

图4-8-16　子宫下段排式缝合示意图

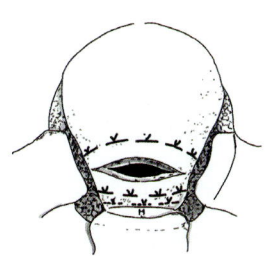
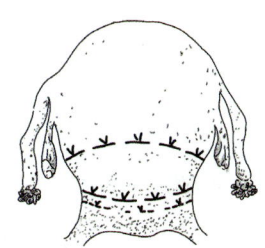

A.子宫前壁　　　B.子宫后壁

图4-8-17　子宫下段环形间断缝合示意图

- 子宫下段叠加式缝合：采用1号可吸收缝线从子宫下段右外侧缘自子宫后壁垂直进针，至子宫前壁出针，缝线水平向左移2~3 cm后进针，在宫腔内向右平移1.0~1.5 cm后，再从与入口点相同的水平处自子宫前壁穿出。可吸收缝线被适当拉伸，以相同的方式向左拉伸2~3 cm后，从子宫下段左外侧缘自子宫前壁垂直进针，后壁出针。拉动两侧可吸收缝线后在背后打结，打结前检查宫颈管是否打开，避免宫腔内积血无法排出，导致子宫淤血性坏死（图4-8-18）。

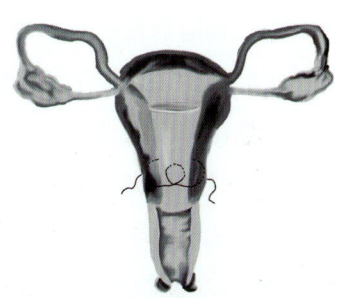

图4-8-18　子宫下段叠加式缝合

（5）3P法（triple-p procedure）：①perioperative（围手术期胎盘定位），术前超声定位胎盘位置，术中避开胎盘，取胎盘上缘切口娩出胎儿；②pelvic（骨盆去血管化），应用动脉球囊阻断盆腔血流；③placental（胎盘不剥离），胎盘不剥离，切除胎盘植入部分子宫肌壁，重建子宫壁。3P法是一种安全有效的替代保守治疗方法，它避免了围生期子宫切除术中潜在的术中和术后并发症。但是当胎盘侵犯阔韧带时，该术式可能出现局限性。

9. 胎盘附着面止血彻底后，修剪并进行子宫整形，缝合子宫切口（图4-8-19），检查手术创面及双附件情况，必要时从留置导尿管注入亚甲蓝液评估膀胱是否损伤，关闭膀胱子宫反折腹膜，对宫腔少量渗血者，也可以联合使用宫腔填纱或球囊填塞压迫子宫下段止血等手段

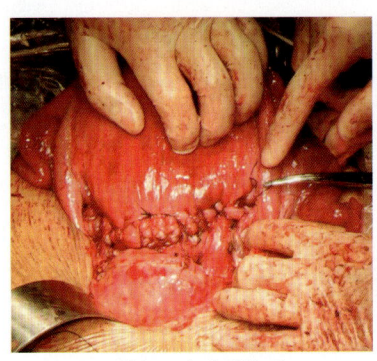
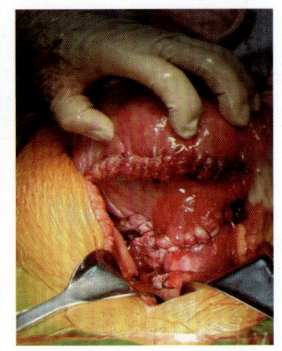

A.单切口完成手术后　　B.双切口子宫下段严重损毁整形后

图4-8-19　膀胱注入亚甲蓝液未见渗漏

六、术后处理

（1）清除宫腔积血，取出阴道内填塞纱布；腹部伤口多层纱布加压包扎，或加压沙袋（与分娩的新生儿等重）6 h。

（2）如产妇术中出血量超过1 500 mL，术后将其转入重症监护病房，根据生命体征及失血情况评估是否行介入栓塞治疗。待状态平稳后回产科病房。当出血量≤1 500 mL时，直接回高危产科病房。

（3）术后继续动态监测血气、生命体征、内环境情况，给予输血、二联抗生素抗感染、促子宫收缩、预防血栓治疗。静脉滴注抗生素和缩宫素3天。

（4）术中置入宫腔球囊者，12 h后排出一半液体，24 h拔除宫腔填塞球囊。出院前完善双肾彩超评估泌尿系统情况。双J管依据是否存在泌尿系统损伤而确定拔出时间。

（5）所有产妇于术后1周及42天随访，常规行妇科B超检查、阴道检查、抽血检测人绒毛膜促性腺激素（HCG）、血常规检查等。

（李家福　陈慧君　郭娟娟　刘小晖　李映桃）

第九章
金氏子宫联合缝扎止血术

一、目的

金氏子宫联合缝扎止血术（King's combined uterine suture），针对剖宫产术中子宫下段出血止血的应用，可直观观察手术的止血效果，对子宫下段出血止血成功率高，可有效避免急诊子宫切除术的使用，保留生育力。

二、适应证

适用于剖宫产术中子宫下段弥漫性出血，下段宽大、薄弱等情况。这些情况常见于前置胎盘、瘢痕子宫、多胎妊娠、妊娠合并子宫下段巨大肌瘤及阴道试产失败等。

三、禁忌证

盆腔后壁粘连闭合，子宫后壁下段不能暴露，如子宫内膜异位症或多次腹腔、盆腔手术引起的子宫直肠陷凹完全封闭等都不适合采用该手术方式。

四、操作前准备

1. 人员素质要求

有经验的高年资（3年以上）妇产科主治医师以上，手术室有一组能参与手术及配合抢救的麻醉医师、手术室护士、新生儿科医师。同时预备泌尿外科医生、重症科医生。

2. 环境要求

设备齐全且已经消毒的手术室。

3. 物品准备

特别预备的线为1号可吸收缝线（358可吸收缝线或3709可吸收缝线），若前置胎盘则推荐针长大于6 cm，钝头。针对前置胎盘患者，设置自体血回输装置。腹部手术包或剖宫产包、剖宫产钳、氧气、鼻导管、氧气面罩、呼吸球囊面罩、气管插管导管、麻醉机及相关麻醉器械、新生儿气管插管导管、吸球、吸痰管、负压吸引器、新生儿辐射复苏台、抢救药物、抢救设备等。

五、操作流程

1. 麻醉

腰硬联合麻醉，必要时在胎儿娩出时改全麻。凶险性前置胎盘行锁骨下静脉穿刺，连接自体血回输装置。

2. 体位

平卧位。

3. 导尿与消毒

常规导尿、腹部消毒，铺无菌巾单，器械物品点数。

4. 术前评估

备血，若患者贫血则必要时先采取输血治疗。结合病情采用下腹正中纵向或横向切口。对于前置胎盘患者，结合术前MRI及术中探查，再次判断胎盘范围和胎位，设计合适的子宫切口。

5. 针对凶险性前置胎盘剖宫产手术的"五步处理法"

（1）干净：分离盆腔粘连，下推膀胱，充分暴露子宫下段。

（2）"谦让"：为减少出血，尽可能避开胎盘进宫腔；避无可避时，选择薄弱处进宫腔。

（3）去血管化-结扎：胎盘娩出前先结扎宫旁血管。胎儿娩出后迅速清除口鼻分泌物、断脐，将胎儿交台下助产士护理。胎儿娩出后，将子宫拖出腹部切口外，行宫旁血管结扎术。操作方法为触摸宫颈内口，作为指示点，下推膀胱暴露宫颈阴道上部。推荐使用强生358或3709可吸收缝线，将一根大针从前到后插入子宫颈内1～2 cm的颈部肌肉层，然后通过肌肉层后，从外侧穿过子宫旁血管。将针从阔韧带无血管区后部向前部牵引，结扎子宫旁血管（图4-9-1）。

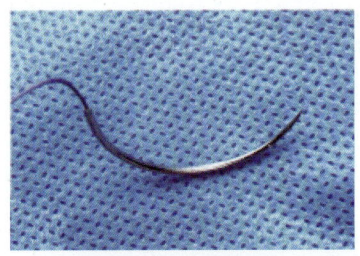

A.358可吸收缝线

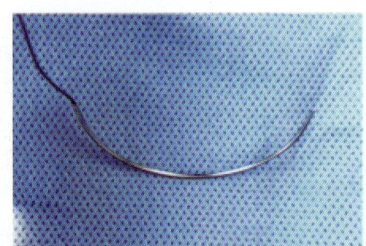

B.3709可吸收缝线

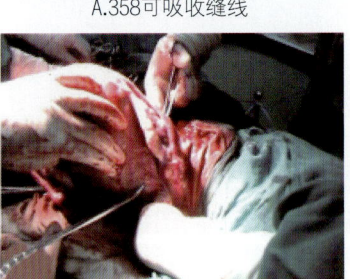

C.从前到后贯穿子宫颈内1～2 cm的全层

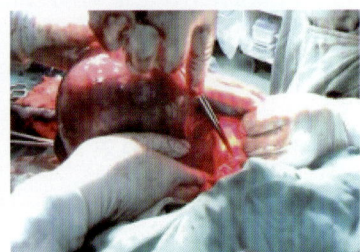

D.由后向前从阔韧带无血管区穿出

图4-9-1　去血管化-结扎

（4）去腐：娩出胎盘，切除部分被胎盘侵犯的子宫壁，并修复基本形态。

（5）金氏子宫联合缝扎止血术：行宫旁血管结扎术后，使用同样的缝线结扎子宫下段（图4-9-2）。

具体的进出针方法：于子宫前壁下段距外缘1~2 cm处，从子宫前壁穿过全层达后壁。子宫后壁下段出针处距侧缘3~4 cm，再从后往前穿透子宫全层达前壁。子宫前壁下段出针处相应进针位置且距子宫切口下缘1 cm，最后在子宫前壁下侧收紧打结。在对侧子宫下段进行对称的缝扎（图4-9-3）。

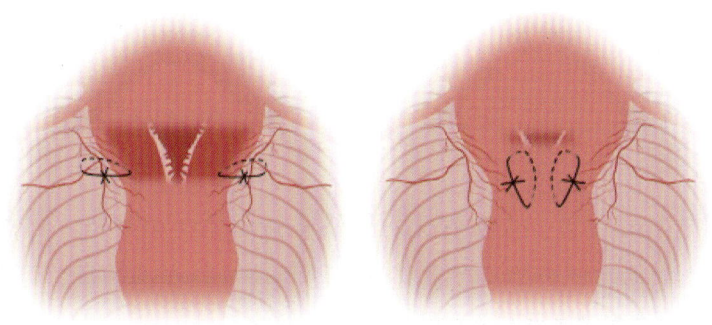

图4-9-2　金氏子宫联合缝扎止血术示意图

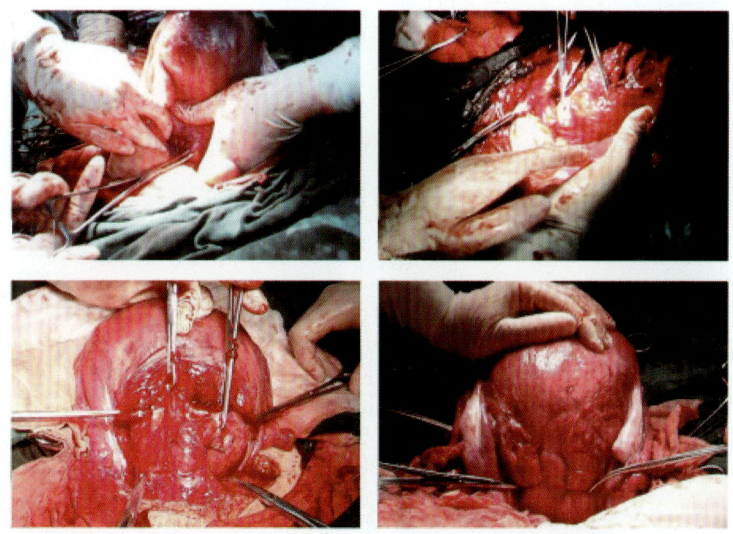

图4-9-3　金氏子宫联合缝扎止血术示范图

6．子宫整形及缝合

修整子宫切缘并缝合创面。

7．探查及关腹

探查并确认子宫及双附件无肿物、创面无渗血，清洗盆腔，清点器械无误，逐层关腹。

8．术毕后事项

术毕，观察患者状态，确认宫缩好，阴道无流血，持续尿管通畅，尿量300 mL，尿色清，安返病房。

六、注意事项

1．特殊情况下外科止血手段

盆腔后壁封闭，子宫后壁下段无法暴露，宫旁血管无法结扎，此常见于内膜异位者，有多次腹盆腔手术史。此时止血方法应个性化，可考虑子宫卵巢动脉交通支结扎或子宫下段前后壁分别止血。

2. 分离盆腔下推膀胱

根据实际情况，下推膀胱应适可而止，尤其是对于凶险性前置胎盘伴胎盘植入的患者，很有可能损伤膀胱，术前、术中应有充分的评估及应急措施。

3. 缝线选择

1号中可吸收缝线；针长＞6 cm，钝头。宫旁增厚适用，且对术者来说，可以防刺伤。

4. 胎盘剥离

胎盘娩出前先结扎宫旁血管，去血管化，特别是排除胎盘粘连植入可能者。出血总在剥离后，预防重在结扎先。如果宫壁被胎盘严重穿透，不建议强行剥离胎盘，可直接剪除该处组织，最后做子宫整形，以利于术后子宫创面的恢复。

5. 凶险性前置胎盘多学科参与的围手术期管理模式

（1）若术前评估凶险性前置胎盘，建议转诊至有资质的医院手术。多学科合作管理，即除了产科外还包括超声科、介入科、输血科、麻醉科、泌尿外科、妇科肿瘤、普外科及新生儿科等；应与患者讨论术中给予的处理措施（如术前膀胱镜检查+输尿管支架放置、子宫切除、膀胱部分切除等），以及各种风险（包括生殖泌尿系统损伤、术后并发症，甚至死亡）并获得患者同意；提前安排术后复苏的ICU监护病床。

（2）应制订详尽的择期手术计划，避免急诊剖宫产。同时也需有应对急诊手术的备用预案，最大限度降低因术前准备不足而增加并发症发病率。

（3）术前纠正低蛋白血症及贫血，建议白蛋白水平提升至35 g/L以上，血红蛋白水平提升至100 g/L以上，以提高患者对术中出血的耐受性。

（4）若预计手术时间过长，可在手术床铺暖气垫，术中间断按摩双下肢。麻醉中采用自体血回收技术、低压复苏及恒温复苏等措施。

6. 术后留置导尿管的时间

根据术中情况，合理延长留置导尿管的时间。若术前评估胎盘植入侵犯膀胱可能性大，可以留置大号导尿管。

（林金孝　戴燕）

第十章
复杂子宫切口及裂伤缝合技术

剖宫产术中，若发生子宫切口撕裂，切口延裂至宫旁可致子宫动脉及其分支断裂出血，延裂伤及阔韧带可使阔韧带内血管破损或断裂，引起阔韧带血肿和腹膜后出血，严重的产后出血可危及产妇的生命，因此，应定期规范培训并模拟演练复杂子宫切口及切口裂伤缝合技术。

一、目的

快速止血，对合子宫切口并进行规范缝合，以利于预防和治疗产后出血。

二、适应证

剖宫产术中复杂的子宫切口、子宫切口撕裂严重。

三、操作前准备

1. 人员素质要求
妇产科主治医师以上。

2. 环境要求
设备齐全的模拟手术室或实操培训室。

3. 物品准备（图4-10-1）
剖宫产子宫切口裂伤模型、三维血管构造软体子宫模型、缝合器械和物品（组织钳4把、血管钳2把、大小镊子各1把、持针器1把、线剪1把、强生0号缝合线6包、强生1-0八针八线2盒）。

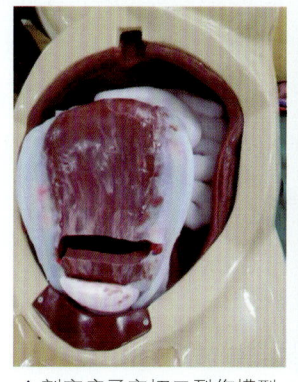

A. 剖宫产子宫切口裂伤模型

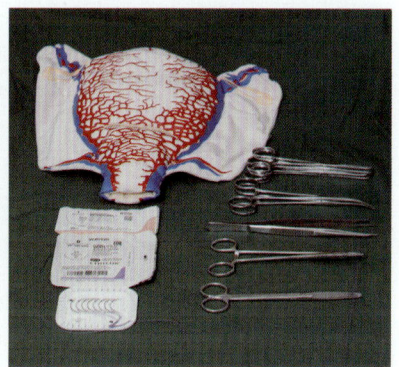

B. 三维血管构造软体子宫模型、缝合器械和物品

图4-10-1　物品准备

四、操作步骤

（一）二次及以上剖宫产：麦穗法缝合子宫切口

1. 子宫切口第1层缝合（图4-10-2）

同常规剖宫产第1层缝合方法。

具体步骤：从术者对侧开始，Allis钳钳夹切口顶部，对齐子宫切口上下缘，从一侧子宫切口顶端外0.5~1.0 cm开始全层连续单纯缝合子宫肌层全层。缝合至切口顶端，最后1针扣锁缝合或单独缝合打结。

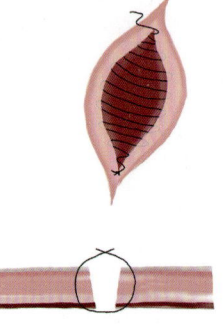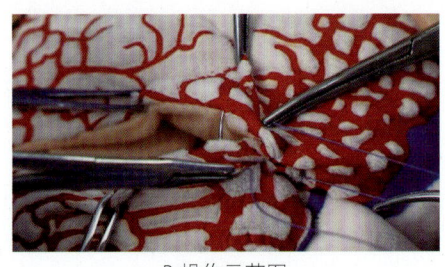

A.示意图　　　B.操作示范图

图4-10-2　子宫切口第1层缝合

要点：

（1）多使用1-0可吸收缝线。

（2）尽量不穿透内膜，注意对合，针间距1~1.5 cm，针与切缘间距约0.5 cm。

（3）缝合时注意超过切口顶端0.5~1.0 cm。

2. 子宫切口第2层"麦穗法"缝合（图4-10-3）

具体步骤：从术者侧向对侧将子宫浆肌层（含子宫肌层外1/3~1/2及反折腹膜）连续缝合。

（1）从子宫切口一侧第1层的第1个针距间切缘外0.5 cm进针，在同侧第1层的第2个针距间近切缘0.2 cm出针。

（2）从子宫切口另一侧的第1层的第1个针距间切缘外0.5 cm进针，在同侧第1层的第2个针距间近切缘0.2 cm出针。此时，第2次缝合的缝线走行形成一个"V"字形。

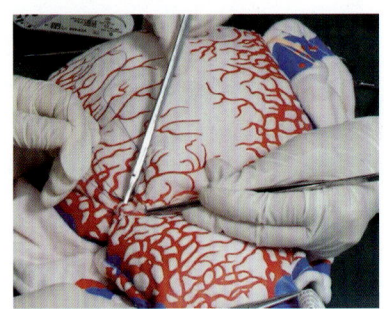

图4-10-3　子宫切口第2层缝合

（3）依此类推，在切口一侧的第1层第n个针距间切缘外0.5 cm进针，在同侧第1层的下一个针距间近切缘0.2 cm出针。同理，再在另一侧进针出针。连续缝合的缝线走行形成多个"V"字形，呈现"麦穗"对合内收切口缘，切口平整光滑，一直缝到切口另一端与第1层保留的缝线打结（也可以单独打结）。这样既防止了缝线切割撕裂二次剖宫产厚薄不均的切口，也确保了良好的止血效果。

要点：

- 使用1-0可吸收缝线做连续缝合，每次进出针均应在第1层针距间。
- 缝合完毕后常规检查切口是否有出血，如有出血需缝合止血。

（二）子宫切口双侧延裂的缝合（图4-10-4）

剖宫产中子宫切口"双侧延裂"者少见，偶见于第二产程中转剖宫产者，其在剖宫产娩出胎头困难，常伴子宫动脉血管损伤，出血汹涌，暴露及缝合止血较困难。主张将子宫搬出腹腔，组织钳钳夹子宫切口上下缘和两侧角,暴露并检查双侧延裂的裂口情况,若有血管断裂回缩、活动性出血者,先行下推膀胱,再进行子宫动脉结扎止血,最后缝合子宫切口。

（1）腹壁拉钩暴露子宫切口延裂部位,辨认解剖

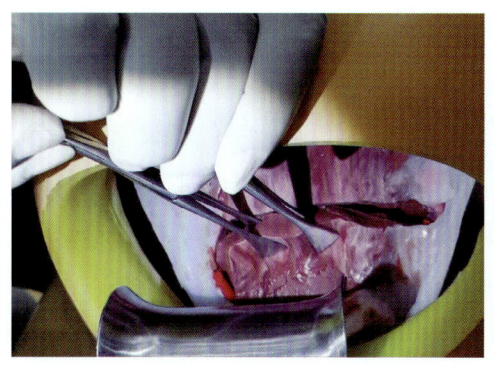
A.暴露子宫切口延裂部位,便于辨认解剖

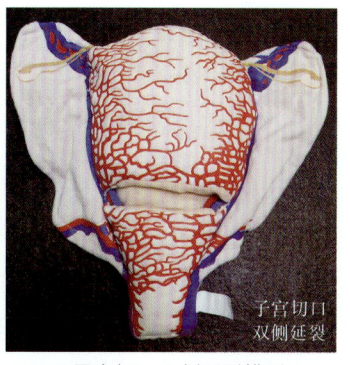
B.子宫切口双侧延裂模型

图4-10-4　子宫切口双侧延裂

部位,检查输尿管、膀胱、宫颈和阴道有无损伤。用Allis钳钳夹在裂口顶端或裂口两边止血,适当向上提起,以便暴露和缝合,也能防止血肿形成。注意,避免钳夹或缝合时伤及子宫旁血管或输尿管。

（2）结扎左侧子宫动脉上行支：在子宫切口左侧延裂裂口下方2 cm、距宫旁1.5~2 cm处子宫前壁进针,穿透全层,子宫后壁对应点出针,然后在对应的阔韧带无血管区出针,收紧缝线,打3~4个结,结扎左侧子宫动脉上行支。同法处理右侧。

（3）血肿处理：如形成血肿,属于子宫动脉上行支供应范围,可先行子宫动脉上行支结扎,再打开血肿,寻找出血点进行结扎。

（4）缝合双侧延裂的子宫切口：站在延裂的对侧缝合延裂口,1-0微乔线从平切口顶端内侧距切口缘0.5 cm处宫腔内进针,出宫壁,绕顶端组织钳,平切口顶端内侧距切口缘0.5 cm处浆膜层朝宫腔方向入针和出针贯穿缝合,收紧缝线,打3~4个结,再连续全层缝合子宫切口肌层,距离切口缘0.5 cm处进出针,间距1~1.5 cm,至切口另一端外侧0.5 cm处打结。

（5）切口的第2层可以同法连续缝合切口2/3肌层,以确保良好的止血效果。

（三）倒"T"形子宫切口缝合（图4-10-5）

（1）先缝合倒"T"形切口的纵行部分,再缝合其横行部分。

（2）倒"T"形切口的纵行切口部分与子宫纵切口缝合技巧一致。第1层从切口顶端外0.5~1.0 cm开始全层连续单纯缝合子宫肌层全层,缝合至切口纵横交点0.5 cm处打结。第2层则缝合浆肌层（含子宫肌层外1/3至1/2及反折腹膜）连续缝合。

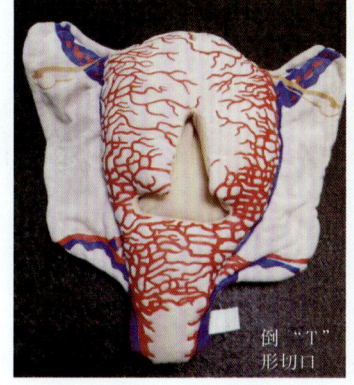
A.倒"T"切口模型

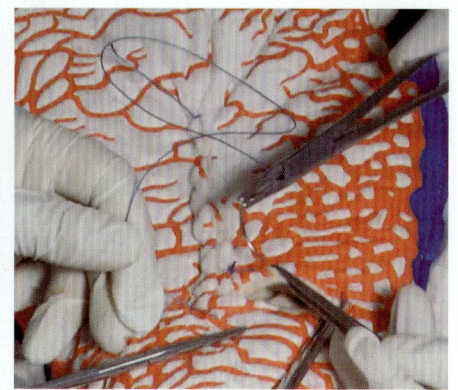
B.缝合操作示范

图4-10-5　倒"T"形子宫切口缝合

（3）倒"T"形切口的横行切口部分与子宫下段横切口缝合技巧一致，均为双层缝合。

（4）倒"T"形切口缝合时，交点处容易缝合不全，缝至切口交点处时，针在结旁肌肉间穿行，注意将切口确实对合缝合牢固，但需注意的是，避免缝合过紧、过密导致子宫缺血性坏死。

（四）子宫切口并"切口左侧角撕裂"缝合（图4-10-6）

子宫切口并"切口左侧角撕裂"缝合较常见于剖宫产娩出胎头困难者，常伴子宫动脉血管损伤、出血汹涌，暴露及缝合止血较困难。主张将子宫搬出腹腔，用组织钳钳夹子宫切口上下缘和两侧角，暴露并检查子宫切口左侧角裂口情况，先行下推膀胱至裂伤切口下方1~2 cm，再进行左侧子宫动脉结扎止血，缝合裂口后，再缝合子宫切口。

（1）腹壁拉钩暴露子宫切口延裂部位，辨认解剖部位，检查输尿管、膀胱、宫颈和阴道有无损伤。用Allis钳钳夹在裂口顶端或两边止血，适当向上提起，以便暴露和缝合，也能防止血肿形成。注意，避免钳夹或缝合时伤及子宫旁血管或输尿管。

（2）结扎左侧子宫动脉上行支：在子宫切口左侧角撕裂口下方1.5~2 cm、距宫旁1.5~2 cm处子宫前壁进针，穿透全层，子宫后壁对应点出针，然后在对应的阔韧带无血管区出针，收紧缝线，打3~4个结，结扎左侧子宫动脉上行支。

（3）尝试对合延裂切口，将多余的错位组织用组织剪刀修剪。

（4）用1-0或2-0可吸收缝线从裂口的顶端以上0.5 cm处开始间断缝合全层至子宫原切口边缘0.5 cm处。可作连续褥式包埋缝合第2层。

（5）如裂口顶端位置过高（纵裂过深），考虑第1次缝合难以达到顶端以上，可先从中间开始缝合1针留线尾，提拉线尾后有助于更好暴露，此时再缝合顶端以上部位。

（6）如裂口顶端与膀胱界限不易分辨，必要时下推膀胱以充分暴露裂伤部位，同时检查膀胱是否受损伤。

（7）缝合时注意对齐裂口。如下推膀胱，则缝合膀胱反折腹膜并包埋缝合的裂口处。

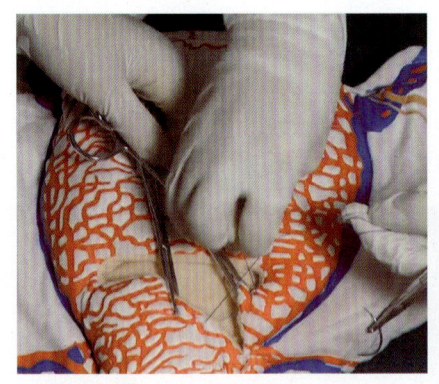
A.子宫动脉结扎后，缝延裂切口始于中间

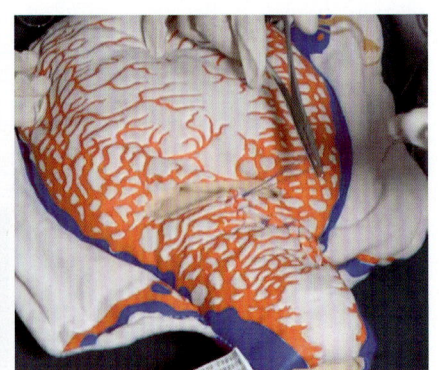
B.延裂切口缝合完成

图4-10-6　子宫切口并"切口左侧角撕裂"缝合

五、注意事项

（1）规范剖宫产技术，避免满足娩头需要而出现复杂的子宫切口，防止发生严重子宫切口撕裂。尽量避免以下可能的诱因。

- 子宫切口位置过低：由于子宫下段横向距离不够，横行子宫切口大小不足以满足胎头娩出，胎头娩出过程中切口向两侧延裂损伤子宫血管，甚至切口向下纵行延裂，造成子宫下段不规则裂伤、膀胱损伤、阴道裂伤，常发生于宫口开全或近开全孕妇。

- 子宫切口较小和暴力取胎：子宫切口较小会导致取胎困难，此时若不扩大切口而暴力取胎，会导致子宫切口撕裂，伤及子宫肌层和血管。
- 胎头深陷：多发生于产程进展到宫口开大5 cm以上的情况，此时若处理不当易造成子宫切口延裂。
- 胎头高浮：多见于胎龄较小的剖宫产术，出头困难，也容易产生子宫切口撕裂。

（2）一旦发生子宫复杂裂伤，应向有经验的上级医师寻求帮助，并进行以下操作：①将子宫搬出腹腔；②双手按压子宫，特别是子宫出血部位，必要时按压腹主动脉；③多种宫缩剂和氨甲环酸联合使用；④在良好麻醉和良好暴露条件下进行规范缝合。

（梁伟璋　李映桃　黄俊巧　张梦琪　王振宇　陈佳）

第十一章
剖宫产娩出胎儿的技术

娩出胎儿是剖宫产术中最重要的步骤,顺利将胎儿娩出是剖宫产成功的关键和目的。胎儿娩出困难对母儿的影响极大,可导致新生儿窒息、子宫切口撕裂、阔韧带撕裂而形成血肿,严重者出现膀胱撕裂,甚至损伤输尿管。每位产科医师都在竭力避免术中胎儿娩出困难的发生,但临床实践中胎儿娩出困难却在所难免。

在剖宫产术中娩头困难除与麻醉效果差、胎头深陷、胎头高浮、胎儿过大等主要因素有关外,还与产妇体重过大、腹壁脂肪过厚、腹壁切口小、术者与助手不能协调配合等情况有关。术时应尽量避免胎儿娩出困难的发生,无论何种原因导致娩头困难,都应根据具体情况,以最快的速度和最安全的方法娩出胎头。模拟演练是快捷的培训方法,本章将对剖宫产术中胎儿娩出技巧进行模拟演练。

一、环境和物品要求

模拟产房1间、操作台1个、剖宫产分娩模型1套(含新生儿、胎盘)、产钳3种、胎头吸引器2种(图4-11-1、图4-11-2)。

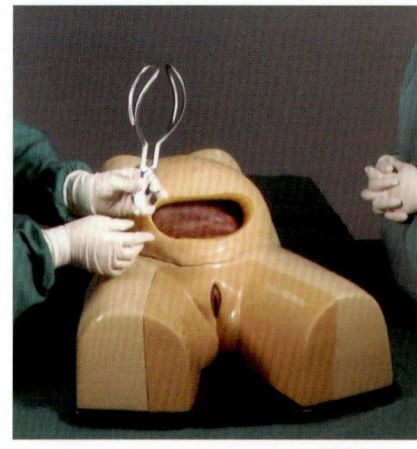

图4-11-1　剖宫产分娩模型

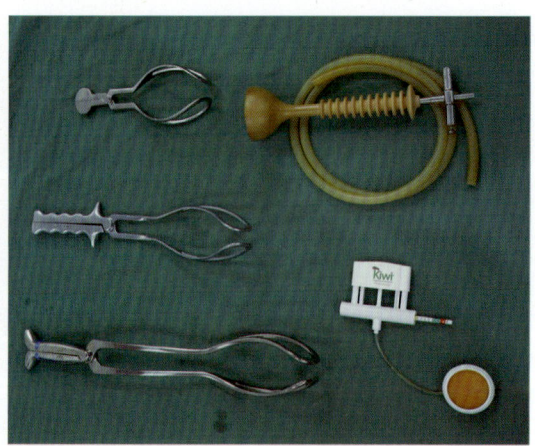

图4-11-2　助产器械

二、实操模拟演练

(一)头位剖宫产娩出胎儿的技术示范

1. 头位剖宫产娩出胎儿的正确技术示范

选择适当的子宫切口,一般选取膀胱返折腹膜下1~2cm切开子宫,见胎头枕骨结节或胎耳为最佳位置,胎头以枕横位娩出为易,反之正枕后位不易娩出。术者右手沿胎头与子宫切口下缘之间伸入,达到胎头下方,以胎头的耳后枕骨为支撑点,将胎头向子宫切口处撬起;助手以右手固定宫

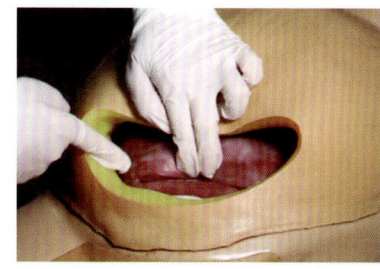
图4-11-3 选择子宫切口

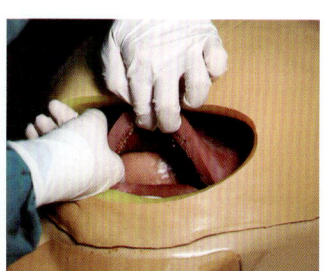
图4-11-4 切口下见胎头枕骨结节

底并持续向下推压,左手将横切口上缘向上牵起,以扩大子宫切口周径,减小娩出的阻力,轻松娩出胎头和胎儿(图4-11-3、图4-11-4)。

2. 头位剖宫产特殊情况娩出胎儿的技术示范

(1)胎头高浮:产科医师切开子宫后看到胎儿黑色毛发,伸手取头,胎儿头更高。这种情况常见于前置胎盘,胎儿未临产、未足月,以及双胎第2个胎儿等。以下几种操作方法,可有助于胎儿娩出。

- 选择合适的切口大小和位置:取子宫切口时应注意,若医师认为胎头高,则切口也应适当取高一些,使子宫切口刚好处在胎儿的眉弓或枕骨粗隆上方,缓慢吸完羊水后,适当下推宫底,伸手转胎儿为枕横位,下拉胎头至切口缘,向上牵拉子宫切口上切缘,使切口上移,以利于轻撬出胎头,轻松娩出。

- 直视下产钳助娩:一般需双叶产钳。台上器械护士将剖宫产专用产钳对合,备好(图4-11-5)。

方法一:将胎头旋转至枕横位,产钳的放置顺序为下叶(左叶)—上叶(右叶)—扣合产钳—牵拉。

放置左产钳:术者左手握左钳柄,垂直向下,右手伸入胎头与子宫后壁之间,右手掌向上,将左钳叶沿

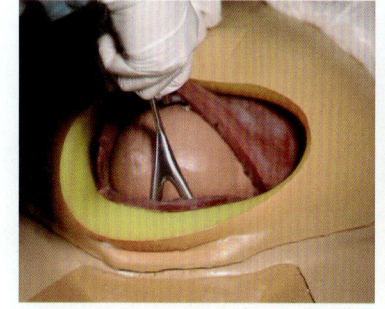
A.枕横位

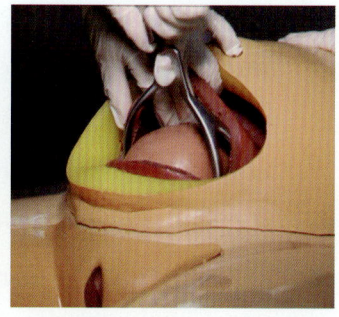
B.枕前位

图4-11-5 产钳放置位置

右手掌伸入掌与胎头之间,达胎头的顶颞部,助手固定。

放置右产钳:术者右手握右钳柄,左手向上牵拉子宫切口上切缘,在左产钳上方将右产钳放至胎头右侧胎头顶颞部与左侧对称的位置。

扣合钳柄：当两个产钳放置在正确位置后，左、右产钳锁扣恰好吻合，左、右钳柄内面自然对合。伸手入宫腔内检查钳叶与胎头之间有无钳夹子宫组织。

牵拉娩出：术者右手握住合拢的钳柄，向上、向外牵拉；左手或助手适当下推宫底，胎头牵出后，同时取左、右产钳，然后牵出胎体。

方法二：将胎头旋转至枕前位或枕后位，产钳的放置顺序为左叶—右叶—扣合产钳—牵拉。

放置左产钳：术者左手握左钳柄，垂直向下，右手伸入胎头与子宫左侧壁之间，右手掌朝内，将左钳叶沿右手掌伸入掌与胎头之间，达胎头的顶颞部，助手固定。

放置右产钳：术者右手握右钳柄，左手伸入胎头与子宫右侧壁之间，左手掌心朝内，将右钳叶沿右手掌伸入掌与胎头之间，达胎头的顶颞部。

扣合钳柄：当两个产钳放置在正确位置后，左、右产钳锁扣恰好吻合，左、右钳柄内面自然对合。伸手入宫腔内检查钳叶与胎头之间有无钳夹子宫组织。

牵拉娩出：术者右手握住合拢的产钳的钳柄，向上、向外牵拉；左手或助手适当下推宫底，胎头牵出后，同时取左、右产钳，然后牵出胎体。

- 直视下放置吸引器助娩：将胎头旋转至枕前位或枕后位，直视下牵引放置胎头吸引器助娩（图4-11-6）。

胎头吸引器放置的正中部位在矢状缝上，后囟的前面，排除吸引杯缘与胎头之间产道软组织嵌入。

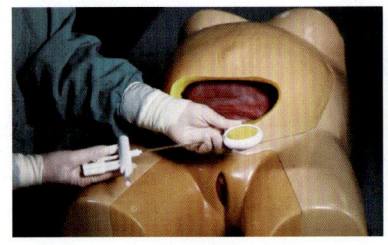 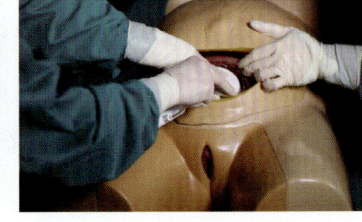

A.检查　　　　　　　　　　B.放置

图4-11-6　放置胎头吸引器

调整胎头吸引器牵引横柄至与胎头矢状缝一致，以作为旋转胎头的标记。缓慢形成负压，负压可以增加到绿色辨识区400～600 mmHg，向外、向上缓慢牵拉娩出胎头，取下胎头吸引器，娩出胎儿。

- 内倒转至臀先露，牵胎足娩出：胎头过于高浮，且宫腔空间够大时，如双胎第2个胎儿，可以内倒转至臀先露，牵足娩出。术者需先以右手入宫腔探查胎臀和胎足的位置，迅速抓取胎儿双足，注意关节的方向，动作要轻柔，不能强拉，同时用左手在腹壁协助，小心

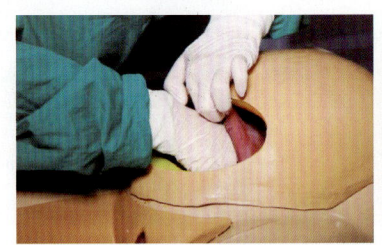 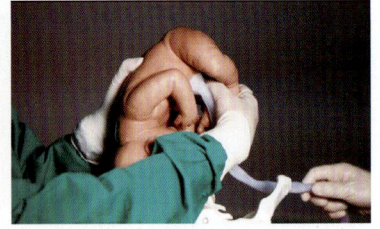

A.内操作　　　　　　　　　　B.外展示

图4-11-7　内倒转至臀先露，牵胎足娩出

地将胎儿转为臀位，做臀位牵引娩出胎儿（图4-11-7）。

（2）胎头深陷入盆：往往是经过一段时间试产所致，大多数情况是产程中宫口已经扩张至5 cm以上或第二产程顺转剖，胎儿头先露时颅骨的最低点已下降到坐骨棘水平以下。切开子宫后见胎儿下巴，甚至胎肩、胎背。

操作中切忌将子宫切口开得很低，不应将手背靠在手术切口下缘，并以此为支点撬出胎头，此种做法很可能造成切口的撕裂，同时由于子宫切口位置低，容易合并膀胱损伤及子宫下段收缩不良，导致产后大出血。建议采用以下手法。

- 上推胎肩助娩胎头：选取子宫切口时，位置适当低一些，但不可太低，否则容易损伤膀胱、输尿管，甚至加重子宫撕裂伤，一般选取膀胱反折腹膜向下1~2 cm。术者先将双手示指和中指分置于左右胎肩，以持续斜向上的力量上拉胎肩，使胎头从盆腔脱出至切口水平，再娩出胎头，同样持续用力的时间也可以达1 min以上，胎儿多会在宫缩间隙期向上松动，接着术者右手指越过胎先露的最低点，呈钩状，将胎头向宫底方向缓慢上移，待移到子宫切口下时轻轻一撬，即可完成胎儿的娩出（图4-11-8）。

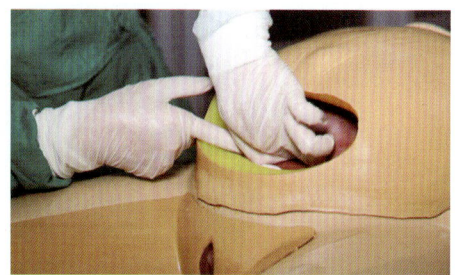

图4-11-8　双手上推胎肩

- 阴道内上推胎头法：术前对外阴、阴道消毒，在切开子宫前，台下助手应做好经阴道上推胎头的准备，切开子宫后，不要急于吸净羊水，台下助手用手指持续向上用力推动胎头，胎头松动后，再由台上术者配合用手娩出胎儿（图4-11-9）。

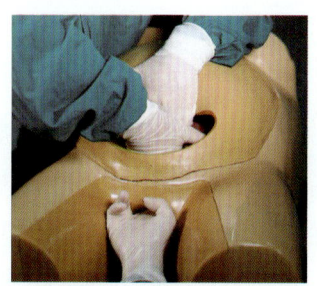

图4-11-9　阴道内上推胎头法

- 单叶产钳取头：术者在胎儿颈部上推胎肩，以单叶产钳取头，即将一叶产钳置于胎儿头部的下方，轻提并翘起胎头，娩出胎头（图4-11-10）。

- 右手娩出胎儿：术者立于孕产妇左侧，用左手在胎儿颈部上推胎肩，然后以右手取胎头，避免翻转手腕的力量使子宫切口撕裂（图4-11-11）。

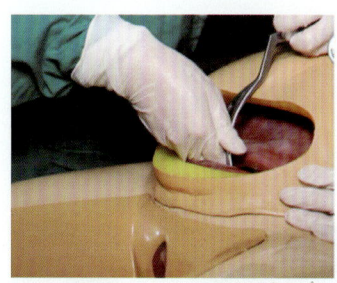
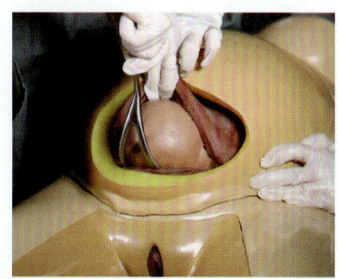

A.放置　　　　　　B.上提

图4-11-10　单叶产钳取头

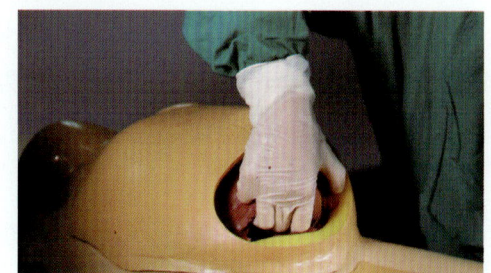

图4-11-11　右手娩出胎儿

- 侧位入手法：适用于胎头嵌入过紧、耻骨联合与胎头之间固定无缝隙，手难以进入的情况。在这种情况下，骨盆侧壁与胎头往往有间隙，手指可循着间隙抵达先露顶，然后缓慢用力使胎头退出骨盆，退出过程中，术者一只手边退胎头边逐渐转向骨盆正前方，即可完成胎儿的娩出（图4-11-12）。

- 内倒转娩出法：牵拉胎足，以臀牵引方式娩出胎儿。术

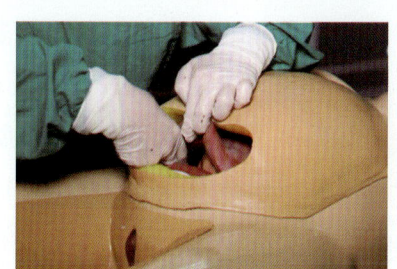

图4-11-12　侧位入手法

者需先右手入宫腔探查胎臀和胎足的位置,迅速抓取胎儿双足,注意关节的方向,动作要轻柔,不能强拉。其操作方法为右手经胎儿腹面觅取胎足,确认找到胎足后,用示指和中指夹住足踝部。若牵双足,则用中指和无名指夹住另一足踝,缓缓下牵;同时左手在经腹壁上推胎头,内外配合,徐徐将胎儿变成臀位足先露,牵引娩出胎儿。研究显示,行臀牵引术较阴道内上推胎头法能更快地娩出胎头,新生儿窒息率较低。注意预防新生儿骨折,对此选择子宫上下段纵切口较易实施(图4-11-13)。

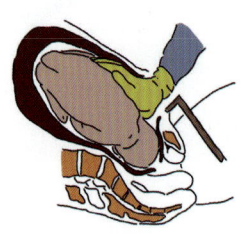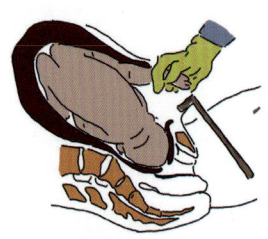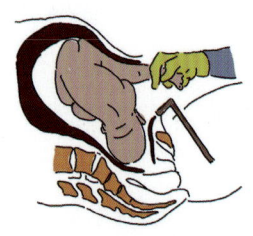

图4-11-13　内倒转娩出法

(3)瘢痕子宫胎头深嵌:从子宫外上推胎头,娩出胎头(图4-11-14)。选择适当的子宫切口位置,在子宫旧手术瘢痕上方约2cm处做切口,钝性或用绷带剪向两侧弧形延长切口,切口长约12cm。因切口下方瘢痕肌肉没有弹性,无空间伸手入宫腔,子宫腔外上推胎头至切口,再下推切口下缘,如"剥橘子"般挤出胎头,可成功避免切口撕裂。

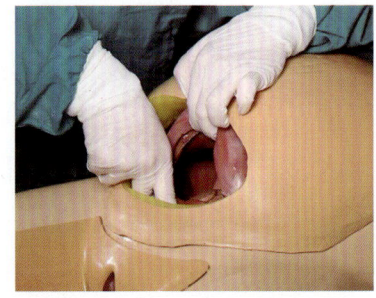

图4-11-14　从子宫外上推胎头

(二)臀位剖宫产娩出胎儿的技术示范

1. 臀位剖宫产时机分类

(1)臀位择期剖宫产:足月(39周后),有近期终止妊娠指征的病理妊娠。

(2)臀位急诊剖宫产:临产(处于活跃期以前),有终止妊娠指征的病理妊娠。

(3)臀位紧急剖宫产:临产(进入活跃期),或发生脐带脱垂、胎儿窘迫等。

2. 臀位剖宫产娩出胎儿的技术分类

分单臀、混合臀和足先露3种,剖宫产娩出胎儿的技巧略有不同。

(1)单臀先露娩出胎儿。

● 撬起法:术者一只手顺胎背侧进入宫腔,到达胎臀的下后方,然后向子宫切口处上撬,撬起的同时另一只手持续向下推压子宫底(或由助手向下持续推压子宫底),助胎臀自子宫切口娩出,按臀牵引方式娩出胎儿(图4-11-15)。

● 勾出法:术者一只手顺胎背进入宫腔,到达胎臀的下后方,其示指或中指的指端钩住胎儿屈曲的后腹股沟部,另一只手的示指或中指伸入宫腔,指端钩住胎儿屈曲的前腹股沟部,双手徐徐向子宫切口方向牵拉直至臀部娩出,按臀牵引方式娩出胎儿(图4-11-16)。

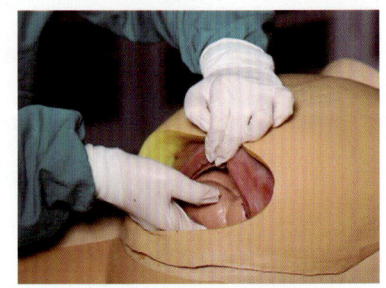

图4-11-15　撬起法

● 提足法:帮助胎儿屈膝(右手拇指置于胎儿腘窝,其余4指置于胎儿胫骨的前方,拇指、示

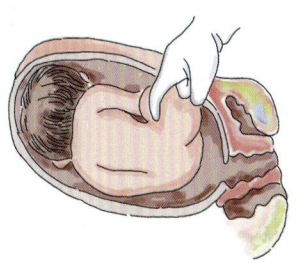
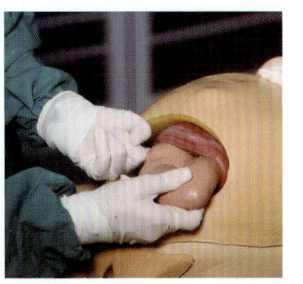

A.示意图　　　　　　　　　B.实操图

图4-11-16　勾出法

指指捏紧协助），提一足或双足，徐徐向子宫切口方向牵拉直至臀部娩出，按臀牵引方式娩出胎儿（图4-11-17、图4-11-18）。

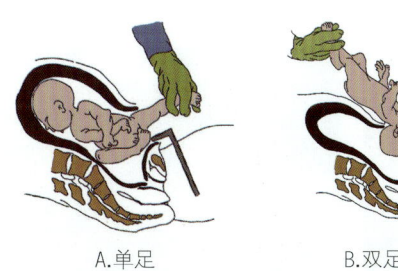
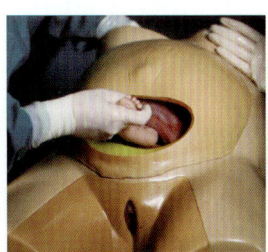
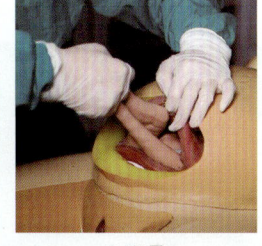

A.单足　　　　B.双足　　　　　　　　　C.单足　　　　D.双足

图4-11-17　提足法（示意图）　　　　　图4-11-18　提足法（实操）

（2）混合臀先露和足先露。

• 择期剖宫产（提足法）：术者一只手进入宫腔夹持胎儿双足（中指放在两足之间，示指和无名指分别放在两足外侧），顺着水平略向上的方向轻轻牵拉胎足，当胎儿臀部露出子宫切口后按分娩机制娩出胎儿。

（3）急诊或紧急剖宫产（胎足先露进入阴道）

• 先娩头：选择子宫体剖宫产先娩头是最安全的方法，也可选择子宫下段横切口，紧急行倒"T"形切口娩出胎头（图4-11-19）。

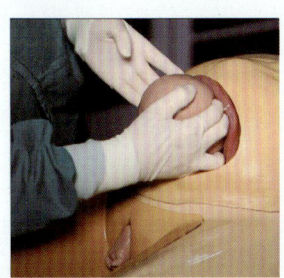
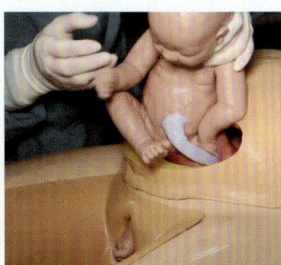
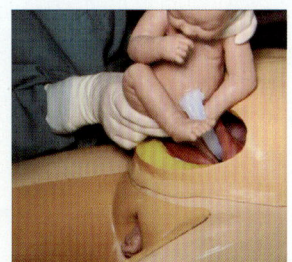

A.娩出胎头　　　　　B.娩出胎体　　　　　C.提臀娩出下肢

图4-11-19　骶后位

• 屈髋和屈膝提足法：帮助胎儿屈髋和屈膝，右手示指置于胎儿腘窝，拇指置于胎儿股骨下段的前方，二指捏紧协助，轻巧地把胎儿单足或双足提出盆腔，按臀牵引方式娩出胎儿（图4-11-20）。

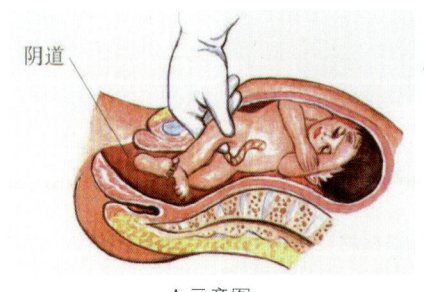
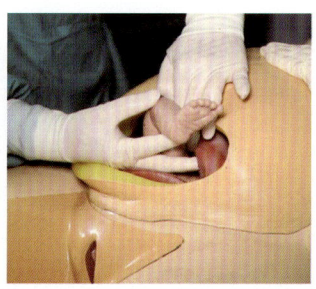

A.示意图　　　　　　　　　B.屈髋　　　　　　　　　C.屈膝

图4-11-20　屈髋和屈膝提足法

- 提臀娩臀法：术者一只手顺胎背进入宫腔，到达胎臀的下后方，上推胎臀，当臀部完全暴露在切口时，用示指或中指的指端钩住胎儿双侧腹股沟部，双手徐徐向子宫切口方向牵拉直至臀部娩出，按臀牵引方式娩出胎儿（图4-11-21）。

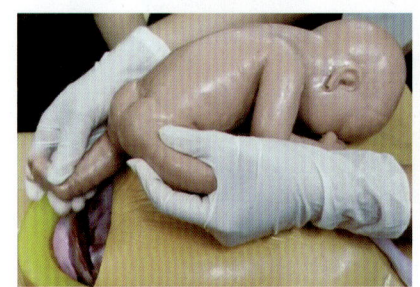
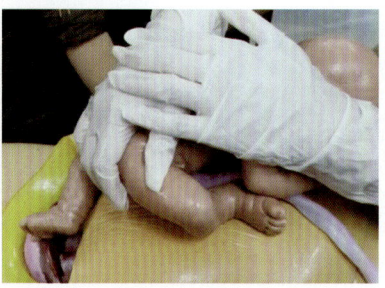
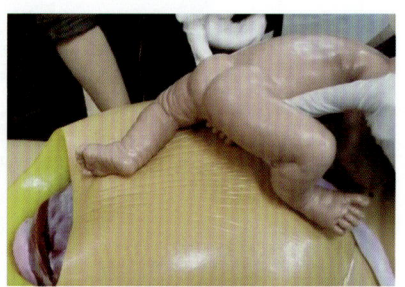

A.左足入盆　　　　　　B.上推臀部　　　　　　C.双示指指端钩住胎儿腹股沟部娩出臀部

图4-11-21　单足先露

（三）横位剖宫产娩出胎儿的技术示范

1. 择期剖宫产

（1）转为头位娩出：术者需先右手入宫腔探查胎头与胎臀的位置，迅速评估取头还是取足。如果胎头距离子宫切口近，可以用左手在腹壁协助，小心地将胎儿转为头位，然后托头娩出（图4-11-22）。

（2）臀位牵引：如果胎头较高导致取头困难，选择抓胎足，做臀位牵引娩出，注意关节的方向，动作要轻柔，不能强拉。术者右手经胎儿腹面觅取胎足，确认找到胎足后，用示指和中指夹住足踝部，若牵双足，则用中指和无名指夹住另一足踝，缓缓下牵；同时左手经腹壁上推胎头，内外配合徐徐将胎儿变成臀位足先露，按臀牵引方式娩出胎儿（图4-11-23）。

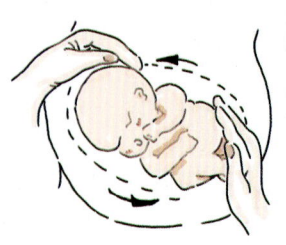
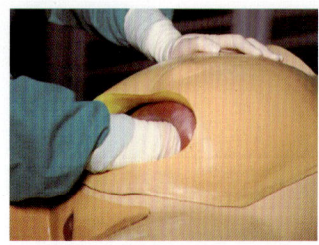
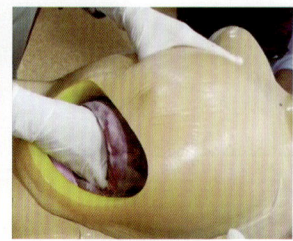
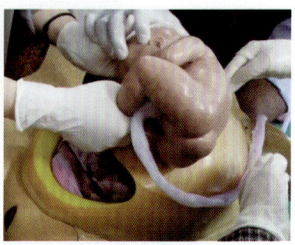

A.示意图　　　　　　B.操作图　　　　　　A.内操作　　　　　　B.外展示

图4-11-22　内上推臀，外下推头，转为头位　　　图4-11-23　右手取足，左手经腹壁上推胎头

2. 急诊或紧急剖宫产

忽略性横位分娩：如果胎儿上肢已进入阴道，应先摸清胎手的方向和胎头的位置，顺着胎背将胎头向宫底上推，将上肢从阴道里取出，注意肩、肘关节的屈曲方向。然后继续上推胎头，使胎头向宫底移动，胎臀自然下降到子宫切口，按臀牵引方式娩出胎儿（图4-11-24）。

术中既要注意勿损伤胎儿，还要尽量不使子宫切口出现延裂，尤其在行倒转胎儿的过程中，切忌使用蛮力。

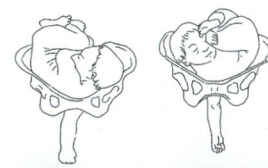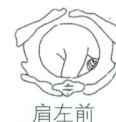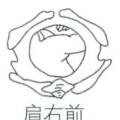

肩左前　　肩右前

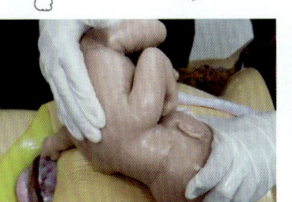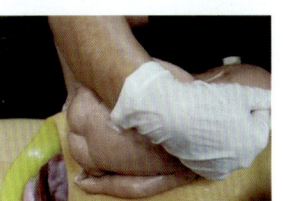

A.摸清胎位　　B.顺着胎背将胎头向宫底上推并俯屈

图4-11-24　肩左前位（LSCA）娩出胎儿手法

三、注意事项

（一）预防胎头娩出困难

1. 避免腹壁和子宫切口相对过小

（1）胎头与切口的大小要相适应。如切口为常规大小，但胎头过大或胎头位置不正，可能造成娩头困难；或麻醉镇痛的效果欠佳，腹壁肌肉松弛效果不好，可能导致切口过小。如果判断腹壁切口过小，可先将胎头放下，手指向上挑起腹壁后用刀延长皮肤切口或松解筋膜。

（2）下刀前先设计好子宫切口走行。进入腹腔后要仔细检查子宫下段形成情况和胎头位置，估计腹壁切口、子宫切口的大小是否与胎头大小适应。如估计子宫下段横切口受限，可选择将切口两端向上弧形延长，形成深弧形或"U"形。

2. 选择适用的子宫切口位置

（1）足月头位（未临产）剖宫产时，多选择子宫下段的中上1/3处的横切口（约在腹膜反折上缘1~2cm，相当于胎头枕骨结节或胎耳上方处）。所以进入腹腔后，除了需要检查子宫下段形成情况，还要触摸清楚胎头大小、枕骨或胎儿位置，预估设计子宫切口的位置和走行，有助于顺利娩头。

（2）产程中剖宫产时，尤其是宫口开全的剖宫产，因子宫下段会延伸变薄为产道的一部分，实际位置已上移，此时子宫下段切口的位置选择应比未临产剖宫产的切口高1~2cm。

（二）避免医源性娩头困难

（1）手术医师经验和技术相对不足可能造成娩头困难。如手伸入宫腔立即捞头，胎头未从，使胎头与切口相对不称；或胎头在术者手中反复滑脱，使原本俯屈良好的胎头变为仰伸，与切口相对不称。

（2）术者和助手配合欠佳造成娩头困难。术者取胎头时，助手应协调一致地持续推压宫底。推压宫底过早、过晚或采取"脉冲"式，均不利于胎头顺利娩出。

（三）复杂胎位娩胎时，应沉着冷静

内倒转胎位和牵引胎足时要按分娩机制，牵引时应缓慢持续，切不可猛然发力牵拉。操作时以术者操作为主，助手切勿插手，以免改变牵引力矩导致胎儿长骨骨折或腹部脏器损伤。

（李映桃　陈佳　梁伟璋　黄俊巧　张梦琪）

第十二章
剖宫产围手术期快速康复

一、目的

快速康复外科（enhanced recovery after surgery，ERAS）是指在围手术期采用循证医学证据的一系列优化措施，包括术前的充分准备、术后的镇痛与止吐、早期离床活动及促进功能的康复，从而达到快速康复的目的。

二、优点

（1）提前做好术前准备，缓解患者术前焦虑。
（2）促进胃肠功能恢复，预防术后肠梗阻的发生。
（3）缩短术后肛门排气时间、首次进食时间和首次排便时间。
（4）缩短术后离床活动时间，减少术后并发症的发生率。
（5）缩短患者的住院时间，减少住院费用。

三、ERAS在围手术期开展的优化措施

1. 术前

主要包括评估与宣教，管理生活方式，加强母胎的监护，预防低血糖。

（1）术前晚饮食：尽量缩短术前禁食时间（6～8 h），在22:00的入睡时间前进食消夜（图4-12-1），增加碳水化合物摄入。

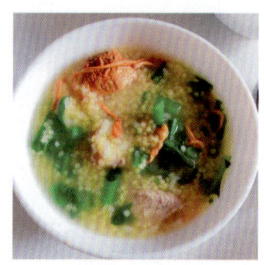
A.半碗粥

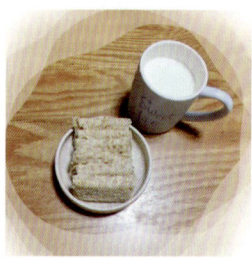
B.面包+牛奶200 mL

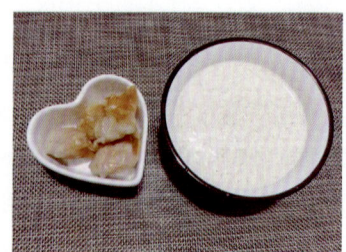
C.饺子3个+牛奶燕窝200 mL

图4-12-1 术前晚消夜

（2）物品准备：无糖口香糖，柠檬、陈皮水、米汤和面汤等流质饮食，垫床纸，卫生巾等。

（3）术前准备：术前备皮、配血、标记手术部位。

（4）术前用药：长期服用的降压药、降糖药于患者术前常规服用，术前晚给予镇静药，如安定等，帮助患者睡眠，充分休息。

（5）若为接台手术，对无糖尿病孕妇推荐饮用含糖饮料，推荐术前2~4 h糖摄入量为45 g（如佳得乐饮料750 mL、无果肉苹果汁441 mL）（图4-12-2）。或者所有孕妇（特别是糖尿病孕妇）均可静脉滴注10%葡萄糖500 mL，以125 mL/h速度滴注，防止低血糖发生。

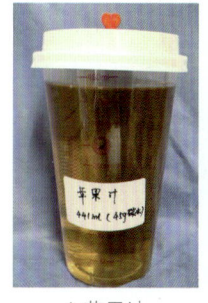
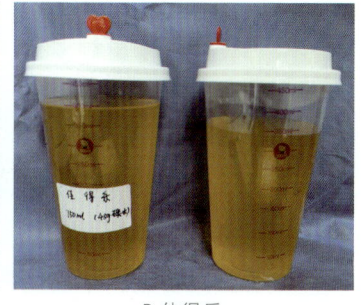
A.苹果汁　　B.佳得乐
图4-12-2　含糖45 g的饮料

锦囊：

每日软便习惯好，腹胀梗阻烦恼少；若想孕宝两都好，术晚当天要吃饱；

禁食时间不能长，六个小时要记牢；手术前晚应加餐，这样不会饿得慌。

2．术中

①麻醉医师给予恰当的麻醉选择与实施，采用多模式镇痛，达到良好的麻醉效果，注意产妇的保暖。②术者规范手术路径及手术切口的大小，切开皮肤前预防性使用广谱抗生素；胎儿娩出后规范子宫收缩药物的使用，预防产后出血并早期母婴接触；术中减少和避免子宫外置和腹腔冲洗。③术中注意生命体征的监护及液体出入量管理，建议液体总输注量<2 L。④尽量避免放置腹部引流管，如放置腹部引流管应尽早拔除，留置导尿管应24 h内拔除（膀胱修补术除外）。

3．术后

术后镇痛，防止术后恶心呕吐，术后尽早下床活动，术后血糖控制在6~10 mmol/L，予适量静脉补液，术后经口营养支持，促进肠道功能恢复，进行出院基本标准的评估与判断。

（1）术后早期离床活动。

- 术后2 h内（卧床被动活动）：轻微活动手脚，可以抬臀改变局部重力支点；指导家属按摩产妇小腿，轻捏腓肠肌等（时间、强度和频次根据产妇耐受情况决定）；也可给予下肢脉冲式气体压力治疗，时长15~20 min。

- 术后2~6 h（卧床主动活动）：每2 h进行踝泵运动、颈部运动、乳房按摩、子宫按摩等活动，慢慢增加时间和强度，有助于预防深静脉血栓的发生。

- 术后6~12 h（翻身主动活动）：逐步抬高床头30°，并在护士指导下采取床上翻身（技巧：双手按压腹部，保护伤口，双腿屈曲后转身，每2 h翻身1次，注意勿过度牵拉导尿管及伤口引流管，坐卧位时双腿屈膝可缓解腹部伤口疼痛感）。

- 术后12~24 h（逐步离床活动）：离床活动前建议腹部绑收腹带以免伤口疼痛，需在床旁坐30 min，无头晕后才可站立，第1次下床活动需要护士评估、指导并在陪护人员陪伴下进行，以避免意外的发生。

锦囊：

要想产后恢复好，离床活动要趁早；伤口疼痛很苦恼，怕痛不动梗阻找。

活动顺序要理清，翻身之后坐站行；下床活动需小心，家人搀扶要留意。

（2）促进胃肠道恢复。

- 咀嚼口香糖：术后清醒后即可开始，每次2粒，咀嚼10～15 min，每日3次，直至排气，有助于刺激肠蠕动，防止肠粘连，促进消化，从而加快肠道功能的恢复。

- 评估肠鸣音：术后定时检查伤口、子宫收缩、恶露、泌乳及肠鸣音情况，根据医嘱给予心电监护、吸氧及腹部压沙袋，以促进子宫收缩。

- 术后的饮食：医师根据患者术中的情况安排禁食时间，一般术后回病房后可以喝水，每次20 mL左右（温开水小口喝，不可以急喝）。术后2 h若饮水后无不适，可进食流质饮食（米汤：没有米只有汤），少量多次饮用；术后6～8 h若进食流质饮食无腹胀、恶心、呕吐等不适，可过渡到半流质饮食，如面条等。避免进食容易引起胃肠胀气的食物，如牛奶、豆浆等。肛门排气后可以正常进食易消化饮食，注意每天少量多餐，以清淡少油脂饮食为主；排便后，可以进食蛋类、瘦肉、鱼类、鸡汤、骨头汤等高蛋白的食物，以促进体能恢复及腹部伤口愈合，并开始产褥期糖尿病产妇饮食3+3方案，每日热量充足，均衡饮食，但是饮食不宜太油腻；两餐之间应食用应季蔬果100～150 g，以提供足够的纤维预防便秘。

- 预防肠胀气：术后6～8 h可尝试少量饮用陈皮水、春砂仁水等促进胃肠蠕动，加快肛门排气，促进肠功能的恢复；肛门排气（超过48 h肛门未排气应警惕肠梗阻）后开始正常进食，应注意循序渐进、少量多餐（从流质饮食向半流质饮食、普通膳食逐步过渡），注意观察进食后若有腹胀等症状（术后12～36 h腹胀程度明显），伴有恶心，影响休息和睡眠时应及时告知护士。

锦囊：

要想肚子不疼胀，先嚼后翻早离床；要想产后恢复好，尽早活动听指导。

进食不能太着急，先汤后粥再米饭；若有腹胀莫慌张，多种措施来帮忙。

（3）多学科联动，提供多模式的最佳镇痛模式。

组织麻醉疼痛科、药学部、产科主任及医疗组长结合本院条件、科室特点及产妇意愿共同为术后产妇制定多模式镇痛方案，包括术中个体化多模式的镇痛药物给药模式，术毕关腹前进行腹横肌平面区域阻滞麻+局部麻醉（局麻）药伤口浸润，术后椎管内或静脉镇痛泵小剂量持续给药（维持至术后48 h）；麻醉师、药师及临床护士定期评估术后的疼痛情况，进行分阶梯使用镇痛药物，保证产妇术后的疼痛评分维持在3分以下并达到保障母婴安全的目标。

（4）落实术后管道管理指引，保障患者活动安全。

- 医生开具医嘱：主管医生每日两次评估管道，尽早拔除盆腹腔引流管。

- 护士拔除尿管：管床护士每日根据医嘱尽早拔除尿管。

- 护士落实安全：拔除尿管时摇高床头使产妇呈半坐卧位，准备好300 mL的温水嘱产妇1～2 h

内喝完，第1次离床活动时需护士在场评估（精神状态、疼痛情况、管道固定等），落实"靠坐30 s、垂足30 s、站立30 s"的措施，然后在护士或家属的协助下方可下床活动。

- 使用活动用具：定制移动输液架式助行器，护士指导产妇使用及家属搀扶的正确方法。

（5）术后出院指导。

- 术后第3天，以产妇安全为中心设计可量化、可操作的出院标准：无发热，恢复正常饮食，能轻松进行室内自由活动，伤口愈合佳。
- 合理饮食并适当运动：哺乳者多进食富含蛋白质的食物（如鱼、肉、鸡蛋等）和汤汁食物，促进乳汁分泌；控制食物中总的脂肪摄入，适当补充钙、铁（产后3个月内应积极补充）、硒等；进食富含维生素的水果和新鲜蔬菜，合理搭配饮食，忌食生冷食物，避免油腻，少食辛辣食物，保持大便通畅。

因营养过剩易造成产后肥胖，在哺乳期应进行适当的活动，如慢走、产后瑜伽等。

- 观察恶露：注意观察恶露的量、颜色及气味。正常恶露有血腥味，无臭味，一般持续4~6周，颜色由红色→淡红色→白色过渡，量逐渐减少，不超过月经量。若恶露异常，应及时就诊。出院后要注意保持会阴部清洁，及时更换护理垫，避免发生感染。
- 伤口情况：若发现伤口持续疼痛、愈合不佳，应及时就诊。
- 母乳喂养：世界卫生组织建议出生后最初6个月纯母乳喂养，接着添加适当的补充食品，直至2岁或更长。乳汁的保存方法为将清洗、消毒后吸奶器挤出的乳汁存放于无菌储奶袋内，其贮存时间为：室温（25~27℃）4 h内，冷藏（1~4℃）最长96 h，冷冻（−20~−18℃）48 h至3个月内。
- 产后检查：根据产妇的情况，个体化建议进行产后访视及产后健康检查时间，产后42天内禁房事，不盆浴，避免感染。

（陈云　罗太珍　李映桃　吴伟珍　陈丽敏　黄芳英）

第十三章
剖宫产术中泌尿系统损伤的处置

泌尿系统损伤是剖宫产重要的并发症之一，其中最常见的为膀胱和输尿管损伤，膀胱损伤的发生率为0.0016%～0.94%，输尿管损伤的发生率约为0.09%。剖宫产术中，无论何种原因致泌尿系统损伤，都应根据具体情况进行修复。

第一节 膀胱损伤修补术

一、目的
对剖宫产术中损伤的膀胱进行及时识别和修补，避免术后出现膀胱瘘。

二、适应证
复杂剖宫产手术或既往盆腹腔手术中发生膀胱损伤。

三、禁忌证
合并其他重要器官损伤，伤情严重出现休克，应先抗休克和治疗威胁生命的其他重要器官损伤。

四、剖宫产术中如何早期发现膀胱损伤

1. 警惕剖宫产术中膀胱损伤的高危因素

（1）多次剖宫产手术史、剖宫产术中子宫切除术、其他盆腹腔手术史和盆腔感染史等导致严重盆、腹腔粘连及膀胱位置变异的困难剖宫产，容易误伤膀胱。

（2）有严重产科合并症（如硬皮病等），行急症剖宫产手术时，因膀胱位置较高，若术者手

术经验不足，可能导致误伤膀胱。

（3）其他因素：剖宫产术中未充分下推膀胱，切开子宫或缝合切口时可能会损伤膀胱，损伤部位多为膀胱顶和两侧角；子宫下段形成差而窄的患者，子宫切口偏小，胎头较大，胎位异常（如枕后位、胎头深嵌骨盆），子宫切口撕裂向下延裂，易伤及膀胱；妊娠子宫常右旋或左旋，出现子宫切口偏左或偏右，切口延裂也会伤及输尿管和膀胱等。

2．早期诊断

剖宫产术前常规留置了导尿管，术中若需要明确膀胱位置，或辨别有无损伤，可灌注生理盐水充盈膀胱，从留置导尿管注入亚甲蓝液早期诊断是否存在膀胱损伤破口。膀胱损伤破口大者，可直接看到膀胱内球囊。

五、操作前准备

1．人员素质要求

熟悉盆腔泌尿系统脏器，包括膀胱解剖位置，熟练掌握膀胱镜输尿管支架置入、拔除等操作的泌尿外科高年资主治医师以上。

2．环境要求

设备齐全且已经消毒的手术室。

3．物品准备

2-0和3-0可吸收缝线、Allis钳若干，以及其他常规腹部手术器械。

六、手术流程

（1）一旦发现膀胱有损伤，无论是部分肌层、完全肌层还是黏膜损伤，均应立即修补缝合。

（2）如破口与周围组织或器官粘连，应充分游离后才能进行修补。

（3）一般以Allis钳夹起膀胱全层，从一侧到另一侧以2-0可吸收缝线连续缝合全层，再将浆肌层作间断褥式内翻缝合。务必将所有黏膜包在里层，避免漏出黏膜导致术后漏尿（图4-13-1、图4-13-2）。

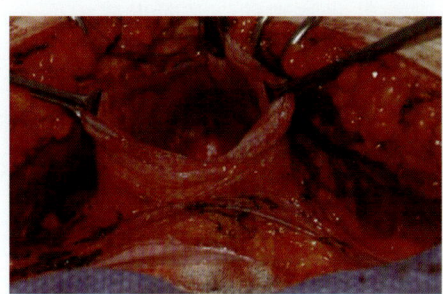

图4-13-1　Allis钳夹起膀胱全层，暴露膀胱损伤穿孔的裂口

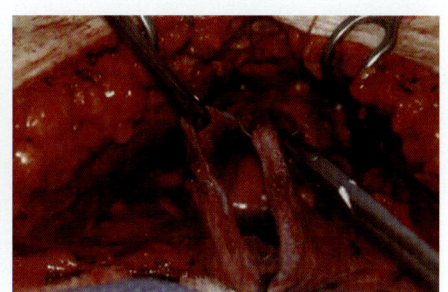

图4-13-2　以2-0可吸收缝线连续缝合膀胱全层

（4）从导尿管向膀胱内注入生理盐水100～150 mL，观察已修补之裂口有无漏液；如有，需

加针缝合，直至无漏液为止。

（5）放置橡胶引流管：彻底冲洗创口，清点纱布及器械无缺后，于耻骨后间隙放置橡胶引流管1根。

七、术后管理

（1）应用广谱抗生素预防感染3~5天，动态复查尿液分析及尿液培养。

（2）橡胶管引流于术后48~72 h无渗液时拔除。

（3）每天保证充足尿量，观察尿色尿量，观察有无阴道漏尿等情况。尿道留置导尿管于术后7~10天拔除。

八、注意事项

（1）探查有无合并伤极为重要。膀胱破裂常有合并伤。由于膀胱破裂与合并的腹内脏器伤的症状和体征相互掩盖，有时术前不易明确诊断。因此，手术时探查必须全面、仔细，以防遗漏而造成严重后果。

（2）寻找膀胱裂口是修补手术的关键。由于膀胱破裂后处于空虚状态，加之外伤出血及血肿形成，膀胱裂口有时难以寻找，特别是膀胱后壁及颈部的裂口尤难发现。寻找时可于膀胱内注入亚甲蓝液后循蓝色液体漏出处查看；亦可切开膀胱探查，不难发现裂口。

（3）修补膀胱裂口时需将裂口周围的挫伤组织剪除整齐，以利缝合修补。

（4）预防：①瘢痕子宫再次剖宫产时，一定要看清解剖，分离腹直肌后，轻柔推开腹膜外脂肪，尽量靠上方腹膜层次清晰处切开腹膜，进入腹腔后确定膀胱位置后再横向扩大腹膜切口，防止膀胱与切口粘连而误伤，分离粘连过程中要注意有无液体流出，分离完毕后要注意有无血尿和尿量。②前置胎盘剖宫产时，打开子宫膀胱反折后下推膀胱要充分，钳夹宫体组织和宫颈附近组织时，避免损伤膀胱角部和输尿管；前置胎盘穿透性植入，或膀胱与子宫前壁下段粘连紧密，无法下推膀胱时，可以将子宫拉向耻骨联合，暴露子宫后壁下段，近骶韧带处打开子宫后壁下段浆膜，在下段浆膜内用手指顺子宫侧壁绕向前壁，分离子宫下段前壁与膀胱，暴露子宫下段。③关腹前常规探查膀胱，若膀胱界限不清，使用亚甲蓝液膀胱灌注，及时发现损伤并进行修补。

第二节　输尿管损伤修补术

一、目的

及时识别和修补剖宫产术中输尿管损伤，避免术后出现输尿管瘘。

二、适应证

复杂剖宫产手术、剖宫产术中行子宫切除术或既往盆腹腔手术中发生输尿管损伤。

三、禁忌证

合并其他重要器官损伤，伤情严重出现休克，应先抗休克和治疗威胁生命的其他重要器官损伤。

四、剖宫产术中如何早期发现输尿管损伤

1. 警惕剖宫产术中输尿管损伤的高危因素

（1）行急症剖宫产手术时，若术者手术经验不足，因子宫常右旋致子宫切口向左侧偏移撕裂，可能导致误伤输尿管。

（2）多次剖宫产手术史、剖宫产术中子宫切除术、其他盆腹腔手术史和盆腔感染史等导致解剖层次不清楚的困难剖宫产，容易误伤输尿管。

（3）有严重产科合并症，若剖宫产术中出血较多需要采用更多的手术操作止血，或术中切口撕裂，过多缝扎组织等，也有可能误伤输尿管。

2. 关注输尿管损伤部位

多为输尿管下段损伤，多因剖宫产术中切除子宫，或剖宫产伤口延裂，或双侧子宫动脉结扎时损伤，可分为离断性损伤（分为完全离断和部分离断）和非离断性损伤（多为缝扎损伤）。

3. 早期诊断

在剖宫产术中早期发现并及时修复输尿管损伤对预后至关重要。

（1）输尿管完全切断而开放者，可因其断端开放性溢尿而发现；或静脉注射靛胭脂，可见蓝色液体自损伤处流出。

（2）如输尿管断端被结扎，术中仔细检查时可见结扎处上端输尿管充盈，蠕动增强，拆除结扎线后溢尿而被证实，此种情况需与妊娠晚期部分孕妇出现的非病理状态的输尿管扩张相鉴别。

（3）切开膀胱插入输尿管支架管来证实输尿管通畅性，或借助膀胱镜插入输尿管支架管来证实。

五、操作前准备

1. 人员素质要求

熟悉盆腔泌尿系统脏器，包括输尿管解剖位置，熟练掌握膀胱镜输尿管支架置入、拔除等操作的泌尿外科高年资主治医师以上。

2. 环境要求

设备齐全且已经消毒的手术室。

3. 物品准备

输尿管导管（F4或F5）、膀胱镜、3-0和4-0可吸收缝线及常规腹部手术器械。

六、手术步骤

1. 找寻输尿管损伤部位

（1）剖宫产输尿管损伤多发生在输尿管下段，一般是距输尿管膀胱连接部1.5~3 cm处，左侧多于右侧，与其解剖位置及妊娠子宫的变化有关。

（2）如腹膜后有血肿或尿外渗情况，则在腹膜后寻找输尿管比较困难，常可自上而下寻找。输尿管中上段分别沿腰大肌和骶髂关节走行，至髂血管分叉内侧向下穿行、移行从输尿管下段进入真骨盆。因此，可于解剖关系清晰的地方找到输尿管后，向下追踪至损伤部位。必要时可打开后腹膜，顺输尿管走行游离输尿管，以明确损伤部位。

2. 一旦发现术中输尿管损伤，需要根据输尿管损伤的原因和严重程度进行相应的个体化处理

（1）缝扎输尿管。

- 部分缝扎：拆除缝线，观察输尿管蠕动情况，建议术后留置输尿管双J管2周。

- 全部缝扎：拆除缝线，观察缝扎部位输尿管蠕动及血运情况，若缝扎时间较短且蠕动及血运均良好，建议术后留置输尿管双J管2周。若缝扎局部输尿管蠕动不佳，上段输尿管增粗，可能为缝扎部分局部痉挛，建议术后留置输尿管双J管2~4周。若缝扎时间较长，局部血运不佳甚至部分输尿管坏死，可切除部分血运不佳输尿管，行输尿管端端吻合术或输尿管膀胱吻合术，术后留置输尿管双J管4周（图4-13-3）。

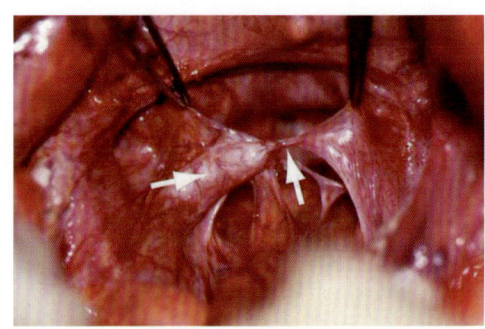

图4-13-3 输尿管被完全缝扎，近端输尿管扩张（左箭头），缝扎部位靠近子宫骶韧带（右箭头）

（2）输尿管钳夹伤或轻度裂伤：可从输尿管切口放置输尿管双J管，留置2周后拔除。

（3）输尿管离断或局部缺损：切除损伤段，若切除段较短且离断部位在输尿管中下1/3以上，可以使用3-0或4-0可吸收缝线行输尿管端端吻合术（图4-13-4至图4-13-6）；若切除段较长或离膀胱较近，可选择以3-0或4-0可吸收缝线行输尿管膀胱吻合术（图4-13-7），术后留置输尿管双J管4周。

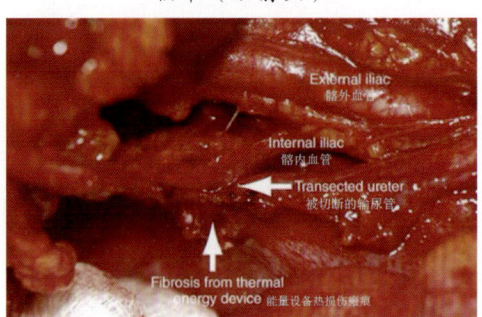

图4-13-4 输尿管完全切断（右箭头），周围见热损伤后瘢痕（左箭头）

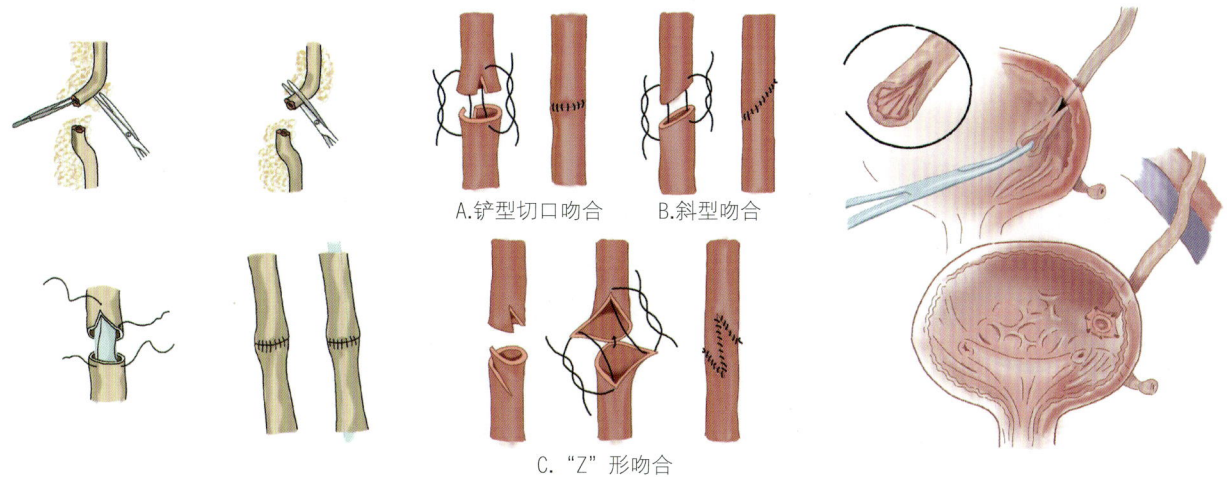

图4-13-5 输尿管端端吻合术　　图4-13-6 几种输尿管端端吻合的手术技术　　图4-13-7 输尿管膀胱吻合术

七、术后管理

（1）输尿管端端吻合术后一般无须留置腹膜后引流管；而输尿管膀胱吻合术后需要留置盆腔引流管，放置2～3天。因输尿管主要引流尿液，端端吻合术后，常规术后置入输尿管双J管，能够保证尿液充分引流；而膀胱破裂损伤后，因膀胱具备储尿作用，所以应尽快留置导尿管，膀胱仍有部分尿液存留于膀胱内，行输尿管膀胱吻合术后，仍有漏尿风险，留置盆腔引流管可保证充分引流，避免感染。

（2）术后应用二代头孢菌素预防性抗感染，疗程3天。

（3）输尿管损伤修复后均应在泌尿外科门诊随诊，适时拔除输尿管双J管。

八、注意事项

（1）有泌尿系统症状的剖宫产患者，应考虑到尿路感染、压力性尿失禁（约4%的女性在剖宫产后发生）、尿路损伤（发生率约1/1 000），以及尿潴留的可能。就目前的报道来说，术中能及时发现输尿管损伤的比例并不高，如术中未能及时发现输尿管损伤或未及时修补损伤部位，则会出现一系列并发症，主要为肾脏损伤和泌尿生殖系统瘘。术后若出现反复发热、寒战，伴一侧腰痛、肾区叩痛、腹痛或阴道流液，可能为一侧输尿管被损伤或误扎；若出现无尿、腹胀、肠麻痹等情况，可能为双侧输尿管被结扎或损伤。

（2）当术后出现上述临床表现时，必须意识到有输尿管损伤的可能，早期可用超声检查该侧有无肾盂或输尿管积水，如疑有输尿管损伤，常需要行CT尿路造影（CTU）或逆行肾盂造影来确诊，请及时请泌尿外科医师行专科检查以明确诊断。

（3）输尿管损伤一旦确诊，及早行手术治疗恢复上尿路的连续性和完整性至关重要。术后2周内发现损伤主张立即修复，早期手术修复成功率高，可减少再次入院率，缩短住院时间，减少尿瘘、切口感染等并发症，也能减少患者的精神损伤。如发现较晚，且肾积水表现不明显，或损伤处炎症、组织水肿、纤维化较严重时，可待先行同侧肾穿刺造瘘术后3个月再行手术治疗，恢复输尿管通畅性。

（4）预防：①复杂剖宫产手术（凶险性前置胎盘、多次剖宫产史、多次盆腹腔手术史且怀疑有严重盆腔粘连），术前膀胱镜置入膀胱，辨认双侧输尿管口，在双侧输尿管分别置入F4或F5输尿管导管，预防术中输尿管损伤。②多数学者认为宫口开大6 cm以内行剖宫产可大大降低术后并发症的发生率，产科医护需严密观察产程，降低中转剖宫产率。③需谨记输尿管是腹膜后器官，剖宫产术中切口撕裂很难直接损伤输尿管，撕裂后的缝合才是导致输尿管损伤的一个重要因素。特别是在第二产程中转剖宫产，需熟练掌握剖宫产技巧，避免切口延裂，一旦发生子宫切口延裂，谨记将子宫搬出腹腔，必要时游离出适当长度输尿管，充分辨认，避免盲目钳夹结扎损伤输尿管。

（邓楠　冯健洋　李映桃）

参考文献

[1]刘兴会，徐先明，段涛，等.实用产科手术学[M].北京：人民卫生出版社，2014.

[2]刘新民.妇产科手术学[M].3版.北京：人民卫生出版社，2003.

[3]谢幸，孔北华，段涛.妇产科学[M].9版.北京：人民卫生出版社，2018.

[4]Department of Reproductive Health and Research（RHR），World Health Organization. Managing Complications in Pregnancy and Childbirth: A guide for midwives and doctors[EB/OL].[2023-12-30]. https://hetv.org/resources/reproductive-health/impac/Procedures/Caesarean_section_P43_P52.html

[5]中华医学会妇产科学分会产科学组.剖宫产手术的专家共识（2014）[J].中华妇产科杂志，2014，49（10）：721-724.

[6]竹田省.剖宫产术：从基础到应用全攻略[M].沈阳：辽宁科学技术出版社，2015.

[7]SAMAN A E, ABBAS A M, ALI M K, et al. External pop-out cesarean section: a novel technique for supporting the lower uterine segment during fetal head extraction[J]. Evidence Based Women's Health J, 2017, 7（1）：36-41.

[8]BLOCH C, DORE S, HOBSON S. Committee opinion No.415: impacted fetal head, second stage cesarean delivery[J]. JOGC, 2021, 43（3）：406-413.

[9]MURAKOSHI T. "En Caul" cesarean delivery for extremely premature fetuses: surgical technique and anesthetic options[J]. Surg J, 2020, 6（2）：S104-S109.

[10]JIN Z, WANG X Y, XU Q W, et al. Cesarean section *en caul* and asphyxia in preterm infants[J]. Acta Obstet Gynecol Scand, 2013, 92（3）：338-341.

[11]RADZINSKY V, AKHMADEEV N, FATKULLIN I, et al. Abdominal delivery in the intact amniotic sac in twin pregnancy[J]. J Matern Fetal Neonatal Med, 2015, 28（16）：1939-1942.

[12]Lin C H, Lin S Y, Yang Y H, et al. Extremely preterm cesarean delivery "En Caul"[J]. Taiwan J

Obstet Gynecol, 2020, 49（3）: 254-259.

[13] 杨慧霞, 闫婕, 刘兴会, 等. "胎盘植入性疾病"在中国进行规范化命名和分级的倡议[J]. 中华妇产科杂志, 2021, 56（6）: 377-379.

[14] 乌剑利, 曾万江, 冯玲. 子宫下段螺旋式缝合成形术治疗凶险性前置胎盘[J]. 中华围产医学杂志, 2017, 20（9）: 640-643.

[15] 金莹, 魏素梅, 唐冬梅. 子宫下段-子宫颈压迫缝合术在前置胎盘伴胎盘植入术中的应用[J]. 实用妇产科杂志, 2021, 37（7）: 513-516.

[16] 中华医学会妇产科学分会产科学组. 前置胎盘的诊断与处理指南（2020）[J]. 中华妇产科杂志, 2020, 55（1）: 3-8.

[17] 路思思, 邹丽. 凶险性前置胎盘致产后大出血的防范[J]. 中国实用妇科与产科杂志, 2014, 30（4）: 256-259.

[18] JAUNIAUX E, CHANTRAINE F, SILVER R M, et al. FIGO consensus guidelines on placenta accreta spectrum disorders: Epidemiology[J]. Int J Gynaecol Obstet, 2018, 140（3）: 265-273.

[19] 戴毅敏, 李强, 胡娅莉. 对"FIGO胎盘植入疾病诊治指南（2018）"的解读[J]. 中华妇产科杂志, 2019, 54（6）: 429-432.

[20] 杨慧霞, 余琳, 时春艳, 等. 止血带捆绑下子宫下段环形蝶式缝扎术治疗凶险性前置胎盘伴胎盘植入的效果[J]. 中华围产医学杂志, 2015, 18（7）: 497-500.

[21] 曹甜甜, 刘兴会, 吕斌. 回收式自体血在产科的应用现状及研究进展[J]. 实用妇产科杂志, 2020, 36（11）: 827-830.

[22] 陈阳阳, 高慧, 邹丽. 产后出血液体复苏的研究进展[J]. 实用妇产科杂志, 2021, 37（1）: 28-31.

[23] EL G S, ABDELRAHEIM A R, MOHAMMED M M, et al. The cervix as a natural tamponade in postpartum hemorrhage caused by placenta previa and placenta previa accreta: a prospective study[J]. BMC Pregnancy Childbirth, 2015, 15（1）: 295.

[24] 赵茵, 朱剑文, 吴迪, 等. 子宫下段防波堤样缝合术在前置胎盘手术止血中的应用[J]. 中华妇产科杂志, 2018, 53（4）: 234-238.

[25] CHANDRAHARAN E, RAO S, BELLI A M, et al. The Triple-P procedure as a conservative surgical alternative to peripartum hysterectomy for placenta percreta[J]. Int J Gynaecol Obstet, 2012, 117（2）: 191-194.

[26] XIA L, LIN J X, DAI Y, et al. Study on the application of King's combined uterine suture for hemostasis during cesarean section [J]. BMC Pregnancy and Childbirth, 2021, 21（1）: 762.

[27] KEEPANASSERIL A, SHAIK N, KUBERA N S, et al. Comparison of "push method" with "Patwardhan's method" on maternal and perinatal outcomes in women undergoing caesarean section in second stage[J]. J Obstet Gynaecol, 2019, 39（5）: 606-611.

[28] RADA M P, CIORTEA R, MĂLUȚAN A M, et al. Maternal and neonatal outcomes associated with delivery techniques for impacted fetal head at cesarean section: a systematic review and meta-analysis[J]. Journal of Perinatal medicine, 2022, 50(4): 446-456.

[29] VEISI F, ZANGENEH M, MALEKKHOSRAVI S, et al. Comparison of "push" and "pull" methods for impacted fetal head extraction during cesarean delivery[J]. International Journal of Gynaecology and Obstetrics: the Official Organ of the International Federation of Gynaecology and Obstetrics, 2012, 118(1): 4-6.

[30] ZHANG J, ZHU B, CAI Z Y, ET al. SOAP(2019): Enhanced Recovery After Cesarean (ERAC) consensus statement[J]. J NPLD-GHI, 2020, 8(5): 17.

[31] ACOG Practice Bulletin No.199: Use of Prophylactic Antibiotics in Labor and Delivery[J]. Obstet Gynecol, 2018, 132(3): e103-e119.

[32] AHMED M R, SAYED AHMED W A, ATWA K A, et al. Timing of urinary catheter removal after uncomplicated total abdominal hysterectomy: a prospective randomized trial[J]. Eur J Obstet Gynecol Reprod Biol, 2014, 176: 60-63.

[33] ACOG Committee Opinion No.766 Summary: Approaches to Limit Intervention During Labor and Birth[J]. Obstet Gynecol, 2019, 133(2): 406-408.

[34] 中国妇幼保健协会麻醉专业委员会. 剖宫产术后加速康复麻醉实践专家共识[J]. 中国医刊, 2022, 57(7): 717-722.

[35] ADVANCED LIFE SUPPORT GROUP. Managing medical and obstetric emergencies and trauma: a practical approach[M]. 4th ed. Chichester: John Wiley & Sons Ltd, 2022.

[36] SATINIRAMAI D, MANONAI J. Urologic injuries during gynecologic surgery, a 10-year review[J]. J Obstet Gynecol Res, 2017, 43(3): 557-563.

[37] Adelman M R, Barsley T R, Sharp H T. Urinary tract injuries in laparoscopic hysterectomy: a systematic review[J]. J Minim Invasive Gynecol, 2014, 21(4): 558-566.

[38] Sharp H T, Adelman M R. Prevention, recognition, and management of urologic injuries during gynecologic surgery[J]. Obstet Gynecol, 2016, 127(6): 1085-1096.

[39] O'Hanlan K A. Cystosufflation to prevent bladder injury[J]. J Minim Invasive Gynecol, 2009, 16(2): 195-197.

[40] Wu J M, Wechter M E, Geller E J, et al. Hysterectomy rates in the United States, 2003[J]. Obstet Gynecol, 2007, 110(5): 1091-1095.

[41] Dandolu V, Santos L, Ohana E, et al. Accuracy of cystoscopy in the diagnosis of ureteral injury in benign gynecologic surgery[J]. Int Urogynecol J Pelvic Floor Dysfunct, 2003, 14(6): 427-431.

[42] Liapis A, Bakas P, Giannopoulous V, et al. Ureteral injuries during gynecological surgery[J]. Int Urogynecol J Pelvic Floor Dysfunct, 2001, 12(6): 391-393.

[43] Wu H H, Yang P Y, Yeh G P, et al. The detection of ureteral injuries after hysterectomy[J]. J Minim Invasive Gynecol, 2006, 13（5）：403-408.

[44] Janssen P F, Brolmann H A, Huime J A. Causes and prevention of laparoscopic ureter injuries: an analysis of 31 cases during laparoscopic hysterectomy in the Netherlands[J]. Surg Endosc, 2013, 27（3）：946-956.

[45] Lim M C, Lee B Y, Lee D O, et al. Lower urinary tract injuries diagnosed after hysterectomy: seven-year experience at a cancer hospital[J]. J Obstet Gynecol Res, 2010, 36（2）：318-325.

[46] Chou M T, Wang C J, Lien R C. Prophylactic ureteral catheterization in gynecologic surgery: a 12-year randomized trial in a community hospital[J]. Int Urogynecol J Pelvic Floor Dysfunct, 2009, 20（6）：689-693.

[47] Brandes S, Coburn M, Armenakas N, et al. Diagnosis and management of ureteric injury: an evidence-based analysis[J]. BJU Int, 2004, 94（3）：277-289.

[48] Jackson L A, Ramirez D M O, Carrick K S, et al. Gross and Histologic Anatomy of the Pelvic Ureter: Clinical Applications to Pelvic Surgery[J]. Obstet Gynecol, 2019, 133（5）：896-904.

[49] Perez-Brayfield M R, Keane T E, Krishnan A, et al. Gunshot wounds to the ureter: a 40-year experience at Grady Memorial Hospital[J]. J Urol, 2001, 166（1）：119-121.

[50] Elliott S P, McAninch J W. Ureteral injuries: external and iatrogenic[J]. Urol Clin North Am, 2006, 33（1）：55-66.

[51] 国家产科专业医疗质量控制中心，中华医学会围产医学分会. 剖宫产手术专家共识（2023）[J]. 中华妇产科杂志, 2024, 59（1）：14-21.

第五篇 胎儿宫内手术

Chapter 05

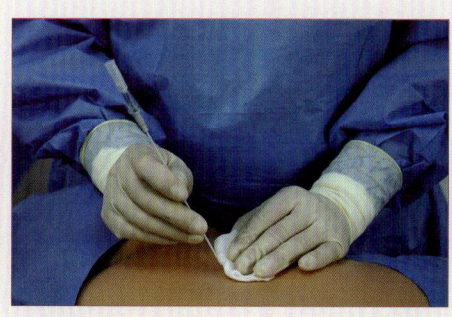 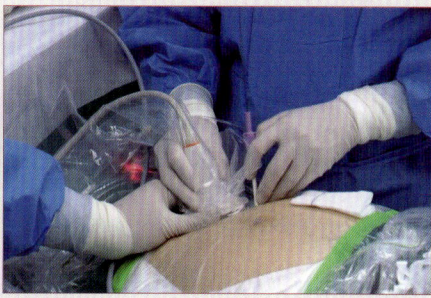

第一章
羊水减量术

一、目的

减少过多的羊水，缓解母体压迫症状与宫腔压力，利于适当延长孕周，改善母胎结局。

二、适应证

（1）羊水过多且伴有母体压迫症状。

（2）TTTS，孕妇及其家属拒绝胎儿镜胎盘交通血管激光凝固术，或孕周过大失去胎儿镜激光手术时机且伴有压迫症状。

三、禁忌证

（1）近期内有阴道出血、宫缩等流产先兆。

（2）近期内有发热等感染倾向。

（3）有凝血功能障碍。

（4）孕妇或其家属拒绝。

（5）其他不适合进行手术的情况。

四、操作前准备

1. 人员素质要求

考虑到有生机儿在羊水减量过程中可能发生的意外情况，操作者要求为从事母胎医学临床工作的高年资主治医师及以上。

2. 环境要求

具备紧急剖宫产手术及母体紧急情况抢救条件的产房或手术室。

3. 器械及物品准备

彩色多普勒超声仪，16~18 G穿刺针（建议使用软胶管），三通管（连接穿刺套管与负压吸引器），负压吸引器及吸引管，5 mL注射器和10 mL注射器各1个，剪刀（用于吸引管与三通管连接）（图5-1-1至图5-1-4），药品（2%利多卡因，备吲哚美辛、硝苯地平或盐酸利托君片，视手术中宫缩情况决定是否使用）。

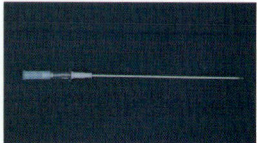

图5-1-1 物品总览

4. 患者准备

（1）术前检查：应包括超声、心电图、血常规、生化、凝血常规、白带常规、尿常规检查和传染病检测。常规行彩超检查，包括胎儿大小、胎方位、胎盘位置、羊水量等。对于有多次宫腔操作史、停经后有阴道出血史及剖宫产术后再孕者，注意是否有胎盘前置或植入的情况。

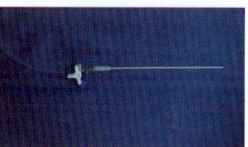

图5-1-3 16 G软胶管穿刺针

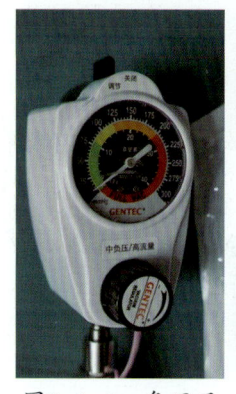

图5-1-2 负压吸引器　　图5-1-4 三通管连接软胶管与吸引管

（2）术前签署：患者及其家属签署规范的知情同意书。

（3）术前测量：体温、脉搏及血压等生命体征，并排空膀胱。

五、操作流程

（1）体位：患者取左侧15°~30°仰卧位，保持舒适的体位。

（2）超声定位：术前再次进行超声检查，测量羊水情况、胎盘位置、胎儿位置，尽量避开胎盘，定位穿刺点，并做好标识，常规消毒铺巾（图5-1-5）。

（3）麻醉：对手术时间长者可予穿刺点2%利多卡因局部麻醉。

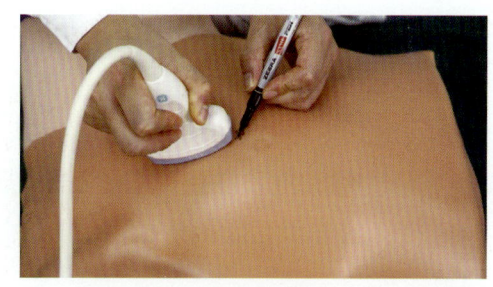

图5-1-5 术前超声定位穿刺点

（4）介入性穿刺：在超声引导下穿刺，穿刺针进入羊膜腔后，拔除针芯，回抽羊水，因病情需要行羊水染色体检查时，先丢弃第1管羊水，再抽取30 mL羊水送检（图5-1-6）。

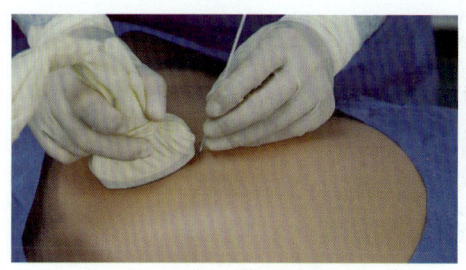

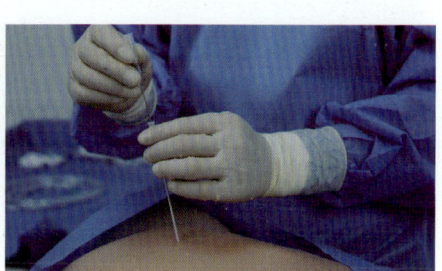

A. 超声引导下穿刺　　　　　　　　B. 拔除针芯

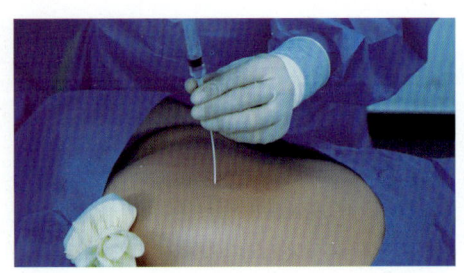
C.穿刺成功，5mL注射器回抽可见羊水

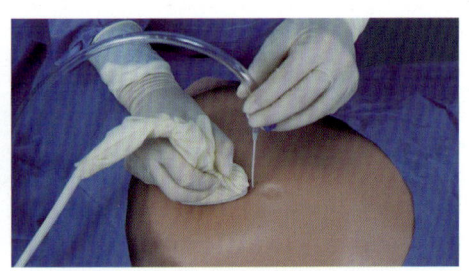
D.连接已与负压吸引管连接的三通管

图5-1-6　介入性穿刺

（5）羊水减量：将穿刺套管通过三通管连接负压吸引器，调节负压，以30～50 mL/min速度缓慢放出羊水。

（6）术中监测：术中时刻关注孕妇生命体征、宫缩情况及胎心率，并动态测定羊水池深度，如孕妇无不适，可减量至羊水池深度＜8 cm（一般建议一次性羊水减量≤3 L）。

（7）术毕处理：手术完毕后断开穿刺套管与三通管连接，插回针芯，拔除穿刺套管，穿刺点消毒覆盖敷料后将孕妇送回病房（图5-1-7）。

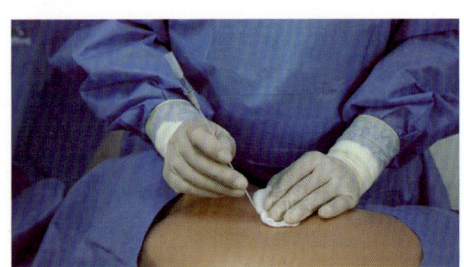
A.断开连接，插回针芯，拔除穿刺套管

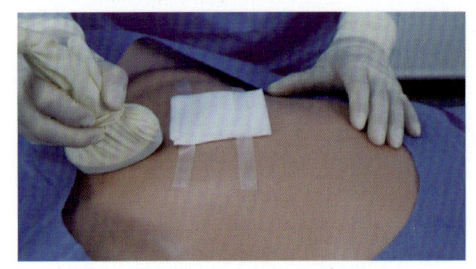
B.结束后穿刺点消毒、覆盖敷料

图5-1-7　术毕处理

六、注意事项

（1）对于孕周＜32周的早产临产或子宫敏感妊娠的孕妇，可短疗程（48 h）使用吲哚美辛（用法：口服，每次25 mg，每日4次）；孕周≥30周的孕妇，用药≥3日，胎儿可能发生不良反应，包括动脉导管早闭和肾功能损害。

（2）目前尚无关于羊水放液量、放液速度和使用宫缩抑制剂及抗生素的共识意见，可1次抽取≤2.0 L的羊水，且20 min内的羊水抽取量≤1 000 mL，但也有每分钟抽取100～125 mL羊水的报道。

（3）羊水减量术的并发症发生率一般较低，为1%～10%。最常见的并发症是早产临产和胎膜早破，其次是胎盘早剥、羊膜腔内感染和低蛋白血症，因此术后需注意观察孕妇生命体征、宫缩及胎盘早剥情况。

（4）羊水减量过程中由于宫腔压力的改变，易出现短暂性宫缩，为了减少穿刺管对胎膜的刺激，建议使用软胶管。

（5）关于重复操作，间隔时间无特殊要求。有文献报道，两次操作间隔时间至少1周，逐步地减少羊水量。

（6）术中注意与孕妇保持沟通，注重主诉，宫缩明显时可考虑暂停操作，予以宫缩抑制剂。

（7）操作场地需具备紧急剖宫产及处理母体严重并发症的条件。

（陈俞朱　方大俊　李映桃）

第二章
氯化钾心内注射和利凡诺引产

一、目的
由于母体或胎儿因素,需要中期妊娠医源性终止妊娠。

二、适应证
(1)严重胎儿致死性畸形或染色体基因异常,要求终止妊娠。
(2)母体因素不适宜继续妊娠。

三、禁忌证
(1)近期内有发热等感染倾向。
(2)有凝血功能障碍。
(3)孕妇或其家属拒绝。
(4)其他不适合进行手术的情况。

四、操作前准备

1. 人员素质要求
操作者要求具备从事母胎医学临床工作的高年资主治医师及以上。

2. 环境要求
具备紧急剖宫产手术及母体紧急情况抢救条件的产房或手术室。

3. 器械及物品准备(图5-2-1)
彩色多普勒超声仪、16~18 G穿刺针(建议使用软胶管)、5 mL注射器2个、10 mL注射器2个、药

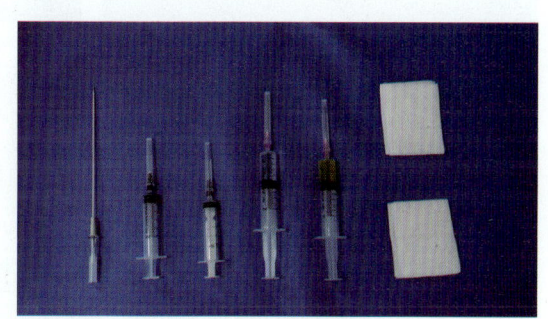

图5-2-1 物品准备(部分)

品〔2%利多卡因、10%氯化钾10 mL、利凡诺（依沙吖啶）100 mg、生理盐水10 mL〕。

4．患者准备

（1）术前检查：应包括超声、心电图、血常规、生化、凝血常规、白带常规、尿常规检查和传染病检测。常规行彩超检查，包括胎儿大小、胎方位、胎盘位置、羊水量等。对于有多次宫腔操作史、停经后有阴道出血史及剖宫产术后再孕者，注意是否有胎盘前置或植入的情况。

（2）术前签署：患者及其家属签署规范的知情同意书。

（3）术前测量：体温、脉搏及血压等生命体征，并排空膀胱。

（4）术前评估适应证与禁忌证。

五、操作流程

（1）体位：患者取左侧15°～30°仰卧位，保持舒适的体位。

（2）超声定位：术前再次进行超声检查，测量羊水情况、胎盘位置、胎儿位置，尽量避开胎盘，定位穿刺点（图5-2-2），并做好标识，常规消毒铺巾。

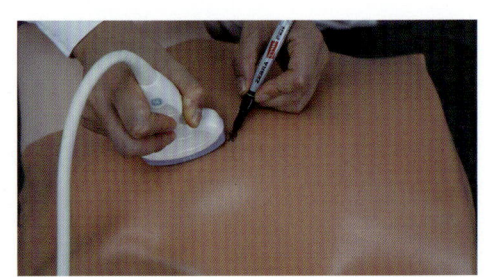

图5-2-2　术前超声定位穿刺点

（3）麻醉：对于手术时间长者可予穿刺点2%利多卡因局部麻醉。

（4）介入性穿刺：在超声引导下穿刺，穿刺针进入胎儿心内后，拔除针芯，用5 mL注射器回抽见血（因病情需要行胎儿血染色体检查时），缓慢注射10%氯化钾2～3 mL，必要时增加剂量，超声下观察胎心搏动情况至少5 min，确认心搏停止后，将穿刺针退回至羊膜腔内，注射器回抽可见清亮或淡黄色液体，再缓慢注入利凡诺100 mg后，再次回抽可见淡黄色液体，然后再次注回羊膜腔内。插回针芯，拔出穿刺针。局部按压止血，消毒，覆盖敷料，术毕（图5-2-3）。

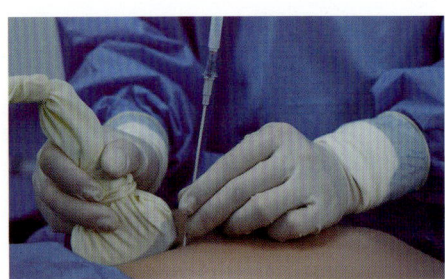

A.超声引导下穿刺

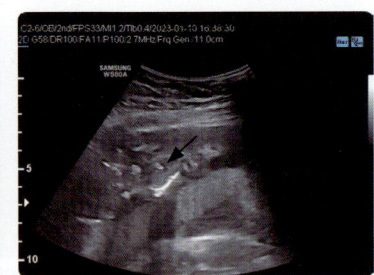

B.超声确认穿刺针进入胎儿心内

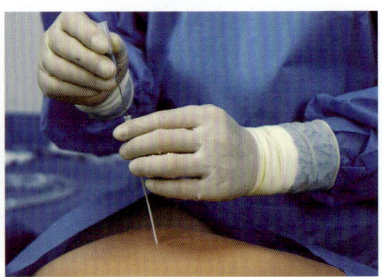

C.拔除针芯

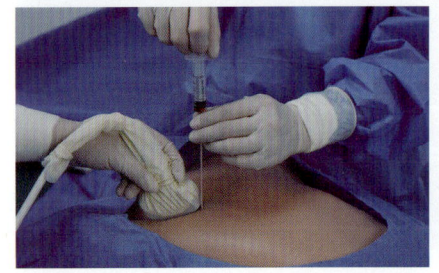

D.5 mL注射器回抽见暗红色液体

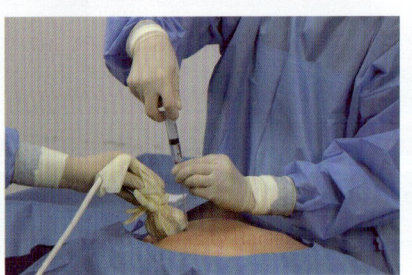

E.缓慢注射10%氯化钾2～3 mL

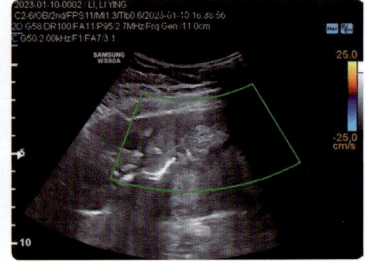

F.彩色多普勒超声下心内未见血流

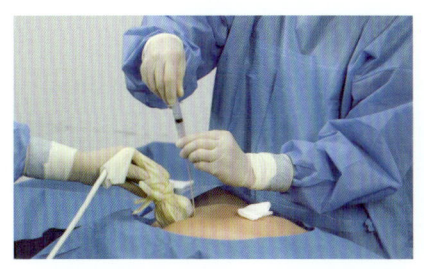
G.穿刺针退回至羊膜腔内,注射器回抽可见羊水

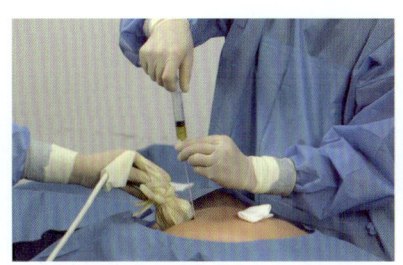
H.缓慢注入利凡诺100 mg

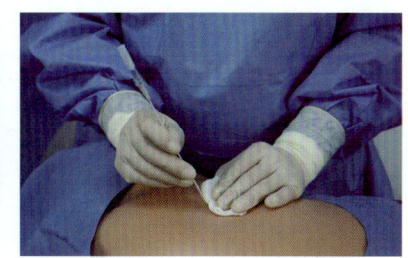
I.插回针芯,拔除穿刺套管

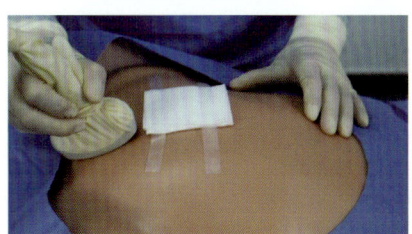
J.结束后穿刺点消毒、覆盖敷料,超声核查胎儿心搏

图5-2-3　氯化钾心内注射及利凡诺羊膜腔内注射步骤

（5）术毕处理：再次超声核查胎儿心搏停止后，将孕妇送回病房，观察生命体征、腹痛及阴道流血、流液情况。

六、注意事项

（1）氯化钾注射经腹途径最常使用。经宫颈或经阴道途径也可采用，但会增加操作后妊娠丢失率，因此通常仅用于不具备经腹操作技术的情况。

（2）氯化钾注射时，确保穿刺针进入胎儿心内。

（3）氯化钾注射后，超声下观察胎心搏动情况至少5 min，确认心搏停止。

（4）利多卡因、地高辛、高渗性尿素和生理盐水心包填塞也可成功诱导心搏停止，但常在晚期妊娠中使用。

（5）通常在手术1 h后行超声检查，以确认减胎胎儿心搏停止和存留胎儿心跳正常。减胎胎心复跳罕见，发生时应重复操作。

（6）利凡诺注入前，确保穿刺针位于羊膜腔内。

（路沅沅　方大俊）

第三章
射频消融减胎术

一、目的

用于单绒双羊膜囊双胎因各种原因需选择性致死一胎，以延长优势胎儿孕周、改善围生期结局。

二、适应证（孕16～26周）

（1）单绒毛膜多胎妊娠者（≥3胎）或绒毛膜性不确定：建议实施射频消融减胎术，减至单胎或双胎。

（2）双胎反向动脉灌注序列征（TRAPs）Ⅰb～Ⅱ期，即无心胎与泵血胎腹围比值≥50%或（和）存在泵血儿受累症状。

（3）单绒毛膜双羊膜囊双胎其中一胎合并致死性畸形。

（4）选择性胎儿宫内生长受限（sIUGR）Ⅱ型或Ⅲ型。孕24周前，生长受限胎儿出现静脉导管搏动指数（PI）超过第95百分位数，或升高>2个标准差，或静脉导管血流a波反向等危及胎儿生命的多普勒信号时，或生长速度显著减慢且伴有脐动脉血流异常时，需结合患者本人意愿及所就诊单位的医疗水平及伦理，实施减胎术或胎儿镜胎盘交通血管激光凝固术。

（5）TTTS：对于TTTS中一胎儿合并致死性畸形、两脐带胎盘插入部紧邻而无法实施胎儿镜下激光凝固术等情况，可实施射频消融减胎术。而对于TTTS Ⅳ期，合并胎儿水肿或严重的心功能异常者，建议转诊至经验丰富的胎儿治疗中心实施胎儿镜下激光手术；不具备转院条件者，也可考虑射频消融减胎治疗。

三、禁忌证

（1）泌尿系统感染倾向。

（2）先兆流产。

（3）胎动活跃，胎儿、胎盘及胎膜间隔位置异常等因素导致穿刺困难。

（4）母体合并严重的内外科疾病，凝血功能、肝功能异常等。

四、操作前准备

1. 人员素质要求

经过正规胎儿医学中心培训的，来自Ⅴ类助产机构或母胎医学中心且从事产科临床工作5年及以上的主治医师。与孕妇及其家属签署知情同意书者必须为主刀医师。

2. 环境要求

具备母体紧急情况抢救条件的产前诊断室或手术室。

3. 器械及物品准备

（1）仪器（图5-3-1、图5-3-2）：彩色多普勒超声仪、射频消融仪，射频消融电极（常规选取17G）。

（2）器械和药品：2%利多卡因10 mL，5 mL注射器、10 mL注射器各1个，手术柄1把，尖刀片1个，小方纱若干（图5-3-3）。

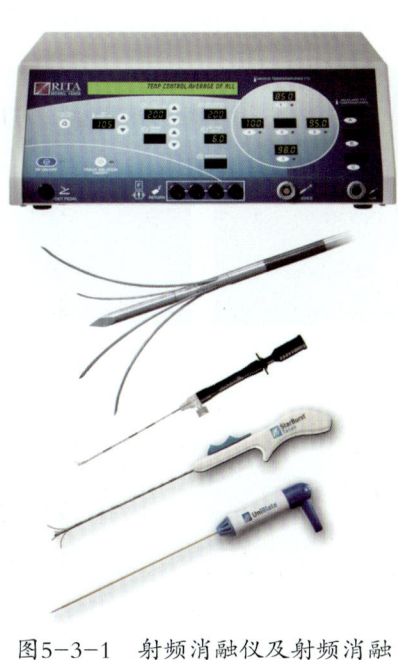

图5-3-1 射频消融仪及射频消融电极

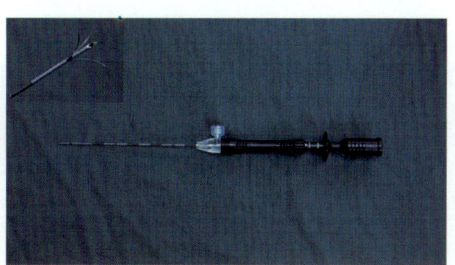

图5-3-2 射频消融电极针闭合及打开状态

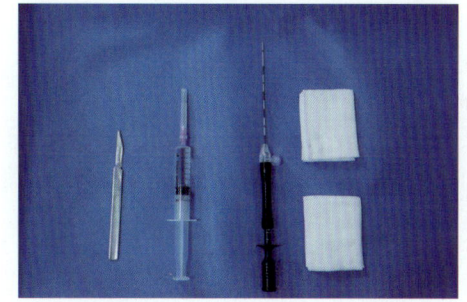

图5-3-3 器械及药品准备

4. 患者准备

（1）术前检查：应包括胎儿超声、心电图、血常规、生化、凝血常规、白带常规、尿常规检查和传染病检测等。

（2）术前签署：患者及其家属签署规范的知情同意书。

（3）术前测量：体温、脉搏及血压等生命体征，并排空膀胱。

（4）术前用药：术前30～60 min一代头孢抗生素单剂量给药，术前30 min使用宫缩抑制剂（如吲哚美辛100 mg塞肛，或硝苯地平，或黄体酮）。

（5）术前评估适应证与禁忌证。

五、操作流程

（1）体位：患者取仰卧位，粘贴电极板于大腿内侧。

（2）术前超声定位：超声定位胎盘、胎膜间隔、目标胎儿及保留胎儿，确认穿刺点，以穿刺点为中心，常规消毒铺巾，确定进针路径（图5-3-4）。

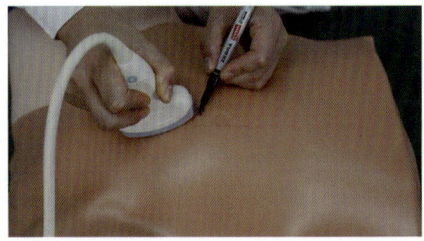

图5-3-4　术前超声定位穿刺点

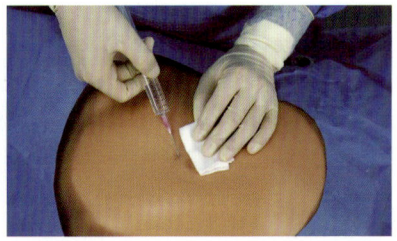

图5-3-5　局部浸润麻醉

（3）拟穿刺点部位予2%利多卡因局部浸润麻醉至筋膜层（图5-3-5）。

（4）超声引导下经皮快速穿刺进入目标胎儿腹腔内，使针尖靠近脐带的腹内段，展开伞形针芯，超声再次确认穿刺针位置并保证针芯均完全位于胎儿腹腔内（图5-3-6至图5-3-8）。

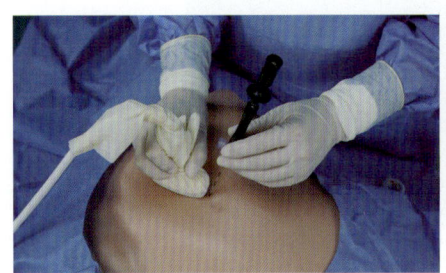

图5-3-6　超声引导下穿刺

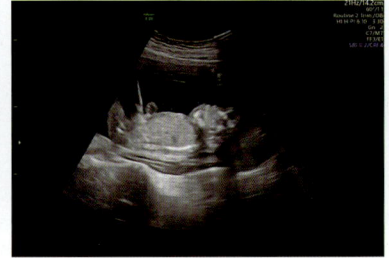

图5-3-7　超声下可见针芯位于胎儿腹腔内

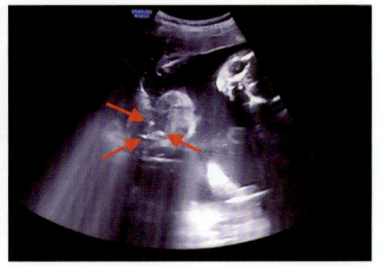

图5-3-8　超声下可见针芯打开并完全位于胎儿腹腔内

（5）连接射频治疗仪，接通电源，开始射频消融：采用自动温控模式，以20 W的初始能量发射射频，每1~2 min增加5~10 W。设置电极温度为100℃，直至电极平均温度上升至100~110℃自动停止，一个循环持续3 min。若超声确认脐带血流消失，提示手术成功完成；若提示电极温度不均衡，则需退回电极重新定位打开。重复1~2次循环直至彩色多普勒提示脐带血流停止（根据具体情况必要时予3个循环），记录循环次数；术中实时监测保存胎儿心搏及血流情况（图5-3-9至图5-3-11）。

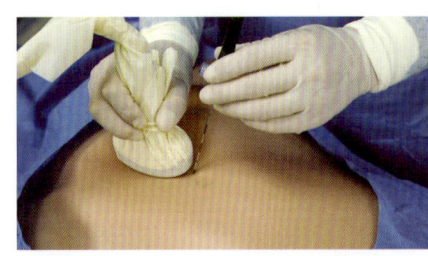

图5-3-9　超声探测下消融中

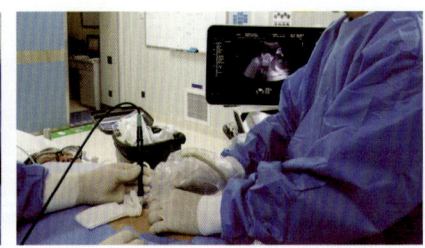

图5-3-10　超声探测下消融中（实际操作）

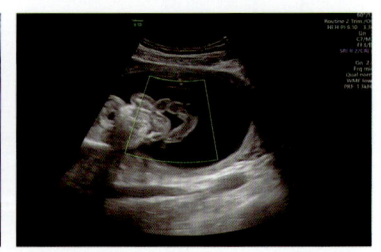

图5-3-11　超声下目标胎儿脐动脉血流消失

（6）术毕收回电极针至闭合状态，拔除穿刺针，皮肤局部按压消毒，无出血予纱布覆盖。再次超声复查胎儿及胎盘情况（图5-3-12）。

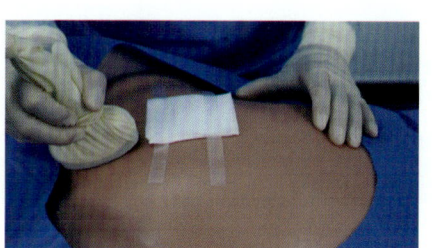

图5-3-12　结束后消毒穿刺点，覆盖敷料，超声复查胎儿及胎盘情况

六、注意事项

（1）术前充分评估：胎儿、胎盘、脐带插入点、羊水情况等。

（2）穿刺点选择：对于前壁胎盘，尽量避开胎盘，无法避开时也可尽量选择胎盘较薄的部位穿刺，尽量减少或避免胎盘出血。

（3）手术方法选择：目标胎儿羊水过多时需考虑行羊水减量术，避免电极长度不够导致手术失败。

（4）手术时机选择：目标胎儿胎动活跃时需待其平静，或择日再实施手术。

（5）术后母胎监测：①母体生命体征，宫缩，阴道流血、流液情况，适当使用宫缩抑制剂或黄体酮；②术后24 h复查目标胎儿血流灌注情况，并了解保留胎儿存活情况，术后3~4周行保留胎儿头颅MRI检查。

（6）手术成功，孕妇无特殊不适术后24 h可考虑出院，出院后适当休息，禁止性生活，保持外阴清洁。

（林晓勤　方大俊）

第四章
胎儿镜下胎盘交通血管激光凝固术

一、目的

对于TTTS及双胎贫血-红细胞增多序列征（TAPS），可截断双胎间交通血管，解除病因，改善胎儿预后；对于sIUGR，一定程度上可更好地保护大胎，避免受限胎儿出现宫内意外造成的损伤甚至胎死宫内。

二、适应证

1. TTTS

（1）Quintero分期Ⅰ期（孕16～26周）：羊水过多导致母体出现明显压迫症状或宫颈缩短（≤25 mm）。

（2）Quintero分期Ⅱ～Ⅳ期（孕16～26周，孕26～28周经患者知情同意，充分评估后操作者熟练也可考虑）。

TTTS分期标准见表5-4-1。

表5-4-1 TTTS分期标准（Quintero，1999）

分期	标准
Ⅰ	供血儿羊水最大暗区垂直深度（AFV）<2 cm，受血儿AFV>8 cm
Ⅱ	观察时间超过60 min供血儿膀胱不可见
Ⅲ	双胎之一脐动脉舒张期血流缺失或反向，或静脉导管血流反向，或出现脐静脉搏动
Ⅳ	双胎之一或双胎均水肿
Ⅴ	双胎之一或双胎均死亡

2. sIUGR

孕16～26周Ⅱ型或Ⅲ型病例经充分评估、患者知情同意后，要求宫内干预且不愿意放弃生长受限胎儿。

3. TAPS

孕16～28周分期Ⅱ～Ⅳ期。

TAPS产前诊断分期见表5-4-2。

表5-4-2　TAPS产前诊断分期

分期	超声结果
Ⅰ	供血儿大脑中动脉收缩期峰值血流（MCA-PSV）>1.5中位数倍数（MoM）且受血儿MCA-PSV<1.0 MoM，不伴有其他胎儿并发症
Ⅱ	供血儿MCA-PSV>1.7 MoM且受血儿MCA-PSV<0.8 MoM，不伴有其他胎儿并发症
Ⅲ	在Ⅰ、Ⅱ期的基础上供血儿出现心功能受损迹象，定义为多普勒血流异常，包括脐动脉舒张末期血流消失或反向，脐静脉出现搏动性血流，或静脉导管搏动指数增加或血流反向
Ⅳ	供血儿水肿
Ⅴ	一胎或双胎胎死宫内

三、禁忌证

（1）母体存在或可疑宫内感染。

（2）凝血功能异常。

（3）胎儿严重结构异常或胎儿染色体异常。

（4）前壁胎盘面积过大无法手术。

（5）先兆流产或双胎之一胎膜已破。

（6）术前评估两脐带胎盘插入点过近考虑手术难度大。

四、操作前准备

1. 人员素质要求

从事母胎医学临床工作5年以上的主治医师或以上；经过正规胎儿医学中心胎儿镜培训的医师。

2. 环境要求

具备母体紧急情况抢救条件的产前诊断室或手术室。

3. 器械及物品准备

（1）胎儿镜（鞘）设备及摄像系统（图5-4-1）。

（2）激光系统（图5-4-2）及激光光纤（400 μm、600 μm）。

（3）Trocar（16 G）（图5-4-3）。

（4）羊水置换装置。

（5）彩色多普勒超声仪。

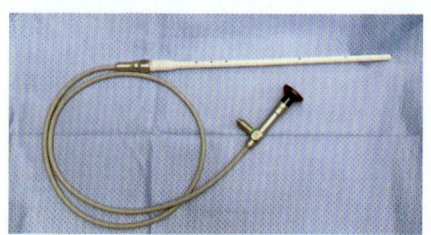

图5-4-1　胎儿镜

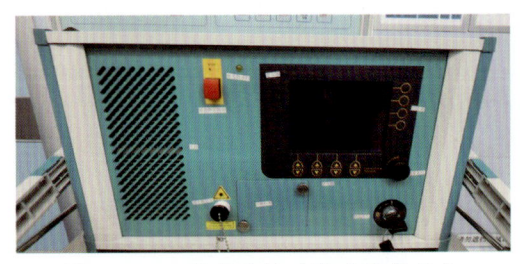
图5-4-2 激光系统(激光发射仪)

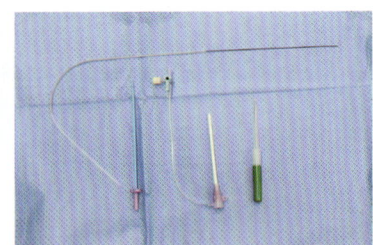
图5-4-3 Trocar

4. 术者准备及术前评估

(1)术前讨论,明确手术适应证。

(2)确保患者充分知情同意,签署书面知情同意书。

(3)超声评估:胎儿的生长、结构,羊水及血流情况,以及宫颈长度、胎盘位置及脐带胎盘插入点确认,评估手术的难度与风险。

(4)根据胎盘位置、脐带胎盘插入点定位手术入路和确定胎儿镜种类(图5-4-4)。总体原则:血管吻合处一般位于两脐带胎盘插入点之间,避开胎盘与供血儿,在两插入点连线垂直线上、腹部最高处(减少羊水渗漏)为穿刺点,若为前壁胎盘,穿刺点尽可能远离胎盘边缘,减少出血风险。若为后壁胎盘,一般选取0°或30°光学镜;若为前壁胎盘,一般选取半硬性纤维镜;若为侧壁胎盘,可选取30°光学镜或半硬性纤维镜(光学镜的清晰度较高,孕周偏大者尽可能选取光学镜)。

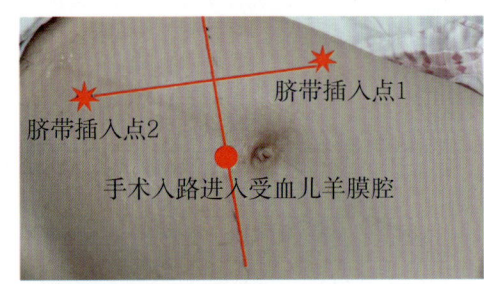
图5-4-4 术前定位手术入路

(5)评估孕妇疼痛耐受、压迫症状及手术难度。

(6)选择麻醉方式:局部麻醉或硬膜外麻醉。

5. 患者准备

(1)术前检查:应包括胎儿超声、心电图、血常规、生化、凝血常规、白带常规、尿常规检查和传染病检测等。

(2)术前签署:患者及其家属签署规范的知情同意书。

(3)术前测量:体温、脉搏及血压等生命体征。排空膀胱,必要时停留尿管。

(4)术前用药:①孕24周后糖皮质激素促胎肺成熟治疗(但无须等待完成疗程后手术);②术前30~60 min一代头孢抗生素单剂量给药;③术前30 min使用宫缩抑制剂(如吲哚美辛100 mg塞肛,或硝苯地平,或黄体酮),必要时静脉使用宫缩抑制剂。

五、操作流程

1. 术前再次定位

孕妇麻醉前,在手术室再次行超声全面检查,了解两个胎儿情况以及脐带、胎盘情况,定位穿刺点;根据穿刺点确认术者站位与器械摆放(图5-4-5、图5-4-6)。

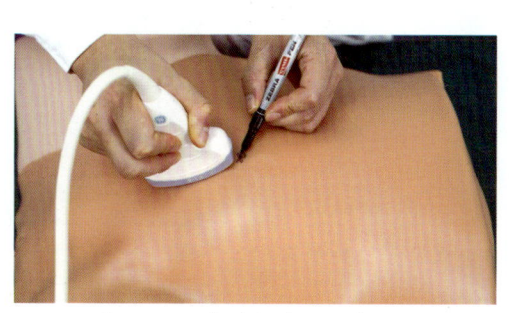
图5-4-5 术前超声定位穿刺点

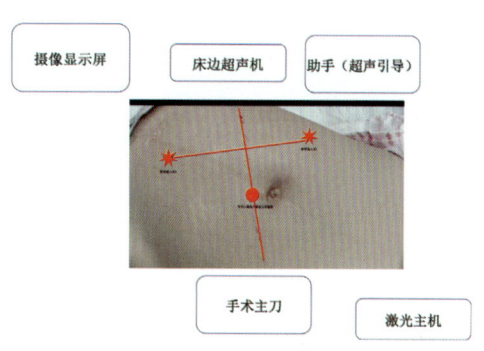
图5-4-6 手术者站位与仪器摆放（以后壁胎盘为例）

2. 麻醉

局部麻醉方案：罗哌卡因2 mL+利多卡因5 mL注射，用水稀释至10～15 mL，拟穿刺点部位予2%利多卡因局部浸润麻醉至筋膜层（图5-4-7）。

3. Trocar置入羊膜腔

在超声引导下，于穿刺点用手术刀（尖刀）切开皮肤，切口长度约0.2 cm，将穿刺针从皮肤切口置入受血儿羊膜腔，拔出针芯，抽取羊水30～40mL送染色体及基因芯片检查。再插入导丝，顺着导丝拔出穿刺针，再将Trocar及管芯套入导丝，在导丝的引导下，将Trocar及管芯置入受血儿羊膜腔。最后，拔除管芯和导丝，将Trocar从皮肤切口置入受血儿羊膜腔（图5-4-8至图5-4-15）。

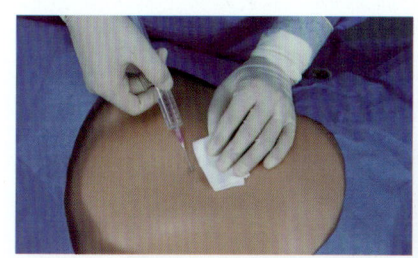
图5-4-7 局部浸润麻醉

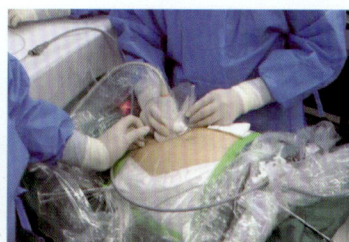
图5-4-8 穿刺针进入受血儿羊膜腔

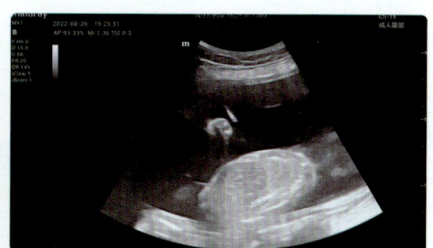
图5-4-9 穿刺针进入受血儿羊膜腔（超声下）

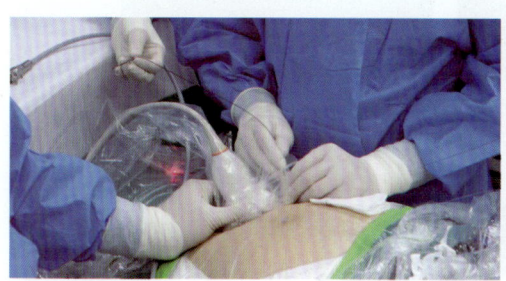
图5-4-10 拔出针芯，插入导丝

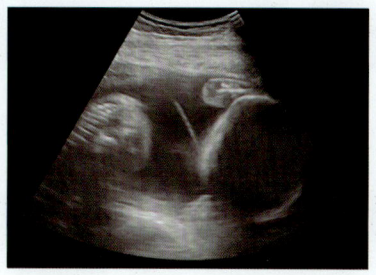
图5-4-11 拔出针芯，插入导丝（超声下）

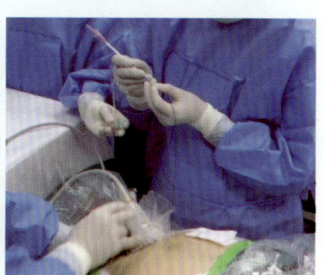
图5-4-12 Trocar及管芯套入导丝

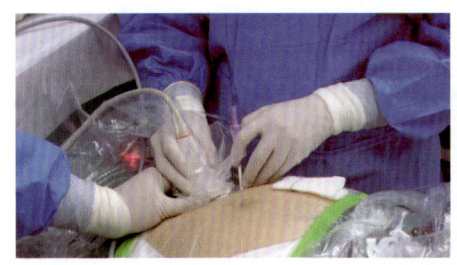 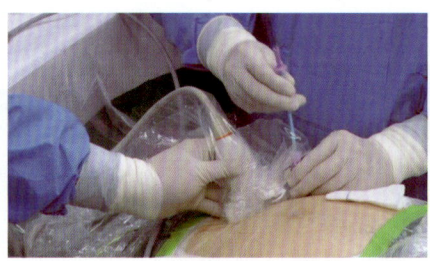 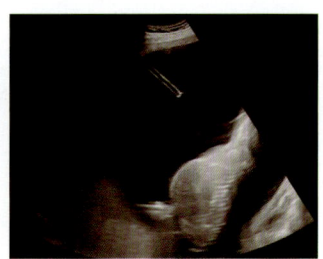

图5-4-13　沿导丝快速将Trocar及管芯置入受血儿羊膜腔　　图5-4-14　拔除管芯和导丝　　图5-4-15　拔除管芯和导丝（超声下）

4．置入胎儿镜

（1）定位脐带胎盘插入点及双胎间隔膜（图5-4-16、图5-4-17）。

（2）沿受血儿脐带血管发出方向朝隔膜处寻找交通血管，对可疑的交通血管朝供血儿方向尽量追踪至供血儿脐带根部，明确为不同胎儿发出的血管，评估交通血管的复杂性（是否有侧支及自身交通血管）及粗细，台下助手负责画图并标记吻合血管与类型；特别注意供血儿发出的动脉（镜下为暗红色）与受血儿发出的静脉（鲜红色）吻合情况（图5-4-18）。

5．交通血管激光凝固（序贯选择性激光凝固）

（1）明确所有交通血管后置入激光纤维束，根据供血儿-受血儿方向，按照动脉-静脉吻合（AV）、静脉-动脉吻合（VA）、动脉-动脉吻合（AA）、静脉-静脉吻合（VV）的顺序凝固所有的交通血管（激光纤维束头与血管呈90°，相距1 cm左右，小血管以20~30 W、中大血管以30~40 W持续作用1~3 s，至血管明显变白），凝固血管长度为1~2 cm左右，对可疑不明确的血管采用Solomon技术予以凝固（图5-4-19、图5-4-20）。

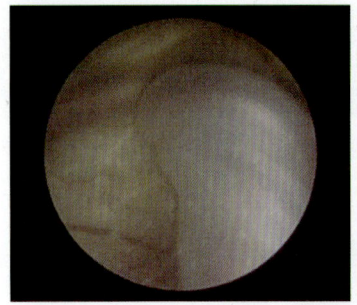 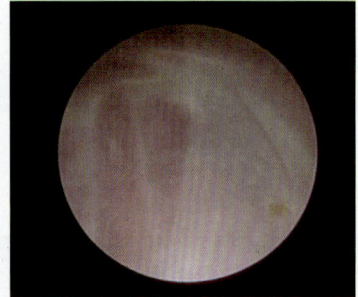 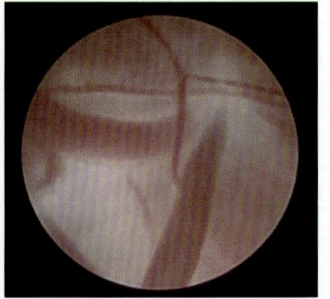

图5-4-16　胎儿镜下定位脐带胎盘插入点（一般为受血儿脐带插入点）　　图5-4-17　胎儿镜下定位双胎间隔膜　　图5-4-18　血管吻合追踪（AV吻合）

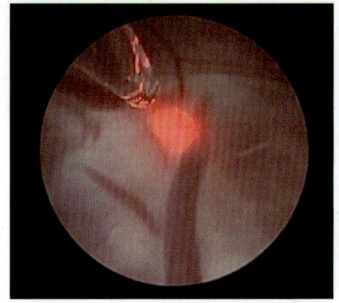 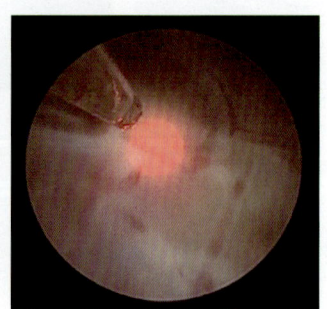

图5-4-19　AV吻合血管凝固　　图5-4-20　AV吻合血管凝固后

（2）所有血管凝固后再次沿隔膜检查是否存在可能遗漏的吻合血管或复通的血管，必要时予以凝固加固。

6．羊水减量

激光凝固结束后，撤出胎儿镜，将吸引管连接Trocar，行羊水减量术，至AFV＜8 cm。

7．术后观察

（1）胎儿多普勒检测双胎胎心率、羊水、膀胱情况、胎膜状态。

（2）在超声监护下撤出Trocar，观察有无切缘出血，并局部压迫3～5 min，毕后局部消毒，覆盖敷料（图5-4-21）。

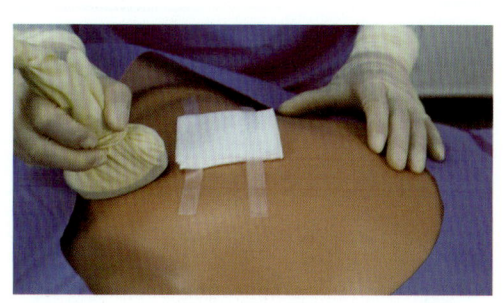

图5-4-21　结束后消毒穿刺点，覆盖敷料，超声复查胎儿及胎盘情况

六、注意事项

（1）手术入路：根据术前对胎盘的位置、脐带胎盘的插入点评估决定手术入路，是手术成功与否的关键因素，同时，术者的站位与设备的摆放也是据此来决定的。

（2）麻醉方式：取决于孕妇紧张程度、压迫症状与手术难度，若符合以下之一者建议行椎管内麻醉。①孕妇疼痛敏感或情绪易紧张；②因羊水过多压迫症状明显；③前壁胎盘、孕周大考虑手术时间长或手术鞘的角度可能变动较大。

（3）能量发射：为了避免激光对胎儿造成损伤，镜下必须可见激光光纤头时才进行发射能量，且避免连续发射。

（4）血管凝固：①后壁胎盘受到母体腹主动脉搏动的影响，血管凝固时需注意激光光纤头与血管距离，进行实时调整；前壁胎盘会增加手术难度；术中宫缩或羊水量减少后胎盘"移位"，侧壁胎盘时可能发生胎盘折叠，影响血管追踪。②与传统标准术式"选择性凝固术"相比，序贯选择性凝固术将供血胎或受血胎宫内死亡的风险降低了40%～50%，围生期双胎存活率也是传统标准术式组的近2倍，序贯选择性凝固术要求按上述顺序依次凝固各型交通血管，而选择性凝固术并不遵循特定顺序。

（5）术后观察：生命体征、宫缩、胎膜早破、胎盘早剥、穿刺部位出血，若无不适可考虑术后第1天复查超声，病情无恶化时可考虑出院，门诊定期随访；根据孕妇病情必要时复查血常规、肝肾功能，注意出现稀释性贫血、低蛋白血症、镜像综合征的可能。

（6）术后随访：①手术并发症与效果。术后前两周每周1次、之后每两周1次超声检查直至30周，评估羊水与胎膜情况，查看胎膜分离征象，隔膜穿孔，胎膜破裂（95%的病例中，供血儿与受血儿羊水量恢复正常分别需要5～8周）；MCA-PSV，用于评估术后发生复发性TTTS及TAPS可能（往往发生于术后的6周内）。②胎儿宫内状况监测。每3～4周超声评估胎儿生长情况，若一胎胎儿估计体重小于第10百分位数，一旦进入有生机儿阶段，则需每周1次血流监测，若出现脐动脉血流缺失或反向，则需进一步评估静脉导管血流；孕30周开始，每周1次超声生物物理评分（BPP）检查；术后3～4周行胎儿头颅MRI检查。③术后不存在并发症等需要提前分娩时，常规孕36～37周计划分娩。

（方燕　方大俊）

参考文献

[1]HARMAN C R. Amniotic fluid abnormalities[J]. Semin Perinatol, 2008, 32（4）: 288-294.

[2]DICKINSON J E, TJIOE Y Y, JUDE E, et al. Amnioreduction in the management of polyhydramnios complicating singleton pregnancies[J]. Am J Obstet Gynecol, 2014, 211（4）: e1-e7.

[3]FISK N M, TANNIRANDORN Y, NICOLINI U, et al. Amniotic pressure in disorders of amniotic fluid volume[J]. Obstet Gynecol, 1990, 76（2）: 210-214.

[4]ELLIOTT J P, SAWYER A T, RADIN T G, et al. Large-volume therapeutic amniocentesis in the treatment of hydramnios[J]. Obstet Gynecol, 1994, 84（6）: 1025-1027.

[5]LEUNG W C, JOUANNIC J M, HYETT J, et al. Procedure-related complications of rapid amniodrainage in the treatment of polyhydramnios[J]. Ultrasound Obstet Gynecol, 2004, 23（2）: 154-158.

[6]SOCIETY FOR MATERNAL-FETAL MEDICINE（SMFM）, DASHE J S, PRESSMAN E K, et al. SMFM Consult Series #46: evaluation and management of polyhydramnios[J].Am J Obstet Gynecol, 2018, 219（4）: B2-B8.

[7]EVANS M I, GOLDBERG J D, DOMMERGUES M, et al. Efficacy of second-trimester selective termination for fetal abnormalities: international collaborative experience among the world's largest centers[J]. Am J Obstet Gynecol, 1994, 171（1）: 90-94.

[8]CHEN C H, HSIEH H C, TSAI H D, et al. Cardiac tamponade: an alternative procedure for late feticide[J]. Taiwan J Obstet Gynecol, 2009, 48（2）: 159-162.

[9]张志涛，卢少尉，刘彩霞，等.射频消融选择性减胎术技术规范（2021年更新版）[J].中国实用妇科与产科杂志，2021，37（2）: 181-184.

[10]刘霄，王谢桐，王红梅，等.单卵三胎及四胎妊娠射频消融减胎术的安全性及有效性[J].中华围产医学杂志，2018，21（11）: 731-736.

[11]PARAMASIVAM G, WIMALASUNDERA R, WIECHEC M, et al. Radiofrequency ablation for selective reduction in complex monochorionic pregnancies[J]. BJOG, 2010, 117（10）: 1294-1298.

[12]MOISE K J JR, JOHNSON A, MOISE K Y, et al. Radiofrequency ablation for selective reduction in the complicated monochorionic gestation[J]. Am J Obstet Gynecol, 2008, 198（2）: e1-e5.

[13]TSAO K, FELDSTEIN V A, ALBANESE C T, et al. Selective reduction of acardiac twin by radiofrequency ablation[J]. Am J Obstet Gynecol, 2002, 187（3）: 635-640.

[14]SHEVELL T, MALONE F D, WEINTRAUB J, et al. Radiofrequency ablation in a monochorionic

twin discordant for fetal anomalies[J]. Am J Obstet Gynecol, 2004, 190（2）: 575-576.

[15]卢少尉, 张志涛, 刘彩霞, 等. 胎儿镜激光治疗双胎输血综合征技术规范（2021年更新版）[J]. 中国实用妇科与产科杂志, 2021, 37（1）: 67-69.

[16]ROBYR R, LEWI L, SALOMON L J, et al. Prevalence and management of late fetal complications following successful selective laser coagulation of chorionic plate anastomoses in twin-to-twin transfusion syndrome[J]. Am J Obstet Gynecol, 2006, 194（3）: 796-803.

[17]Management of Monochorionic Twin Pregnancy. Green-top guideline No.51[J]. BJOG, 2017, 124（1）: e1-e45.

[18]Practice bulletin No.169 summary: multifetal gestations: twin, triplet, and higher-order multifetal pregnancies[J]. Obstet Gynecol, 2016, 128（4）: e131-e146.

[19]SAGO H, ISHII K, SUGIBAYASHI R, et al. Fetoscopic laser photocoagulation for twin-twin transfusion syndrome[J]. J Obstet Gynaecol Res, 2018, 44（5）: 831-839.

[20]尹少尉, 刘彩霞, 张志涛, 等.双胎输血综合征诊治及保健指南（2020）[J].中国实用妇科与产科杂志, 2020, 36（8）: 714-721.

[21]尹少尉, 刘彩霞.双胎输血综合征激光治疗的围手术期管理[J].中华产科急救电子杂志, 2019, 8（1）: 58-61.

[22]KNIJNENBURG P J C, SLAGHEKKE F, Tollenaar L S A, et al. Prevalence, risk factors, and outcome of postprocedural amniotic band disruption sequence after fetoscopic laser surgery in twin-twin transfusion syndrome: a large single-center case series[J]. Am J Obstet Gynecol, 2020, 223（4）: e1-e8.

[23]CHMAIT R H, KONTOPOULOS E V, KORST L M, et al. Stage-based outcomes of 682 consecutive cases of twin-twin transfusion syndrome treated with laser surgery: the USFetus experience[J]. Am J Obstet Gynecol, 2011, 204（5）: 393.e1-e6.

[24]QUINTERO R A, ISHII K, CHMAIT R H, et al. Sequential selective laser photocoagulation of communicating vessels in twin-twin transfusion syndrome[J]. J Matern Fetal Neonatal Med, 2007, 20（10）: 763-768.

第六篇 计划生育手术

Chapter 06

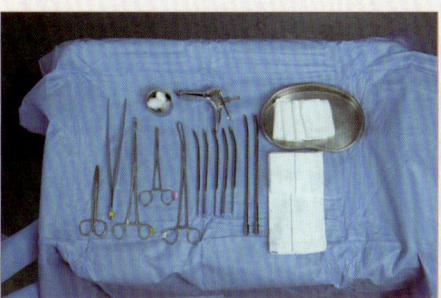
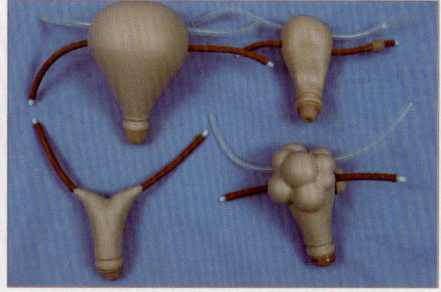

第一章 人工流产术

一、目的

人工流产术（俗称人流术）是在早期妊娠，通过负压吸引术和钳刮术等手术操作排空宫内胎儿及其附属物以终止妊娠。

二、适应证

（1）早期妊娠要求终止妊娠而无禁忌证。
（2）患者健康状况不适合继续妊娠。
（3）有药物流产禁忌证或药物流产尝试失败。
（4）负压吸引术适用于妊娠<10周的患者，药流加清宫或者钳刮术适用于妊娠≥10周的患者。

三、禁忌证

（1）生殖道感染。
（2）处于疾病急性期。
（3）全身情况不能耐受手术。
（4）术前2次体温监测结果超过37.5℃。

四、操作前准备

1. 人员素质要求

有经验的妇产科住院医师及以上，必须经过训练，具备一定的操作经验和技巧。

2. 环境要求

宽敞、洁净并充分配备应急设备的手术室。

3. 模型及器械准备（图6-1-1、图6-1-2）

妇科检查模型、负压吸引器、人流包（无菌阴道窥器，各种型号扩宫棒，宫颈钳1把，小头卵圆钳1把，探针1条，刮匙1条，7号和6号硬质吸管各1条，棉球3~5个，纱布3~5块）、碘伏液1瓶。

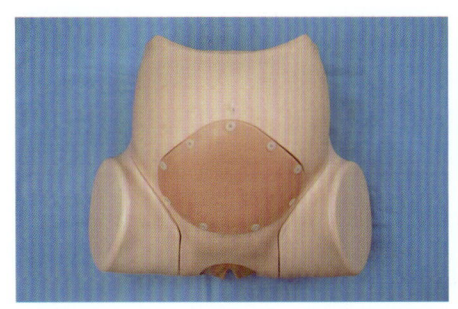
A.外观

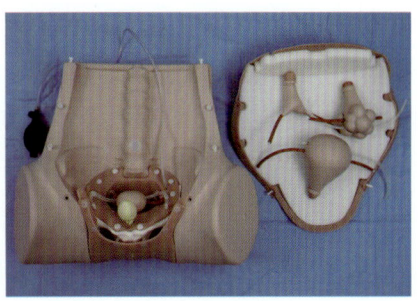
B.内部及配件

图6-1-1　妇科检查模型

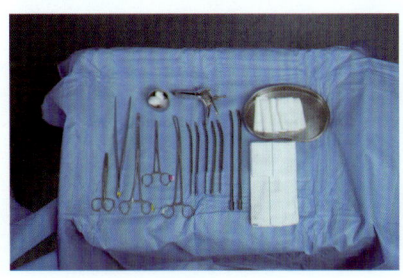
A.人流包内器械

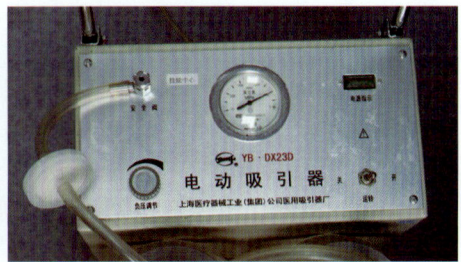
B.负压吸引器

图6-1-2　器械准备

4. 术者准备

（1）如术者对此次手术缺乏经验或信心，必须有经验丰富的上级医师在场。后备人员充足。

（2）能够处理紧急情况，如人工流产综合征、子宫穿孔、出血、宫颈扩张困难等。

5. 患者准备

（1）术前检查：应包括妇科、妇科超声、心电图、血或尿HCG测定、血常规、生化、凝血常规、白带常规、尿常规检查和传染病检测。

（2）术前测量：体温、脉搏及血压等生命体征。

（3）术前签署：患者及其家属签署规范的知情同意书。

（4）排空膀胱。

（5）术前预防性使用单一抗菌药物预防感染。采用钳刮术的患者术前应做好充分的宫颈软化准备。

五、操作流程

1. 麻醉

静脉全麻。

2. 体位

膀胱截石位。

3. 外阴及阴道消毒（图6-1-3）

用卵圆钳夹取碘伏纱布，消毒外阴3次。消毒范围上至耻骨联合，下至肛门周围及臀部，两侧达大腿内侧上1/3。消毒顺序从上到下，从内到外，注意外阴及肛周部位消毒为从外到内。再用碘伏棉球对阴道、宫颈部位进行消毒。消毒完毕后铺无菌巾单，清点器械物品。

4. 术前核查

行双合诊复查子宫位置、大小，以及附件区情况。通过妇科检查模型，学会双合诊判断妊娠子宫、非孕正常子宫、非孕双角子宫和合并肌瘤的子宫（图6-1-4）。

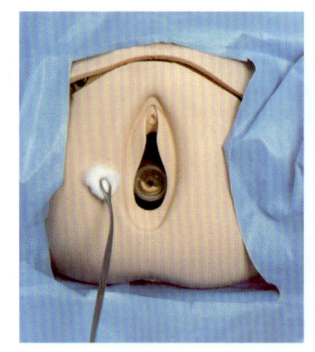

A.外阴

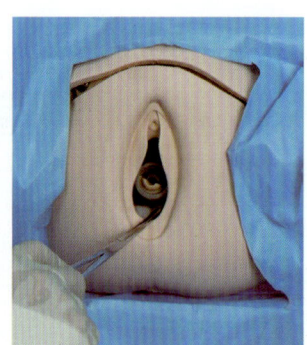

B.阴道

图6-1-3 消毒

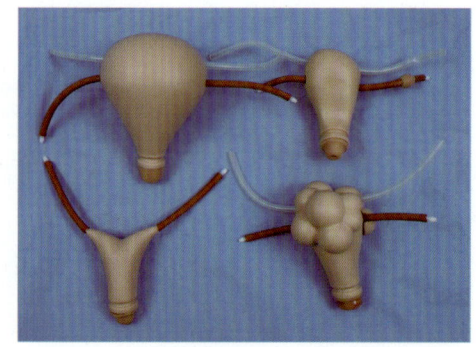

图6-1-4 子宫模型：妊娠子宫（左上）、非孕正常子宫（右上）、非孕双角子宫（左下）、合并肌瘤的子宫（右下）

5. 手术步骤

（1）消毒阴道和宫颈：用无菌阴道窥器窥开阴道后，再次用卵圆钳夹取碘伏棉球消毒阴道及宫颈管。

（2）钳夹宫颈：以宫颈钳或组织钳夹持宫颈前唇时均可横向夹持宫颈上唇，或直接钳夹宫颈的11点或7点处（图6-1-5）。

（3）探测宫腔方向和深度：顺子宫位置的方向置入探针，探测宫腔方向和深度，依据宫腔大小选择合适的硬质吸管（图6-1-6）。

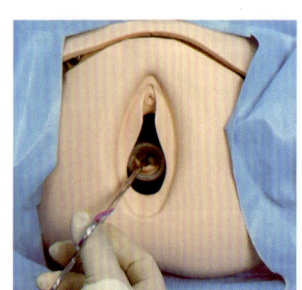

A.错误

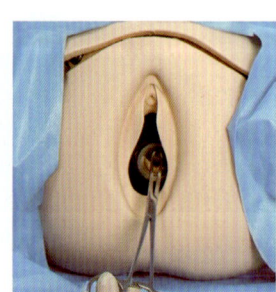

B.正确

图6-1-5 钳夹宫颈

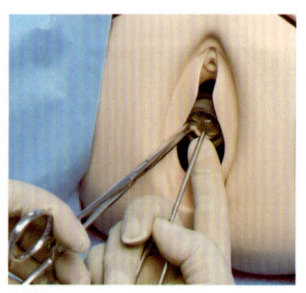

A.方向

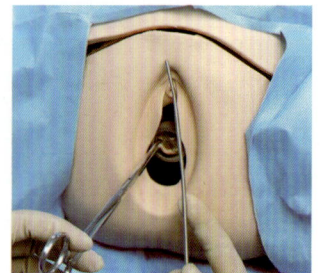

B.深度

图6-1-6 探针探测宫腔方向和深度

（4）宫颈管扩张：用扩宫棒由小到大扩张宫颈管，扩张到比所选用硬质吸管型号大半号或1号为宜（图6-1-7）。

（5）吸引：将7号硬质吸管连接到负压吸引器上，顺子宫位置的方向缓慢将其送入宫底部，当遇到阻力后略向后退。调整负压吸引器的负压值，压力一般控制在400～500 mmHg，以顺时针方向吸宫腔1～2圈，同时注意观察硬质吸管内吸刮出来的胚胎物质及出血情况。

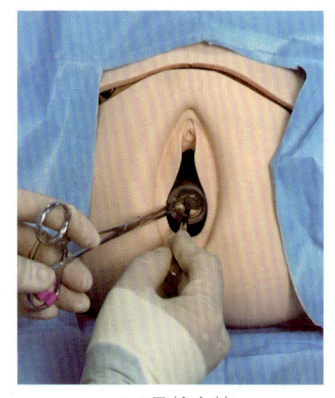
A.5号扩宫棒

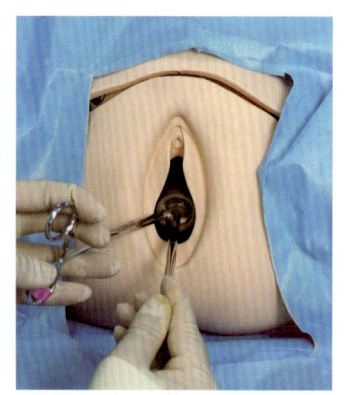
B.7.5号扩宫棒

图6-1-7　宫颈管扩张

当感觉宫壁略有粗糙感时，将硬质吸管折叠并缓慢取出，更换为6号硬质吸管，压力一般控制在250～300 mmHg，补充吸刮两侧宫角部以避免妊娠组织物残留，必要时可再次进管重复宫内吸刮操作。妊娠≥10周时应使用卵圆钳钳夹宫内胎儿及胎盘，术中最好借助超声介导，减少发生残留概率（图6-1-8、图6-1-9）。

（6）确认及消毒：确认宫内吸刮干净后，用探针探测宫腔深度（图6-1-10），取下宫颈钳，用棉球将宫颈及阴道内的血液擦净，再次用碘伏纱布消毒宫颈及阴道。

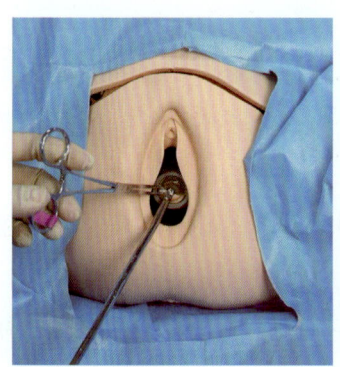
A.置入硬质吸管

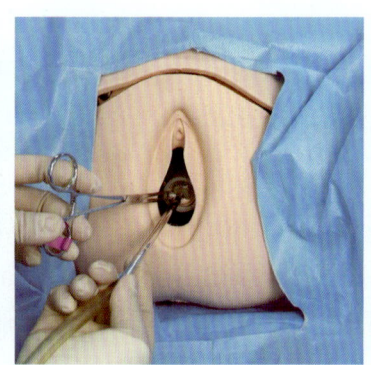
B.顺时针吸引

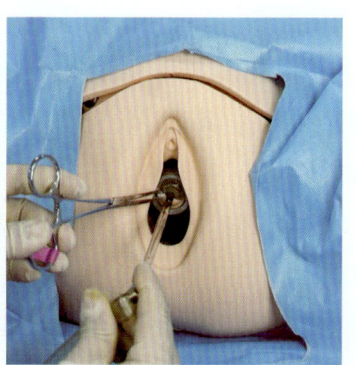
C.结束无压取管

图6-1-8　吸引

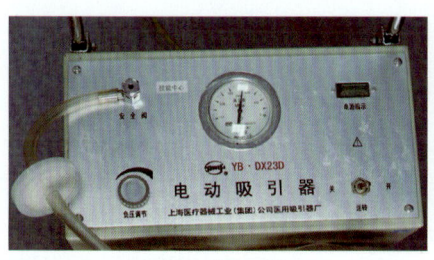
A.400～500 mmHg

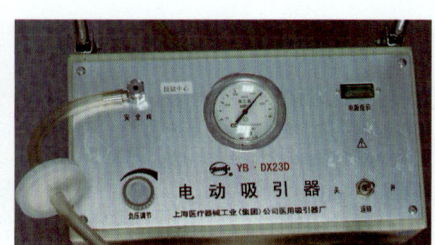
B.250～300 mmHg

图6-1-9　调整负压值

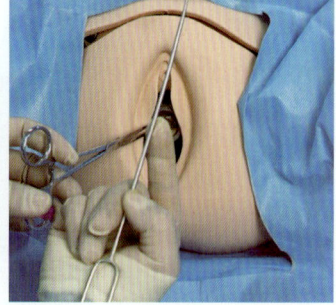
图6-1-10　术毕探测宫腔深度

6. 术后处理

术毕，测量患者生命体征。将宫内吸出物过滤，测量血液及组织容量，检查有无绒毛，若未见绒毛则需送病理检查，并评估宫内残留的可能。如为钳刮术后，应拼凑并检查夹出的胚胎组织是否完整。术后应给予抗生素预防感染。

六、注意事项

（1）术前注意：单独仔细询问病史，避免患者刻意隐瞒高危病史。术前查阅各项检查检验结果。

（2）麻醉：静脉麻醉应由麻醉医师实施及监护，以防发生麻醉意外。

（3）手术操作：人工流产术全程术者应当严格遵守无菌操作常规，预防感染。注意术前、术中、术后监测患者生命体征。术前应行双合诊核查子宫大小和位置，探针探测宫腔深度，注意子宫大小及方向，避免子宫穿孔，宫颈扩张时应用力均匀以防宫颈口撕裂，吸引压力适度，手法轻柔，避免子宫内膜损伤。

（4）预防钳刮术并发症：当孕周≥10周时，由于胎儿较大且骨骼已形成，钳刮时容易发生出血、宫颈裂伤、子宫穿孔等并发症，钳刮操作应当轻柔，必要时借助超声介导操作。

（5）流产后宣教：人工流产术后应对患者进行充分宣教，告知患者流产的利害关系，嘱患者落实避孕措施，以防再次意外妊娠。

（6）高危妊娠情况下的人工流产术：对于经评估具有出血风险的高危妊娠患者，术中应及时建立静脉通路，并做好应急输血准备。必要时可行B超监测及宫腔直视下手术，以降低宫腔操作压力、减少操作时间。警惕羊水栓塞。

（7）人工流产综合征：患者术中或术毕时出现恶心呕吐、心动过缓、心律不齐、面色苍白、头昏胸闷、大汗淋漓、血压下降、昏厥甚至抽搐等迷走神经兴奋症状时，应立即停止手术，给予吸氧，严重者可用阿托品0.5~1 mg静脉注射。术前做好患者精神抚慰，术中动作轻柔均可有效降低人工流产综合征的发生率。

（8）子宫穿孔为人工流产术的严重并发症。术中若察觉宫底落空感或手术器械进宫深度超过原来所测深度，则高度怀疑子宫穿孔，应立即停止手术，观察生命体征，必要时超声了解盆腔、腹腔积液情况。穿孔小、无脏器损伤或内出血且手术完毕情况下可注射子宫收缩剂行保守治疗，予抗生素预防感染，密切观察患者生命体征。若宫内组织未吸干净，应由有经验的医师评估后避开穿孔部位继续完成手术，必要时可在超声引导或腹腔镜下完成。怀疑有脏器损伤或有内出血症状时应及时剖腹或行腹腔镜探查，根据情况做相应处理。

（陈高文　赖武江　李肖璇　李映桃）

第二章 药物流产

一、目的

药物流产是使用前列腺素类似物、米非司酮等药物终止早孕状态的一种措施，其可以模拟自然流产过程，避免手术创伤。

二、适应证

（1）早孕≤7周的宫内妊娠（包含早期稽留产拒绝清宫手术者）可进行门诊药物流产。

（2）妊娠7~10周者可酌情住院药物流产。

（3）人工流产术操作困难或存在高危因素：①子宫畸形（残角子宫除外）；②严重骨盆畸形；③宫颈发育异常；④对人工流产手术恐惧。

（4）中期妊娠稽留流产。

三、禁忌证

（1）对前列腺素类药物过敏或有使用禁忌：心脏病、哮喘、癫痫、青光眼、高血压和严重胃肠功能紊乱。

（2）对米非司酮过敏或有使用米非司酮禁忌：肾上腺疾病、长期全身糖皮质激素治疗期间、糖尿病等内分泌疾病。哺乳期使用米非司酮，建议用药终止后停止哺乳3天。

（3）心、肝、肾疾病及肾上腺功能不全。

（4）胎盘前置状态或瘢痕子宫患者，需谨慎选用。

（5）血液病、遗传性卟啉病。

（6）贫血（血红蛋白<80 g/L）。

（7）已知或疑似异位妊娠。

（8）居住地远离医疗服务机构或交通不便，不能及时就诊及随访。

（9）对于终止妊娠犹豫不决。

四、妊娠不同时期流产药物的具体使用方法

（一）早期妊娠稽留流产和终止妊娠（表6-2-1）

1. 前列腺素类似物

主要包括米索前列醇和卡前列甲酯。单用米索前列醇的效果显著低于米非司酮和米索前列醇联合使用。

使用方法：

（1）米索前列醇阴道用药600 μg，或舌下含服400 μg。

（2）卡前列甲酯栓可以于阴道后穹窿放置1 mg。

如果未见妊娠物排出，可以间隔3 h（舌下含服）或6 h（阴道用药）重复用药1次。服用方法是舌下含服米索前列醇400 μg，阴道用药方法是放置米索前列醇400 μg或卡前列甲酯栓1 mg。

注意事项：

（1）为了防止出现过敏性休克或大量出血等严重并发症，建议用药时留院观察3~6 h。

（2）离院后阴道流血时间长（连续2 h）或量多（每小时使用≥2片大号卫生巾）、持续发热>24 h、出现全身不适>24 h等情况，需要尽快返院复诊。妊娠超过63天的药物流产应全程在医院进行，以便出现并发症时及时处理。

（3）药物流产不必常规预防性使用抗生素。

（4）如果服用药物后24 h仍然无阴道流血，需要提供进一步个体化治疗，可改用手术治疗。

（5）治疗过程中下腹剧烈疼痛可以口服非甾体抗炎药（布洛芬），呕吐明显可以服用止吐剂。

（6）哺乳期间仅使用米索前列醇，对母乳及新生儿没有影响，不需要停止哺乳。

（7）带器妊娠时，如果是有尾丝的宫内节育器，药物流产前可牵拉尾丝取出宫内节育器。取环困难者、无尾丝的宫内节育器或需宫腔操作取器的带器妊娠者，建议手术治疗，行清宫术同时行取环术。

2. 米非司酮

米非司酮是孕激素受体拮抗剂，可以增加子宫肌层和子宫颈对前列腺素的敏感性。米非司酮配伍米索前列醇用于早期妊娠药物流产有很高的成功率，是美国食品药品监督管理局（FDA）推荐的一线药物流产方案。

表6-2-1 早期妊娠稽留流产和终止妊娠药物使用方法

药物类型	用药方案
单用前列腺素类似物	米索前列醇：600 μg，阴道用药；或400 μg，舌下含服
	卡前列甲酯栓：1 mg，阴道用药
	如果无妊娠物排出，可以间隔3 h（舌下含服）或6 h（阴道用药）重复用药1次；服药方法：舌下含服米索前列醇400 μg；阴道用药方法：米索前列醇400 μg，或卡前列甲酯栓1 mg
加用米非司酮	口服米非司酮，24~48 h后开始使用前列腺素类似物，用法见上

（二）中期妊娠稽留流产

1. 单独使用前列腺素类似物

主要以米索前列醇为主，卡前列甲酯在中期妊娠的相关研究有限。目前在我国单独使用前列腺素类似物属于超药品说明书用药。2019年中期妊娠稽留流产患者药物引产的Cochrane系统评价结果表明，单独使用米索前列醇与米索前列醇联合米非司酮使用比较，两者完全流产率差异无统计学意义。2020年ACOG发布的指南指出，大多数患者口服、舌下含服，以及阴道使用米索前列醇，可在48 h内排出胎儿。

2. 米非司酮配伍前列腺素类似物

米非司酮配伍米索前列醇用于中期妊娠稽留流产引产的成功率高，且具有较高的安全性。2017年国际妇产科联盟（FIGO）和2018年世界卫生组织（WHO）相关指南和更新推荐均认为米索前列醇与米非司酮联合用药比单独使用米索前列醇的排胎时间更短。

3. 药物具体使用方法

中期妊娠稽留流产的药物引产方法与活胎中期妊娠药物引产方法相似。根据2018年WHO药物流产管理指南，推荐妊娠14～24周稽留流产使用米非司酮200 mg顿服，1～2天后阴道置入或舌下含服米索前列醇400 μg，如果4～6 h时无阴道流血或无明显宫缩，可重复使用。2019年Cochrane系统评价报道，单独使用米索前列醇400 μg，阴道置入或舌下含服，4～6 h无反应，可重复使用。妊娠周数越大，子宫对前列腺素制剂越敏感。国内外对于妊娠24周以上稽留流产实施药物引产的临床证据有限，建议采用手术引产。

五、注意事项

（一）早期妊娠药物流产终止妊娠

（1）药物流产不必常规预防性使用抗生素。

（2）未见妊娠囊排出者：用药1周后复诊，检查项目包括超声检查和血清β-HCG水平等。如果超声检查仍可见妊娠囊，建议转为手术治疗。

（3）妊娠囊已经排出者：3～4周后自测尿妊娠试验。如果呈阳性，需复诊，排除不全流产。

（4）妊娠囊完全排出，但40天后月经未复潮或复潮时出血量大于月经量时，需及时就诊。

（5）观察见可疑妊娠物排出后，须鉴别是否可见绒毛或妊娠囊；如果鉴别困难，行病理检查。

（6）当复诊时出现下述情况时，需要进一步干预：①阴道大量出血时，需急诊行手术治疗；②宫腔内组织物持续存在，或月经复潮后宫腔内仍有残留物；③出现严重药物过敏反应；④存在感染症状。

（二）中期妊娠药物引产终止妊娠

（1）中期妊娠稽留流产的药物引产应住院进行，以便及时处理过敏性休克、大出血等并发症。

（2）药物引产不必常规预防性使用抗生素。

（3）多数患者在使用米索前列醇后24 h内可排出妊娠物。用药后需注意阴道流血和子宫收缩情况。如果药物引产后48 h仍然无妊娠物排出，建议重新评估后手术引产。

（4）药物引产期间需要密切观察宫缩情况，若患者常有下腹疼痛，排除子宫破裂等并发症后，可以口服非甾体抗炎药，呕吐明显可以服用止吐剂。

（5）药物引产术后是否行清宫术应根据排出物的完整性和阴道出血情况而定，必要时需要超声作进一步排除。另外还需注意既往清宫史、子宫疾病等可增加术后不全流产的风险。一旦确诊不全流产，根据具体情况决定行清宫术或药物保守治疗。

（严津晶　陈高文　罗家懋）

第三章
中期妊娠引产术

中期妊娠引产指在妊娠14～27⁺⁶周，因母胎因素，通过医疗干预排空宫内胎儿及其附属物以终止妊娠。据报道，全球中期妊娠引产量只占所有人工流产量的10%～15%，而中期妊娠引产并发症占所有流产并发症的2/3。

引产的主要机制为启动有效宫缩，同时还需促进宫颈成熟、软化及扩张，以确保胎儿及胎盘等顺利娩出。中期妊娠孕妇具有特殊的生理特点：①子宫壁较软且伴有充血现象，孕妇体内孕激素水平较高，受体敏感度差，子宫较为稳定，子宫纤维对缩宫素不敏感；②宫颈尚未发育成熟，宫颈管较长，宫颈管壁较硬、弹性较差且不易扩张，宫颈软化困难，导致引产困难，容易发生出血、宫颈裂伤和阴道后穹隆撕裂等软产道损伤；③中期妊娠子宫下段尚未形成，胎盘前置状态发生率高，出血风险增加，严重时可危及孕妇生命。

经阴道引产前使用药物或物理的方法促子宫颈成熟，缓解"不成熟的子宫颈—强烈的宫缩—薄弱的子宫下段"之间的矛盾，对提高引产成功率并减少子宫颈裂伤和子宫破裂等并发症具有关键作用。在实施引产前采用子宫颈Bishop评分法评估子宫颈，当评分≤4时提示子宫颈条件差，建议常规采用促子宫颈成熟的方法，最常用药物为米非司酮。

目前常用的中期妊娠引产方法包括：依沙吖啶（利凡诺）羊膜腔内注射引产、米非司酮配伍米索前列醇引产、水囊引产术和剖宫取胎术等。

第一节　依沙吖啶羊膜腔内注射引产

一、目的

依沙吖啶作为一种强力杀菌剂，在妊娠16～28周，注入羊膜腔后，使胎膜及胎盘组织变性坏死，产生内源性前列腺素，引起子宫收缩，使中毒死亡的胎儿及胎盘自孕妇体内排出，从而达到终止妊娠的目的。

二、适应证

（1）胎儿存在致死性畸形或出生后不可矫正的解剖结构异常，而且产前诊断专家建议不能继续妊娠。

（2）稽留流产、死胎。

（3）孕妇有严重的内外科合并症，不适合继续妊娠。

三、禁忌证

（1）生殖道感染。

（2）处于疾病的急性期。

（3）全身情况不能耐受手术。

（4）术前2次体温监测结果超过37.5℃。

四、操作前准备

1. 人员素质要求

操作者或督导者要求具备从事母胎医学临床工作的高年资主治医师或以上职称，术前评估适应证与禁忌证，具备抢救大出血的条件和经验，要具有可以实施羊膜腔注射、阴道助产、子宫颈或阴道损伤修补、大量输血、剖宫取胎术、子宫切除或子宫动脉栓塞手术的人员。

2. 环境要求

具备紧急剖宫产手术及母体紧急情况抢救条件的产房或手术室。

3. 器械及物品准备

彩色多普勒超声仪、16G至18G穿刺针（建议软胶管）、5 mL注射器2个、10 mL注射器2个、依沙吖啶引产药品（利凡诺100 mg、生理盐水10 mL）、无菌纱布2块（图6-3-1）。

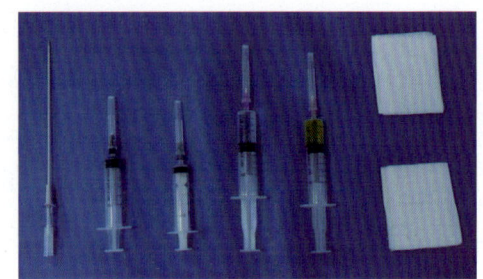

图6-3-1　已准备好的引产物品

4. 患者准备

（1）术前检查：应包括超声、心电图、血常规、生化、凝血常规、白带常规、尿常规检查和传染病检测。在常规行彩超检查时，应核对胎儿大小、胎方位、胎盘位置、羊水量等。多次宫腔操作史停经后有阴道出血史及剖宫产术后再孕者，注意是否有胎盘前置或植入的情况。可疑诊断胎盘植入时，建议行MRI检查。

（2）术前测量：体温、脉搏及血压等生命体征。

（3）排空膀胱。

（4）术前签署：患者及其家属签署规范的知情同意书。

（5）术前用药：操作前晨服米非司酮50 mg，晚服25 mg，服用2天；或第1天晚服米非司酮75 mg，第2天晨服用75 mg，2 h后注射依沙吖啶；或术前24 h顿服米非司酮200 mg。

五、操作流程（参考第五篇第二章"氯化钾心内注射和利凡诺引产"）

（1）体位：仰卧位。

（2）定位：可利用经腹部超声定位穿刺点，或将子宫固定于下腹部正中位置，于子宫底2~3横指下方中线上或中线两侧以囊性最强部位作为穿刺点，在穿刺点上做好标记。

（3）消毒：以卵圆钳夹取碘伏纱布，对穿刺部位进行消毒，由内而外，直径15 cm，消毒完毕铺无菌洞巾。

（4）穿刺注射：以带针芯的7号腰椎穿刺针从穿刺定位点"Z"形路径进针。进入羊膜腔后拔出针芯，用空注射器连接穿刺针，回抽见清亮羊水表示穿刺针已进入羊膜腔，然后将装有利凡诺药液的注射器连接穿刺针，回抽部分羊水以再次确认针头位于羊膜腔内，再推注药物，推注完毕后撤去注射器并插入针芯，迅速拔除穿刺针并以无菌纱布覆盖穿刺部位，按压片刻，胶布固定，安返病房观察。

（5）术后观察及产程管理：穿刺给药后密切观察阴道出血及宫缩情况，密切留意孕妇生命体征。当出现规律宫缩后应转入产房由专人观察，适时行阴道检查了解产程进展。检查妊娠产物是否完整，必要时配合超声检查，分娩后酌情使用清宫术。

六、注意事项

（1）依沙吖啶有效引产剂量为50~100 mg，200 mg为中毒剂量，可导致肝肾功能衰竭，故临床上对急慢性肝肾疾病患者禁止使用。

（2）依沙吖啶羊膜腔内注射的剂量为80~100 mg，引产成功率在95%以上，从给药至胎儿胎盘娩出的时间为38~48 h。孕周在14~20周时子宫不敏感，依沙吖啶的注射剂量可以采用100 mg；随着孕周的增大，建议酌情减少用量至80 mg。

（3）依沙吖啶诱发强直宫缩，易造成宫缩不协调，且软化宫颈作用不明显，在分娩过程中易并发宫颈裂伤，甚至后穹隆撕裂，引产时间长，蜕膜残留发生率较高，多数需要清宫。采用依沙吖啶引产要重视子宫颈的准备，可以采用米非司酮促宫颈成熟。米非司酮作为孕激素受体拮抗剂，可以有效阻断孕激素活性，同时可以使宫颈胶原纤维分解，进一步软化宫颈，扩张宫口，有利于胎儿娩出，从而缩短产程，减少宫颈裂伤，减少出血及胎盘胎膜残留，有利于提高引产成功率。临床后密切观察产程，一旦发现宫缩过强、强直性宫缩或不协调性宫缩，可以肌内注射哌替啶100 mg抑制宫缩；产后要仔细检查软产道，及时发现损伤。

第二节 米非司酮配伍米索前列醇引产

一、目的

妊娠14～27⁺⁶周，通过服用药物诱发宫缩，排空宫内胎儿及其附属物以终止妊娠。

二、适应证

（1）妊娠14～27⁺⁶周，不能采用其他方法引产（如对依沙吖啶过敏或胎膜早破）时。

（2）孕周较小（14～16周）时，胎儿骨骼形成，不宜行负压吸引术，而此期羊水量少，羊膜腔穿刺较困难。

三、禁忌证

（1）对前列腺素类药物过敏或有使用禁忌：心脏病、哮喘、癫痫、青光眼、高血压和严重胃肠功能紊乱。

（2）对米非司酮过敏或有使用米非司酮禁忌：肾上腺疾病、长期全身糖皮质激素治疗期间、糖尿病等内分泌疾病。哺乳期使用米非司酮，建议用药终止后停止哺乳3天。

（3）心、肝、肾疾病及肾上腺功能不全。

（4）胎盘前置状态或者瘢痕子宫，需谨慎选用。

（5）血液病、遗传性卟啉病。

（6）贫血（血红蛋白＜80 g/L）。

四、操作前准备

人员素质要求、环境要求和患者准备同本章第一节"依沙吖啶羊膜腔内注射引产"。

五、药物具体使用方法

米非司酮配伍米索前列醇引产需要3天。第1天顿服米非司酮200 mg，第2天不用药；也可口服米非司酮100 mg，每天1次，连服2天，总量200 mg；或者口服米非司酮50 mg，每天2次，连用2天，总量200 mg。在第3天上午口服米索前列醇400 μg，如无宫缩，可每间隔3 h给予米索前列醇200 μg，给药的总次数不超过4次。

尽管我国米索前列醇药物说明书中的所述给药途径只有口服，但也可以经阴道、直肠或舌下给药。米索前列醇口服吸收迅速，1.5 h可完全吸收，但对胃肠道平滑肌有刺激作用，可出现恶心、呕吐等不适。经阴道或直肠给药，不仅可以减少恶心、呕吐等不适，而且阴道放置米索前列醇的生物活性是口服的3倍，血浆峰值可持续约4 h，生物利用度大于口服给药。根据2018年WHO药物流产管理指南，推荐妊娠14～24周顿服米非司酮200 mg，1～2天后阴道置入或舌下含服米索前列醇400 μg，如果4～6 h时无阴道流血或无明显宫缩，可重复使用。2019年Cochrane系统评价报道，单独使用米索前列醇400 μg，阴道置入或舌下含服，4～6 h无反应，可重复使用。妊娠周数越大，子宫对前列腺素制剂越敏感。

六、注意事项

（1）建议在产房排胎，以便及时处理产道裂伤、大出血等并发症。

（2）不必常规预防性使用抗生素。

（3）多数患者在使用米索前列醇后24 h内排出妊娠物。用药后需注意阴道流血和子宫收缩情况。如果药物引产后48 h仍然无妊娠物排出，建议重新评估后手术引产。

（4）药物引产期间需要密切观察宫缩情况，患者常常出现下腹疼痛，排除子宫破裂等并发症后，可以口服非甾体抗炎药；呕吐明显可以服用止吐剂。

（5）药物引产术后是否行清宫术应根据排出物的完整性和阴道出血情况而定，必要时需要超声作进一步排除。另外还需注意既往清宫史、子宫疾病等可增加术后不全流产的风险。一旦确诊不全流产，根据具体情况决定行超声介导下清宫术或药物保守治疗。

（6）国内的研究指南认为，米非司酮配伍米索前列醇的安全引产孕周是8～16周。对于孕17～27^{+6}周的妇女，单用米非司酮+依沙吖啶羊膜腔注射是中期引产的标准方案之一。

第三节　水囊引产术

一、目的

水囊引产术是妊娠16～40周，通过水囊经子宫颈口置入子宫壁与胎膜之间，诱发宫缩，排空宫内胎儿及其附属物以终止妊娠。

二、适应证

因某种疾病（如心、肝、肾、血液疾病或高血压等）不宜继续妊娠，且药物引产方法终止妊娠不适用。

三、禁忌证

除了本章第一节"依沙吖啶羊膜腔内注射引产"的禁忌证外，还有妊娠期反复阴道流血、前置胎盘、瘢痕子宫等。

四、操作前准备

人员素质要求、环境要求和患者准备同本章第一节"依沙吖啶羊膜腔内注射引产"。

器械及物品准备：彩色多普勒超声仪、水囊〔避孕套自制水囊、双球囊导管（图6-3-2）、Foley导尿管〕。

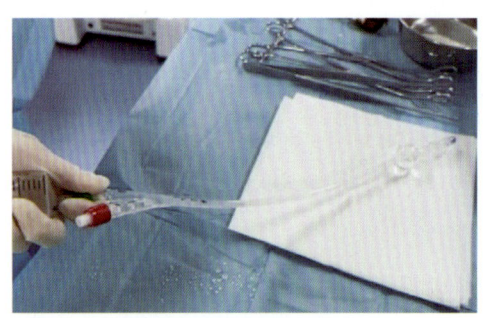

图6-3-2　双球囊导管

五、操作流程

（1）体位：膀胱截石位。

（2）定位：可利用经腹部超声定位胎盘位置，避开胎盘位置放置水囊。

（3）消毒：用卵圆钳夹取碘伏纱布，消毒外阴3次，消毒范围上至耻骨联合，下至肛门周围及臀部，两侧达大腿内侧上1/3。消毒顺序从上到下，从内到外，注意外阴及肛周部位消毒为从外到内。再用碘伏棉球对阴道、宫颈部位进行消毒。消毒完毕后铺无菌巾单。

（4）水囊置入：将无菌水囊经子宫颈口置入子宫壁与胎膜之间，然后按孕周经导管缓慢注入无菌生理盐水300～500 mL，24 h内取出。

六、注意事项

（1）水囊引产术成功率可达80%～90%，平均引产时间在72 h以内。

（2）感染是水囊引产术最常见和最危险的并发症，需注意无菌操作，术后应给予抗生素预防感染。

（3）水囊中注入的无菌生理盐水量：常规以孕月×100 mL计算注入量，最大量为500 mL。

（4）双球囊导管、Foley导尿管可用于药物引产前促宫颈成熟。

第四节 剖宫取胎术

一、适应证

适合胎盘位置异常或其他引产方法失败、不能使用其他引产方法或必须尽快终止妊娠,要求终止妊娠同时行输卵管结扎术亦可选用。剖宫取胎术创伤大、恢复慢、并发症多,因此要求严格遵循适应证。近年来中期妊娠引产的方法逐渐增多,而且效果好、安全、易行,不应轻易采用剖宫取胎术。

二、注意事项

(1)若孕妇有剖宫产史,盆腔粘连比较多,术中要仔细分离粘连,避免器官损伤。

(2)若中期妊娠子宫下段形成欠佳,且膀胱腹膜处有前次剖宫产术下推膀胱后形成的粘连,术中下推膀胱时要找准层次,动作轻柔,避免损伤膀胱。

(3)子宫切口尽量采用下段横切口,娩出胎儿及其附属物后,严密止血,双层缝合子宫下段切口,对合整齐,保持切口缝合平滑。

(4)注意保护腹壁切口,避免羊水或蜕膜等宫腔内容物流入腹腔或污染腹壁,以防发生子宫内膜异位症。

(5)熟练应用各种保留子宫的保守性止血技术。

(6)对于中央性前置胎盘伴有胎盘植入的孕妇,预防性使用动脉栓塞术可使子宫胎盘局部血流减少,从而避免剖宫取胎术中因胎盘剥离而出现大出血。

(张梦琪 陈高文 李映桃)

第四章 输卵管结扎术

一、目的

通过切断、电凝、钳夹、套扎等方式阻断输卵管，使精子及卵子不能相遇受精，从而达到绝育的目的。手术入路可分为开腹、腹腔镜或经阴道进行。

二、适应证

育龄期女性自愿要求绝育。

手术时机：

（1）月经干净后3~7天，当月无性生活或者严格避孕。

（2）在开展剖宫产或者其他腹部手术加行输卵管结扎术时，需要排除感染性切口的手术。

（3）哺乳期闭经，应排除妊娠。

三、禁忌证

生殖道感染、腹部皮肤感染、处于疾病的急性期、全身情况不能耐受手术和术前2次体温监测结果超过37.5℃。

四、操作前准备

1. 人员素质要求

有相应手术资质的医师。

2. 环境要求

宽敞、洁净并充分配备应急设备手术室。

3. 器械准备

腹部手术相应器械应包括：手术刀、组织钳、血管钳、甲状腺拉钩、腹壁拉钩、压肠板、剪刀、棉球、纱布和碘伏液等。腹腔镜手术相应器械应包括：手术刀、巾钳、腹腔镜穿刺器（Trocar）或者单孔穿刺器（Port）、组织钳、血管钳、剪刀，以及腹腔镜内的分离钳、无损伤钳、剪刀、电凝钳。4号丝线、2-0可吸收缝线。

4. 患者准备

（1）术前检查：应包括妇科超声、心电图、胸片、血常规、生化、凝血常规、白带常规、尿常规检查和传染病检测。

（2）术前测量：体温、脉搏及血压等生命体征。

（3）术前签署：患者及其家属签署规范的知情同意书。

五、操作流程

（一）经腹手术

1. 麻醉

蛛网膜下腔阻滞麻醉、腰硬联合麻醉。蛛网膜下腔阻滞麻醉或腰硬联合麻醉应在术前留置尿管。

2. 体位

仰卧位。

3. 腹部及会阴消毒

用卵圆钳夹取碘伏纱布，消毒腹部3次，消毒范围上至剑突下，下至阴阜及大腿外上1/3，两侧达腋中线，消毒顺序从上到下，从内到外。

4. 手术切口选择

一般选择耻骨联合上2~3横指，或宫底下方1~2cm；横向切口或者纵向切口，长度2~3cm。按常规方法逐层进腹及关腹。

5. 常用的输卵管结扎方式

（1）抽芯包埋法（图6-4-1）：两把组织钳钳夹输卵管峡部无血管区，间距2~3cm并向两侧牵拉暴露输卵管峡部，生理盐水在输卵管峡部浆膜下注射水垫，使输卵管与浆膜、血管分离。冷刀切开浆膜约1~2cm，蚊氏血管钳轻轻游离输卵管峡部约1cm，蚊氏血管钳带双股线穿过输卵管下方，随后靠双侧打结将输卵管结扎。用组织剪剪除双结扎线间输卵管组织，小圆针穿4号丝线将输卵管浆膜层缝合，使输卵管近端断端包埋于系膜内，输卵管远端断端缝合于系膜外。同法处理对侧。

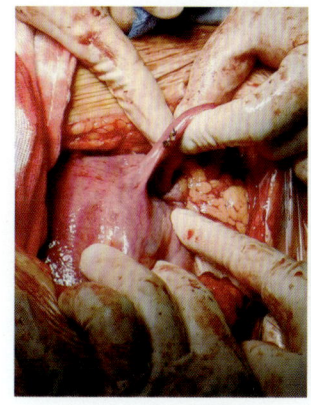 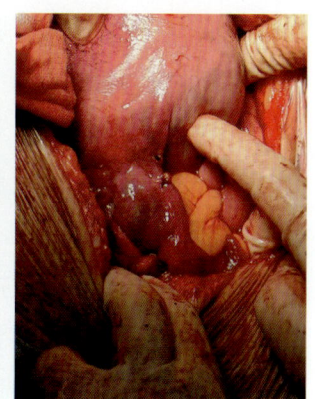

A.右侧输卵管结扎　　B.左侧输卵管结扎

图6-4-1　剖宫产+抽芯包埋法输卵管结扎

（2）输卵管双折结扎切除法：组织钳钳夹输卵管峡部提起，血管钳在组织钳下1~2 cm处钳夹双折输卵管，丝线缝扎依次结扎双侧输卵管或同时结扎双侧输卵管，剪除结扎线上方部分输卵管组织。同法处理对侧。

（3）输卵管夹绝育法：取出输卵管后，手指固定输卵管峡部，术者将输卵管钳夹于输卵管峡部，注意将全部管腔夹闭在内。同法处理对侧。

（二）经腹腔镜手术

1. 麻醉

气管内全麻。留置尿管。

2. 患者体位

仰卧位。

3. 腹部及会阴消毒

用卵圆钳夹取碘伏纱布，消毒腹部3次，消毒范围上至剑突下，下至阴阜及大腿外上1/3，两侧达腋中线，消毒顺序从上到下，从内到外。消毒完毕后铺无菌巾单。

4. 手术切口选择

（1）经腹部腹腔镜：可采用多孔腹腔镜方式或单孔腹腔镜方式。多孔腹腔镜一般需要2~3个孔。第1孔位于脐孔上缘1 cm，孔径10 mm，可采取横向切口或者纵向切口。第2孔位于反麦氏点，孔径5 mm，一般采用横向切口或者平行于腹纹切口，应避开腹壁血管。如为单人腹腔镜内操作，第3孔可选择左侧锁骨中线平脐水平或稍内侧，横切口，孔径5 mm；如为双人腹腔镜内操作，第3孔可选择麦氏点，孔径5 mm，一般采用横向切口或者平行于腹纹切口，应避开腹壁血管。单孔腹腔镜切口一般选择脐孔及周围，长度2~3 cm，可为脐孔处腹正中线纵向切口，或脐孔上缘腹正中线纵向切口，或脐孔上缘1 cm处绕脐半环状切口，逐层进腹后置入经腹部腹腔镜Port设备。

（2）经阴道腹腔镜：经阴道腹腔镜手术为单孔腹腔镜方式，可选择前入路切口或后入路切口。前入路切口即在阴道前穹隆切开2~3 cm，并逐层进入腹腔；后入路切口即在阴道后穹隆切开2~3 cm，并逐层进入腹腔。进腹后置入经阴道腹腔镜Port设备。选择经阴道腹腔镜手术的医生应具备良好的阴式手术经验。

5. 腹腔镜气腹

充入CO_2气体建立气腹，设定气腹压力限制12 cmH_2O。多孔腹腔镜手术一般在第1穿刺孔处穿刺针穿刺充气建立气腹后行10 mm的Trocar穿刺，单孔腹腔镜手术一般在置入Port后充气建立气腹。

6. 常用的输卵管结扎方式

（1）缝扎+电凝绝育术：无损伤钳提起输卵管暴露输卵管峡部，4号丝线"8"字缝合输卵管峡部近端，间断缝合远端，双极电凝钳钳夹输卵管峡部缝扎段，并将其凝闭约1 cm，剪刀剪断凝闭输卵管组织。同法处理对侧（图6-4-2）。

（2）输卵管夹绝育法：无损伤钳提起输卵管暴露输卵管峡部，在输卵管峡部间隔1 cm各钳夹一输卵管夹，注意将全部输卵管管腔夹闭在内，剪刀剪除两输卵管夹间部分输卵管组织。同法处理对侧。

（3）套环绝育法：套扎钳抓取输卵管峡部，上提套扎钳使输卵管峡部对折，下推套环器外管使套环滑落套扎输卵管，剪刀剪除套环以上部分输卵管组织。同法处理对侧。

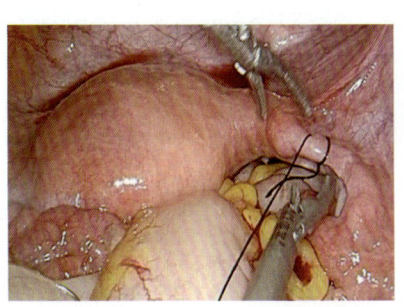
A.4号丝线"8"字缝合输卵管峡部近端

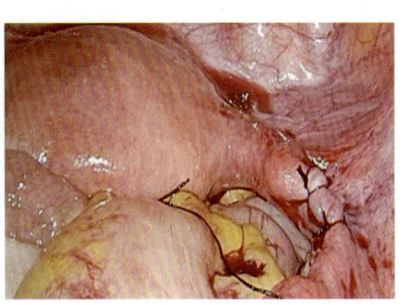
B.间断缝合远端

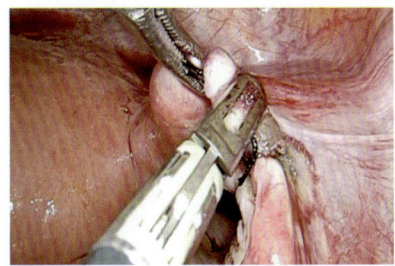
C.双极电凝钳钳夹输卵管峡部缝扎段

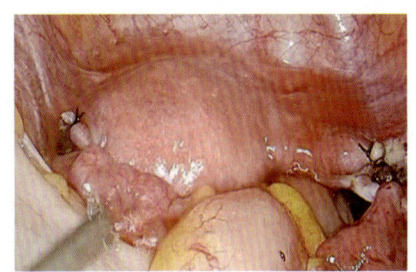
D.手术完成

图6-4-2　缝扎+电凝绝育术

六、注意事项

（1）术前：注意详细询问患者病史，充分告知患者不同避孕方式并指导患者选择，确认患者手术意愿，术前查阅患者各项检查检验结果。

（2）手术操作：注意避免腹腔内脏器损伤；避免过度牵拉输卵管引起出血，术中应予以可靠止血，避免形成阔韧带血肿；手术应充分闭合输卵管管腔，避免管腔闭合不全，术后出现异位妊娠。

（3）无菌操作：手术全程应当严格遵守无菌操作原则，围手术期可使用抗菌药物预防感染24 h。

（4）经阴道腹腔镜手术前应充分评估阴道条件、盆腔内情况、子宫大小等影响因素。如术中发现经阴道手术困难，应与家属充分沟通，必要时转经腹部腹腔镜手术或经腹手术。

（5）经腹手术结束前应仔细检查腹腔，清点物品，避免异物残留体内。

（6）输卵管结扎术后腹痛：应床边查看患者，评估其疼痛是否为腹部切口疼痛，是否为腹腔内脏器疼痛，有无腹腔内感染可能，有无腹腔脏器损伤可能，必要时行相应检验和检查协助评估，并予以对症处理、抗感染治疗或其他相应治疗。

（郑友红　陈高文）

第五章
腹腔镜下输卵管复通术

一、目的

对既往行输卵管绝育术的输卵管，通过经腹腔镜手术将结扎或堵塞部位的输卵管复通与修复，恢复其输送精子通道。

二、适应证

（1）有自然妊娠需求，要求接受输卵管复通且无手术禁忌证。

（2）排除其他不孕因素，包括男方因素。且女方卵巢储备功能及排卵功能正常、宫腔及内膜正常。

手术时机：月经干净后3~7天，当月无性生活或严格避孕。

三、禁忌证

1. 绝对禁忌证

（1）严重的心脑血管疾病及肺功能不全。

（2）严重的凝血功能障碍。

（3）绞窄性肠梗阻。

（4）大的腹壁疝或膈疝。

（5）生殖道感染、腹部皮肤感染、处于疾病的急性期、术前2次体温监测结果超过37.5℃。

2. 相对禁忌证

腹腔内广泛粘连。

四、操作前准备

1. 人员素质要求

有相应手术资质的医师。

2. 环境要求

宽敞、洁净并充分配备应急设备的手术室。

3. 器械及物品准备

腹腔镜器械、腹腔镜微型器械（包括钝头无损伤钳、分离钳、持针器、剪刀、双极电刀等）、亚甲蓝液1支、4-0可吸收缝线1条。

4. 术者准备及术前评估

（1）了解上次输卵管手术情况，包括是否存在严重积水等。

（2）术前讨论，明确手术适应证，排除禁忌证。

（3）确认患者知情同意，告知术后妊娠率82.8%（＜30岁），且出现异位妊娠的概率比正常人高。签署书面知情同意书。

5. 患者准备

（1）术前检查：应包括胸片、妇科超声、心电图、血常规、生化、凝血常规、白带常规、尿常规检查和传染病检测，卵巢功能评估、宫腔镜检查、男方生育力评估等。

（2）术前签署：患者及其家属签署规范的知情同意书。

（3）术前测量和脐部准备：测量体温、脉搏及血压等生命体征。脐部以安尔碘消毒。

五、操作流程

1. 麻醉

采用硬膜外麻醉或气管内全麻。

2. 体位

取膀胱截石位，行常规会阴消毒，留置导尿管及宫腔导管。

3. 腹部及会阴消毒

用卵圆钳夹取碘伏纱布，消毒腹部3次，消毒范围上至剑突下，下至阴阜及大腿外上1/3，两侧达腋中线，消毒顺序从上到下，从内到外。消毒完毕后铺无菌巾单。

4. 手术步骤

（1）置入腹腔镜摄像头，4个Trocar（脐孔1 cm，左、右麦氏点各0.5 cm，左麦氏点和脐孔中点1 cm），充入CO_2气体建立气腹。

（2）镜下探查盆腹腔：见子宫和卵巢大小及活动度正常，左侧输卵管峡部见结扎输卵管断端局部积水；右侧输卵管峡部见结扎断端局部积水，部分缺损（图6-5-1）。

（3）用注射器经Trocar在双侧输卵管系膜注射生理盐水，水垫分离输卵管管芯（图6-5-2）。

（4）自宫腔导管注入亚甲蓝液。

（5）腹腔镜下见近端输卵管亚甲蓝液积聚部位，剪开输卵管结扎部位的近端和远端的输卵管表面系膜，暴露两断端输卵管管芯（图6-5-3）。修剪输卵管结扎部位的近端和远端输卵管管芯，露出新鲜管芯端口，创面点状双极电凝止血。

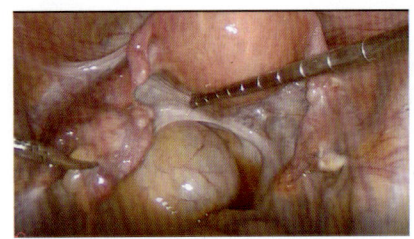 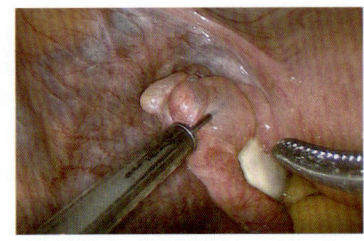 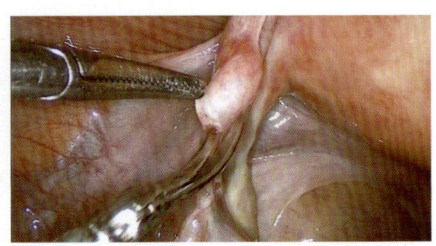

图6-5-1　镜下探查子宫附件情况　　图6-5-2　在输卵管系膜注射生理盐水，水垫分离输卵管管芯　　图6-5-3　剪开左输卵管结扎部位，暴露两断端输卵管管芯

（6）远端可采用硬膜外导管自伞部插管通液，以判断远端是否通畅：可见亚甲蓝液体通畅流出（图6-5-4）。

（7）使用4-0可吸收缝线分别在输卵管管芯浆肌层的3点和6点进行单纯缝合，与管芯连接，线结打在管腔外侧，同法在9点缝合输卵管浆膜层（图6-5-5）。

（8）同法处理对侧输卵管。两侧输卵管复通术毕，经宫腔导管再次注入亚甲蓝液，判断亚甲蓝液经输卵管引流情况，术中可见亚甲蓝液经输卵管通畅流出。间断缝合关闭创面附近输卵管系膜。确保输卵管不扭转或折叠，输卵管伞端良好、活动自如（图6-5-6）。

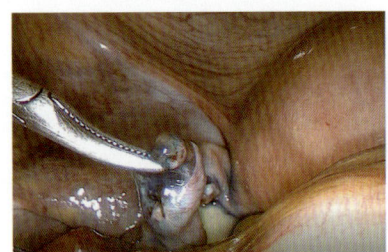 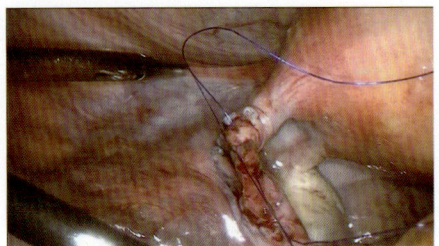 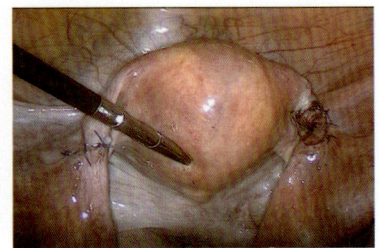

图6-5-4　远端输卵管通液　　　　图6-5-5　缝合管芯　　　　　图6-5-6　术后检查手术效果

（9）生理盐水充分冲洗盆腔，检查创面并确保创面无出血，盆腔放置防粘连膜。

六、注意事项

（1）输卵管手术中，小心钳夹输卵管系膜及浆膜，尽可能避免对输卵管黏膜钳夹，减少输卵管纤毛损伤，妥善止血，保持组织湿润。在分离输卵管及其周围粘连的时候要注意保留腹膜组织，缺少腹膜的覆盖将导致组织创面外露，腹膜化有助于减少术后粘连。

（2）术后第1天复查血常规，检查结果无异常后方可出院。

（3）出院后，待下次月经干净后可考虑备孕。

（杨艳　冯健洋　何泓）

参考文献

[1]张林爱，顾向应，刘欣燕，等.规范人工流产全程管理建议[J].中国计划生育和妇产科，2021，13（8）：6-9.

[2]中华医学会计划生育学分会.临床诊疗指南与技术操作规范.计划生育分册[M].北京：人民

卫生出版社，2017.

[3]郑峰，顾向应，刘欣燕，等.早期妊娠稽留流产治疗专家共识[J].中国实用妇科与产科杂志，2020，36（1）：70-73.

[4]中华医学会计划生育学分会.不全流产保守治疗专家共识[J].中华生殖与避孕杂志，2019，39（5）：345-348.

[5]中华医学会计划生育学分会.宫腔操作前宫颈预处理专家共识[J].中华生殖与避孕杂志，2020，40（1）：3-8.

[6]中华医学会计划生育学分会，中国优生优育协会健康与出生缺陷防控专业委员会.中期妊娠稽留流产规范化诊治中国专家共识[J].中国实用妇科与产科杂志，2021，37（9）：928-932.

[7]程利南，狄文，丁岩，等.女性避孕方法临床应用的中国专家共识[J].上海医学，2018，41（11）：641-655.

[8]谢幸，孔北华，段涛.妇产科学[M].9版.北京：人民卫生出版社，2018.

[9]张建忠.新编临床妇产科学[M].长春：吉林科学技术出版社，2018.

[10]常青，阎萍，董晓静.助产技能与产科急救[M].郑州：河南科学技术出版社，2020.

[11]陈德军，廉红梅，熊俊，等.50 mg利凡诺用于中期妊娠羊膜腔穿刺引产术可行性[J].中国计划生育学杂志，2022，30（1）：28-31.

[12]乔娟，漆洪波.美国妇产科医师学会"死胎管理专家共识2020版"要点解读[J].中国实用妇科与产科杂志，2020，36（10）：1025-1029.

[13]王晓晔，石亚利，范蒙洁，等.中期引产高危因素分析及不同引产方案比较研究[J].中国实用妇科与产科杂志，2020，36（3）：260-263.

[14]中华医学会计划生育学分会.剖宫产术后瘢痕子宫孕妇中期妊娠引产的专家共识[J].中华妇产科杂志，2019，54（6）：381-386.

[15]刘新民.妇产科手术学[M].3版.北京：人民卫生出版社，2003.

第七篇
妊娠合并妇科疾病相关手术

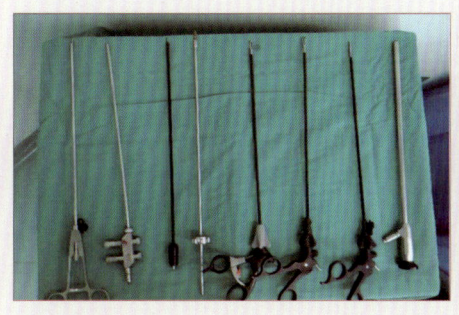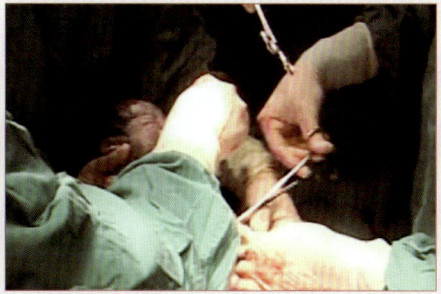

第一章

宫内妊娠合并异位妊娠（宫内外复合妊娠）

一、目的

宫内妊娠合并异位妊娠是辅助生殖技术的常见并发症，安全去除异位妊娠病灶，避免破裂出血危及患者生命，必要时可保留宫内妊娠。

二、适应证

（1）异位妊娠包块保守治疗失败。
（2）考虑异位妊娠包块有破裂可能或已破裂并发腹腔内出血。
（3）异位妊娠诊断明确，有手术治疗意愿。
（4）对于宫内外复合妊娠，首选手术治疗异位妊娠。

手术时机：一经诊断，应该充分与患者沟通病情，选择合适、确切、有效的治疗方式。

三、禁忌证

异位妊娠与宫内早孕诊断不明确。

四、操作前准备

可根据患者情况选择具体的手术方式，主要有传统开腹手术和腹腔镜手术。腹腔镜手术具备耗费时间短、术中出血少、术后疼痛轻、康复速度快等优点，所以腹腔镜手术已成为诊断和治疗异位妊娠的首选手术方式。本章以腹腔镜手术治疗为例进行阐述。

1. 人员素质要求

有腹腔镜手术经验及相应资质的中级医师以上。

2. 环境要求

设备齐全、已经过消毒的手术室。

3．物品准备

（1）腹腔镜系统：显示器、冷光源、气腹机、摄像系统、摄像头、镜头、光纤连接线（图7-1-1）。

（2）腹腔镜手术专用器械：一次性Trocar和套管针3～4个、分离钳、抓钳、剪刀、吸引器、持针器、双极电刀或者超声刀等（图7-1-2）。

（3）腹部手术器械：尖手术刀、剪刀、血管钳、巾钳、拉钩等。

4．患者准备

（1）充分进行术前病情沟通后禁食；对于急诊手术者，根据术前进食情况，可留置胃管，避免麻醉后胃食管内容物返流。

（2）术前充分备血，开放静脉通道。

（3）必要时还需完善阴道超声检查，了解腹腔内积液、双侧附件及宫内外妊娠囊情况等。

（4）必要时使用抗生素预防感染。

（5）对于怀疑腹腔内出血者，可知情同意后，行后穹隆穿刺术明确。

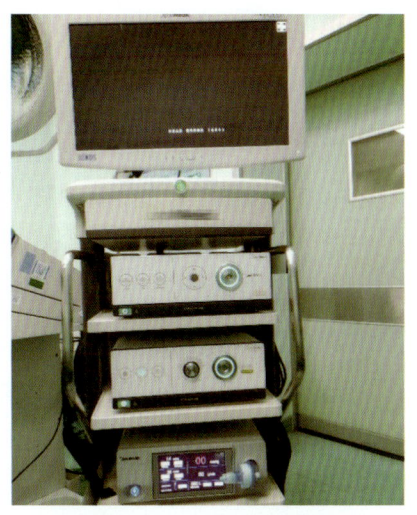

图7-1-1　腹腔镜系统
（从上至下：显示器、摄像系统、冷光源、气腹机）

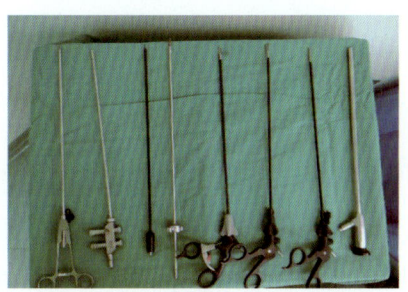

图7-1-2　腹腔镜手术专用器械

五、操作流程

（一）体位

患者取平卧位。留置导尿管。

（二）麻醉

气管插管全麻。

（三）消毒铺巾

常规腹部手术消毒，铺无菌巾单，器械物品点数。

（四）建立气腹

（1）做脐部1 cm皮肤切口，气腹针滴水试验，确认进入腹腔。

（2）连接气腹管，腹腔内灌注CO_2气体，注意观察腹腔内压力变化，维持11～13 mmHg。

（3）拔出气腹针后，视物镜置入脐部1 cm视物镜Trocar。

（4）置入腹腔镜，直视下置入各辅助Trocar，注意透光试验，避开腹壁血管走行穿刺。

（五）手术步骤

根据手术方案进行具体的操作。必要时根据术中探查情况，再次和患者家属沟通签字确定最终手术方式。

1. 根治性输卵管切除手术主要步骤

（1）充分暴露患侧输卵管走行，观察异位妊娠部位、病灶大小、是否破裂，以及与卵巢等周围粘连情况。

（2）沿输卵管伞端至输卵管宫角连接处峡部，紧贴输卵管凝切输卵管系膜。

（3）完整切除输卵管后，充分凝闭输卵管子宫连接处峡部残端。

（4）凝切过程中，避免使用单极电凝；对于异位妊娠包块较大或壶腹部明显增大靠近卵巢悬韧带者，建议双极电凝后用剪刀离断。

2. 输卵管切开取胚手术主要步骤（图7-1-3）

（1）充分暴露输卵管走行，暴露输卵管异位妊娠部位，判断病灶是否适合行切开取胚手术。

（2）沿输卵管管芯走行，纵行切开异位妊娠包块，切记勿全层切开，避免损伤输卵管纤毛。

（3）逐渐切开输卵管壁，避免切开过大，切口大约2 cm。

（4）可运用吸引器，利用水压分离异位妊娠包块与输卵管；取出妊娠组织物。

（5）冲洗分离创面，进一步确认妊娠组织物切除完整，避免绒毛组织残留；必要时可双极电凝出血点及可疑绒毛残留组织。

（6）3-0可吸收缝线间断纵行缝合输卵管管腔及黏膜层，恢复输卵管管壁完整性，共缝合3针。

（7）生理盐水冲洗腹腔，洗净后，予透明质酸钠于创面防粘连。

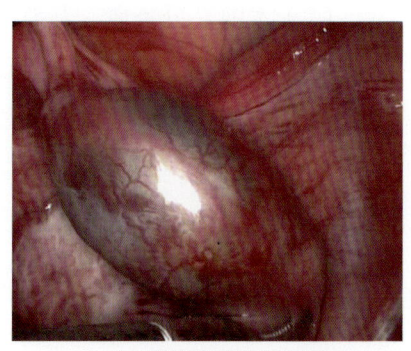

A.右侧输卵管壶腹部妊娠

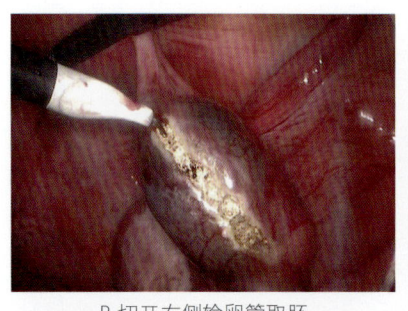

B.切开右侧输卵管取胚

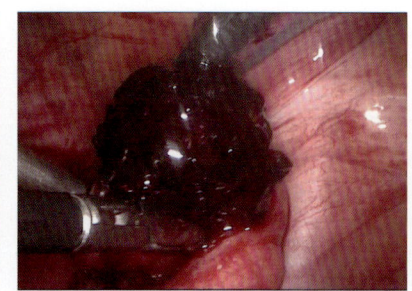

C.取出胚胎

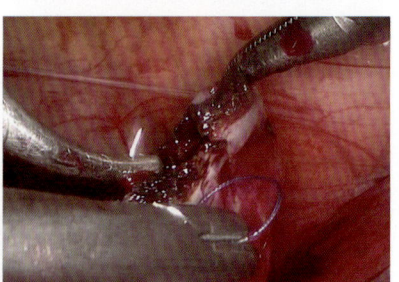

D.间断缝合切口

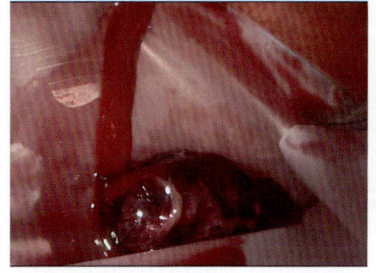

E.标本置入标本袋

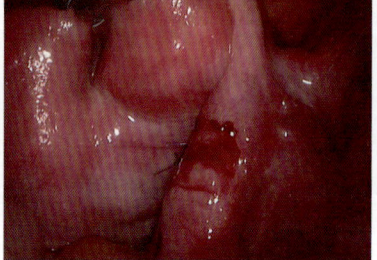

F.创面防粘连

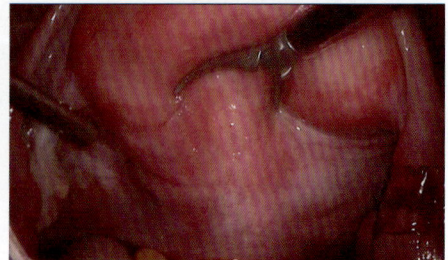

G.完成手术后子宫和附件全景

图7-1-3　宫内外复合妊娠输卵管切开取胚手术

（六）术中操作要点

尤其适用于宫内外复合妊娠者的腹腔镜手术的操作要点：

（1）操作轻柔，尽可能减少接触子宫，避免搬动子宫。

（2）避免使用单极能量器械。

（3）使用双极能量器械时，尽量缩短电凝时间。

（4）气腹压维持在适当低水平（<13 mmHg）。

（5）冲洗盆腔时应用温生理盐水冲洗，减少对子宫的刺激。

（6）尽量缩短手术时间。

（7）根据孕周宫底位置，选择脐部上缘甚至脐与剑突下连线上的合适部位做视物镜Trocar穿刺孔。

（8）在直视下做透光试验，明确避开腹壁血管后置入辅助Trocar。

（9）术毕排空腹腔内CO_2气体。

（七）术后处理

（1）宫内外复合妊娠者，术后48 h内每24 h予1次黄体酮20 mg维持治疗。

（2）术后注意观察阴道出血及宫缩情况。

六、注意事项

（1）宫内外复合妊娠者，术后1周内复查妇科超声，了解宫内胚胎情况。

（2）术后适当镇痛。

（冯健洋）

第二章
妊娠合并卵巢囊肿扭转

一、目的

去除病灶、解除扭转，以及明确囊肿性质。

二、适应证

（1）卵巢囊肿扭转保守治疗无效。
（2）扭转的卵巢囊肿可疑恶变。
（3）扭转的卵巢囊肿破裂并发内出血。

手术时机：根据孕周、囊肿性质及囊肿扭转情况综合决定手术时机。保守治疗后有再次扭转、卵巢缺血性坏死风险。

手术路径：根据孕周及囊肿性质决定，孕16周前良性囊肿扭转可考虑腹腔镜手术，孕周超过34周完成促胎肺成熟治疗后可考虑剖宫产，同时处理扭转的卵巢囊肿。

手术方式：多为解除扭转，同时剔除卵巢囊肿；怀疑恶性肿瘤并扭转，治疗原则与非孕期相同，同时兼顾个体化原则。

三、禁忌证

（1）诊断不明确者，尤其右侧扭转者，须与妊娠合并阑尾炎、妊娠合并胆囊炎及妊娠合并右侧输尿管下段结石等急腹症鉴别。
（2）合并明显腹腔内感染且感染未控制。
（3）患者经保守治疗，明显好转，且无恶性肿瘤证据。

四、操作前准备

1. 人员素质要求

中级职称医师及以上，行腹腔镜手术应有腹腔镜手术经验及相应资质的医师参与。手术室有一组能参与手术及配合抢救的麻醉医师、手术室护士。

2. 环境要求

设备齐全且已经消毒的手术室。

3. 物品准备

腹部手术包或腹腔镜手术系统和器械。

4. 患者准备

（1）完善肿瘤标志物糖类抗原125（CA125）、CA153、CA199、甲胎蛋白（AFP）、HCG等的检测，协助判断囊肿性质。

（2）充分评估血栓风险，完善D-二聚体及双下肢静脉超声评估。

（3）术前行妇科B超评估扭转囊肿血流血供情况，必要时建议完善盆腔MRI平扫检查，进一步协助诊断。

（4）术前评估感染指标［白细胞（WBC）、降钙素原（PCT）等］。

（5）术前根据孕周等产科情况给药以预防早产、流产等。

五、操作流程（以早期妊娠合并卵巢囊肿蒂扭转为例）

（一）体位

取平卧位。留置导尿管。

（二）麻醉

气管插管全麻。根据孕周，麻醉前及麻醉后用多普勒胎心仪听胎心。

（三）消毒铺单

常规腹部手术消毒，铺无菌巾单，清点器械、物品。

（四）术中操作要点

1. 腹腔镜手术

（1）操作轻柔，尽可能减少接触子宫，避免搬动子宫。

（2）避免使用单极能量器械。

（3）使用双极能量器械时，尽量缩短电凝时间。

（4）气腹压维持在适当低水平（<13 mmHg）。

（5）冲洗盆腔时应用温生理盐水冲洗，减少对子宫刺激；必要时留置腹腔冲洗液送细胞学检查。

（6）尽量缩短手术时间。

（7）根据孕周宫底位置，选择脐部上缘甚至脐与剑突下连线上的合适部位做Trocar穿刺孔。

（8）在直视下做透光试验，避开腹壁血管后，选择合适位置，置入各辅助Trocar。

（9）术毕排空腹腔内CO_2气体。

2. 腹式手术

（1）选择下腹部正中纵行切口。

（2）术中注意避免囊液播散，遵循无瘤原则，必要时留置腹腔冲洗液送细胞学检查。

（五）手术步骤（图7-2-1、图7-2-2）

（1）进腹后明确扭转情况，判断扭转部位及患侧卵巢输卵管活性。

（2）根据扭转方向逆方向恢复解剖。

（3）观察复位后卵巢及输卵管血供情况。

（4）对于术中判断有再次扭转风险者，可选用适当固定卵巢固有韧带等方式，避免术后再次扭转。

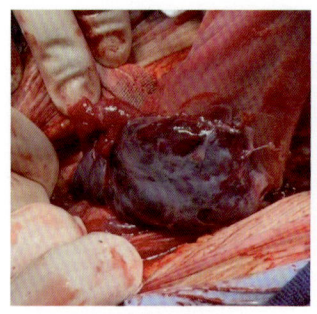 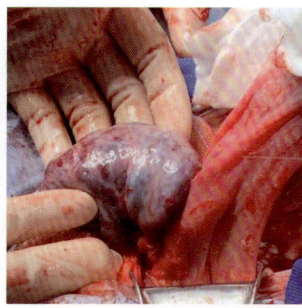 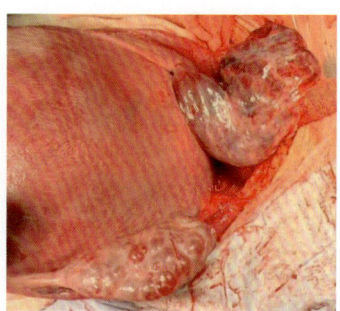

A.右侧卵巢扭转淤血改变　　B.解除扭转，恢复血运　　C.右侧卵巢血运完全恢复（左右对照）

图7-2-1　剖腹探查发现

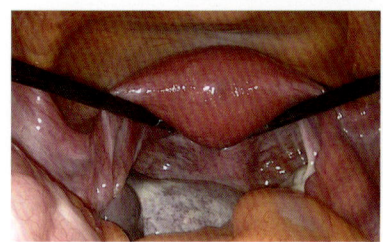 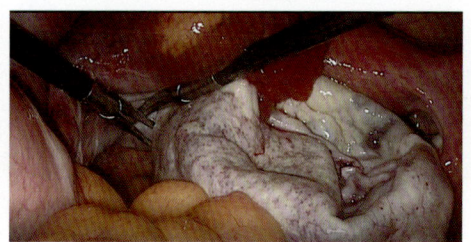 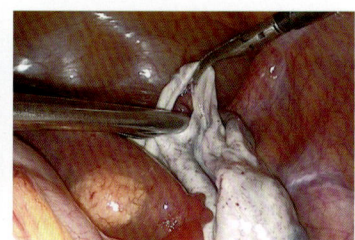

A.早期妊娠合并左侧卵巢囊肿带扭转　　B.解除扭转，复位后输卵管和卵巢血运恢复　　C.左侧骨盆漏斗韧带及附件

图7-2-2　腹腔镜下显示

（六）术后处理

（1）术毕通过产科超声了解胎儿宫内情况。

（2）早孕者术后予黄体酮肌注安胎治疗，孕20周以上者可予宫缩抑制剂，如利托君静脉滴注抑制宫缩，但需注意监测利托君副作用。

（3）术后注意观察阴道出血及宫缩情况。

（4）行严密母胎监护。

（5）预防深静脉血栓。

六、注意事项

（1）追踪病理报告，根据结果决定后续是否需要补充治疗。

（2）术后适当镇痛。

（冯健洋）

第三章
妊娠合并子宫肌瘤

一、目的

去除病灶、解除压迫,以及明确肿瘤性质。

二、适应证

(1) 妊娠期子宫肌瘤迅速增大可疑恶变。
(2) 子宫肌瘤压迫周围脏器影响持续妊娠或者并发严重的压迫症状。
(3) 子宫肌瘤红色变性,保守治疗无效。

手术时机:

(1) 孕期:绝大多数子宫肌瘤在妊娠期不会出现异常情况,无须特别干预,严密监测为主。一般不主张妊娠期行子宫肌瘤剔除术。若出现上述情况,应充分结合患者意愿,孕周,胎儿发育情况,肌瘤部位、大小等因素综合考虑,决定治疗方式,同时兼顾个体化原则。

(2) 分娩期:首先应充分结合肌瘤生长部位、胎儿及孕妇情况综合决定分娩方式,妊娠合并子宫肌瘤不是剖宫产绝对手术指征。有剖宫产手术指征者,若需在剖宫产术中同时剔除子宫肌瘤,则应考虑肌瘤大小、生长部位、数目及子宫切口选择等情况。

(3) 对于特殊部位子宫肌瘤,如阔韧带肌瘤及子宫颈部肌瘤,因位置特殊,潜在手术风险大,术前及术中应该充分评估,原则上可考虑产后,待肌瘤缩小及子宫复旧后,再评估并决定具体处理方案。

三、禁忌证

(1) 肌壁间小肌瘤,体积小且位置较深,不影响剖宫产切口,不建议术中同时切开子宫肌壁剔除肌瘤。部分小肌瘤产褥期过后可自行缩小。

(2) 阔韧带肌瘤,不论大小,不建议茫然在剖宫产术中同时处理。

(3) 子宫峡部肌瘤,尤其合并向侧宫旁突出者,因其解剖位置重要且特殊、周围毗邻输尿管及子宫动静脉走行、妊娠增大子宫等因素，若剖宫产术中同时处理，手术风险大。

（4）子宫角肌瘤，因双侧宫角输卵管连接处肌层薄弱、围分娩期特殊激素环境变化及子宫复旧等因素，若剖宫产术中同时处理，可能导致此处肌层修复不良，增加后续再次妊娠继发子宫破裂风险。

四、操作前准备

1．人员素质要求

中级职称医师及以上。手术室有一组能参与手术及配合抢救的麻醉医师、手术室护士、新生儿科医师。

2．环境要求

设备齐全且已经消毒的手术室。

3．物品准备

剖宫产包、腹部手术包、电刀。

4．患者准备

（1）充分进行术前病情沟通后禁食。

（2）充分术前备血。

（3）抗生素预防感染。

（4）必要时术前完善盆腔MRI，了解肌瘤数目、位置等。

（5）根据术前评估，必要时选择腹部切口为纵行切口。

五、操作流程（以剖宫产术中剔除子宫肌瘤为例）

1．体位

患者取平卧位。留置导尿管。

2．麻醉

硬膜外麻醉或者气管插管全麻。

3．消毒铺巾

行常规腹部手术消毒，铺无菌巾单，清点器械、物品。

4．手术步骤（图7-3-1、图7-3-2）

（1）腹部切口位置选择：取下腹正中纵行切口。

（2）进腹：逐层切开皮肤、皮下组织，分离腹直肌前鞘，分离腹直肌；打开腹膜，进入腹腔。

（3）探查：充分探查子宫肌瘤情况，包括肌瘤大小、部位、数目等；根据肌瘤位置，适当调整子宫切口位置。

（4）行剖宫产娩出胎儿：非子宫下段前壁子宫肌瘤者，仍选择子宫下段切开子宫，娩出胎儿、胎盘，使用缩宫剂加强子宫收缩；对于子宫前壁下段巨大子宫肌瘤影响子宫下段切开时，可考虑子宫体部剖宫产（图7-3-3）。

（5）剔除肌瘤：靠近子宫切口处肌瘤，在娩出胎儿后一并剔除，无须额外选择剔除肌瘤切口；对于远离子宫切口处肌瘤，应在缝合子宫剖宫产切口后再处理肌瘤。术中出血多时，灵活采用缩宫素等药物、止血带或行双侧子宫动脉上行支缝扎止血等止血措施。

（6）缝合瘤腔：根据瘤腔的大小，可以进行分层缝合、荷包缝合或"棒球样"缝合，关闭瘤腔。缝合要确切，切勿留死腔。

（7）冲洗创面，观察创面渗血情况。

（8）逐层关闭腹腔，必要时留置盆腔引流管。

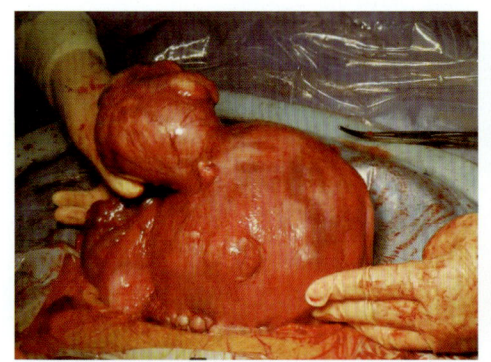
A.子宫右侧前壁浆膜下子宫肌瘤，FIGO Ⅶ型

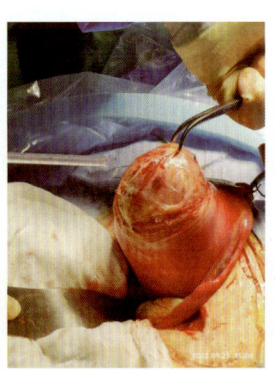
B.剔除肌瘤

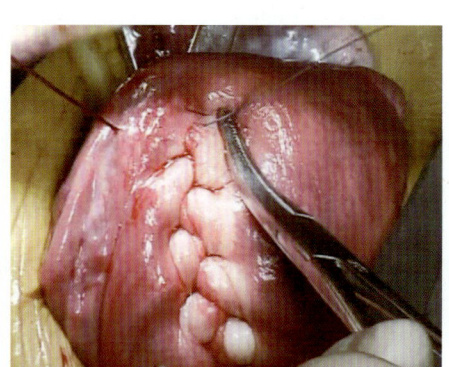
C."棒球样"缝合关闭瘤腔

图7-3-1 剖宫产术浆膜下肌瘤剔除

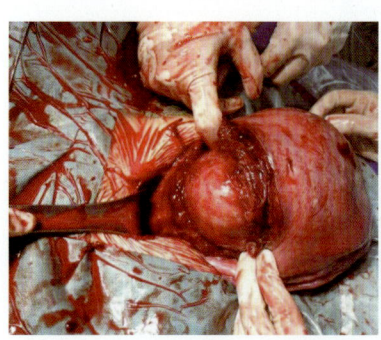
A.子宫后壁黏膜下肌瘤

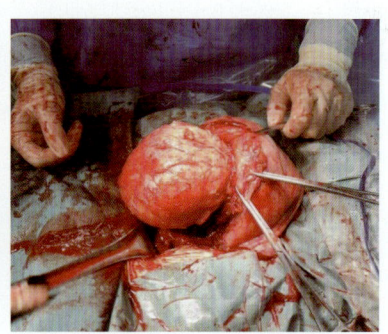
B.剥出的肌瘤

图7-3-2 剖宫产术黏膜下肌瘤剔除

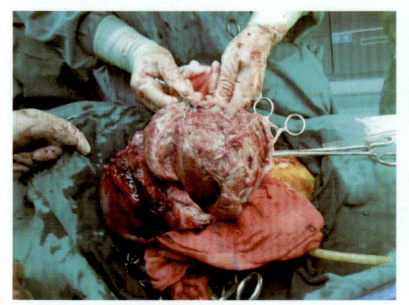
A.剥出肌瘤

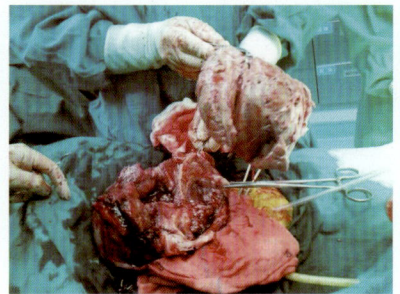
B.肌瘤离体

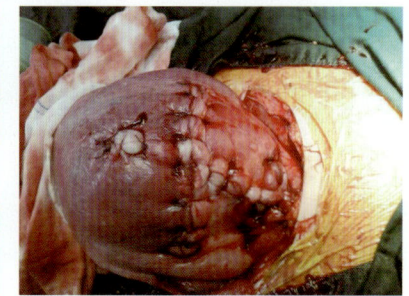
C.子宫整形后

图7-3-3 子宫前壁巨大子宫肌瘤，贴肌瘤上方子宫体部横切口剖宫产术娩出胎儿后剔除肌瘤，子宫整形缝合

5．术中操作要点

（1）对于前壁下段子宫肌瘤，选择子宫切口时可兼顾取胎和剔除肌瘤。

（2）判断子宫肌瘤位置、大小及数目。

（3）对于阔韧带部位子宫肌瘤，因孕期宫旁静脉充血，血运丰富，不建议在剖宫产时处理，但手术记录应详尽记录肌瘤位置、大小及其周围毗邻情况供后续参考；可至产后6周复查B超时了解肌瘤情况再决定具体处理方案。

（4）瘤腔缝合确切，避免留死腔。

（5）必要时术中送冰冻病理协助判断肿瘤性质。

（6）剔除宫颈部位肌瘤时，术中注意辨别输尿管走行，必要时可术中同时行双侧输尿管置管；若宫颈肌瘤巨大，剖宫产术中同时剔除风险大，可考虑延期产后6周后处理。

（7）肌瘤数目较多、位置分散，剔除过程中予缩宫素维持静滴促进宫缩，减少出血，必要时可暂时阻断子宫动脉上行支。

6．术后处理

按剖宫产术后常规处理，此外：

（1）建议术后48 h内予缩宫素维持治疗。

（2）予抗生素预防感染。

（3）注意观察阴道出血及宫缩情况。

（4）切除的子宫肌瘤送病理检查，并追踪病理报告结果。

六、注意事项

（1）术后6周内复查妇科超声了解子宫复旧情况。

（2）术后适当镇痛。

（冯健洋　潘勉　李映桃　何泓）

第四章 妊娠合并宫颈息肉

一、目的

摘除宫颈息肉，明确病理诊断，避免上行感染等相关并发症。

二、适应证

（1）怀疑宫颈息肉恶变。
（2）宫颈息肉局部坏死感染。
（3）宫颈息肉所致反复孕期出血。

手术时机：具体手术时机应综合孕周及宫颈息肉情况后决定，应充分与患者沟通病情，伴有症状者建议适时摘除。

手术方式：主要行经阴道宫颈息肉摘除，或考虑采用丝线套扎法摘除。

三、禁忌证

对于合并阴道内急性特殊感染（如念珠菌感染等），建议积极处理后再手术。

四、操作前准备

1. 人员素质要求

初级职称医师及以上。

2. 环境要求

设备齐全且已经消毒的手术室。

3. 物品准备

阴道拉钩1套、窥器1个、宫颈钳1把、小头卵圆钳1把、血管钳2~3把、纱布5~10块、弯盘2个、金属导尿管1个、碘伏液1瓶。

4. 患者准备

（1）完善心电图、血常规、生化、凝血常规、白带常规、尿常规检查和传染病检测等。

（2）完善阴道超声检查，了解息肉的大小、位置、血流是否丰富等。

（3）充分进行术前病情沟通后禁食。

（4）必要时予抗生素预防感染。

五、操作流程

（一）体位

膀胱截石位。必要时可留置导尿管。

（二）麻醉

可考虑椎管麻醉或无麻醉。

（三）消毒铺巾

行常规会阴部手术消毒，铺无菌巾单，清点器械、物品。

（四）行宫颈息肉摘除术步骤（图7-4-1）

（1）行常规会阴部消毒，铺巾，置入窥器，充分暴露宫颈息肉，并再次消毒。

（2）卵圆钳钳夹息肉，旋转法摘除息肉。

（3）若息肉蒂部宽，血运丰富，可考虑用丝线套扎法摘除。

（4）若丝线套扎法失败，出现活动性出血，可以考虑行宫颈环扎术止血。

（五）术中操作要点

（1）操作轻柔，避免牵拉息肉。

（2）术前应该充分评估息肉蒂部位置及宽窄。

（3）必要时可术后用纱布压迫创面局部24 h后取出。

（六）术后处理

（1）术后48 h内予黄体酮维持治疗。

（2）术后注意观察阴道出血情况。

六、注意事项

（1）术前经阴道超声或者经直肠超声了解息肉蒂部位置及宽窄。

（2）术前完善宫颈细胞学检查，协助判断；术后常规送病理检查。

（3）息肉较小（＜1 cm），无明显症状，可考虑孕期随诊观察。

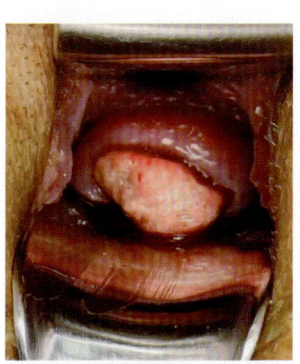

A.暴露息肉

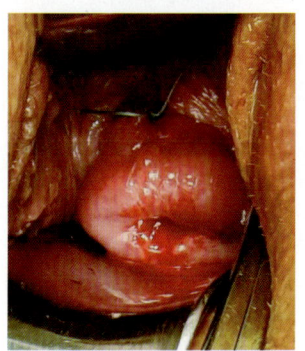

B.宫颈环扎止血

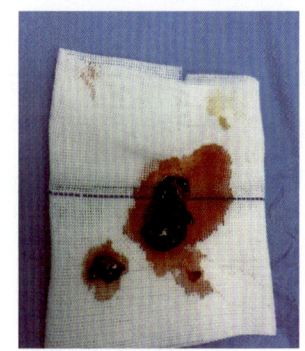

C.摘除的宫颈息肉标本

图7-4-1 宫颈息肉摘除术

（冯健洋　李映桃）

第五章
妊娠合并宫颈癌

妊娠合并宫颈癌的治疗需综合考虑病理类型、临床分期、孕周、胎儿宫内生长发育情况、孕妇的保胎意愿、是否保留生育功能等多方面的因素。采取治疗手段前应与孕妇及其家属充分沟通，必要时采取多学科协作以制定个体化的治疗策略。

一、目的

切除肿瘤，明确分期，指导术后治疗。

二、适应证

（1）对于无意愿继续妊娠或不适合继续妊娠，治疗原则同非孕期。

（2）对于希望继续妊娠：①Ⅰa1期，可选择延迟处理，期间应每隔6~8周复查阴道镜，直至胎儿成熟。若孕妇不考虑保留生育功能，等胎儿成熟后行剖宫产术的同时行筋膜外子宫全切术；如孕妇希望保留生育功能，可于产后6周以后再行宫颈锥切术。②孕周<20周，≥Ⅰa2期，及时终止妊娠进行规范化治疗。③孕20~28周，≥Ⅱb期，不建议继续妊娠。④孕20~28周，Ⅰ-Ⅰb1期，根据意愿行保留生育或不保留生育功能的手术。⑤>Ⅰb1期，可根据期别选择根治性手术或同步进行放射治疗（简称放疗）、化学治疗（简称化疗）等规范化治疗。

（3）其他特殊情况考虑：①Ⅰa2期及Ⅰb1期，孕22~25周，可选择严密监测，每6~8周阴道镜复查，每4周复查盆腔MRI，直至促胎儿成熟后行剖宫产术的同时行根治性广泛子宫切除术加盆腔淋巴结切除术，或产后限期行手术治疗。②Ⅰb2期，期待继续妊娠者，可考虑新辅助化疗（NACT）维持妊娠，待完成促胎肺成熟后立即行剖宫产术终止妊娠并行肿瘤规范化治疗。③对于期待继续妊娠，肿瘤分期较为早期，或行NACT者，终止妊娠时机为孕34周促胎肺成熟后即可行剖宫产术娩出胎儿，具体分娩时机可结合母胎情况及当地医院的救治水平决定。必要时向上级医疗机构转诊。④妊娠期间评估病情进展，恶化或需放疗可尽早终止妊娠开始规范化治疗。⑤对于Ⅰb2到Ⅱa期，有手术治疗指征者，根治性手术应在剖宫产娩出胎儿后同时进行。⑥对于Ⅱb期及以上的患者尽快终止妊娠后同步进行放、化疗。

三、禁忌证

（1）宫颈癌诊断不明确。

（2）患者Ⅱb期及以上。

四、操作前准备

1. 人员素质要求

具有妇科肿瘤经验的副高职称医师以上。手术室有一组能参与手术及配合抢救的麻醉医师、手术室护士、新生儿科医师。

2. 环境要求

设备齐全、已经过消毒的手术室。

3. 物品准备

剖宫产包、宫颈癌手术包。

4. 患者准备

（1）完善肿瘤标志物鳞状细胞癌（SCC）抗原、CA125、CA153、CA199、AFP等的检测，完善高危HPV检测。

（2）完善盆腔MRI评估，了解肿瘤情况，排除肿瘤子宫外转移。

（3）完善阴道镜评估。

（4）充分进行医患沟通。

五、操作流程（以孕34周后剖宫产术+Ⅰb2期宫颈癌根治术为例）

（一）体位

仰卧位。留置导尿管。

（二）麻醉

气管插管全麻。

（三）消毒铺巾

行常规腹部手术消毒，铺无菌巾单，清点器械、物品。

（四）术中操作要点

（1）选择下腹部正中纵行切口。

（2）术中遵循无瘤原则。

（3）因妊娠子宫较非孕期变化较大，术中注意辨别输尿管，必要时可同时行双侧输尿管置管协助辨认。

（五）手术步骤

1. 先行剖宫产娩出胎儿（图7-5-1）

（1）取腹部正中纵切口，逐层切开皮肤、皮下组织，分离腹直肌前鞘，分离腹直肌；打开腹膜，进入腹腔。

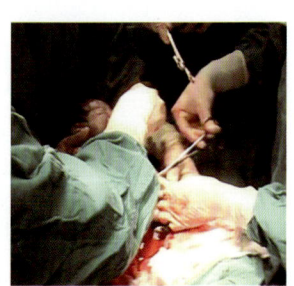

图7-5-1　剖宫产娩出胎儿

（2）先行上腹腔探查，以顺时针方向：探查右结肠旁沟、肝脏表面、胆囊、脾脏及胃、左结肠旁沟。因孕期子宫无法探查腹膜后淋巴结，可待剖宫产后子宫缩小后，再探查腹主动脉旁及盆腔淋巴结。

（3）根据探查情况取合适的子宫切口，行剖宫产术娩出胎儿、胎盘；使用缩宫剂加强宫缩。

（4）缝合子宫切口，减少出血量。

2．再行宫颈癌根治术

（1）向上绕脐扩大腹部切口。

（2）先行双侧盆腔淋巴结清扫：以髂总动脉分叉上2 cm为上界，髂外动脉腰大肌外侧缘为外界，闭孔神经为内下界，依次切除双侧髂总、髂外、髂内动静脉及闭孔淋巴结，注意辨别闭孔神经走行；术中注意充分打开血管鞘，沿各血管走行游离裸露各血管壁（图7-5-2）。

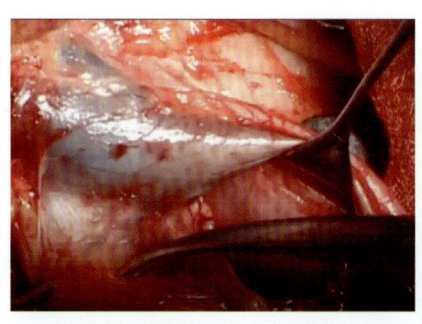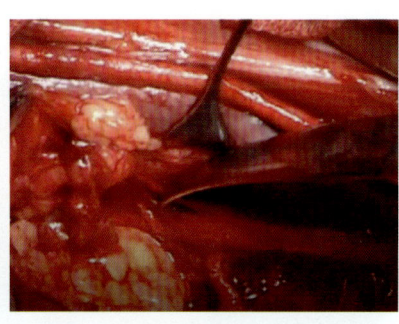

图7-5-2　切除右侧髂外动静脉及闭孔淋巴结

（3）再行广泛性子宫切除：要点在于充分打开膀胱侧间隙及直肠侧间隙，游离输尿管走行，子宫动脉髂血管起始部离断结扎，高位离断双侧骨盆漏斗韧带。对于鳞状细胞癌，符合保留卵巢指征者，可以考虑保留双侧卵巢，仅切除双侧输卵管及子宫。

（4）打开膀胱宫颈韧带前、后叶，辨认输尿管出口走行，沿输尿管隧道入口，顺输尿管走行分离膀胱宫颈韧带前叶，打开输尿管隧道，充分下推膀胱（图7-5-3）。

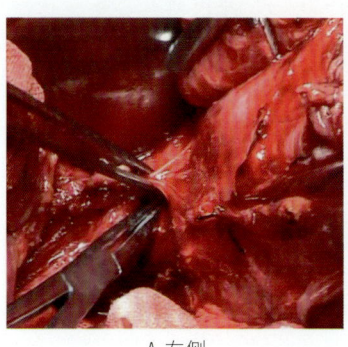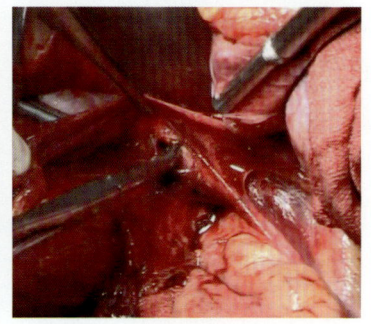

A.左侧　　　　B.右侧

图7-5-3　打开输尿管隧道

（5）充分打开直肠侧间隙及直肠阴道间隙，紧贴骶韧带盆壁连接处钳夹并离断结扎双侧骶韧带。

（6）充分打开膀胱侧间隙及直肠侧间隙，紧贴主韧带盆壁连接处钳夹并离断结扎双侧主韧带（图7-5-4）。

（7）紧贴宫旁及阴道，分离阴道旁间隙，分离阴道旁组织；同时进一步分离膀胱阴道间隙，确保切除足够长度的阴道壁组织（图7-5-5）。

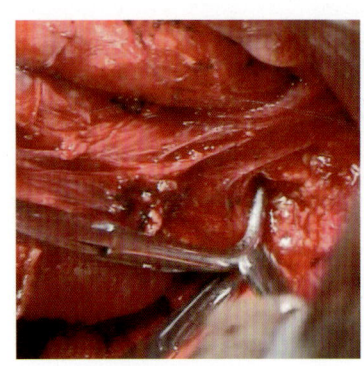
A.钳夹右侧主韧带

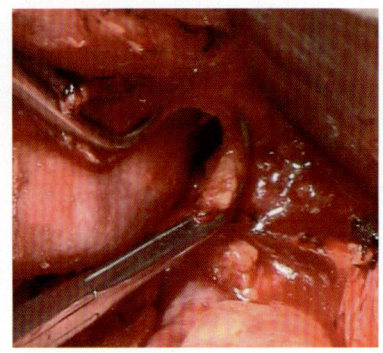
B.离断右侧主韧带

图7-5-4 处理主韧带

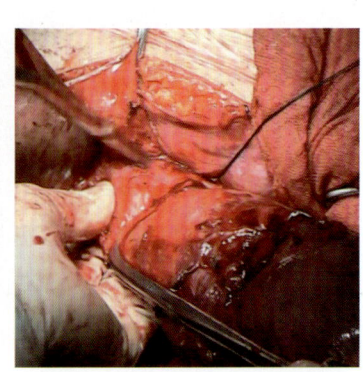
图7-5-5 分离足够的阴道切除长度

（8）直角弯钳钳夹阴道壁，完整环切阴道壁（图7-5-6）后，取出子宫；扣锁缝合阴道残端。

（9）充分检查手术创面，结扎或者电凝出血点，确保止血彻底。

（10）留置盆腔引流管（可在阴道残端经阴道放置引流管，亦可经下腹放置盆腔引流管），常规关腹。

（11）术后剖视标本，了解肿瘤大小、生长方式、浸润深度等（图7-5-7）。

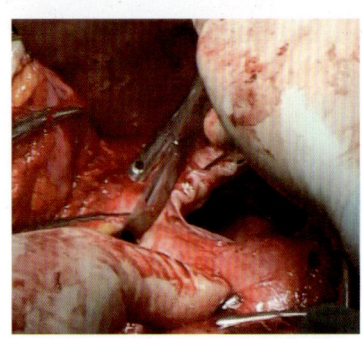
图7-5-6 环切阴道壁

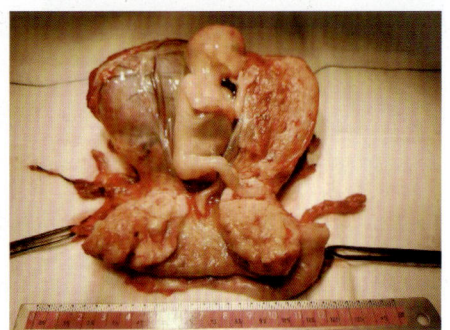
图7-5-7 孕12周合并宫颈癌标本

（六）术后处理

术毕，清点器械无误，停留尿管接尿袋、标识盆腔引流管。

六、注意事项

（1）尿管留置术后2周。

（2）留置盆腔引流管，注意观察引流情况。

（3）根据宫颈癌临床分期及术后病理，术后及时补充辅助放疗或化疗。

（4）术后2年内每3个月随诊；术后3~5年内，每6个月复诊；此后每12个月复诊；终身随诊。

（5）动态复查阴道残端细胞学、高危HPV检测；必要时行B超、MRI或者CT等辅助检查。

（冯健洋　陈高文）

第六章
妊娠合并葡萄胎

一、目的
去除病灶，明确病变性质。

二、适应证
（1）合并有正常胎-胎儿畸形（染色体异常、致死性畸形等）。
（2）继发母体严重并发症，无法持续妊娠。

手术时机：
（1）区分合并完全性或部分性葡萄胎很重要；一旦有明确终止妊娠指征，尽快选择合适方式终止妊娠。
（2）具体结合孕周及葡萄胎情况综合决定处理方案，早期妊娠可选择行超声引导下清宫术等；对于中晚孕者，可考虑引产。
（3）若考虑合并有恶性妊娠滋养细胞肿瘤（侵蚀性葡萄胎、绒毛膜癌、中间型滋养细胞肿瘤、上皮样滋养细胞肿瘤），按照恶性妊娠滋养细胞肿瘤原则处理。
（4）行早期妊娠清宫术时，术中充分扩张宫颈，在超声监测下尽量一次清宫干净，不常规行二次清宫术；对于子宫大小＞孕12周正常子宫，一次可能难以完全清净，可在术后1周行超声检查了解有无残留，如有残留，则行二次清宫术。

三、禁忌证
（1）诊断不明确。
（2）合并特殊下生殖道感染及宫腔内感染。
（3）怀疑为恶性葡萄胎，伴明显侵犯子宫肌层甚至突破子宫浆膜层。
（4）患者妊娠明显＞14周，HCG＞100 000 U/L，清宫发生子宫穿孔风险高，应转诊至有诊疗技术条件的上级医疗机构处理。

（5）发生葡萄胎后妊娠滋养细胞肿瘤的高危因素包括：年龄＞40岁，HCG＞100 000 U/L，子宫异常增大，黄素化囊肿直径＞6 cm。因此对于年龄大于40岁，没有生育要求、子宫小于妊娠14周的患者直接考虑行子宫和双侧输卵管切除术，但不作为首选治疗方案。

四、操作前准备

1．人员素质要求

中级职称医师及以上。手术室有一组能参与手术及配合抢救的麻醉医师、手术室护士。

2．环境要求

设备齐全且已经消毒的手术室。

3．物品准备

清宫手术包。

4．患者准备

（1）术前检查：应包括妇科检查、妇科超声、心电图、胸片、血或尿HCG测定、血常规、生化、凝血常规、白带常规、尿常规检查和传染病检测。

（2）充分进行术前病情沟通后禁食。

（3）充分术前备血。

（4）予抗生素预防感染。

（5）充分了解葡萄胎大小、具体位置等。

（6）术前避免使用缩宫素等收缩子宫药物。

五、操作流程（以早期妊娠超声引导下清宫术为例）

1．体位

膀胱截石位。留置导尿管。床边超声引导。

2．麻醉

静脉全麻或者硬膜外麻醉。

3．消毒铺巾

常规会阴部手术消毒，铺无菌巾单，清点器械、物品。

4．手术步骤

（1）置入窥器，再次消毒阴道。

（2）宫颈钳钳夹宫颈11点处，协助操作子宫。

（3）探查宫胎深度。依次使用扩宫棒扩张宫颈至使用≥7.5号的扩宫棒。

（4）调节负压吸引器压力。超声引导下充分吸净宫腔内妊娠组织物。

（5）术后探针探查宫深。清出妊娠组织物后，用生理盐水浸泡，肉眼判断葡萄胎组织后常规送病理检查。

5．术中操作要点

（1）孕周≥12周，合并有正常胎儿终止妊娠者，手术风险大，可考虑药物引产。

（2）在充分扩宫和清宫后，合理使用缩宫素促进子宫收缩，可减少大出血的风险。

6．术后处理

（1）建议术后予缩宫素维持治疗。

（2）予抗生素预防感染。

（3）注意观察阴道出血情况。

（4）动态复查HCG情况。

（5）追踪术后病理，明确葡萄胎最终性质。

六、注意事项

（1）葡萄胎清宫术后：每周监测血HCG直至降至正常水平，并严格避孕6个月后方可再次妊娠。

（2）若术后定期规范复查血β-HCG等检查，发现符合葡萄胎后妊娠滋养细胞肿瘤诊断后，应及时按照妊娠滋养细胞肿瘤管理，行预后评分及化疗。

（冯健洋）

第七章
妊娠合并卵巢肿瘤

一、目的

去除病灶，明确肿瘤性质。

二、适应证

（1）可疑卵巢肿瘤为恶性。

（2）肿瘤继发破裂、扭转等急腹症。

（3）因巨大肿瘤压迫，妊娠难以维持或胎儿受压影响发育。

手术时机：根据孕周及肿瘤性质情况综合决定手术时机及处理方式。若考虑为恶性卵巢肿瘤，则按卵巢恶性肿瘤原则处理；胎儿的去留结合肿瘤具体性质、孕周及患者意愿综合决定。

手术路径：根据孕周及肿瘤性质决定，孕16周前良性肿瘤可考虑经腹腔镜手术，若考虑为恶性肿瘤则行剖腹探查；孕周超过34周，完成促胎肺成熟治疗后，若有剖宫产指征者可考虑行剖宫产术时同时处理。

手术方式：治疗方式由肿瘤性质及孕周决定，同时兼顾个体化原则，主要分为经腹腔镜手术（单孔或者多孔）或传统开腹手术。

三、禁忌证

（1）卵巢肿瘤诊断不明确。妊娠期卵巢包块大部分为功能性囊肿，比如滤泡囊肿、黄体囊肿和黄素化囊肿，且多数黄体囊肿在孕16周消失；其次为良性畸胎瘤、囊腺瘤、子宫内膜异位囊肿。妊娠期恶性肿瘤发生概率低，多数为卵巢上皮性肿瘤及生殖细胞肿瘤，其中生殖细胞肿瘤多数为内胚窦瘤（即卵黄囊瘤）和未成熟畸胎瘤。因此，妊娠合并卵巢肿瘤，需详尽鉴别诊断。

（2）考虑为卵巢转移性肿瘤，明确原发肿瘤部位，应按照原发肿瘤原则诊疗。

（3）考虑为良性肿瘤，肿瘤直径<8cm，无并发症及未造成继续妊娠威胁者，可严密监测观察。

四、操作前准备

1．人员素质要求
产科医师、妇科肿瘤医师。

2．环境要求
设备齐全且已经消毒的手术室。

3．物品准备
腹部手术包或腹腔镜手术系统和器械。

4．患者准备
（1）术前完善肿瘤标志物CA125、CA153、CA199、AFP、HCG等检测，协助判断肿瘤性质。

（2）完善下腹部MRI，评估肿瘤性质。

（3）术前行产科超声了解胎儿宫内发育情况。

（4）术前根据孕周等产科情况给药防流产、早产等。

五、操作流程 [以中期妊娠（孕19+周）合并畸胎瘤蒂扭转为例]

1．体位
仰卧位。留置导尿管。

2．麻醉
气管插管全麻。麻醉前及麻醉成功后用多普勒胎心仪监测胎心。

3．消毒铺单
常规腹部手术消毒，铺无菌巾单，清点器械、物品。

4．术中操作要点
（1）常规取下腹部正中或旁正中纵行切口。

（2）进入腹腔后，操作轻柔，尽可能减少接触子宫，避免搬动子宫。

（2）避免使用单极能量器械。

（3）使用双极能量器械时，尽量缩短电凝时间。

（4）冲洗盆腔时应用温生理盐水，减少对子宫刺激。

（5）尽量缩短手术时间。

（6）术中注意避免囊液播散，遵循无瘤原则。

5．手术步骤（图7-7-1）
（1）麻醉成功后，取下腹部正中或者旁正中切口，逐层切开皮肤、皮下组织，分离腹直肌前鞘，分离腹直肌；打开腹膜，进入腹腔；判断肿瘤来源。可根据术前评估及探查情况，留置腹腔冲洗液送细胞学检查。

（2）探查腹腔及盆腔情况，明确扭转情况，判断扭转部位及患侧卵巢输卵管。

（3）本例患者为畸胎瘤，与同侧输卵管峡部输卵管系膜蒂部连接扭转，蒂部明显淤血，同侧输卵管及卵巢扭转不明显（见图7-7-1A，弯钳指向从外向内依次为扭转蒂部、输卵管、卵巢）。

（4）完整钳夹扭转蒂部，切除后充分探查卵巢及输卵管情况。

（5）切除标本后剖视探查，肉眼见毛发、脂肪及骨骼组织。

（6）术后用温生理盐水冲洗盆腹腔，常规逐层关腹。

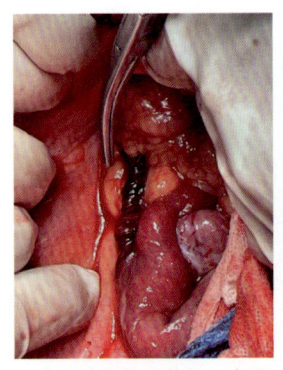
A.畸胎瘤扭转之蒂部，有明显淤血

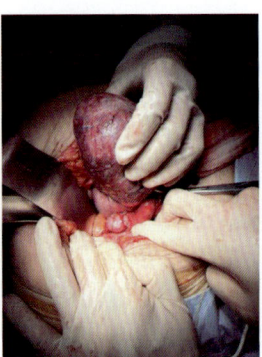
B.探查畸胎瘤与子宫关系

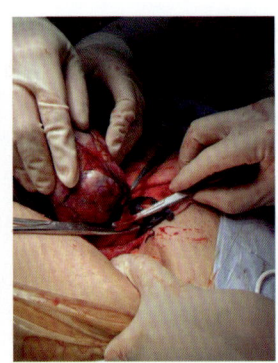
C.畸胎瘤扭转蒂部，见淤黑缺血

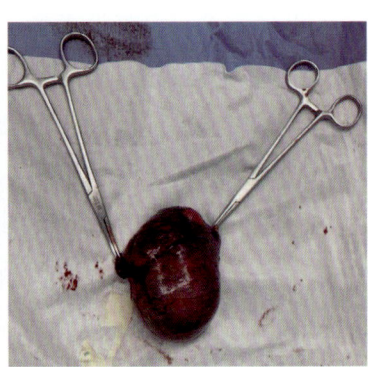
D.切除的畸胎瘤标本

图7-7-1 切除畸胎瘤

6．术后处理

（1）术毕产科超声了解胎儿宫内情况，予严密母胎监护。

（2）观察阴道出血及宫缩情况。早孕者术后予黄体酮肌注安胎治疗，孕20周以上者可予宫缩抑制剂，如利托君静脉滴注抑制宫缩，注意监测利托君副作用。

（3）常规予抗生素预防感染。

（4）预防深静脉血栓。

六、注意事项

（1）追踪病理报告，根据结果决定后续是否需要补充治疗。

（2）术后适当镇痛。

（冯健洋）

参考文献

[1]陈志华，吴杰，田文艳，等.输卵管间质部妊娠诊治的中国专家共识（2022年版）[J].中国实用妇科与产科杂志，2022，38（3）：290-295.

[2]王玉东，陆琦.输卵管妊娠诊治的中国专家共识[J].中国实用妇科与产科杂志，2019，35（7）：780-787.

[3]中国抗癌协会妇科肿瘤专业委员会.子宫颈癌诊断与治疗指南（2021年版）[J].中国癌症杂志，2021，31（6）：474-489.

[4]张天心,钱学茜,万小云.妊娠合并宫颈癌的诊治进展[J].现代妇产科进展,2020,29(9):713-715.

[5]BHATLA N, AOKI D, SHARMA D N, et al. Cancer of the cervix uteri: 2021 update[J]. Int J Gynaecol Obstet, 2021, 155(1): 28-44.

[6]向阳,赵峻.妊娠滋养细胞疾病诊治进展[J].中国实用妇科与产科杂志,2017,33(1):14-18.

[7]杨婧,王雪燕,周玮.妊娠合并滋养细胞疾病临床研究进展[J].中国实用妇科与产科杂志,2017,33(2):225-228.

[8]汪利群,顾向应,刘欣燕,等.早中期妊娠合并卵巢肿瘤终止妊娠的中国专家共识[J].中国实用妇科与产科杂志,2021,37(6):654-659.

[9]辛玉琦,王晓慧.妊娠合并卵巢肿瘤的诊疗进展[J].国际生殖健康/计划生育杂志,2021,40(2):167-171.

[10]佘雯,李芳.妊娠合并妇科恶性肿瘤的管理[J].同济大学学报(医学版),2020,41(5):672-676.

第八篇 产科急症与急救技术

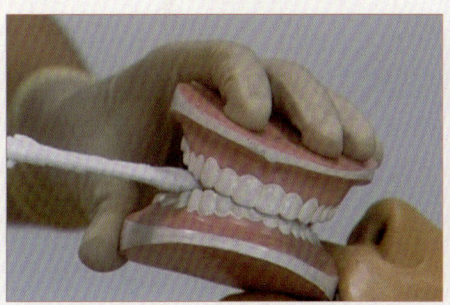
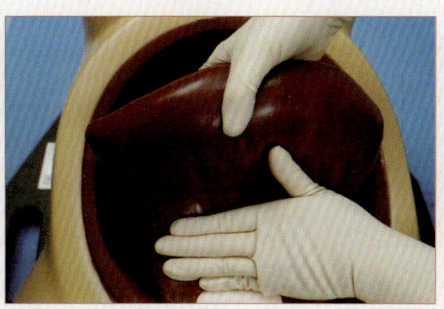

第一章 子痫急救技术

第一节 子痫急救技术模拟演练

子痫前期（preeclampsia，PE）为妊娠期特有的高血压疾病，全球发生率为2%~4%。这种疾病与每年约4.6万名孕产妇死亡以及约50万名胎儿和新生儿死亡相关，目前仍然是孕产妇和围产儿死亡的一大重要原因。对子痫前期患者需要密切监测，以发现快速恶化的病情并进行综合治疗。

子痫是子痫前期的危重状态，孕产妇可能会出现发绀、咬舌和尿失禁，随时可能危及母胎生命。为提高子痫救治的成功率，需要定期在实操工作坊进行多学科联合救治模拟演练，演练时充分磨合，达到人员分工明确，抢救步骤紧凑有序的效果，才能真正在临床上做到"忙而不乱、高效有序、诊疗规范、配合默契"。另外，每个临床医护都应该熟练掌握子痫急救中所用各种急救技术的规范操作手法，这可以通过使用仿真分娩模型，在实操工作坊进行学习和训练。

一、目的

规范子痫前期的管理，学会密切监测以发现快速恶化的病情并及时进行综合治疗，降低子痫的发生率；熟练掌握子痫急救中用到的各种急救技术的规范操作手法，提高救治成功率，降低孕产妇死亡率。

二、操作前评估

（一）定义和病情评估

1. 子痫前期

即在妊娠20周后出现高血压伴有显著蛋白尿，或无蛋白尿但合并其他脏器损害，几乎所有的器官系统均可能受累。孕产妇可能表现为不典型的症状，如抽搐、腹痛或仅有全身不适，子痫前期孕妇出现以下表现即可定义为重度子痫前期。

（1）血压持续升高不可控制：收缩压≥160 mmHg和（或）舒张压≥110 mmHg。

（2）持续性头痛、视觉障碍或其他中枢神经系统异常表现。

（3）持续性上腹部疼痛及肝包膜下血肿或肝破裂表现。

（4）转氨酶水平异常：血丙氨酸转氨酶（ALT）或天冬氨酸转氨酶（AST）水平升高。

（5）肾功能受损：24 h尿蛋白定量>2.0 g。少尿（24 h尿量<400 mL，或每小时尿量<17 mL），或血肌酐水平>106 μmol/L。

（6）低蛋白血症伴腹腔积液、胸腔积液或心包积液。

（7）血液系统异常：血小板计数呈持续性下降并低于100×10^9/L；微血管内溶血，表现有贫血、血乳酸脱氢酶（LDH）水平升高或黄疸。

（8）心力衰竭。

（9）肺水肿。

（10）胎儿生长受限或羊水过少、胎死宫内、胎盘早剥等。

2．子痫

子痫前期基础上发生的不能用其他原因解释的强直性抽搐。第一次子痫抽搐发作之前可能不出现妊娠期高血压或蛋白尿等子痫前期表现。大多数抽搐发作是自限性的，通常持续时间不超过90 s，38%的抽搐发作发生在产前，44%发生在产后，18%发生在分娩期。HELLP综合征是重度子痫前期的一种，以溶血（可以通过检测乳酸脱氢酶水平或通过血涂片来寻找破碎的红细胞而诊断）、转氨酶升高（ALT≥ 40 U/L或AST≥ 70 U/L）及血小板计数下降（血小板<100×10^9/L）为三联征。

以下危重表现必须关注并谨慎处理，预示子痫即将发生。

- 重度高血压（BP≥ 160/110 mmHg）。
- 严重前额痛。
- 视觉障碍，如视物模糊或目眩。
- 严重上腹部或右上腹疼痛。
- 呕吐。
- 视盘水肿。
- 出现阵挛（≥3次）。
- 肝区压痛。
- 迅速恶化的生化指标或血液学涂片指标。
- 非依赖性（特别是面部）水肿或肺水肿。

3．其他鉴别诊断

包括低血糖、低钠血症、颅内出血、癫痫、颅内占位性病变或脑静脉血栓形成。

三、操作前准备

物品准备：孕产妇模型、产床、心电监护仪、输液架、孕产妇抢救车（内含常规抢救药品和物品，如子痫抢救包）（图8-1-1）。

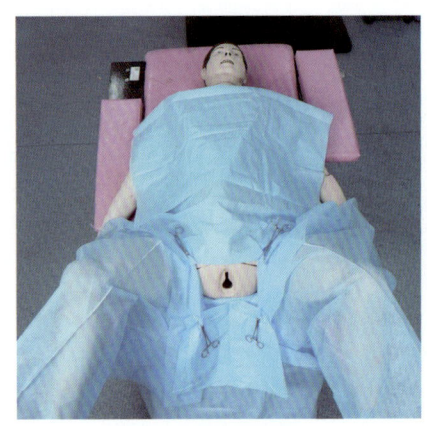
A.孕产妇模型

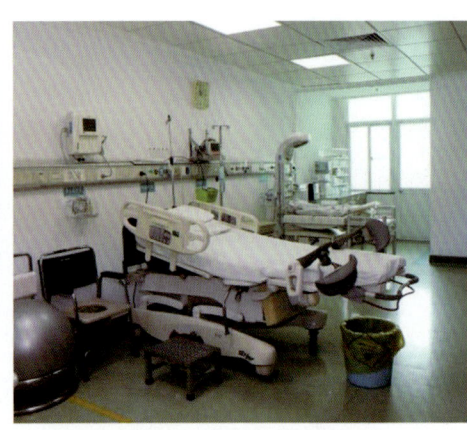
B.产床、心电监护仪和输液架

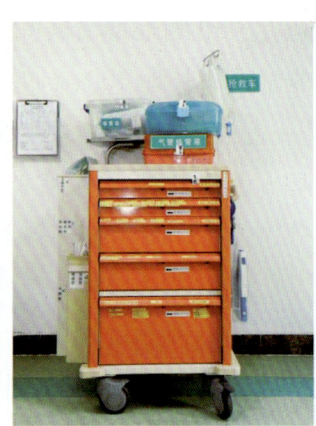
C.孕产妇抢救车

图8-1-1　物品准备

四、操作流程

按ABCD流程，从基本的生命支持措施开始。

1. A（assistant and airway）：呼救和气道管理

（1）A（assistant）：呼救。多学科联合救治，包括高年资产科医师、护士、麻醉师、新生儿科医师、重症医学科医师、血液科医师、神经内外科医师等，急救人员快速到位，分工合作，各行其责。

快速进行一般处理包括：

- 立即松解衣领，侧卧位或平卧位，头转向一侧，保持呼吸道通畅，防止异物吸入或窒息，必要时吸痰。戴眼罩，加床栏，防止意外。眼罩的佩戴技术示范见本章第二节。
- 心电监护、停留尿管，持续监测血压、脉搏、呼吸频率、尿量和血氧饱和度，记录出入量。血压和脉搏每15 min监测1次，直至稳定，然后每30 min监测1次；如果静脉注射降压药物，可能需要每5 min监测1次血压以观察对滴注治疗的反应。每小时监测1次呼吸频率、血氧饱和度和尿量。每4 h监测1次体温。
- 开通静脉通道，采集血液进行血常规+血型、凝血常规、生化、离子组合、DIC组合、交叉配血及血气分析等检查。严格维持液体平衡，除非有其他持续的液体丢失（如出血），液体输入速度限制在1 mL/（kg·h）。
- 患者及其家属签署知情同意书。

（2）A（airway）：气道管理。保持气道通畅，保障供氧。目标血氧为$SpO_2 > 95\%$，血气$PaO_2 > 60 \sim 70$ mmHg，$SaO_2 > 90\%$。

- 氧疗：鼻导管给氧，必要时将氧气面罩给氧流量设置为6~8 L/min，抽搐后如呼吸未能立即恢复，可行气管插管人工辅助呼吸并接呼吸机。氧气面罩的佩戴技术示范见本章第三节。
- 用纱布或毛巾等包着压舌板，垫入上、下臼齿之间，并用两掌轻托下颌，防止下颌脱臼和舌头咬伤。压舌板和牙垫的安置技术示范见本章第四节。

2．B (blood pressure)：血压管理

颅内出血是导致子痫前期和子痫孕产妇死亡的最常见原因。大多数的死亡归因于高血压的治疗不当。因此，有效和及时的降压治疗是必要的，可以减少心脑血管意外的发生，挽救生命。目标血压为180 min内，SBP < 160 mmHg，DBP < 110 mmHg。

多国指南建议β肾上腺素受体阻滞剂——拉贝洛尔为一线治疗药物，也可根据个体情况选择其他降压药物。

（1）拉贝洛尔：如果孕产妇能够耐受口服治疗，在建立静脉通路之前，可以给予200 mg的初始剂量，以达到与初始静脉注射剂量一样快的效果，避免了因放置静脉导管造成的治疗延迟。给药后30 min内血压应降低，如果血压仍高于阈值，则应再次给药；如果血压控制在阈值以下，则应每天3次，每次给予拉贝洛尔200 mg的维持剂量。如果30 min后SBP≥160 mmHg和（或）DBP≥110 mmHg，应考虑肠外用药治疗。静脉留置针的使用技术示范见本章第五节，注射泵和输液泵的使用技术示范见本章第六节。

静脉注射治疗的步骤如下：
- 如果口服治疗未能达到初始反应或不能耐受，应通过静推大剂量拉贝洛尔，然后静滴拉贝洛尔进行血压控制。
- 50 mg大剂量拉贝洛尔（5 mg/mL的拉贝洛尔10 mL）静推时间应超过2 min。可每5 min重复1次（最多4次），直至血压得到控制。
- 静推之后应开始静滴拉贝洛尔。5 mg/mL的拉贝洛尔通过注射泵以4 mL/h的速度匀速输注。静滴速率以每30 min加倍1次来调整，直至血压得到控制为止。最大输注速率为32 mL/h（160 mg）。
- 一旦停止静脉注射治疗，应开始口服降压药物。

警惕以下情况：
- 服用β肾上腺素受体阻滞剂的孕产妇可能不会出现心动过速，故以脉率作为监测指标可能会忽略孕产妇出血的早期症状。
- 若孕产妇患有哮喘和（或）孕产妇其他原因不能口服拉贝洛尔时，推荐使用硝苯地平。可在30 min后重复使用10 mg初始剂量的硝苯地平（非舌下给药）。如果血压得到控制，应开始给予每天3次，每次10 mg硝苯地平的维持剂量。

（2）其他静脉常用的降压药：硝酸甘油、硝普钠、尼卡地平、酚妥拉明等。
- 硝酸甘油：可以同时扩张动静脉，但以扩张静脉为主，不会发生氰化物蓄积。硝酸甘油的降压效果个体差异较大，适用于合并有冠状动脉疾病或者心力衰竭的高血压患者。硝酸甘油使用

方法为氯化钠34～36 mL+硝酸甘油20～40 mg微量泵静推，速度为0.5～1 mL/h，开始速度为5 μg/min，根据患者血压调节给药的速度，可每3～5 min增加5 μg/min，如在20 μg/min时无效可以10 μg/min递增，以后可再减至20 μg/min。

- 硝普钠：为强有力的速效血管扩张剂，由于药物能迅速通过胎盘进入胎儿体内，并保持较高浓度，其代谢产物（氰化物）对胎儿有毒性，故产前不宜使用。分娩期或产后血压过高，应用其他降压药效果不佳时方考虑使用。由于会引起氰化物和硫氰酸盐中毒，硝普钠的长期使用受到限制，尤其是对于急性或慢性肾脏疾病患者。其使用方法为50 mg硝普钠加入5%葡萄糖50 mL，按0.5～0.8 μg/(kg·min)缓慢静脉滴注，每5 min测1次血压，一般控制血压在140/90 mmHg。
- 尼卡地平：是二氢吡啶类钙通道阻滞剂，具有扩张小动脉的作用，以静脉输注的方式给药，初始剂量为5 mg/h，一般最大剂量为15 mg/h。与硝酸甘油相比，两者的降压效果相近，但尼卡地平的安全性更好，起效时间略长，血浆半衰期长达3～6 h，副作用有反射性的心率增快。
- 酚妥拉明：是非选择性α肾上腺素受体阻滞剂，对儿茶酚胺活性增加所致的重度高血压效果好。其使用方法多为以10～20 mg酚妥拉明加入5%葡萄糖溶液50 mL中，以0.1～0.5 mg/min的速度静脉注射，必要时可在静脉滴注给药前先以5 mg静脉注射作为冲击量。

(3) 降压药使用的注意事项。

- 严重头痛、心动过速（心率＞100次/min），选择拉贝洛尔静滴，最大剂量＜300 mg/h，禁用肼屈嗪和硝苯地平。
- 心动过缓（心率＜60次/min）、充血性心力衰竭，口服硝苯地平，禁用拉贝洛尔。
- 肺水肿时考虑选用硝酸甘油，并加用利尿剂，如呋塞米。
- 难治性高血压选择硝普钠。
- 合并脑血管意外，选用尼卡地平等钙通道拮抗剂。

3．C (convulsion)：控制抽搐

与预防和治疗子痫的硫酸镁用药方案相同。目标是维持硫酸镁的有效治疗浓度1.8～3.0 mmol/L。

(1) 方法：硫酸镁4 g负荷剂量静推超过5 min，然后以1 g/h速率静滴维持，持续24 h。

(2) 监测：使用硫酸镁的孕产妇应进行下列监测。

- 每隔6～24 h抽取血液样本以监测肾功能、肝功能、凝血功能和镁浓度。
- 每小时监测1次呼吸频率。
- 持续监测氧饱和度，每小时记录1次。
- 每小时监测1次深部腱反射。

(3) 停用和拮抗治疗：如出现下列情况，则停止使用硫酸镁，并检查镁浓度。

- 腱反射消失。
- 呼吸频率＜16次/min。
- 血氧饱和度＜90%。
- 4 h尿量＜100 mL。

如果镁浓度 < 4 mmol/L，则建议输液速度为0.5 g/h；镁浓度过高（无论是相对的还是绝对的）均应静脉缓慢推注10%葡萄糖酸钙10 mL来治疗。

4．D（delivery）：终止妊娠

一旦孕产妇的病情稳定下来，就应该决定分娩的时机和分娩方式。围生期应持续使用降压药物，由于喉镜检查、插管和拔管对血压的影响较大，最好全身麻醉前将血压控制到目标血压。产后转ICU继续监护和高级生命支持。

（1）术前准备（备皮、导尿）。

（2）如果胎儿早产，需考虑血压平稳后使用类固醇药物促胎肺成熟。

（3）安全转运（通知专用电梯、手术室、输血科备好血制品种类和剂量）。

五、注意事项

（1）预防子痫的发生：①降高血压治疗。对于重度高血压，大多数指南推荐口服硝苯地平、静脉给予拉贝洛尔或肼屈嗪，目标血压为180 min内，SBP < 160 mmHg，DBP < 110 mmHg；对于非重度高血压，通常推荐采用口服拉贝洛尔、甲基多巴或硝苯地平（没有足够的证据支持一种药物优于另一种药物），目标血压SBP为135 mmHg，DBP为85 mmHg。查找高血压的病因，平稳24 h血压。②解痉并预防抽搐。硫酸镁可有效预防和治疗子痫抽搐，建议用于合并重度高血压和蛋白尿，或者合并高血压和神经系统体征的子痫前期孕产妇，也可用于医源性早产的子痫前期，进行新生儿脑保护。

（2）基层医院或院外急救子痫孕产妇，使用子痫抢救包，按ABC流程执行。A：监测气道内状态并保持气道通畅。将孕产妇置于左侧卧位并确保其气道通畅。B：评估呼吸并使用带储气囊的自动充气面罩给予高流量氧气。一旦抽搐停止可使用脉搏血氧仪监测血氧饱和度。抽搐结束后应听诊肺部以检测是否吸入胃内容物或发生肺水肿。C：检查脉搏和血压。留置大口径静脉导管，取血液进行全血细胞计数、尿素氮、电解质、肝功能、凝血和血型检测，保存血样。口服或静脉用药降压治疗，达到目标血压后，再用硫酸镁解痉预防和治疗子痫抽搐。

（3）熟练掌握基本的生命支持措施，以及5项基本的护理操作技术。

（李映桃　梁伟璋　陈云　罗太珍）

第二节　眼罩的佩戴技术

一、目的

眼罩可以遮挡光线，避免光刺激，保障患者的休息和睡眠，避免强光诱发子痫。

二、适应证

（1）子痫前期。

（2）高血压。

三、操作前准备

1. 人员素质要求

各级执业护士和妇产科住院医师及以上。

2. 环境要求

设备齐全的模拟产房、产科病房、产科ICU或实操培训室。

3. 物品准备

布制眼罩、墨镜（图8-1-2）均可，但推荐使用双层遮光的棉布眼罩，患者舒适度更佳，也可使用加厚眼罩（图8-1-2A、B）。两者比较见表8-1-1。

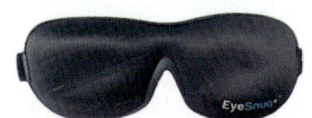 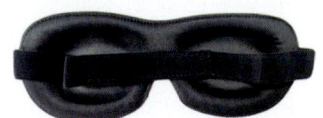 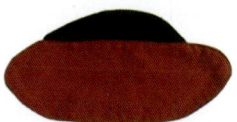 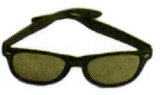

A.加厚布制眼罩正面　　B.加厚布制眼罩背面　　C.普通布制眼罩正面　　D.墨镜

图8-1-2　布制眼罩和墨镜

表8-1-1　布制眼罩和墨镜比较

名称	材料	舒适度	松紧度调节	固定效果	遮光效果
布制眼罩	棉	好	可以	好	不受体位影响
墨镜	塑胶	易致压痕	不可以	不好	受体位影响

4. 患者准备

患者取舒适体位。

5. 医护准备

做好医患沟通和知情同意。

四、操作流程

（1）布制眼罩佩戴时花色面朝外，黑色面朝内。

（2）双手拇指固定于眼罩下缘中点，示指和中指撑开眼罩的松紧带，无名指和小指将鸭舌边向内（黑色面）反折。

（3）将眼罩放置于患者眼部，双手拇指将眼罩下缘固定于患者两侧鼻翼处，另外四指分别打开，将松紧带绕过患者的头部，固定患者的枕后和两侧的耳后（图8-1-3）。

（4）检查眼罩是否能完全遮住患者的眼部，并调整松紧度，避免过紧或过松，保证患者侧头不易滑脱。

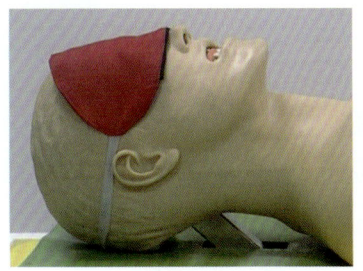
A.布制眼罩

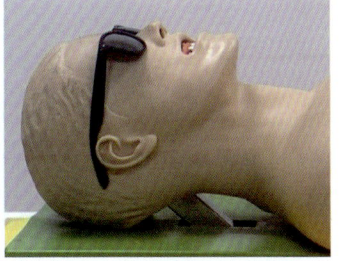
B.墨镜

图8-1-3　正确佩戴方式

五、注意事项

尽量选择布制眼罩，佩戴时注意在松紧带绕过患者的头部时不要拉太宽，避免反弹引起患者疼痛。

（陈云　李映桃）

第三节　氧气面罩的佩戴技术

一、目的

提高血氧含量，纠正低氧血症。

二、适应证

各种原因造成的机体缺氧状态，如子痫前期、高血压、严重产后出血、严重药物过敏、重症肺炎等。

三、操作前准备

1．人员素质要求

各级执业护士和妇产科住院医师及以上。

2．环境要求

设备齐全的模拟产房、产科病房、产科ICU或实操培训室。

3．物品准备

中央供氧装置或氧气瓶、流量表、湿化瓶、氧气面罩、蒸馏水、棉签、弯盘、手电筒、用氧记录单等。

氧气面罩类型和结构：氧气面罩为聚乙烯材料制成的一次性

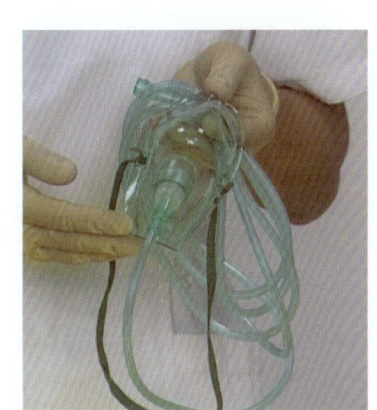

图8-1-4　氧气面罩的构成

医疗用品,按规格分大、中、小3个型号。氧气面罩由罩体、排气孔、氧气接头、鼻夹和松紧带构成(图8-1-4)。

四、佩戴方法(图8-1-5)

(1)使用时注意外包装是否完整,是否在有效期内。

(2)取成人型氧气面罩,撕开包装,取出面罩。

(3)打开面罩,调节鼻夹活动度,并检查面罩的完整性。

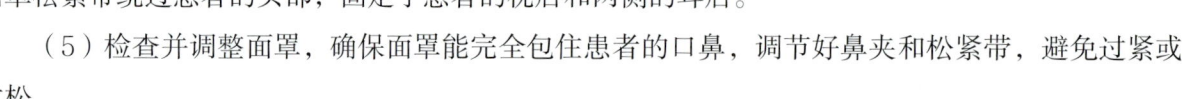

图8-1-5 氧气面罩的正确佩戴

(4)一只手将面罩罩住患者口鼻,并轻轻固定;另一只手将面罩松紧带绕过患者的头部,固定于患者的枕后和两侧的耳后。

(5)检查并调整面罩,确保面罩能完全包住患者的口鼻,调节好鼻夹和松紧带,避免过紧或过松。

(6)记录给氧、停氧时间,给氧浓度,观察并记录氧疗的改善效果。

五、注意事项

(1)面罩尖端向上,三角空间对应患者的口鼻,完全包住口鼻。

(2)佩戴松紧程度合适,以防因头部移动造成松动而导致漏气。

(3)如果患者感到气闷,可剪去面罩两侧的梅花状排气孔。

(4)氧气面罩的吸氧浓度可达40%~50%,患者佩戴后缺氧症状改善,血氧饱和度提高。

(5)使用氧气面罩前,连接好一次性氧气湿化瓶,打开氧气瓶及流量表开关(若为中心供氧,只需打开流量表开关),调节氧流量至6~8L/min(图8-1-6)。

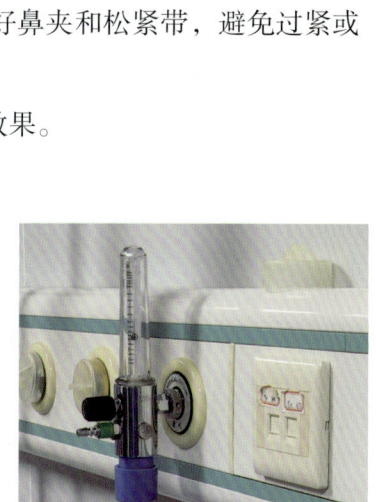

图8-1-6 连接好一次性氧气湿化瓶,调节氧流量

(陈云 李映桃)

第四节 压舌板和牙垫的安置技术

一、目的

防止再次发生抽搐时导致唇舌咬伤,并保持呼吸道的通畅。

二、适应证

子痫等需人工开放气道、管理气道。

三、操作前准备

1. 人员素质要求

中级执业护士和妇产科高年资住院医师及以上。

2. 环境要求

设备齐全的模拟产房、产科病房、产科ICU或实操培训室。

3. 物品准备

子痫包、抢救车。

4. 患者准备

（1）体位：去枕侧卧位（发生抽搐时即予去枕，并置于对侧肩下，形成侧卧位）。

（2）评估：患者是否躁动不安、昏迷，有无活动性假牙及呼吸道分泌物等情况，患者和医护配合程度。

四、操作流程

1. 压舌板的使用（图8-1-7）

（1）取出压舌板，将包裹纱布的不锈钢压舌板水平方向放置于患者近侧上、下臼齿之间。

（2）一只手轻轻将压舌板旋转至垂直方向，另一只手固定患者牙床。

2. 牙垫的放置（图8-1-8）

（1）取出牙垫，将牙垫长端置于患者近侧的尖牙内侧，两侧小翼垂直固定于尖牙外侧。

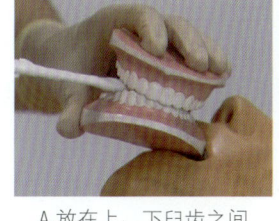

A.放在上、下臼齿之间　　B.压舌板旋转至垂直

图8-1-7　压舌板的使用

（2）轻轻将压舌板旋转至水平方向，并取出口腔。

（3）一只手将牙垫固定，用两条胶布以"8"字形固定于患者近侧面颊。

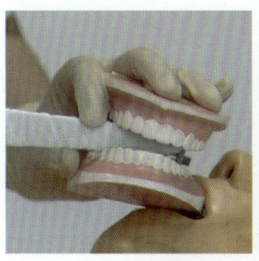 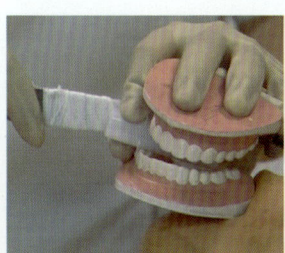 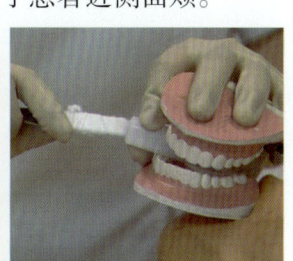

A.压舌板放好　　　　　　B.牙垫放在压舌板前　　　　　C.取出压舌板

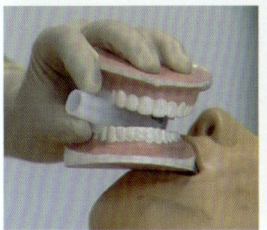 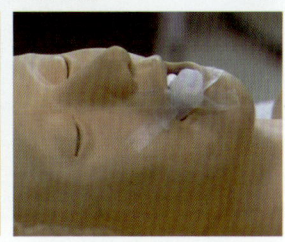

D.牙垫在口腔内的位置　　E.牙垫的固定

图8-1-8　牙垫的放置

五、注意事项

(1) 若患者神志清醒,可向患者解释,取得配合后直接放置。
(2) 若患者躁动不安,应及时上床栏以防患者坠床,并予充分镇静后再放置。
(3) 牙垫勿固定于中间门齿外,否则患者易用舌头顶出牙垫,导致牙垫松脱。

(陈云 李映桃)

第五节 静脉留置针的使用技术

一、目的

(1) 建立有效的静脉通道,便于抢救时用药。
(2) 避免穿刺后由于体位及活动等因素造成输液外渗。
(3) 保护血管,避免反复穿刺造成血管损伤。

二、适应证

子痫、产后出血、感染等需要静脉给药治疗的疾病。

三、操作前准备

1. 人员素质要求

执业护士及以上。

2. 环境要求

设备齐全的模拟产房、产科病房、产科ICU或实操培训室。

3. 物品准备(图8-1-9)

免洗洗手液、静脉留置针、透明敷料、输液贴、三通管、肝素锁、封管液、棉签、碘伏、真空抽血针、真空抽血管。

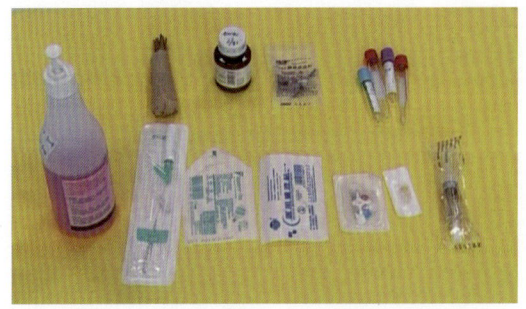

图8-1-9 放置静脉留置针物品准备(部分)

4．患者准备

（1）充分做好医患沟通，知情同意。

（2）针对子痫患者，注射部位选择一侧上肢建立两条静脉通道。①桡静脉：硫酸镁、镇静剂、呋塞米等（连接三通管）；②肘静脉：降压药物、甘露醇等高渗药物（必要时抽血）。

四、操作流程

（1）注射部位消毒：常规消毒2次，消毒范围的直径要达到5 cm。

（2）确认留置针在有效期内，撕开包装，取出留置针。

（3）旋转针芯斜面，持针穿刺，见到回血后放平，边进针边退出针芯（图8-1-10）。

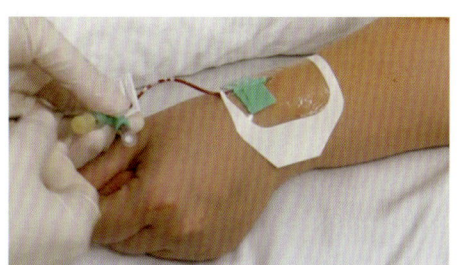

图8-1-10　静脉留置针放置成功

（4）胶布固定针翼，并用透明敷料固定，覆盖无菌区。

（5）真空抽血针直接插入三通管抽取足量的血样送检。

（6）消毒接口后，将三通管与留置针连接，予"U"形固定，开始输液。

五、注意事项

（1）连接三通管，方便在抢救时建立静脉通道。

（2）"U"形固定能增加外周阻力，防止血液回流。

（3）留置针的大小和型号，应根据不同情况具体选择。对需严格控制入液量和速度的高血压和心力衰竭等患者，若血管太细，可选用22号和24号留置针；对发生产后出血需要快速容量复苏进行急救的患者，则选择16号和18号留置针（图8-1-11）。

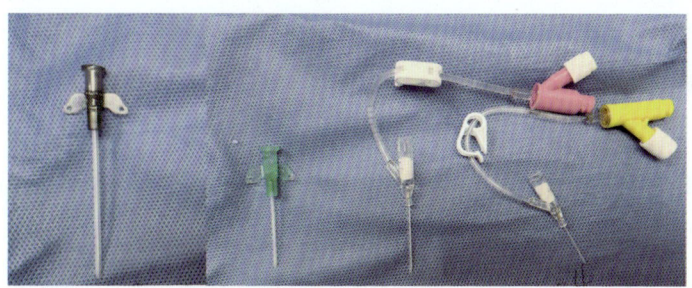

图8-1-11　不同型号留置针（从左到右依次为16号、18号、20号和24号）

第六节　注射泵和输液泵的使用技术

一、目的

（1）准确调控输液速度，使药物输入速度均匀，以保证给药准确和安全。

（2）避免液体短期输入过快导致急性肺水肿等并发症的发生。

（3）节省抢救时的护理人力，提高抢救时护士的工作效率。

二、适应证

（1）子痫、产后出血、感染等需要严格容量管理、静脉用药治疗的产科重症。

（2）特殊药物，如升压药、降压药、硫酸镁、利托君、缩宫素、胰岛素等的安全使用。

三、操作前准备

1. 人员素质要求

执业护士、医师及以上。

2. 环境要求

设备齐全的模拟产房、产科病房、产科ICU或实操培训室。

3. 物品准备

注射器（50 mL）、注射延长管、输液标签、棉签、安尔碘、输液泵和注射泵（图8-1-12）。

4. 患者准备

（1）充分做好医患沟通，知情同意。

（2）根据输液的药物，选择患者相应的注射部位，安放静脉留置针。

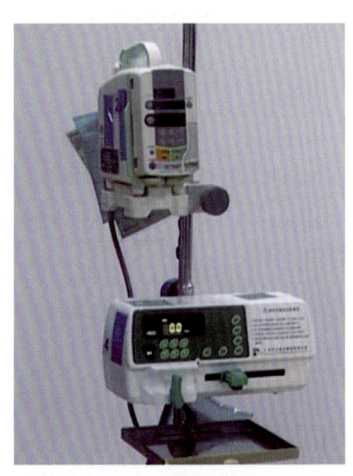

图8-1-12　输液泵和注射泵

四、操作流程

1. 输液泵操作流程（图8-1-13）

（1）固定输液泵、注射泵。

（2）按输液方法连接好输液器，并进行排气。

（3）打开输液泵门，安装输液器。

（4）打开输液泵开关，按照医嘱正确设定给药速度及其他参数。

（5）按快进键进行二次排气，并检查排气效果，大声复诵医嘱以确认无误。

（6）常规消毒留置针连接处2次，连接输液管，按"开始"键进行输液。

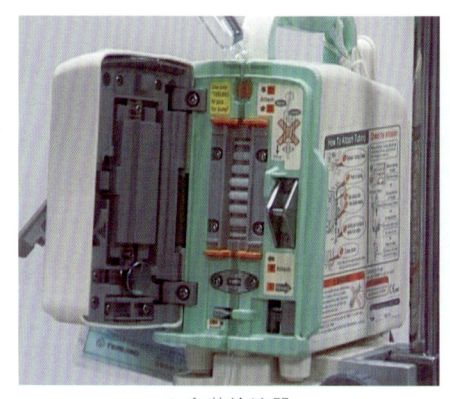 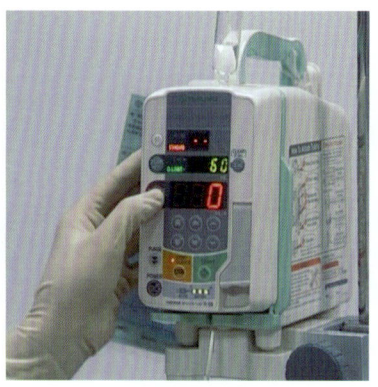 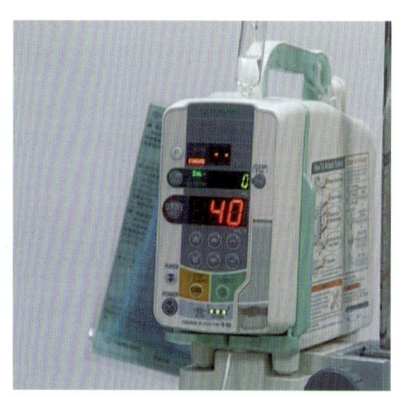

A.安装输液器　　　　　　　　B.设定药液速度　　　　　　　　C.设置完成，开始运作

图8-1-13　输液泵操作

2. 注射泵操作流程（图8-1-14）

（1）按输液方法连接好注射器，并进行排气。

（2）打开注射泵卡扣，安装输液器。

（3）打开输液调节器，打开注射泵开关，按照医嘱正确设定药液速度及其他参数。

（4）按快进键进行二次排气，并检查排气效果，大声复诵医嘱以确认无误。

（5）常规消毒留置针连接处2次，连接延长管，按"开始"键进行注射。

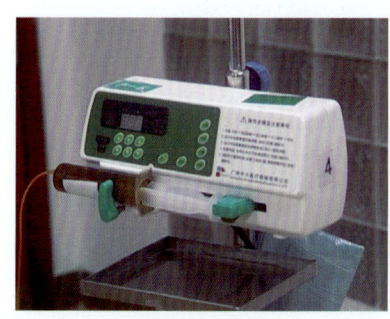 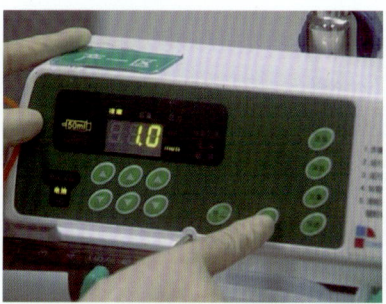 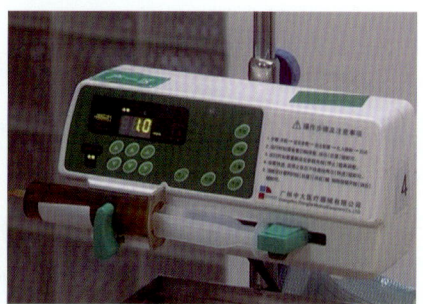

A.安装注射泵　　　　　　　　B.设定药液速度　　　　　　　　C.设置完成，开始运作

图8-1-14　注射泵操作

五、注意事项

（1）随时查看输液泵或注射泵工作状态及参数是否准确，及时排除警报。

（2）注意观察穿刺部位皮肤情况，以防发生液体外渗。

（陈云　李映桃）

第二章

产后出血急救技术
（产后出血容量复苏技术）

产后出血是指胎儿娩出后24 h内，阴道分娩产妇出血量≥500 mL、剖宫产术分娩产妇出血量≥1 000 mL，或者失血后伴有低血容量的症状或体征。目前，全球很多国家均将产后24 h内出血量≥1000 mL视为严重产后出血，以引起临床重视。此外，临床上常将经宫缩剂、持续性子宫按摩或按压等保守措施无法止血，需要外科手术、介入治疗甚至切除子宫的严重产后出血称为难治性产后出血。

产后出血目前仍是我国孕产妇死亡的首要原因。绝大多数产后出血所导致的孕产妇死亡是可以避免的，其关键在于早期诊断和正确处理。

产后出血急救的特点：

（1）when and where：实施的突然性。常可能发生于任何时间和地点（家、急诊室、病房、产房、手术室），需要医务人员随时做出反应。

（2）why and how：需要快速反应团队（rapid respond team，RRT）。各种病因互为因果，病情进展快，处理滞后可能危及母胎生命，故需要RRT。

（3）who：人员构成的多元性，需要多学科治疗（multi-disciplinary treatment，MDT），除需要产科医师、护士（助产士）之外，还需要其他临床科室、辅助科室及行政部门人员的参与。

（4）what：措施的多样性（ICU）。需要全方位的监测、药物和手术治疗效果的评估，必要时需实施治疗性脏器丢失（子宫切除或附件切除）以及高级生命支持。

因此，在我国建设产后出血预测、预防、预警和应急体系，定期模拟演练产后出血两大技术，即产后出血容量复苏技术和产后出血止血技术，是每家产科单位必须完成的任务。产后出血容量复苏技术包括：出血量评估技术、产后出血容量复苏及成分输血治疗技术、产科输血技术、自体血储存和回输技术，以及输血器的使用技术等。产后出血止血技术包括：子宫按摩技术、宫缩剂使用技术、宫腔填塞术、子宫压迫缝合术、盆腔血管结扎术、围生期子宫切除术、经导管盆腔动脉栓塞术和盆腔纱布填塞术等。

（李映桃　梁伟璋　陈佳　黄俊巧）

第一节 出血量评估技术

2023年，中华医学会妇产科学分会产科学组和中华医学会围产医学分会联合发布的《产后出血预防与处理指南（2023）》，强调产后出血处理的"四早原则"——尽早呼救及团队抢救、尽早综合评估及动态监测、尽早针对病因止血和尽早实施容量复苏及成分输血，避免错过抢救时机而导致孕产妇发生严重并发症甚至死亡。其中准确记录出血量十分重要，是预警分级的指标，也是失血性休克严重度的评估基础。临床上常用的出血量评估方法有：目测法、面积法、称重法、血常规结果估计法及休克指数法等。临床上，对于严重产后出血者，主张专人多种评估测量方法联合使用。通过模拟演练，可提高出血量评估准确度。

正常人血容量的评估方法：成年男性75 mL/kg，成年女性65 mL/kg，新生儿85 mL/kg（婴儿75 mL/kg，小儿70 mL/kg，肥胖小儿65 mL/kg），其中红细胞占2/5，血浆占3/5。

妊娠末期总血容量的简易计算方法：妊娠末期总血容量（L）= 孕前体重（kg）× 7% ×（1+40%），或妊娠末期总血容量（L）= 孕前体重（kg）× 10%。

一、目的

评估出血的严重程度，为进一步救治提供依据。

二、适应证

适用于各种原因导致的产科出血。

三、操作前准备

1. 人员素质要求

助产士和妇产科住院医师及以上。

2. 环境要求

设备齐全的模拟产房、手术室或实操培训室。

3. 物品准备

称重仪、量杯、弯盘、医用纱块、计量型血垫、聚血盆、聚血袋等。

四、操作流程

1. 目测法（图8-2-1）

通过视觉对观察到的显性失血所浸染用物的面积、深度和集血器中收集的血液等进行血量估算。但目测法

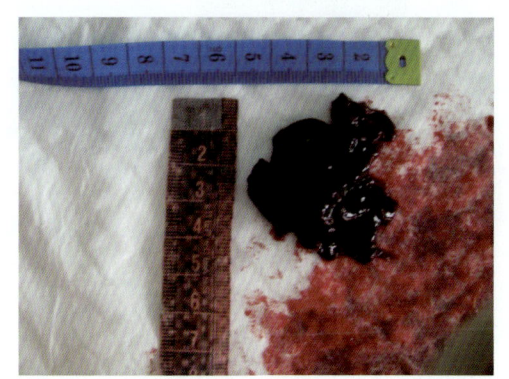

图8-2-1 目测法
（范围：5 cm×5 cm；含血量：10 mL）

仅针对显性失血，对于产道裂伤形成的会阴深部血肿、剖宫产切口撕裂或缝合不良形成的阔韧带血肿等隐性及潜在的出血无法判断，从而易延误诊断。此方法临床常用，但误差大，常低估实际出血量可达50%。

2. 容积法（图8-2-2）

胎儿娩出后立即将聚血盆（袋）置于产妇臀下，按照聚血盆上面的刻度精确计算出血量，也可以通过产后接血容器收集血液后，放入量杯测量失血量。

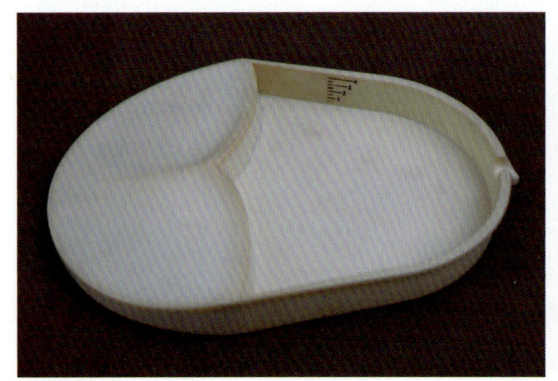
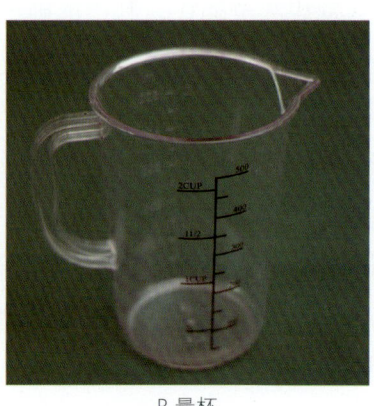
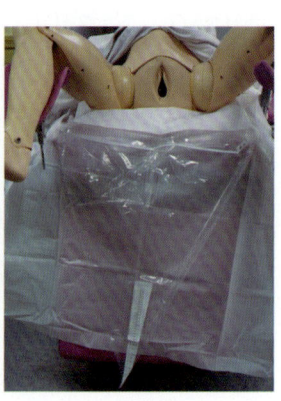

A.聚血盆　　　　　　　　　B.量杯　　　　　　　　　C.聚血袋

图8-2-2　各种量具

3. 称重法（图8-2-3）

事先称重产包、手术包、敷料包和卫生巾等，在分娩过程中及胎儿娩出后出现阴道流血，立即采用敷料、纱布等材料压迫止血，将整个分娩过程中所使用过的纱布和敷料进行称重，然后减去其原本重量，差值按血液比重1.05换算成毫升数，即为出血量。

失血量（mL）＝［分娩后敷料湿重（g）－分娩前敷料干重（g）］/1.05

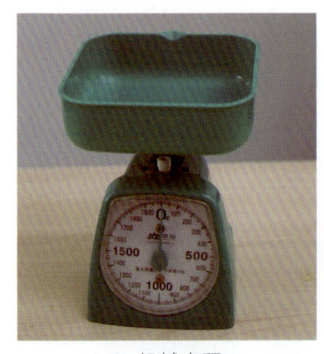
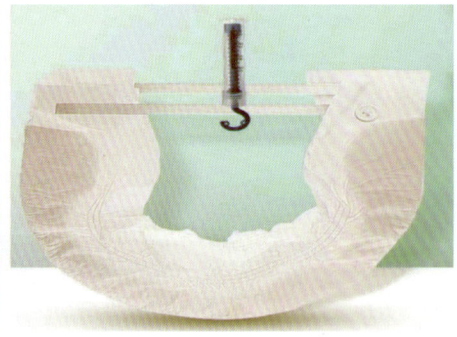
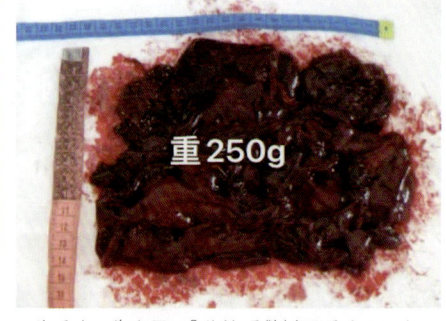

A. 机械盘秤　　　　　　B.计量型卫生巾　　　　C.称重法：失血量＝［分娩后敷料湿重（250g）－分娩前敷料干重（50 g）]/1.05≈190 mL

图8-2-3　称重法

4. 面积法（图8-2-4）

以10 mL血液浸染敷料的面积作为标准，10 mL血液浸染双层单纱布面积为16 cm×17 cm，浸染单层单纱布面积为17 cm×18 cm，浸染四层纱布垫面积为11 cm×12 cm。

但临床粗略估算时血湿面积按10 cm×10 cm为10 mL血液，即1 cm²为1 mL。

根据产后清点敷料的数量与浸染血迹面积计算产后出血量，此方法临床操作较为简便，具有一定的实用价值。面积法在临床实践中通常与目测法结合应用。如一块45 cm×45 cm的纱垫，50%浸血为25 mL，75%浸血为50 mL，100%浸血但不滴血为75 mL，100%浸血并有滴血为100 mL。

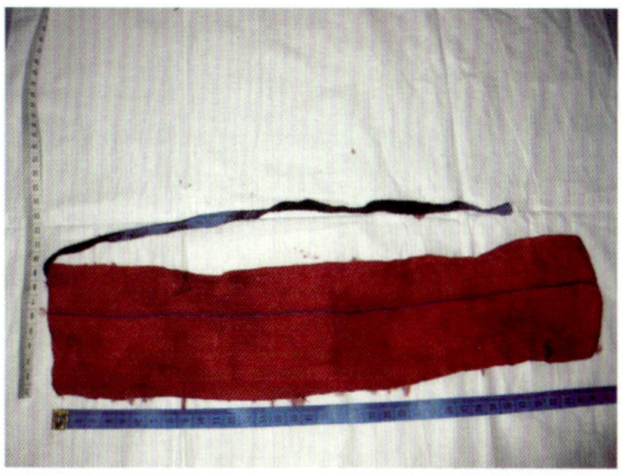

图8-2-4 面积法（接生包内有尾条纱36 cm×10 cm；含血量：60 mL）

5．休克指数法（表8-2-1）

表8-2-1 休克指数法

休克指数	估计出血量/mL	占总血容量的百分比/%
<0.9	<500	<20
1.0	1 000	20
1.5	1 500	30
2.0	≥2 500	≥50

6．血常规结果估计法

产后出血早期，由于血液浓缩，血红蛋白水平常不能准确反映实际出血量。出血及循环稳定后，血红蛋白水平每下降10 g/L，估计出血量约为400 mL；红细胞比容下降3%，约失血500 mL。

7．血细胞比容-血红蛋白变量法

记录羊水和血混合液总量，测定血液与羊水混合液中红细胞比容值（HCT），通过公式计算羊水中血量：羊水中血量=羊水和血混合液总量×羊水HCT/产前血HCT。

8．临床表现评估法

依据产妇的临床表现，可以通过以下对应的生命体征改变，初步进行出血量即出血程度的分级（表8-2-2）。

表8-2-2 出血程度分级及临床表现

出血级别	出血量/%	脉搏/（次·min⁻¹）	呼吸/（次·min⁻¹）	收缩压	毛细血管充盈速度	尿量	中枢神经系统症状
Ⅰ级	<15	轻微升高或正常	正常	正常	正常	正常	正常
Ⅱ级	15~30	100~120	正常	正常或稍下降	减慢	基本正常	烦躁
Ⅲ级	30~40	>120	加快	下降	减慢	少尿	烦躁或昏睡
Ⅳ级	>40	>120	显著加快	显著下降（<90 mmHg）	减慢或消失	少尿甚至无尿	昏睡甚至昏迷

五、隐性出血量（非显性失血量）的评估

主要是手术创面的水分或血浆成分的丢失，与手术部位、创面大小、手术时间长短密切相关，还包括其他如经气道、皮肤丢失的水分。

第三间隙失水量或转移到组织间隙的水量：

一般小手术：1~2 mL/（kg·h）。

中手术：3~5 mL/（kg·h）。

腹腔内大手术：8~10 mL/（kg·h）。

六、出血量的统计和预警

需要强调的是，任何单一方法估计出血量都存在一定的缺陷，容易低估出血量，可以采用多种方法综合评估失血情况。

（1）总出血量=各种测量出血量方法分别计量出血量的总和。下台前评估1次，下台后评估1次，分析差异，改进评估方法。

（2）出血量与预警。

一级预警：产后2 h内出血量400 mL。

二级预警：出血量500~1 500 mL。

三级预警：出血量≥1 500 mL。

（3）出血速度也是反映病情轻重的重要指标。重症产后出血情况包括：出血速度＞150 mL/min，3 h内出血量超过总血容量的50%，24 h内出血量超过总血容量。

七、注意事项

（1）约40%的产后出血发生在低风险妇女中，而实际中每位产妇都有发生产后出血的风险。产后阴道出血的测量方法较多，单纯依靠一种方法是不够的，要在不同阶段联合应用两种以上的方法。

（2）在使用多种方法评估出血量的同时，也要重视失血速度及生命体征的变化，避免仅依靠估计出血量来指导临床抢救，还应借助产后出血早期预警的生理指标，包括心率、血压、休克指数等。

（3）妊娠后期孕妇血容量增加30%，达到既定失血量时可能仍无低血容量表现，导致失血量估计偏低，因此正确估计出血量尤为重要。

（4）目前使用的产后出血量的评估方法各有利弊。目测法估计失血量往往偏低，具有较强的主观性。容积法测量得到的产后出血量要比目测法高。休克指数法的局限性体现在：①子痫前期患者，因为收缩压会增高，可能产生错误的休克指数；②部分患者在产后30 min内存在输血或补液治疗，因此临床上针对输液复苏后的患者需谨慎评估休克指数的价值，它并不能够反映真实的出

血量；③个别患者对于产后出血有极强的耐受力，并不出现心率及收缩压的改变。容积法和称重法对外出血评估较为准确，而血细胞比容-血红蛋白变量法、临床表现评估法和休克指数法对于产道裂伤形成的会阴深部血肿、剖宫产切口撕裂或缝合不良形成的阔韧带血肿等隐性及潜在的出血的评估具有一定优势。

（李映桃　胡静　沈健　罗冰）

第二节　产后出血容量复苏及成分输血治疗技术

产后出血者一旦发生休克，死亡风险将大幅度增加。在抢救产后出血的过程中，团队协作非常重要，容量复苏、对因止血、必要时成分输血和病情严重程度的综合评估及动态监测相辅相成，缺一不可。容量复苏是维持和恢复休克产妇的循环血容量，保证重要器官灌注，避免产妇死亡的关键。容量复苏及成分输血治疗技术，需培训和模拟演练。

一、目的
维持休克产妇的循环血容量，保证重要器官灌注，避免产妇死亡。

二、适应证
产后出血的预防和治疗。

三、操作前准备

1. 人员素质要求

助产士和妇产科住院医师及以上。

2. 环境要求

设备齐全的模拟产房、手术室或实操培训室。

3. 物品准备（图8-2-5）

手术帽、外科口罩、手术衣、超声机1台、产后出血抢救车1台。

产后出血抢救车内包括产后出血急救的物品和药品（所有未开封包装都要检查有效期）。容量复苏的物品主要有：平衡液500 mL、乳酸林格液500 mL和生理盐水250 mL各2瓶，中心静脉穿刺包1个，16 G和18 G的血管留置针各2个，输液管和输血管各1个，5 mL和10 mL注射器各1支，以及安尔碘、棉签、酒精等。

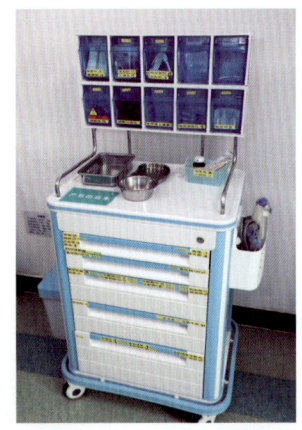
A.正面

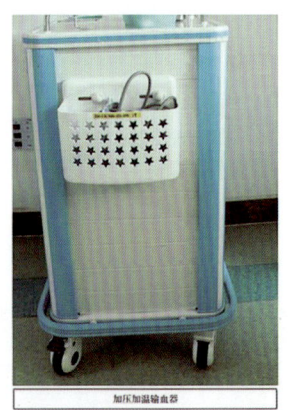
B.左侧

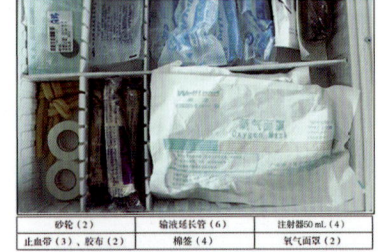
C.第一层

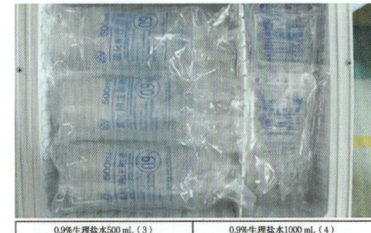
D.第二层

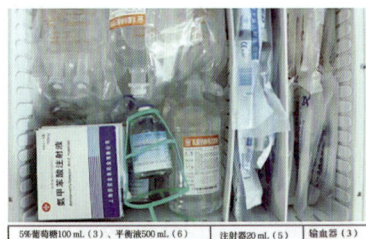
E.第三层

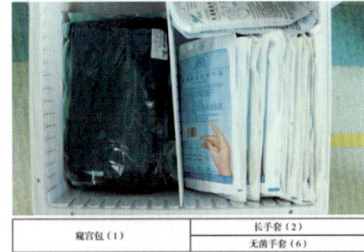
F.第四层

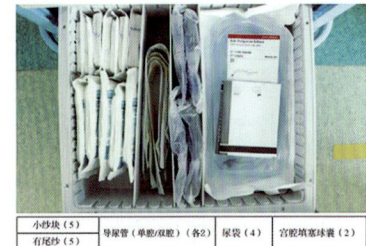
G.第五层

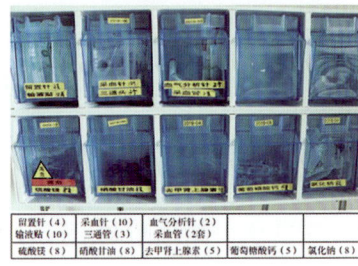
H.台面

图8-2-5 产生出血容量复苏及成分输血物品准备

四、操作流程

1. 静脉通路的建立

静脉通路最好是将尽可能大的导管插入外周大静脉。短、宽口径的导管可以提供最快速的流量。哈根-泊肃叶方程描述了影响通过管道流动的因素：

$$Q = \frac{\Delta P \pi r^4}{8\eta l}$$

其中Q是流量，ΔP是穿过套管两端的流体压强差，r是管的半径，η是流体黏度，l是管的长度。我们可以控制的主要变量是ΔP、r和l。

ΔP的影响最简单，可通过增加患者输液顶端的高度来控制，这将导致通过导管的流量明显增加。简单的压力袋和更复杂的气动控制快速输液装置可最大限度地提高ΔP对流速的影响。使用这些设备时必须非常小心，以确保静脉不会受到高压损伤，需注意液体外渗进入血管外组织，以及因过快输送过多的液体导致循环超载的风险。

由于Q受到r^4的影响，内径稍微增加都将对流量产生重大影响。图8-1-11显示了不同型号留置针的外观，表8-2-3显示了不同导管直径对流速的影响。导管的长度应较短，以便于优化快速液体输入。

（1）外周静脉通路：产科患者前臂的静脉通常很粗大，在此穿刺不会经过关节，因此更容易免受运动的影响。此外，肘窝前的大静脉可能是放置外周静脉插管进行紧急输液的良好位置，插管时确保不要插入动脉，并需要使用夹板固定来达到良好的固定效果。

表8-2-3 重力作用下外周静脉导管的经典流速

导管直径	流速/（mL·min^{-1}）
22 G	36
20 G	61
18 G	96
16 G	196
14 G	343

由此建议：产后2 h出血量≥400 mL且出血尚未控制时，迅速建立至少两条可靠的静脉通道（如16 G或18 G输液针）用于容量复苏。

（2）中心静脉压通路的建立和监护：中心静脉压（central venous pressure，CVP）导管可以帮助更准确地监测患者的容量状态，从而避免输液不足或液体过载。这需要在中心循环中放置静脉导管。最常见的放置方法是在超声引导下通过颈内静脉入路，即导管的尖端刚好置于右心房的上方。当缺乏足够的外周静脉通路，例如有静脉药物滥用的病史，则可能需要中心静脉通路。

中心静脉压等同于右心室舒张末期压力，压力的测量值取决于静脉回流、心脏的反应能力、循环的充盈状态和静脉张力，正常值为0～8 mmHg。需排除患者可能同时存在相关疾病，例如心力衰竭、严重脓毒血症或重度子痫前期，这些情况下测量CVP可能不会精确指导液体管理。

2. 液体加热和加压装置

在发生产科大出血时，所有静脉输液在快速给药前都应该加热，输入大量的低温液体会导致体温过低。母体的体温降低会通过引发寒战来升温，从而增加耗氧量，如果不能充足供氧，将导致无氧代谢和代谢性酸中毒的发生。此外，外周血管收缩，将进一步减少外周热量损失，但这也会导致向组织输送的氧气减少，从而进一步加重代谢性酸中毒。温度的显著下降也将对凝血反应产生深远影响，导致血栓形成。

高压输液装置也必不可少，手工充气的压力袋虽然有效，但需要大量劳动力。注意任何高压输液都有液体过载和空气栓塞的危险。

3. 指导液体复苏的临床指征和目标

组织细胞出现灌注不足或缺氧状态，即应开始积极补充液体容量，保持组织正常灌注，早期容量复苏的共同要求是恢复缺失的容量。

心率升高是绝对或相对（血管扩张性）低血容量的早期迹象，一般来说，心率超过100次/min应该被认为是异常，除非可以证明是其他原因引起的（表8-2-4）。正常的呼吸频率、毛细血管再充盈（少于2 s）和脉压差（患者正在服用β受体阻滞剂除外）也是正常循环容量的敏感性标志。必须记住，使用β受体阻滞剂的患者在出现低血容量时会心动过速反应不佳。正常的尿量 [0.5～1 mL/（kg·h）] 是衡量肾灌注是否充足的指标。

表8-2-4 不同级别的失血量与对应的生理指标

生理指标	一级	二级	三级	四级
失血比例/%	15	15~30	30~40	>40
未孕失血量/mL	750	1000	1500	2000
妊娠期失血量/mL	<1000	1000~2000	2000~2700	>2700
呼吸频率/(次·min^{-1})	14~20	20~30	30~40	>40
心率/(次·min^{-1})	<100	>100	>120	>140
收缩压	正常	正常	减少	减少
舒张压	正常	增加	减少	减少
精神状态	焦虑不安	焦虑、迷糊	迷糊、焦躁	昏迷
尿液/(mL·h^{-1})	>30	20~30	<20	几乎没有

液体复苏的目标：应达到稳定血流动力学，改善灌注，重建氧供需平衡。达到以下标准：心率（HR）<100次/min，尿量≥0.5 mL/（kg·h），平均动脉压（MAP）>65 mmHg；CVP维持在8~12 cmH$_2$O，混合静脉血氧饱和度（SvO$_2$）>70%。

4. 使用酸碱状态和乳酸水平来指导复苏

反复测量血气中的酸碱状态和乳酸水平可用于指导液体复苏，代谢性酸中毒和乳酸含量升高表明组织灌注不足和之后无氧代谢的发生。酸中毒可能是休克时呼吸频率升高的驱动因素，适当的复苏和器官功能的恢复是最好的治疗方法。一般很少使用碳酸氢盐，仅供专科医生使用。

碳酸氢钠用量的计算公式：

碳酸氢钠量（mmol）=[剩余碱（BE）正常值（mmol/L）-BE测定值（mmol/L）]×0.25×体重（kg）。

1 mmol/L碳酸氢钠=5%碳酸氢钠1.7 mL，上述值×1.7即为应补5%碳酸氢钠的毫升数。即：5%碳酸氢钠补充量=（HCO$_3$正常值-实际值）×0.25×体重×1.7。

注意事项：一般实际量为测定量的1/2至2/3，宁酸勿碱。

5. 输液的量和种类选择

各国指南均建议，在失血性休克早期，限制输入过多的液体（扩容可使用乳酸林格液，比例约为每失血1 mL输注乳酸林格液1~2 mL。通常晶体液不超过2 000 mL，胶体液不超过1 500 mL，当白蛋白（ALB）<20 g/L时才可用白蛋白，否则不用。积极进行成分输血，恢复或维持足够的组织氧合和凝血功能，避免发生DIC。

6. 成分输血

目的在于增加携氧能力和补充丢失的凝血因子。产科常见血液成分及其使用情况见表8-2-5。目标是维持血红蛋白≥70 g/L，凝血酶原时间（PT）及活化部分凝血活酶时间（APTT）均<1.5倍平均值，血小板计数≥50×10^9/L，纤维蛋白原≥2 g/L。

（1）浓缩红细胞：产后出血应何时输注红细胞尚无统一的指征，往往是根据出血量的多少、临床表现如休克相关的生命体征变化、止血情况和继续出血的风险、血红蛋白水平等综合考虑来决定是否输注。

对于出血已经控制,且后续出血风险较小者,维持血红蛋白≥70 g/L;对于出血已经控制,但有继续出血风险者,可维持血红蛋白≥80 g/L;对于出血尚未控制或有持续出血风险者,应根据出血情况及止血效果,维持更高的血红蛋白水平。

(2)血小板:产后出血尚未控制时,若血小板计数低于(50~75)×10^9/L或血小板减少出现不可控制的渗血时,则需考虑输注血小板,治疗目标是维持血小板水平≥50×10^9/L。1个治疗量血小板预计可提升血小板计数(20~30)×10^9/L。建议输注1个治疗量后,根据后续的出血情况及检查结果再评估。

(3)新鲜冰冻血浆:全血采集后18 h以内(最好6~8 h内)分离制备,-20 ℃以下保存,这样几乎可以保存血液中所有的凝血因子,含纤维蛋白原2~4 g/L。PT、APTT≥1.5倍平均值且持续出血,输注红细胞6~8 U后仍继续出血,出血超过血容量的40%,或胎盘早剥、羊水栓塞、临床怀疑DIC的产妇应考虑尽早输注。建议输注剂量为10~20 mL/kg,直至临床止血或获得凝血试验结果以助后续治疗。

(4)冷沉淀:新鲜冰冻血浆在1~6℃下融化后,提取的不溶解物质,主要含Ⅷ因子、Ⅻ因子、血管性血友病因子(von Willebrand factor,vWF)、纤维蛋白原和纤维结合蛋白。输注冷沉淀主要为纠正纤维蛋白原的缺乏,如纤维蛋白原水平≥2 g/L,通常不必输注冷沉淀。冷沉淀常用剂量为成人每5~10 kg输注2 U,按实际公斤体重及预期增加的纤维蛋白原计算用量。

(5)纤维蛋白原:输注纤维蛋白原1 g可提升血液中纤维蛋白原0.25 g/L,1次可输注纤维蛋白原4~6 g(也可根据产妇具体情况决定输注剂量)。总之,补充凝血因子的主要目标是维持PT及APTT均<1.5倍平均值,并维持纤维蛋白原水平在2 g/L以上。

表8-2-5 产科常见血液成分及其使用情况

成分	每单位体积/mL	剂量	捐助者数目	存储	是否需要解冻	解冻后储存	输血时间	过滤器
浓缩红细胞	180~350(平均280)	4 mL/kg,相当于1 U将使血红蛋白升高1 g/dL	1个	指定温度控制的冰箱,(4±2)℃保存35天	否	N/A	从存储器中取出4 h后	输血装置,带170~200 μm过滤器
血小板	200~300	1个成人治疗剂量可使血小板计数增加(20~30)×10^9/L	多个	温度控制在(22±2)℃,连续搅拌7天	否	N/A	在30~60 min内尽快输注,不应放在冰箱里	输血装置,带170~200 μm过滤器,但不使用于其他血液制品的过滤器
新鲜冰冻血浆	240~300(平均273)	10~20 mL/kg或大出血时与红细胞1:1	每个供体1单位,4个供体治疗剂量为4个单位	指定温度控制的冰箱,-30℃保存24个月	是,需要15~30 min	可在受控储存条件下储存在血液冰箱中24 h	从存储器中取出4 h后	输血装置,带170~200 μm过滤器

续表

成分	每单位体积/mL	剂量	捐助者数目	存储	是否需要解冻	解冻后储存	输血时间	过滤器
冷沉淀	100~250（平均152）	2×5个供体池（相当于10个单供体单位）将血浆纤维蛋白原提高1 g/L	多个	指定温度控制的冰箱，-30℃保存24个月	是，需要15~30 min	可在环境温度下保持长达4 h	尽快输注，不应放在冰箱里	输血装置，带170~200 μm过滤器

7．产科自体血回输

对于预期出血量较大（可能超过自身血容量20%或≥1 000 mL）、血型罕见、存在多种抗体、拒绝输注异体血的孕妇，有条件的医院可考虑自体血回输。

8．产科大量输血

产科大量输血在处理严重产后出血中的作用越来越受到重视，应用也越来越多，但目前并无统一的产科大量输血方案（massive transfusion protocol，MTP），常用的推荐方案为红细胞、血浆、血小板以1∶1∶1的比例（如10 U红细胞+1 000 mL新鲜冰冻血浆+1 U机采血小板）输注。随着实验室和床旁检测技术的发展和应用，也有学者推荐目标导向的输血方案（targeted transfusion protocol，TTP），即缺什么补什么，根据产妇临床情况和实验室检测结果来个体化补充相应成分血制品，但仍需更多产科的相关研究证据。

五、注意事项

（1）估计的失血量与患者的体型及循环血容量有关，这一点非常重要。对不同体重患者的管理和复苏时需要考虑到这一点（表8-2-6）。

表8-2-6　估计的失血量和容积占比

体重/kg	总血容量*/mL	血容量减少15%（中度出血）/mL	血容量减少30%（严重出血）/mL	血容量减少40%（危及生命的出血）/mL
50	5 000	750	1 500	2 000
60	6 000	900	1 800	2 400
70	7 000	1 050	2 100	2 800
80	8 000	1 200	2 400	3 200
90	9 000	1 350	2 700	3 600
100	10 000	1 500	3 000	4 000

*基于妊娠期100 mL/kg的血容量，但可能高估了肥胖患者的血容量。

（2）建议进行早期液体复苏，使用酸碱状态和乳酸水平来指导复苏。很少使用碳酸氢盐，其仅由专科医生使用，宁酸勿碱。

（3）白蛋白虽然是理想的胶体扩容剂，但不主张常规使用其作为扩容剂，仅当ALB＜20 g/L时才可用白蛋白，否则不用。

（4）血制品的输注，最好由输血科参与指导，主张成分输血，合理且规范用血。

（李映桃　梁伟璋　陈娟娟　胡静　罗冰　沈健）

第三节　产科输血技术

一、目的

（1）补充血容量，增加有效循环血量，提高血压，增加心输出量，改善微循环。

（2）补充血红蛋白，促进血液携氧功能，纠正贫血。

（3）补充血小板和各种凝血因子，改善凝血功能，预防和控制出血。

（4）补充抗体、补体，增强机体抵抗力，提高机体抗感染能力。

二、适应证

（1）各种原因引起的大出血、血容量不足或休克。

（2）血液系统疾病引起的严重贫血，某些慢性消耗性疾病。

（3）凝血功能障碍。

（4）严重感染、细胞或体液免疫力缺乏。

（5）一氧化碳、苯酚等化学物质中毒。

（6）溶血性反应、重症新生儿溶血病。

三、禁忌证

急性肺水肿、充血性心力衰竭、肺栓塞、恶性高血压、真性红细胞增多症、肾功能极度衰竭对输血有变态反应。

四、操作前准备

1．临床科室

（1）严格掌握输血适应证，落实临床用血申请分级审核报批制度。

（2）决定输血治疗前，经治医师应向患者或其家属说明输同种异体血的不良反应和经血传播疾病的可能性，征得患者或家属的同意，并在《输血治疗同意书》上签字。

2．输血科

（1）进行供、受体血的ABO和Rh（D）血型复查，抗体筛选和鉴定，交叉配血，常规检测受血者ALT、HBsAg、HBsAb、HBeAg、HBeAb、HBcAb、Anti-TP、Anti-HCV、Anti-HIV。

（2）输血科要逐项核对输血申请单、受血者和供血者血样，确认准确无误后方可进行交叉配血；临床备血标本时间超过3天仍需继续备血时，须重新填写输血申请单及送备血标本。

3．护理人员

（1）用血科室须派持有护理上岗证的护士到输血科取血，取血和发血的双方实行双查双签制度。

（2）输血前由2名护理人员认真核对交叉配血报告单和血袋标签各项内容，检查血袋有无破损、渗血，血液颜色是否正常。准确无误后方可输血。

五、操作流程

（一）输血全过程操作流程

（1）血液领回病房后，由2名医护人员负责核对，核对信息无误后登记在输血记录本上。如有2袋及以上的血液，先进行总核对，再一袋一核对签名。

（2）血液从血库中取出后30 min内进行输血，输血前将血袋内成分轻轻摇匀，避免剧烈震动；输血过程中必须严格执行无菌技术，在血液输注过程中输入的血液内不得加入任何药物，如酸性或碱性药物、高渗或低渗溶液，以防血液凝集或溶解。

（3）输血时，必须由2名医护人员携带病历至床旁，用两种识别患者的方法再次核对患者床号、姓名、血型（ABO和Rh血型）及临床发血单信息。严格执行输血"三查七对"，即操作前查、操作中查和操作后查；核对患者的姓名、性别、年龄、科别、床号、住院号、血型，核对献血者姓名、条形编码、血型、血液品种、血量、采血日期、配血结果。

（4）护士在采集血标本及输血时，应至少同时使用2种识别患者的方法进行核对。所有患者均要使用床头牌识别外，清醒患者还应使用"反问式"的识别方法，手术、昏迷、神志不清、无自主能力的重症患者还应使用腕带识别。

（5）输血前、后静脉滴注生理盐水冲洗管道，连续输注不同供血者的血液时，两袋血之间用生理盐水冲洗管道。

（6）输血过程中掌握先慢后快原则，开始输血时速度宜慢，观察15 min无不良反应后，根据病情和年龄调整输注速度。要求发血到输血结束最长时限为4 h。输血全过程和输血后30 min内都必须严密观察有无输血反应，如出现异常情况应及时处理。

（7）输血全过程的信息应及时记录于病历中。

（二）输血器操作规范与流程

（1）使用符合国家标准的一次性输血器，做到"三证"齐全。

（2）检查产品包装密封性是否完好，应注意检查质量和有效期，核对产品型号，静脉针规格符合要求。

（3）在输血过程中排气时，应尽量避免挤压莫菲氏滴管，以免由于液体快速冲向输血器的莫菲氏滴管，而产生大量混入液体内的气泡。应排尽输血器内的空气，莫菲氏滴管内的液面高度应以2/3高度为宜，最低不可低于1/2高度。

（4）输血过程中加强巡视、观察病情变化，询问患者的感受，注意观察输血过程中常见问题（如溶液不滴、莫菲氏滴管液面自行下降、血液滴漏现象等），如出现异常情况及时处理。

（5）一次性输血器使用后严格规范化操作，及时毁形、消毒、进行无害化处理。

（6）输血完毕，及时收回输血袋并登记于专用记录本上，回收的血袋集中放置于4℃冰箱内，于24 h内送回输血科。

六、注意事项

（1）严格核对：输血前应由2名医护人员仔细核对交叉配血结果和血袋标签上的内容，如血袋标签内容是否完整，血液颜色是否正常，血袋有无破损、渗漏，待确认无误后方可输血。

（2）受血者确认：输血前，医护人员面对受血者，检查受血者姓名、住院号、血型、用血量、用血科室等内容是否正确。

（3）血液和血液成分的贮存、输血器材和加温：血液和血液成分制品必须要求贮存在可控制的最佳温度环境中直到输注。采用国家标准的一次性输血器材进行输注。输血前，血液一般不需要加温，如果在特殊情况下（如大量输血）需要加温，所用的加温系统要有温度计和报警系统，温度宜控制在37～42℃。

（4）输血加药：除了生理盐水外，输血前及输血过程中，不得向血液内加任何药品。

（5）输血速度：严格控制输血速度，遵循先慢后快的原则，开始输注血液的速度为20滴/min，观察15 min并记录，患者无不良反应，再根据病情调整输注速度至40～60滴/min。

（6）严密监护：输血中和输血后，要严密观察受血者有无输血不良反应。细胞成分输注，特别是红细胞制品在输注前应轻轻混匀（避免剧烈振荡），以避免出现越输越慢的现象。若已出现滴速不畅，可遵医嘱轻轻混匀或将30～50 mL生理盐水通过"Y"形管（或双头输血器）移入血袋内加以稀释并混匀。

（7）输血反应的处理原则：建立发现、报告、调查及处理输血反应的制度。如出现异常应减慢输血速度或停止输血，以生理盐水维持静脉通路，以备抢救；立即报告当班医生和输血科，及时组织治疗和抢救；将剩余血液及输血器一并送输血科，查明原因；记录并按规定对可疑的不良反应迅速调查和治疗处理；如果怀疑输血反应与采供血机构有关，必须书面报告采供血机构。严重的输血反应须报告医务科。

（罗冰）

第四节　自体血储存和回输技术

自体血回输的优点在于：有利于稀有血型输血，缓解血源紧张的矛盾；不需要进行血型和交叉配合试验，可以避免输血反应，如血型抗原等引起的同种免疫或免疫作用而引起的发热、溶血和过敏反应等；可以避免经血液传播的疾病，如肝炎、艾滋病、梅毒、疟疾、巨细胞病毒等；自体血回输者反复放血，可刺激红细胞再生，使患者术后骨髓造血速度较术前加快；为无条件供血的地区提供血源；自体血回输后发生代谢性酸中毒、低钙血症、高钾血症的可能性非常低；回输的自体血液新鲜，其携氧功能、凝血功能都大大优于库存的异体血。

自体输血方式包括：储存式、稀释式和回收式。储存式自体输血（preoperative autologous blood donation，PABD）在产科中更实用，也是目前国际上公认最安全的输血方法。

一、目的

自体血回输是采用患者自身的血液或血液成分，以满足患者本人手术或紧急情况需要的一种输血治疗，是目前临床上保证患者输血安全最有效的方法。

二、适应证

（1）孕产妇身体素质较好：①一般情况好，体重55 kg以上；②体温正常，血压（90～140）/（60～90）mmHg，脉压差大于30 mmHg；③心、肺、肝、肾功能正常；④血红蛋白（Hb）≥110 g/L或红细胞比容（HCT）≥0.33；⑤血小板计数≥100×10^9/L，且血小板功能正常；⑥凝血功能正常。

（2）估计术中（产时）或术后（产后）出血较多有可能输血，如巨大肿块、广泛粘连、前置胎盘、前次剖宫产、妊娠合并子宫肌瘤、多胎妊娠、巨大儿、羊水过多、有产后出血史等。

（3）稀有血型或曾经配血困难。

（4）曾有严重输血不良反应病史。

（5）因输血产生同种免疫抗体（如血小板输注无效、IgA缺乏、有白细胞抗体）。

（6）因宗教信仰或其他原因不愿接受同种异体输血。

三、禁忌证

（1）血红蛋白<110 g/L、低蛋白血症、凝血功能障碍。

（2）贫血、出血或血压偏低。

（3）有细菌感染或正在使用抗生素。

（4）不能耐受放血的严重高血压、冠心病、主动脉瓣狭窄、充血性心力衰竭、脑血管病等重症，心、肺、肝、肾等重要器官功能不全。

（5）子痫及子痫前期、胎儿宫内生长受限、胎儿窘迫、胎膜早破≥24 h。

（6）有活动性癫痫病史。

（7）遗传缺陷造成的红细胞膜异常、血红蛋白异常或红细胞酶缺乏使自身血液在储存期间易发生溶血。

（8）有献血反应史及曾发生迟发性昏厥（如献血后30~60 min，甚至数小时内虚脱或意识丧失）。

四、术前评估

由医护人员对患者进行健康咨询、健康体检初筛后，再作进一步的血液检测，包括血液常规、肝肾功能及凝血功能检查。根据以上检查结果，对患者是否具有PABD的指征，以及实施PABD的风险或受益因素进行评估。

五、筛选（入选标准）

（1）外周血象及造血机能正常，Hb≥110 g/L，HCT≥0.33。

（2）血小板功能正常和凝血系统功能正常。

（3）无严重内脏疾病（心、肝、肺、肾功能严重损害等），但该脏器需要手术治疗时除外。

（4）无感染性发热或菌血症。

（5）术前估计失血量＞600 mL。

（6）患者自愿合作。

六、操作前准备

（1）采血环境、设备应严格定期清洁、消毒，按《医院消毒卫生标准》（GB 15982—2012）Ⅲ类环境标准执行（在采血前30 min对采血室进行紫外线消毒）。

（2）采血相关物品准备：临床护士准备采血椅（床）、一次性垫巾、止血带、有效消毒剂（2%的碘酒、75%的乙醇或其他有效消毒剂）、消毒棉签、敷料、止血钳、红色头采血管、一次性利器盒，以及专用医疗废弃物品箱等采血相关用品。采血护士向自体献血者提供咨询和护理，自体献血者清洗肘部献血部位时予以指导。

（3）输血科准备一次性采血袋、采血仪（秤）、热合机、采血记录单、条形码标识、血液与标本运送箱等设施及物品。

（4）配备处理献血不良反应的急救药品与器材（由临床科室准备），并定期检查，保证在有效期内。基本急救药品包括强心、升压、呼吸兴奋、抗过敏、镇静、扩容等药品。基本急救器材包括开口器、氧气瓶、输氧套管（面罩）、一次性无菌静脉输液器及输液针头、无菌注射器及针头。

七、操作流程

1. 临床医生操作程序

（1）检测：患者所在临床科室做好自身采血前相关检测（包括血常规、血清铁、总铁结合力、血清铁蛋白、术前八项+ALT等），临床医生根据患者的具体情况评估能否采用储存式自体输血。

（2）告知：遵循自愿和知情同意的原则，对自体献血者履行相关事项的告知，将自体贮血适宜性评估的结论告知患者。

（3）签署：由临床主管医生、患者本人和（或）监护人共同签署《自体输血治疗知情同意书》。

（4）药物：自体献血者采血前可服适量铁剂，加速红细胞生成；口服硫酸亚铁或其他铁剂于采血前1周至术后1~3周，每日3次，每次300 mg；有条件时可联合使用促红细胞生成素，每次3 000~6 000 U，采血后使用；也可加维生素C，必要时适当补充叶酸。

（5）患者准备：采血前一天晚上不要饮食过饱、过度疲劳，要有充足的睡眠，洗澡。当日清淡饮食，不吃油腻食物。采血前进行胎心监护，胎心监护判读为反应型后方可进行采血。

（6）采血量：一般成人每次采血量不超过自身总血容量的10%〔总血容量（mL）=体重（kg）×8%〕，对于体重<50 kg的患者按每减少1 kg体重减少采血8 mL计算，一般每次最高限量为（450±25）mL。鉴于产科患者的特殊性，建议孕妇每次采血量不超过200 mL。

（7）采血方式分为以下2种：

- 单纯式采血：适用于预计出血量和需要备血量较小的患者。仅采血200~400 mL者，提前一周采血。
- 蛙跳式采血：适用于预计出血量和需要备血量较大的患者，提前30天采血400 mL，间隔7天后采血800 mL，同时回输上次采血量，第3次采血1 200 mL，同时回输第2次全部采血量，以此类推（表8-2-7）。

表8-2-7 蛙跳式采血

采集时间	采血	回输	回输后再采	储存血
术前第32天	第1袋			
术前第25天	第2袋	第1袋	第3袋	第2~3袋
术前第18天	第4袋	第2袋	第5袋	第3~5袋
术前第11天	第6袋	第3袋	第7袋	第4~7袋
术前第4天	第8袋	第4袋	第9袋	第5~9袋

（8）采血时机：最好在择期手术前4~6周开始采血以保证有足够的时间使红细胞再生。两次采血时间间隔不少于3天，直至术前72 h。

（9）采血结束后，再次进行胎心监护。

2. 采血护士操作程序（图8-2-6）

（1）采血护士应着工作服，佩戴一次性帽子和口罩，保持整洁、卫生；不得佩戴饰物，如戒指、手镯（链）；操作前用消毒剂消毒双手，每接待一位自体献血者后用消毒剂消毒双手或更换乳胶手套，并更换止血带和一次性垫巾。

（2）采血前核对自体献血者姓名、性别、年龄、血型、科室、住院号、床位号、献血量等，各项核对必须无误，在采血袋上明确标注（或贴有姓名、住院号、科室、血型等信息的条形码）。

（3）开启、检查、校正采血仪（秤）。

（4）采血前检查确认一次性采血袋无渗漏、无破损、无霉变、管路无折叠，保存液无混浊、无异物，护针帽无脱落，并在有效期内。

（5）选择自体献血者肘部粗大、充盈饱满、弹性好的静脉作为穿刺静脉。

（6）在穿刺部位上方4～10 cm处用止血带系紧（或血压计袖带加压），以能阻断静脉回流而不阻断动脉血流为宜。

（7）选好静脉穿刺点，以穿刺点为中心，用消毒剂采取自内向外螺旋式的方式消毒皮肤，切忌往返涂拭。消毒面积不得小于6 cm×8 cm，待干，以保证消毒剂有效作用时间，消毒后的部位若再次接触（被污染），应重新消毒。

（8）穿刺前再次检查采血袋，确保无异常，并采取措施防止空气进入血袋（如用止血钳、止血夹等夹住针头连接血袋之间的导管），取下护针帽，检查针头无弯曲、无倒钩。按照无菌技术操作规程进行静脉穿刺。

（9）静脉穿刺成功后，立即维持静脉穿刺点与血袋的落差并启动采血仪（秤）保证采血全过程血液和保存液充分均匀。保持针头位置稳定，血流通畅，固定针头位置，用敷料保护好穿刺点。

（10）嘱自体献血者间断做松手、握拳动作，以保持血流畅通。对血流不畅者，应及时调整针头位置，以防采血中断。当不易观察血流时，应注意观察穿刺部位有无异常及血袋重量是否递增，并注意血液与保存液充分均匀。

（11）做好自体献血者护理，与自体献血者进行交流，观察其面色、表情，及时发现并处置献血不良反应。

（12）核对采血记录单、采血袋和采血标本管标签。经核对后，将条形码标识牢固粘贴于采血袋、采血袋导管、标本管上。

（13）当血量达到要求时，嘱自体献血者松拳，松

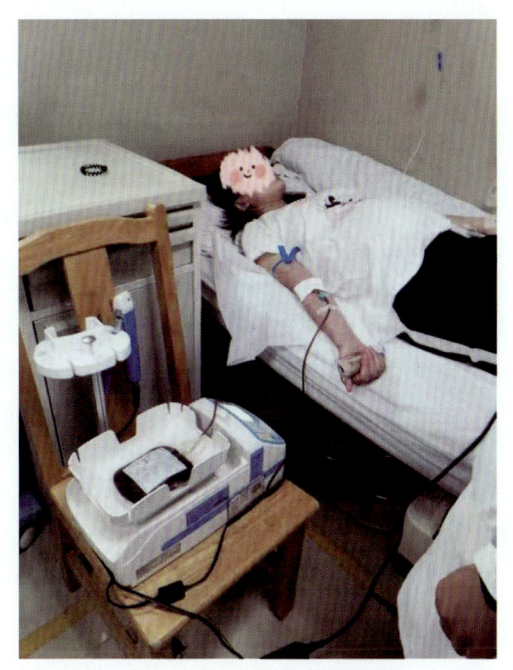

图8-2-6　孕妇自体采血

开止血带，用止血钳（夹）夹住针柄后导管，用消毒棉球按压穿刺点上方，拔除针头，按压片刻至无出血。

（14）采血后的护理及告知：嘱自体献血者用手指压迫穿刺点10 min并抬高手臂，或用弹力绷带包扎穿刺点1 h，避免出血或形成血肿；敷料保留12 h，避免穿刺点感染；避免剧烈运动，保证充足睡眠；及时补充水分，有助于血容量恢复。

（15）如需第2次穿刺，须征得自体献血者同意并更换手臂，使用新的采血袋重新穿刺采血。

（16）若采集200 mL血液的时间大于5 min或采集400 mL的血液大于10 min，确保血袋中血液与保存液充分混匀，防止血液凝块，该血液应特殊标识。

（17）采血结束后，在患者《储存式自身输血申请记录单》上记录采血开始/结束时间及血液采集量，并签名。

3．输血科操作程序

（1）采血当天早上对储血冰箱、取血箱进行消毒。

（2）检查采血仪、热合机，打印标签，准备血袋、登记单等资料。血袋标签应标有患者姓名、科室、住院号、血型、采血日期和失效日期，以及自身输血标识。

（3）输血科医生采血前对患者进行心理疏导，采血后在床旁陪伴患者30 min，密切观察患者有无异常情况发生，如精神不安、面色苍白、出冷汗等（孕妇还应该注意监测胎心），若发现异常应立即停止采血，并进行及时处理。30 min后患者若无不适症状即可返回病房继续观察。

（4）输血科医生记录采血时患者情况，记录在案并签字。采血完后患者签字确认情况，后由护士送回病房。

（5）将血袋热合后放入专用取血箱带回输血科，并放入储血冰箱，做好相关登记（图8-2-7）。

4．自体血回输

（1）申请：临床主管医师提出自体血液回输申请，开具自体输血血液回输申请单，并提供患者血液标本进行输血前输血相关传染病标志物检测（乙型肝炎病毒表面抗原、丙型肝炎病毒抗体、艾滋病病毒抗体、梅毒螺旋体抗体等）。注明采血量、采血时间及申请用血的品种和回输量。

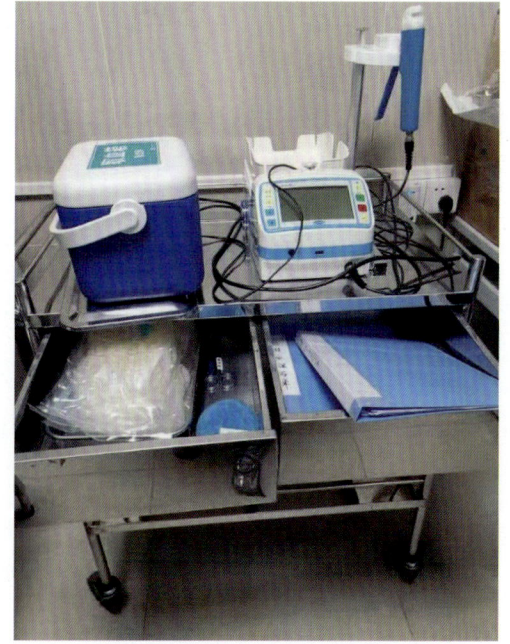

图8-2-7　采血后储存

（2）输血科复检。

- 复核自体输血血液回输申请单。
- 核对自体储存血，包括采血编号、患者姓名、ABO和Rh血型、科别、门急诊（住院）号、采血日期、采血者姓名或工作编号、血液品种等信息。

- 拟发出血液进行外观检查，应无气泡、无溶血、无变色、无凝块。

（3）取血：由医护人员持该患者自体输血血液回输申请单到输血科取血，取血和发血人员应当面对自体输血血液回输申请单和血液进行核对，核对无误后方能取血，并进行签名登记。

（4）回输前核对：施行输血治疗护士应在床边或手术台前对血液和患者进行核对，内容包括患者姓名、科别、门急诊（住院）号、ABO和Rh血型、血液保存期限。

（5）输血：核对无误后按同种异体血液输注常规实施血液回输，并监测输血过程；遵循先采集先回输原则。

（6）记录：应填写输血记录单，将血液回输情况作记录。

八、采血过程中的不良反应及其处理

1. 局部反应

（1）血肿：采血部位出现血肿应立即停止采血。用消毒棉球或无菌纱布覆盖穿刺针孔并压迫，嘱患者抬高手臂达心脏水平以上持续10 min左右。

（2）局部感染：采血部位出现红、肿、热、痛等症状，提示有感染倾向，严重者可出现疖肿、蜂窝织炎、静脉炎等，应按相应的治疗方法分别予以处理。

2. 全身反应

（1）低血压是最常见的不良反应。对出现低血压，甚至心动过速和晕厥者，倘若恢复时间超过15 min，可能出现潜在危险，应引起重视。对情绪紧张者，应作科学宣传，打消顾虑；出现症状时，可让患者平卧，抬高下肢，密切观察其呼吸频率、心率、血压。

（2）其他局部感染后导致全身性感染，也可出现晕厥、肌肉痉挛或抽搐、恶心或呕吐、心功能紊乱或呼吸困难、空气栓塞或微血栓、失血性贫血等，应按相应的治疗方法分别予以处理。

九、注意事项

（1）年龄：16～65岁，但年龄大小对自体输血并无严格限制，可综合考虑患者的身体状况、理解程度及配合情况而定。

（2）应让患者了解自体输血并非没有风险，尤其是标记和记录，输错血的可能性虽极小，但确有可能。

（3）应让患者知情除需自体血外，紧急意外时还有可能要输异体血或血制品，主管医生在采血期间应随叫随到，并承担采血监护责任。

（4）采血后平卧休息数小时，口服糖盐水500～1 000 mL，有明显不适表现者应静滴平衡盐液或生理盐水，输液量一般为采血量的2～3倍。

（5）严格无菌操作，严格执行操作规程和核对制度。

（罗冰）

第五节　输血器的使用技术

在发生产科大出血时，为达到快速容量复苏，高压输液装置必不可少。另外，所有静脉输液在快速给药前都应该加热，因为输入大量的低温液体会导致明显的体温过低。体温降低的时候母体会寒战，以此提高体温，从而导致耗氧量增加，如果不能充足供氧，将会增加无氧代谢和发生代谢性酸中毒。外周血管收缩，将进一步减少外周热量损失，但也会导致向组织输送的氧气减少，从而进一步加重代谢性酸中毒。而且，温度的显著下降也将对凝血反应产生深远影响，并导致血栓形成。低体温、酸中毒和凝血功能障碍相互影响，成为产后出血的"死亡三角"。

一、手工充气的压力袋加压输血器的使用技术

（一）目的

短时间内输入大量的血液（50~100 mL/min），纠正失血性休克。

（二）加压器类型及其选择

加压器（图8-2-8）为聚乙烯材料制成的医疗用品，使用后进行消毒、浸泡、晾干后备用。

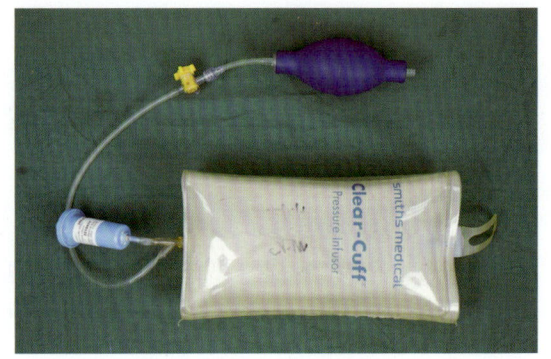

图8-2-8　加压器

（三）操作流程

按静脉输血流程连接好输血器，并进行排气，将血袋放入加压器，完全打开调节器（图8-2-9），调节三通管方向，阻断输液袋与大气相通，用加压气球（图8-2-10）缓慢加压至莫菲氏滴管内血制品的滴速呈一条直线，密切观察输液速度与患者病情的变化，其余事项按输血常规流程处理。

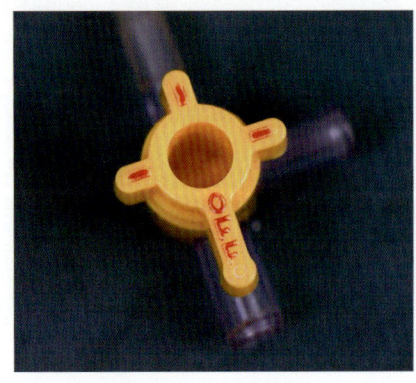

图8-2-9　调节器

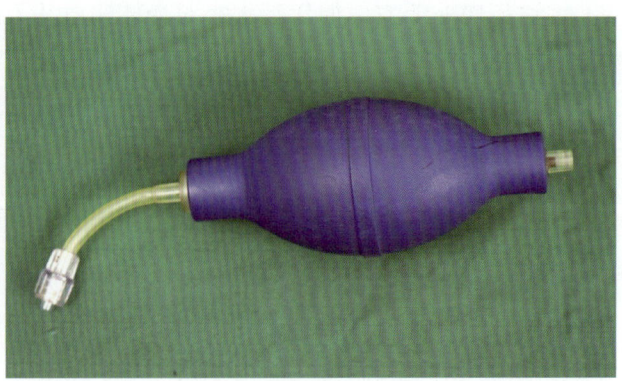

图8-2-10　加压气球

（四）注意事项

手工充气的压力袋虽然有效，但需要大量劳动力。注意任何高压输液都有液体过载和空气栓

2. 剖宫产分娩的子宫按摩

剖宫产时，分别在胎盘娩出前和娩出后，双手按摩子宫以加强宫缩，协助胎盘娩出，减少出血；在子宫切口缝合过程中，注意按摩子宫，及时排空子宫、加强宫缩并预防出血；缝合皮肤后、下台更换产褥垫前，按摩了解子宫收缩情况后，再返回病房（图8-3-4、图8-3-5）。

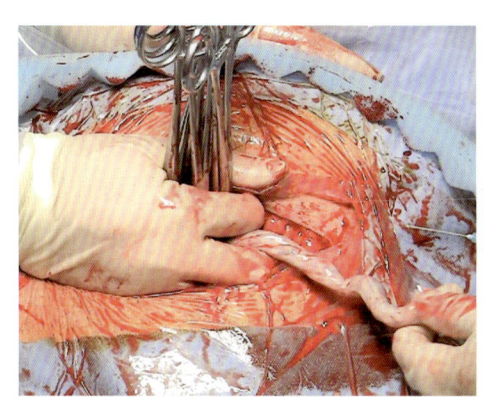
A.胎盘娩出前

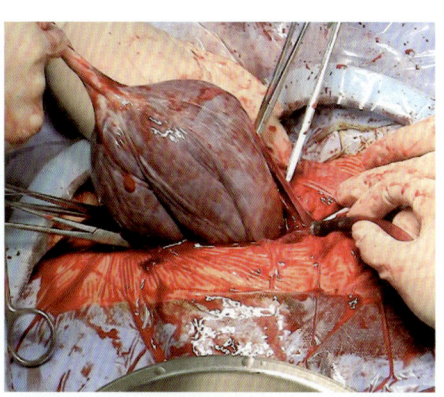
B.协助胎盘自然娩出

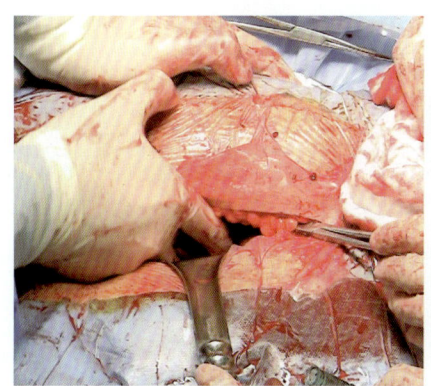
C.子宫切口缝合后

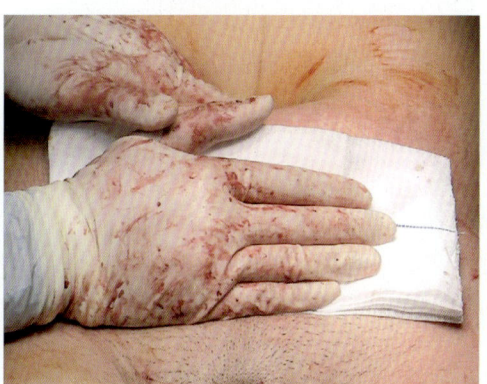
D.关腹后

图8-3-4 剖宫产过程中的子宫按摩

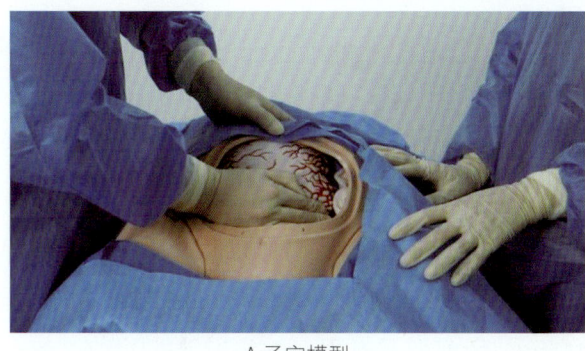
A.子宫模型

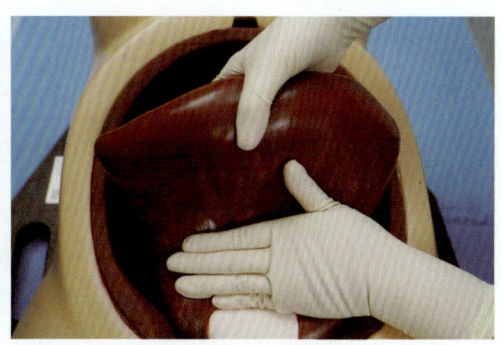
B.剖宫产模型

图8-3-5 剖宫产过程中的子宫按摩（模拟）

五、注意事项

推荐进行子宫按摩治疗产后出血。如果应用了宫缩剂和其他可用的保守治疗（如子宫按摩、球囊填塞术）后，出血仍然没有停止，建议使用手术治疗。手术干预包括经导管盆腔动脉栓塞术、子宫压迫缝合术、子宫动脉和髂内动脉结扎，以及子宫切除术。

（李映桃　梁伟璋　胡静　沈健）

第二节　宫缩剂使用技术

产后出血是分娩最常见的产科并发症。对于产后出血，重点在于有效预防。如何正确处理第三产程？如何正确使用宫缩剂？这些药物的应用时机及使用这些药物的注意事项有哪些？宫缩剂有效性和安全性如何？如何及何时联合使用宫缩剂？这些问题全球都在共同探索和讨论中，各国的指南也在定期更新。产科医护人员也需定期进行培训和模拟演练。

一、目的

规范使用促进子宫收缩的药物，预防和治疗产后出血。

二、适应证

（1）规范使用宫缩剂，预防产后出血。

（2）发生产后出血，应进行联合用药规范治疗，以降低严重产后出血发生率、围生期子宫切除率及孕产妇死亡率。

三、操作前准备

1. 人员素质要求

助产士和妇产科住院医师及以上。

2. 环境要求

设备齐全的模拟产房、手术室或实操培训室。

3. 物品准备

手术帽、外科口罩、手术衣、无菌手套若干、超声机1台、产后出血抢救车（图8-2-5）。产后出血抢救车内含药品：平衡液500 mL、乳酸林格液500 mL、生理盐水250 mL各2瓶，缩宫素注射液10 U、麦角新碱注射液200 μg、卡贝缩宫素100 μg、卡前列素氨丁三醇注射液250 U各2支、卡前列甲酯栓1 mg、米索前列醇200 μg、氨甲环酸1 g各1盒。物品：5 mL、10 mL注射器各1支，以及安尔碘、棉签、酒精等。

四、操作培训内容和流程

1. 了解产后出血高危因素（表8-3-1）

表8-3-1　产后出血高危因素

原因或病因		对应的高危因素
子宫收缩乏力	全身因素	产妇体质虚弱、合并慢性全身性疾病或精神紧张等
	药物	过多使用麻醉剂、镇静剂或宫缩抑制剂等
	产程因素	急产、产程延长或滞产、试产失败等
	产科并发症	子痫前期等
	羊膜腔内感染	胎膜破裂时间长、发热等
	子宫过度膨胀	羊水过多、多胎妊娠、巨大儿等
	子宫肌壁损伤	多产、剖宫产史、子宫肌瘤剔除术后等
	子宫发育异常	双子宫、双角子宫、残角子宫等
产道损伤	子宫颈、阴道或会阴裂伤	急产、手术产、软产道弹性差、水肿或瘢痕形成等
	剖宫产子宫切口延伸或裂伤	胎位不正、胎头位置过低等
	子宫破裂	子宫手术史
	子宫体内翻	多产、子宫底部胎盘、第三产程处理不当
胎盘因素	胎盘异常	多次人工流产或分娩史、子宫手术史、前置胎盘
	胎盘、胎膜残留	胎盘早剥、胎盘植入、多产、既往有胎盘粘连史
凝血功能障碍	血液系统疾病	遗传性凝血功能疾病、血小板减少症
	肝脏疾病	重症肝炎、妊娠期急性脂肪肝
	产科DIC	羊水栓塞、Ⅱ~Ⅲ度胎盘早剥、死胎滞留时间长、重度子痫前期及休克晚期

2. 掌握各种预防产后出血使用的宫缩剂的用法与用量、给药频率、禁忌证和不良反应（表8-3-2）

表8-3-2　预防产后出血使用的宫缩剂的用法与用量、给药频率、禁忌证和不良反应

类别	缩宫素	卡贝缩宫素	麦角新碱	米索前列醇
用法与用量	静脉滴注或肌内注射，10 U	静脉滴注或肌内注射，100 µg	肌内注射，200 µg	口服，400 µg或600 µg
给药频率	单剂	单剂	单剂	单剂
禁忌证	罕见，如过敏	严重心血管疾病、过敏	高血压、心血管疾病、过敏	哮喘、青光眼、过敏
不良反应	过量使用可导致恶心、呕吐、低钠血症	面红、腹痛、恶心、呕吐、低血压等	恶心、呕吐、头痛、头晕、高血压等	恶心、呕吐、腹泻、寒战、发热、头痛等

（1）缩宫素：是预防产后出血的首选药物。应用方法为头位胎儿前肩娩出后、胎位异常胎儿全身娩出后、多胎妊娠最后1个胎儿娩出后予缩宫素10 U稀释后静脉滴注或肌内注射。

（2）卡贝缩宫素：其半衰期（40~50 min）较缩宫素长，起效快（2 min），给药简便，单剂

静脉推注（1 min内）或肌内注射，100 μg，可减少治疗性宫缩剂的使用，安全性与缩宫素相似。

（3）麦角新碱：可单用麦角新碱，或与缩宫素联合使用，肌内注射，200 μg。麦角新碱和缩宫素联合使用预防产后出血的效果优于单独使用缩宫素，尤其对于高危人群，但应注意药物使用的禁忌证和不良反应的处理，高血压者禁用。

（4）米索前列醇：仅在缺乏缩宫素和其他宫缩剂的医疗资源匮乏地区作为预防产后出血的药物，推荐口服剂量为400 μg或600 μg。

3. 掌握各种治疗产后出血使用的宫缩剂的用法与用量、给药频率、禁忌证和不良反应（表8-3-3）

表8-3-3　治疗产后出血使用的宫缩剂的用法与用量、给药频率、禁忌证和不良反应

类别	缩宫素	麦角新碱	卡前列素氨丁三醇	米索前列醇	卡前列甲酯
用法与用量	稀释后持续静脉滴注（1.2~2.4 U/h），或10 U肌内注射	肌内注射200 μg	深部肌内注射或子宫肌层注射250 μg	顿服、舌下含服或直肠内给药600~800 μg	阴道给药1 mg
给药频率	静脉滴注持续给药，肌内注射单次给药	2~4 h重复使用，不超过5次	间隔15~90 min，不超过8次	单剂	单剂
禁忌证	罕见，如过敏	高血压、心血管疾病、过敏	哮喘、活动性心肺肝肾疾病、过敏	哮喘、青光眼、过敏	哮喘、心脏病、青光眼、过敏
不良反应	过量使用可导致恶心、呕吐、低钠血症	恶心、呕吐、头痛、头晕、高血压等	腹泻、恶心、呕吐等	恶心、呕吐、腹泻、寒战、发热、头痛等	腹泻、恶心、呕吐等

（1）缩宫素：为治疗产后出血的一线药物，若缩宫素效果不佳，应尽早联合使用其他宫缩剂。推荐稀释后持续静脉滴注（1.2~2.4 U/h），也可以肌内注射、子宫肌层或子宫颈注射10 U，24 h总量不超过60 U。

（2）麦角新碱：直接作用于子宫平滑肌，促宫缩作用强而持久，肌内注射2~3 min起效，可持续约3 h。用法为肌内注射200 μg，必要时可2~4 h重复使用，最多不超过5次。2022年FIGO关于产后出血防治管理策略中总结与目前标准的单用缩宫素相比，麦角新碱联合缩宫素促宫缩药物方案可更有效地预防≥500 mL的产后出血。

（3）前列腺素类似物：包括卡前列素氨丁三醇、米索前列醇、卡前列甲酯等。

● 卡前列素氨丁三醇：为PGF2α衍生物（即15-甲基PGF2α），由辉瑞研发生产，1979年1月首获FDA批准上市，2002年引进中国。用于常规处理方法无效的子宫收缩弛缓引起的产后出血等情况，可引起宫颈和子宫下段在内的全子宫肌层协调而有力的收缩，达到迅速有效止血的目的。用

法为250 μg深部肌内注射或子宫肌层注射，3 min起作用，30 min达作用高峰，可维持2 h；必要时可重复使用，间隔时间至少15 min，总量不超过2 000 μg。

- 米索前列醇：在医疗资源匮乏的地区，缺乏缩宫素及其他宫缩剂时，米索前列醇可作为治疗子宫收缩乏力性产后出血的一线药物。但如果已经预防性使用了米索前列醇，一般不再重复使用。用法为顿服、舌下含服或直肠内给药600~800 μg。

- 卡前列甲酯：卡前列甲酯具有增强子宫收缩的作用，在我国一些医院用于治疗子宫收缩乏力引起的产后出血，尚缺乏高质量的循证医学证据，常用方法为阴道给药1 mg。

4. 一旦诊断产后出血（不论病因），应尽早使用氨甲环酸

氨甲环酸（TXA）具有抗纤维蛋白溶解的作用，可减少产后出血，具有潜在的降低产后出血导致的孕产妇死亡率的作用，一旦发生产后出血，应尽早使用TXA，最好在产后3 h内使用。

使用方法：1 g静脉滴注，滴注时间不少于10 min，如果30 min后出血仍未控制或24 h后再次出血，可重复使用1次。临床治疗研究显示，予以高危妊娠孕妇TXA治疗，能减少其催产素应用量和产后出血量，加快宫底下降速度，延长宫缩持续时间，缩短恶露持续时间，降低产后出血发生率，改善凝血功能，同时不会增加不良反应。

5. 广医三院分娩后宫缩剂的使用经验分享

（1）常规预防：胎儿娩出后，立即预防用药，葡萄糖注射液（GS）/氯化钠注射液（NS）250 mL+缩宫素20 U静脉滴注，30 min左右滴完。

（2）合并高危因素产妇：常规预防，同时卡前列素氨丁三醇肌内（子宫肌肉、臀大肌或肱三头肌）注射250 μg。

（3）预警线：出血量>200 mL，GS/NS 250 mL+缩宫素20 U静脉滴注+卡前列素氨丁三醇+TXA+压迫止血技术。

（4）处理线：预警线处理方案+钙剂+第2支TXA+卡前列素氨丁三醇（必要时多次使用）+各种保留子宫止血技术。

（5）危重线：根据情况联合使用缩宫素、卡前列素氨丁三醇、钙剂、TXA等抢救，同时，容量复苏+高级生命支持+栓塞或子宫切除。

五、注意事项

（1）药效：缩宫素口服无效，因其在消化道易被破坏；能经鼻腔和口腔黏膜吸收，体内注射3~5 min生效，作用维持30~60 min；静滴立即起效，15~60 min内子宫收缩的频率与强度逐渐增加，然后稳定，静滴完毕20 min后其效应立即减弱。因缩宫素有受体饱和，无限加大用量效果不佳，反而会出现副作用，故24 h总量应控制在60 U内。而卡贝缩宫素是类似于缩宫素的合成激素，作用时间较缩宫素更久，不需要持续静滴就可以维持宫缩效果。卡贝缩宫素在人体内的半衰期是缩宫素的4~10倍。不少证据表明100 μg的卡贝缩宫素与10 μg（相当于5 U）的缩宫素能起到相近的子宫收缩效果。两种药达到相似药效的剂量下所产生的副反应也相似。

（2）缩宫素的过敏反应：寒战、胸闷气促、过敏性皮疹、全身水肿甚至休克，但给药途径不同缩宫素过敏反应发生率和速度也不同。静脉注射给药过敏反应发生率为7.82‰（9/1 151），且在短时间（30 s）内发生；静脉滴注给药过敏反应发生率为2.75‰（3/1 089），在10 min内发生；肌内注射给药无发生过敏反应病例。加强用药后的临床观察是保证产妇安全的关键。

（3）妊娠合并症用药注意：①如妊娠合并严重心血管异常，如高血压、心脏病等的产后出血用缩宫素要特别观察心率、血压情况。因过量应用缩宫素而产生的副作用包括心血管反应及水中毒。研究发现，健康产妇静脉快速注射10 U缩宫素可以导致心率平均上升28次/min，MAP下降33 mmHg，心电图显示心肌缺血，产妇自觉胸痛等。缩宫素的抗利尿作用可以导致水中毒，如果应用大剂量缩宫素同时给予大量无电解质的葡萄糖溶液，更易引起水中毒。②冠心病、肝功能损害、妊娠期高血压疾病（包括原发性高血压、妊娠期高血压、子痫前期和子痫、肺动脉高压）、缺血性心脏病、肾功能损害、脓毒症慎用麦角新碱。③PG类似物，高血压患者慎用，哮喘、青光眼、心脏病患者禁用。部分患者可出现消化道不良反应、发热，但均比较轻微、短暂。

（4）药品贮藏：缩宫素注射液应当在阴凉的环境下保存。当缩宫素冷藏储存时，即使12个月后其药效也并无明显减退，而在30℃避光的温度下，其药效降低大约14%（9%~19%之间）。在一些低收入或中等收入的国家，冷链储存存在一定的困难，应当警惕温度升高导致的缩宫素药效减退。而热稳定型卡贝缩宫素注射液在30℃下储存36个月、43℃下储存6个月、50℃下储存3个月，以及60℃下储存1个月后仍能保持≥95%的纯度。因此，对于冷链储存受限的区域，热稳定型的卡贝缩宫素显示出其独特的临床优势。卡前列素氨丁三醇注射液须冷藏于2~8 ℃的环境。麦角新碱注射液则需遮光、密闭，在阴冷处保存。

（李映桃　李佳　张梦琪）

第三节　宫腔填塞术

宫腔填塞是治疗产后出血的常用方法，常用于标准一线治疗无效的阴道分娩后因子宫收缩乏力导致的产后出血。宫腔填塞包括纱布填塞和宫腔球囊填塞，该技术需经过反复、多次培训才能熟练掌握。宫腔纱布填塞是一种传统方法，其缺点是不易填紧，且因纱布吸血而易发生隐匿性出血。Bakri宫腔球囊填塞是对宫腔纱布填塞的改良，使用简便，近年来使用较为广泛，但价格较高。

一、目的

通过宫腔填塞压迫产生一种由宫腔内向宫腔外的静水压，该压力大于子宫动脉压，可有效降低流入子宫中的血液流量；压迫子宫壁使静脉受压而使静脉出血减少；直接压迫位于子宫下段的胎盘床（前置胎盘）；通过填塞暂时止血。等待机体发挥自身的凝血功能而形成血栓。另外，可刺激子宫产生内源性前列腺素分泌，诱导宫缩，有助于预防和治疗产后出血。

二、适应证

（1）治疗除胎盘残留因素导致的产后子宫出血，尤其适用于子宫收缩乏力；即使止血失败，也能减缓出血速度，为患者争取更多救治时间，避免子宫被切除。

（2）针对具有产后出血的高危因素，作为预防性措施使用。

三、先决条件

（1）如果有需要，可以立即进行手术干预并获得血液制品。

（2）可以常规实施原发性产后出血的一线治疗方案（包括使用宫缩剂、氨甲环酸等）。

（3）可以合理地排除产后出血的其他原因（胎盘组织滞留、产道裂伤和子宫血管性出血）。

（4）由经过培训并熟练掌握了产后出血管理（包括进行宫腔填塞）的医务人员执行。

（5）可以定期和充分监测产妇状况，以便及时发现任何恶化迹象。

四、操作前准备

1. 人员素质要求

高年资（3年以上）妇产科住院医师以上。

2. 环境要求

设备齐全的模拟手术室或实操培训室。

3. 物品准备

（1）常规物品准备：①纱布填塞物品，包括有尾纱、安尔碘、卵圆钳、无菌手套（图8-3-6）；②球囊填塞物品，包括窥宫包、Bakri宫腔球囊、50 mL注射器、有尾纱、生理盐水500 mL、尿管、尿袋2个、无菌手套、手术衣、圆帽（图8-3-7）。

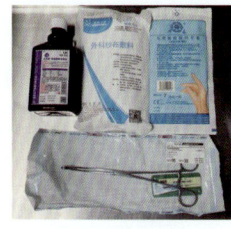
A.物品

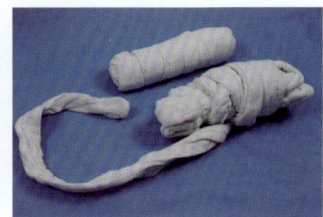
B.有尾纱

图8-3-6　纱布填塞物品

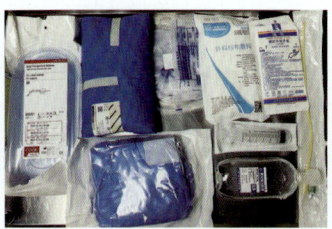
A.物品

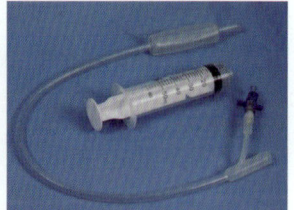
B. Bakri宫腔球囊

图8-3-7　球囊填塞物品

（2）床单位准备：产床。

（3）模型（图8-3-8、图8-3-9）。

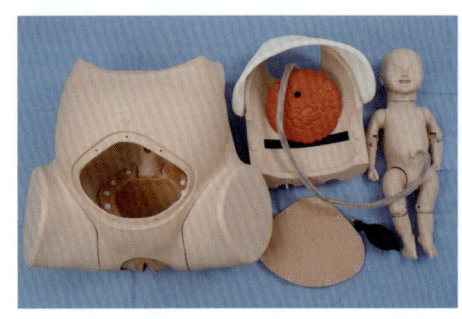
A.阴道和剖宫产分娩模型

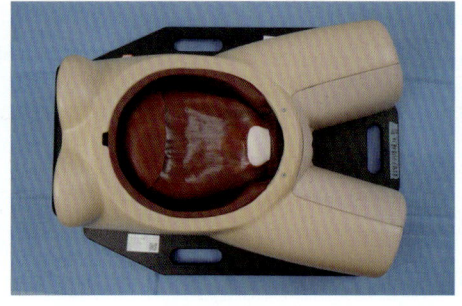
B.剖宫产模型

图8-3-8 分娩模型

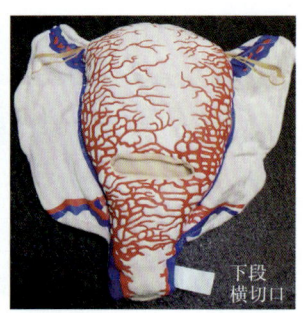
图8-3-9 子宫模型

4．术者准备

（1）保持静脉通道通畅，监测生命体征，做好输血、急诊子宫切除、介入治疗止血等准备。

（2）填塞前先确定宫腔内有无胎盘残留和明显的活动性出血（超声介导）。

（3）如术者对此次手术缺乏经验或信心，必须有富有经验的上级医师在场。

（4）知情同意并镇痛。

五、操作流程

（一）体位

截石位。常规会阴消毒，导尿。

（二）镇痛

延续分娩镇痛方法。

（三）检查并评估手术效果

麻醉状态下检查软产道及有无胎盘残留，清理宫腔血凝块，按摩子宫，评估手术适应证。

（四）宫腔填塞

1．阴道分娩

（1）宫腔填纱（图8-3-10）：①取用特制的长纱条（宽4~6cm，长5~10m，4~6层，边缘光整，高压灭菌），先将纱条用碘伏浸透，尽可能将纱条"拧干"；②经阴道用卵圆钳将纱条送入子宫底部，从子宫底呈"Z"形左右来回填塞直至将子宫腔填满，并且要松紧适宜；③阴道后穹隆填塞纱布。

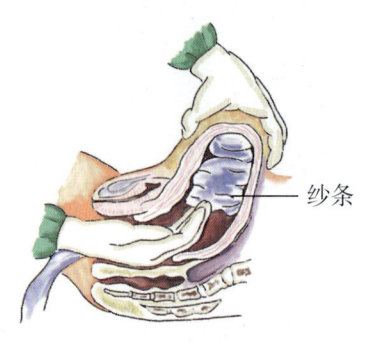
A.用手填纱

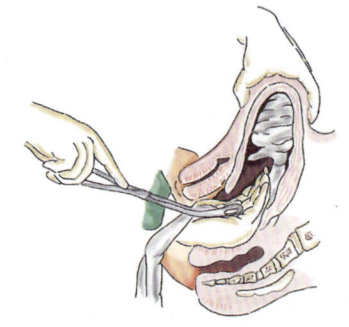
B.用卵圆钳填纱

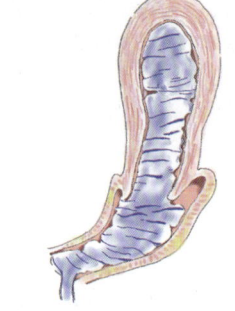
C.宫腔和阴道填纱完成后

图8-3-10 阴道宫腔填纱

（2）Bakri宫腔球囊填塞（图8-3-11）：①宫颈钳钳夹宫颈，用卵圆钳将球囊送入宫腔内，确保球囊完全位于子宫颈内口以上，再由球囊注水管将球囊充盈起来压迫子宫内壁，直至宫腔内出血停止。一般注入温生理盐水300～500 mL，适当牵拉球囊并保证其在宫腔内，或床边超声确定球囊放置位置正常，仅见少量血自导管排孔流出，显示止血有效。②宫颈口较松弛者可在阴道后穹隆部填塞纱布，极度松弛者可同时行宫颈环扎术以防止球囊脱落。将球囊末端固定于大腿内侧，并在腹部标记子宫底部高度。

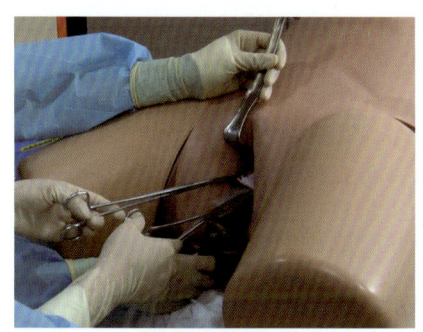
A.放置球囊

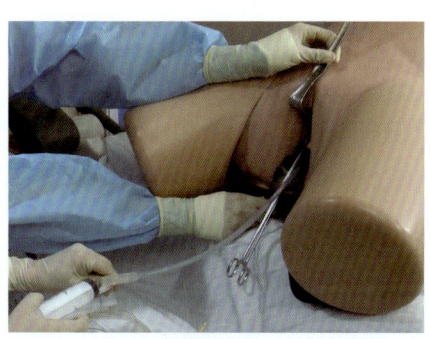
B.注水

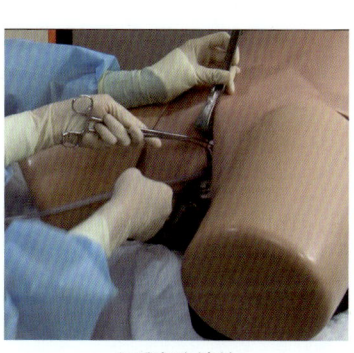
C.后穹隆填纱

图8-3-11　阴道Bakri宫腔球囊填塞

2. 剖宫产术中

（1）宫腔填纱（图8-3-12）：①取用特制的长纱条（宽4～6 cm，长5～10 m，4～6层，边缘光整，高压灭菌），先将纱条用碘伏浸透，尽可能将纱条"拧干"。②填纱。用卵圆钳将一条纱条从子宫切口送入子宫底部，从子宫底呈"Z"形左右来回填塞直至子宫切口，再用另一条纱条从子宫颈内口呈"Z"形左右来回填塞直至子宫切口，上下两条纱条缝合连接，将子宫腔填满，并且要松紧适宜。③缝合子宫切口。单层全层缝合，注意不要将纱条缝在切口上，可以从切口两端的顶端分别开始连续缝合，缝至切口正中，调整缝线张力，两缝合线对合打结。若子宫收缩良好、切口无渗血可逐层关腹。④必要时在阴道后穹隆填塞纱布。

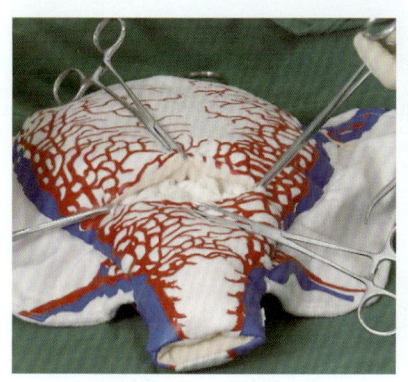
A.填纱

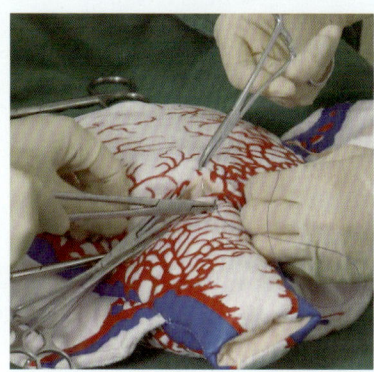
B.缝合切口避免挂纱

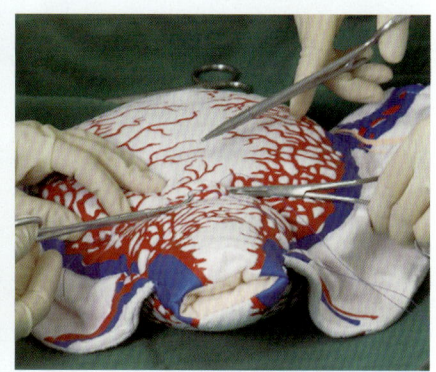
C.两缝合线对合打结

图8-3-12　剖宫产术中宫腔填纱

（2）Bakri宫腔球囊填塞：适用于娩出胎盘后出血，检查子宫腔内无胎盘残留，清理宫腔血凝块，经按摩子宫、子宫压迫缝合、双侧子宫动脉结扎等处理后，仍有活动性出血。①放置球囊

（图8-3-13）。检查球囊的完整性后，将Bakri球囊注液口的阀门取下，并将其插入引流管口。通过在剖宫产中没有缝合的子宫切口，将球囊的引流管经宫颈从阴道导出，然后将球囊放入子宫腔内。②球囊注液（图8-3-14）。助手经阴道取出Bakri球囊的引流管，并向阴道口外方向轻轻牵拉，将球囊放置到位（球囊下端接触宫颈内口），重新安装好注液口阀门后，从注液口注入生理盐水150~500 mL。肉眼观察宫腔出血等情况，若出血停止、子宫颜色红润、弹性好，停止注入液体；若子宫颜色苍白、弹性差，则抽吸出部分液体。记录球囊最终止血的注液量。③缝合子宫切口（图8-3-15）。若注水后膨胀的球囊影响子宫切口的缝合，则抽出其中适量的生理盐水，常规缝合或从切口两端缝合至中间打结。缝合完成后，再快速注入等量的生理盐水，观察子宫颜色、切口是否有渗血等。若子宫收缩好，切口无渗血，评估止血成功，则逐层关腹。④根据具体病情，必要时用有尾纱填塞后穹隆（如产程中转剖宫产者），将Bakri球囊导管末端固定在产妇的大腿上，并在腹部标记子宫底部的高度。

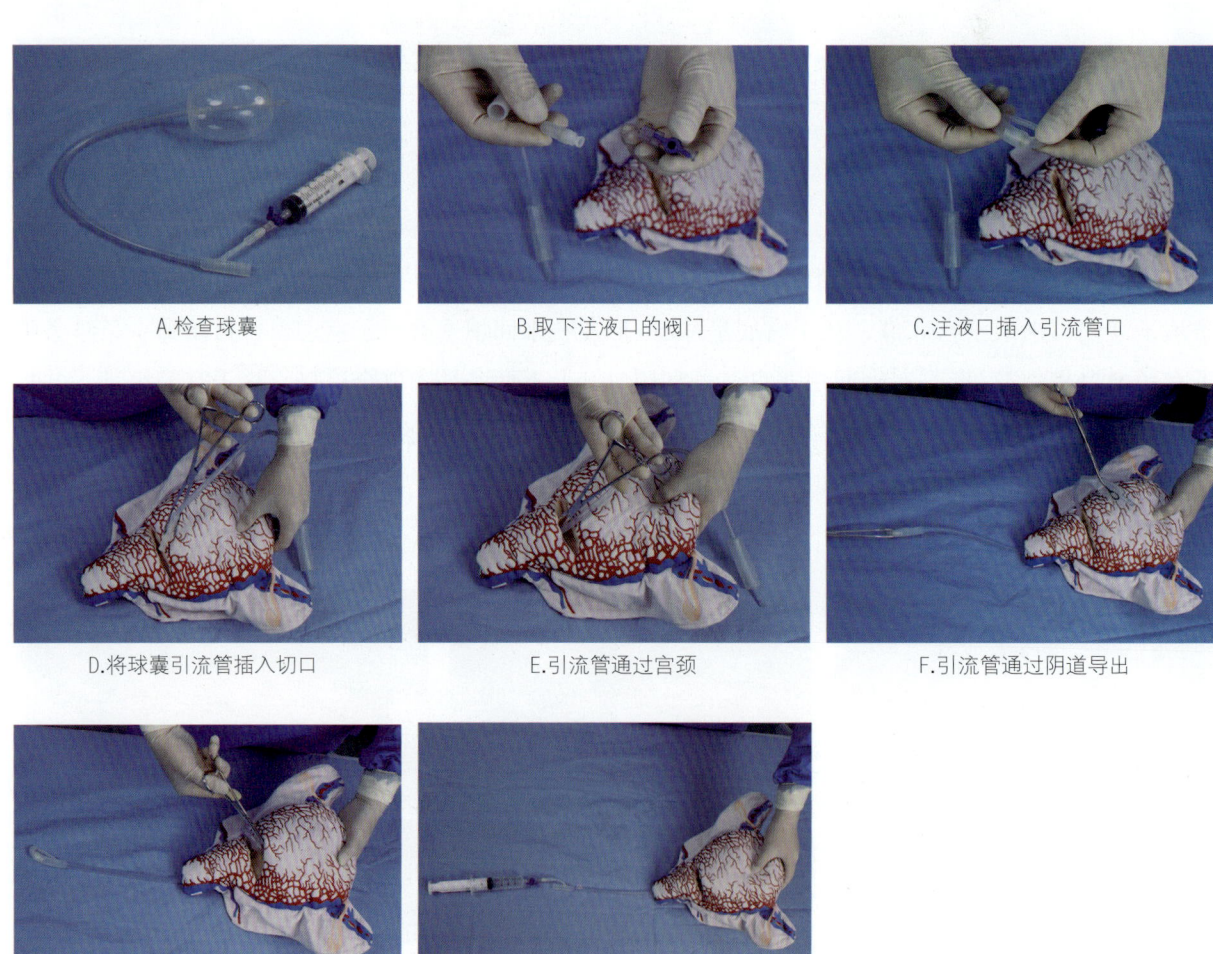

图8-3-13　放置球囊

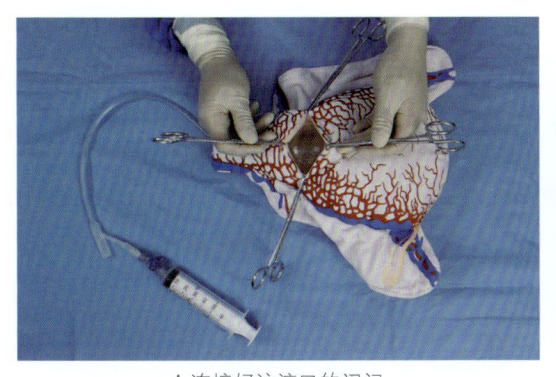
A.连接好注液口的阀门

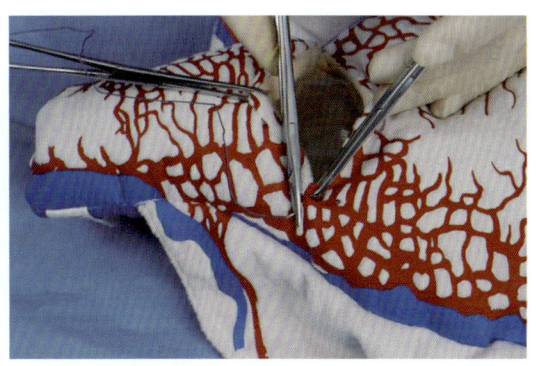
B.注液后观察止血效果

图8-3-14 球囊注液

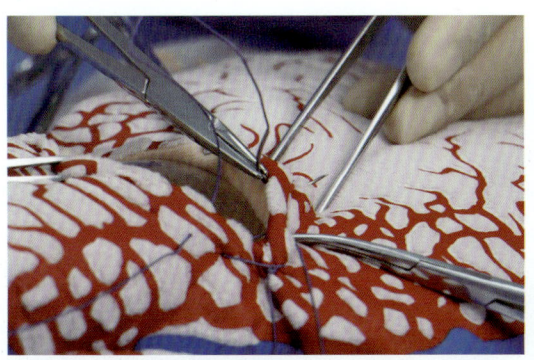
A.放出并留下球囊液体100mL，缝合切口顶端

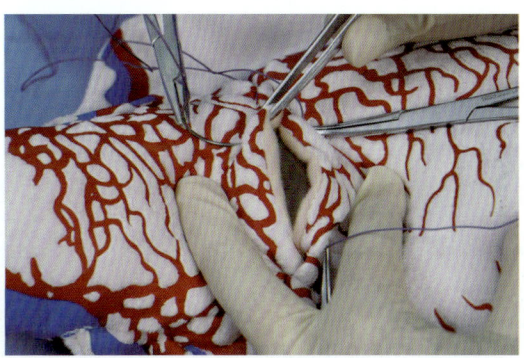
B.连续缝合切口至中间

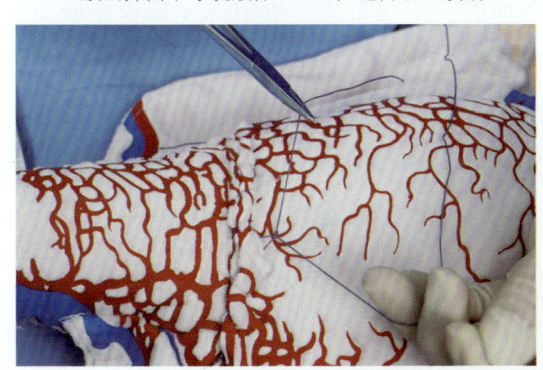
C.另侧缝合至中间，两线打结

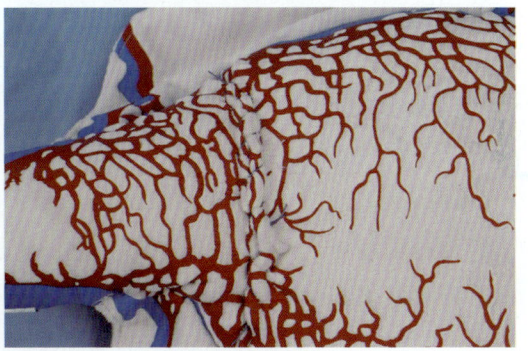
D.完成

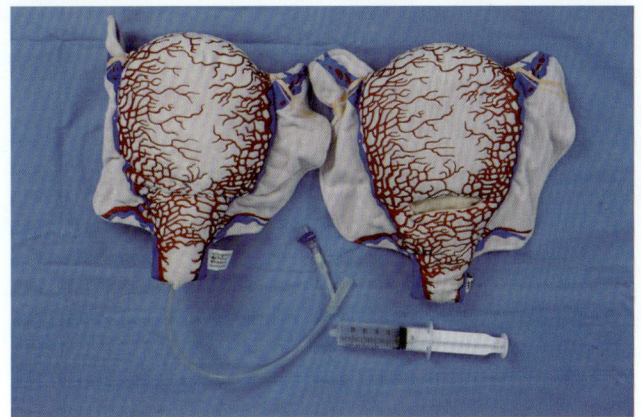
E.剖宫产Bakri宫腔球囊填塞术前、术后子宫对照

图8-3-15 缝合子宫切口

(五)术后常规处理

(1)放置球囊后需保持引流管通畅。

(2)术前、术中和术后定时超声监测、评估止血效果。

(3)计量每小时引流血量或阴道出血量及宫底高度。

(4)球囊放置后避免按摩子宫或宫底加压,以防球囊脱落。

(5)缩宫素持续静脉滴注24 h,以维持有效宫缩。常规使用抗生素24~48 h以预防感染。

(六)填塞物取出时机

医师根据止血效果判断取出时机,一般留置8~24 h,最长留置时间不超过48 h。填塞物的取出一般在静脉滴注缩宫素下进行。

(1)取出球囊时,打开阀门令充盈液自然缓慢流出,或者用注射器抽出液体(6~12 h)。当液体完全排空后,将Bakri球囊经子宫颈口从阴道轻轻抽出。拔后穹隆填纱时注意旋转、抖动式拔纱。

(2)填塞物取出时可能牵扯组织,导致血管开放,有再次出血的风险。此外,若填塞物长时间存留也会增加感染的风险。填塞物取出后监测产妇生命体征和阴道出血情况。

六、注意事项

(1)在使用一线止血治疗方法不能有效控制出血时,应尽早规范应用Bakri球囊止血。

(2)球囊正确的放置状态和效果评估:①超声引导。可"直视"球囊正确的放置状态,最好在宫腔内近宫底。②出血减少。通常认为Bakri球囊置入宫腔后,引流血液呈暗红色,24 h总量<500 mL或第1个小时引流量<150 mL,显示止血有效。③当放置Bakri球囊后的引流量1 h内达到300~500 mL时,考虑止血失败,应及时采用其他治疗方法。

(3)阴道填纱可以稳定球囊位置、防止球囊滑出,但会掩盖继续出血。

(4)宫腔球囊填塞和纱条填塞的比较(表8-3-4)。

表8-3-4 宫腔球囊填塞和纱条填塞的比较

	球囊	纱条
年代	新	古老
价格及特点	昂贵(3 000~4 000元)、携带方便、成品	便宜(300~400元)、携带方便、自制或成品
操作性能	器材使用简单,不过分严格要求术者经验	略复杂,对术者操作经验要求较高
填塞物留置时间	短,可塑性好,作用压力均匀	略长
止血显效时间	短	略长,难判断
隐匿性出血	少见	多见,难发现。纱布填充过多影响子宫收缩复旧或填充过少引起隐匿性出血
取出	简单	略复杂。纱布粘连子宫黏膜导致取出时子宫内膜血痂脱落,造成二次损伤

(李映桃 梁伟璋 黄俊巧)

第四节 子宫压迫缝合术

子宫压迫缝合术（uterine compression suture，UCS）是20世纪90年代后期兴起的治疗产后出血的一系列新方法，其大大提高了产后出血治疗的成功率，在减少严重产后出血的发生、降低子宫切除率和保持器官完整性方面发挥了重要作用。根据现有文献，子宫压迫缝合术止血成功率为76%~100%，是治疗因宫缩乏力导致子宫出血的二线治疗策略。子宫压迫缝合术具有操作简单、迅速、有效、安全等特点，RCOG推荐：产科医师应该熟悉至少一种子宫压迫缝合术，而且建议在手术室墙壁上悬挂子宫压迫缝合术的分解示意图。通过实操模拟演练，可快速、熟练地掌握多种子宫压迫缝合技术。

一、目的

通过压迫缝合，使子宫压缩，子宫壁肌纤维间的血管被有效挤压，子宫螺旋动脉血窦被动关闭，出血迅速停止，从而达到控制出血的目的，有助于预防和治疗产后出血。

二、适应证

子宫收缩乏力、子宫切口撕裂、胎盘因素等导致的产后出血。当药物治疗难以奏效时，针对出血原因和部位，迅速选择有效的压迫缝合止血技术，可以避免子宫被切除。

三、操作前准备

1．人员素质要求

高年资（3年以上）妇产科住院医师以上。

2．环境要求

设备齐全的模拟手术室或实操培训室。

3．物品准备

高仿真三维血管子宫构造模型多个、组织钳4把、血管钳2把、大小镊子各1把、持针器1把、线剪1把、强生2-0八针八线2盒、强生0号缝合线6包、强生1-0八针八线2盒（图8-3-16、图8-3-17）。

强调缝合针线的选择：B-Lynch缝合术首选70 mm半圆形钝圆针，线长90 cm 1号单乔（MONOCRYL®）。1号"八根针"VICRYK Plus（CR Needle）。单股缝线可柔软顺滑地穿过组织，有较好的张力强度。缝线在2周内溶解吸收，可避免肠组织套入缝线圈或切口而造成坏死。

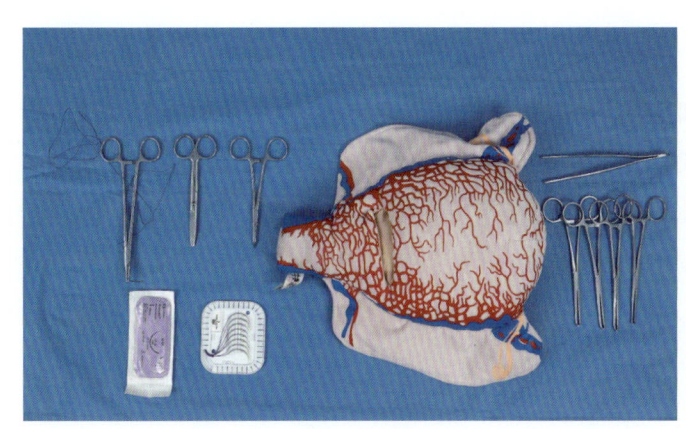

图8-3-16 简易版器械及子宫模型

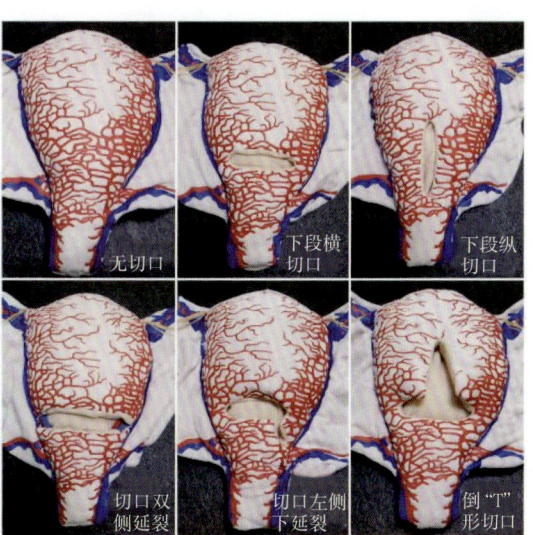

图8-3-17 子宫模型6个

四、各种子宫压迫缝合方法及其操作步骤

1. B-Lynch缝合术（图8-3-18）

该缝合术最早由英国B-Lynch医生在1997年报道，是最早应用的子宫压迫缝合止血技术。

（1）止血原理：可吸收缝线缝合捆绑子宫肌层，使子宫处于持续纵向压缩状态，交织于子宫壁肌纤维间的血管被有效挤压，血窦被动关闭，出血迅速停止。该技术采用子宫纵向压迫的方式，无任何部位宫腔的对合或闭合，子宫留有自然通道排出宫腔内积血、残留碎片及炎性分泌物，符合子宫的解剖结构，不影响其复旧过程。该技术适用于子宫收缩乏力、胎盘粘连、凝血功能障碍引起的产后出血及晚期产后出血，对于前置胎盘引起的产后出血也有效，但需先在胎盘剥离面做"8"字缝合，出血减少后再行子宫B-Lynch缝合术。

（2）缝线选择：可吸收缝线的柔韧性高、无抗原性，可通过水解吸收，组织反应性小，不易引起周围组织炎性反应和粘连，初始张力强度高；专用的B-Lynch缝线，涂层纤维还可减少对组织的拖带和损伤。基层医院也可以使用1号可吸收缝线。

（3）止血效果评估：行B-Lynch术前，将子宫托出腹腔，行子宫压迫试验，加压后出血基本停止，则成功可能性大。

（4）B-Lynch缝合操作要点：

- 术者将子宫托出腹腔，下推膀胱反折腹膜以进一步暴露子宫下段（将子宫下段切开或将下段切口缝线拆除，探查宫腔，清理残留血块或炎性物质以减少宫腔积脓风险）。

- 选择子宫切口下3 cm、子宫左侧缘3 cm处穿入，从子宫切口上3 cm、子宫左侧缘约4 cm处穿出。经距宫角约5 cm处越过宫底向后，在宫骶韧带之间缝入，在右侧对称点穿出，越过宫底向前。同法缝合子宫右侧。

- 助手双手对宫体加压，术者用力拉紧缝线以压缩子宫，检查无出血后打结，打6~8个结，留线尾1 cm。打结时务必小心、缓慢、渐进、均匀和用力适度。缝线过紧，可影响子宫血供；缝线过松又可导致手术失败。

- 关闭子宫下段切口。子宫还纳入腹腔。

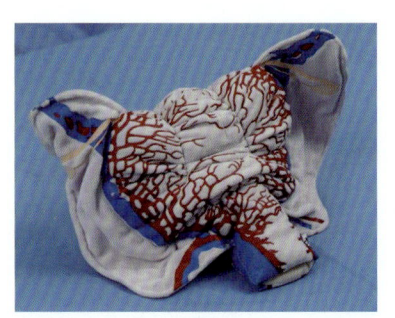
A.正面观

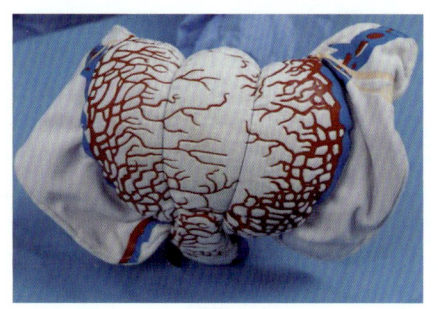
B.背面观

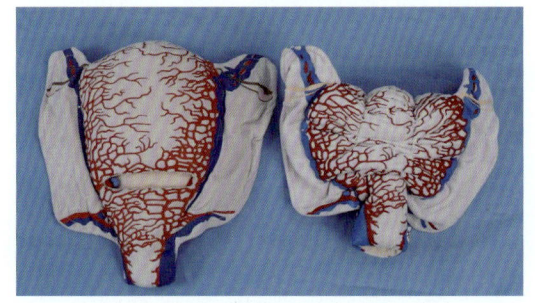
C.子宫行B-Lynch缝合术前和术后对照

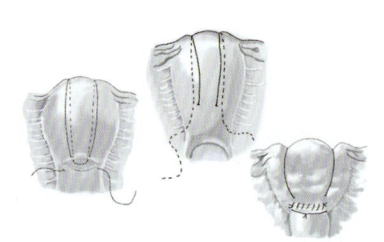
D.示意图

图8-3-18　B-Lynch缝合术

2. 改良B-Lynch缝合术（图8-3-19）

2005年有研究者提出了改良B-Lynch缝合术。

针对B-Lynch缝合术穿透宫腔，易造成宫腔粘连及产褥感染，以及缝线滑脱易引起其他器官套入的缺点，改良B-Lynch缝合术的缝线仅在浆膜层及肌层内穿行，不穿透子宫黏膜，缝线绕过宫底部，分别在子宫前、后壁及宫底垂直褥式缝合子宫浆肌层3~4针，将缝线固定于子宫表面。

改良B-Lynch缝合术操作要点：

- 术者将子宫托出腹腔，下推膀胱反折腹膜以进一步暴露子宫下段（可将子宫下段切开或将下段切口缝线拆除，探查宫腔，清理残留血块或炎性物质以减少宫腔积脓风险）。

- 选择子宫切口下3 cm、子宫左侧缘3 cm处穿入，从子宫切口上3 cm、子宫左侧缘约4 cm处穿出。注意全部缝线都不穿透子宫黏膜，仅在浆膜层及肌层内穿行。再经距宫角约5 cm处越过宫底向后，在宫骶韧带之间缝入，在右侧对称点穿出，越过宫底向前。同法缝合子宫右侧。

- 助手双手对宫体加压，术者用力拉紧缝线以压缩子宫，检查无出血后打结，打6~8个结，留线尾1 cm。打结时务必小心、缓慢、渐进、均匀和用力适度。

- 关闭子宫下段切口。子宫还纳入腹腔。

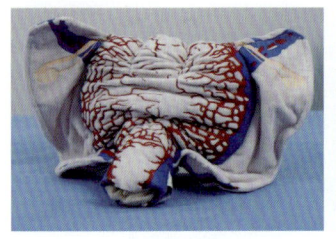
A.正面观

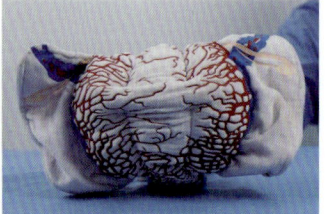
B.背面观

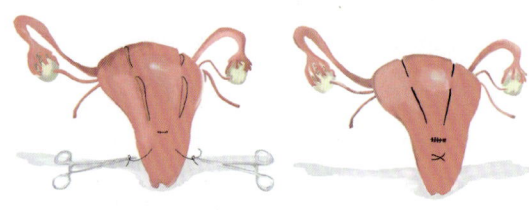
C.示意图

图8-3-19　改良B-Lynch缝合术

3. Hayman缝合术（图8-3-20）

2002年Hayman等提出Hayman缝合术（宫体部的纵行压迫缝合术）。

其实这也是一种改良的B-Lynch缝合术，适合于阴道分娩宫缩乏力导致的产后出血。对于阴道分娩产后出血，行Hayman缝合术时，不必常规做子宫切口可保留子宫的完整性，不同于B-Lynch缝合术。

Hayman缝合术操作要点：

- 下推膀胱反折腹膜，进一步暴露子宫下段。
- 0号或1号缝线从子宫切口左端距切口下缘2 cm、距子宫左侧缘3 cm处，由前壁进针，后壁出针，然后绕到宫底打结。同法缝合子宫右侧。
- 子宫还纳入腹腔。

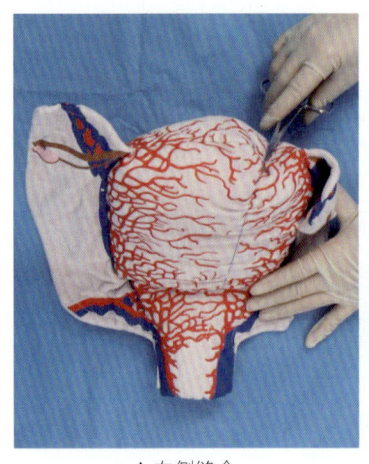
A.左侧缝合

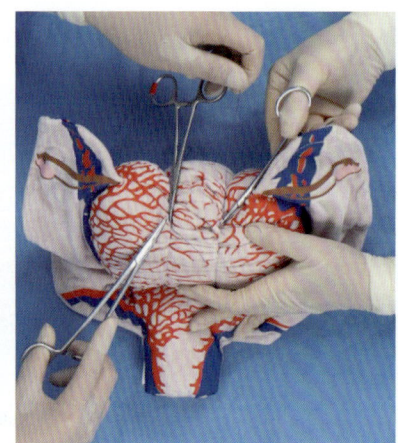
B.双侧缝合，宫底打结

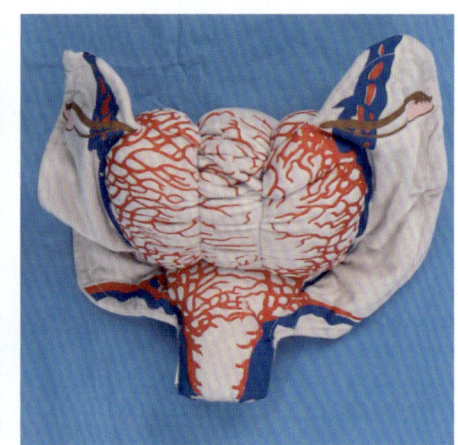
C.Hayman缝合术完成后

图8-3-20　Hayman缝合术

4. Cho缝合术（图8-3-21）

该术式最早于2000年由Cho等报道，其为一种子宫前后壁多个四边形缝合法，用于治疗子宫腔局部活跃出血。

Cho缝合术操作要点：

- 在出血严重区域，用大直圆针、1号线选择任何一点从子宫前壁进针，穿透宫腔，由后壁出针，侧向间距2~3 cm由后壁进针，前壁出针（a-b），上方间距2~3 cm前壁进针，后壁出针，再侧向后壁进针，前壁出针（c-d）。最后打结（e）。

- 拉紧缝线后于前壁打结，形成一个方块形缝合，通过子宫前、后壁的压迫而止血。

宫缩乏力时可在宫底至子宫下段均匀地行4~6个缝合；胎盘粘连时可在胎盘剥离部位行2~3个缝合；前置胎盘时可通过下推膀胱后进行缝合。

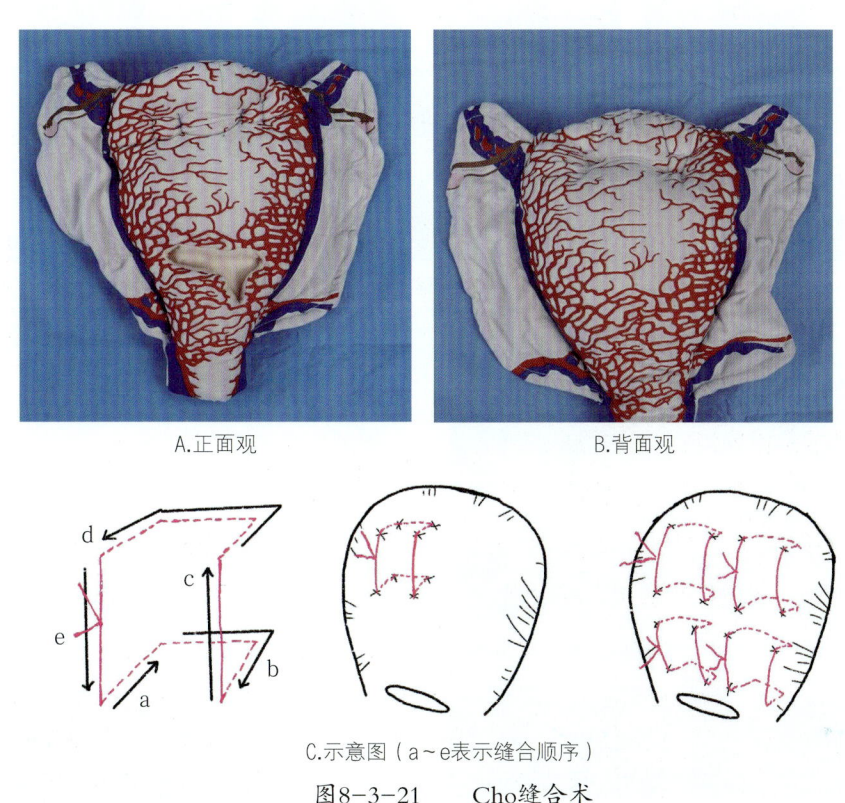

图8-3-21 Cho缝合术

5．Ouahba缝合术（图8-3-22）

2007年Ouahba等提出Ouahba缝合术，为近宫角部和子宫切口上、下两侧的压迫缝合术。与Cho缝合术相比，Ouahba缝合术减少了进针次数，降低了宫腔粘连的发生风险。

Ouahba缝合术操作要点：

将子宫提出腹腔，4针的缝合如下。

- 第1针：在子宫前壁右侧缘3 cm处进针，对应后壁出针，斜向宫底，距宫底游离缘约3 cm后壁进针，前壁出针，在子宫前壁打结。

- 第2针：在子宫前壁左侧缘3 cm处进针，对应后壁出针，斜向宫底，距宫底游离缘约3 cm后壁进针，前壁出针，在子宫前壁打结。

- 第3针：在子宫前壁右侧缘3 cm切口上、距切口2~3 cm处进针，贯穿后壁出针，方向与切口平行，子宫前壁左侧缘对应点进、出针，在子宫前壁打结。

- 第4针：在子宫前壁右侧缘3 cm切口下、距切口2~3 cm处进针，贯穿后壁出针，方向与切口平行，子宫前壁左侧缘对应点进、出针，在子宫前壁打结。

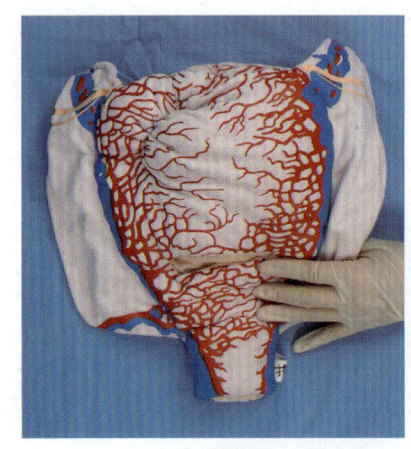
A.完成第1针

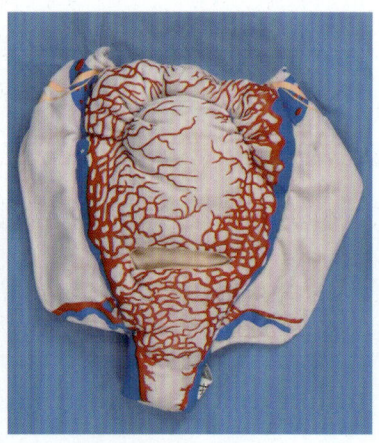
B.完成第2针

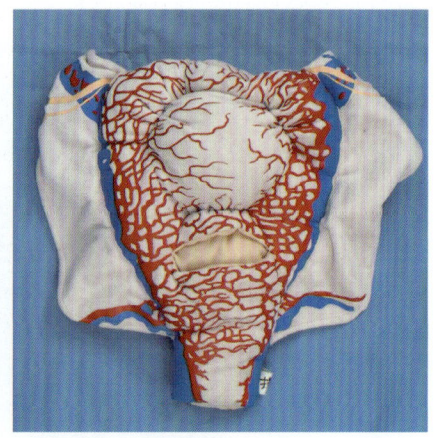
C.完成第3针

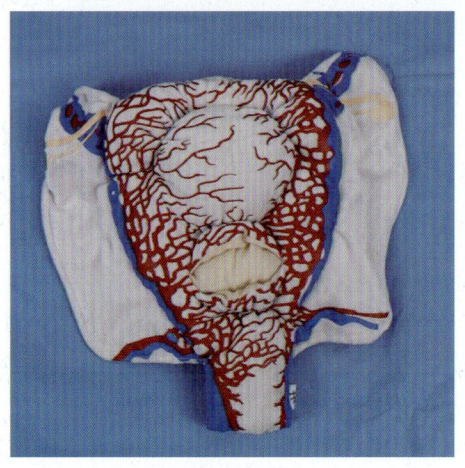
D.完成第4针

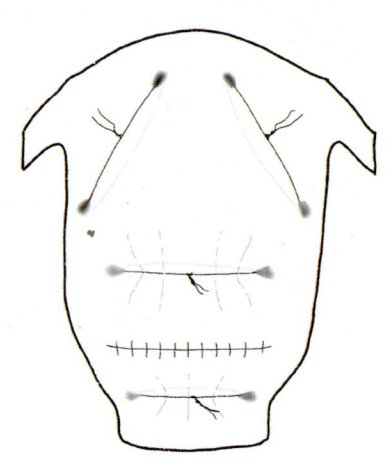
E.示意图

图8-3-22 Ouahba缝合术

6. Pereira缝合术（图8-3-23）

Pereira缝合术是一种围绕子宫四周的多重纵行和横行压迫缝合术。

Pereira缝合术操作要点：

- 用延迟吸收的1号缝线围绕子宫在浆膜下子宫肌层进行一连串横向缝合，但不穿入宫腔。
- 再围绕子宫在浆膜下子宫肌层进行一连串纵向缝合，但不穿入宫腔。
- 在每个方向缝2~3排，以完全包裹加压子宫。

注意：纵向缝线的起点与终点应在最靠近宫颈处与横向缝线打结。横向缝线穿过阔韧带时，应避免损伤血管、输尿管和输卵管。在系紧缝线之前，应用手加压子宫肌层，以便最大限度地压迫子宫。

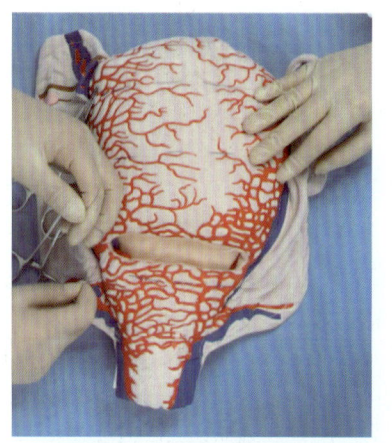
A. 3个横向缝合

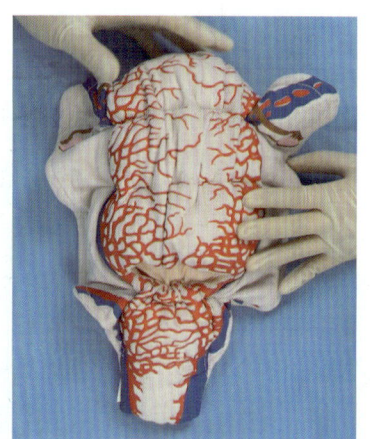
B. 横向缝合完成

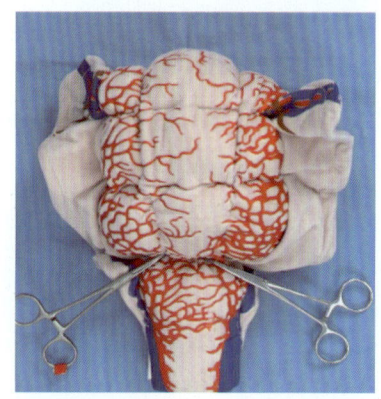
C. 3个横向和2个纵向缝合完成

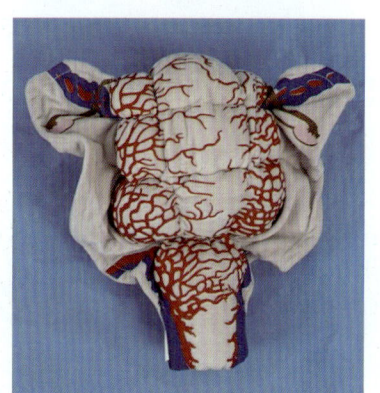
D. 缝合完成后

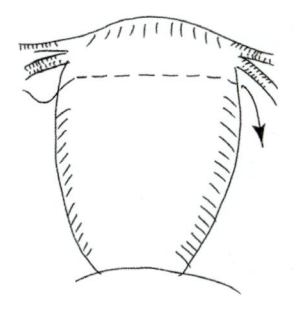
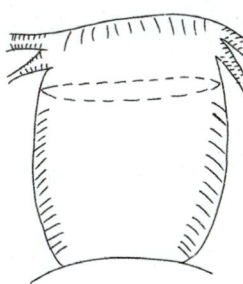
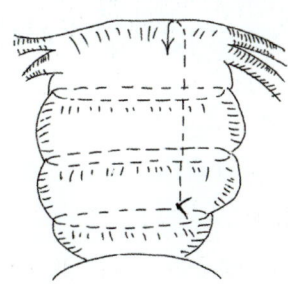
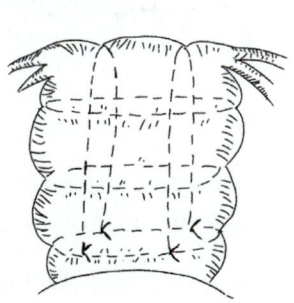

E. 示意图

图 8-3-23　Pereira 缝合术

7. Hackethal 缝合术（图 8-3-24）

Hackethal 缝合术是一种多次横行的"U"形缝合术的组合，也就是从宫底部至宫颈 6～16 个间断的水平缝合术。

Hackethal 缝合术操作要点：

- 从近宫角部开始，用 1 号线从子宫前壁进针，穿透宫腔由后壁出针，侧向间距 2～3cm 由后壁进针，再由前壁出针。
- 拉紧缝线后于前壁打结，形成"U"形缝合，通过子宫前、后壁的压迫而止血。

- 从宫底部至宫颈，缝合4～5行，在每行缝2～3个"U"形，以完全加压子宫而止血。

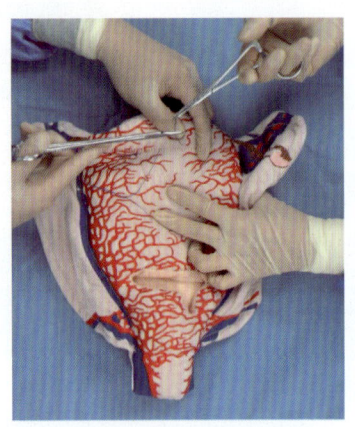
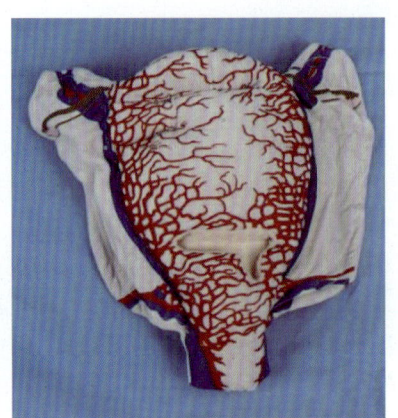

A. "U"形进、出针　　　　B. 完成一排"U"形缝合

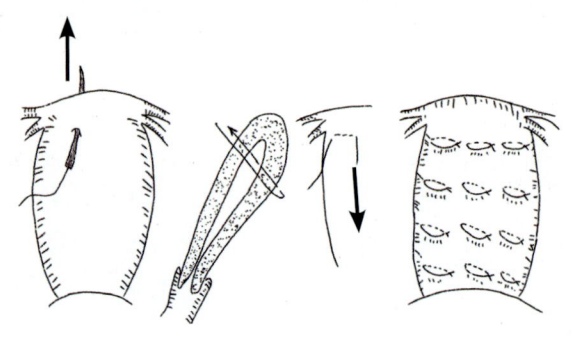

C. 示意图

图8-3-24　Hackethal缝合术

8. Makino-Takeda缝合术（图8-3-25）

Makino-Takeda缝合术是双垂直压迫缝合，相当于一种改良的B-Lynch缝合术，但缝合步骤更显简单。

Makino-Takeda缝合术操作要点：

- 下推膀胱反折腹膜，进一步暴露子宫下段。
- 先进行子宫切口下段垂直缝合，0号或1号缝线从子宫切口右端距切口下缘4 cm、子宫右侧缘3 cm处，由前壁进针，后壁出针，垂直向上旁开2～3 cm后壁进针，经宫腔前壁出针，在子宫前壁打结。左侧以同法操作。
- 再进行宫体垂直缝合，0号或1号缝线从子宫切口右端距切口下缘2 cm、子宫右侧缘3 cm处，由前壁进针，后壁出针，然后绕到宫底打结。左侧以同法操作。
- 子宫还纳入腹腔。

注意子宫下段垂直缝合（a）的出针处与宫体垂直缝合（b）的进针处可交叉重叠，加强子宫压缩止血效果。

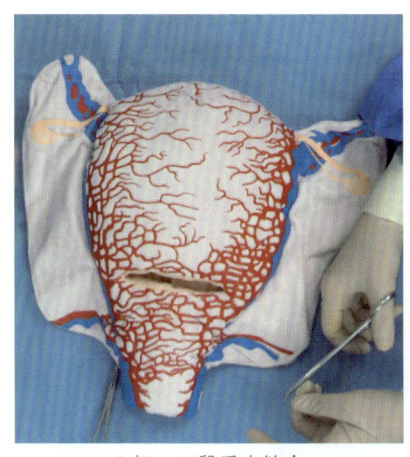
A.切口下段垂直缝合

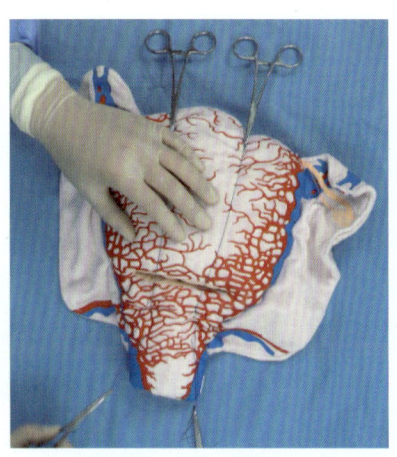
B.宫体垂直缝合

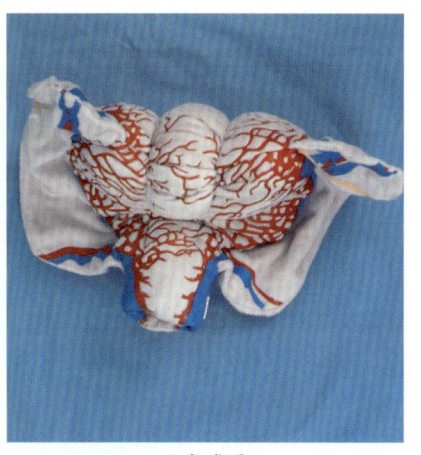
C.完成后

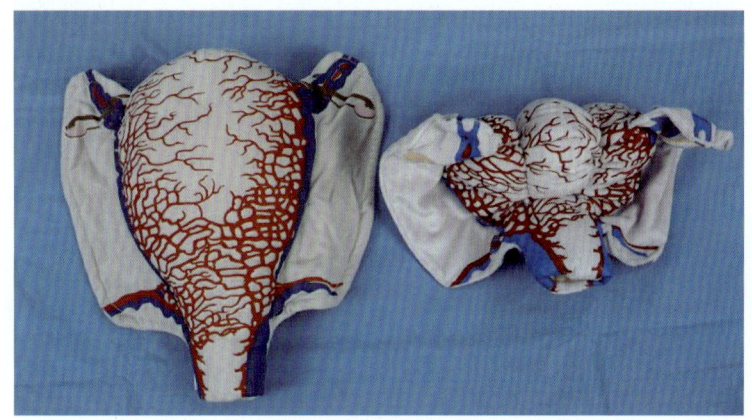
D.正常子宫与Makino-Takeda缝合术对照图

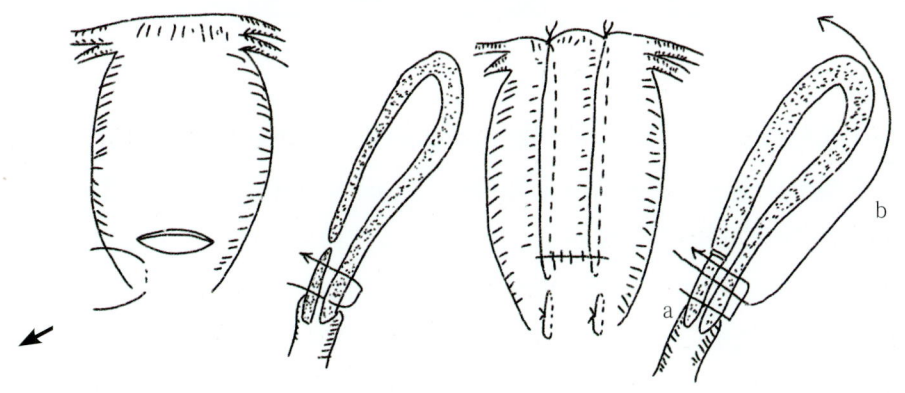
E.示意图

图8-3-25　Makino-Takeda缝合术

五、注意事项

（1）患者体位：不论采取哪一种缝合方式，必要时，建议患者均取膀胱截石位。这样有助于二助（或三助）精确评估和鉴别子宫和阴道的出血量，准确指导输血、输液，为缝合成功赢得时间；也有助于及时进行阴道或宫颈撕裂的修复，便于使用各种辅助止血措施，总体提高手术成功率。

（2）缝合前拆除子宫切口缝线：将子宫下段切开（推膀胱）或将下段切口拆线，打开宫腔，便于探查宫腔，清理残留，使缝合在直视下进行，减少血块或炎性物质残留，降低感染的发生风险。

（3）止血剂的应用：人纤维蛋白原不能作为子宫活动性出血的首选治疗方法，但在活动性出血得到控制、血浆纤维蛋白原未恢复正常的情况下，为防止继发性出血，可预防性应用。

（4）手术成功的关键是掌握缝合技巧，把握缝合时机。压迫缝合为所有产科医生在处理严重产后出血时提供了一种有价值的、可保留子宫从而降低子宫切除率的临床治疗手段，可以将球囊与前3种压迫缝合术联合应用。根据现有文献，子宫压迫缝合术止血成功率为76%～100%，是治疗因宫缩乏力导致子宫出血的二线治疗策略。在某些情况下子宫压迫缝合术可能并不能完全成功止血，但可减慢出血速度，为子宫动脉栓塞术（UAE）等其他保留子宫的止血措施赢得时间。

（5）缝合有效判定：子宫出血量不超过50 mL/h，子宫收缩良好，质硬，出血量逐渐减少或停止出血。

（6）要重视子宫压迫缝合术近、远期并发症：如缝线滑脱及滑脱引起的肠管套叠、子宫坏死（全部或部分肌层）、宫腔粘连等。子宫压迫缝合术后再次妊娠的报道目前还很少。术后需定期随访。

（李映桃　梁伟璋　黄俊巧　陈佳）

第五节　盆腔血管结扎术

盆腔血管结扎术包括子宫血管结扎术和髂内动脉结扎术。产后出血急救中，常用子宫血管结扎术，其具有操作简单、迅速、有效、安全等特点，已成为剖宫产产后出血首选的治疗方法。文献报道，其治疗产后出血的成功率高达90%以上，且后续随访未发现子宫坏死和卵巢功能不全的并发症。通过实操模拟演练，可快速、熟练地掌握子宫血管结扎术。双侧髂内动脉结扎术是在产科大出血，其他止血方法无效时可以采取的一种挽救生命的措施，但髂内动脉结扎术操作难度高，需要熟练掌握盆底手术的妇产科医师进行操作。

一、目的

暂时减少子宫供血，而非切断子宫血供，可使出血情况得以缓解，便于对实际出血部位进行处理，有助于治疗产后出血。

二、适应证

难治性产后出血，尤其是剖宫产术中子宫收缩乏力或胎盘因素导致的出血，经宫缩剂和按摩子宫无效，或子宫切口撕裂而局部止血困难。

三、操作前准备

1. 人员素质要求

妇产科主治医师以上。

2. 环境要求

设备齐全的模拟手术室或实操培训室。

3. 物品准备

组织钳4把，血管钳2把，大、小镊子各1把，持针器1把，线剪1把，延迟可吸收1-0八针八线1盒，0号可吸收缝合线2包（图8-3-26），高仿真子宫模型2个，操作台等。

缝合针线的选择：B-Lynch缝线首选70 mm半圆形钝圆针，线长90 cm 1号单乔（MONOCRYL®）。1号"八根针"VICRYK Plus（CR Needle）。单股缝线可柔软顺滑地穿过组织，有较好的张力强度。缝线在2周内溶解吸收，可避免肠组织套入缝线圈或切口坏死。

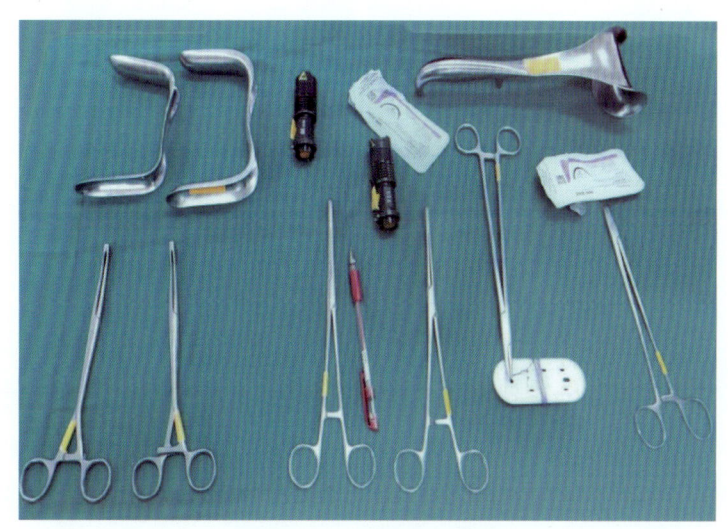

图8-3-26　简易版器械

四、操作流程

（一）子宫血管结扎术（图8-3-27）

行子宫血管结扎术时将子宫搬出腹腔，方便操作。子宫血管结扎术包括3个步骤：双侧子宫动脉上行支结扎，双侧子宫动脉下行支结扎，双侧卵巢子宫血管吻合支结扎（图8-3-28）。根据术中止血情况个体化实施，不一定需要完成所有的3个步骤，尤其需要注意的是双侧卵巢子宫血管吻合支结扎用于产后出血的止血仍有争议。

（1）双侧子宫动脉上行支结扎：在子宫峡部（剖宫产切口下方2~3 cm处）前壁左侧距宫旁2 cm处进针穿透全层，于子宫后壁对应点出针，然后经同侧的阔韧带无血管区出针，收紧缝线，打3~4个结，缝扎子宫动、静脉及部分子宫肌层，结扎左侧子宫动脉上行支。同法处理右侧子宫动脉上行支。

（2）双侧子宫动脉下行支结扎：在左侧子宫主韧带下方距宫旁1.5~2 cm处子宫前壁进针，穿透全层，于子宫后壁对应点出针，然后经同侧的阔韧带无血管区出针，收紧缝线，打3~4个结，结扎左侧子宫动脉下行支。同法处理右侧子宫动脉下行支。

（3）双侧卵巢子宫血管吻合支结扎：在左侧宫底下方距宫旁2~3cm处子宫体前壁进针，穿透全层，于子宫后壁对应点出针，然后经同侧的阔韧带无血管区出针，收紧缝线，打3~4个结，结扎左侧卵巢子宫血管吻合支。同法处理右侧卵巢子宫血管吻合支。

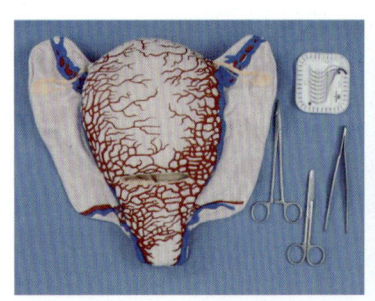
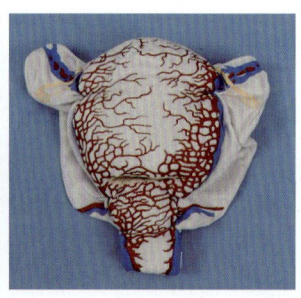
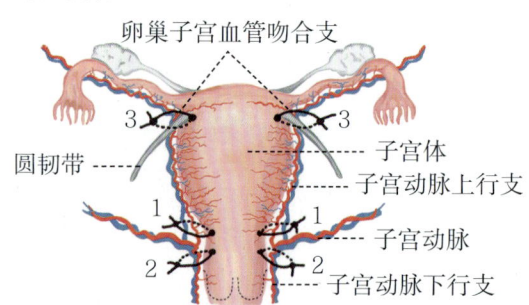

A.结扎前子宫和物品　　B.结扎后

图8-3-27　子宫血管结扎

1：双侧子宫动脉上行支结扎。2：双侧子宫动脉下行支结扎。3：双侧卵巢子宫血管吻合支结扎。

图8-3-28　子宫血管结扎术操作步骤示意图

（二）髂内动脉结扎术（图8-3-29）

在发生严重的盆腔出血或者产后出血时，结扎双侧髂内动脉可能会减少49%的盆腔动脉血流，降低85%的动脉压。髂内动脉结扎后1h左右侧支循环开始建立，因此，即使结扎髂内动脉对于产后大出血合并DIC的患者仍可能会有持续的盆腔活动性出血。

另外，髂内动脉结扎技术要求较高，结扎过程中可能损伤输尿管或误扎髂外动脉。在有些剖宫产术发生产后大出血的病例中，患者肥胖，以及剖宫产术采用下腹部横切口或重复剖宫产导致盆腔粘连严重等因素，使得后腹膜盆腔血管暴露困难，髂内动脉结扎术难以成功。

（1）解剖结构的辨识：主动脉在第4、第5腰椎水平分为左、右髂总动脉，继续走行4.0~5.0cm后，发出髂内动脉和髂外动脉。髂内动脉在盆腔边缘向下、向内走行并分为两支——后干和前干。前干在髂内动脉起源后3.5~5.0cm处与后干分开。前干是盆腔脏器的主要血供来源（图8-3-30）。

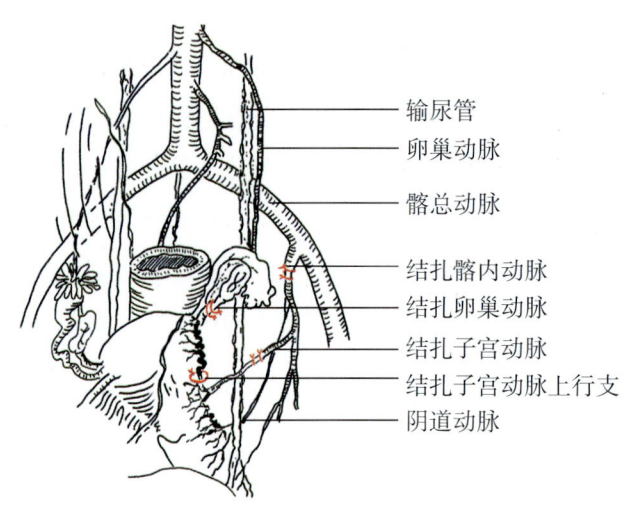

图8-3-29　髂内动脉结扎术示意图

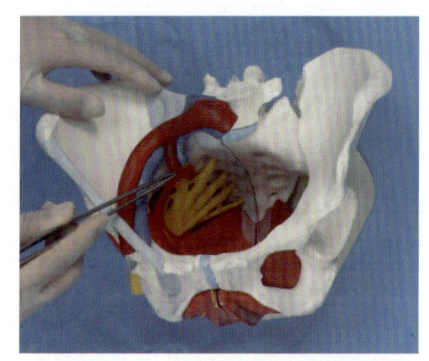

图8-3-30　盆腔血管解剖髂内动脉及其分支

（2）髂内动脉结扎：在切开阔韧带后叶和盆腔侧壁腹膜后，游离输尿管，暴露髂总动脉和髂内、外动脉分叉处，紧贴髂内动脉根部，环绕髂内动脉前干，间距0.5cm处，使用1号可吸收缝线或7号丝线轻柔地打2个结（图8-3-31、图8-3-32）。

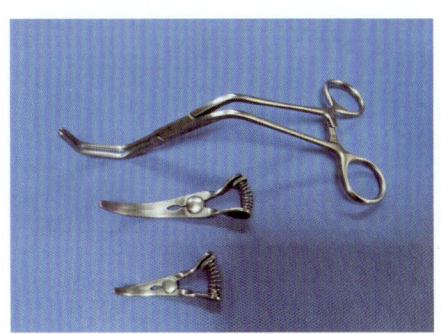
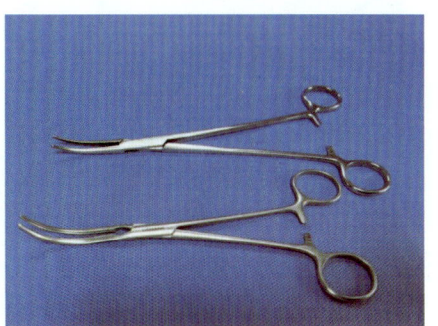

图8-3-31 各种血管阻断钳（夹）

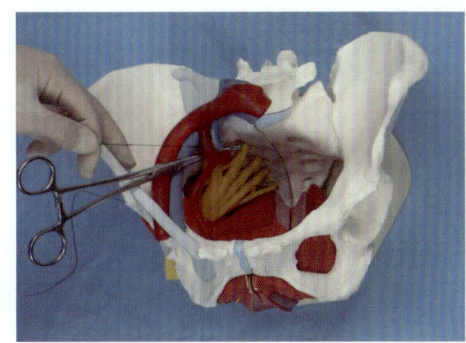
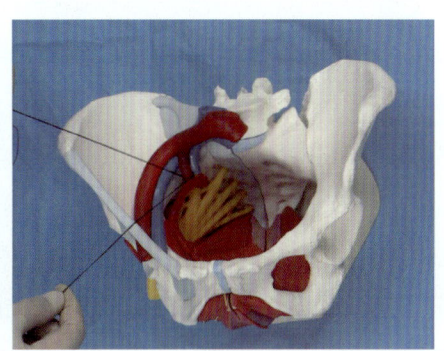

A.环绕髂内动脉，用7号丝线结扎　　　　　　B.打2个结

图8-3-32 髂内动脉结扎

（三）阴道分娩产后出血联合子宫血管结扎+子宫压迫缝合止血保留子宫（图8-3-33）

（1）部分子宫动脉下行支结扎：良好的麻醉和光线下，暴露宫颈及其穹隆，取卵圆钳或组织钳2把，在宫颈近穹隆顶处对合钳夹宫颈前后唇，在左侧宫颈近穹隆顶距宫旁1~2cm处穿透宫颈前后唇进、出针，于左宫旁穹隆顶处收紧缝线打结，同法在右侧宫颈近穹隆顶距宫旁1~2cm处穿透宫颈前后唇进、出针，收紧缝线并打结。

（2）双侧子宫动脉上行支结扎：剖腹探查，进腹后，将子宫搬出腹腔，按摩子宫后，在左侧子宫主韧带上方距宫旁1~2cm处子宫前壁进针，穿透全层，于子宫后壁对应点出针，然后经同侧的阔韧带无血管区出针，收紧缝线，打3~4个结。同法处理右侧子宫动脉上行支。

（3）子宫压迫性缝合：在子宫下段前壁膀胱顶上方2cm、距左侧子宫旁3cm处对应的子宫后壁进针，经宫腔至子宫前壁对应点出针，经距左宫角约5cm处的宫底部将缝线穿过宫底浆肌层，将缝线固定于子宫以防止缝线滑脱，助手双手对宫体加压，同时收紧缝线，打6~8个结，留线尾1cm。同法在与右侧子宫相对应的位置，缝合1次。助手双手对宫体加压，同时收紧缝线，检查无出血后，打6~8个结，留线尾1cm。

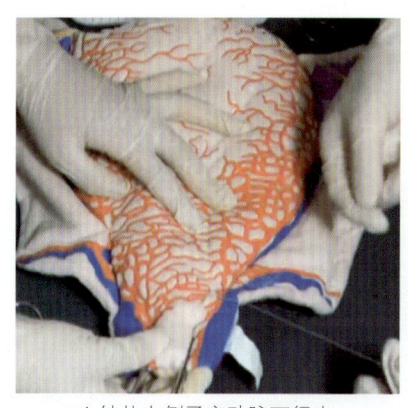 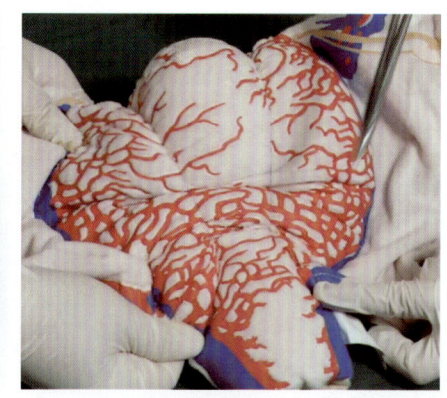

A. 结扎左侧子宫动脉下行支　　B. 完成子宫动脉上、下行支结扎和改良B-L缝合

图8-3-33　子宫血管结扎联合子宫压迫性缝合

五、注意事项

（1）髂内动脉结扎术手术操作难度高，需要熟练掌握盆底手术要领的妇产科医师操作。其适用于子宫颈或盆底渗血、子宫颈或阔韧带出血、腹膜后血肿、保守治疗无效的产后出血，结扎前后需准确辨认髂外动脉和髂内动脉，操作时必须小心，勿损伤髂内静脉，否则可导致严重的盆底出血。

（2）临床行子宫血管结扎术时，需将子宫搬出腹腔，按摩子宫加强宫缩后进行。

（3）临床上行子宫血管结扎术，主张在子宫峡部（剖宫产切口下方2～3cm处）进针，缝扎子宫动静脉及部分子宫肌层，缝扎要点在于充分下推膀胱，防止缝扎对膀胱和输尿管产生影响；也可根据具体的出血来源进行针对性缝扎，如子宫动脉上行支或子宫动脉下行支，其中子宫动脉下行支的缝扎目的是减少子宫下段及子宫颈的血供，但缝扎过程中也需进一步下推膀胱以避免输尿管损伤。

（4）临床上行子宫血管结扎术时，需特别注意进、出针，避免刺破子宫表面血管和阔韧带血管，防止形成血肿。另外，当子宫收缩后，发现结扎线不够紧，可以在相同部位，间距0.5cm，再次缝扎子宫血管，以达到止血目的。

（5）阴道分娩产后出血联合子宫血管结扎术和子宫压迫缝合术，特别适用于基层医院，有可能达到保留子宫的目的。

（李映桃　王振宇　梁伟璋　黄俊巧）

第六节　围生期子宫切除术（全子宫切除术和次全子宫切除术）

据文献报道，世界各国及地区产科子宫切除发生率各有不同（0.2%～5.1%）。欧洲产科急症子宫切除发生率为0.02%～0.51%，美国的发生率为0.080%～0.228%，我国的发生率为

0.038%～0.177%。近年来，随着剖宫产后再次妊娠率增高，产科急诊子宫切除率在世界范围内也呈现出一定的逐年上升趋势。

随着现代麻醉、输血、抗感染等相关技术迅猛发展，经腹子宫切除术逐渐成熟。1929年，Richardson报道了经腹子宫切除术的方法，并被一直沿用至今。围生期子宫切除术的途径，一般为经腹子宫切除。子宫切除术按手术切除的范围可分为次全子宫切除术（subtotal hysterectomy）和全子宫切除术（total hysterectomy）；按手术时机可分为急诊子宫切除术（emergency hysterectomy）和择期子宫切除术（planned hysterectomy）。

与妇科子宫切除不同，围生期子宫切除术的首要任务多是尽快止血、迅速切除子宫及其病变部位。围生期子宫切除术的特点有：

（1）产后子宫体积大，占据盆腹腔，视野暴露不充分。盆腔内相邻脏器的组织和解剖结构发生了变化，妊娠子宫严重右旋，可使子宫韧带牵拉过度且不对称。

（2）妊娠子宫的宫旁与附件区静脉迂曲怒张，同时，需行子宫切除术的患者一般状态较差，输液较多，可能出现凝血功能障碍，术中容易损伤血管而使止血更加困难。

（3）妊娠宫颈变软、变薄，宫颈与阴道的界限不清晰；或当凶险性前置胎盘伴有穿透性植入时，解剖层次识别变得极其困难。

以上种种因素导致产科紧急子宫切除术较妇科子宫切除术更复杂。因此，行围生期子宫切除术前应尽早组织救治团队，积极进行支持治疗，由多学科团队共同制定治疗方案。

一、目的

因妊娠合并严重的疾病或异常情况需要切除子宫，可发生在产前、产时或产后，是挽救孕产妇生命的最后措施。

二、适应证

需行围生期子宫切除术的患者一般为年轻的生育年龄女性，术后产妇生育能力永久丧失，会给患者的身心造成巨大影响，因此，在保障产妇安全的情况下，应严格掌握手术指征。出现以下情况，应及时行子宫切除术：

（1）子宫大量出血：给予各种足量的宫缩剂及行多种保守性手术后仍旧无法控制出血，包括顽固的宫缩乏力、胎盘粘连或植入，以及胎盘早剥、死胎、羊水栓塞等因素引起的难以纠正的凝血功能障碍等。

（2）子宫出现破裂孔或宫颈裂伤较严重且复杂（无法修补），或破裂时间长、已感染、修补后仍无法控制出血，或修补后很有可能再次发生出血。

（3）无法控制的子宫感染。

（4）早期的子宫及附件恶性肿瘤合并妊娠。

（5）需行子宫切除的其他因素。

这些因素可单独存在，亦可并存，因此需要有经验的术者综合考虑，准确把握手术时机。随着医学发展，近年来保守性手术技术及治疗宫缩乏力药物的研发突飞猛进，围生期急诊子宫切除的指征正在发生变化。目前由子宫收缩乏力导致的围生期急诊子宫切除率呈下降趋势，而胎盘植入引发的难治性产后出血导致的子宫切除率呈明显上升趋势，已成为严重的产后出血子宫切除的主要原因，比例接近50%。

三、禁忌证

没有绝对的手术禁忌，但对于以下情况需要慎重决策：

（1）孕妇全身情况差，不能耐受手术应行积极支持治疗，必要时予输血，尽可能待病情好转后再施行手术。

（2）患者希望保留生育功能，采用其他保守治疗方法有效。

（3）妊娠合并晚期子宫或宫颈恶性肿瘤，不宜行单纯全子宫切除术。

四、操作前准备

1. 人员素质要求

一支由产科、麻醉科、新生儿科、输血科、手术室、介入科等医务人员组成的多学科联合协作团队。主刀由高年资（3年以上）妇产科副主任医师以上担任。

2. 环境要求

设备齐全的手术室或模拟手术室。

3. 物品准备

备好充足的血液制品、各种止血的物品和药品（如氨甲环酸、钙剂、球囊、回收式自体血设备、加温加压输血设备等），以及腹部手术包、剖宫产包、全宫切除包等。

五、操作流程

（一）术前准备

1. 权衡利弊决策子宫切除术时机

既要防止过早实施子宫切除术，也要避免重复使用无效的保守治疗方法而延误病情，发展到不可逆的DIC阶段。手术时机的选择，还要考虑孕产妇的年龄、产次，以及是否有再次生育的要求。

合理掌握子宫切除的手术时机对成功抢救产后出血至关重要，子宫切除的时机抉择需当机立断。对于子宫收缩乏力、前置胎盘、胎盘植入等引起的产后出血，经过积极保守治疗仍无法控制出血者，应果断行子宫切除术。错过手术的最佳时机，再施行子宫切除术，将面临创面渗血、组织水肿、解剖结构不清等问题，增加手术难度和手术时间，也会增加继发感染、DIC、多器官功能障碍综合征（MODS）的发生率，甚至危及生命。

因此，围生期子宫切除术应该秉承"不犹豫、不草率"的原则，由有丰富抢救经验的上级产科医师亲临现场指导和决策，不能单独依靠失血量作为子宫切除的主要参考指标，应结合导致出血的原因、出血速度和量、休克程度、医院可采取的处理措施、血源情况、患者自身意愿等因素综合考虑。

2. 合理选择子宫切除的手术方式

选择全子宫切除术或者次全子宫切除术，主要取决于手术指征。据文献报道，全子宫切除术的手术时长、出血量及输红细胞量较次全子宫切除术明显增加。若损伤或出血仅局限于子宫的上部，可以选择次全子宫切除术，其能较快地完成手术，而且损伤输尿管和膀胱的机会较小，且次全子宫切除术可保留部分子宫下段及宫颈，未来会有少量的月经，能对患者的身心健康起到一定的安慰作用。另外，子宫同样是女性内分泌器官，虽然患者经次全子宫切除术后生殖内分泌可能改变，但较全子宫切除术的改变轻微，且作为急诊手术，阴道准备不够充分，子宫全切易造成术后感染。因此，次全子宫切除一般是围生期子宫切除术的首选方案。

如果是宫颈和阴道旁组织出血，须行全子宫切除术止血。特别需注意宫口已开全，产程延长和难产而行剖宫产分娩的产妇，除了子宫收缩乏力引起子宫上部出血外，还可能由于持续的压力和扩张引起宫颈的损伤，所以宫体切除后，仍然存在来自宫颈的出血，在对这类病例行次全子宫切除术时，建议于关腹前清理阴道并检查是否仍然有持续性的出血。

有以下情况者应考虑全子宫切除术：

（1）羊水栓塞等合并无法纠正的凝血功能障碍。

（2）胎盘植入累及宫颈周围。

（3）子宫破裂累及宫颈，较严重且无法修补。

（4）子宫感染、坏死组织脆弱。

（5）没有充足血源或急诊子宫动脉栓塞。

如何合理恰当地选择术式，应根据术中情况并结合主刀医师临床经验综合考虑。

对于出血的急诊患者，在施行子宫切除术之前，应采取措施减少或者阻断子宫的血流。对于子宫损伤者，钳夹出血的子宫肌层边缘，在双侧宫旁各用1把大直钳钳夹所有的组织，包括圆韧带、卵巢固有韧带和输卵管，从而减少来自卵巢血管的侧支循环。上提子宫，在双侧阔韧带正对剖宫产子宫下段切口的水平寻找无血管区。在这两个无血管区插入止血带（如导尿管、引流管或者静脉内导管），于宫颈上方弯曲环绕子宫下段收紧，并用1把直钳夹住止血带并固定，从而阻断子宫动脉，保证子宫切除术顺利实施。

围生期子宫切除术操作的原则是尽快止血：以最快的速度"钳夹、切断、下移"，直至钳夹至子宫动脉水平以下，然后确切钳夹结扎断端。操作过程中要注意避免损伤输尿管。而对于胎盘植入累及膀胱，或术中损伤膀胱输尿管者，需请泌尿外科协助处理。

3. 充分进行手术风险评估及应对

对术前评估有可能行子宫切除的患者，如前置胎盘患者，产前、产后均具有极大的出血危险，且常并发胎盘植入，出血更为迅猛，因而无论决定急诊还是择期手术，均应视为高危剖宫产，术前充分准备非常重要，应做好抢救准备。

（1）在围生期需行子宫切除术者，往往一般状态较差，酌情给予支持治疗，患者孕期应注意纠正贫血，必要时输血，提高产妇术中对失血的耐受性。

（2）选择经验丰富的产科医师、麻醉科医师、泌尿外科医师、新生儿科医师、介入科医师、手术护理人员等组建多学科协作团队。

（3）若有内科合并症和（或）并发症，应请相关专科医师会诊，共同制定最适合患者的治疗方案，并针对术中可能出现的意外情况制订对策。

（4）术前积极备血，必要时可在孕期自体备血，术中自体血回输。

（5）术前通过全面体格检查和完善相关实验室检查，了解子宫出血情况、胎盘植入情况，以及全身各脏器的功能状态，尤其是心血管系统和泌尿系统。

（6）必要时可在术前行膀胱镜检查，酌情放置输尿管支架管避免术中损伤输尿管（图8-3-34）。

（7）根据病情需要，采取术前预置动脉球囊等措施。

（8）术前做好充分告知。必须由高年资副主任医师及以上职称的医师充分进行医患沟通，告知患者或家属术前诊断或术中可能出现的情况、子宫切除的必要性、手术的风险及不能再生育的结果，使患者及其家属签署知情同意书。

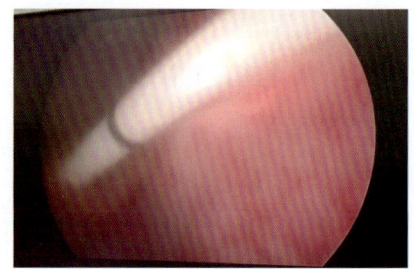

图8-3-34　放置输尿管

（二）麻醉

胎儿娩出前建议行腰硬联合麻醉，娩出后可改为全身麻醉。全身麻醉可保证良好的肌肉松弛效果，方便手术操作，同时也可避免抢救时造成产妇的心理压力及心理创伤。

（三）手术步骤

1. 体位

患者取"大"字体位。此体位方便术中观察患者阴道出血情况，亦可供必要时经阴道操作及缝合。对于宫颈管短小，怀疑胎盘植入膀胱的孕妇，在麻醉后可在阴道填塞大纱布以上推宫颈，有利于术中宫颈内口的暴露且有利于减少阴道出血。

2. 皮肤切口选择

腹壁横切口、腹壁纵切口均可选择。

（1）剖宫产时行急症子宫切除术：术中临时决定切除子宫，应在原腹壁切开及子宫切开的基础上施行，必要时延长切口。已行横切口，但手术视野暴露不清者，可行倒"T"字形切口。

（2）择期子宫切除术：如子宫感染的患者行择期子宫切除术，可选择下腹部正中或旁正中纵切口，便于术中操作。

3. 子宫切除

（1）次全子宫切除术。

- 迅速探查腹腔：初步了解手术难易程度。对于凶险性前置胎盘患者，尽量在胎儿娩出前分解盆腔粘连、游离子宫，胎儿娩出后可迅速将子宫搬出腹腔，放置止血带，减少出血（图8-3-35）。

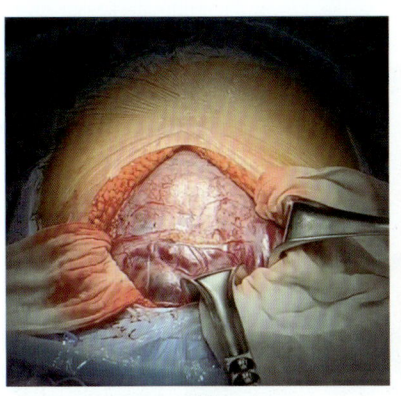 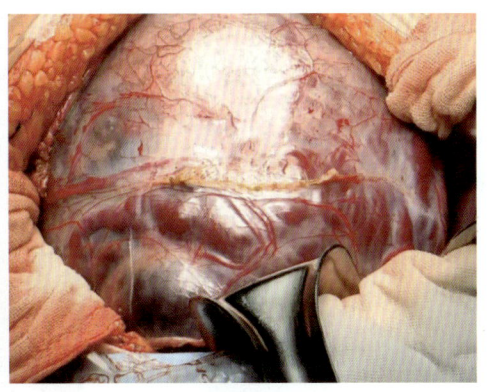

A.整体观　　　　　　　　　　　　　　　B.局部观

图8-3-35　凶险性前置胎盘患者胎儿娩出前游离子宫

- 提拉宫体：用2把长弯血管钳于宫角两侧钳夹输卵管根部及卵巢固有韧带，用力向上提拉宫体，使子宫血管紧张，减少出血（图8-3-36）。

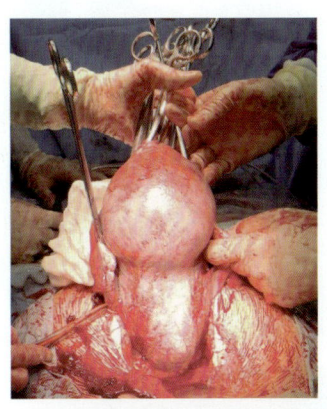 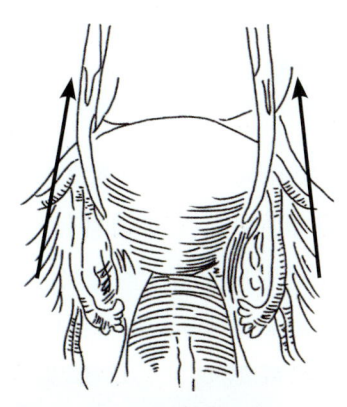

A.真人　　　　　　　　　　　　　　　B.示意图

图8-3-36　用长弯血管钳钳夹宫角两侧输卵管根部及卵巢固有韧带

- 离断圆韧带：用2把中弯血管钳在距子宫3～4cm处钳夹并提起右侧圆韧带，于2钳之间切断圆韧带，远端用7号丝线缝扎（图8-3-37），用同样方法处理左侧圆韧带。

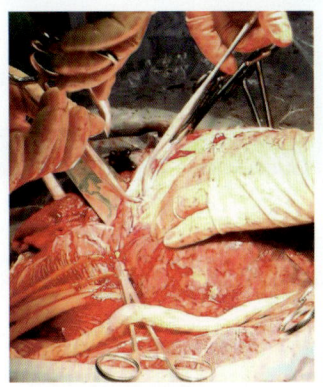 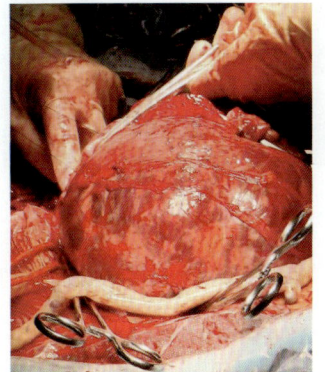

A.钳夹右侧圆韧带　　　　　　　　　　B.缝扎右侧圆韧带后

图8-3-37　离断右侧圆韧带

- 下推膀胱：自圆韧带断端向内下方弧形切开子宫膀胱反折腹膜，下推膀胱，暴露子宫下段。如胎儿娩出前已完成此步骤，则无须重复处理。当胎盘穿透性植入，或膀胱与子宫前壁下段粘连紧密，无法下推膀胱时，可以将子宫拉向耻骨联合，暴露子宫后壁下段，采用经后路下推膀胱的方法，在近骶韧带处打开子宫后壁下段浆膜，在下段浆膜内用手指顺子宫侧壁绕向前壁，分离子宫下段前壁与膀胱，暴露出子宫下段（图8-3-38）。也可以分别从两侧的膀胱三角开始，向中心分离并下推膀胱（图8-3-39）。

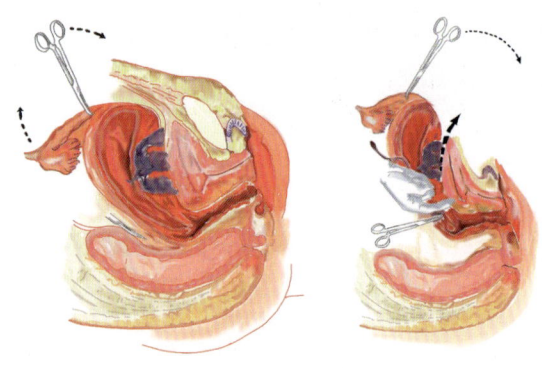

图8-3-38　经后路下推膀胱

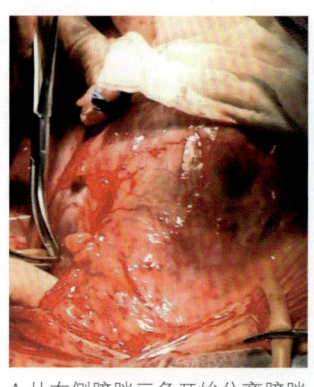

A.从右侧膀胱三角开始分离膀胱

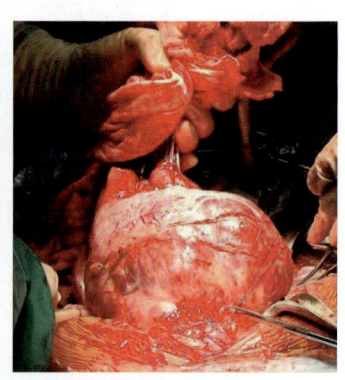

B.完成分离膀胱

图8-3-39　凶险性前置胎盘患者胎儿娩出后下推膀胱

- 离断附件：将子宫拉向对侧，血管钳由阔韧带后叶的无血管区向前顶起并穿透，用3把中弯血管钳由外向内钳夹输卵管峡部及卵巢固有韧带，于2把血管钳内侧切断并用10号及7号丝线贯穿缝扎其远端两道。由于围生期子宫切除患者宫旁组织多伴有水肿、血管增粗，应仔细结扎血管。同法处理对侧（图8-3-40）。离断阔韧带和固有韧带的步骤，同一般子宫切除术。

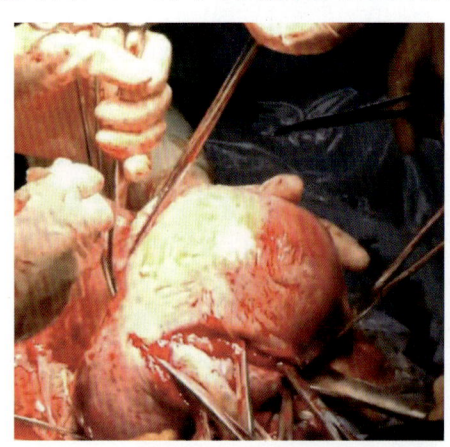

A.钳夹右侧输卵管峡部及卵巢固有韧带

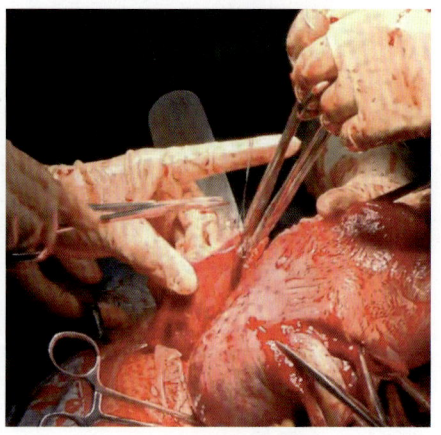

B.贯穿缝扎断端

图8-3-40　离断附件

- 离断子宫动脉：将子宫拉向对侧，贴近子宫剪开阔韧带后叶达子宫骶骨韧带附近，轻轻推开阔韧带内疏松组织，达到宫颈内口处，暴露子宫血管。3把中弯血管钳与子宫侧缘呈垂直方向，并排钳夹子宫动脉，在2把血管钳内侧切断，远端断端以10号丝线和7号丝线各做一道贯穿缝扎。用同样方法处理对侧（图8-3-41）。

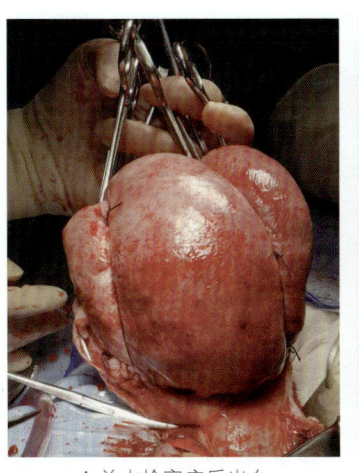 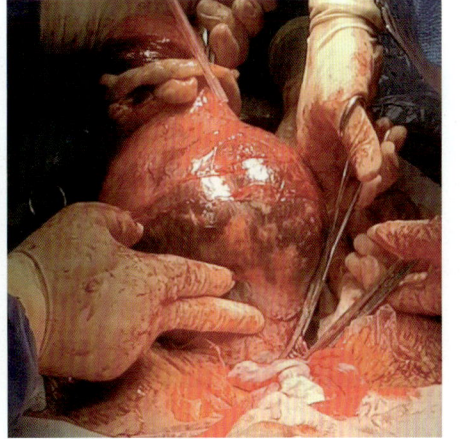

A.羊水栓塞产后出血　　　　　　　　B.凶险性前置胎盘

图8-3-41　离断子宫动脉

由于产科患者解剖结构发生变化，应尤其注意避免输尿管损伤。术前如置入输尿管支架，可以大大减少术中损伤输尿管的概率。

- 切除子宫体：判断子宫出血来源（一般为胎盘附着的最下缘）已切除，或感染灶已完全清除，达到治疗目的时，以小纱布围绕子宫周围，自宫颈内口水平或稍高处楔形切除子宫体，使宫颈残端切面与子宫血管断面处于同一水平面（图8-3-42）。

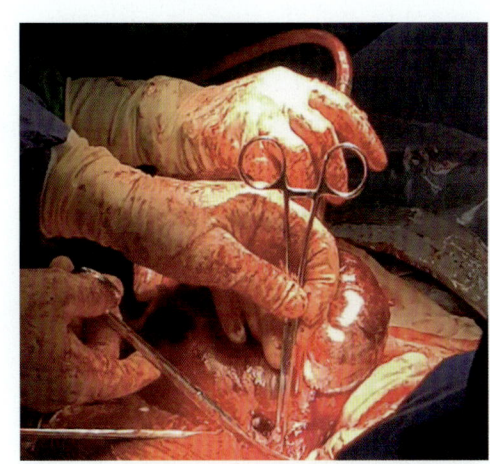 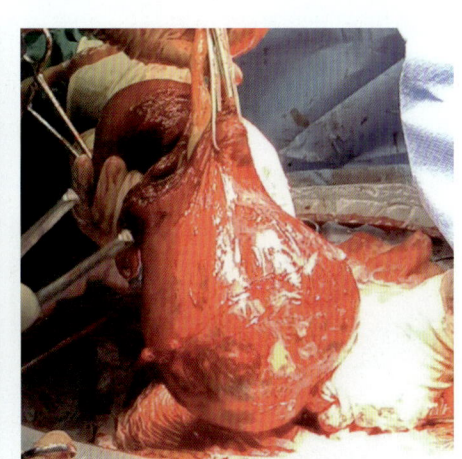

A.剪开胎盘附着的最下缘前壁　　　　　　　　B.剪离后壁

图8-3-42　切除子宫体

- 缝合宫颈残端：以碘伏消毒宫颈残端后，以1-0可吸收缝线连续缝合宫颈残端，"8"字缝合加固残端（图8-3-43）。
- 关闭阔韧带前、后叶腹膜：用0号可吸收缝线连续缝合术中切开的阔韧带前、后叶腹膜，并贯穿圆韧带、输卵管及卵巢固有韧带残端，包埋宫颈残端。必要时于后穹隆放置引流管（图8-3-44）。

（2）全子宫切除术：前6步同次全子宫切除术，后面步骤如下。

- 离断子宫骶韧带：助手将子宫向前提拉，即可见到呈燕尾形的两条子宫骶韧带。中弯血管钳平子宫颈内口处，钳夹子宫骶韧带的宫颈端，在宫颈侧切断并以7号丝线缝扎其远端。在两断端之

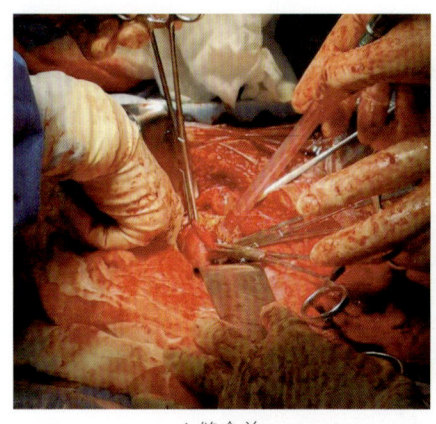
A.缝合前

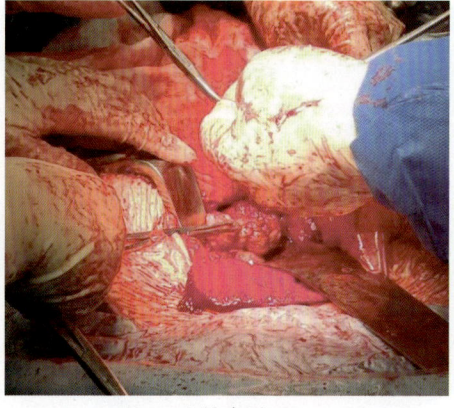
B.缝合后

图8-3-43 缝合宫颈残端

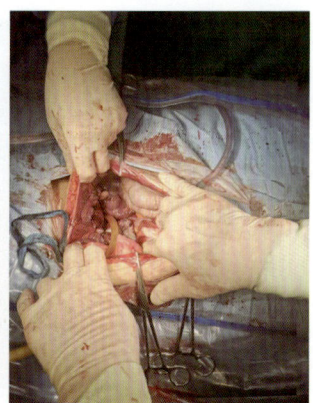
图8-3-44 关闭腹膜后于后穹隆放置引流管

间，切开子宫骶韧带间的腹膜，钝性分离，下推直肠，达宫颈外口水平以下。

- 离断子宫主韧带：膀胱、直肠充分推开后，将子宫向上、向侧牵拉，提紧。血管钳紧贴宫颈钳夹子宫主韧带，注意钳端达阴道侧穹隆顶。视主韧带宽度及厚度，可分一次或两次钳夹。双侧钳夹完毕，贴近宫颈切断，以10号丝线缝扎。

- 切除子宫（图8-3-45）：以小纱布围绕子宫周围，以防分泌物流入腹腔。由于妊娠期子宫变软，用双手示指触摸前、后穹隆有一定困难，可以在子宫下段稍低处纵行切开子宫前壁。手指伸入切口内，触摸宫颈与阴道交界处，在阴道前穹隆处横切小口，确定进入阴道后，用组织钳夹持阴道切缘，伸进剪刀，沿穹隆环状切断阴道，完整切除整个子宫。为防阴道分泌物溢出污染腹腔，可于剪开阴道前壁后，向阴道内塞入1块纱布，待手术结束时自阴道取出。阴道断端以4把组织钳钳夹阴道残端两侧及前后缘。

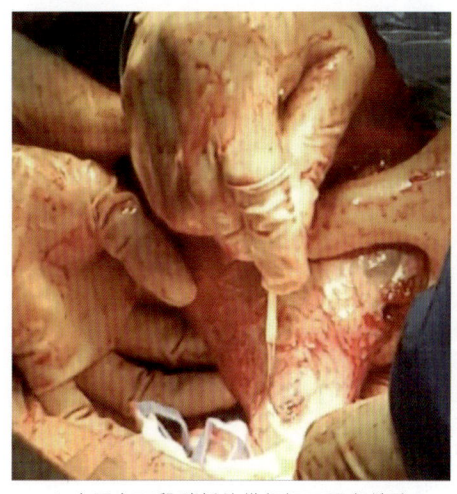
A.在子宫下段稍低处纵行切开子宫前壁

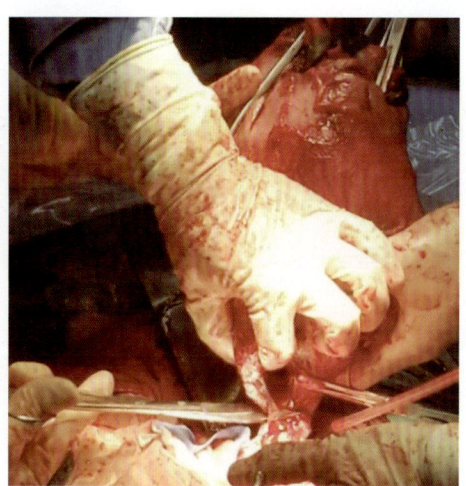
B.沿穹隆环状切断阴道

图8-3-45 切除子宫

- 缝合阴道残端：用碘伏消毒，生理盐水涂擦阴道断端后，以1-0可吸收缝线连续缝合或"8"字间断缝合（图8-3-46）。阴道两端有分支血管，可用褥式或半荷包缝合，以防出血。为减少断端渗血，缝合时可将后腹膜及阴道前壁筋膜一并缝合。

- 关闭阔韧带前、后叶腹膜：用0号可吸收缝线连续缝合术中切开的阔韧带前、后叶腹膜，并贯穿圆韧带、输卵管及卵巢固有韧带残端，包埋阴道残端。必要时于后穹隆放置引流管。

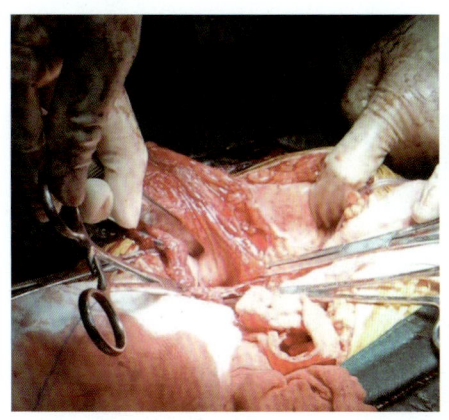
A.消毒后

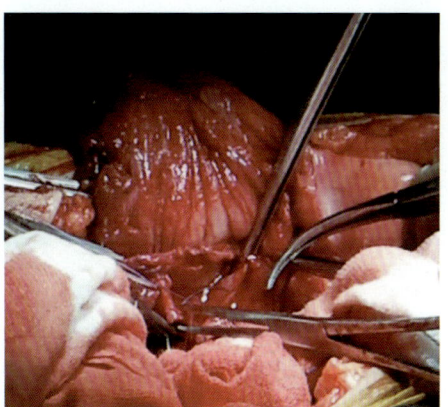
B."8"字缝合

图8-3-46　缝合阴道残端

（四）术后处理

（1）围生期子宫切除患者多数经历了大出血，一般情况较差，子宫切除术后并发症风险与妇科择期子宫切除相比明显增加，因此更应当重视术后管理，必要时转入ICU行进一步监测和支持治疗。

（2）另外，常规需将切除的子宫送病理检查，对查明病因帮助极大（图8-3-47至图8-3-51）。

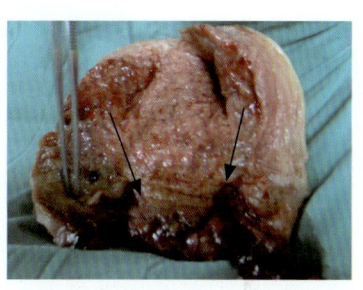
"部分子宫破裂"显示2个垂直穿透子宫肌层的不完全撕裂
图8-3-47　阴道分娩产后出血次全子宫切除标本大体观

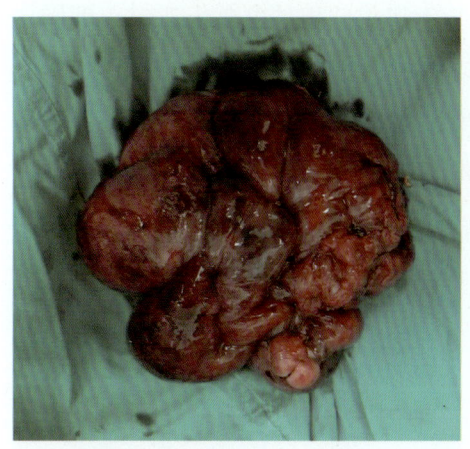
图8-3-48　剖宫产产后出血行子宫压迫缝合术无效后，次全子宫切除标本大体观

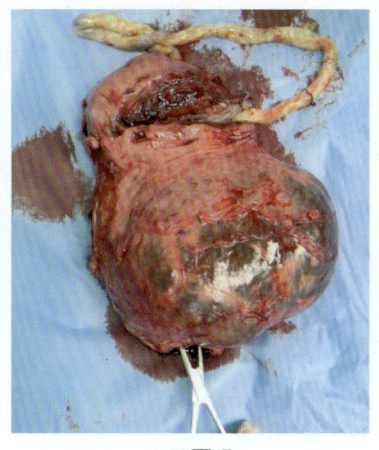
A.正面观

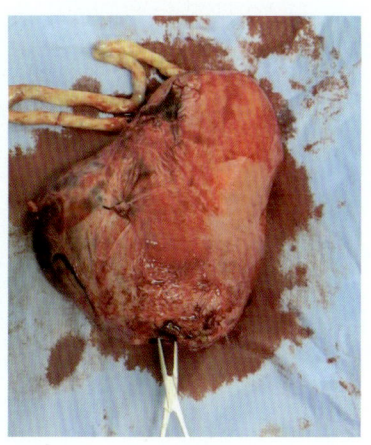
B.背面观

图8-3-49　瘢痕子宫，前置胎盘伴广泛胎盘植入，宫体横切口剖宫产，全子宫切除标本大体观

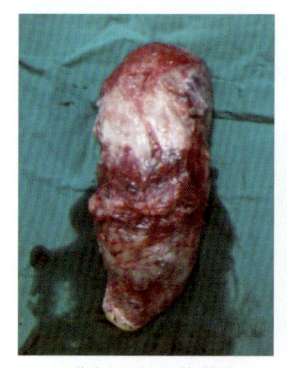 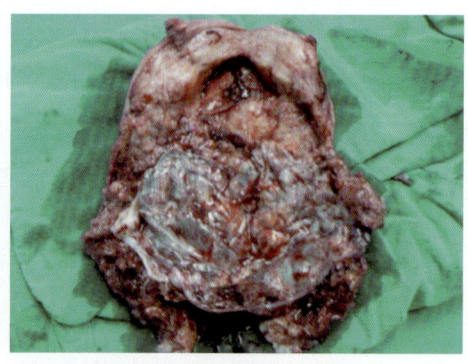 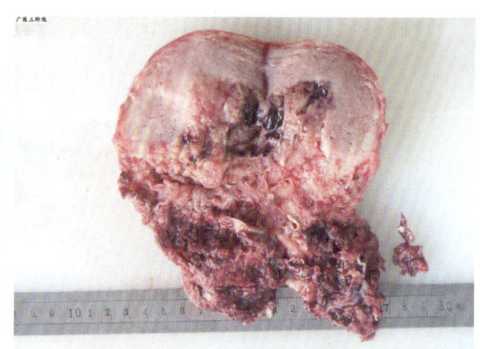

A.背侧子宫呈葫芦状　　　　　B.子宫下段完全性穿透性植入　　　　　C.剥离胎盘后的病例标本

图8-3-50　穿透性胎盘植入全子宫切除标本大体观

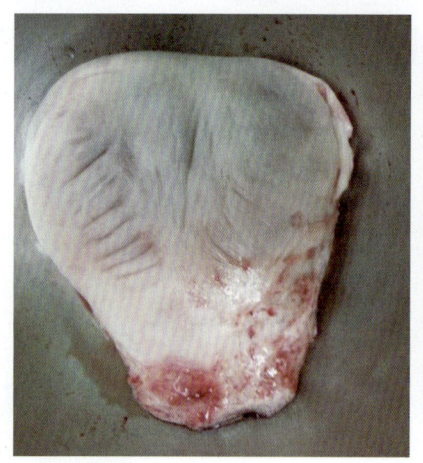 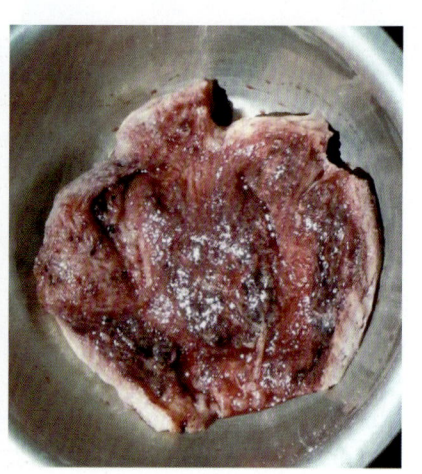

A.子宫苍白　　　　　B.子宫黏膜面广泛形成渗血微血栓

图8-3-51　羊水栓塞次全宫切除标本大体观

六、注意事项

（1）应结合产妇的生命体征、实验室检查结果，综合评估失血量和预计继续失血量，准确计算补液量，并及时恢复体温、纠正酸中毒，以及治疗凝血功能障碍。

（2）建议使用广谱抗生素以预防感染，警惕伤口感染及愈合不良等情况。

（3）因大出血及手术应激，产妇术后容易出现低蛋白血症、肝肾功能损害、电解质紊乱、心力衰竭、肺水肿等并发症，需严密、动态观察病情，动态复查肝肾功能、凝血、电解质等指标，及时处理异常情况。

（4）对于输入血液制品较多的产妇，在确保病情稳定，没有活动性出血后，积极启动低分子量肝素进行预防性抗凝。

（5）出院前完善泌尿系彩超，如有损伤并发症，应尽早积极处理。

（6）子宫切除后应加强医患沟通，加强产妇的心理辅

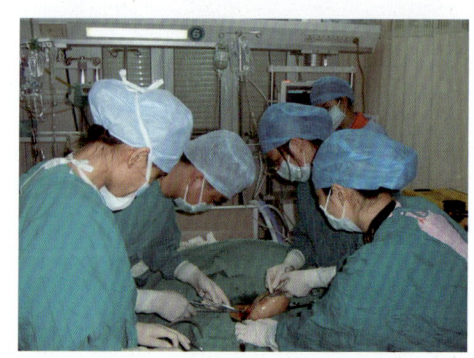

图8-3-52　严重产后出血在ICU行子宫切除见子宫苍白

导，减少产后抑郁等情况发生，尽量避免医疗纠纷。

（7）对需行子宫切除止血却无法转入手术室进行手术的患者，虽然为非手术床不利于手术操作，也需注意手术过程的规范操作及术后应用广谱抗生素抗感染（图8-3-52）。

（李家福　陈慧君　郭娟娟　李映桃　苏春宏　周燕媚　王天红）

第七节　经导管盆腔动脉栓塞术治疗产后出血

产后出血是分娩严重的并发症之一，目前仍是世界范围内孕产妇死亡的主要原因。同时，严重的产后出血还可导致急性呼吸窘迫综合征、休克、DIC、急性肾损伤、生育力丧失及希恩综合征等严重并发症。其治疗方法包括药物保守治疗、阴道或宫腔填塞和手术治疗，积极保守治疗无效时，往往需要开腹手术甚至切除子宫。

产后出血患者多为20～30岁妇女，子宫切除意味着子宫的永久丧失，部分患者心理上难以接受；并且，子宫不仅仅是一个生育器官，还具备内分泌功能，卵巢血供50%～70%来源于子宫动脉卵巢支，切除子宫势必影响卵巢内分泌功能，从而影响女性身心健康。

随着血管介入技术的普及，UAE取得了公认的效果，是需要保留子宫或不愿意开腹的产后大出血患者首选的治疗方法。经导管盆腔动脉栓塞术治疗产后出血，是在放射影像设备数字减影血管造影（DSA）机的引导下，将介入导管直接插入髂内动脉、子宫动脉或出血动脉，首先通过造影确定出血部位，然后进行栓塞闭塞责任血管的治疗方式。动脉栓塞止血的机制：①直接闭塞出血动脉；②明显降低出血器官内动脉压，减慢血液流速，有利于血栓形成；③子宫动脉栓塞后，因子宫血供减少，子宫平滑肌纤维缺血、缺氧，从而导致收缩加强，达到控制出血的目的。据文献报道，髂内动脉结扎术后，被结扎的髂内动脉远端末梢动脉收缩压最多下降54%，平均动脉压下降24%，血流可以通过其他交通支进入子宫动脉内，减小再次出血概率，并不影响子宫血供；而使用动脉栓塞技术治疗产后出血，所用栓塞剂（明胶海绵颗粒等）可以将出血动脉从末梢处开始栓塞至血管主干，闭锁整个动脉管腔，即使有其他交通支也无大量的血液进入供血器官，从而能有效地控制出血。动脉栓塞术的手术成功率超过90%，有研究表明其可以避免近80%的子宫切除。我国的《产后出血预防与处理指南（2023）》《血管内介入技术在产后出血防治中的应用专家共识（2019）》和美国妇产科医师学会的《产后出血指南》等国内外最新指南均推荐将血管介入技术应用于产后出血的治疗。指南中强调，经各种保守处理效果均不理想，在决定子宫切除前，可尝试介入栓塞止血。

但不可否认，相对于传统治疗方式来说，该技术应用于产后出血时间不长，仍有较多的问题需要我们去探索和研究，如介入治疗的时机、栓塞剂的选择、介入治疗后子宫的病理变化和对卵巢功能的影响等。

一、目的

介入栓塞止血技术是在保留子宫、保留生育能力的前提下，栓塞出血动脉，以达到止血的目的，具有技术相对简单、创伤小、止血迅速彻底、可重复、副作用小等优点，相对于外科手术治疗，患者耐受性和可接受性更强。

二、适应证

经保守治疗无效的各种难治性产后出血（包括子宫收缩乏力、软产道损伤和胎盘因素等原因引起的产后出血），且孕产妇生命体征平稳。

三、禁忌证

1. 绝对禁忌证

（1）DIC。

（2）严重的心、肝、肾和凝血功能障碍。

（3）碘对比剂过敏。

2. 相对禁忌证

患者生命体征极不稳定、时间和病情不允许介入治疗和不宜搬动，比如接受体外膜肺氧合（extracorporeal membrane oxygenation，ECMO）治疗。

四、操作前准备

1. 人员素质要求

必须建立一支由介入科医师、护士、放射技术人员共同组成的快速抢救队伍，具有一套完整的操作规范和抢救流程，各司其职，有条不紊地开展抢救工作，才能在最短的时间内完成手术，抢救患者生命；必要时联合麻醉科、ICU、产科医师，共同开展抢救工作（图8-5-53）。

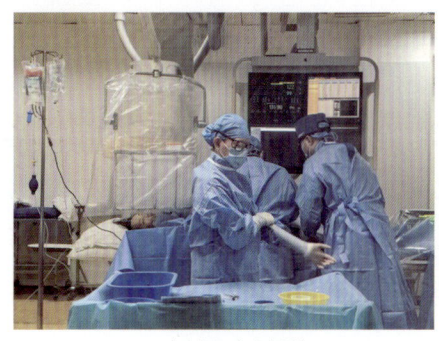
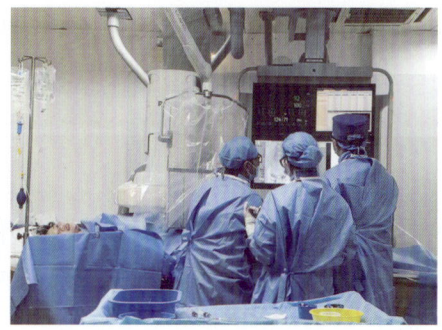

A. 右侧股动脉插管　　B. 栓塞完成

图8-5-53　32岁，G4P3，孕38^{+1}周，胎儿宫内窘迫，吸引产分娩，产后2h累计出血1 550 mL，已使用缩宫素30 U，氨甲环酸2 g，输注红细胞2 U，血浆300 mL，并予软产道裂伤缝合术和宫腔球囊填塞术，检查BP 92/52 mmHg，R 15次/分，HR 122次/分，SpO$_2$ 100%，宫底不清，软，球囊引流管血量20 mL，会阴水肿，阴道口无血液流出。考虑宫缩乏力、软产道裂伤致严重产后出血，19:00决定行子宫动脉栓塞术。19:05到达介入室，19:15插管成功，20:00完成子宫动脉栓塞

2．环境要求

有DSA、高压注射器、呼吸机、心电监护仪、吸痰器等医疗设备的介入手术室。

3．物品准备

（1）器械：手术器械包，穿刺套装，各种导丝、导管等（图8-3-54）。

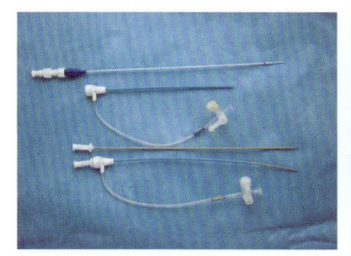
A.血管鞘

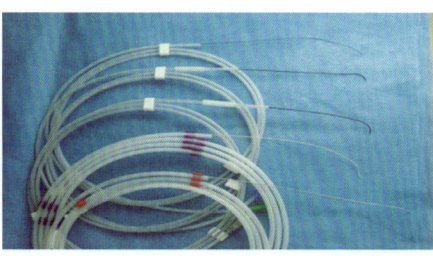
B.各种导丝

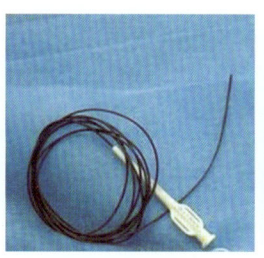
C.微导管

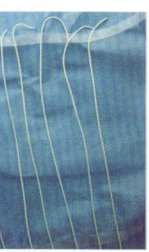
D.造影导管

图8-3-54　各种器械

（2）药物：对比剂、栓塞剂（图8-3-55）、局麻药、抗凝药（肝素等）、抗生素、抗过敏药物、止血药物、止吐药、血管解痉药，以及各类抢救药物等。

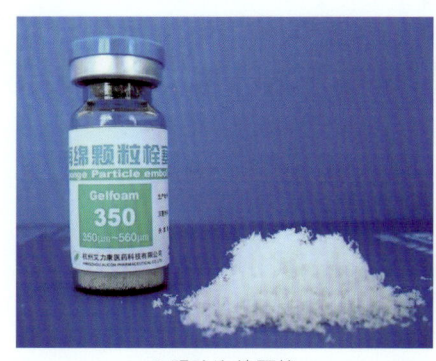
A.明胶海绵颗粒

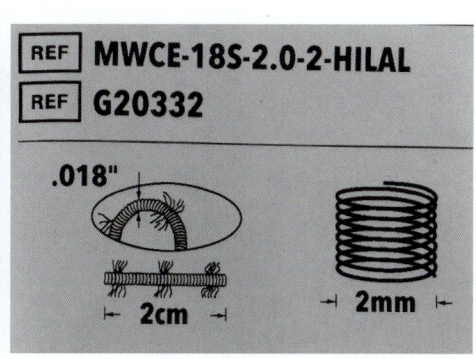
B.微弹簧圈

图8-3-55　栓塞剂

4．患者准备

（1）实验室检查：血常规、肝肾功能、凝血常规等检查；如条件允许，行盆腔CT血管成像（CTA）扫描，可发现出血部位，指导介入治疗的方向。

（2）签署知情同意书：告知UAE严重并发症（子宫坏死、深静脉血栓形成或周围神经病变等）的风险较低（<5%），继发不孕发病率高达43%，再次妊娠并发症如早产（5%~15%）和胎儿生长受限（7%）与普通产科人群相似。

五、操作流程（图8-3-56）

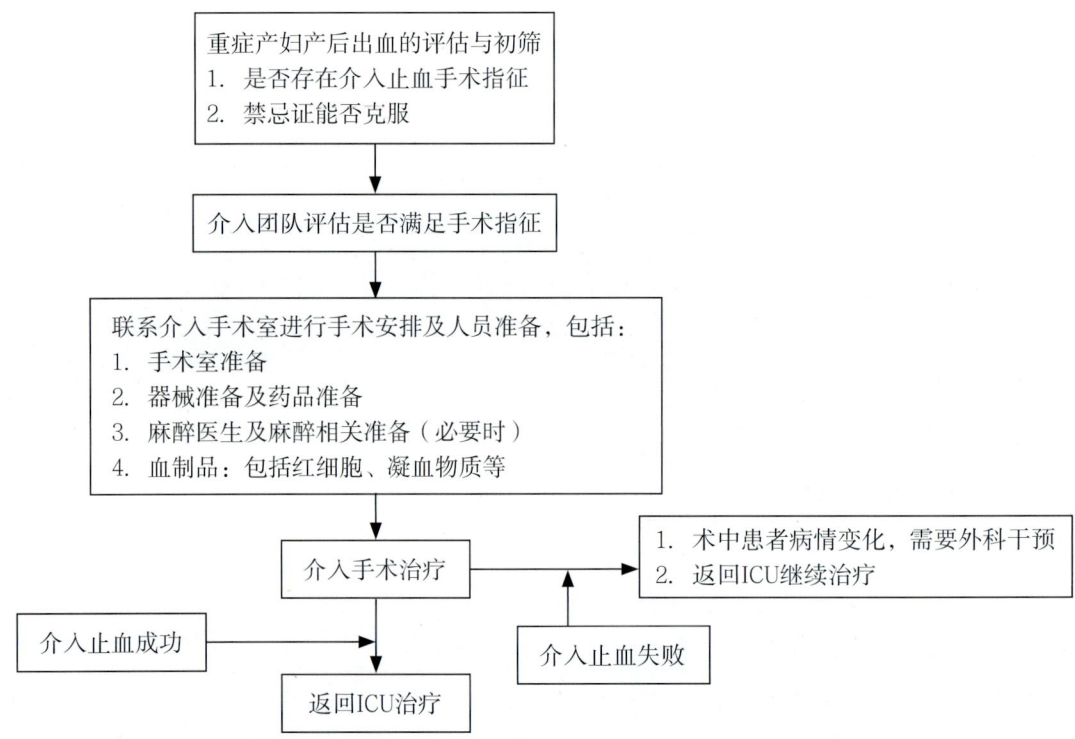

图8-3-56　操作流程

1. **靶血管插管**

盆腔及子宫动脉插管术：盆腔主要由髂内动脉供血，该动脉于骶髂关节附近由髂总动脉发出，向内下走行，再分为前、后两干。前干自上而下发出膀胱上动脉、闭孔动脉、膀胱下动脉、直肠下动脉、阴部内动脉和臀下动脉，女性发出子宫动脉。后干发出髂腰动脉、骶外侧动脉和臀上动脉，供应相应的组织、器官。各组动脉之间以及与对侧动脉形成丰富的吻合，以保证盆腔血供（图8-3-57）。

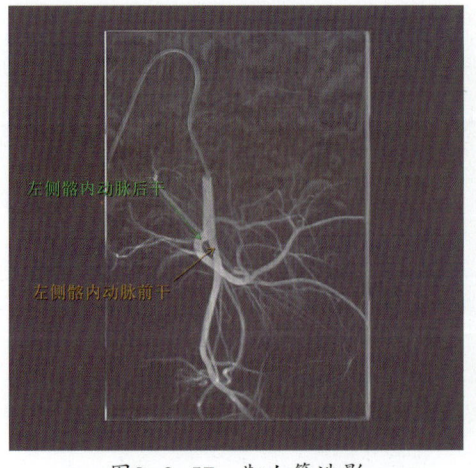

图8-3-57　靶血管造影

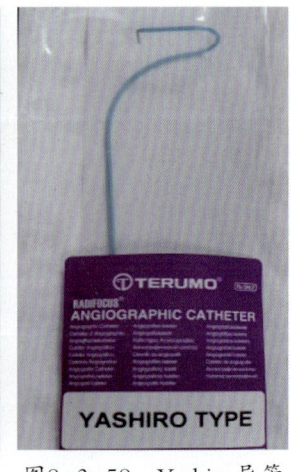

图8-3-58　Yashiro导管

笔者一般选用Yashiro导管（图8-3-58），也可使用Cobra导管或Simmons导管。常规经右股动脉入路，采用改良Seldinger技术穿刺股动脉，导管成袢后跨越髂总动脉分叉部寻找对侧髂内动脉开口，伸入导丝并跟进导管寻找靶动脉。发自前干的子宫动脉略向后走行，无经验的医师常在技术上出现困难。此时应采用15°~25°斜位透视并"冒烟"，或借助路径图可更清楚地了解其走行方向。同侧髂内动脉插管术须使Yashiro导管，在辅助动脉成袢后，再回拉导管至同侧髂内动脉开口，"冒烟"明确后顺势下拉或用超滑导丝引导即可进入该动脉。需要注意的是操作过程中勿"生拉"（图8-3-59、图8-3-60）。

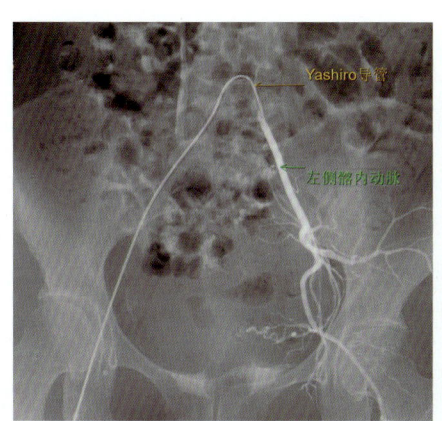
图8-3-59　左侧髂内动脉

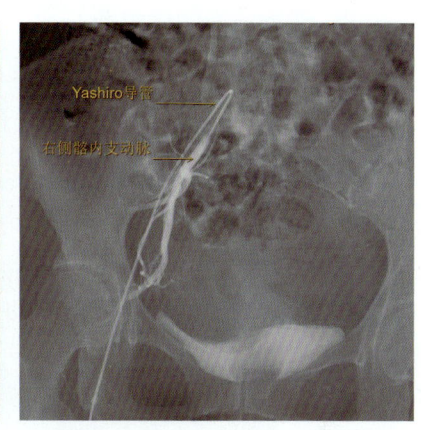
图8-3-60　右侧髂内支动脉

通过造影明确髂内动脉各分支的走行及发现责任血管，使用导管配合超滑导丝对靶血管进行超选择插管，必要时使用微导管配合微导丝进行超选择插管（推荐。重症孕产妇一般血流动力学不稳定，大量失血，处于休克状态并使用大剂量血管活性药物，血管收缩变细，比较脆弱，容易出现血管损伤，使用微导管配合微导丝能更好地保护血管）（图8-3-61至图8-3-64）。

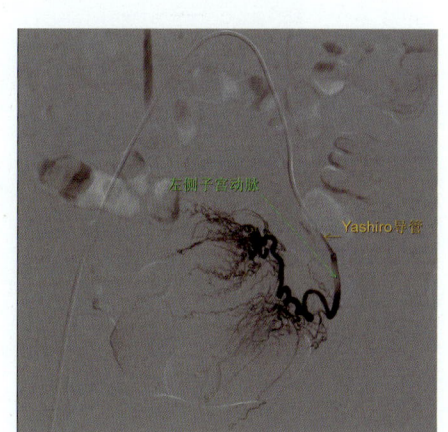
图8-3-61　左侧子宫动脉

选择或超选择性靶血管插管水平可影响栓塞术的疗效和并发症的发生率。原则上要求导管应超选择至靶血管方可释放栓塞剂。对于走行迂曲、复杂的靶血管，超选择性插管往

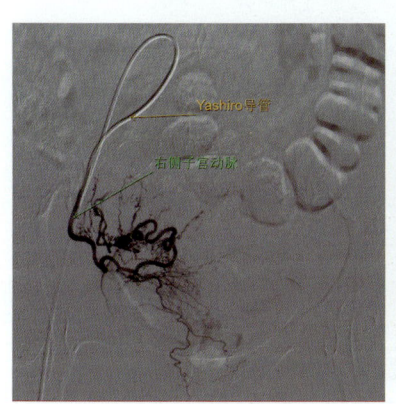
图8-3-62　右侧子宫动脉

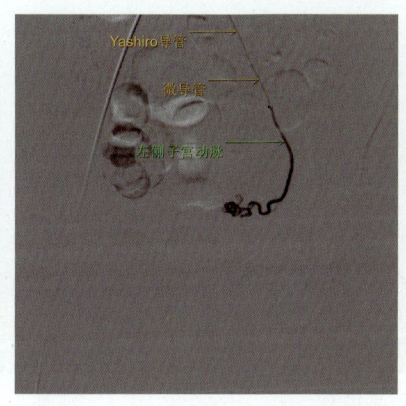
图8-3-63　左侧子宫动脉微导管造影

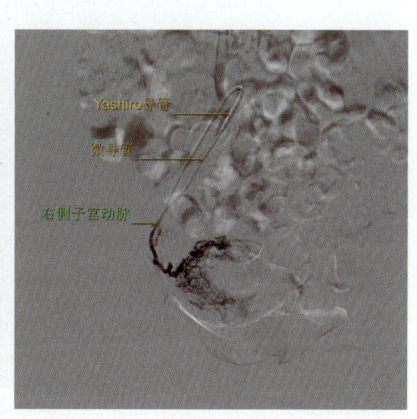
图8-3-64　右侧子宫动脉微导管造影

往很困难，可改变插管入路，根据情况选用不同形状的导管和超滑、超硬导丝和微导管等，可提高超选择性插管的成功率。应尽可能避免非靶血管栓塞，在难以避免的情况下应权衡利弊，仅在利明显大于弊时方可进行。另外，必须避免误把非靶血管当作靶血管，比如误把膀胱动脉当作子宫动脉等。

2. 血管造影明确诊断

（1）明确病变的诊断：即使已有其他影像学甚至病理学资料，亦应对病变从血管造影诊断方面加以研究，主要包括病变部位和性质的确定，了解血管本身的解剖位置、变异情况和是否存在危险吻合支等。

（2）明确靶血管的血流动力学改变：主要包括供血动脉来源和数量，血管的走行、直径，动、静脉显影的时间和顺序，血流速度，侧支循环，以及病变的显影程度和对比剂的排空时间等（图8-3-65）。

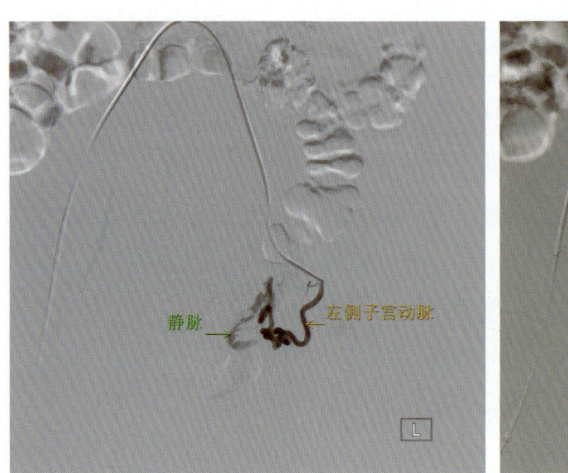 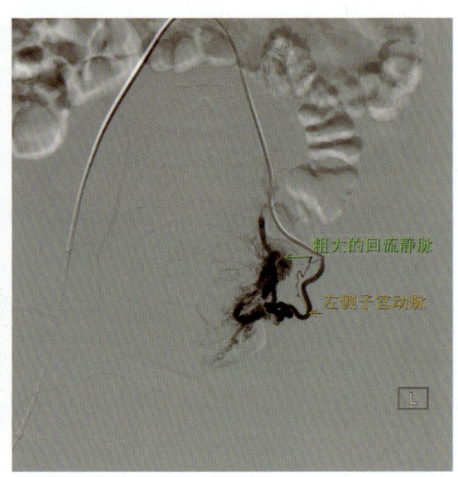

图8-3-65　动脉早期可见静脉显影，提示动-静脉瘘

（3）术后再次造影是对栓塞程度和范围评估的重要手段（图8-3-66、图8-3-67）。

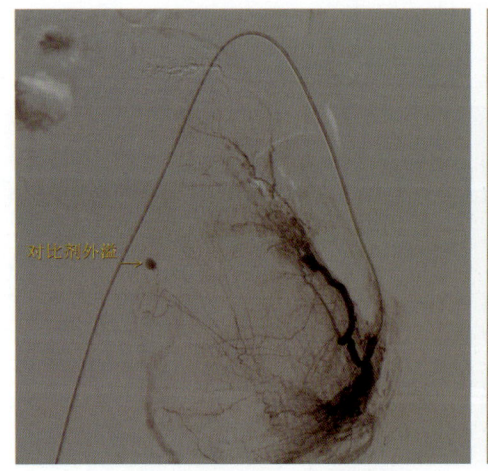 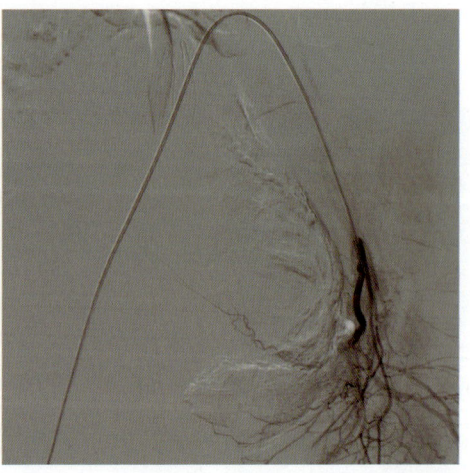

图8-3-66　见活动性出血　　图8-3-67　栓塞术后造影，未见出血征象

3. 产后出血动脉造影表现

（1）直接征象：对比剂外溢于血管腔外。典型的出血，在动脉期就可见对比剂的外溢和聚集，在连续造影时可见外溢更加明显。在造影末期，当血管内对比剂完全被血流冲走后，对比剂外溢更明显（图8-3-68、图8-3-69）。更为多见的出血是持续少量的血流外溢。应用数字减影技术能更清楚地发现小血管出血及出血部位，但肠道伪影往往干扰DSA图像的质量。对比剂外溢的X线征象取决于出血速度及渗出液在组织间隙的聚集情况。存在非常活跃的连续不断的出血，对比剂聚集的范围广而易见；少量对比剂外溢常表现为不规则的局灶性聚集，当出血速率达0.5 mL/h时即可见到对比剂溢出血管的征象。如果出血部位周围有凝块，那么随着继续出血可能在邻近的血凝块之间冲出一条管道，外渗的对比剂流至其内，则产生酷似静脉的管状阴影。此种管状阴影消失慢，不似静脉血管显影后很快消失的征象（图8-3-70、图8-3-71）。在产后出血的患者中，值得特别注意的是，由于妊娠子宫增大，子宫动脉的走行也发生变化，由原来的自髂内动脉发出后先沿盆壁下行后向内走行，而改变为先沿盆壁下行后向外走行再转而向上，此点在产后出血的DSA造影图像中应特别注意。

（2）间接征象：如局部血管密集、粗细不均，毛细血管迂曲、扩张，异常染色，异常血管团及假性动脉瘤等（图8-3-72、图8-3-73）。

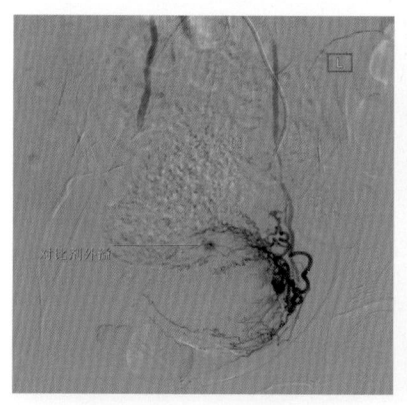
图8-3-68 对比剂外溢

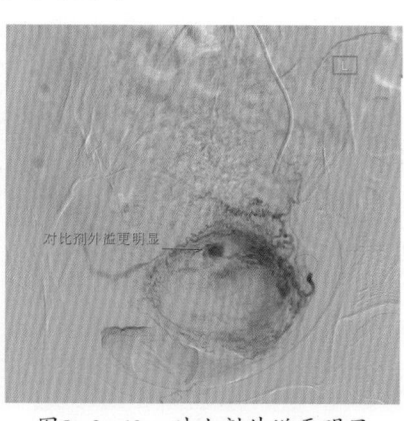
图8-3-69 对比剂外溢更明显

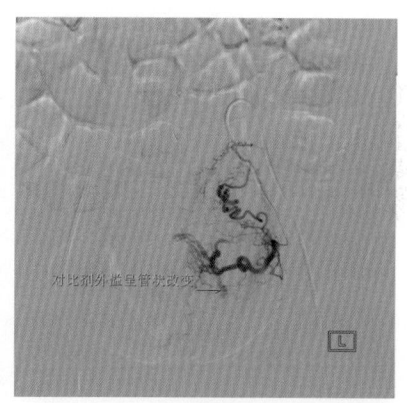
图8-3-70 动脉早期对比剂外溢呈管状

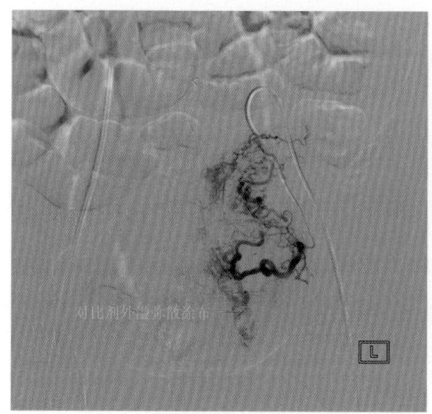
图8-3-71 动脉晚期对比剂外溢弥散涂布

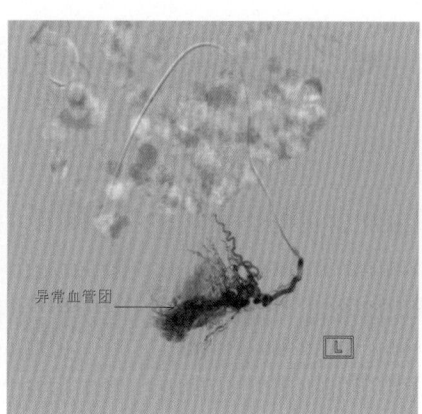
图8-3-72 异常血管团

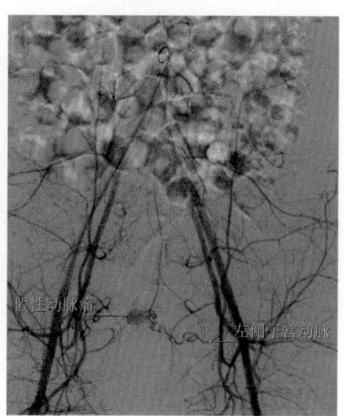
图8-3-73 假性动脉瘤

4. 栓塞剂的选择

产后出血的介入治疗在栓塞剂的选择上应注意两个问题：一、为产后出血的患者尽快止血是首要任务；二、在栓塞剂的选择上应注意盆腔供血的特点。

髂内动脉在分出子宫动脉为子宫供血的同时，亦有膀胱上、下动脉及直肠下动脉等分别为膀胱、直肠供血，因此在选择栓塞剂时要同时兼顾以上问题。明胶海绵颗粒是可吸收的中效栓塞剂，在栓塞后2～3周即可被血管吸收，血液复通。它只能栓塞至末梢动脉，不栓塞至毛细血管前动脉及毛细血管床，保证了毛细血管小动脉平面侧支循环的通畅，使子宫、膀胱、直肠等盆腔脏器可获得足够的血供，减少出现盆腔器官坏死概率。某些可消灭毛细血管床的极细材料如明胶海绵粉末及液性材料（如无水酒精）等，对肿瘤的栓塞极为有效，但对产后出血的止血栓塞却是不适宜或是禁忌的，因为会引起盆腔脏器缺血坏死。明胶海绵颗粒可以和对比剂、抗生素混合形成悬浮液，对比剂可明确观察到血管栓塞部位，以防误栓或反流。

若靶动脉存在假性动脉瘤，则可采用"类三明治"栓塞治疗，即使用相对较小直径的明胶海绵颗粒从假性动脉瘤近端缓慢注入，直到血管造影不再显示假性动脉瘤体部和远端血管，然后用微型钢圈栓塞近端动脉主干，随后注入适量直径较大的明胶海绵颗粒，直至靶动脉内血流被完全阻断（图8-3-74至图8-3-76）。

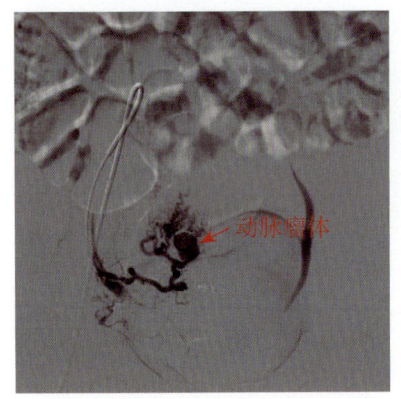 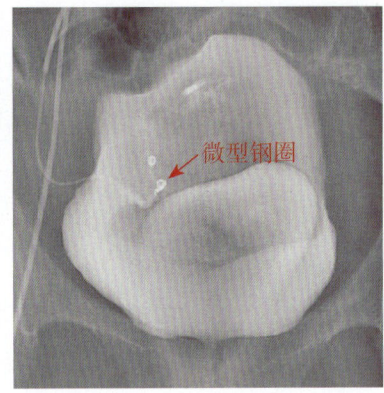 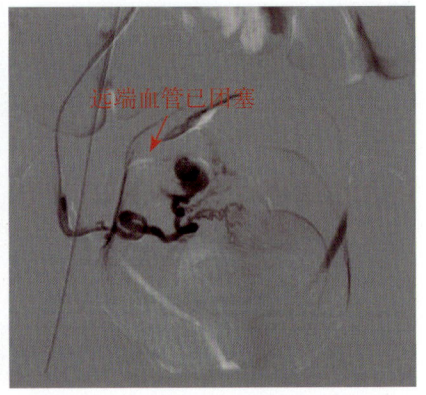

图8-3-74 存在假性动脉瘤　　图8-3-75 微型钢圈栓塞动脉主干　　图8-3-76 明胶海绵颗粒栓塞后

5. 栓塞剂的释放

栓塞剂的释放方法：栓塞剂的释放过程应始终在X线透视的监视下，手、眼、脑协调地谨慎进行。

栓塞剂释放方法主要有2种：

（1）低压流控法：在不阻断血流的情况下注入栓塞剂，由血流将其携带至远端血管后将其栓塞，对于低压的要求是以注射时不造成反流为准。尽管如此，实际工作中某些情况下还是要求压力更低、注入速度更慢，才能达到更好的栓塞效果和减少并发症的发生。比如注入聚乙烯醇（PVA）颗粒或海藻酸钠微球颗粒（KMG）时，太快虽不致反流，但不能迅速进入病灶，后续的血流将其挤压进入潜在的侧支循环或集中在动脉的主干，影响栓塞效果。本法主要应用于颗粒型栓塞剂的释放。

（2）精确定位法：将栓塞物放置于预定的靶血管局部造成栓塞，本法主要用于大型栓塞物的释放，如钢圈和球囊等。本法技术要求较高，一是插管到位，二是准确计算靶血管（包括动脉瘤腔）的直径、体积，三是选用大小适当的栓塞物，方可安全释放。

再次强调应根据不同情况适当控制栓塞剂注入的速度，以往很少有人注意到栓塞剂注入的速度问题。注入速度过快可造成术中和术后的剧烈疼痛，反之则造成轻微疼痛。可能的原因是快速注入造成子宫和盆腔脏器大范围急性缺血，产生类似急性肠系膜上动脉栓塞后的绞痛。减慢栓塞剂注入速度可避免注入过快时造成的顺行性误栓，又给靶器官一个适应过程，因而疼痛的程度可大大减轻。栓塞剂注入的速度较难量化，多根据术者的经验调节和灵活使用。先快后慢的原则大体上是通用的，即在开始栓塞时以较快的速度注入栓塞剂，当部分靶血管被阻塞且血流变慢时应该降低速度，甚至间歇性注入。

6．栓塞程度的检测和控制

根据病情选择适宜的栓塞程度，以取得较好疗效且对减轻副作用和并发症也十分重要。栓塞不足则疗效欠佳，过度栓塞可造成严重并发症。

目前对术中栓塞程度和范围的监测，仍主要依靠术者的经验，缺乏实时量化监测的有效手段。术者根据注入对比剂显示靶血管的血流速度判断栓塞程度。一般认为，"冒烟"可见流速变慢时栓塞程度达30%～50%，明显减慢时栓塞程度达60%～90%，对比剂呈蠕动样前进或停滞时则栓塞程度达90%以上。此种监测方法易受术者经验、血管痉挛等因素影响。分次少量注入栓塞剂并不断造影复查了解栓塞程度是较好的控制方法。术者必须有一个十分明确的概念，即栓塞剂一旦进入血管是难以取出的，所以宁可注入偏少，不够再追加，也不可一次过量。

对于产后出血的栓塞原则是尽快栓塞出血动脉，达到相对根治性栓塞治疗的效果，即在相当长的时期稳定或完全栓塞血管以达到止血的目的。

7．术后处理

术后股动脉穿刺点以纱布卷覆盖加压包扎止血，穿刺侧下肢制动6 h，平卧12～24 h。术后观察穿刺点有无渗血，以及足背动脉搏动、下肢和臀大肌皮温及色泽情况。

六、注意事项

（1）穿刺部位拔出血管鞘后，局部加压包扎止血，局部制动，注意观察穿刺部位有无渗血、血肿，以及肢体远端血运情况。

（2）动态监测血常规、凝血常规变化，必要时动态复查彩超或者腹部CT检查，评估盆、腹腔情况。

（3）加强止血治疗，积极纠正贫血、凝血功能，维持体液平衡及电解质水平稳定。

（蔡名金　沈华伟）

第八节 盆腔纱布填塞术

产后出血是导致孕产妇死亡的主要原因，在全球范围内占孕产妇死亡原因的11%~30%，在我国占孕产妇死亡原因的23.2%。围生期紧急子宫切除术（emergency perinatal hysterectomy，EPH）被认为是治疗难治性产后出血的一种挽救生命的措施，有文献报道，每年EPH治疗的发生率为0.02%~0.44%。由于产后出血行EPH时往往合并DIC，当EPH后出血仍无法有效控制，实施DIC救治的同时，行盆腹腔压迫性填塞可以为DIC的救治提供帮助。国外也有学者认为，盆腔填塞不应被视为对无法使用传统技术控制产科出血的"救助"。相反，在出现凝血功能障碍或广泛渗血、静脉丛出血和难以到达的区域持续出血时，应考虑到这一"绝招"。除宫腔球囊填塞、压缩缝合术和围生期子宫切除术外，盆腔纱布填塞术也是处理产科大出血的一项基本技能，需要模拟演练。

一、目的

在某些情况下，顽固性子宫出血可能对药物和保守的手术治疗无反应，即使在EPH后，盆腔静脉丛、骨盆壁血管和难以到达的区域也可能存在持续活动性出血。这种类型的出血常因继发性凝血功能障碍而加重，并且通常外科电凝、结扎或缝合对其无效。盆腔纱布填塞是创伤和普通外科中一种成熟的实践，是一种被用于凝血功能障碍和弥漫性出血的不稳定患者的"损伤控制技术"，为EPH术后并发DIC产妇提供控制持续性出血以赢得转诊和进一步治疗的时机。

二、适应证

手术难以进入的出血部位、无法经外科方法控制的静脉出血、持续性失血伴血制品及液体需求量不断增加、血流动力学不稳定、出现早期威胁生命的三联征、手术时间过长等。行盆腔填纱前应控制可见的动脉出血。

三、操作前准备

1. 人员素质要求

妇产科主治医师以上。

2. 环境要求

设备齐全的模拟手术室或实操培训室。

3. 物品准备

产后出血模型、盆腔血管构造挂图或模型（图8-3-77至图8-3-80）、干燥的X线可视无菌手术垫（35 cm×35 cm大方垫或10 cm×40 cm长垫）10块、引流管、腹带、沙袋、休克服等（图8-3-81）。

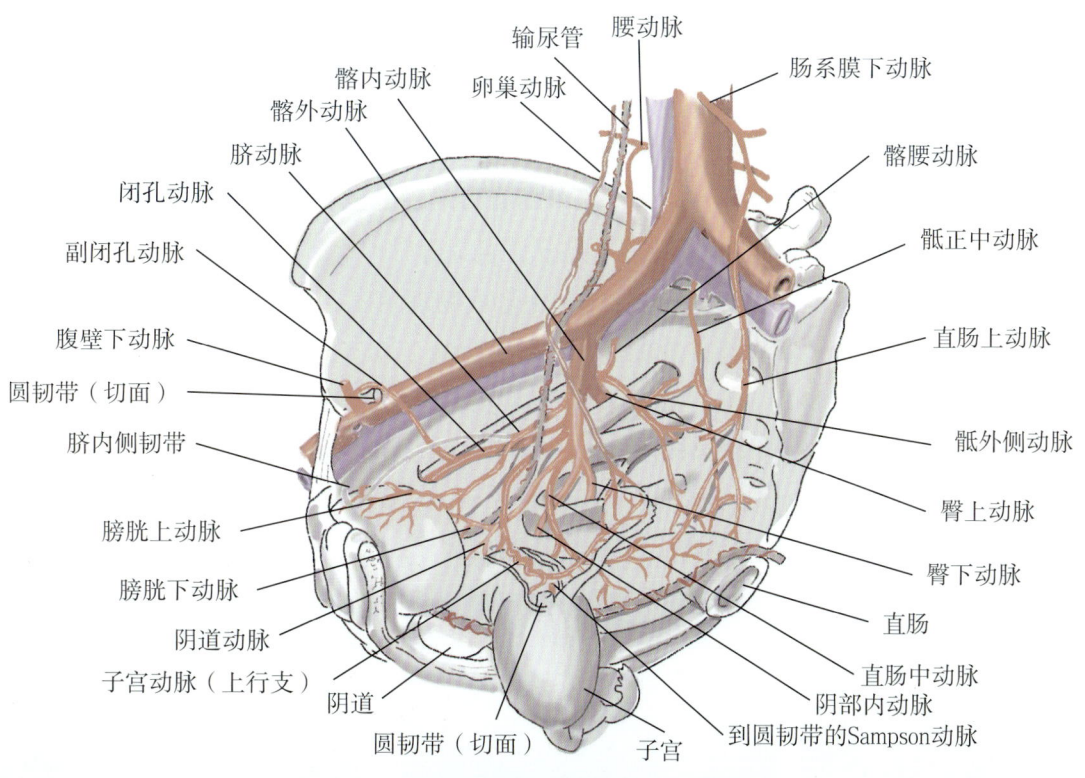

图8-3-77 盆腔器官解剖挂图

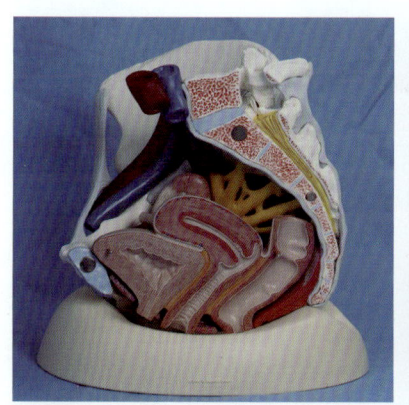

图8-3-78 盆腔器官解剖模型

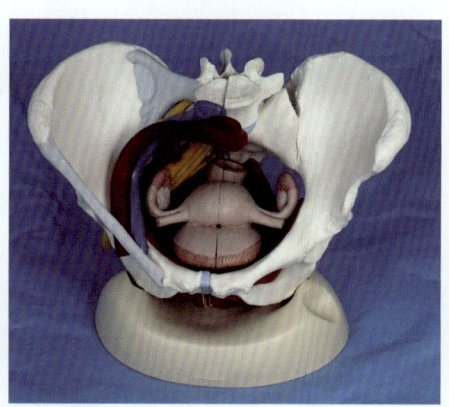

A.正位观

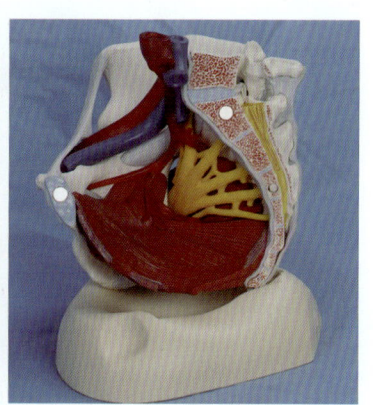

B.剖面观

图8-3-79 盆腔器官模型

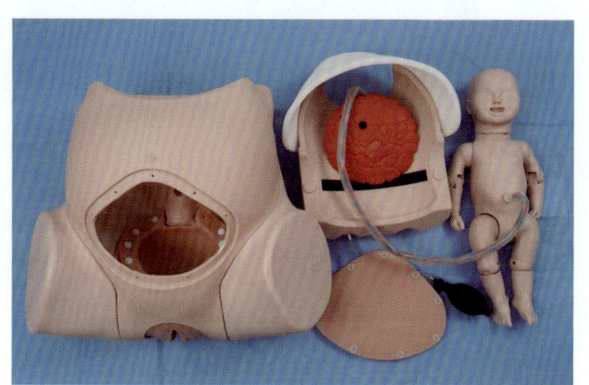

图8-3-80 分娩模型

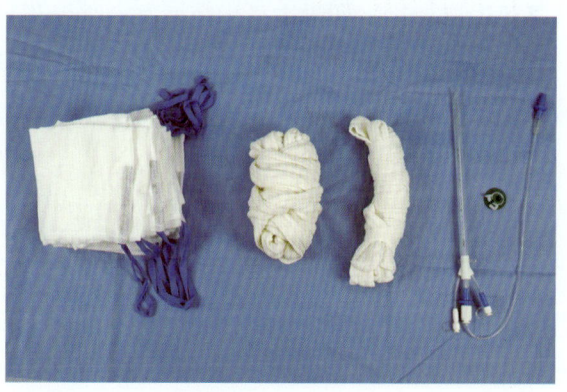

图8-3-81 盆腔填纱物品：长垫、长纱条和引流管

四、操作流程

（1）复习盆腔的血管解剖：髂总、髂内和髂外动脉的分支和走向，特别重申女性盆腔的静脉壁薄且无瓣膜，数目众多且吻合丰富，多环绕各器官形成静脉丛，包括膀胱静脉丛、直肠静脉丛、子宫静脉丛、阴道静脉丛及卵巢静脉丛等。各丛汇合成静脉干，多数汇入髂内静脉。

（2）止血原理：填充会在骨盆本身的骨结构中形成物理填塞，达到压迫骨盆内的血管而止血的目的。注意操作的关键是填充真正的骨盆（在骨盆边缘下方），而不是假骨盆（在骨盆边缘上方）。

（3）填纱的制作：取干燥的X线可视无菌手术垫（35 cm×35 cm大方垫或10 cm×40 cm长垫），紧密折叠一半后再对折成1/4大小，形成三明治大小的纱布裹（图8-3-82）。近十年来，有医院在衬垫的成分中加入止血剂，这似乎加强了填塞的功效。

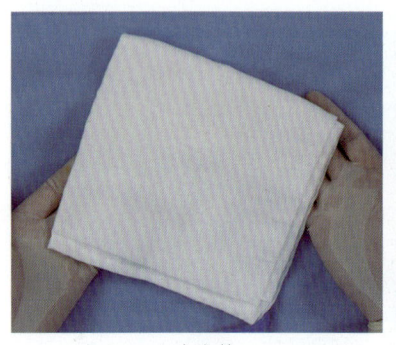 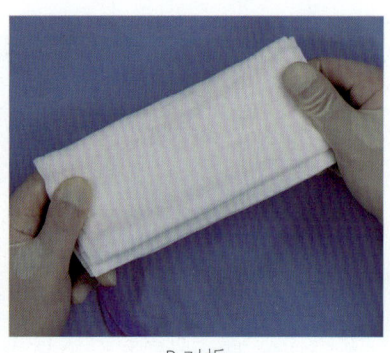 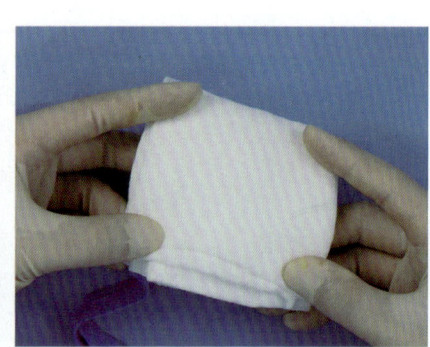

A.大方垫　　　　　　　　　B.对折　　　　　　　　　C.再对折成1/4大小

图8-3-82　填纱的制作

（4）盆腔填纱模型的设计：由分娩模型+盆腔器官模型组合而成（图8-3-83）。

（5）盆腔填纱操作（图8-3-84）：①排垫肠管。避免肠管受压。②填纱。如果已经实施了子宫切除术，将纱布紧密而均匀地放置在骨盆和椎弓根的原始出血表面上，术者在填纱过程中，应有助手协助，确保填塞"密封盆腔"，牢牢地压迫出血区域，靠压力压迫盆底静脉丛出血部位。如果子宫仍然完好，那么可以通过骨盆侧壁引入纱布裹，并紧贴骶骨（骶前区）和膀胱旁区域，确保填塞"密封盆腔"。③放置引流管。盆底填纱一层后，放置腹腔引流管在右侧髂窝处。④纱垫或纱条填满盆腹腔后，逐层关腹，腹壁固定引流管，接好负压引流瓶。⑤必要时腹部外捆腹带压迫腹壁止血。

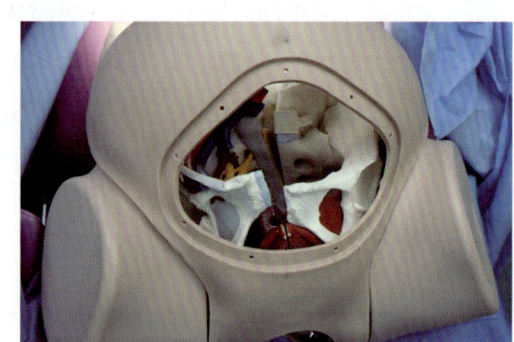

图8-3-83　盆腔填纱模型

（6）术后常规处理：①常规行ICU高级生命支持，测腹腔内压。②计量每小时引流血量和阴道出血量。③术前、术中和术后定时超声监测止血效果，必要时行盆腔血管造影栓塞止血治疗。④常规使用广谱抗生素预防感染。

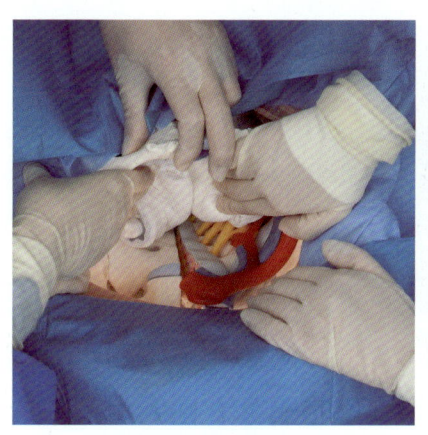
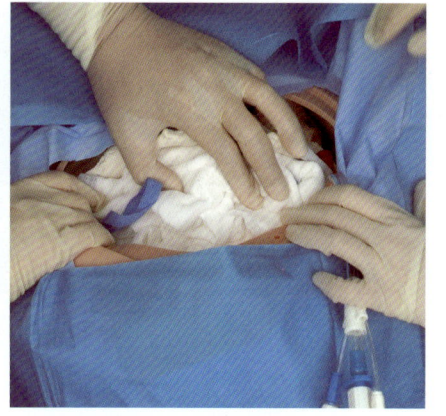

A.助手协助盆底填纱　　　　　　　　B.完成后

图8-3-84　盆腔填纱

五、盆腔填纱的留置时间

目前，关于取出盆腔内留置纱垫的时间尚未达成共识，36 h甚至是24 h之前移除盆腔内纱垫的再出血风险较高，而留置时间超过72 h则可能增加感染的风险。既往研究建议，在产妇生命体征平稳、凝血功能纠正后尽快取纱，最佳取纱时间为填纱后的36～72 h。

六、盆腔填纱的取纱方式

可采用再次开腹手术或经留置腔道牵引取出。取纱后注意是否有活动性出血及邻近器官损伤。

七、注意事项

（1）盆腔填纱的选择：纱垫具有方便、快捷、材料易获得及形态可塑性强的特点。目前，对于填塞纱垫的数量和类型没有明确共识。

（2）盆腔填纱前止血：应控制可见的血管活动性出血。

（3）实施盆腔填纱的方法：应使用干燥的无菌手术垫，将其紧密折叠，牢牢地压迫于出血区域，最终需保证有足够的压力压迫创面，以达到有效止血。

（4）实施盆腔填纱后的并发症：包括失血性休克、MODS、腹腔内感染、伤口感染及愈合不良、血栓栓塞性疾病、肠梗阻、邻近器官损伤等。

（5）盆腔填纱是控制EPH后合并DIC致持续性出血的临时措施，其操作简单、速度快，为孕产妇转诊至三级医疗机构实施进一步治疗提供了时机，尤其适用于选择性动脉栓塞术并能不作为常用技术的欠发达地区。

（6）重要提醒：要认识到盆腔填塞的局限性，虽然填塞压力超过动脉压可以控制较小的动脉和低压毛细血管出血，但它不能控制较大的动脉出血。因此，如果怀疑有较大动脉出血点，必须考虑其他处理动脉出血的技术（如血管栓塞，或结扎髂内动脉或其分支）。

（李映桃　梁伟璋　黄俊巧）

第四章
脐带脱垂相关救治技术

第一节 概述

当发生胎膜破裂时，脐带脱出位于宫颈口外，降至阴道内甚至露于外阴部，称为脐带脱垂。脐带脱垂发生率约占所有分娩的0.1%~0.6%，而在臀位分娩中，脐带脱垂的发生率高达1%。据报道，在脐带脱垂发生时，脐带可能会受到胎先露和骨盆之间的机械性压迫；另外，当受到寒冷或触碰刺激时，脐带血管发生痉挛，导致围产儿死亡率高达25%~50%，脐带受压和血管痉挛致使胎儿缺氧是导致脐带脱垂围生期不良结局的主要原因。

近年来，与脐带脱垂相关的围产儿死亡率有所下降，归因于产科开展急救团队演练后，麻醉科和新生儿科进驻产房，一旦诊断为脐带脱垂，立即采取胎儿宫内复苏措施：加快静脉输液速度、使用面罩吸氧，以及停止滴注缩宫素；人工抬高胎先露、抑制宫缩、充盈膀胱，协助患者采取膝胸卧位及脐带还纳（脐带复位术）等医疗操作减少脐带压迫；最关键的是产房紧急手术配合更迅速，快速结束分娩的抉择更果断、更安全。

一、目的

一旦诊断为脐带脱垂，立即采用减少脐带压迫、改善胎心率的救治方法，迅速评估母胎状况，采用适当的方式，快速结束分娩。

二、操作前评估

（一）脐带脱垂的高危因素

包括胎儿因素和母体因素导致的胎先露与骨盆不能紧密衔接。

（1）胎儿因素：胎位异常（足先露、横位和斜产式等）、早产、低出生体重（<2 500 g）、羊水过多、多胎妊娠、先天性畸形等。

（2）母体因素：经产妇、胎位不正、胎先露未衔接、低置胎盘等。

（二）其他可能的危险因素

一项研究发现，47%的脐带脱垂发生前有产科干预。这些干预措施包括人工破膜、头皮电极的应用及宫内压力导管的置入，外倒转、内倒转和徒手胎头转位等操作，以及胎膜早破的期待治疗。

（三）发现脐带脱垂的早期迹象

1. 临床警惕

出现先露高浮应怀疑脐带先露或脐带脱垂，尤其是当胎心监护显示胎心率减慢时提示脐带受压（图8-4-1）。

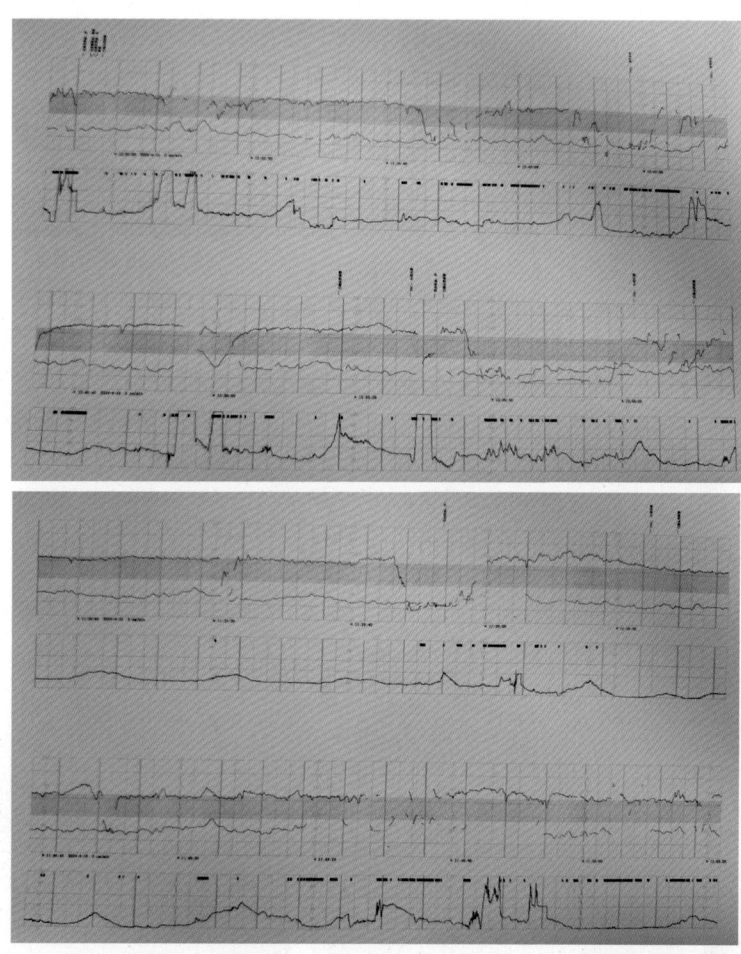

图8-4-1 异常胎心监护（产妇G1P0，孕38^{+6}周，4月10日01:00临产，05:50予分娩镇痛，08:00行人工破膜，羊水清，12:10宫口开全，持续胎心监护提示12:12—12:46出现轻-中度变异减速，12:55延长减速，胎心率低至80次/min，阴道检查见宫口开全，S+3，LOA，胎头上方耻骨联合下方可扪及条索状物，长度约2 cm，有搏动感，上推胎头，胎心可恢复。考虑为脐带脱垂引发胎儿窘迫，13:05产钳助产娩出一活女婴，Apgar评分10分-10分-10分，体重3 070 g）

2. 阴道检查

应认真、仔细地检查是否可触及脐带。如果胎膜未破，能触及脐带，称为脐带先露；但如果胎膜破裂，脐带外露于阴道或外阴，称为脐带脱垂（图8-4-2）。检查应轻柔，尽量减少对脐带的压迫，以避免进一步压迫脐带甚至引起痉挛。

3. 超声

如果条件允许,应尽快使用超声检查来确认胎心。无论手头有何种工具(胎心听筒、多普勒胎心仪或胎心电子监护仪),都应立即进行胎心监测。当怀疑脐带受压时,可以利用彩色多普勒血流分析仪进行检查,显示彩色多普勒血流信号(图8-4-3)。

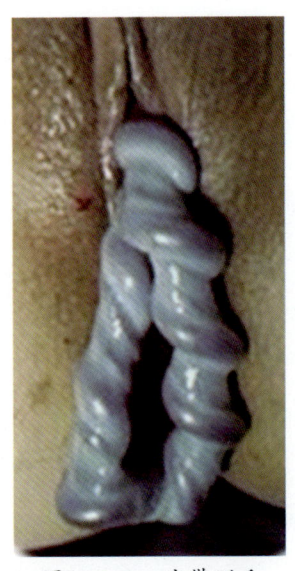

图8-4-2 脐带脱垂

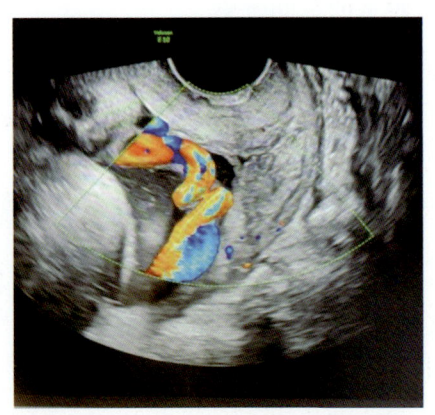

图8-4-3 彩色多普勒血流信号(29岁,初产妇,孕38周,臀位,妊娠合并巨大子宫肌瘤,妊娠合并肾结石,孕期反复泌尿系统感染,超声提示脐带先露,择期剖宫产,母儿预后良好)

三、操作前准备

(1)床单位准备:产床、胎心监护仪、心电监护仪、输液架(图8-4-4)。

(2)分娩模型(图8-4-5)。

(3)接生物品准备:免洗消毒液、阴道检查包、导尿包、接生包、接生器械(图8-4-6)。

(4)新生儿窒息复苏物品准备:喉柄、喉镜、气管插管、气管插管导丝、注射器、抢救药物(生理盐水、盐酸肾上腺素、纳洛酮等)。

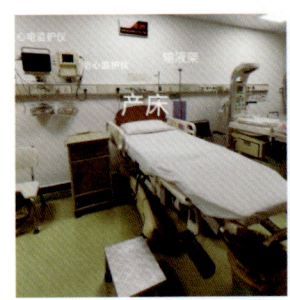

图8-4-4 床单位

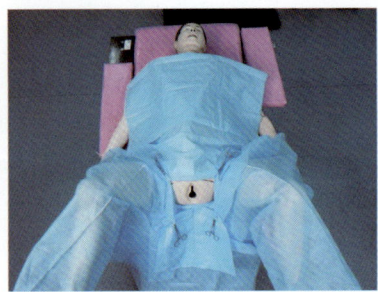

图8-4-5 分娩模型

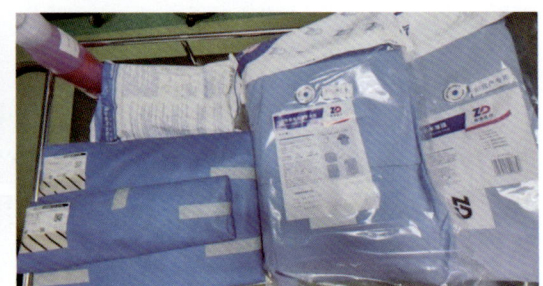

图8-4-6 接生物品

四、操作流程

按ABCDE流程,有条不紊地进行急救。

1. A（assistant，呼救）

呼叫助产士、产科医师、麻醉科医师、新生儿科医师等急救人员快速到位，分工合作，各行各责。

2. B（breathing，呼吸）

纠正宫内缺氧，宫内复苏。

（1）鼓励孕妇改变体位呈胎儿宫内复苏体位，如膝胸卧位、仰卧头低脚高位（Trendelenburg体位）、高臀位（垫高臀部）和左侧卧位同时垫高左髋（Sims）体位（见本章第二节"脐带脱垂胎儿宫内复苏体位"）。

（2）经阴道以手上推胎先露脐带减压（见本章第三节"经阴道以手上推胎先露脐带减压技术"）。

（3）充盈膀胱上推胎先露脐带减压（见本章第四节"充盈膀胱上推胎先露脐带减压技术"）。

（4）脐带还纳（脐带复位术）[见本章第五节"脐带还纳（脐带复位术）"]。

3. C（circulation，循环）

建立静脉通道，术前准备和急诊手术风险评估。

4. D（delivery，分娩）

监测胎心率变化，以了解宫内复苏和急救措施是否有效，从而决定终止妊娠的紧急程度。有分娩环境和设备，则就地30 min内，进行适宜的阴道助产或紧急剖宫产（见本章第六节"产房紧急剖宫产手术配合技术"）。否则，安全转运至手术室分娩（见本章第七节"脐带脱垂安全转运技术"）。

5. E（evaluation，评估）

新生儿娩出后及时复苏、评估，必要时转NICU。产妇术中和术后应用广谱抗生素预防感染，使用缩宫素预防出血。

第二节　脐带脱垂胎儿宫内复苏体位

通过改变体位来预防或减轻脐带受压，有益于改善新生儿预后。体位包括胸膝卧位、Trendelenburg体位、高臀位，以及Sims体位。可根据当时的环境条件和孕妇的个体情况灵活选用。

如果孕妇在家中分娩，或在没有剖宫产设施的医院进行分娩，发生脐带脱垂时，应电话告知孕妇在等待送入医院过程中需保持膝胸卧位。

在急救车上，孕妇使用膝胸卧位存在安全隐患，建议使用Sims体位。

一、膝胸卧位

产妇双膝跪在床上，呈跪伏姿势，让大腿与床面垂直，两手平贴在床面，双腿分开与肩同宽，胸与肩尽量向床面贴近，脸部朝向身体一侧（图8-4-7）。

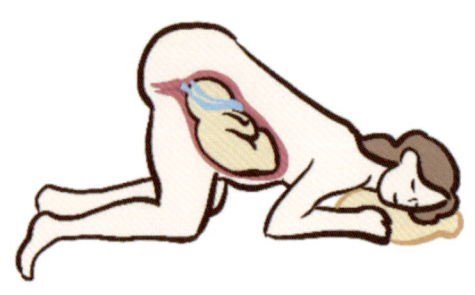
A.示意图

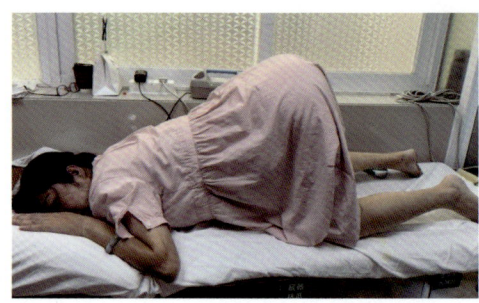
B.真人

图8-4-7 膝胸卧位

二、Trendelenburg体位

将整个床摇成（或者垫高床位）头低臀高位，倾斜15°~20°。产床和手术床较容易做到，或在床尾加增高器（图8-4-8）。

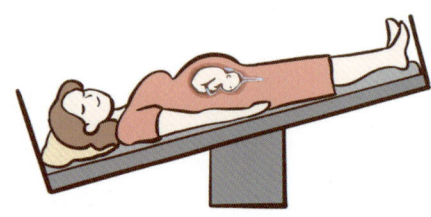
A.电动床

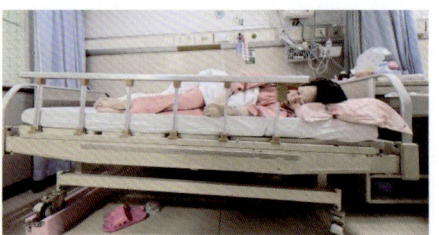
B.床尾加增高器

图8-4-8 Trendelenburg体位

三、高臀位

用臀垫或枕头，垫高臀部（图8-4-9）。

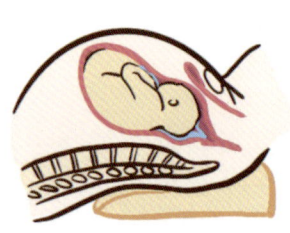
A.示意图

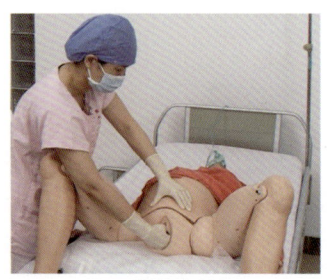
B.模拟演练

图8-4-9 垫高臀部

四、Sims体位（左侧卧位同时垫高左髋）

告知并安抚产妇，协助产妇去枕，使用Sims体位（左侧卧位，枕头折叠后置于臀下）（图8-4-10）。

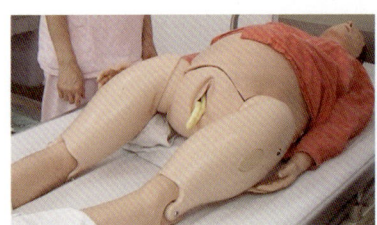
A.正面观

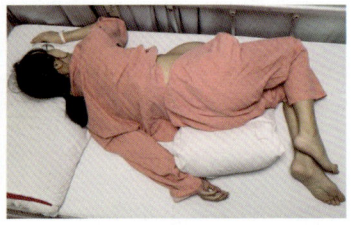
B.侧面观

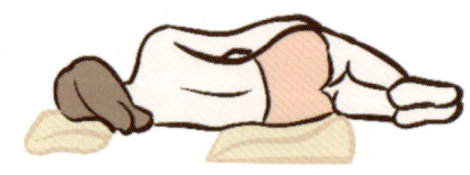
C.示意图

图8-4-10 Sims体位

第三节 经阴道以手上推胎先露脐带减压技术

一、操作流程

将戴有无菌手套的手指伸入阴道，用示指、中指上推胎先露，另一只手再在耻骨弓上提供向上的推力。需注意的是，操作力度过大可能会使脐带脱垂程度更加严重（图8-4-11）。

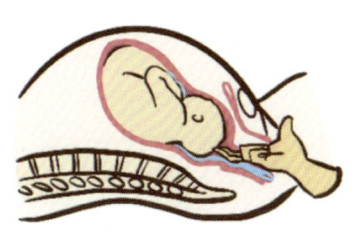
A.示意图

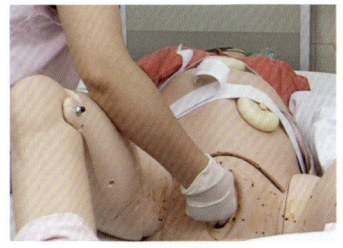
B.模拟演练

图8-4-11　示指、中指上推胎先露

二、注意事项

在实施操作中，将胎先露向上推，手推胎先露时应动作轻柔，尽量不要触摸或刺激脐带，以防止血管痉挛的发生，加剧胎儿窘迫。

第四节 充盈膀胱上推胎先露脐带减压技术

一、物品准备

免洗消毒液、棉签、碘伏、导尿包、50mL注射器2个、多普勒胎心仪、阴道检查包（图8-4-12）。

二、操作流程

将16号Foley导管置入膀胱，用标准输液器通过导管将生理盐水注入膀胱（图8-4-13）。所需生理盐水的量由胎心率的改变情况和耻骨联合上方膀胱膨胀的表现决定，通常500mL就足够。然后充盈球囊，夹住导管，连接并固定引流管和尿袋，准备在实施剖宫产术前释放液体。

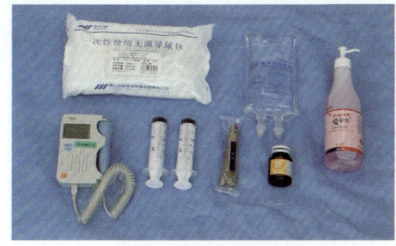

图8-4-12　充盈膀胱上推胎先露脐带减压物品准备

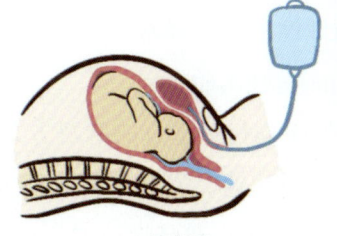
A.示意图

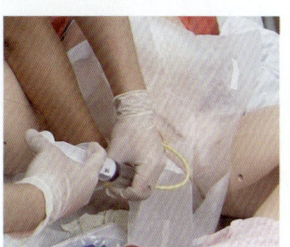
B.模拟演练

图8-4-13　注生理盐水充盈膀胱

三、注意事项

（1）膀胱膨胀可抬高胎先露，避免或减轻脱垂脐带的受压情况，因此不需要检查者使用手指移动胎先露。

（2）充盈膀胱还有一个额外的好处，充盈的膀胱可以减少或抑制子宫收缩。

（3）如果已经采用人工操作提高胎先露，再使用充盈膀胱不会改善新生儿结局。

（4）不管是阴道分娩还是剖宫产，均应在分娩前排空膀胱。

第五节　脐带还纳（脐带复位术）

通过上推胎先露可将脐带还纳入宫腔内（图8-4-14）。

目前已摒弃直接将脐带还纳入宫腔，因还纳可造成脐带成角，机械性刺激诱发血管痉挛甚至闭塞，增加胎儿缺氧死亡风险。上推胎先露将脐带还纳仅适用于脱垂外露的脐带较短或宫口扩张4 cm以上且胎先露位于或高于S-1；持续尝试不应超过2 min。

如果发现脐带脱出于阴道口，应尽量轻柔地将其置入阴道内。如果无法做到这一点，可以将其小心地放在浸泡过温生理盐水的无菌纱布之中，尽管这在降低血管痉挛风险方面的益处尚未被证实。

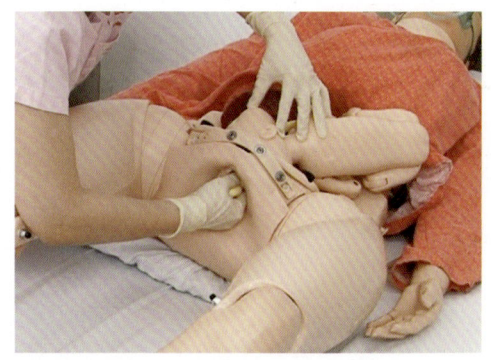

图8-4-14　脐带还纳（通过上推胎先露）

第六节　产房紧急剖宫产术配合技术

一、终止妊娠的时机和方式的选择

（1）如果确诊为脐带脱垂，不能很快阴道分娩，建议选择剖宫产，减少搬动，即刻在产房内手术。

（2）如果伴有可疑性或病理性胎心率异常，应列为Ⅰ类剖宫产（直接威胁到产妇或胎儿生命时为Ⅰ类剖宫产），争取在30 min内娩出胎儿。

（3）应与经验丰富的麻醉医生商讨最适宜的麻醉方式，或进行局部麻醉。

（4）如果宫口开全，预计可以快速、安全进行阴道分娩者，可尝试阴道分娩，但是必须使用标准规范的技术（钳产），注意尽量防止对脐带造成压迫。

（5）在一些特殊情况下（如对双胞胎第2个胎儿进行内倒转术后），建议使用臀牵引术。

（6）建议由非常熟悉新生儿复苏操作的医务人员参与整个分娩过程。

（7）采集配对脐血样本，并对其进行pH值及剩余碱测定。

二、产房内Ⅰ类剖宫产的准备和流程

1. 物品准备

免洗消毒液、导尿包、产钳、剖宫产器械包、剖宫产一次性用物（衣物、铺巾）包。

2. 人员职责（图8-4-15）

（1）助产士A：吸引器准备，新生儿复苏物品准备。

（2）助产士B：点数，必要时做台上器械护士。

（3）助产士C：开剖宫产手术包，准备碘伏、局麻药。

（4）手术室护士：为台上器械护士。

（5）麻醉师：呼吸管理，局麻药医嘱。

（6）一线医师：上推胎先露至胎儿娩出。

（7）二线医师：消毒，局麻，主刀。

（8）三线医师：指挥、进行医患沟通，为手术台一助医师。

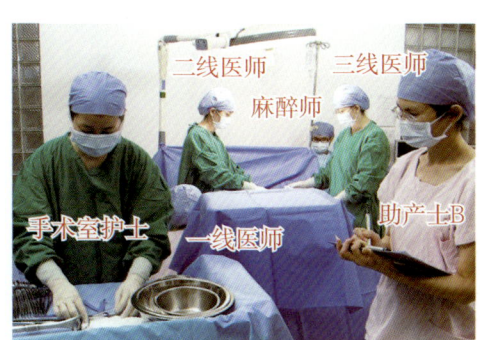

图8-4-15　产房紧急剖宫产手术配合

3. 剖宫产手术

定位下腹部纵切口，局麻，切皮肤，切皮至胎儿娩出时间<5 min。其余按剖宫产常规方式进行。

第七节　脐带脱垂安全转运技术

（1）如果孕妇在家中分娩或在没有剖宫产设施的医院进行分娩，发现脐带脱垂时，应电话告知孕妇在等待送入医院过程中需保持膝胸卧位。

（2）在急救车上，孕妇使用膝胸卧位存在安全隐患，建议使用Sims体位。

（3）除非是有经验的产科医生进行阴道检查后，认为孕妇即将自然分娩外，其余所有发生脐带脱垂的孕妇均应转入就近的有产科的医院。

（4）在转运过程中，应采用经阴道以手上推胎先露或充盈膀胱等操作以抬高胎先露，减少脐带受压。

（5）为了防止脐带血管痉挛的发生，应尽量减少对阴道外脱垂脐带的操作。

（6）在实施人工操作上推胎先露时，手的移位会刺激脐带，导致血管痉挛的发生。建议在车床转运途中，操作者跪在产妇两腿之间，控制好重心，快速转移（图8-4-16）。

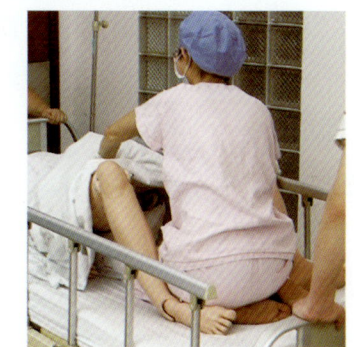

图8-4-16　脐带脱垂车床转运

（李映桃　陈海霞　李兆生　刘玉冰　夏华安　陈晨　黄赟博　沈健）

第五章 肩难产急救技术

肩难产指胎头娩出后分娩胎肩时遇到困难。肩难产是一种发生率低（占阴道分娩的0.15%~2%），但产科医师和助产士都极为重视的、最可怕的产科急症之一。由于肩难产很少发生，且难以预测，所有医护人员都应该掌握肩难产的应对操作手法，进行正规模拟演练，在实操工作坊进行。

一、目的

协助肩难产者娩出胎肩。

所有肩难产娩出胎肩的操作手法均来自以下3种机制中的一种或多种组合：①增加可用的骨盆直径；②通过内收双肩缩小双肩径；③双肩径移动到相对于骨盆入口更有利的角度（骨盆入口斜径大于骨盆入口前、后径）。

二、操作前评估

1. 肩难产产前高危因素

既往有肩难产病史、妊娠糖尿病或糖尿病合并妊娠、巨大胎儿、男胎、高龄孕妇、经产妇、过期妊娠、孕妇骨盆解剖结构异常、孕期体重增长过快。

2. 肩难产产时高危因素

第一产程活跃期进展缓慢、第二产程延长伴胎头原地拨露、第二产程使用胎头吸引器或者产钳助产。

3. 早期发现

以下事件可能是肩难产的早期迹象：

（1）"胎头伸缩"（产妇用力时胎头向下朝向会阴口，宫缩间歇期又回缩，即胎头原地拨露）。

（2）出现"乌龟"征（娩出的胎头在会阴部回缩）（图8-5-1）。

（3）常规牵引不能娩出。

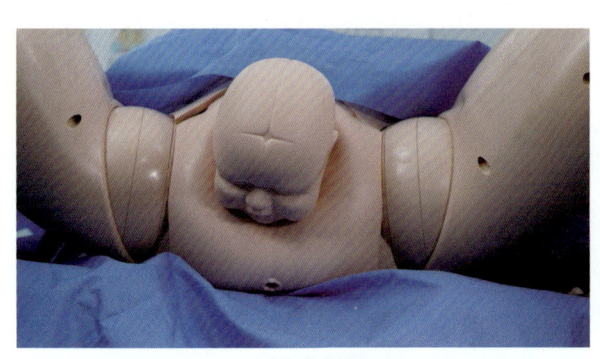
A."乌龟"征

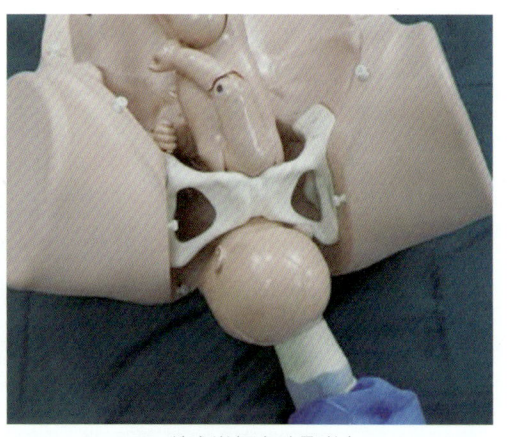
B.前肩嵌顿在耻骨联合

图8-5-1　肩难产早期迹象

三、操作前准备

1. 床单位准备和分娩模型（图8-5-2、图8-5-3）

产床、胎心监护仪、心电监护仪、输液架。

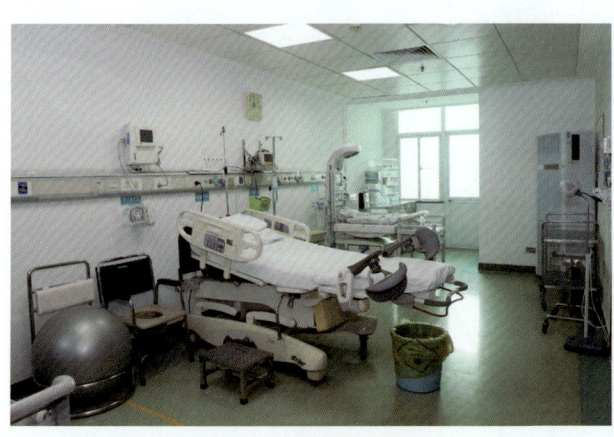
图8-5-2　床单位

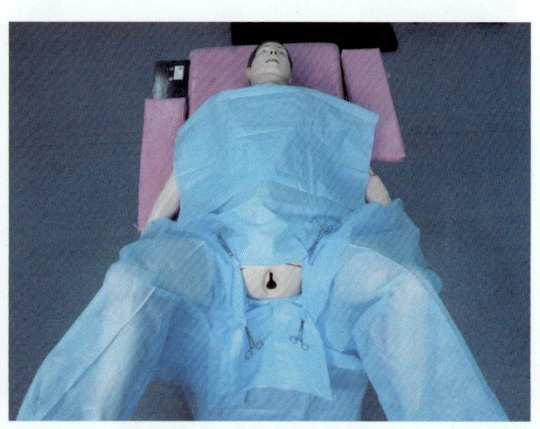
图8-5-3　分娩模型

2. 接生物品准备

接生包、接生器械。

3. 新生儿窒息复苏物品准备

喉柄、喉镜、气管插管、气管插管导丝、注射器、抢救药物（生理盐水、盐酸肾上腺素、纳洛酮等）。

四、操作流程

按HELPERR流程操作。

1. H（help，请求帮助）

分娩时一旦出现肩难产，应立即呼叫高年资产科医师、助产士、麻醉医师、新生儿科医师到位。

2. E（episiotomy，会阴切开术）

把臀部下拉到床边，评估是否需要行会阴切开术和导尿，建议行会阴切开术的主要原因是让术者有更多的空间利用骶骨凹来进行不同的内部操作。

3. L（leg，屈曲大腿）

协助产妇将大腿向腹壁屈曲，提高骶部，增大骨盆前后径。

产床保持水平，且腿部不应取截石位（图8-5-4A）。协助产妇将两条大腿急速弯曲、外展并向外旋转（膝盖接近肩膀，臀部离开床沿约一拳头，如图8-5-4B），这种体位可以帮助骶骨相对于腰椎变直，并引起骨盆向头侧旋转，有助于释放受嵌顿的肩膀（图8-5-5）。

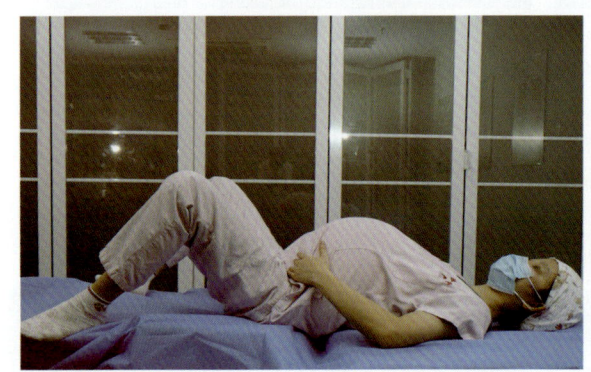
A.屈曲大腿前

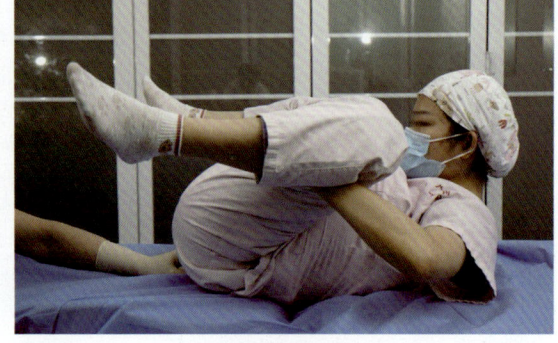
B.屈曲大腿后

图8-5-4　屈曲大腿姿势

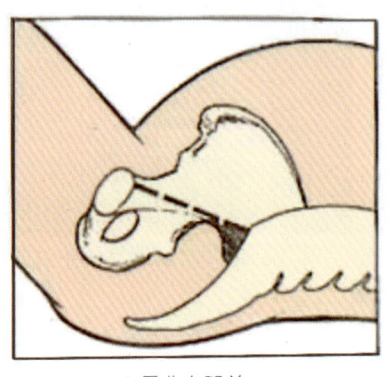
A.屈曲大腿前

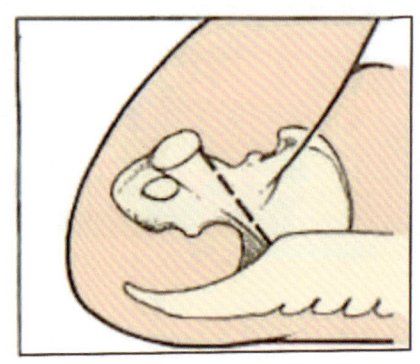
B.屈曲大腿后

图8-5-5　屈曲大腿使骨盆发生变化

4. P（pressure，耻骨联合上方加压，配合适度牵引力）（图8-5-6、图8-5-7）

使用手法对胎儿肩膀后部施加压力，内收和内旋转动前肩，从而减少双肩径，将前肩推入耻骨联合下方的骨盆内。如果持续加压不成功，可以尝试一个"摇摆"动作，这也被称为Rubin手法。在这种情形下，只需采用适度的牵引力，且从始至终都应避免应用很强的牵引力和宫底加压。配合接生者牵引胎头的最大牵引力不应超过100 N，以降低新生儿臂丛神经损伤的风险。

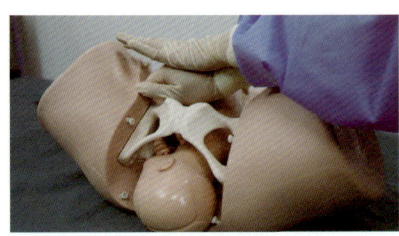
A.放双手位置

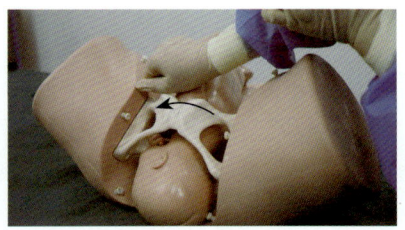
B.压迫方向

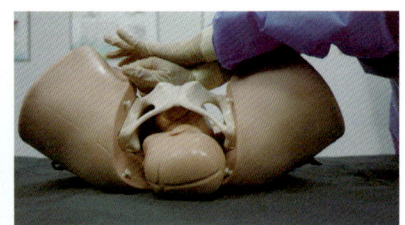
C.双手用力

图8-5-6　压前肩

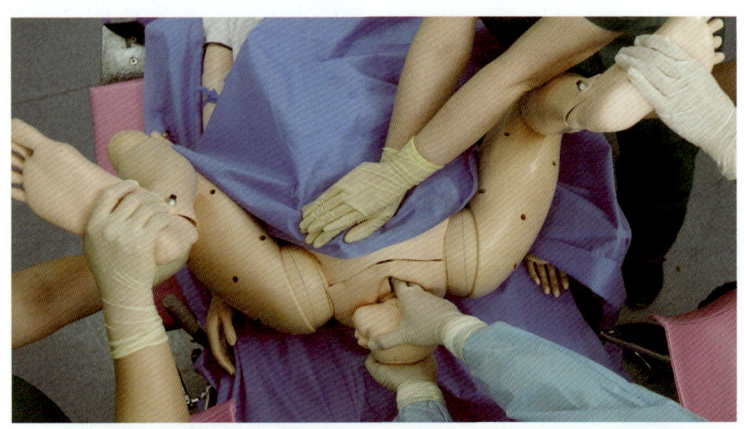

图8-5-7　屈+压

5．E（enter，进入阴道内操作）

旋肩法，如Rubin Ⅱ、Wood's和反Wood's手法，旋转前、后肩，以缩小双肩径。

（1）Rubin Ⅱ手法：术者将一只手的手指插入阴道，将指尖放在胎儿前肩的后方。胎儿肩膀被推向胸部（收双肩，并将双肩径旋转到骨盆的斜径上）（图8-5-8）。

如果不成功，可以尝试与Wood's手法相结合。

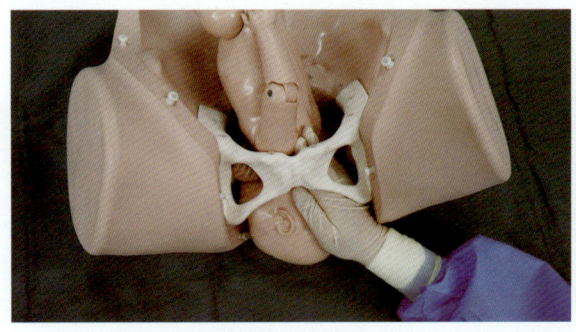
A.指尖放在胎儿前肩的后方

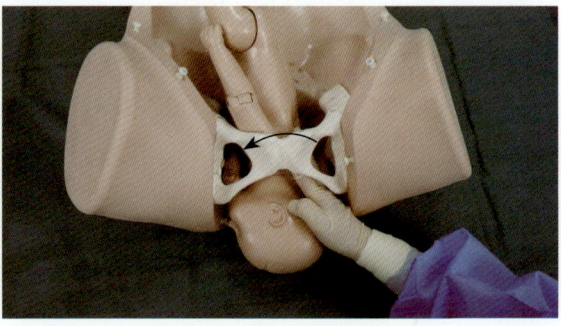
B.胎儿肩膀被推向胸部

图8-5-8　Rubin Ⅱ手法

（2）Wood's手法：Wood's在1942年描述了这一手法。术者将另一只手的手指插入阴道，贴近胎儿后肩的前方，目的是使肩部向耻骨联合旋转（图8-5-9）。

Rubin Ⅱ和Wood's手法可以联合使用，使肩部旋转180°（就像螺钉上的螺纹）。需要注意的是不要扭曲胎儿的头部或颈部（图8-5-10）。

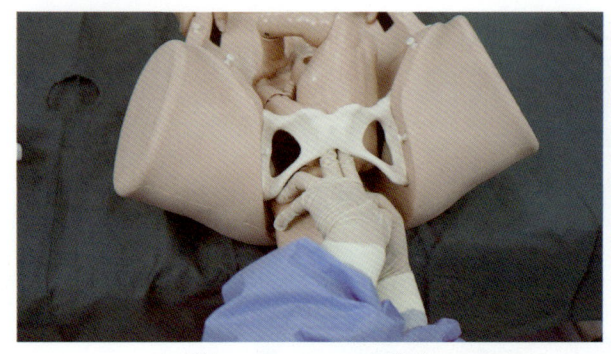
图8-5-9 Wood's手法

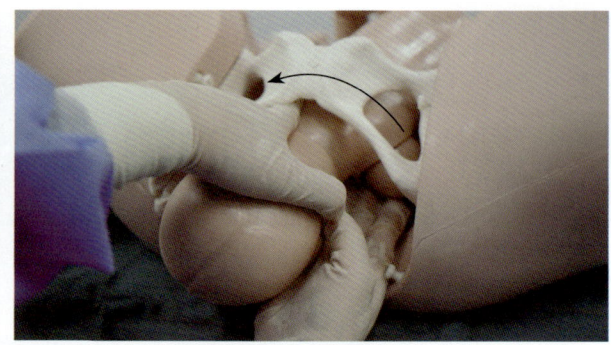
图8-5-10 Rubin Ⅱ联合Wood's手法

（3）反Wood's手法：如果上述操作失败，则尝试向相反的方向旋转。如果成功，胎儿肩膀将在相反的方向上旋转180°并娩出（图8-5-11）。

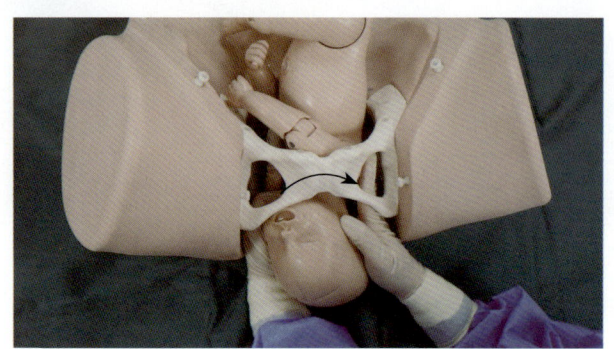
图8-5-11 反Wood's手法

6．R（remove，牵后肩法）

（1）"洗脸式"牵后肩：操作者的手应向上移动到胎儿的腋窝，并把胎儿肩膀钩下来。因骶骨凹有更多的空间，对后腋窝的牵引通常使操作者能够触及后臂，可娩出后臂。如果可触及肘窝，向后按压可使手臂放下，可娩出手臂。也可通过抓住这只手扫过胎儿的胸部和脸，以"洗脸式"牵引胎儿后臂，娩出后肩（图8-5-12）。

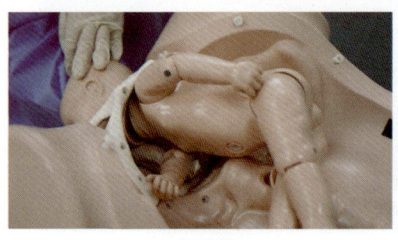
A.勾肩膀

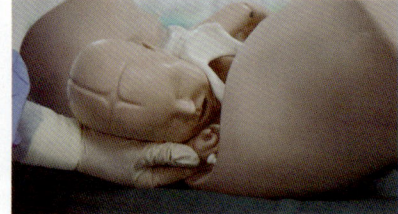
B."洗脸式"牵后臂

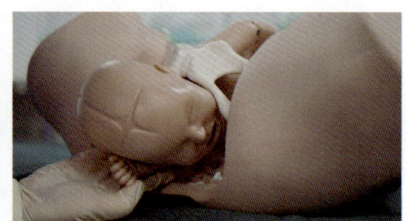
C.牵出后臂

图8-5-12 "洗脸式"牵后肩

（2）"OK"法牵后肩：将颈部向前肩弯曲，然后将操作手从骶凹滑入后肩（图8-5-13A）。

拇指和示指环绕握住后肩（图8-5-13B）。

拇指和示指在后肩腋窝处会合，呈钳状，类似"OK"手势（图8-5-13C）。

将后肩移至耸肩位置（注意抬高后肩），将新生儿腋窝向头部方向牵拉，同时向内压缩后肩，使肩部向阴道口方向收缩。箭头代表后肩位置移动方向（图8-5-13D）。

将新生儿头部恢复到身体轴线的方向，以形成头肩整体，一只手持续保持对后肩的牵拉和压缩，另一只手固定住头部，使压缩的肩膀（后肩）和头部作为一个整体，沿胸部（面部）方向旋转180°。箭头表示头肩整体逆时针旋转（图8-5-13E）。

旋转后，前肩转到了后方，从嵌顿的位置移出，此时分娩以最小的向外牵引力进行，娩出新生儿（图8-5-13F）。

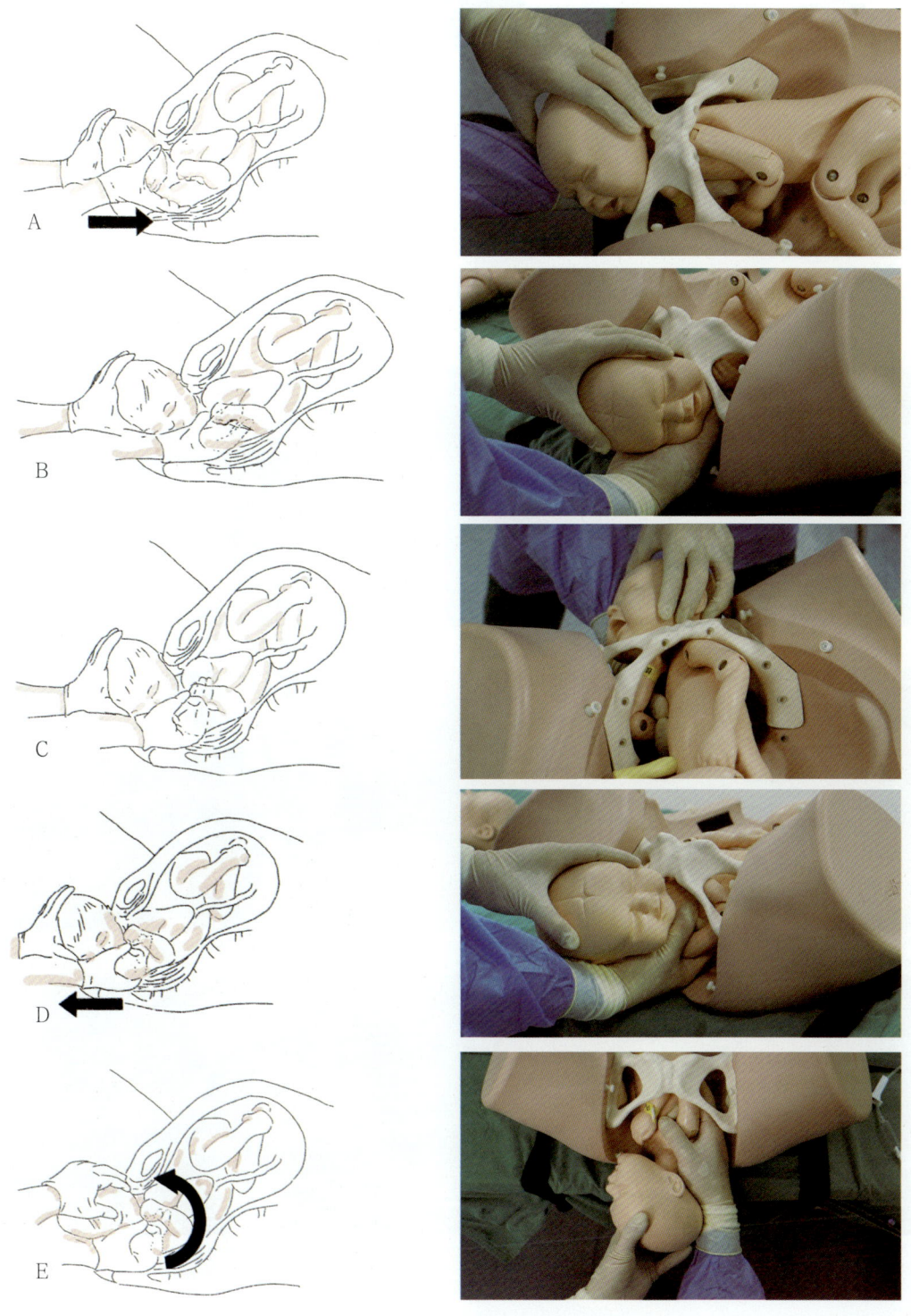

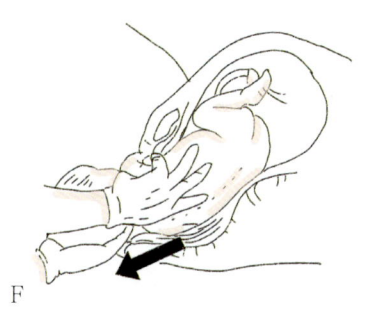
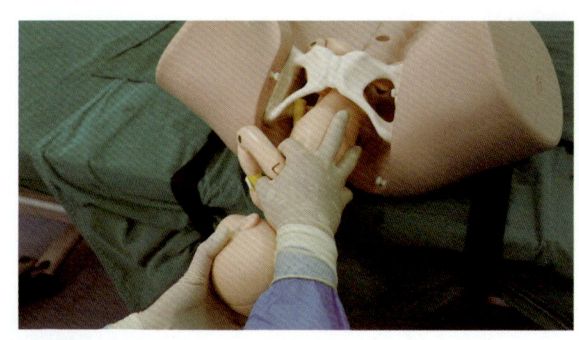

图8-5-13 "OK"法牵后肩

（3）"吊索"或后腋窝吊带牵引（图8-5-14）：当其他标准操作不成功，后肩顶在骶骨岬上时，该入路可能特别有用。操作者的手沿着骶骨凹插入，并在娩出后臂之前娩出后肩；或者借助硅胶管，用示指将硅胶管环绕在后肩和腋窝下，用另一只手的示指取出硅胶管环，在肩膀周围形成一个吊带，用于向下牵引（目标还是先娩出后肩）。此技术会增加肱骨骨折发生率。

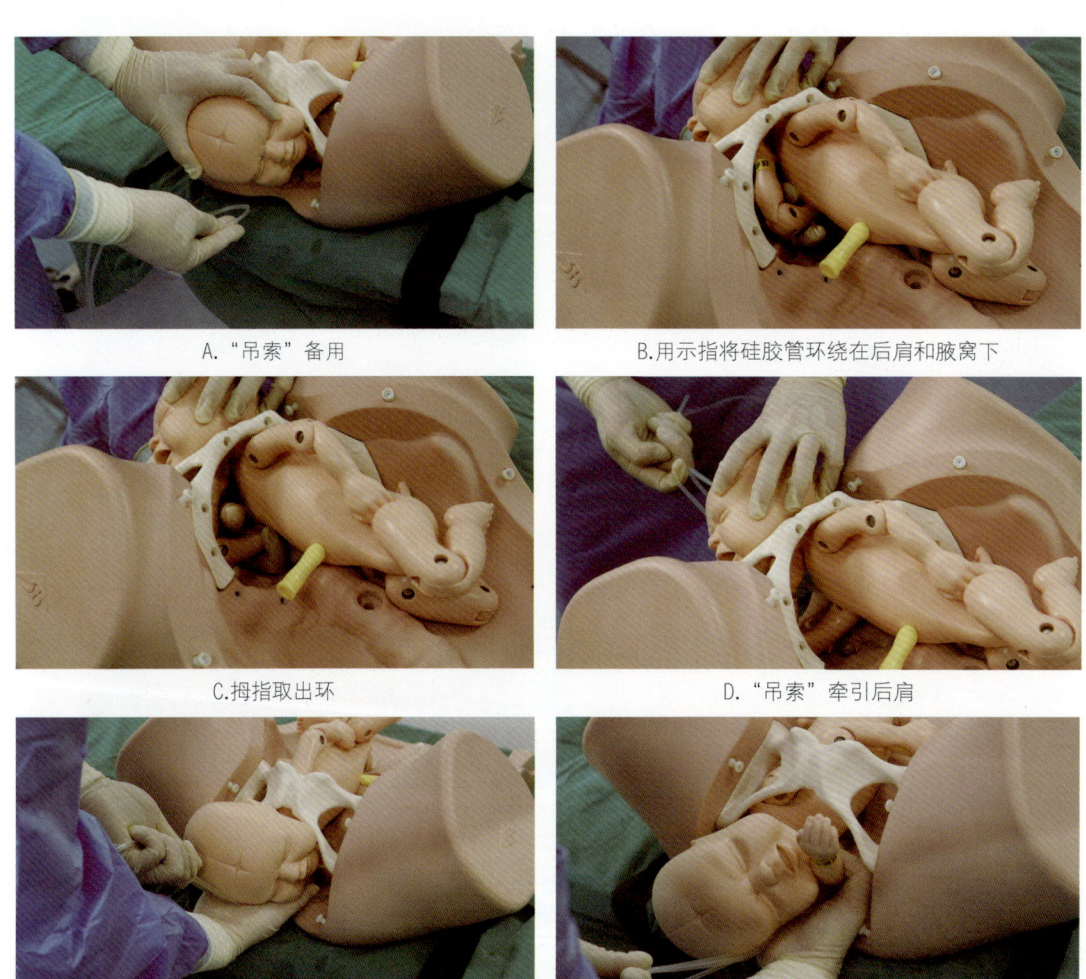

A."吊索"备用　　　　　　　　　　　　B.用示指将硅胶管环绕在后肩和腋窝下

C.拇指取出环　　　　　　　　　　　　D."吊索"牵引后肩

E.左手"吊索"，右手于骶凹牵后臂　　　F."洗脸式"娩出后臂

图8-5-14 "吊索"或后腋窝吊带牵引

7. R（roll，翻转）

如以上方法失败，可将孕妇翻转成四肢着床位，先娩出后肩，再娩出前肩（图8-5-15）。这种体位下，产妇的体重均匀地分布在四肢上，增加了骨盆入口的前、后径并为其他的手法操作提供便利，后肩（相对于产妇的骨盆）可能会先娩出。

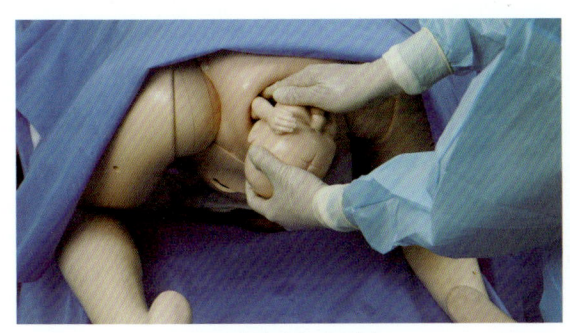
A."洗脸式"牵后臂

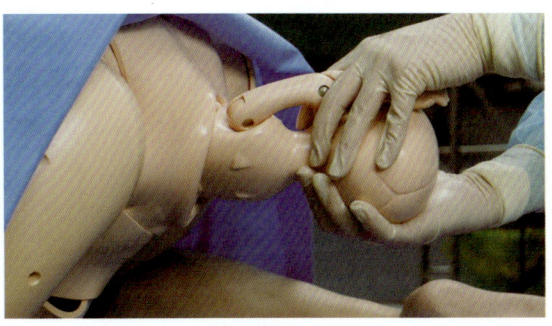
B.娩出胎儿

图8-5-15　Roll法

注意：肩难产处理时效性强，每项操作时间为30～60 s。

8. Zavanelli's手法、耻骨联合切开术或锁骨切开术

如果以上方法都失败，尝试Zavanelli's手法、耻骨联合切开术或锁骨切开术。

（1）Zavanelli's手法（胎头复位法）：这种方法以1978年首次进行该操作手法的医生的名字命名。它描述了通过旋转、俯曲并重新将已娩出的头部推回纳入阴道，再进行剖宫产娩出胎儿的过程。也就是说，在尝试所有肩难产的方法失败之后，将颈部伸展复位，头部向后推入阴道。当双肩停留在腹部（双肩难产）时，它可能特别有用，因为此时后肩未进入骨盆，胎头回纳相对容易（图8-5-16）。

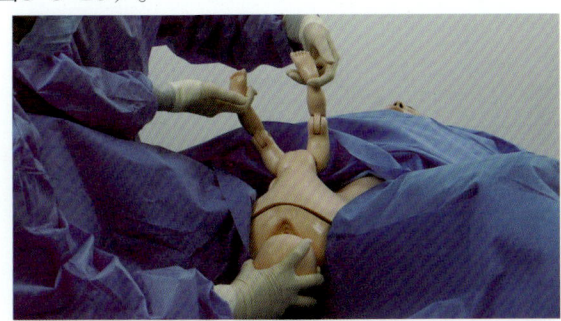
A.剖宫产先娩出胎儿下肢

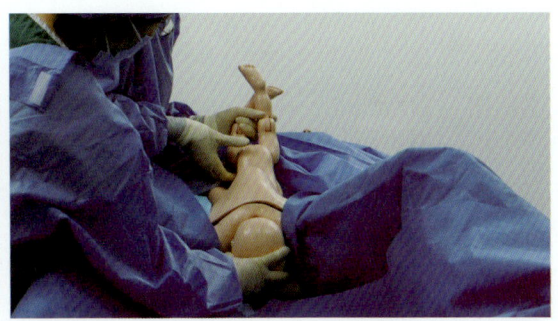
B.上牵+下推，准备胎头复位

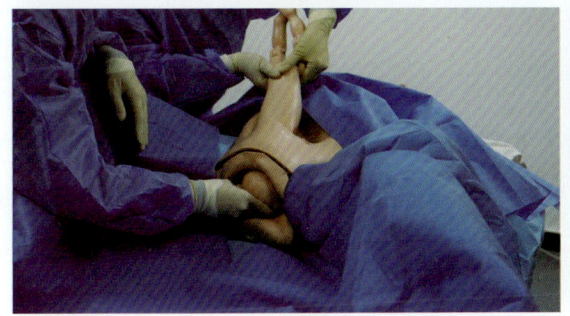
C.胎头复位中

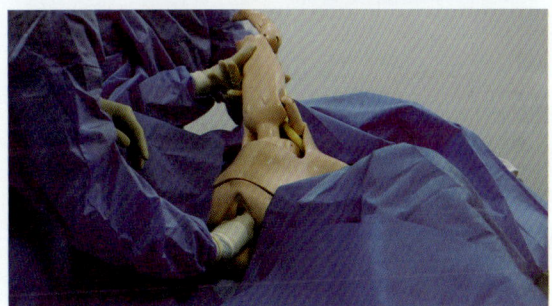
D.娩出胎儿

图8-5-16　Zavanelli's手法

(2）耻骨联合切开术：在紧急情况下，由此前从未执行过该操作的术者执行这种罕见的手术，必须冒相当大的风险。该手术需要插入导尿管，将尿道移到一边，这在胎头已娩出的时候极其困难，也是几乎不可能的。两名助手将产妇双腿固定，在联合关节处做一个不完整的中线切口。此时，也需行会阴切开术，增加可用的空间，以利于肩膀的娩出。必须强调在做切口时扶住产妇的腿的重要性，以防止双腿突然外展。

（3）锁骨切开术（锁骨人为骨折）：采用该操作可使胎儿锁骨自发骨折。虽然通过手术进行锁骨切开可能是最后的选择，但是锁骨可以被操作者的手指折断，这被一些临床医生认为是在当时极其不利的情况下的最佳选择。

五、术后护理

肩难产会增加严重会阴裂伤和产后出血风险。

产后必须常规检查软产道，特别是肛门括约肌的完整性，做好预防产后出血的准备。

考虑到可能会发生新生儿并发症，要有新生儿科医师详细查体。肩难产发生突然，时限性强，处理手法多，在医疗文书方面要记录详细，包括时间（团队人员通知及到达时间、肩难产发生时间、各项处理开始时间、新生儿娩出时间、胎头及胎肩娩出时间）、胎心率情况等。还需记录以下几点。

（1）难产被诊断的时间及方法。

（2）产程（活跃期及第二产程时限）。

（3）胎头位置及旋转。

（4）会阴切开术的记录。

（5）麻醉方法。

（6）牵引力量的估计。

（7）所使用手法的顺序、持续时间和结果。

（8）肩难产持续时间。

（9）骨盆测量情况记录。

（10）胎儿娩出后新生儿Apgar评分。

（11）分娩前及肩难产发生后医护人员的告知内容。

六、注意事项

（1）提倡采用HELPERR口诀来辅助记忆（操作的顺序不是强制性的），规范地处理肩难产：原则上主张采取有序、合乎逻辑和冷静的操作手法。每项操作所用时间为30～60 s，虽然口诀有先后顺序，但操作不一定按照口诀先后顺序完成，可以同时应用多项操作，有效且合理地使用每项操作达到娩出胎肩即可。

（2）避免增加腹压：肩难产操作过程中不应对孕妇施加腹压，施加腹压会进一步压迫胎儿、增加宫内压力，加重嵌顿，会增加胎儿永久性神经损伤和骨折的风险。在宫底加腹压会加重肩部的嵌顿，可能导致子宫破裂。因此，在肩难产时应告知孕妇避免增加腹压，医护人员也不得进行宫底加压，以免造成严重母儿并发症。

（3）不要过早剪断或钳夹脐带：即使面对伴有脐带绕颈的肩难产，部分脐带血液循环仍在继续，一旦剪断或者钳夹脐带，如果胎儿无法娩出或者娩出的胎儿无法建立有效的呼吸，会导致胎儿低血压和缺氧加重。

（4）规范Rubin手法与减少新生儿创伤有关。接生床保持水平且产妇腿部不应取截石位，因为这将限制屈曲的度数。助产士两人同时协助产妇将两条大腿急速弯曲、外展并向外旋转（膝盖到肩膀），使臀部离开床面，有助于使骶骨相对于腰椎变直，并引起骨盆向头侧旋转，以释放胎儿受嵌顿的肩膀，可减少所需的牵引力并减小随后发生臂丛神经损伤、锁骨骨折的可能性。

（5）牵后臂法——注意术者正确的后臂着力点："洗脸式"术者的正确着力点应在胎儿后臂肘窝处，使胎儿肘关节屈曲，后臂从胸前滑出，不能紧握或直接牵拉胎儿上肢，以免造成胎儿肱骨骨折。"OK"法经培训也是较好的方法。"吊索"或后腋窝吊带牵引，会增加肱骨骨折发生率。

（6）"四肢着地"体位——依然是娩出后肩：在这种体位下，后肩（相对于产妇的骨盆）可能会先娩出，且操作者在骶骨凹的操作空间和手法会更便利。翻转过程中注意保护胎儿，避免因碰撞引起伤害。

（7）如果以上方法都失败，可尝试Zavanelli's手法、耻骨联合切开术或锁骨切开术，但失败率高，对母体损伤大，极少使用。

（李映桃　梁伟璋　胡静　张梦琪　黄俊巧　沈健）

第六章
臀位阴道分娩及助产技术

第一节　概述

臀位为最常见的异常胎位，分娩时极易引起难产。臀产式约占分娩总数的3%～4%。临床观察发现，妊娠21～24周时臀产式比率为33.3%，25～28周时为27.8%，29～32周时为14%，33～36周时为8.8%，37～40周时为6.7%，临产时为3%～4%。臀先露大多是偶发的，早产时常见，往往与胎儿或子宫异常有关。臀位的围生期死亡率和发病率较高，主要与早产、胎儿先天性异常及出生窒息有关，这已成为大家的共识。虽然多数臀产式可经阴道分娩，但其难产率和胎儿围生期死亡率高于头产式3～8倍，也是医疗纠纷的常见原因，故应尽可能在孕晚期或先兆临产初期做出正确判断，以改善结局。近年来，臀位剖宫产率高达90%以上，而臀位阴道分娩大多是产前漏诊、在临产后才诊断。大多数年轻的产科医生和助产士对臀位接生技术十分陌生并心生恐惧，作为产科常用的急症处置技术之一，臀位阴道分娩的助产技术的实操模拟演练极其重要。

臀位具体分为：①单臀或腿直臀先露，占48%～73%；②完全臀先露或混合臀先露，占4.6%～11.5%；③不完全臀先露或足先露，占12%～38%（图8-6-1）。

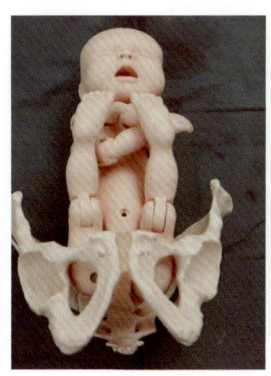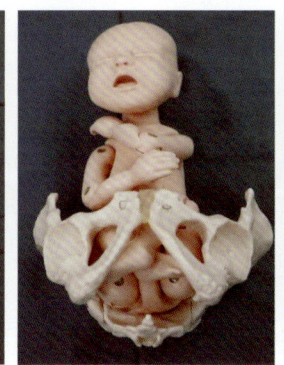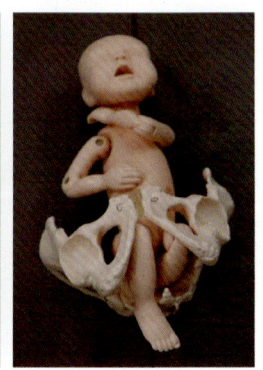

A.单臀先露　　B.完全臀先露　　C.不完全臀先露

图8-6-1　臀位的分类

一、目的

对臀位适合阴道分娩者，全程密切监护产程，保障分娩的安全，适当降低剖宫产率。

二、臀位阴道分娩机制

1. 胎臀的娩出

类似于头位自然分娩，臀位胎儿的自然分娩需要遵循一定的分娩机制。首先，臀位胎儿的衔接和下降通常从胎儿股骨大粗隆间径与母体骨盆入口斜径衔接开始。胎儿前髋通常比后髋下降得快，当受到母体盆底阻力时，行45°内旋转，使前髋直达耻骨弓，并使胎儿股骨大粗隆间径与母体骨盆出口的前、后径一致。如果是后方的下肢脱垂，则将后方的下肢旋转到耻骨联合后方。

旋转后，胎臀继续下降，会阴受压扩张，此时前髋在外阴处可见，随后，胎体侧屈，后髋从会阴前缘娩出，之后胎体伸直，前髋从耻骨弓下娩出。下肢或足自然或协助娩出。

2. 胎肩的娩出

当胎臀及下肢娩出后，会有轻度的外旋转，使胎体背转向前，同时胎儿双肩径旋转衔接于骨盆入口斜径上。然后胎肩迅速下降并内旋转，使双肩径线与骨盆的前、后径一致，胎肩随之娩出。

3. 胎头的娩出

随着胎肩娩出，屈向胸部的胎头立即进入盆腔，衔接于入口斜径，并发生旋转，胎颈的后部位于耻骨联合下方。随后，胎头俯屈娩出。

以骶右前位为例显示臀位阴道分娩机制中的衔接和下降（图8-6-2、图8-6-3）。

（1）胎臀的衔接：股骨大粗隆间径衔接，骶骨位于右前方。

（2）胎肩的衔接：以双肩径衔接于骨盆右斜径或横径。

（3）胎头的衔接：以矢状缝衔接于骨盆左斜径或横径。

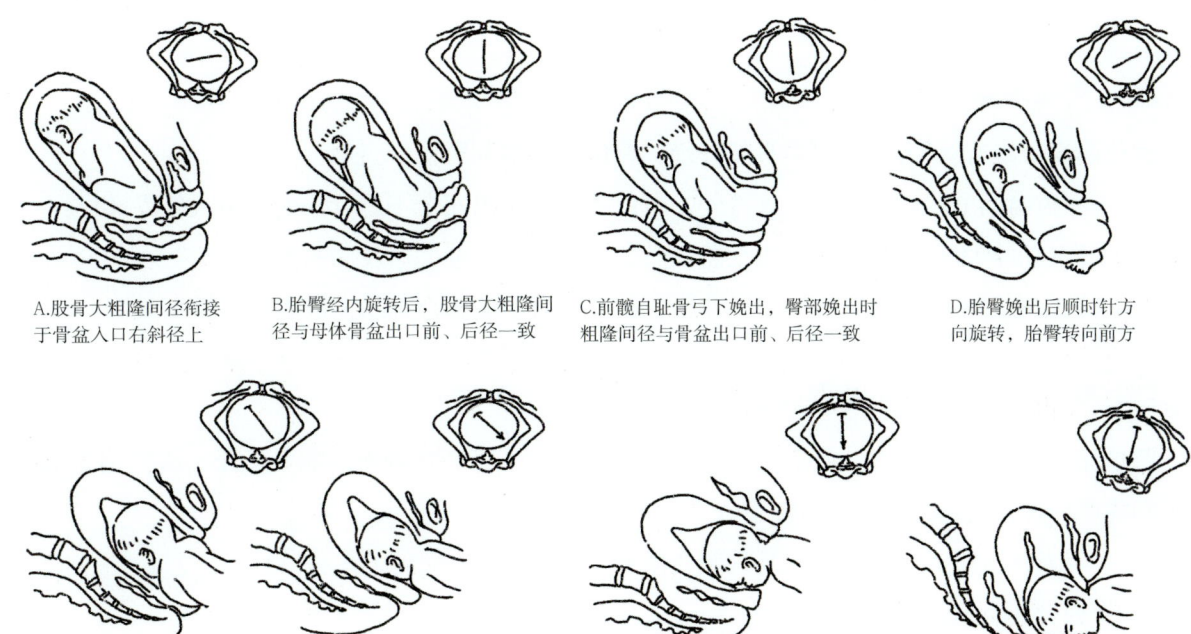

A.股骨大粗隆间径衔接于骨盆入口右斜径上　B.胎臀经内旋转后，股骨大粗隆间径与母体骨盆出口前、后径一致　C.前髋自耻骨弓下娩出，臀部娩出时粗隆间径与骨盆出口前、后径一致　D.胎臀娩出后顺时针方向旋转，胎臀转向前方

E.胎头矢状缝衔接于骨盆入口的左斜径上　F.胎头入盆后矢状缝沿骨盆左斜径下降　G.枕骨经内旋转达耻骨联合下方时，矢状缝与骨盆出口前、后径一致　H.枕骨下凹达耻骨弓下时，胎头俯屈娩出，此时胎头矢状缝仍与骨盆出口前、后径一致

图8-6-2　单纯臀位经阴道分娩的分娩机制示意图

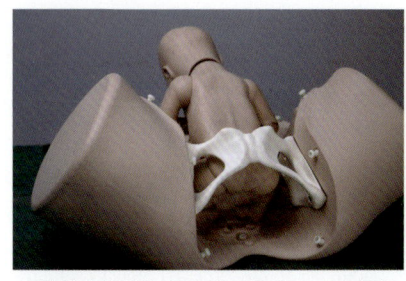
A.股骨大粗隆间径衔接于骨盆入口右斜径

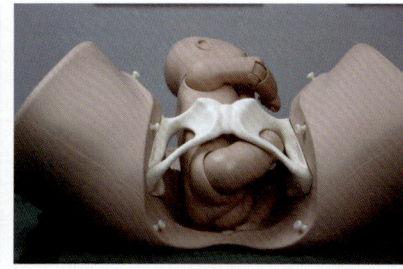
B.下降

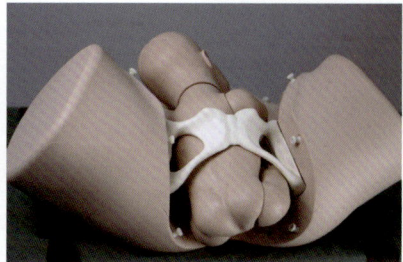
C.胎臀娩出

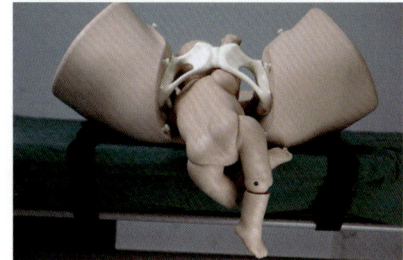
D.下肢娩出，以双肩径衔接于骨盆右斜径

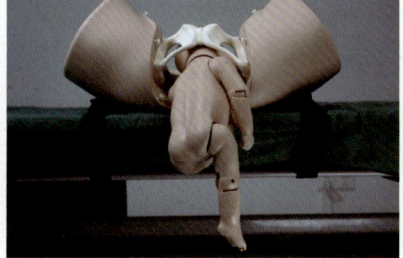
E.前肩娩出，胎头以矢状缝衔接于骨盆左斜径或横径

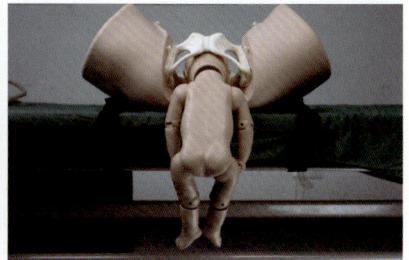
F.双肩娩出，胎头旋转并俯屈成矢状缝与骨盆前、后径一致

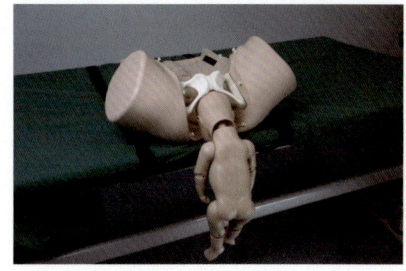
G.胎头准备仰伸

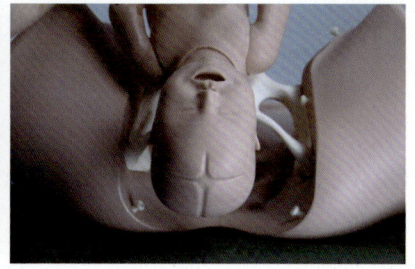
H.胎儿娩出

图8-6-3　单纯臀位经阴道分娩的分娩机制模拟演练

三、臀位阴道分娩方式

臀位阴道分娩有3种方式：臀位自然分娩、臀位助产术和臀位牵引术。

（1）臀位自然分娩：除新生儿支持外，臀位的胎儿娩出完全不进行任何牵引或外界操作。

（2）臀位助产术：胎臀自然娩出至脐部后，由助产者协助胎肩及胎头的娩出。

（3）臀位牵引术：臀位分娩时，胎儿由下肢开始直至胎头全部由助产者手法牵引娩出。

四、臀位阴道安全分娩需具备的先决条件

臀位胎儿能否经阴道试产或分娩，应根据母亲骨盆、臀产式种类、胎儿大小、助产者的技术水平和临产后母儿的情况综合分析评估。

（1）经超声测量和临床检查，足月胎儿体重<3 500 g。

（2）充分的骨盆评估。

（3）完全臀位或腿直臀位。

（4）既往无因头盆不称的剖宫产分娩史，以及无不良分娩史。

（5）胎头俯屈。

（6）不主动破膜，如果胎膜破裂，立即检查以排除脐带脱垂。

（7）无胎儿宫内窘迫。

（8）产力良好和产程进展顺利等。

如经阴道试产过程中出现难产因素，则应及时改行剖宫产。如胎儿不大，子宫颈口已近开全，胎儿宫内窘迫急需尽快结束分娩时，也可行完全臀位牵引术。

五、操作前准备

1. 人员素质要求

高年资的中级职称及以上，必须经过臀位阴道助产的训练，具备一定的操作经验和技巧。

2. 环境要求

模拟产房1间，产床1张。环境整洁安静，布置温馨，可保护隐私。

3. 物品准备

（1）模型准备：分娩模型。

（2）物品准备：臀位后出头产钳（Piper产钳）、新生儿复苏辐射台、T组合复苏器、负压吸引管、负压吸引器、新生儿气管内导管、导丝、新生儿喉镜等（图8-6-4）。

4. 患者准备

（1）具备助产先决条件：宫口开全、胎膜已破。

（2）排空膀胱。

（3）患者及其家属签署规范的知情同意书。

（4）术前开放静脉通路。

5. 术者准备

（1）通知新生儿科医师到场，必要时实施新生儿复苏。

（2）准备好补救方案，如快速实施紧急剖宫产。

（3）如术者对此次助产手术缺乏经验或信心，必须有富有经验的上级医师在场。后备人员充足。

（4）能够处理紧急情况，如双手上举、后出头困难、新生儿窒息、产后出血等。

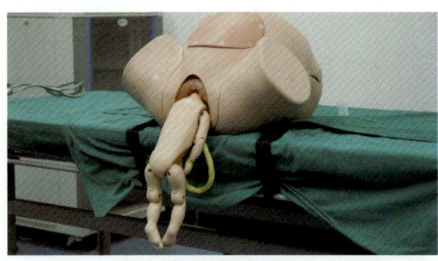

A.分娩模型

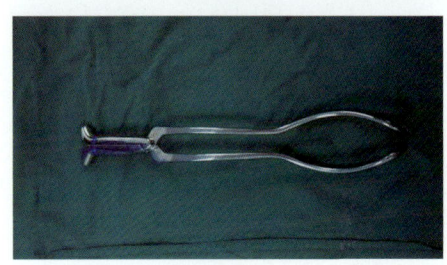

B.Piper产钳

图8-6-4　分娩模型和Piper产钳

（李映桃　梁伟璋　柯彩萍　张梦琪）

第二节　臀位自然分娩

在考虑臀位阴道分娩时，应进行超声检查，以确定臀先露的类型、胎头的俯屈度和胎儿估计体重。如果是足先露（足月）、胎头过度仰伸或估计胎儿体重＜2 500 g或＞4 000 g，则推荐剖宫产。

一、目的

在臀位的胎儿娩出过程完全不进行任何牵引或外界操作，自然而安全地分娩。

二、适应证

小孕周死胎或中孕周引产排胎，个别足月活胎，胎方位为臀先露，可选择臀位自然分娩。

三、禁忌证

（1）大孕周死胎，胎方位为臀先露。
（2）臀先露胎儿排胎时出现胎儿后出头困难。
（3）胎儿娩出前产妇阴道流血增多。
（4）因母体疾病需要尽快排胎，缩短排胎时间等。

四、操作流程

1. 体位
截石位或手膝位。

2. 麻醉
麻醉满意（椎管内麻醉比阴部神经阻滞麻醉效果更好）。

3. 会阴侧切
初产妇主张会阴侧切术，经产妇个体化评估。

4. 胎臀及部分胎体的娩出（图8-6-5）
单纯臀先露调节宫缩良好，堵臀至宫口开全，应鼓励产妇配合用力，直至胎儿下降使大腿及胎臀显露，助产者助胎儿下肢贴近其胸腹部，自然娩出胎腿、胎臀及部分胎体。

5. 胎体娩出
胎儿双腿及臀部娩出后，配合产妇屏气用力，胎体继续娩出直到胎儿肩胛骨清晰可见。

6. 胎肩和胎臂娩出（图8-6-6）
扶持胎儿骨盆，胎肩和前臂显现，配合产妇屏气用力，娩出右肩后，将左肩娩出，接着娩出双上肢。

7. 胎头娩出（图8-6-7）

当耻骨弓下可见胎头后部的发际线（颈背）时，提示胎头下降充分可开始助娩胎头。配合产妇屏气用力，"骑跨式"预备协助娩出胎头，顺利娩出胎儿。

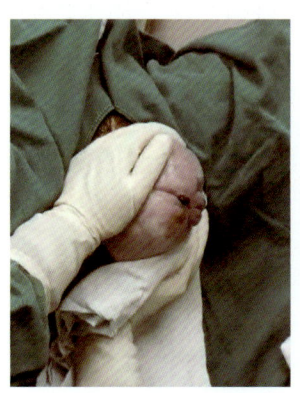 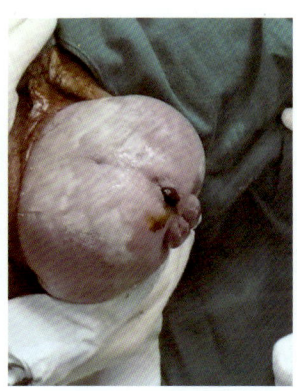 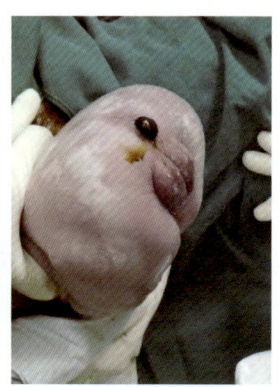

A.胎臀娩出　　　　　　B.胎体及下肢娩出　　　　　C.下肢娩出

图8-6-5　臀位自然分娩胎臀娩出（真人）

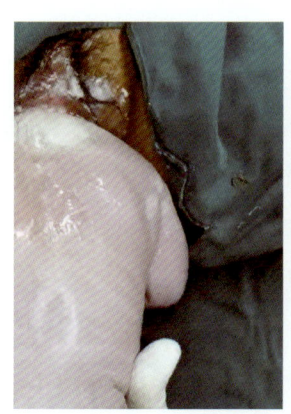 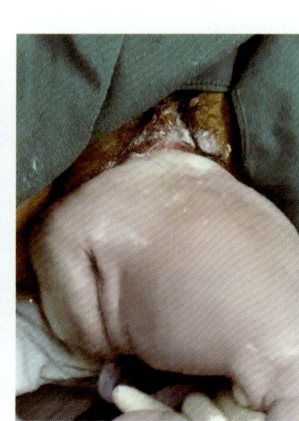 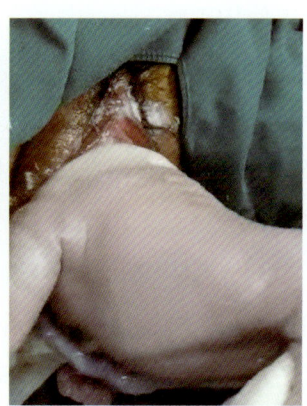

A.右肩娩出　　　　　　B.左肩娩出　　　　　　　C.双上肢娩出

图8-6-6　臀位自然分娩胎肩娩出（真人）

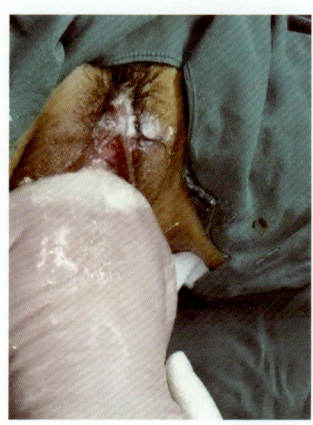 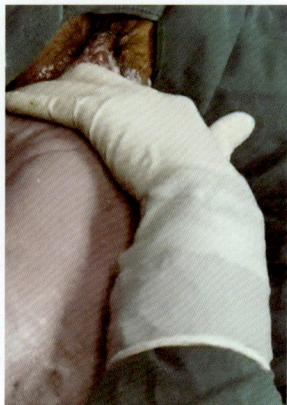 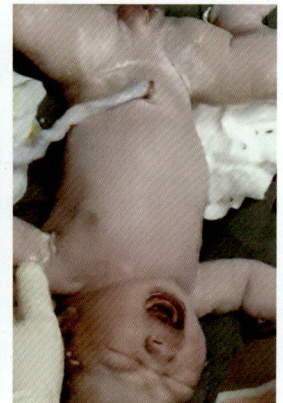

A.准备娩出胎头　　　　B."骑跨式"娩出胎头　　　　C.新生儿自然啼哭

图8-6-7　臀位自然分娩"骑跨式"胎头娩出（真人）

8. 新生儿处理及产道检查

新生儿交新生儿科医师处理，胎儿、胎盘娩出后，用上、下叶窥器暴露阴道，以卵圆钳辅助，依次检查子宫颈、阴道，特别是阴道穹隆处有无裂伤及会阴切口，然后逐层缝合。

五、注意事项

（1）一般情况下，胎头是较大的相对不可压缩的部分，在臀位自然分娩时娩出较困难，尤其是大孕周的臀先露，入院时，应呼叫高级助产士、产科和麻醉科医师会诊评估，并由经验丰富的产科医师指挥并督导分娩过程。

（2）产房还应有产科手术室和随叫随到的麻醉医师。

（3）应确保由有经验的助产士提供一对一的陪产。

（4）如果自然临产，孕产妇和胎儿的监测应遵循一般的产程管理指引。臀位需要更密切的监测，保障产程进展正常。

（5）主张镇痛分娩。

（6）可以使用正常剂量的缩宫素加速产程。

（7）建议进行持续的电子胎心监护。

（8）一旦进入第二产程，有经验的医师应该上台接生或床旁督导分娩。臀位自然分娩一般常见于小孕周死胎或排胎的臀先露，有指征方行臀助产或臀牵引术。

（9）截石位分娩是产科医师最熟悉的体位，同时也应学会与"四肢着地"技术相关的知识和技能。产科医师可能对"四肢着地"这个姿势不太熟悉，因为分娩过程中是面对着胎儿的腹部。在所有的分娩体位中，只有"四肢着地"体位是背对接生者的，所以接生者面对的是胎儿的腹部和产妇的背部；而在半卧位体位，面对的则是胎儿的背部和产妇的腹部。

（李映桃　梁伟璋　柯彩萍　余丽君）

附录　"四肢着地"臀位自然分娩接生技术

在院外或急救车上，助产士进行意想不到的臀位接生时，经常会用到"四肢着地"臀位自然分娩接生技术。因急救人员不太熟悉相对"复杂"的操作，有时需要在标准半卧位进行阴道臀位自然分娩。RCOG指南建议，合适的接生体位取决于产妇的意愿和接生者的经验。应告知产妇，如果使用"四肢着地"体位，依据进展，必要时也可以转为半卧位。

一、体位

产妇在床上保持"四肢着地"（或肘部-膝盖着地）的姿势（图8-6-8A）。一般来说，"四肢着地"臀位自然分娩也鼓励产妇适当运动,在宫缩和宫缩间歇期持续、温和地用力,以确保产程进展和胎儿能在此过程中应持续地下降。在此过程中应持续进行胎心监护。

二、消毒

用碘伏依次消毒大阴唇、小阴唇、阴阜、大腿上1/3处及肛门四周。铺巾(图8-6-8B)。

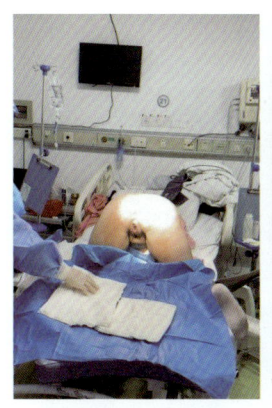
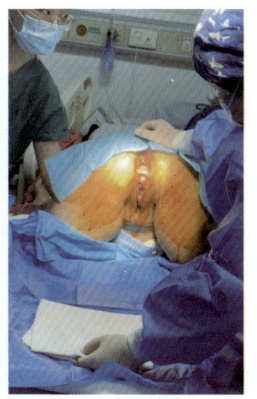

A."四肢着地"体位　　B.消毒铺巾

图8-6-8　"四肢着地"臀位分娩

三、会阴切开术

由2名接生者上台,医师和助产士分别站在产妇的左、右侧,协助分娩。

适当地保护会阴,根据指征行会阴切开术。不常规行会阴切开术。

四、接生

再次核查并调节宫缩,至宫缩良好,堵臀感受母亲用力及胎儿下降情况,胎先露下降良好。

1. 胎臀自然娩出(图8-6-9、图8-6-10)

通常不需干预,胎儿下肢就能自然娩出。鼓励产妇持续用力,当脐和下胸部娩出时,胎儿会"坐"在分娩床上。

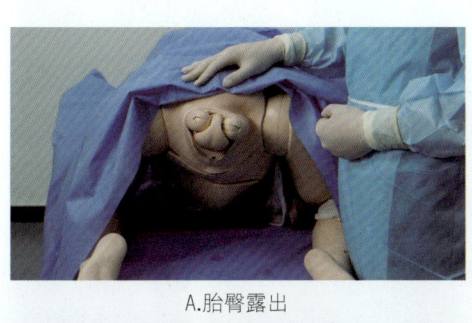

A.胎臀露出

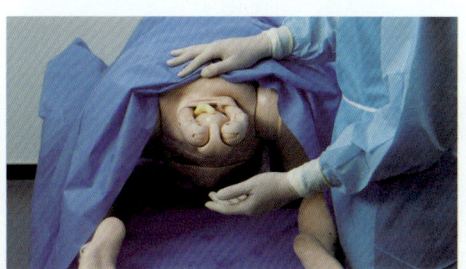

B.胎脐露出

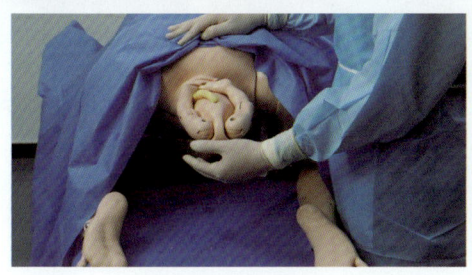

C.胎儿下肢娩出

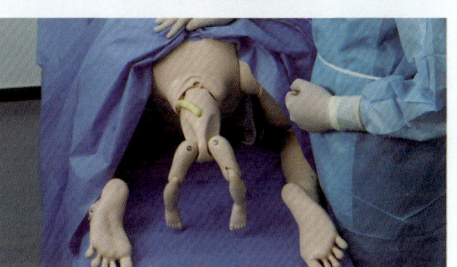

D.胎臀和胎胸娩出

图8-6-9　"四肢着地"臀位自然分娩胎臀娩出(模拟演练)

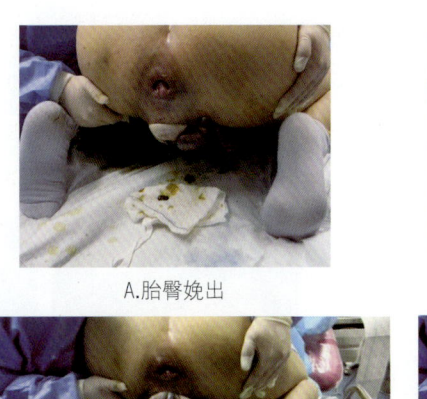
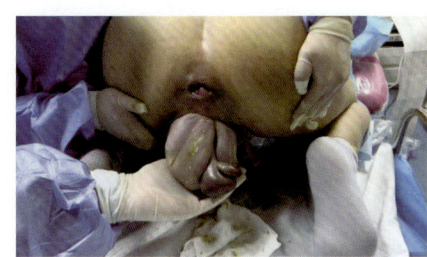

A.胎臀娩出　　　　　　　　　　　　B.胎体娩出至胸

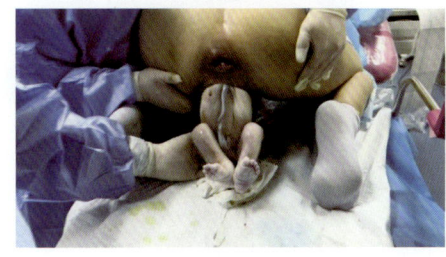
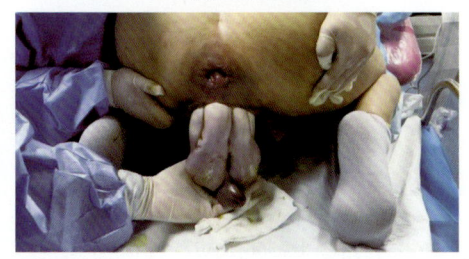

D.胎足娩出　　　　　　　　　　　　C.胎体娩出

图8-6-10　"四肢着地"臀位自然分娩胎臀娩出（真人）

2. 胎肩自然娩出（图8-6-11、图8-6-12）

随着产妇进一步地用力，胎儿上胸部将可见，继而露出锁骨，手臂通常会自行娩出。可以看见胎儿"手舞足蹈"，其外露的脐带血管充盈并可见血管的搏动。

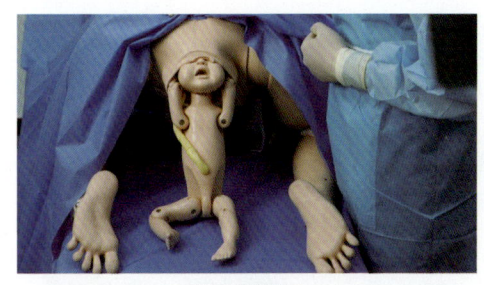

A.胎肩娩出　　　　　　　　　　　　B.胎儿上肢娩出

图8-6-11　"四肢着地"臀位自然分娩胎肩娩出（模拟演练）

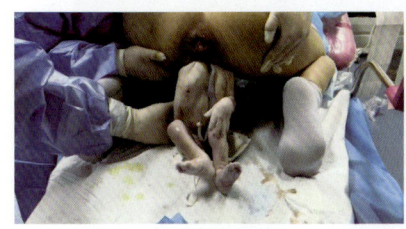
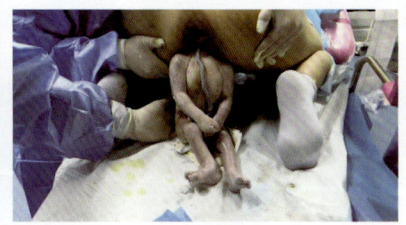
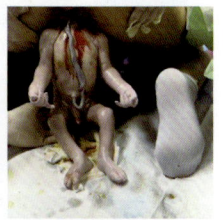

A.胎单手娩出　　　　　　B.胎双手娩出　　　　　　C.胎肩娩出

图8-6-12　"四肢着地"臀位自然分娩胎肩娩出（真人）

3. 胎头的娩出（图8-6-13、图8-6-14）

产妇用力，使胎头俯屈、下降并娩出。胎头娩出的过程中，接生者一只手轻托新生儿的背部或颈部，另一只手轻托其胸前或臀部，使新生儿娩出过程中一直保持"坐姿"。

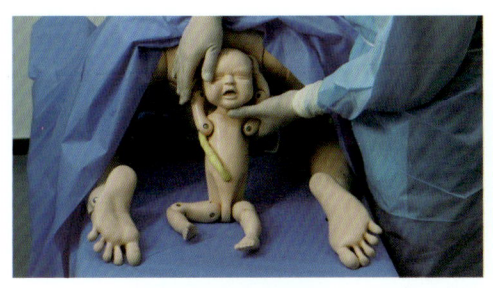 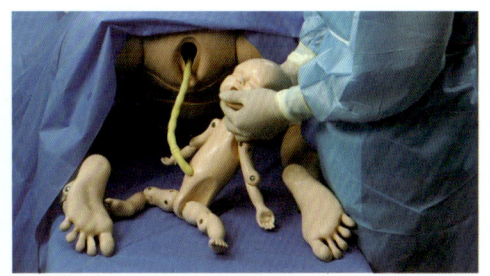

A.胎头娩出　　　　　　　　　　　　B.清理呼吸道

图8-6-13　"四肢着地"臀位自然分娩胎头娩出（模拟演练）

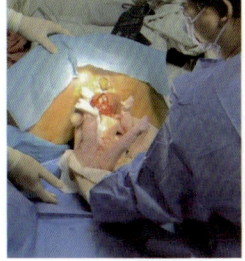 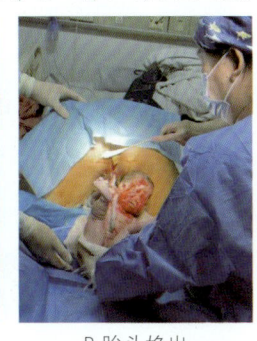 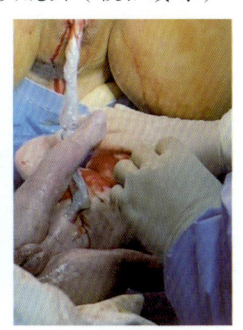

A.胎头露出　　　　　　　B.胎头娩出　　　　　　　C.清理呼吸道

图8-6-14　"四肢着地"臀位自然分娩胎头娩出（真人）

注意：产科医师可能对这个姿势不太熟悉，因为分娩过程中是面对着胎儿的腹部。在所有的分娩体位中，只有"四肢着地"体位是背对接生者的，所以接生者面对的是胎儿的腹部和产妇的背部；而在半卧位体位，面对的则是胎儿的背部和产妇的腹部。

若发现产妇用力不足，脐带血管波动弱，可以"骑跨式"协助胎头娩出。助产者左手示指和无名指分别置于胎儿颈部两侧和双肩部，右手示指抵于胎儿上颌骨，助产者先协助胎头俯屈，然后协助胎头仰伸，娩出胎头（图8-6-15）。

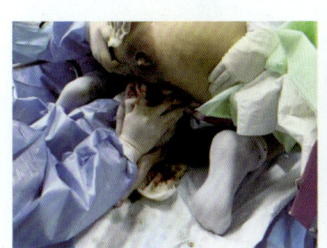 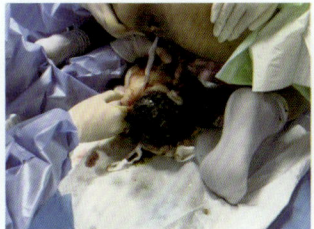 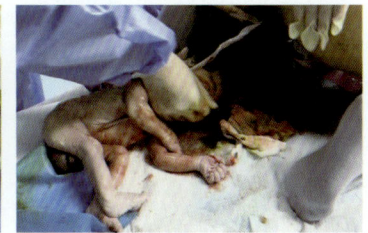

A."骑跨式"协助胎头娩出　　　　B.胎儿娩出　　　　　　　C.清理呼吸道

图8-6-15　"骑跨式"协助娩出胎头及清理新生儿呼吸道（真人）

4. 新生儿处理

新生儿出生后，以常规手法清理口鼻羊水，用洗耳球吸出新生儿口鼻中的羊水。对新生儿进行Apgar评分，交台下护理。

5. 胎盘、胎膜的娩出及产道检查

胎儿娩出后，将产妇体位变为截石位，协助胎盘、胎膜娩出，检查胎盘、胎膜的完整性。然后用上、下叶窥器暴露阴道，卵圆钳辅助，依次检查子宫颈、阴道，特别是阴道穹隆处有无裂伤及会阴切口，若有，逐层缝合。

第三节 臀位助产术

一、目的
协助有臀位阴道分娩条件者，成功实现阴道分娩。

二、适应证
（1）臀产式胎儿下肢和臀部自然娩出后，上肢和头部不能自然娩出；当脐部已露于阴道口，脐带受压时，应在8 min内牵出胎儿，否则易导致死产。

（2）横位行内倒转术后应顺势行臀位牵引术。

（3）双胎之第二个胎儿为臀产式。

（4）臀产式临产后出现胎儿宫内窘迫，应予处置。如宫口已开全可行臀位牵引术；如宫口尚未开全应行剖宫产。

（5）母亲有妊娠并发症而不能凭借自然产力分娩，如重度贫血、心脏病、重度子痫前期等，宫口开全后作为应急措施。

（6）死胎或者估计胎儿出生后不能存活，选择阴道分娩以降低对母体的伤害。

（7）位于无剖宫产条件的边远地区，臀位已临产。

三、禁忌证
（1）骨盆狭窄或软产道异常。

（2）足先露。

（3）估计胎儿体重＞3 500 g。

（4）胎头仰伸（望星位）。

（5）脐带先露或隐性脐带脱垂。

（6）宫口未开全。

（7）胎儿窘迫。

四、操作前准备

1. 人员素质要求
有臀位分娩接生经验的中级职称及以上的医护人员。必须经过臀位阴道助产训练，具备一定的操作经验和技巧。

2. 环境要求
环境整洁安静、布置温馨、光线明亮，可保护隐私。

3. 物品准备

接生包、后出头产钳及新生儿复苏设备。

4. 患者准备

（1）具备助产先决条件：宫口开全、胎膜已破、臀位类型已经确定，确定可实行阴道分娩，产力良好。

（2）排空膀胱。

（3）分娩过程中持续进行胎心电子监护，以便及时发现隐性脐带脱垂，排除胎儿宫内窘迫。

（4）患者及其家属签署规范的知情同意书。

（5）术前开放静脉通路，必要时应用缩宫素调节至良好宫缩。

5. 术者准备

（1）通知新生儿科医师到场，必要时实施新生儿复苏。

（2）准备好补救方案，如能快速实施紧急剖宫产。

（3）如术者对此次助产手术缺乏经验或信心，必须有富有经验的上级医师在场。后备人员充足。

（4）能够处理紧急情况，如出头困难、新生儿窒息、产后出血等。

五、操作流程（以完全臀先露为例）

完全臀先露是在宫缩良好，堵臀至宫口开全，胎儿臀部已充分扩张母体软产道，并使臀部及双下肢娩出于阴道口时，医生协助娩出胎儿躯干、肩部、上肢和胎头的手术，即部分臀位牵引术或臀位助产术。

1. 体位

截石位。

2. 麻醉

麻醉满意（椎管内麻醉比阴部神经阻滞麻醉效果更好）。

3. 会阴侧切

初产妇主张会阴侧切术，便于操作的完成，经产妇个体化评估。

4. 胎儿下肢的娩出

在完全臀先露胎足娩出后，应鼓励产妇用力，直至胎儿下降使大腿及胎臀显露，助产者助胎儿伸髋屈膝以娩出胎儿下肢（图8-6-16、图8-6-17）。

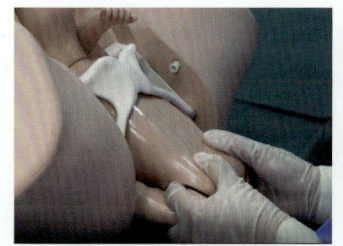 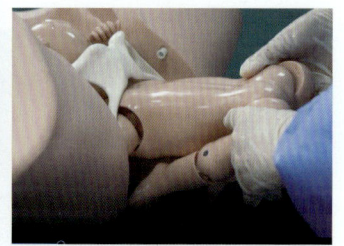

A.协助胎儿直腿贴胸　　B.娩出双下肢

图8-6-16　臀位助产术胎儿下肢娩出（模拟演练）

5. 胎体娩出（图8-6-18、图8-6-19）

胎儿臀部和下肢娩出后，助产者扶住胎儿骨盆两侧，拇指置于骶骨，其余四指放在髂前上棘

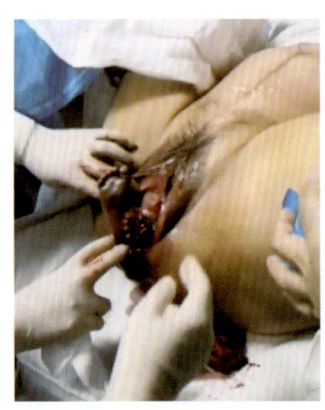
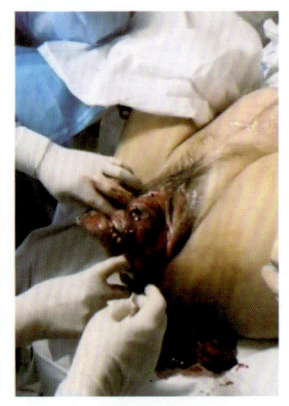

A.胎足娩出　　　　　　　　　B.胎臀娩出

图8-6-17　臀位助产术胎儿下肢娩出（真人）

处，双手环抱骨盆，切勿握持胎儿腹部以防腹部内脏器受伤，轻轻向下旋转和牵引，配合产妇屏气用力，直到胎儿肩胛骨清晰可见。

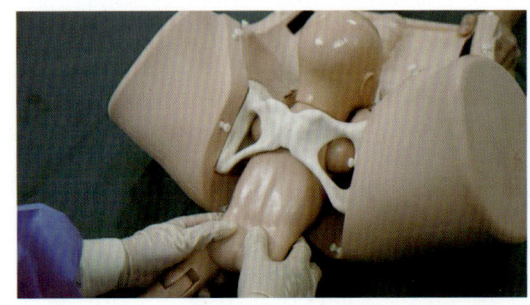
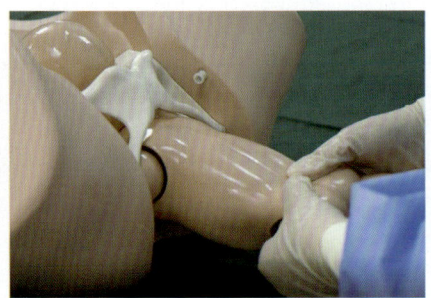
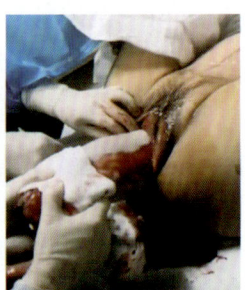

A.向下旋转和牵引　　　　　B.牵引至肩胛骨下半部娩出

图8-6-18　臀位助产术胎体娩出（模拟演练）

图8-6-19　向下旋转和牵引至肩胛骨下半部娩出（真人）

6. 胎肩和胎臂娩出（图8-6-20、图8-6-21）

扶持胎儿骨盆，以顺时针或逆时针方向旋转胎儿躯干180°，使胎肩和前臂显现，注意旋转时要慢，轻柔，且方向到位，在旋转过程中胎儿手臂多能自行滑落，如不能自行滑落，将胎儿由骶前位旋转至骶横位时，轻轻向下牵引直至见到肩胛骨下缘，助产者轻压胎儿肘窝，以"洗脸式"方法娩出胎臂。

再将胎儿旋转180°使对侧肩胛骨转至耻骨弓下，同法娩出另一胎臂。

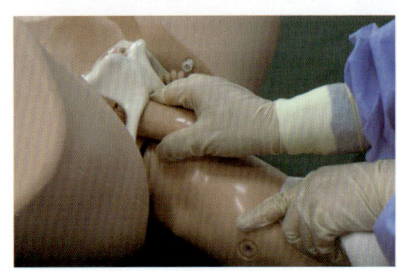
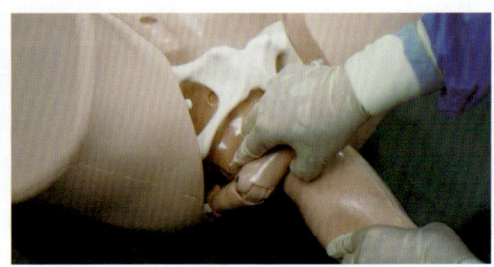
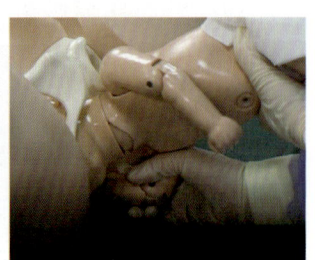

A.娩出胎肩　　　　　　B.娩出前臂　　　　　　C.娩出后臂

图8-6-20　臀位助产术胎肩和胎臂娩出（模拟演练）

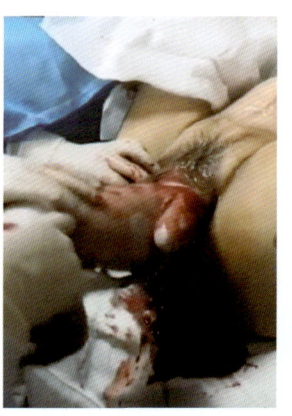
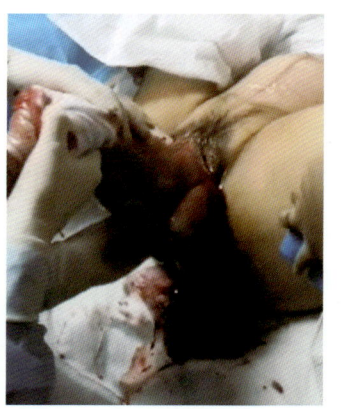

A. 前臂娩出　　　　　　　　B. 后臂娩出

图8-6-21　臀位助产术胎肩和胎臂娩出（真人）

7. 胎头娩出（图8-6-22、图8-6-23）

当产妇耻骨弓下可见胎头后部的发际线（颈背）时，提示胎头下降充分，可开始助娩胎头。

使用Mauriceau手法，即"骑跨式"，将胎体骑跨于助产者左手臂上，左手示指和中指抵于胎儿上颌骨，右手示指和无名指分别置于胎儿颈部两侧和双肩部，协助胎头俯屈。牵引时，助手在产妇耻骨联合上施压以帮助胎头下降和俯屈，助产者先协助胎头俯屈，然后仰伸娩出胎头。

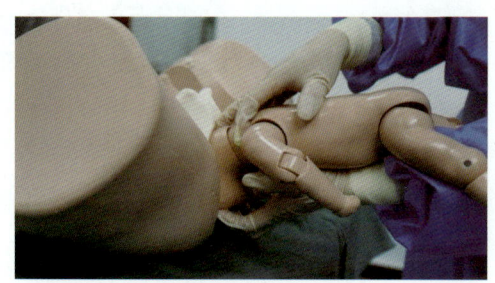

A. "骑跨式"胎头娩出

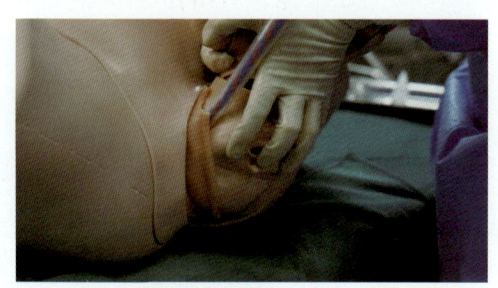

B. 左手示指和中指抵于胎儿上颌骨

图8-6-22　臀位助产术胎头娩出（模拟演练）

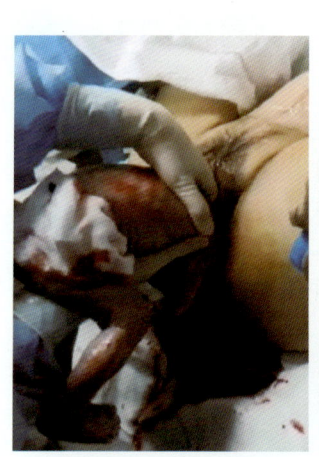
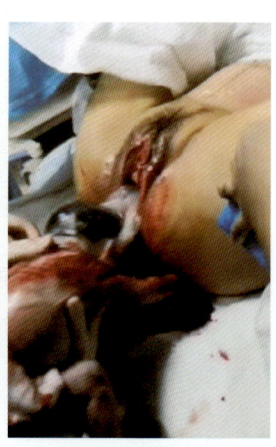

A. "骑跨式"胎头娩出　　　　B. 胎儿娩出

图8-6-23　臀位助产术胎头娩出（真人）

8. 新生儿处理及产道检查

新生儿交新生儿科医师处理，胎儿、胎盘娩出后，用上、下叶窥器暴露阴道，以卵圆钳辅助，依次检查子宫颈、阴道，特别是阴道穹隆处有无裂伤及会阴切口，若有，逐层缝合。

六、注意事项

（1）在胎臀娩出后，助产者扶住胎儿骨盆两侧，拇指置于骶骨，其余四指放在髂前上棘处，双手环抱骨盆，切勿握持胎儿腹部，防止腹部内脏器受伤。

（2）在胎臀娩出后，应配合宫缩逐渐娩出胎体和胎肩。若牵拉过急，会使牵拉着力于胎颈而造成胎儿仰伸；或娩出胎头时未等胎头枕骨达产妇耻骨联合下方，就过早将胎体上翻造成胎头过度仰伸。此时助产者可将手伸入阴道，压迫胎儿上颌部，让胎儿颏部俯屈向胎胸部靠拢，并让助手在耻骨联合上加压于胎头枕部，两者配合让胎头俯屈可使胎头娩出。

（3）胎臂上举与不按照分娩机制操作并牵引胎体过急有关。因胎儿上肢与头部被阻于骨盆入口以上不能下降，牵拉胎体感到阻力大，难以暴露肩胛下缘，如强行牵拉，势必损伤胎儿。处理方法有旋转胎体法和牵拉后侧上肢法2种。推荐首选易于掌握的旋转胎体法，牵拉后侧上肢法较为困难，容易导致胎儿骨折。

（李映桃　梁伟璋　柯彩萍　余琳）

第四节　臀位牵引术

臀位牵引术常在如胎儿双足已从阴道内脱出、子宫颈近开全、胎儿宫内窘迫、脐带脱垂等紧急情况下使用，此时来不及准备剖宫产，因产道多未充分扩张，对母儿有较大的危险，因此必须指征明确才能施术，且要求助产者必须具备臀位牵引术的经验。

一、操作流程（以脐带脱垂、足先露为例）

1. 体位

截石位。

2. 麻醉

麻醉满意（椎管内麻醉比阴部神经阻滞麻醉效果更好）。

3. 会阴侧切（图8-6-24）

初产妇主张会阴侧切术，便于操作的完成。

4. 娩出胎儿下肢

按照臀先露的不同种类，可使用不同的助产手法娩出胎儿下肢和胎臀。

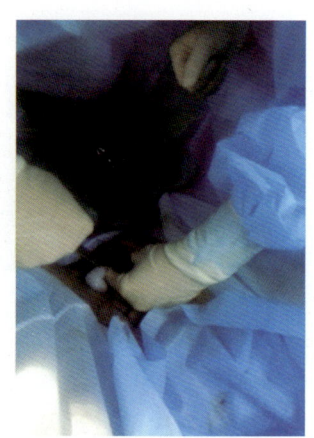

图8-6-24　会阴侧切

（1）胎足牵引法：在对完全臀先露或不完全臀先露实施完全臀牵引时，操作者将手伸入阴道内握住胎儿双足的踝关节，用轻柔的力量向外牵引使之娩出阴道。如果仅能抓住一只胎足，则牵引该胎足至阴道，另一只手沿着胎足向上，根据解剖标志定位另外一只胎足的位置。

如果只娩出前侧下肢，则持续牵引直到胎儿骨盆娩出。旋转胎儿使其后侧髋部向前，用手指夹持股骨向腹部屈髋屈膝以娩出另一下肢。如果娩出的是后侧下肢，则需在向下牵引的过程中将后侧下肢逐渐旋转180°至前侧，使其变成前侧下肢娩出（图8-6-25、图8-6-26）。

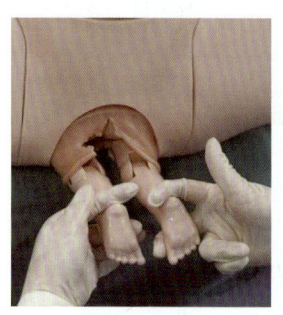 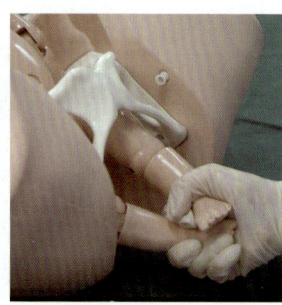 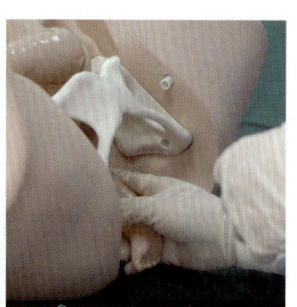

A.双足牵引　　　　　　B.示指和中指夹住胎足向下牵引　　　　　　C.单足牵引

图8-6-25　胎足牵引（模拟演练）

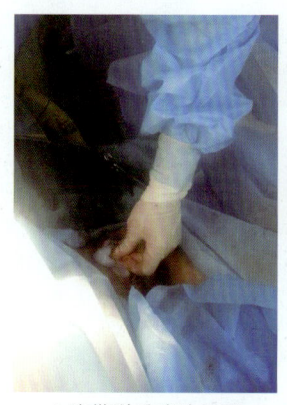 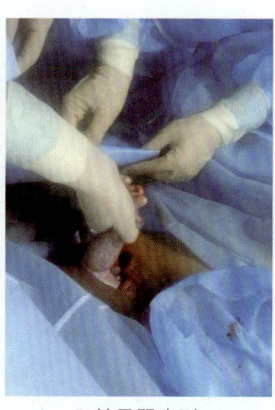 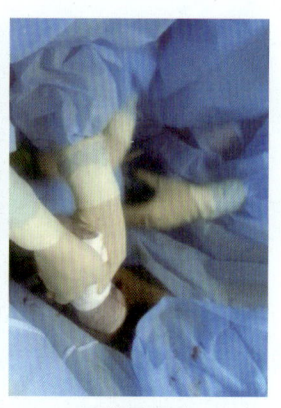

A.脐带脱垂确认足跟　　　　　　B.单足跟牵引　　　　　　C.单足牵引

图8-6-26　胎足牵引（真人）

（2）腹股沟牵引法：对于单纯臀先露，双手示指可放在胎儿双侧腹股沟，勾住大腿，通过适度的牵引即可娩出胎儿下肢和胎臀，胎臀娩出后的操作同臀位助产术（图8-6-27）。

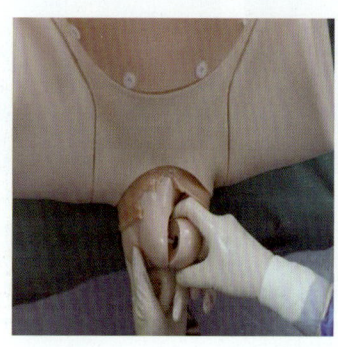 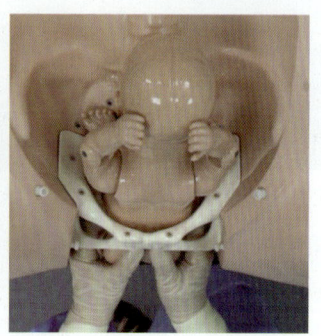

图8-6-27　腹股沟牵引（模拟演练）

（3）Pinard助产法：如胎臀较高，不易触及胎足，手可伸入宫腔，沿着胎儿下肢到达胎膝，在胎儿大腿内侧施力使胎腿外旋，同时对腘窝施力使膝关节自然屈曲，助产者手背感觉到胎足时，牵拉胎足使其进入阴道（图8-6-28）。此操作需在破膜后短时间内、宫内还有羊水时进行会比较顺利；如羊水已经流尽，子宫收缩压住胎儿，操作会比较困难。

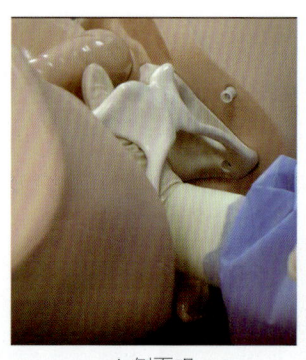 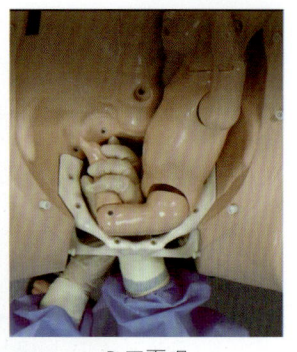

A.侧面观　　　　　B.正面观

图8-6-28　手伸入宫腔握持胎足（模拟演练）

5. 娩出胎臀（图8-6-29、图8-6-30）

当胎儿单腿娩出阴道口后，继续向下轻柔地牵引，直至髋部娩出，顺势娩出另一下肢。

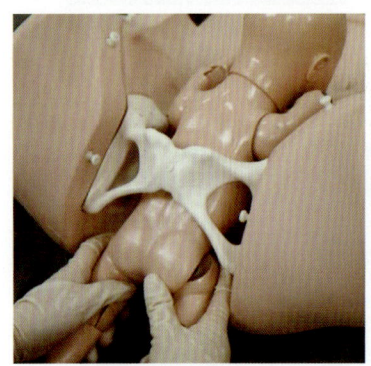 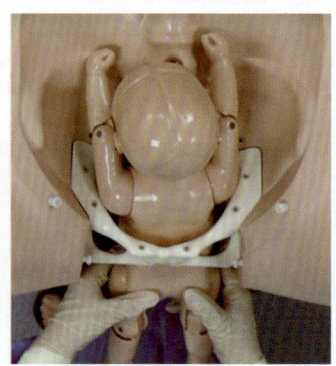 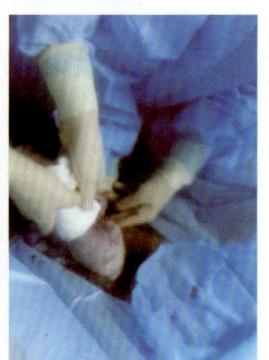

A.侧面观　　　　　B.正面观

图8-6-29　牵引娩出胎臀（模拟演练）　　图8-6-30　牵引娩出胎臀（真人）

6. 娩出胎肩和上肢

胎臀娩出后的剩余步骤同臀位助产术（图8-6-31、图8-6-32）。

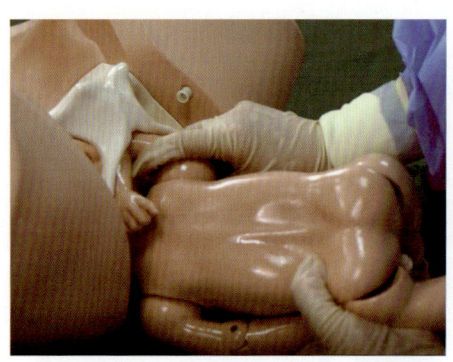 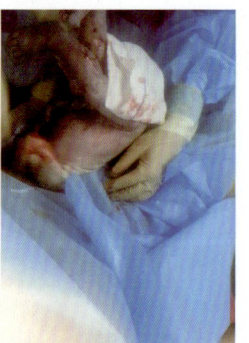

图8-6-31　娩出胎肩和上肢（模拟演练）　　图8-6-32　娩出胎肩和上肢（真人）

7. 娩出胎头

操作步骤同臀位助产术（图8-6-33、图8-6-34）。

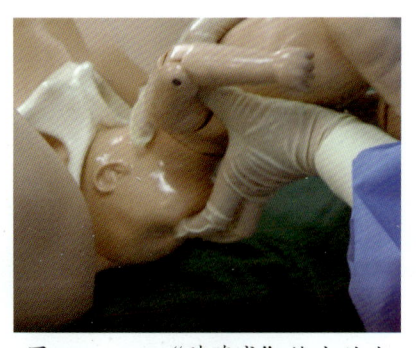

图8-6-33 "骑跨式"娩出胎头（模拟演练）

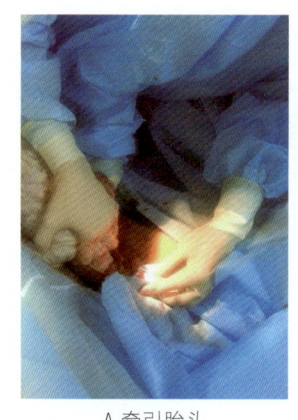
A.牵引胎头

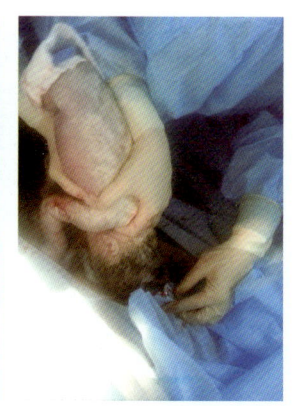
B.娩出胎头

图8-6-34 "骑跨式"娩出胎头（真人）

8. 新生儿处理及产道检查

新生儿交新生儿科医师处理，胎儿、胎盘娩出后，用上、下叶窥器暴露阴道，以卵圆钳辅助，依次检查子宫颈、阴道，特别是阴道穹隆处有无裂伤及会阴切口，若有，逐层缝合（图8-6-35）。

二、注意事项

（1）臀位阴道助产分娩成功的关键和难点是后出头娩出是否顺利。

（2）后出头困难可由多种失误造成，及时、正确地处理尤为关键。

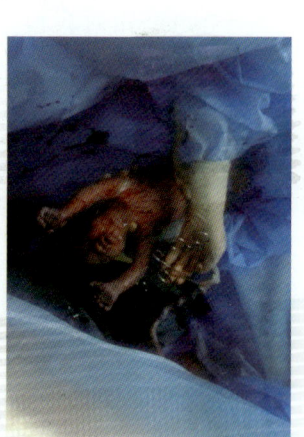

图8-6-35 新生儿第一次断脐

（3）胎儿臀位牵引术常在紧急情况下施行，此时软产道往往未充分扩张，对母儿危险性较大，因此必须有严格指征才能进行。

（4）臀位牵引是开始于胎足的牵引，牵引胎足时握持点在踝关节，切忌牵拉或握持胎儿长骨，否则容易骨折。

（5）无论是臀位助产术还是臀位牵引术，臀位分娩成功的一个主要原则是采用稳定、温和、向下的牵引，切忌牵引太快而旋转幅度不够，从而导致人为的胎臂上举和后出头困难。

（6）建议所有的臀位分娩都备好臀位后出头产钳，以备不时之需。

（李映桃　梁伟璋　柯彩萍　余琳　林琳）

第五节　臀位后出头产钳（Piper产钳）完成后出头分娩模拟演练

一、适应证

在进行臀位阴道分娩，若发生后出头困难，Mauriceau手法不能顺利分娩时，可用Piper产钳完成后出头分娩（图8-6-36）。

二、操作流程

1. 产钳的准备和正确放置位置示范

Piper产钳对合检查并涂润滑剂。正确的放置位置为耳前（图8-6-37）。

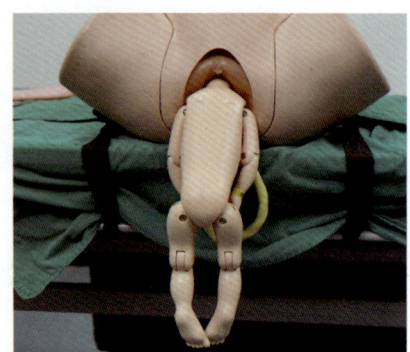

图8-6-36　后出头困难

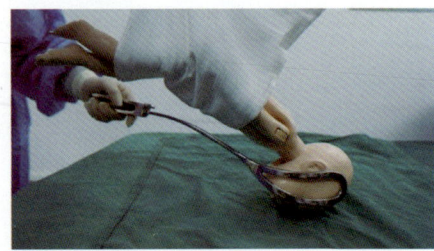

A.左叶

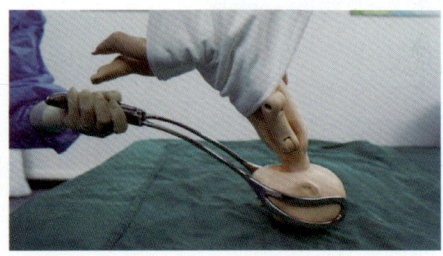

B.右叶

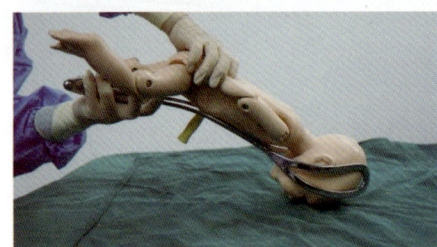

C.正确位置

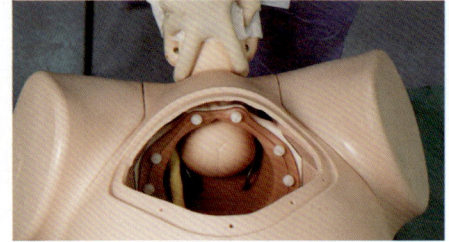

D.正确位置模型观

图8-6-37　Piper产钳的放置位置

2. 包裹胎儿

助手一只手握持胎儿双足，另一只手使用手术巾包裹胎体并将其置于水平位或稍高处，但注意切勿过度抬高胎体，避免过度仰伸，损伤胎儿颈部（图8-6-38）。

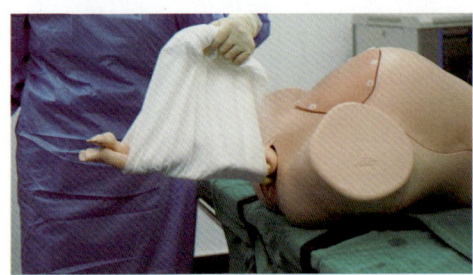

A.使用手术巾包裹胎体

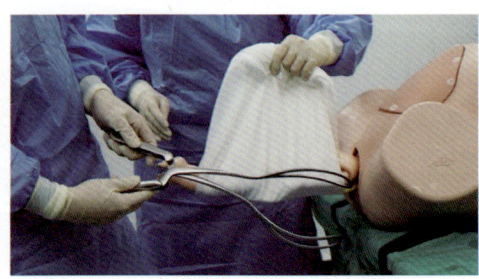

B.检查产钳

图8-6-38　包裹胎儿

3. 放置产钳

术者左手持左叶产钳放于母体左侧近骶凹处，右手指置入胎头及母体左侧阴道壁之间以引导产钳叶放置在胎儿的右耳前。对侧产钳按照镜像方法放置（图8-6-39）。

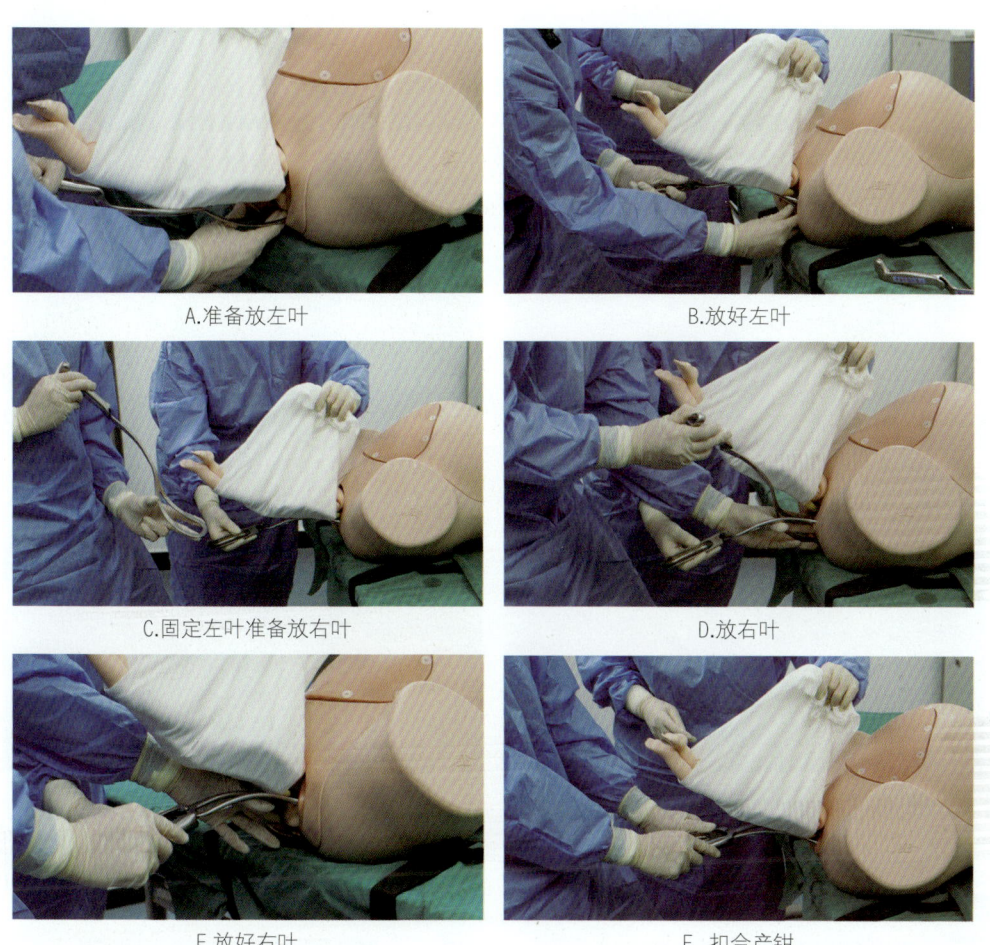

图8-6-39 放置产钳

4. 牵引

牵引前再次确认产钳扣合良好，检查无软组织嵌入产钳，正确握持产钳，顺着产轴方向，先水平向下后俯屈牵引，再水平牵引，当在产妇耻骨联合下缘可见枕骨隆突时即可仰伸向外、向上牵引，娩出胎头（图8-6-40）。

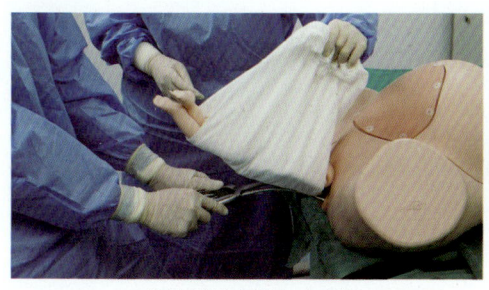
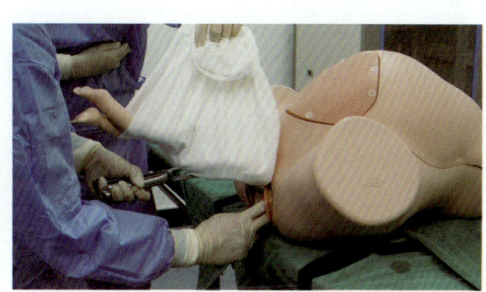

C.水平向下牵引	D.水平牵引
E.向外、向上牵引	F.划桨下右叶产钳
G.划桨下左叶产钳	H.取出左叶产钳

图8-6-40 牵引

5．新生儿处理及产道检查

新生儿交新生儿科医师处理（图8-6-41），胎儿、胎盘娩出后，用上、下叶窥器暴露阴道，以卵圆钳辅助，依次检查子宫颈、阴道，特别是阴道穹隆处有无裂伤及会阴切口，若有，逐层缝合。

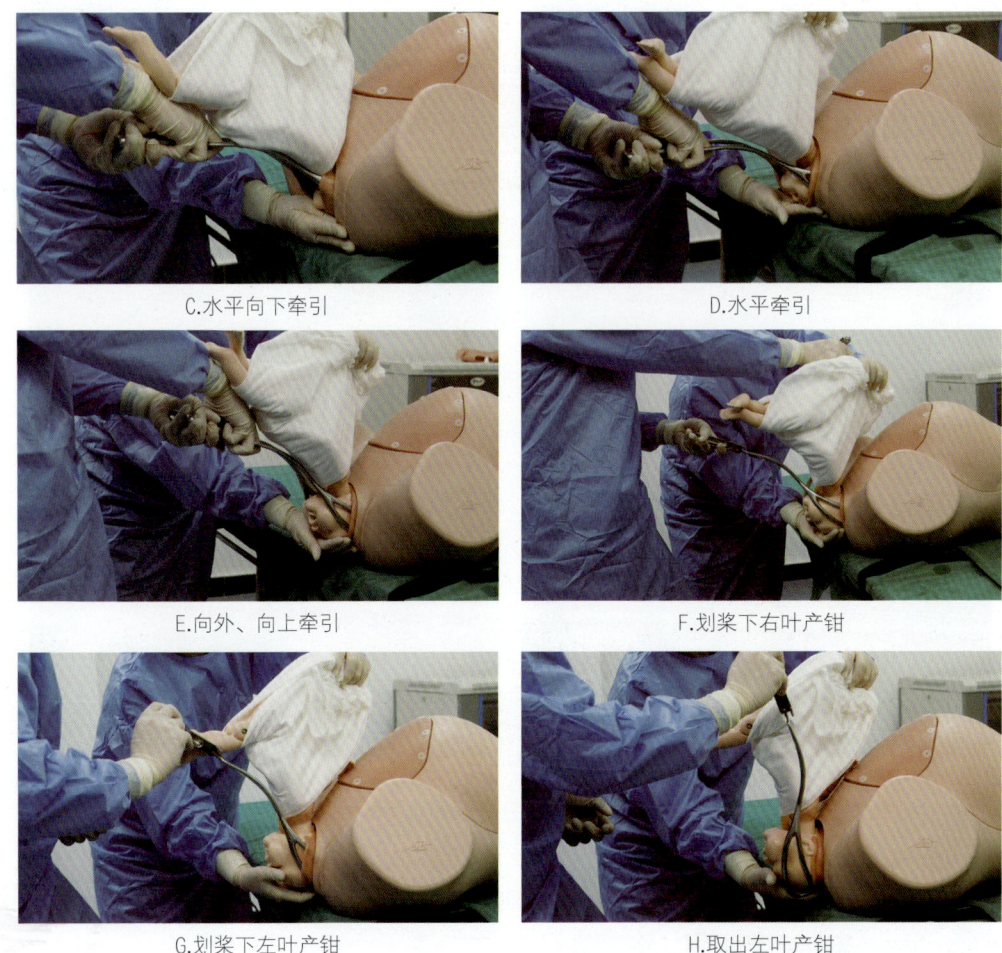

图8-6-41 新生儿备交儿科

三、注意事项

（1）臀位阴道助产分娩能否成功的关键和难点是后出头娩出是否顺利。

（2）后出头困难可由多种失误造成，这时及时、正确地处理尤为关键。

（3）建议所有的臀位分娩都备好臀位后出头产钳，以备不时之需。

（梁伟璋 李映桃 钟柳英）

第七章 外倒转术

臀位在单胎足月妊娠中约占3%~4%，横位约占0.3%~0.5%，经产妇（产次≥4次）横位的发生率为初产妇的10倍，常经剖宫产分娩。外倒转术（external cephalic version，ECV）是指通过在孕妇腹部操作，将横位、斜位或臀位等不利于分娩的胎位，纠正成头位，从而增加阴道分娩机会，降低剖宫产率。ECV曾经一度"濒临失传"，但在当前全球广泛呼吁降低剖宫产率的背景下，ECV又再次引起了妇产科医师的关注。而模拟演练，无疑可以帮助把这一度"濒临失传"的技术规范化并安全地推广。

目前尚无比较不同ECV方法效果的研究。培训在很大程度上是"手把手"地教学，不同的操作者所使用的操作方法可能略有不同。

一、目的

通过在孕妇腹部操作，将横位、斜位或臀位等不利于分娩的胎位，纠正成头位（建议于孕36周后评估胎先露，然后于孕37周后实施ECV）。

二、适应证

（1）在临产前，将非头先露的胎儿转为头先露。
（2）双胎妊娠，第二胎分娩时将非头先露转为头先露。

三、禁忌证

1. 绝对禁忌证

存在剖宫产指征、胎膜早破、胎心监护异常、前置胎盘、前置血管、多胎妊娠、7天内出现阴道流血症状、骨产道或软产道异常。

2. 相对禁忌证

脐带绕颈、胎儿生长受限、巨大儿、羊水过多或过少、子宫畸形（单角子宫、鞍形子宫）。

四、操作前准备

1. 床单位准备和外倒转模型

产床、胎心监护仪、心电监护仪、彩色多普勒超声仪、输液架（图8-7-1）。

外倒转模型准备见本章附录。

2. 物品准备

接生包、接生器械、新生儿窒息复苏物品。

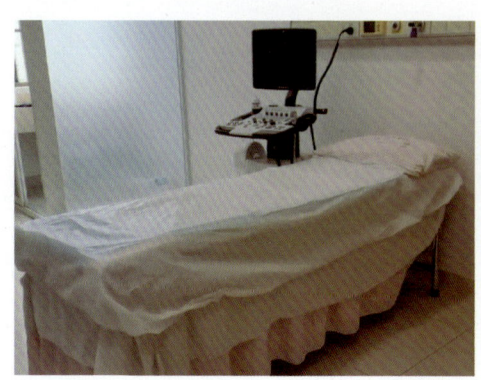
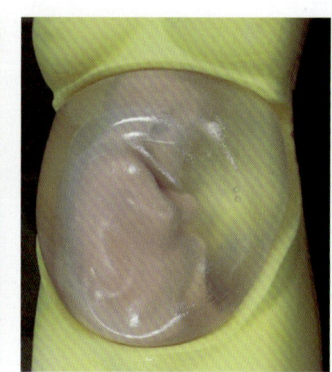

图8-7-1 床单位、床边超声仪和外倒转模型

3. 术者准备

（1）核实孕周，了解胎姿势、胎方位和胎先露，需行床边产科超声扫描评估，排除小于胎龄儿（SGA）和巨大儿，核实胎盘位置、脐带情况、羊水情况。术前行常规胎心监护，且显示正常。

（2）能够处理紧急情况，如胎盘早剥、胎膜早破、胎心异常、子宫破裂等，准备好补救方案，如能快速实施紧急剖宫产。

（3）能及时呼叫新生儿科医师到场，做好新生儿复苏准备。

（4）如术者对此次操作缺乏经验或信心，必须有富有经验的上级医师在场。

（5）充分告知孕妇外倒转术的流程、相关风险和成功率。术前使患者及其家属签署知情同意书。

（6）让孕妇空腹、排空膀胱，建立静脉通道。

（7）临床多常规使用宫缩抑制剂，以提高成功率。

目前研究显示，使用β受体阻滞剂（如利托君、特布他林等）静脉用药时，在提高ECV成功率和头位阴道分娩率以及降低剖宫产率方面更有优势。

具体用法：

- 特布他林250 μg，缓慢静脉注射5 min以上。
- 沙丁胺醇0.5 mg，缓慢静脉注射5 min以上。
- 利托君100 mg + 5% 葡萄糖或者生理盐水500 mL静滴。

起始剂量0.05 mg/min（5滴/min），每10 min增加0.05 mg/min（5滴/min），直至达到子宫充分松弛的预期效果，通常保持在0.15～0.35 mg/min（15～35滴/min），最大剂量不超过0.35 mg/min（35滴/min）。

五、操作流程

（一）臀位外倒转术

1. 麻醉

在硬膜外麻醉下行ECV可减少风险，提高成功率。麻醉科医师在场可做好紧急剖宫产准备。经产妇且腹壁松弛者也可以不用麻醉。

2. 体位

让孕妇平躺，确保其不会出现明显的仰卧位低血压。如有必要，使用折叠的枕头或楔子使其保持侧卧位，更多采用臀高仰卧位，露出整个腹壁，两腿膝关节屈曲并稍外展。

3. 明确胎方位、胎先露和胎心情况

（1）用彩色多普勒超声仪和胎心监护仪，再次核实胎姿势、胎方位和胎先露，以及胎盘附着位置、脐带情况（是否有脐带缠绕），测量胎心、脐带血流及胎盘血流，评估围手术期胎儿的宫内安危情况。

（2）按腹部四步触诊检查法，复核胎方位、胎先露衔接程度、胎头在子宫底部的位置（图8-7-2）。

（3）骶后位者，将胎儿枕部、脊柱及背部指向孕妇背部，在孕妇腹前壁不易用手法促使胎头俯曲及脊柱弯曲时，可取侧俯卧位的方法，嘱孕妇向胎儿背部方向侧俯卧20 min左右，促使胎体自转成骶横位或骶前位后，再行ECV，可增加成功的机会。

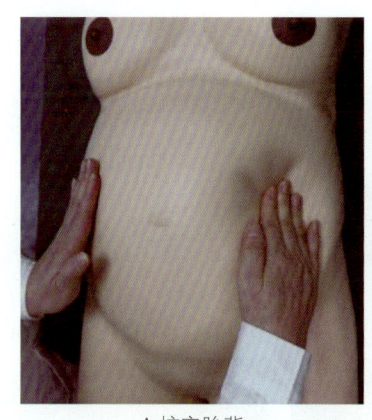
A.核实胎背

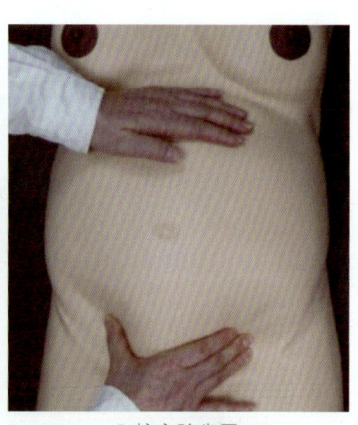
B.核实胎先露

图8-7-2　腹部四步触诊检查法复核胎方位、胎先露

4. 手术野准备

术者站于孕妇右侧，将润滑油在孕妇腹部涂抹均匀（图8-7-3）。

5. 松动胎先露

若胎先露已部分进入盆腔，应先松动胎先露。

（1）首选方法，术者以两手插入胎先露的下方，将胎先露上提并使之松动（图8-7-4）。

（2）或术前可使孕妇取头低骨盆高位仰卧半小时，使胎儿随子宫上升，胎先露也易于离开盆腔而松动。

（3）或使助手从阴道穹隆部上推胎先露使之松动，术者随即以一只手置于胎先露的下方握持已

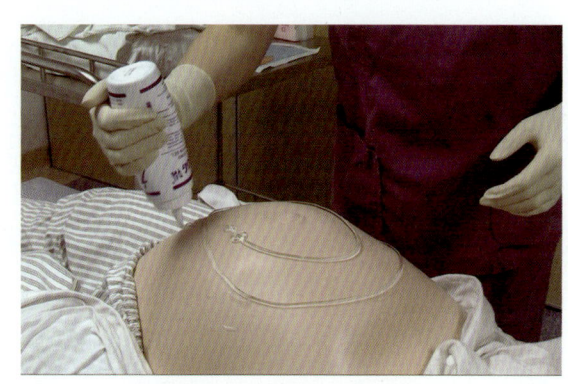
图8-7-3　腹部涂润滑油

得到松动的胎先露。

6. 倒转胎儿

以左骶横位示范"前滚翻"倒转胎儿。

（1）施行倒转时必须考虑胎儿背部和腹部的位置，以防倒转时胎头仰伸，术者两手分别握持胎儿两端。一只手首先扶持胎头使其俯屈，沿胎儿腹侧轻轻地将胎头向骨盆入口下推，另一只手配合将臀部轻轻上推，推向子宫底部，完成"前滚翻"（图8-7-5、图8-7-6）。

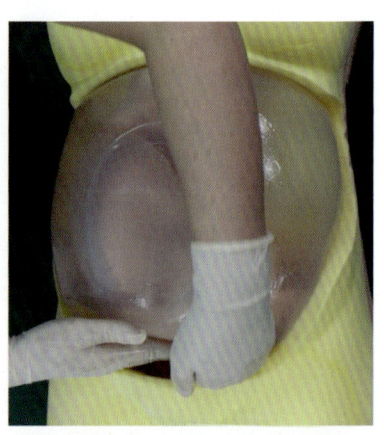

图8-7-4 松动胎先露

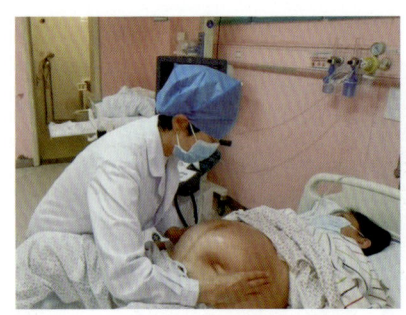 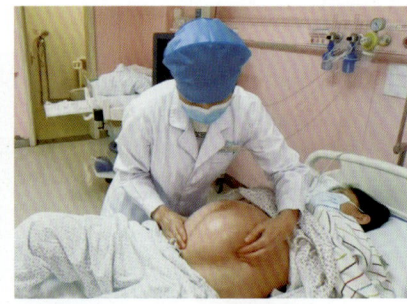 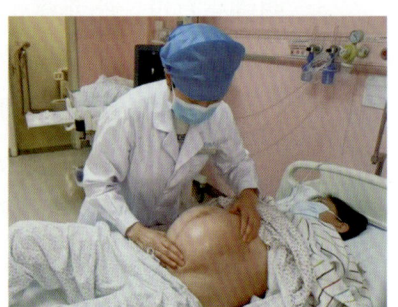

图8-7-5 左骶横位"前滚翻"倒转胎儿（真人）

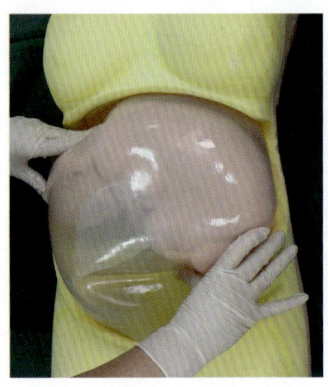 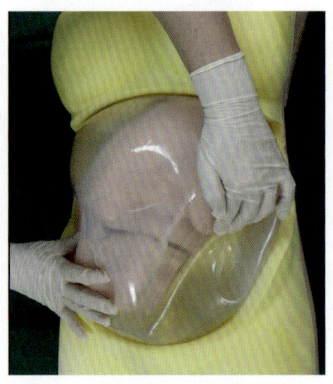 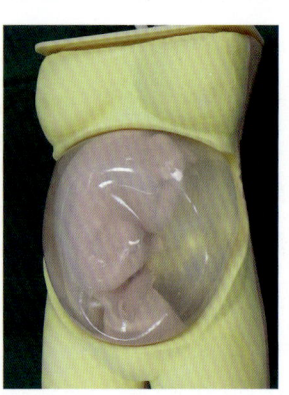

A.左骶横位移动胎臀　　B.双手"前滚翻"转动胎臀至横位　　C.倒转成枕右横位

图8-7-6 左骶横位"前滚翻"倒转胎儿（模拟演练）

（2）这种手法不是持续的动作，而是断续的动作。下推胎头，上推胎臀。一只手稳定住每一次推转所获得的成果，另一只手则相应地进行下一步动作，这样就可完成ECV。

（3）沿胎腹一侧先下推胎头，可增加胎体的曲度，防止胎头仰伸，同时减小胎儿头臀之间的距离及胎儿的容积，容易外倒转成功。与此相反，如将胎头沿胎背一侧（"后滚翻"）推移，则胎体深度增加，头臀间的距离增大，增加了ECV的困难程度。但有时在腿直臀位时，如按上述外倒转法失败后，改按相反方向倒转反可成功。故在臀位时，如按胎儿腹侧方向倒转不成功时，亦可尝试向相反方向倒转，但不可勉强操作（图8-7-7）。

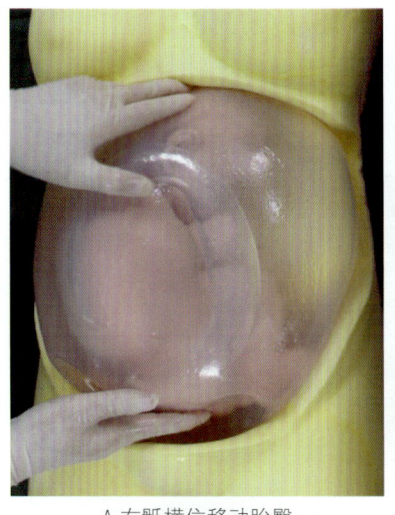
A.右骶横位移动胎臀

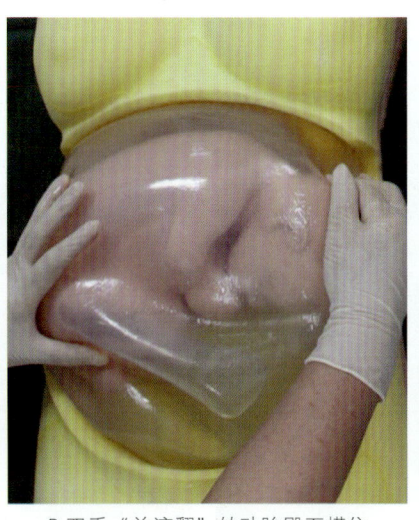
B.双手"前滚翻"转动胎臀至横位

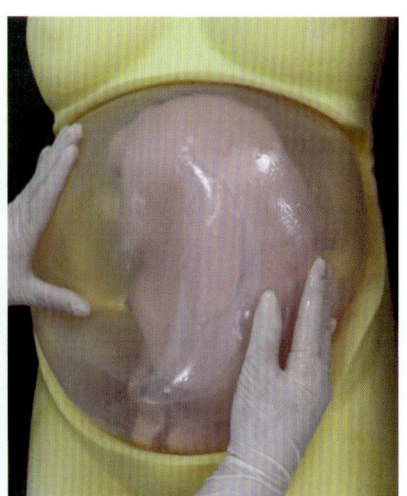
C.倒转成枕左横位

图8-7-7　右骶横位"前滚翻"倒转胎儿

注意：①ECV可由单人操作，亦可由两人配合完成。②如果期间发生胎儿窘迫、孕妇不耐受或上述手法实施困难，则应终止操作。

7．术后护理

（1）床旁超声复核胎方位，注意排除胎盘早剥，并复查胎心监护并确认胎心监护无应激试验（NST）为反应型（图8-7-8）。

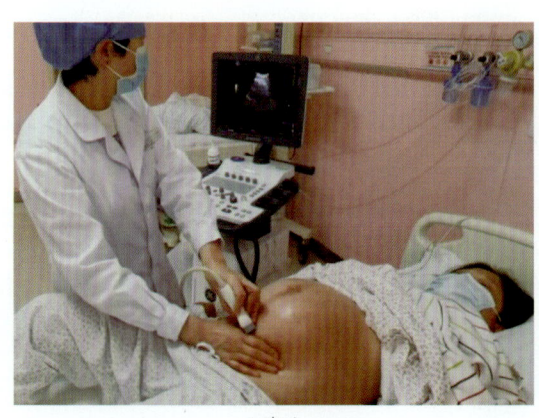
A.真人

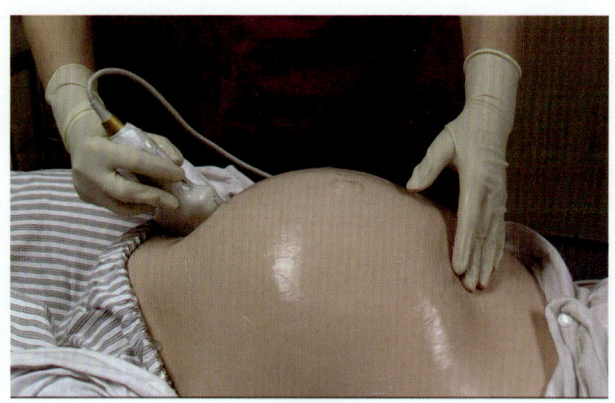
B.模拟演练

图8-7-8　超声复核

（2）根据具体情况，返病房观察。离开产房前，停用宫缩抑制剂，有区域性麻醉者，由麻醉科医师拔出硬膜外导管。

（3）继续在产房催引产，可继续使用硬膜外阻滞作为分娩镇痛。

（4）对于Rh阴性血的孕妇，拟行母血K-B实验评估，至少应用抗D免疫球蛋白500 U（最终剂量由实验室结果决定）。

（二）横位外倒转术

流程类似臀位外倒转术，但不需要松动胎先露，而是判断好胎方位，然后倒转胎儿即可。

以肩左前位示范：术者两手分别握持胎儿两端。一只手首先扶持胎头使其俯屈，轻轻地将胎头向骨盆入口下推，另一只手配合将臀部轻轻上推，推向子宫底部。完成倒转、固定胎头后，以彩色多普勒超声仪复核（图8-7-9）。

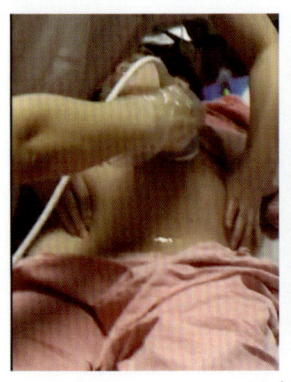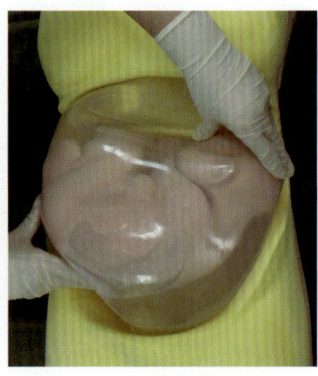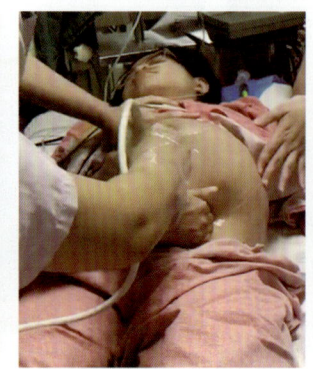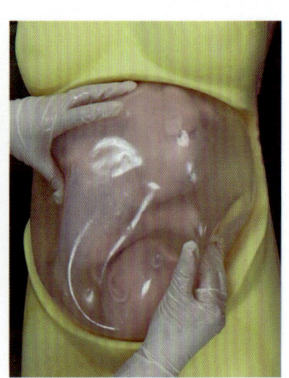

A.倒转胎儿　　　　　　　　　　　　　　　　B.转成头位

图8-7-9　肩左前位倒转成头位

六、注意事项

（1）徒手转胎时，应注意感受胎动，有时会感觉胎头突然自手中滑出，并自动转向骨盆入口。转胎操作时也应注意孕妇是否有突发腹痛或其他不适。

（2）操作间隙，使用彩色多普勒超声仪及时了解宫内情况，使用胎心监护仪勤听胎心。

（3）避免在孕36~37周前进行ECV，37周后胎儿自发性倒转的可能性小，若未足月行ECV，需权衡早产风险。

（4）如果经上述"前滚翻"和"后滚翻"操作仍然不成功，但胎心仍良好，加用宫缩抑制剂可能会增加ECV成功的机会，或在一周后重复操作。

（5）短暂（<3 min）的胎心过缓很常见，但应建议孕妇左侧卧位，持续进行胎心监护。如6 min之后胎心仍无明显改善，或出现阴道出血多、难以解释的腹痛或异常持续的胎心监护图形等情况，则建议行急诊剖宫产术。

（李映桃　范建辉　柯彩萍　黄俊巧　张梦琪）

附录　外倒转模型操作前准备

一、外倒转模型各部位名称介绍（图8-7-10）

二、操作前准备

（1）在专用箱内倒入5~6 L由自来水和甘油按适当比例混合而成的模拟羊水（图8-7-11）。

（2）将罐的连接头插入羊膜囊上的连接头（图8-7-12）。

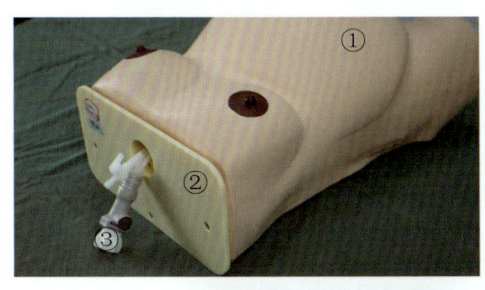
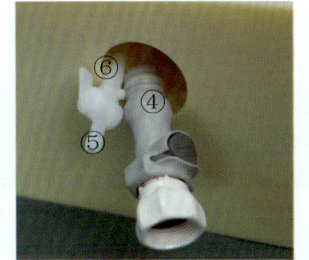
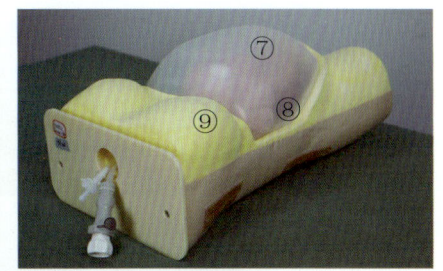

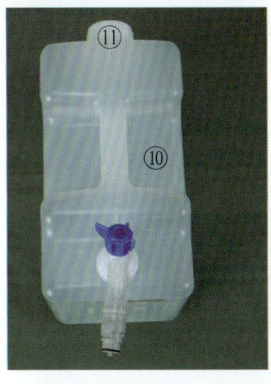
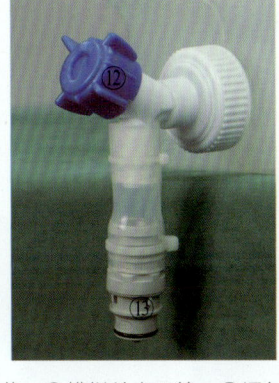
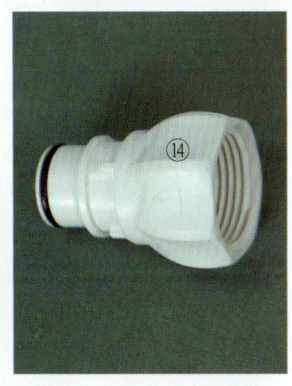

①腹部皮肤；②前控制板；③模拟羊水用管节；④模拟羊水用管；⑤漏气管旋塞；⑥漏气管；⑦胎儿模型（10个月）；⑧羊膜囊；⑨主体；⑩10 L聚乙烯罐；⑪罐帽；⑫旋塞；⑬插入物；⑭耦合器（用于模拟羊水的排出与清洗）。

图8-7-10　外倒转模型各部位名称

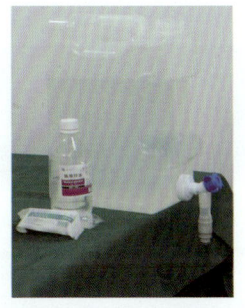
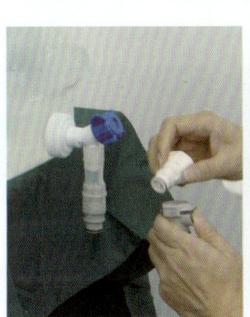
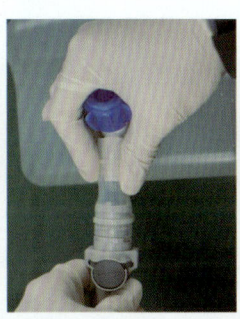
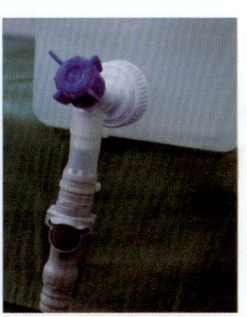

图8-7-11　模拟羊水　　　A.取下耦合器　　　B.连接　　　C.插入完成

图8-7-12　将罐的连接头插入羊膜囊上的连接头

（3）把罐放到高于羊膜囊的位置，以便模拟羊水可以流入羊膜囊（图8-7-13）。

（4）打开羊膜囊管上的旋塞放出空气（图8-7-14）。

（5）打开罐上的旋塞和对侧的罐帽，将模拟羊水倒入羊膜囊，注意不要让模拟羊水因漏气而从管中漏出（图8-7-15）。

（6）装满模拟羊水后，关闭罐帽和旋塞（图8-7-16）。

（7）通过漏气管排出羊膜囊内残留的空气后关闭旋塞。

（8）断开羊膜囊和罐体的连接头，然后擦净粘在接头上的模拟羊水。

（9）将羊膜囊安装到主体的相应部位，从孔中拉出模拟羊膜囊管和漏气管，调整胎儿的位

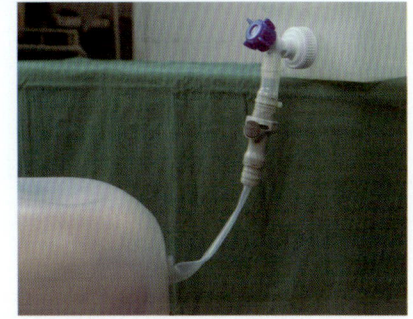

图8-7-13　模拟羊水可以流入羊膜囊

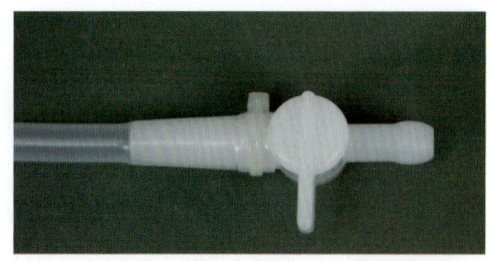 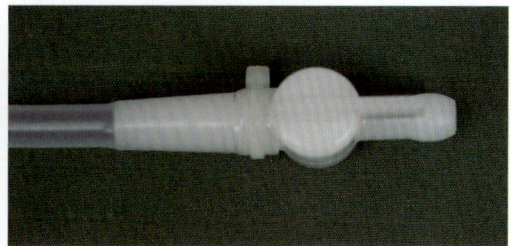

A.关闭　　　　　　　　　　　　　　B.打开

图8-7-14　羊膜囊管上的旋塞

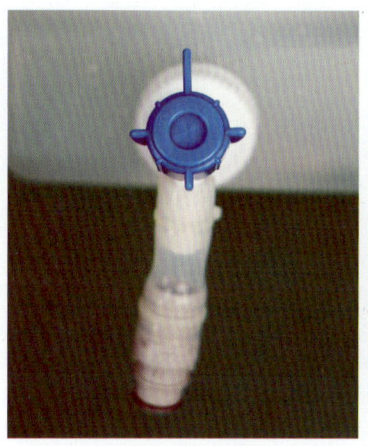 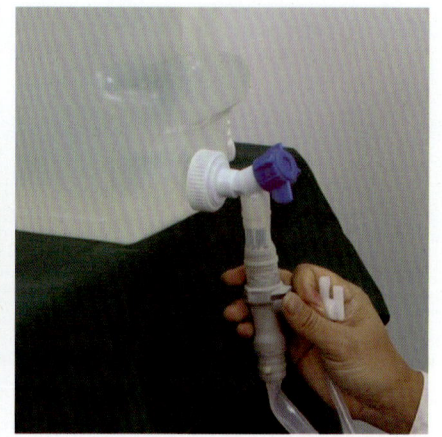

A.打开罐上的旋塞　　　　　　　　B.打开羊膜囊管上的旋塞

图8-7-15　罐上的旋塞和羊膜囊管上的旋塞

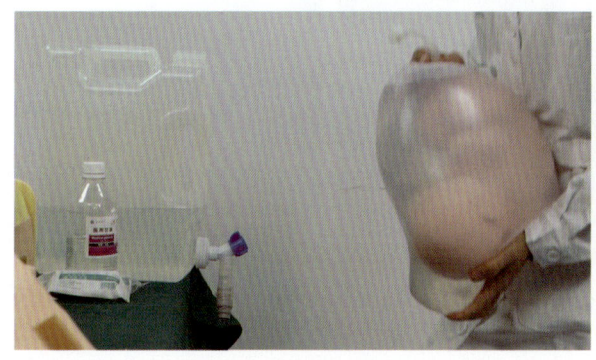 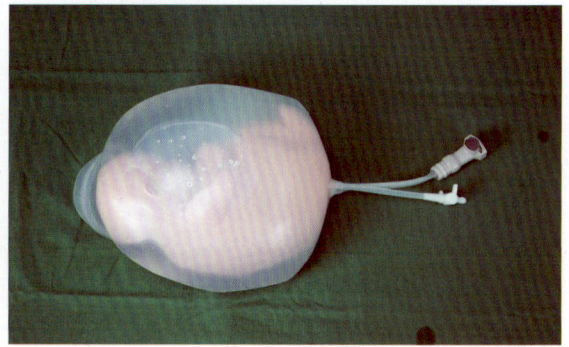

A.模拟羊水装入羊膜囊　　　　　　　　B.完成

图8-7-16　装入模拟羊水

置，然后将腹部皮肤盖在主体上（图8-7-17）。模型准备完毕后，就可练习外倒转术等。

注意：漏气管的旋塞打开时，模拟羊水会从管中漏出，所以羊膜囊装满模拟羊水后请小心操作。

三、操作结束后模型的保养

（1）使用稀释的中性洗涤剂去除皮肤上的污渍，如果洗不干净，再用在乙醇中浸泡消毒的纱布擦拭。

注意：禁止使用稀释剂或苯等药物。

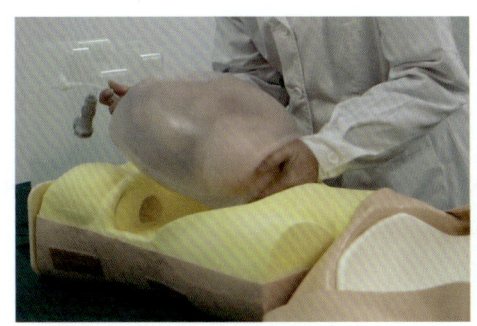
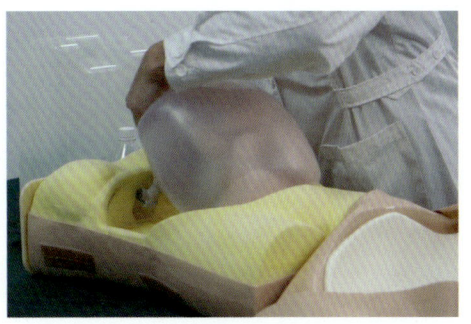

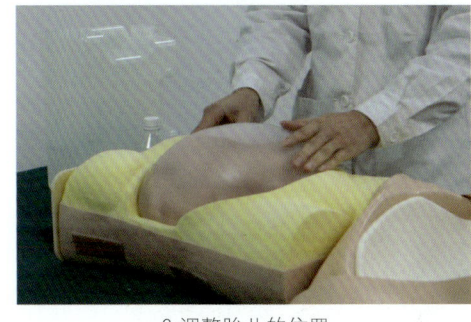
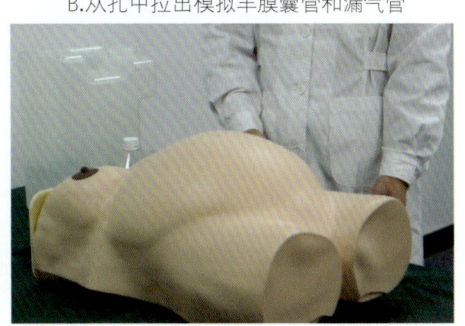

A.准备安装　　　　　　　　　B.从孔中拉出模拟羊膜囊管和漏气管

C.调整胎儿的位置　　　　　　D.腹部皮肤盖在主体上

图8-7-17　安装羊膜囊到主体

（2）使用后一定要排出模拟羊水，然后将羊膜囊内装入水或温水以彻底清洗其内部。清洗后，将水完全排出。①将储水罐连接至模型排水接头；②提高外倒转胎儿羊膜囊；③排完模拟羊水后，按压排水连接头的开关取下储水罐（图8-7-18）。

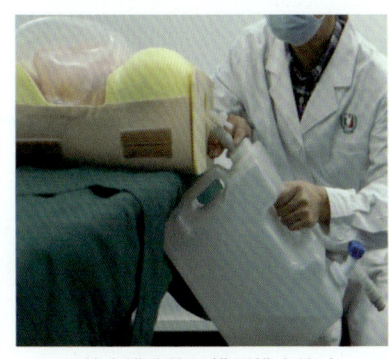
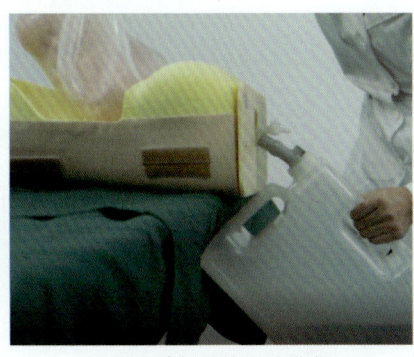
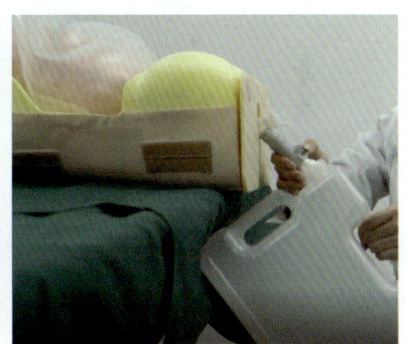

A.储水罐连接至模型排水接头　　　B.提高外倒转胎儿羊膜囊　　　C.取下储水罐

图8-7-18　操作结束后模型的保养

（3）不要在腹部皮肤上放置物体，也不要给过多的负载，以免变形和破损。

（4）主体表面防水，但是长时间接触大量的水也会不耐用，故不要清洗主体。

（5）务必存储于无太阳光直射的地方，且防高温、防潮。

（李映桃　黄富兰　黄俊巧　张梦琪）

第八章 内倒转术

一、目的

内倒转术又叫足式内倒转术（internal podalic version，IPV），是用手进入子宫腔抓住胎儿的单足或双足牵出子宫颈，将胎位转变为臀位的手术，继之行臀牵引娩出胎儿。通常一只手完全伸进宫腔内，另一只手在腹壁外配合协同完成。由于IPV和臀牵引术两种手术为相继完成，对母胎有一定风险，易致子宫破裂，母儿死亡率高，所以IPV多为横位剖宫产或双胎阴道分娩第二胎儿为横位的紧急处理方式。

二、适应证

宫口开全或近开全时，胎儿为横位或斜位，并且估计胎儿大小可经阴道分娩。常见于以下情况：

（1）由于胎儿状况迅速恶化，需要紧急娩出胎儿，而此时无即刻手术条件或来不及手术。

（2）胎儿并发致死性或严重畸形不能存活，或胎儿已死亡。

（3）双胎第一胎经阴道分娩后，第二胎为横位。

三、禁忌证

（1）宫口未开全。

（2）胎膜已破，羊水流尽，子宫壁紧裹胎体。

（3）骨产道或软产道异常。

（4）忽略性横位。

四、操作前准备

1. 人员素质要求

有经验的高年资主治医师及以上。

2．环境要求

手术室或产房。

3．物品准备

接生包、急诊剖宫产包及分娩模型（图8-8-1、图8-8-2）。

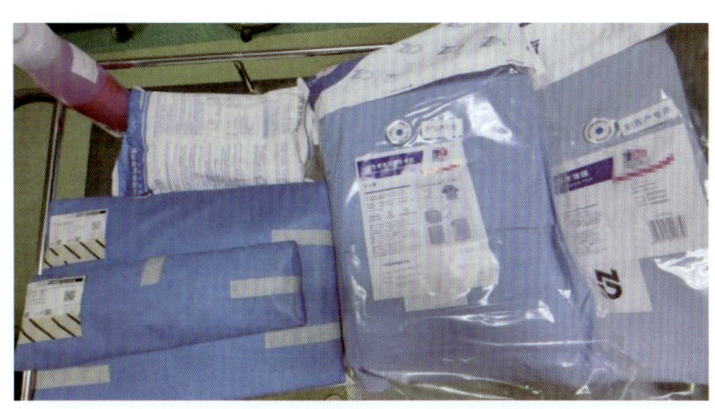

图8-8-1　接生包及急诊剖宫产包

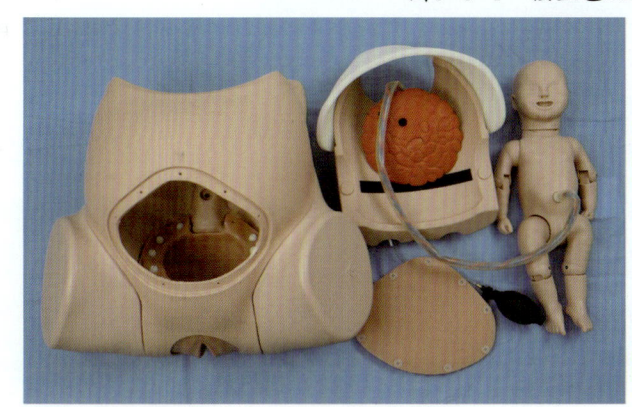

A.操作模型

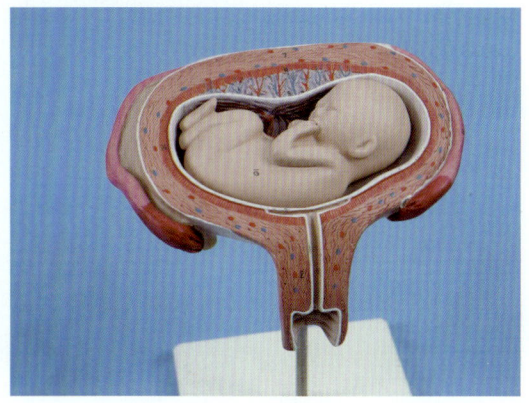

B.示意模型

图8-8-2　分娩模型

4．术者准备

（1）通知新生儿科医师到场，必要时实施新生儿复苏。

（2）准备好补救方案，如能快速实施紧急剖宫产。

（3）如术者对此次助产手术缺乏经验或信心，必须有富有经验的上级医师在场。

（4）能够处理紧急情况，如后出头困难、新生儿窒息、产后出血等。

5．先决条件

（1）宫口须开全或近开全，能容一只手完全进入宫腔。

（2）无明显的产道狭窄或头盆不称，倒转完成后可经阴道牵出。

（3）胎儿在宫腔内有相当的活动度及旋转余地。在胎膜未破的条件下倒转最容易成功；胎膜破裂不久，羊水尚未流尽，子宫尚无强直性收缩或紧贴着胎儿时，倒转仍可能成功。

（4）无先兆子宫破裂（子宫下段被极度拉长变薄），以防倒转导致子宫破裂。

（5）横位死胎时，产妇出现痉挛性狭窄环或病理性缩复环，尤其是断头术失败，除脏后仍不能娩出者，可行IPV。

（6）为了避免损伤胎儿和子宫破裂，IPV必须要求子宫完全松弛。

（7）麻醉满意（椎管内麻醉比阴部神经阻滞麻醉效果更好）。

（8）排空膀胱。

（9）设施齐备，后备人员充足。

（10）患者及其家属签署规范的知情同意书。

（11）术者达到素质要求并准备充足。

五、操作流程

1. 麻醉

原则上在麻醉下进行，采用椎管内麻醉或静脉全麻。

2. 体位

患者取膀胱截石位，常规消毒、铺巾，导尿。

3. 阴道检查

了解宫口是否开全、骨盆大小、胎先露和胎方位情况。

4. 手伸入子宫腔内（图8-8-3）

将手伸入宫腔，目的是寻找并抓住胎儿的单足或双足进行牵引倒转。胎背在产妇左侧，应伸进左手；胎背在右侧应伸进右手；也可伸进自己易于操作的手，一般为右手。如胎膜未破，一般应查清胎位和胎先露，寻找到胎足后随即刺破胎膜。

5. 寻找并抓住胎足

足与手的鉴别和足跟握持：胎足有明显突起的脚后跟，手则没有；足趾短而齐，拇趾稍长或平于其他四趾，而手指细长且拇指均较其他四指短，另外，腕关节和指关节活动幅度大（图8-8-4）。

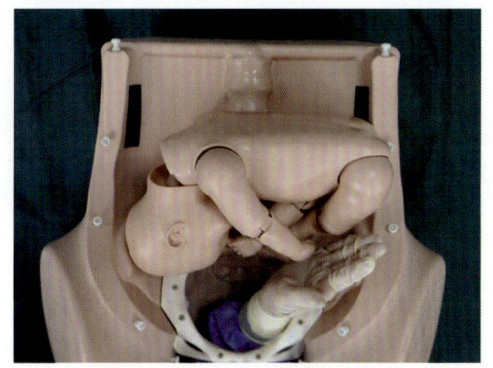

图8-8-3 手伸入子宫腔内

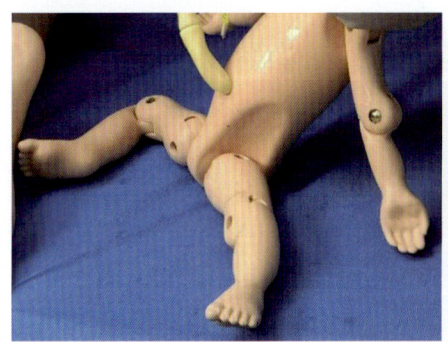

A. 足拇趾长于其他四趾，手拇指短于其他四指

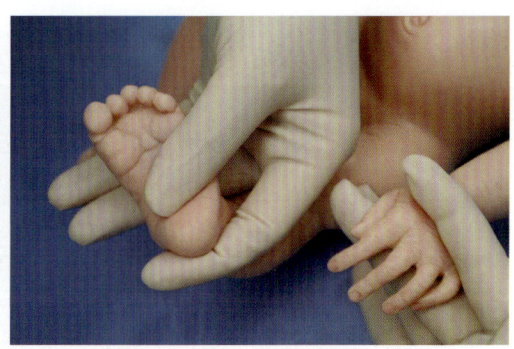

B. 足跟与手腕的不同和足跟的握持

图8-8-4 足的辨识和足跟握持

（1）寻找胎足的方法有两种：间接法和直接法。

- 间接法：犹如顺藤摸瓜，可沿胎儿侧面肢体摸至臀端，再沿大腿找到胎足，这是最可靠的方法（图8-8-5）。
- 直接法：伸手进入子宫腔内，经最短的距离至胎腹的前方，寻找胎足并抓住，随即进行牵引，但这种方法只限于已经确定胎背、胎腹的位置，或胎儿的下肢在子宫下部。

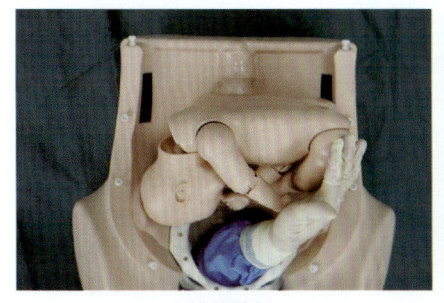
A.寻找胎足

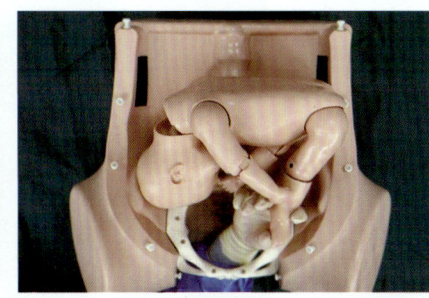
B.抓住胎足

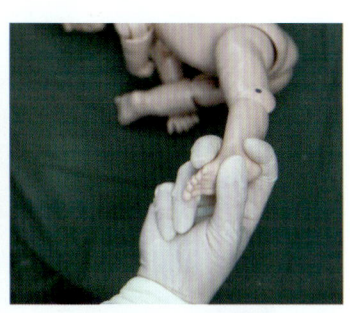
C.握持足部牵引姿势

图8-8-5　间接法寻找并抓住胎足

（2）抓住胎足的方法：①横位胎背向上，应抓靠前面的足（图8-8-6A）；②胎背朝前，应抓下面的足（图8-8-6B）；③胎背朝后，应抓上面的足（图8-8-6C）；④胎背朝下，应抓靠后面的足（图8-8-6D）。这样行IPV时保持胎背在母体前方。当术者一只手寻找胎足时，另一只手在腹壁外放在胎儿臀部，将胎臀下按，目的是让胎儿的腿更易于接近伸入宫腔的手。找到所需要的胎足后抓住，准备牵引。

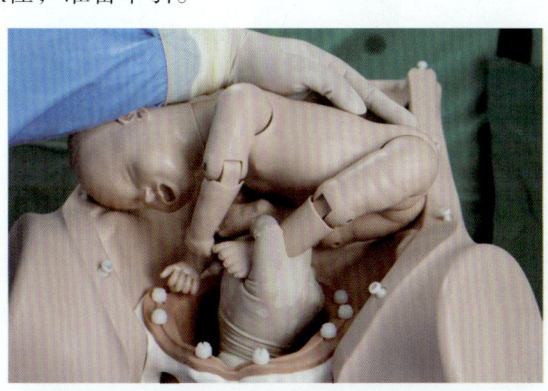
A.胎背朝上抓住胎足法

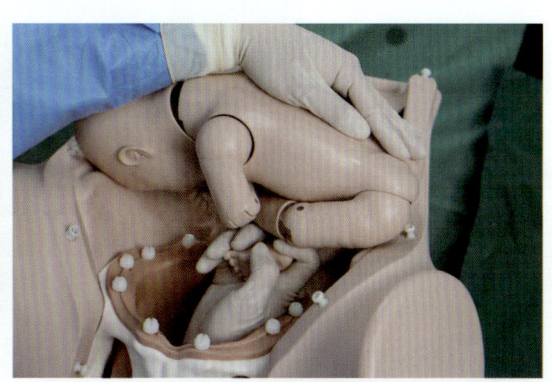
B.胎背朝前抓住胎足法

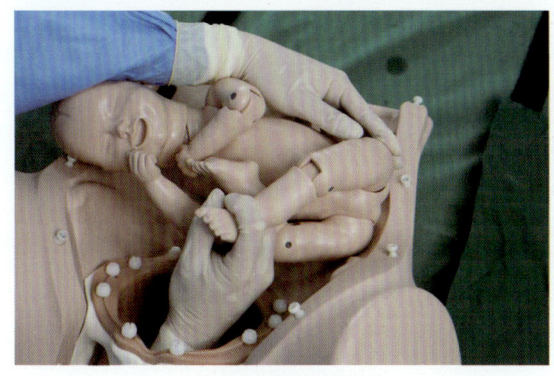
C.胎背朝后抓住胎足法

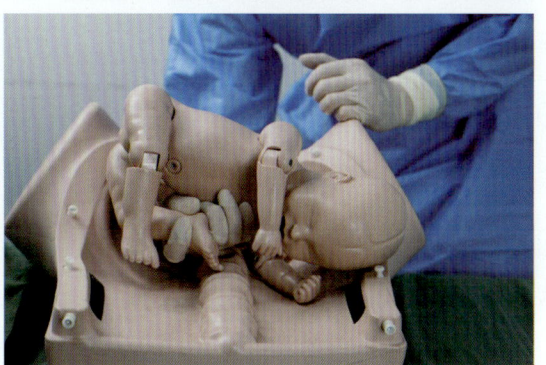
D.胎背朝下抓住胎足法

图8-8-6　抓住胎足的方法

6. 倒转胎儿

用一只手拇指、示指和中指抓住胎足，慢慢向下牵引，同时另一只手在腹壁外协助，先向下压送胎臀，待胎足被拉至阴道内时，再向上推胎头，继续牵引胎足，直到膝关节露出外阴，胎儿变为纵产式（图8-8-7）。

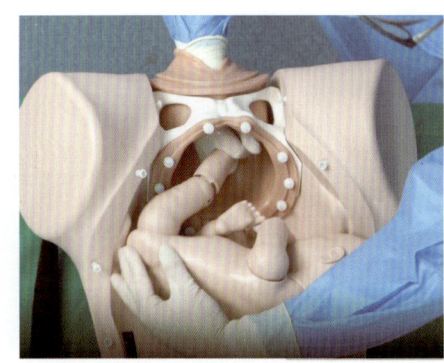
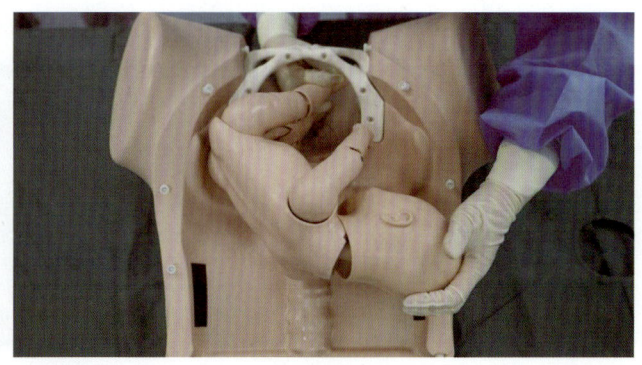

A.牵足推臀　　　　　　　　　　　　　B.牵足推头

图8-8-7　抓住胎足倒转胎儿

7. 臀牵引娩出胎儿

在IPV完成后，立即行臀牵引术娩出胎儿（图8-8-8）。

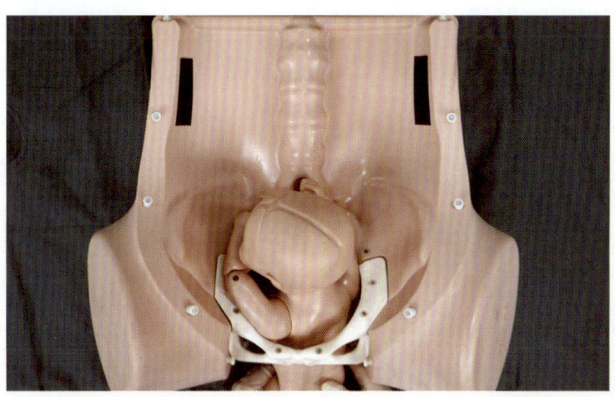

图8-8-8　臀牵引术娩出胎儿

8. 术后处理

胎盘娩出后，仔细检查软产道，注意子宫颈、子宫腔有无损伤和破裂。予宫缩剂，预防产后出血。

六、注意事项

（1）IPV要密切注意产妇的一般情况，开放静脉通道做好急救准备。

（2）牵引及倒转时用力要均匀、缓慢，如有宫缩则停止操作，待子宫松弛时进行，以免导致子宫破裂。

（3）胎盘娩出后要常规检查软产道，要特别注意子宫下段或子宫颈有无裂伤。

（4）注意正确区分胎儿的足与手，避免误取一只手。首先，最重要的鉴别点是足部有突出的脚后跟便于握持，若为胎手则握之易滑。其次，足跟较手腕粗大，足与小腿垂直；手部相对较小，与腕部直连，五指间易于分开，拇指与其他手指能屈曲，手掌可屈曲。若误取手部，应松脱或立即放回原位，并重新寻找胎足，可靠的方法为先摸到胎臀，然后沿大腿根部向下顺势摸到胎足（图8-8-9）。

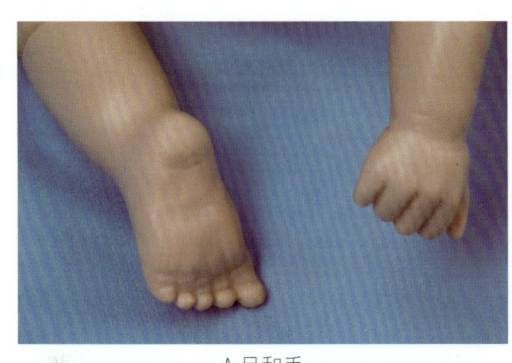
A.足和手

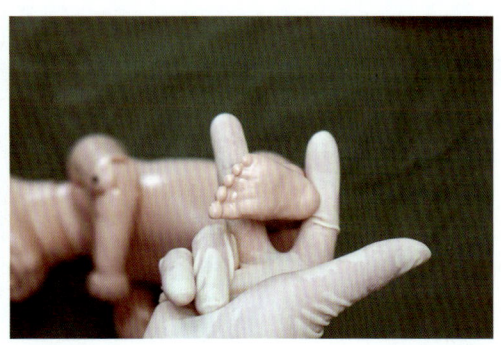
B.足跟突出易握持

图8-8-9　正确区分胎儿的足与手

（5）行IPV前，尽量在产妇腹部大致摸清胎头与胎臀的位置及方向，以便术者进入宫腔操作时能更准确定位胎臀和胎足。若出现宫缩，术者无法进入宫腔操作，应稍加等待，至宫缩间歇期，再沿胎臀寻找胎足。

（6）若术者无法握紧胎足、胎足滑脱，甚至胎足回缩时，可尝试重新握紧胎足并继续牵引，多能完成手术；但若足部不断滑脱，这提示已经出现最严重的困难，可能发生子宫壁紧裹胎儿的情况，即嵌顿，需及时改剖宫产分娩。

（7）如出现IPV失败，首先考虑是否出现嵌顿、无羊水，或子宫出现痉挛性狭窄环或病理性缩复环；其次考虑是否为子宫放松欠佳，或麻醉效果欠佳，同时应寻找其他使手术失败的原因。急诊剖宫产时胎儿最难娩出的情况为胎儿在宫内为仰卧位，呈"U"形折叠。术前最好应用B超准确判断胎儿在宫内的位置（俯卧位或仰卧位），术中做到心中有数，避免盲目操作。

（李映桃　梁伟璋　柯彩萍　黄俊巧　张梦琪）

第九章
双胎妊娠阴道分娩模拟演练

随着辅助生殖技术的飞速发展及三胎生育政策的实施，生育年龄后移，双胎妊娠发生率明显升高。据统计，2019年，全球双胎妊娠发生率为3.33%。然而，双胎妊娠的孕产妇其围产儿的死亡率和发病率均高于单胎。其中，早产及其并发症是导致不良结局的主因。其他导致不良结局的风险因素有：胎儿宫内生长受限、胎儿先天性发育异常、胎位不正、脐带脱垂和胎盘早剥。

双（多）胎围生期管理原则：应在妊娠早期产前检查时确定绒毛膜性，应用超声进行系统性的生长发育评估，适当增加产检次数，减少母胎并发症特别是早产的发生，选择合适的分娩方式和时机，改善母儿预后。

双胎妊娠的分娩方式在某些方面仍然存在争议，主要是胎儿2在分娩过程中难以控制，预后可能差于胎儿1。复合分娩方式（胎儿1阴道分娩，胎儿2剖宫产分娩）与仅剖宫产分娩相比，发生子宫内膜炎和新生儿败血症的概率较高。尽管国外多项研究支持双胎阴道分娩是安全的，但围分娩期的规范管理应与单胎有所不同，强调须有经规范培训的医师在场。国内的双胎阴道分娩以往并不多见，大多数年轻的产科医师和助产士对双胎的接生技术仍然十分陌生并心存恐惧，故进行双胎阴道分娩的团队演练非常必要。

一、目的

对双胎适合阴道分娩者，全程密切监护产程，保障分娩的安全，降低剖宫产率。

二、先决条件

1．胎位

仅建议胎儿1为头先露者可以阴道试产。

2．计划分娩时机

建议无合并症的单绒毛膜双羊膜囊双胎妊娠分娩孕周为36～36^{+6}周（37周前），双绒毛膜双羊膜囊双胎妊娠分娩孕周为37～37^{+6}周（38周前）。鉴于晚期早产和早期足月产，仍有一定比例的胎肺不成熟，故建议在分娩前完成一个疗程的促胎肺成熟治疗。单羊膜囊双胎妊娠建议分娩孕周为32~34周，并采用剖宫产分娩。

3．综合评估

最终能否经阴道试产或分娩，多学科团队应根据产妇骨盆、胎产式种类、胎儿大小、助产者的技术水平和临产后母儿的情况综合分析评估（图8-9-1）。

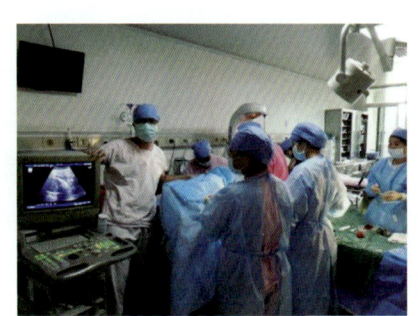

图8-9-1　多学科团队

（1）必须有接生过双胎妊娠产妇经验的医师在场，并且有经验的助产士须亲自观察产程。

（2）应具备同时监测双胎胎心的胎心监护仪，严密观察胎心率变化；产房应具备超声设备，临产后可随时使用超声设备对每个胎儿的胎产式和胎先露做评估。

（3）建立有效的静脉通道，并备血。

（4）临产后，尽早通知麻醉科医师和新生儿科医师，做好新生儿抢救及复苏的准备工作。通常建议对产妇进行硬膜外镇痛，因为分娩胎儿2可能需要进行宫内操作。

（5）充分做好急诊手术的准备。临产前一定要与患者及其家属充分沟通交流，使其了解分娩中可能发生的风险及处理方案。

三、相对禁忌证

出现以下情况之一，建议剖宫产。

（1）胎位异常（胎儿1为非头位），如臀/臀位、臀/横位、横/臀位、臀/头位及横/头位。

（2）双头位近足月但不具备单胎阴道分娩条件。

（3）胎儿2估计体重明显大于胎儿1。

（4）初产妇，但其中一个胎儿的体重接近3 000g或在3 000g以上。

（5）引产失败。

（6）联体双胎孕周＞26周。

（7）单羊膜囊双胎妊娠，可能存在脐带打结或脐带缠绕，建议在32~34周剖宫产。

四、操作前准备

1．人员素质要求

高年资的中级职称及以上，必须经过双胎阴道助产的训练，具备一定的操作经验和技巧。

2．环境要求

备有产床的产房或模拟产房1间，环境整洁安静，布置温馨，注重保护患者隐私（图8-9-2）。有紧急剖宫产条件（图8-9-3）。

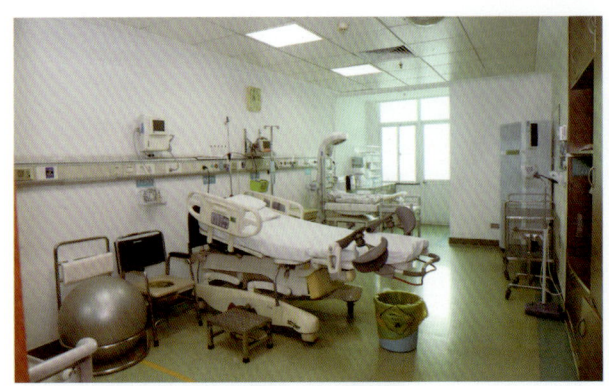

图8-9-2 产房

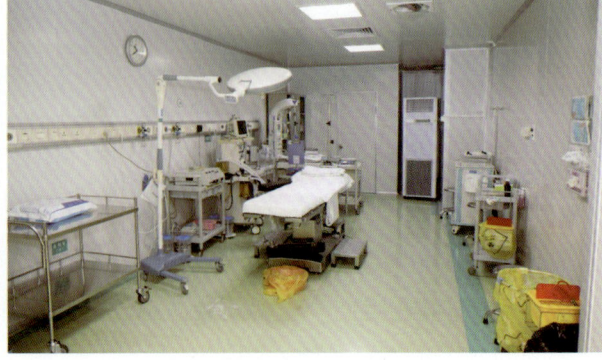

图8-9-3 产房紧急手术间

3. 物品准备

分娩模型、双胎胎心监护仪、超声仪、Piper产钳、多功能辐射台(含新生儿复苏系统)、接生包等(图8-9-4)。

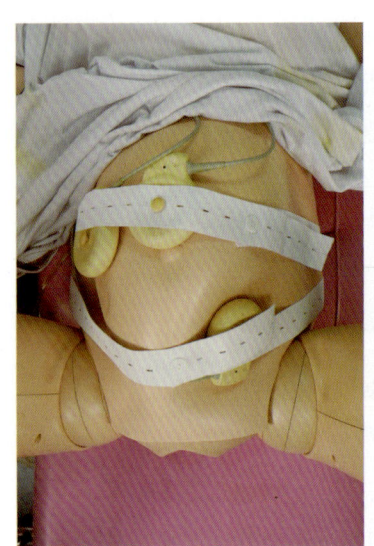

A.分娩模型和双胎胎心监护仪

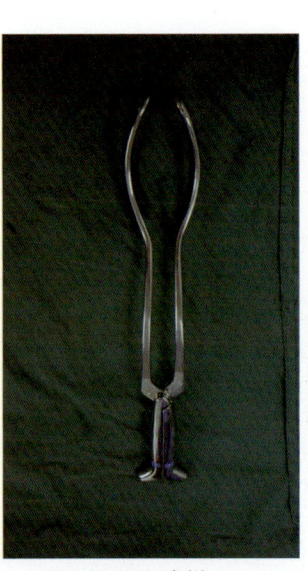

B.Piper产钳

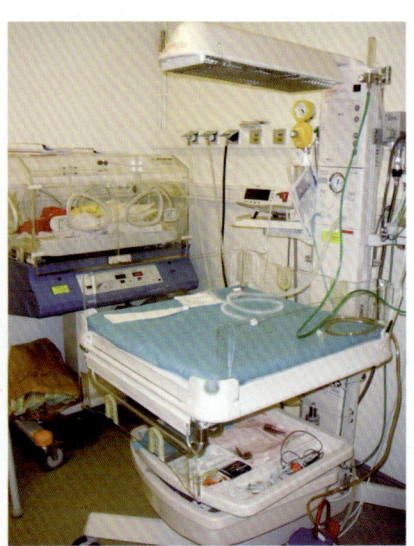

C.多功能辐射台

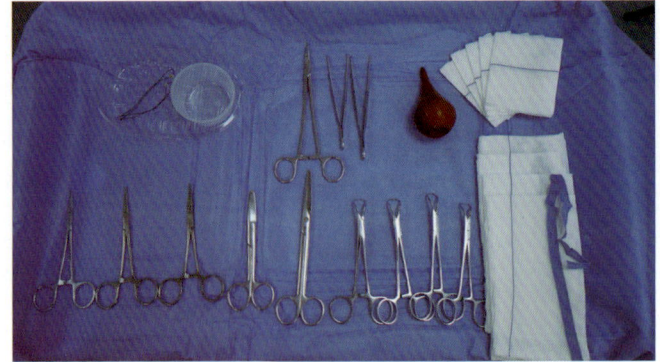

D.接生包

图8-9-4 双胎妊娠阴道分娩物品准备

4. 患者准备

（1）具备助产先决条件：宫口开全、胎膜已破。

（2）排空膀胱。

（3）患者及其家属签署规范的知情同意书。

（4）接生前开放静脉通路并配血（图8-9-5）。

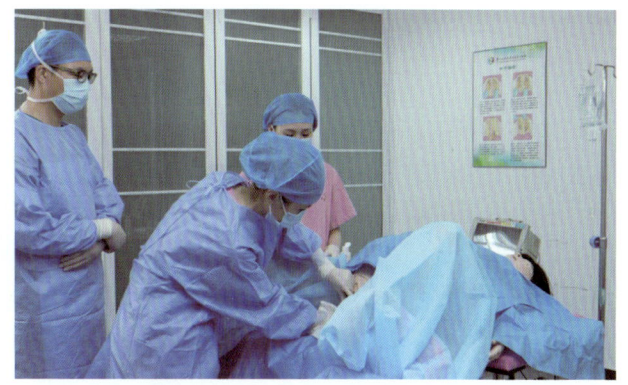

图8-9-5 开放静脉通路并配血

5. 术者准备

（1）阴道试产须配备经验丰富的产科医师、助产士及新生儿科医师。须通知新生儿科医师到场，必要时实施新生儿复苏。

（2）准备好补救方案，如能快速实施紧急剖宫产。

（3）如术者对此次助产手术缺乏经验和信心，必须有富有经验（胎儿非头先露分娩相关经验）的上级医师在场。后备人员充足。

（4）能够处理紧急情况：外倒转术，内倒转术，臀牵引术，臀位分娩、后出头困难，新生儿窒息，产后出血等。

（5）再次进行胎儿超声核实双胎胎位（图8-9-6），并在孕产妇腹壁标识。

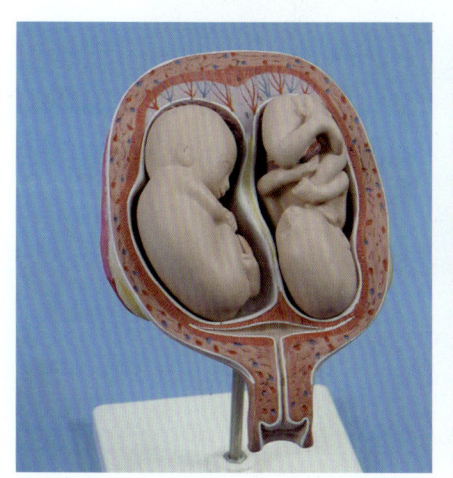
A.头/臀（宜阴道分娩）

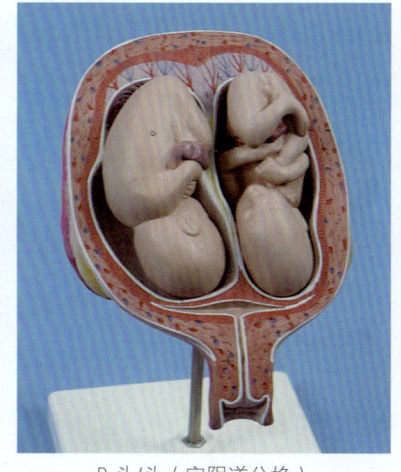
B.头/头（宜阴道分娩）

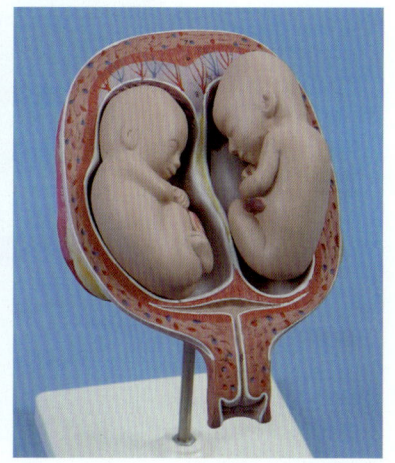
C.臀/臀（不宜阴道分娩）

图8-9-6 常见的双胎纵产式胎位

五、双胎（头/臀位）阴道接生操作示范

1. 体位与胎儿监护

像单胎接生一样可以选择自由体位分娩，但通常为截石位（图8-9-7），方便固定胎儿2为纵产式（图8-9-8）。持续胎心监护至胎儿2娩出（图8-9-9）。

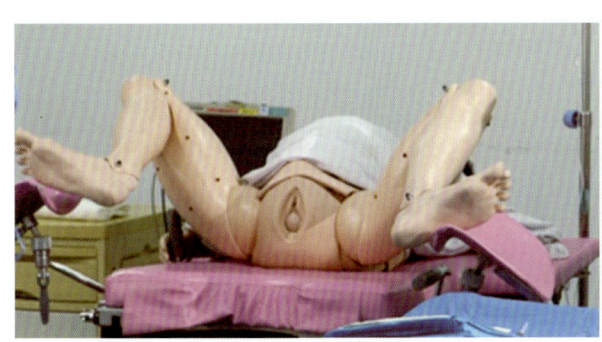
图8-9-7 截石位

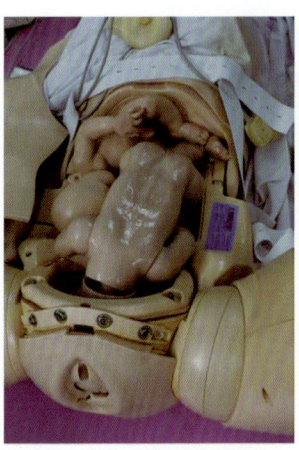
图8-9-8 宫内双胎胎位

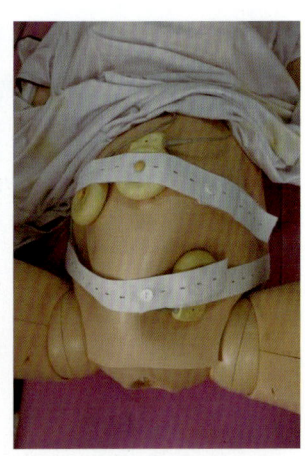
图8-9-9 双胎胎心监护探头对应位置

2．会阴切开术

适当地保护会阴，根据产科指征行会阴切开术。通常不常规行会阴切开术。

3．麻醉

硬膜外或双侧会阴阻滞麻醉（图8-9-10）。

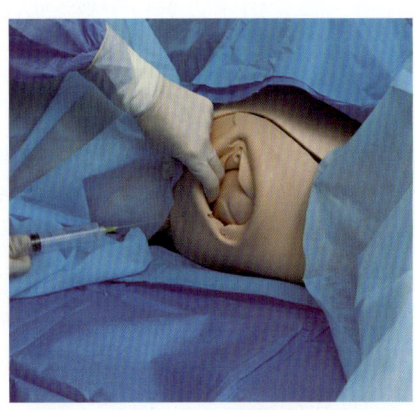
A.右侧

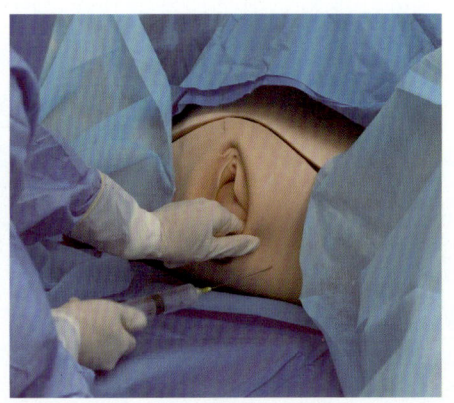
B.左侧

图8-9-10 双侧会阴阻滞麻醉

4．接生

（1）有接生过双胎妊娠经验的高年资主治医师和助产士同时上台准备接生；台下有经验的医师或助产士做助手，并做好固定胎儿2的准备。

（2）助产士像单胎接生一样娩出胎儿1后，台下助手立即固定胎儿2为纵产式（图8-9-11、图8-9-12）。

（3）胎儿1娩出后立即断脐，并钳紧胎盘侧的脐带，防止胎儿2失血［因单绒毛膜双羊膜双胎妊娠（MCDA）的胎盘间存在交通血管可能发生急性的胎-胎输血］。

（4）台下助手进行腹部触诊以明确胎儿2的胎产式，对胎儿2进行连续电子胎心监护。

（5）确认胎儿2的胎产式由臀位转为横位LSCA，准备进行内倒转术。

（6）高年资主治医师通过完整胎膜触摸辨认出足跟，一只手抓住胎足，不断轻轻地拉入产道,另一只手(或台下助手)经腹协助胎儿内倒转,在操作过程中尽可能保持胎膜的完整,在牵引旋转完成后进行人工破膜(图8-9-13至图8-9-15)。

(7)以臀位牵引术分娩胎儿2。双手持续牵引双足跟娩出胎臀,用纱布包臀后,术者拇指置于骶骨,其余四指放在髂前上棘处,双手环抱骨盆并轻轻向下旋转和牵引,配合产妇屏气用力,直到肩胛骨清晰可见,然后以顺时针或逆时针方向轻柔旋转胎儿躯干180°,使胎肩和前臂显现并自行滑落,如不能自行滑落,以"洗脸式"方法分别娩出胎儿右臂和左臂,当耻骨弓下可见胎头后部的发际线(颈背)时,以"骑跨式"手法娩出胎头(图8-9-16至图8-9-20)。

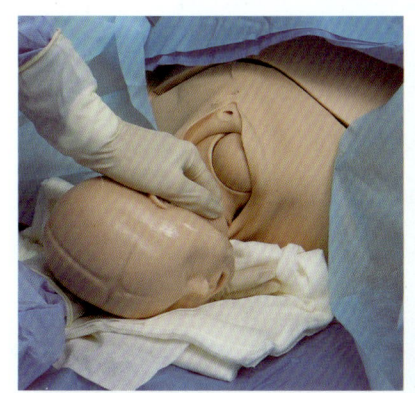
图8-9-11 胎儿1娩出

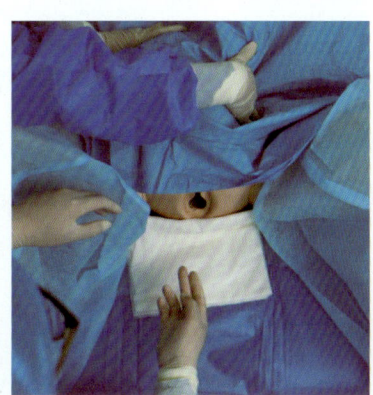
图8-9-12 固定胎产式

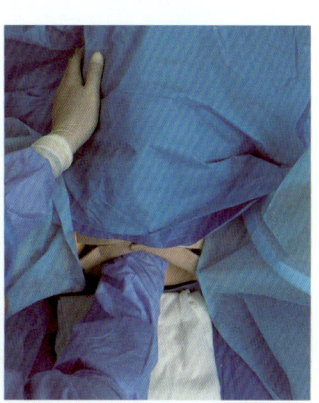
图8-9-13 牵引胎儿2胎足

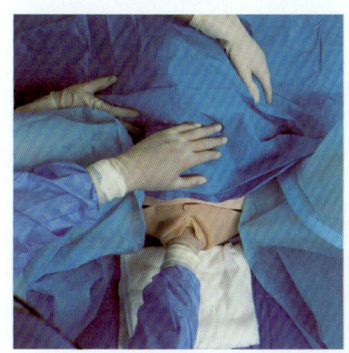
图8-9-14 协助内倒转

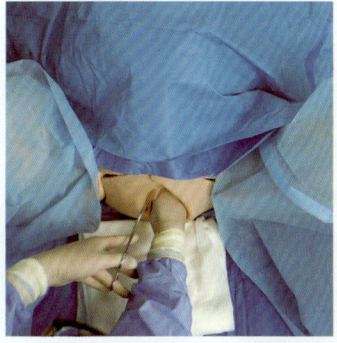
图8-9-15 人工破膜

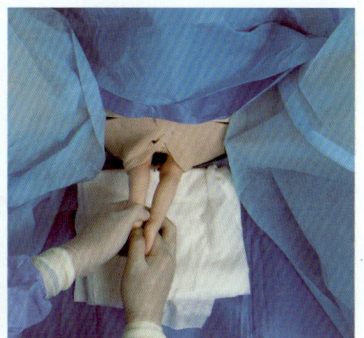
图8-9-16 臀牵引娩出胎臀

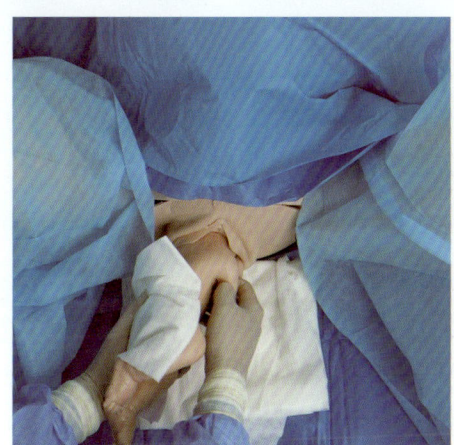
图8-9-17 臀牵引娩出胎儿右臂

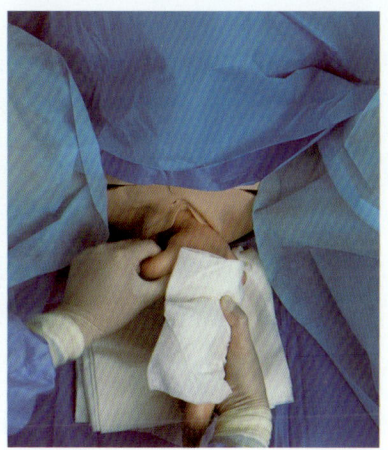
图8-9-18 臀牵引娩出胎儿左臂

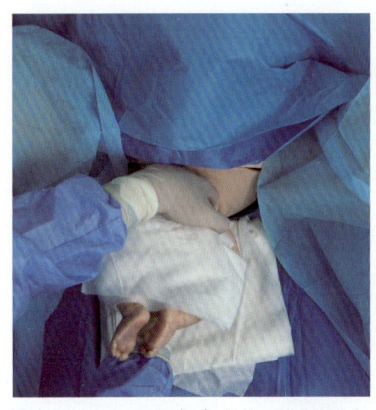 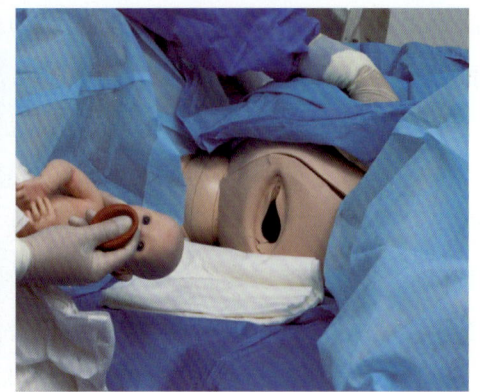

图8-9-19 "骑跨式"娩出胎头　　图8-9-20 清理新生儿呼吸道，助手按摩子宫

（8）新生儿娩出后，均交由新生儿科医师及助产士进行复苏及处理脐带。

（9）胎儿2娩出后，将缩宫素10～20 U加入生理盐水500 mL余液中，预防产后出血。可在产妇腹部放置沙袋压迫，防止因腹压骤降引起回心血量增加，导致心力衰竭的发生。若胎盘超过30 min未娩出或阴道流血增多，需人工剥离胎盘。

（10）仔细检查胎盘、胎膜的完整性，脐带插入口位置，胎盘份额比例及绒毛膜和羊膜隔层数，进一步判断双胎的绒毛膜性。

六、注意事项

（1）双胎阴道助产分娩成功的关键和难点：固定胎儿2为纵产式。

（2）注意保持良好宫缩：如果第一产程没有应用缩宫素，需配备缩宫素2.5 U，并将其加入生理盐水500 mL中，在胎儿1和胎儿2分娩间隔期间必要时使用，以加强宫缩。

（3）胎儿监护：需认真准确地监护双胎妊娠的两个胎儿，在产程的任何阶段，只要双胎中任何一个胎心监护异常，剖宫产就可能是唯一安全的选择。

（3）胎儿2的人工破膜：建议不要过早对胎儿2进行人工破膜，最好延迟至宫缩重新建立，胎先露已进入骨盆。

（4）双胎间的分娩间隔：胎儿2与胎儿1理想的分娩间隔时间尚无统一标准。有研究表明，不需要设定特定的分娩时间间隔，只要持续进行电子胎心监护，显示胎儿2是安全的即可。但有研究提示，随着分娩间隔时间的延长，胎儿2的脐动脉、静脉pH和剩余碱均会逐渐恶化。研究显示，双胎之间分娩间隔在15 min内，胎儿2的脐动脉血pH≥7.00；双胎之间分娩间隔在16～30 min，则有5.9%的胎儿2出现脐动脉pH<7.00；双胎之间分娩间隔>30 min，则有73%的胎儿2出现胎儿窘迫，27%的胎儿2出现脐动脉血pH<7.00，需要手术干预。

（5）ECV与IPV用于横位胎儿2：这两种技术都是适用的。尽管有许多研究报道首次尝试ECV成功，但也有研究者指出，与直接进行IPV相比，ECV的成功率不仅较低，还会导致产妇并发症发生率增加。但是考虑到ECV的侵入性较小，如果操作者对该技术更有把握，应首先考虑该项技术。

操作者的经验可能是最重要的因素，更多的高年资医师可能会选择直接进行IPV。

（6）胎儿2行IPV的技巧：辨认胎足的方法是通过完整胎膜触摸辨认出足，抓住胎足，不断轻轻地拉入产道，在操作过程中尽可能保持胎膜的完整，胎膜有可能会自发破裂，一般在牵引旋转完成后再进行人工破膜。如果背部朝下，或四肢不能迅速触及，操作者可以借助超声来确定位置。这样就可以将牵拉胎手的风险降至最低。如果胎足不能安全触及，则可能需要通过剖宫产完成分娩。

（7）针对胎儿2的剖宫产手术：往往是双胎分娩时管理不善的结果，胎儿1分娩时未固定胎儿2或胎儿2在入盆前发生了胎膜破裂。另一种试产失败的原因是在双胎之一分娩后触及宫颈回缩，从而错误评估为不可能再进行阴道分娩。但此时宫颈回缩的原因可能是胎儿2的胎先露高浮，所以，适当牵拉胎儿2的胎先露使其下降，宫颈仍会展开并最终完成分娩。

（8）产后出血的预防：双胎妊娠是产后出血的高危因素，胎儿2娩出后也可在产妇腹部放置沙袋压迫，防止因腹压骤降引起回心血量增加，导致心力衰竭的发生。予缩宫素20 U，并将其加入生理盐水500 mL余液中，必要时可肌内注射卡前列素氨丁三醇250 μg。

（李映桃　梁伟璋　柯彩萍　黄俊巧　张梦琪）

第十章 胎儿牵引术和毁胎术

第一节 胎儿牵引术

一、目的

对于一些特殊病例,如瘢痕子宫、前置胎盘(胎盘前置状态)、母体并发重度子痫前期、肝肾功能严重受损等,常规引产方式存在禁忌或相对限制,或母体病情加剧需缩短阴道分娩时间,或引产失败等,针对这些特殊问题,在产程中需加用特制直角滑轮牵引器实施悬吊式胎儿牵引术,协助分娩。

二、适应证

引产过程中,宫口开大2 cm以上,并出现以下情况:①母体因病情进展需尽快排出胎儿;②胎盘原因造成阴道出血多;③对缩宫素不敏感,产程时间长;④有引产药物如乳酸依沙吖啶、米非司酮、米索前列醇等使用禁忌;⑤其他情况需要缩短产程。

三、禁忌证

(1)存在剖宫产指征。
(2)骨产道或软产道异常,胎儿无法经阴道分娩。

四、操作前准备

1. 人员素质要求

中级职称及以上医护人员,必须经过阴道助产的训练,具备一定的操作经验和技巧。

2. 环境要求

环境整洁安静、布置温馨,可保护隐私。

3. 物品准备（图8-10-1）

特制直角滑轮牵引器、绷带、产包、毁胎器械、250 mL生理盐水及500 mL平衡液等。新生儿模型、分娩母体模型。

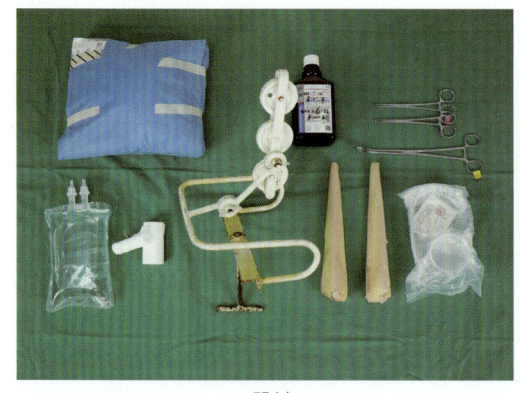
A.器械

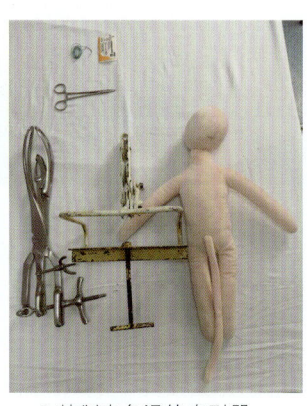
B.特制直角滑轮牵引器、毁胎器和新生儿模型

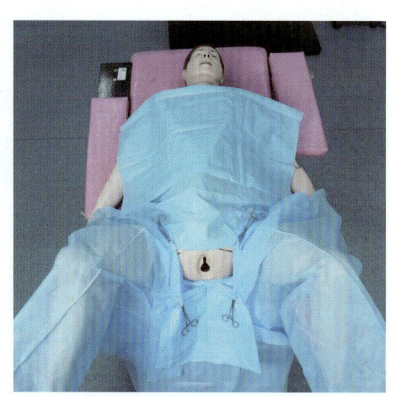
C.分娩母体模型

图8-10-1 胎儿牵引术物品准备

4. 患者准备

（1）具备助产先决条件：宫口开大2 cm以上。头先露或臀先露，S≥0。

（2）排空膀胱。

（3）患者及其家属签署规范的知情同意书。

（4）术前开放静脉通路。

5. 术者准备

（1）通知麻醉医师到场，必要时实施镇痛分娩。

（2）准备好补救方案，如能快速实施紧急剖宫产。

（3）如术者对此次助产手术缺乏经验或信心，必须有富有经验的上级医师在场。后备人员充足。

（4）能够处理紧急情况，如子宫破裂、毁胎术等。

五、操作流程（以枕前位为例）

条件：宫口开大2 cm以上，S≥0，枕先露。

1. 麻醉

必要时行阴部神经阻滞麻醉或蛛网膜下腔阻滞麻醉。

2. 体位

截石位。

3. 特制直角滑轮牵引器准备

安装特制直角滑轮牵引器，并将其固定在床尾（图8-10-2）。

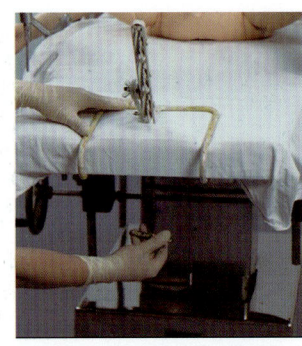 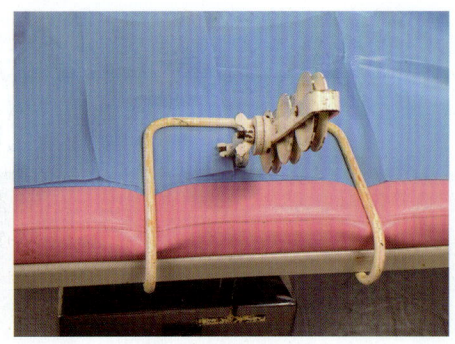 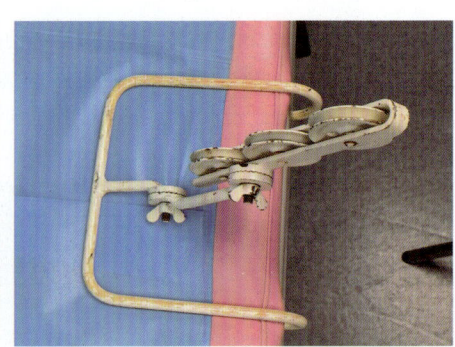

A.滑轮牵引器固定在床尾　　B.准备好的牵引器正面观　　C.准备好的牵引器侧面观

图8-10-2　特制直角滑轮牵引器准备

4. 评估会阴

一般不主张会阴切开，但对巨大儿死胎需进行毁胎术时，可以具体评估后进行。

5. 悬吊式胎儿牵引

（1）再次核查宫口及胎先露情况：术者右手示指伸入宫口内探查，未破膜者先行人工破膜，评估宫口开大2 cm以上，头位触及胎儿头皮或者臀位触及胎儿肢体或胎臀，S≥0（图8-10-3）。

（2）钳夹胎先露：在右手指的指引下，置入有齿卵圆钳或组织钳，钳夹胎儿头皮。如胎体较小（≤24周），可钳夹触摸到的胎头的任一部位（尽量夹持较多头皮组织），试牵引稳定以不滑脱为标准；如胎体较大（>24周），头位者，在

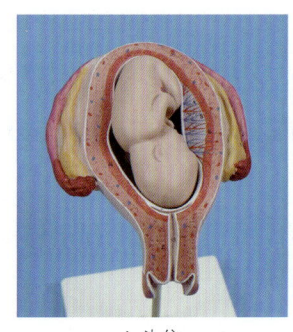 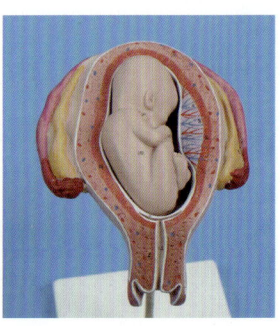

A.头位　　B.臀位

图8-10-3　胎位示意图

2把组织钳协助下，夹持较多头皮组织，夹持在后囟与前囟间，以便协助胎头的俯屈和下降，从而模拟分娩机制（图8-10-4）。

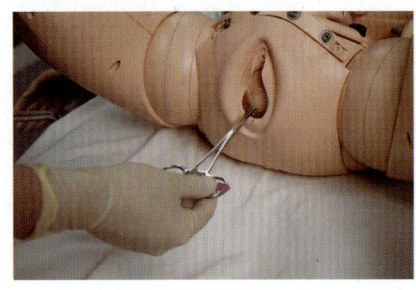 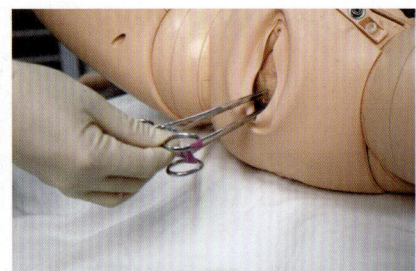 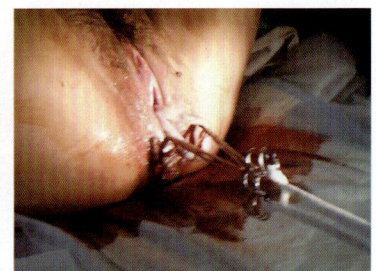

A.单把组织钳　　B.2把组织钳　　C.双组织钳头皮牵引（真人）

图8-10-4　钳夹胎先露

（3）胎儿牵引：绷带穿过组织钳尾端的持钳孔，连接至床尾，经特制直角滑轮牵引器，转向下连接牵引重物（袋装生理盐水100~500 mL或金属重锤0.2~1.0 kg）。具体重量以绷带适度紧绷，手指可上下拨动绷带1~2 cm为宜；或胎先露随时间有适度牵出速度，能模拟正常产程为宜。可以持续牵引至胎儿娩出（图8-10-5）。

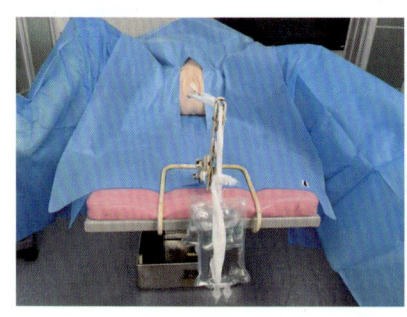
A.正面观

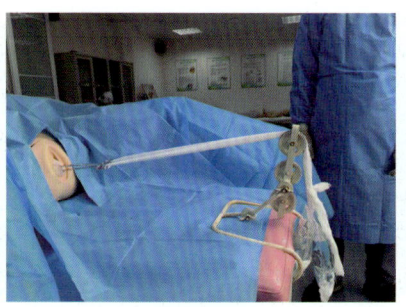
B.侧面观

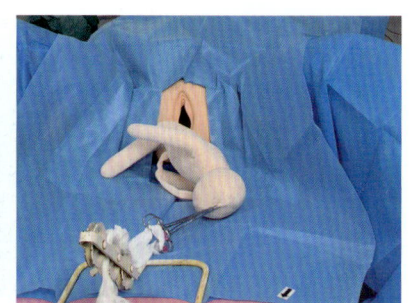
C.持续牵引至胎儿娩出

图8-10-5　胎儿牵引

6．产程调控

若产程进展不佳，可配合使用0.5%～1%缩宫素静脉滴注，调整滴速至有效宫缩，即10 min出现3次宫缩，每次宫缩持续30～60 s，直至胎儿及其附属物排出子宫，或适当调整牵引重量至1 kg。

六、注意事项

（1）悬吊式胎儿牵引术在中期引产中最主要的并发症是宫腔操作带来的继发感染，所以，特别强调引产前应对母体全身状况进行全面评估，包括：详细询问病史，如孕妇有无吸烟、嗜药、生殖道炎症及性传播疾病病史等发生绒毛膜羊膜炎的高危因素；仔细进行体格检查，并完善实验室检查，包括下生殖道清洁度检查、细菌性阴道病及假丝酵母菌检测等。注意实施过程中严格执行无菌操作及术后应用广谱抗生素预防感染。

（2）若为臀先露，可将胎儿一侧或双侧肢体牵拉出宫口，进行悬吊式胎儿牵引（图8-10-6、图8-10-7）。

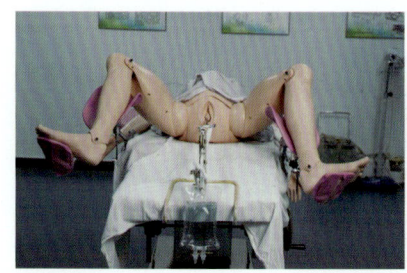
A.头牵引

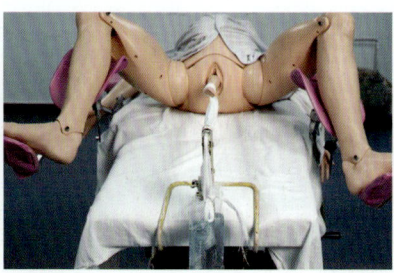
B.足牵引

图8-10-6　胎儿牵引术

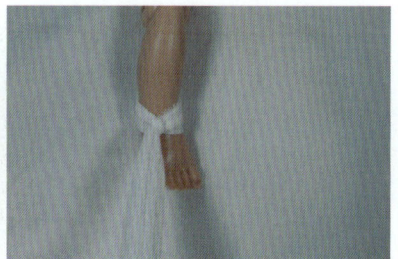
图8-10-7　臀位单足牵引部位

（3）模拟生理产程，必要时配合毁胎术协助娩出胎儿，尽量减少母体损伤。

（4）产后注意仔细检查产道是否有裂伤。

（李映桃　梁伟璋　陈高文　陈艳红　黄俊巧　张梦琪）

第二节　毁胎术——穿颅术

毁胎术是经阴道将死胎（或畸胎）分解后娩出的一类手术。毁胎术的发生率为 0.094%~0.98%。毁胎术有发生严重软产道裂伤及术后膀胱阴道瘘的风险，主要归因于难产导致的压力性坏死。也有人提出，这也可能继发于使用尖锐器械或毁胎术过程中暴露的骨性组织。

毁胎术的使用很受限，但在难产情况下分娩死胎或畸形胎儿是有用的。通过使用人体模型进行定期模拟培训并选择有适应证的产妇，可以最大限度减少母体创伤的发生。

一、目的

缩减胎儿的体积，防止分娩时对产妇造成损伤，同时能避免剖宫产（或剖宫取胎）相关的风险。较常用的为穿颅术，先穿破胎儿头颅，捣碎脑质，再夹碎颅骨使体积缩小，便于娩出。

二、适应证

多在死胎急需娩出、臀位死产头娩出有困难及脑积水儿无法娩出等情况下实施。

三、禁忌证

（1）存在剖宫产指征。
（2）骨产道和软产道过于狭窄。

四、操作前准备

1．人员素质要求
中级职称及以上医护人员，必须经过阴道助产的训练，具备一定的操作经验和技巧。

2．环境要求
环境整洁安静、布置温馨，可保护隐私。

3．物品准备（图8-10-1）
特制直角滑轮牵引器、绷带、产包、毁胎器械（穿颅器、穿颅刀、碎颅器、碎颅钳等）、250 mL生理盐水及500 mL平衡液等。新生儿模型、分娩母体模型。

4．患者准备
（1）具备助产先决条件：宫口开全或近开全。头先露或臀先露，S≥+2。
（2）排空膀胱。
（3）患者及其家属已经获得知情同意，并签署知情同意书。
（4）术前开放静脉通路。

5. 术者准备

（1）向患者提供情感上的支持和鼓励。如有必要，缓慢静脉注射安定或使用镇痛分娩。

（2）准备好补救方案，如能快速实施紧急剖宫产。

（3）如术者对此次助产手术缺乏经验或信心，必须有富有经验的上级医师在场。后备人员充足。

（4）能够处理紧急情况，如子宫破裂、严重产道裂伤等。

五、操作流程

条件：宫口开全或近开全。头先露或臀先露，S≥+2。

1. 镇静或麻醉

必要时行阴部神经阻滞麻醉或椎管内麻醉。

2. 体位

截石位（图8-10-8）。

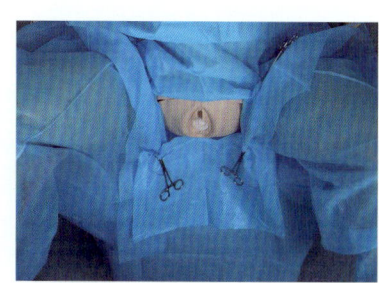

图8-10-8 截石位

3. 手术步骤

（1）穿颅：顶先露时以囟门或骨缝作为穿刺点，颜面先露则经眼窝或由口腔经上腭刺入，臀位产的后出头由枕骨大孔或颈椎刺入。头未固定者，由助手在腹部施压固定。

以顶先露为例示范：

右手握穿颅器，在左手保护下送入阴道，并用示指、中指将刃部固定于穿刺点上（避免刺入时滑脱损伤产道软组织），刺入颅内（图8-10-9）。或可在2把组织钳协助下，夹持在后囟之间或前囟之间，固定后囟或前囟为穿刺点，右手握穿颅器，从囟门穿入（图8-10-10）。然后将全部的穿颅器伸入颅内，来回捣碎脑质使其从破口流出，颅骨随即塌陷，体积缩小。

（2）碎颅：穿颅后，可取出穿颅器，直接按产钳放置方式，相继放置前、后叶碎颅钳，渐进用力扣合碎颅钳，拧紧螺旋直到胎儿颅骨塌陷为止（图8-10-11）。

如系三叶碎颅器，则先放入中心杆，再相继放置左、右叶，拧紧螺旋后牵引（图8-10-12）。能用二叶碎颅器牵出胎儿者，不一定要用三叶碎颅器。

（3）牵引并娩出胎儿：避免夹住产道软组织。然后顺产轴缓缓牵出胎儿。术者一只手应始终置于胎头周围以防破碎颅骨损伤软产道。

如无碎颅器，可用数把有齿长钳或Kocher钳紧夹颅骨，另将手指伸入胎儿口中扣住上腭协同牵出胎儿，牵引时，应按分娩机制，边牵边将胎儿面部向母体盆腔后方旋转，以利胎儿娩出（图8-10-13）。

（4）胎儿娩出后仔细检查：胎儿及其附属物娩出后，应进行子宫下段、宫颈、阴道和直肠的全面检查，如有损伤，应即做处理，并应留置导尿至少48 h，预防产后出血及产褥感染。

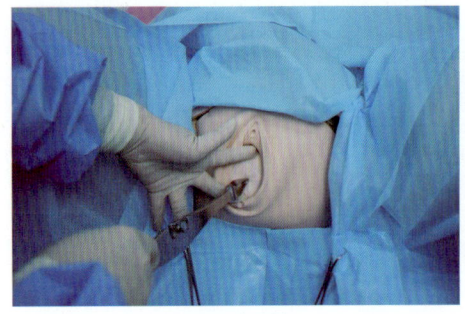
A.选择穿刺点

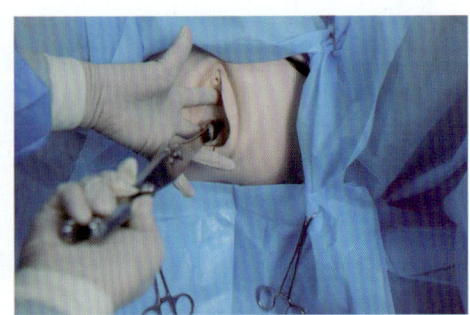
B.在大囟门处穿颅

图8-10-9 穿颅

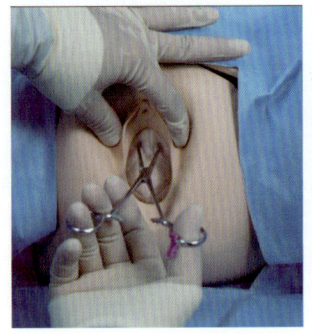
A.组织钳夹持前囟后头皮

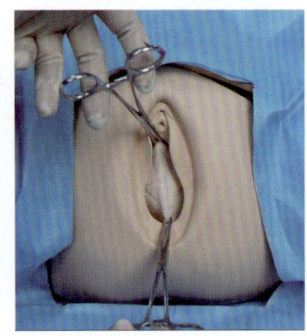
B.2把组织钳协助

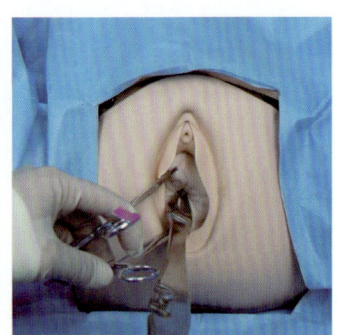
C.穿颅器于组织钳间穿入前囟内

图8-10-10 组织钳协助穿颅

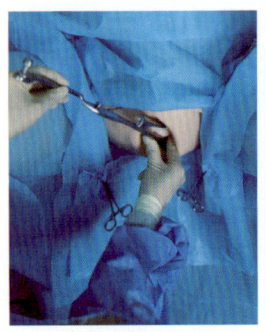
A.放置左叶

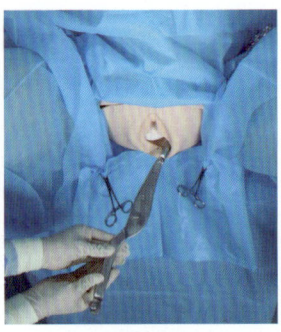
B.固定左叶

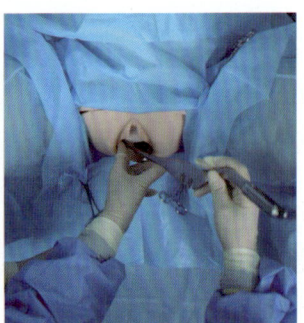
C.放置右叶

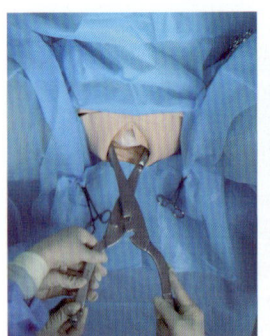
D.扣合

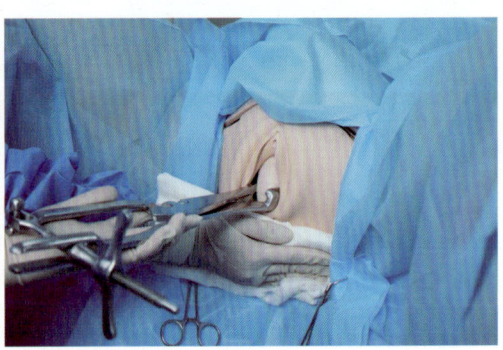
E.碎颅

图8-10-11 碎颅钳的放置

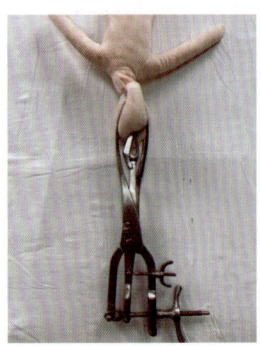
图8-10-12 三叶碎颅器的碎颅示意图

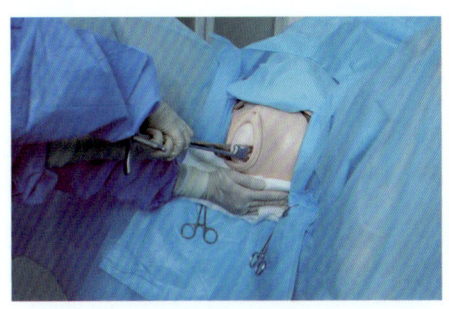
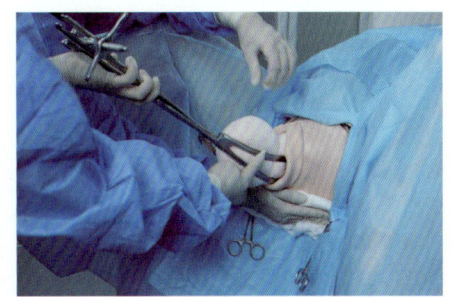
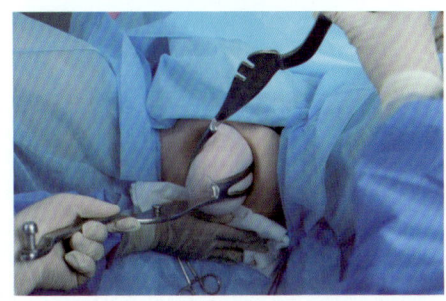
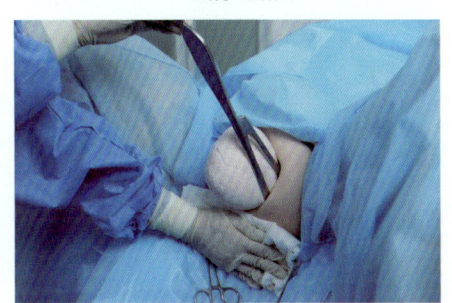

A. 顺产轴缓缓牵引　　B. 娩出胎头　　C. 取下右叶　　D. 取下左叶

图 8-10-13　牵引并娩出胎儿

六、注意事项

（1）当产前诊断提示胎儿严重畸形合并严重脑积水时，可考虑尝试在超声引导下经腹对胎儿脑积水进行抽液减压及减容，以协助实现阴道分娩。

（2）若母体病情加剧需缩短阴道分娩时间，或产程进展不佳时，在产程中可加用特制直角滑轮牵引器实施悬吊式胎儿牵引术，协助分娩。

（3）若为巨大儿，行穿颅术娩出胎头后，可能需再使用重型剪刀行锁骨切开术以减少双肩径，以便娩出胎体。

（4）因毁胎术所用器械皆为锐性，若操作不当，可造成严重软产道裂伤及术后膀胱阴道瘘，故操作要准确、细致，要特别注意避免手术利器或穿颅后形成的锋利颅骨骨刺可能对母体造成的损伤。

（5）毁胎术次要的并发症是宫腔操作带来的继发感染。所以，特别强调术前应对母体全身状况进行全面评估，排除生殖道炎症及性传播疾病病史等导致绒毛膜羊膜炎的高危因素；仔细进行体格检查，并完善实验室检查，包括下生殖道清洁度检查、细菌性阴道病及假丝酵母菌检测等。在毁胎术实施过程中应遵循无菌操作原则并在术后使用广谱抗生素预防感染。

（李映桃　梁伟璋　陈高文　黄俊巧　张梦琪）

第十一章 子宫内翻急救技术

产褥期子宫内翻罕见，发生率为1/23 000～1/3 000，可发生在阴道分娩或剖宫产分娩时。常见的原因为在子宫收缩前进行了脐带牵引，特别是当脐带较短、胎盘在宫底附着或胎盘粘连时。在大多数急性子宫内翻的病例中，立即进行非手术手法治疗即可成功复位，及时了解并通过手法复位可以防止进一步的并发症。由于子宫内翻很少发生，且难以预测，建议每个临床医护人员都应该通过模型模拟演练，掌握应对子宫内翻的操作手法。培训可使用仿真分娩模型在实操工作坊进行。

一、目的

复位内翻的子宫，可预防严重产后出血、痛性休克等严重并发症的发生，降低孕产妇死亡率。

二、操作前评估

1. 高危因素

第二产程延长、胎位不正、阴道助产失败。

2. 早期发现

（1）阴道分娩子宫内翻早期迹象：①第三产程剧烈的下腹疼痛。②由于副交感神经刺激引起的与失血量不成比例的休克。③大出血（94%的病例出现）。④胎盘可能未剥离，也可能已剥离；⑤子宫宫底经腹部不能触摸（程度较轻者，可能在宫底区域有一个凹陷）；盆腔检查显示阴道内（程度较轻者）或在阴道口处（外）有一个肿块；如果胎盘仍然附着在上面，那么可触及或见到连着胎盘翻出的子宫。

（2）剖宫产子宫内翻早期迹象：剖宫产若是在宫口开全或近开全的情况下施行，若娩出胎盘的手法不规范，可能会出现子宫内翻。

3. 子宫内翻的分类与诊断

（1）根据发生时间分3类：急性产后子宫内翻（产后24 h内）、亚急性产后子宫内翻（产后24 h～4周）和慢性子宫内翻（产后4周后或非妊娠相关）。

（2）根据子宫内翻程度分4度：1度为宫底逆行未超过子宫颈口，2度为宫底逆行超过子宫颈口未达阴道口，3度为宫底逆行超过阴道口但阴道壁未内翻，4度为宫底逆行超过阴道口并阴道壁反向内翻。其中1度多由超声检查诊断，2度及以上借助临床检查或超声检查诊断（图8-11-1）。

（3）了解腹部视角下的子宫内翻：内翻的宫底呈现酒窝状，输卵管和子宫圆韧带被带入内翻的子宫之中（图8-11-2）。

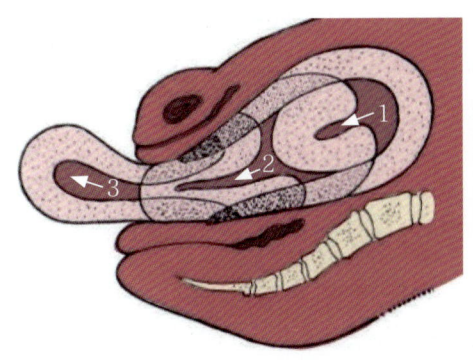

图8-11-1 子宫内翻分度

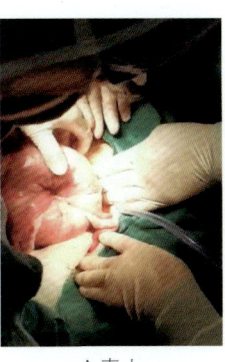

A.真人

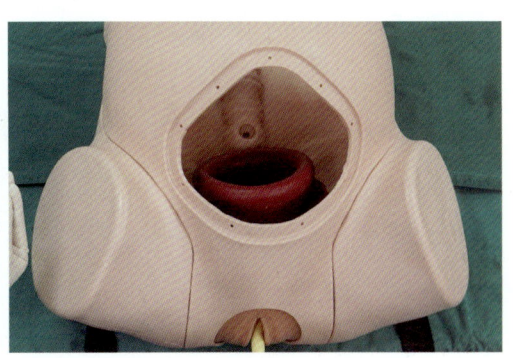

B.模型

图8-11-2 腹部视角下的子宫内翻，呈酒窝状

三、操作前准备

（1）产床、子宫内翻模型、心电监护仪、输液架、孕产妇抢救车（内含常规抢救药品和物品）（图8-11-2B、图8-11-3）。

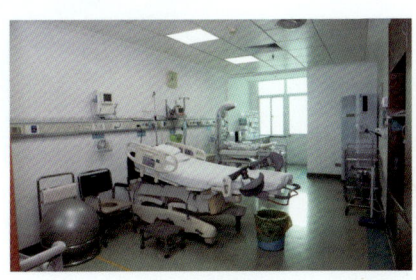

A.产床

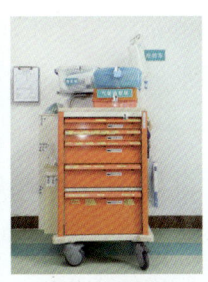

B.孕产妇抢救车

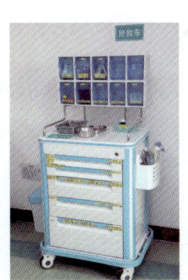

C.产后出血抢救车

图8-11-3 子宫内翻复位物品准备

（2）操作台1个、缝合包（持针器1把、血管钳1把、线剪1把、有齿镊和无齿镊各1把、组织钳4把、刀柄1把、刀片1个、1-0和2-0可吸收缝线若干）。

四、操作流程（以阴道分娩急性产后子宫内翻急救为例）

按ABCDEF处置。

1. A（assistant）：呼救

有经验的产科医师、麻醉师、助产士等急救人员快速到位，分工合作，各行其责。

（1）持续监测血压、脉搏、呼吸频率、尿量和血氧饱和度。

（2）采集血液进行全血细胞计数检验、凝血试验、血型检验和交叉配型（4~6U）。

（3）使产妇签署知情同意书，跟产妇简单沟通准备进行的操作，取得配合。

2. B（breathing）：氧疗

鼻导管给氧，5~8 L/min。必要时面罩给氧或气管插管人工通气。

3. C（circulation）：循环

建立两个静脉通路，立即开始容量复苏。应同时进行子宫内翻复位和抗休克治疗，因在子宫内翻纠正之后复苏才可能成功。有时在子宫内翻发生后的几秒钟内即行复位操作可能最易成功。

4. D（drug）：药物

（1）给予适当的镇痛药物。

（2）如果出现心动过缓，可给予阿托品。

（3）停止使用缩宫素，因为复位需要子宫松弛。

（4）使用药物松弛宫颈，方便操作。包括：皮下注射特布他林0.25 mg，或舌下含服硝酸甘油1片。

5. E（evaluation）：评估和手术

术前准备和急诊手术方式及风险评估：①如果胎盘仍附着，应将其原位保留，直到子宫重新复位。试图剥离胎盘可能会导致大出血，因为这时子宫肌肉无法收缩胎盘床上的血管。②复位内翻子宫，复位越早，成功的可能性越大。③一旦成功复位，还需预防产后出血。

复位子宫方法有以下3种：手法复位（Johnson手法）、静水压重新复位（O'Sullivan技术）和剖腹探查外科手术（手法复位、Huntingdon手术或Haultain手术）。

（1）手法复位（Johnson手法）。

• 麻醉：手法复位最好在全身麻醉下进行，若已行镇痛分娩，适当加量麻醉剂后进行。

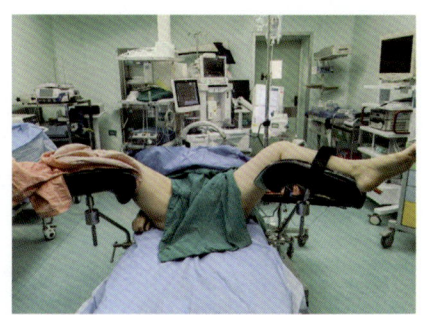

图8-11-4　截石位

• 体位：截石位（图8-11-4）。

• 复位：操作者右手五指并拢呈圆锥形状沿脐带伸入阴道内，右手托着翻出的子宫，按"最后出来，最先放回"的顺序逐渐复位子宫，逐步进行，最后复位的是最先出来的宫底（图8-11-5、图8-11-6）。

• 按摩子宫：一旦复位成功，手呈拳头状，应继续留在子宫内，双手按摩子宫，并予缩宫素20 U+平衡液500 mL静滴，至子宫得到良好收缩。

• 剥离胎盘：子宫收缩良好后，才可行徒手胎盘剥离术。胎盘取出后，继续双手按摩子宫，并注意产后出血的预防和治疗。必要时可以在宫腔填塞球囊或纱布，24 h后取出，保障复位的成功；或者于宫颈3点、9点缝扎以缩窄宫

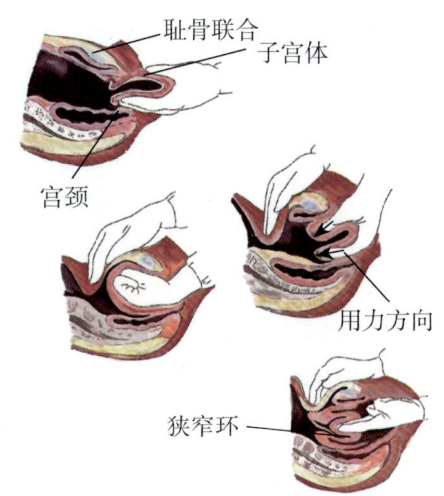

图8-11-5　子宫内翻复位示意图

颈，防止再次内翻并减少出血的风险。

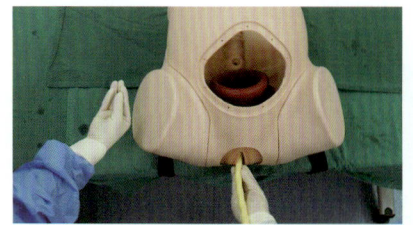
A.圆锥手

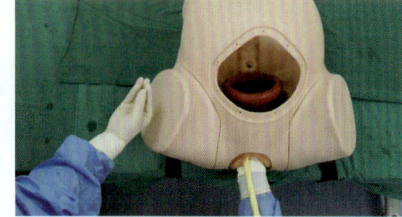
B.圆锥手托着翻出的子宫

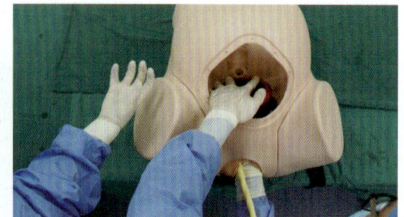
C.复位宫体

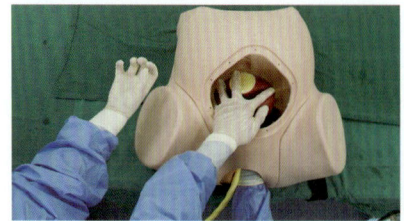
D.复位宫底

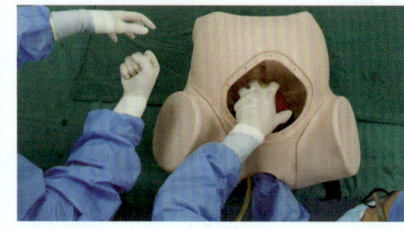
E.双手按摩子宫

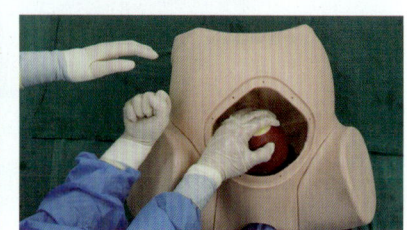
F.人工剥离胎盘后双手按摩子宫

图8-11-6　子宫内翻复位操作步骤

（2）静水压重新复位（O'Sullivan技术）。

- 适应证：必须排除子宫破裂。适用于急性子宫内翻尚未形成子宫颈内口缩窄者的快速处理。
- 复位：操作者应用液体静水压的脉压差，灌注阴道后穹隆，即在重力作用下，将3~5 L温生理盐水从大约2 m的高度注入阴道后穹隆，同时用Allis钳钳夹暂时关闭阴道外口。所注生理盐水使阴道逐渐膨胀，使其伸展，宫颈收缩放松，子宫逐渐恢复到分娩前的正确位置。一般可在3~5 min内复位成功。

（3）剖腹探查外科手术（手法复位、Huntingdon手术和Haultain手术）。

- 适应证：只有在手法复位（Johnson手法）失败的情况下才进行剖腹探查外科手术，且多在气管插管全麻下进行。
- 动物模型的制作：①将猪肚洗净后，放置在操作台上；②将猪肚小弯对合，间断或连续缝合，修剪成"子宫"模型（图8-11-7）；③将动物子宫模型的宫底内翻，造模成功（图8-11-8）。

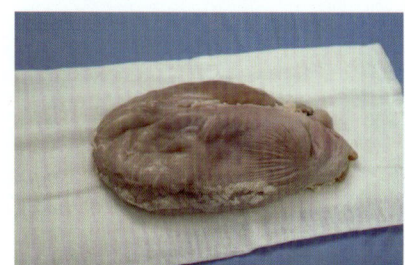
图8-11-7　"子宫"模型

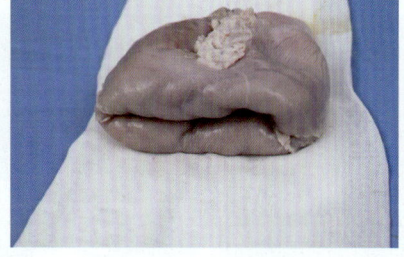
图8-11-8　子宫内翻模型

- 剖腹探查手法复位：适用于1度、2度子宫内翻。

操作步骤（图8-11-9、图8-11-10）：①双手分别握持子宫前、后壁；②使用拇指外翻、四指内顶手法,两手合力,将内翻的子宫复位;③检查子宫下段前、后壁收缩情况,按摩子宫;④必要时可在宫体薄弱部位做局部"8"字缝合,或者行改良B-L缝合,防止复发。

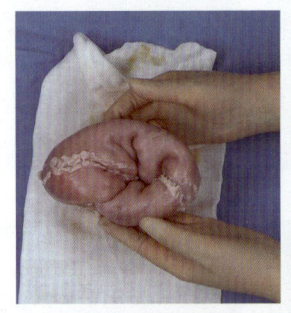 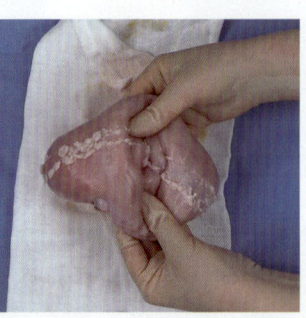 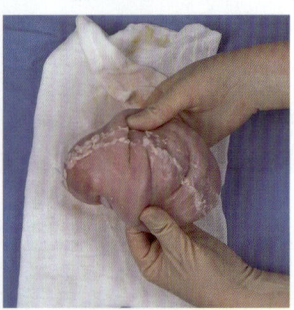

A.双手分别握持子宫前、后壁　　B.拇指外翻、四指内顶手法　　C.子宫复位

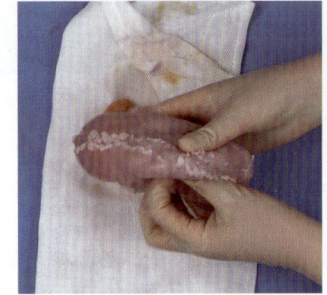 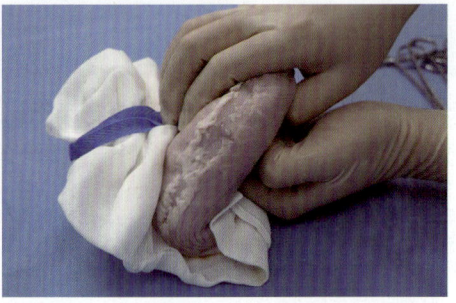

D.双手按压子宫　　E.双手按摩子宫

图8-11-9　子宫内翻剖腹探查的手法复位步骤(动物模型)

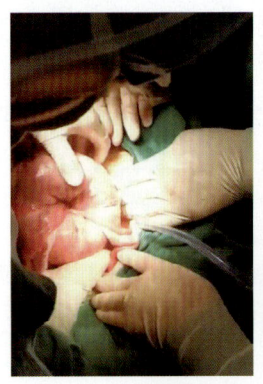 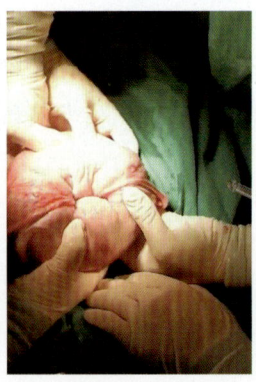 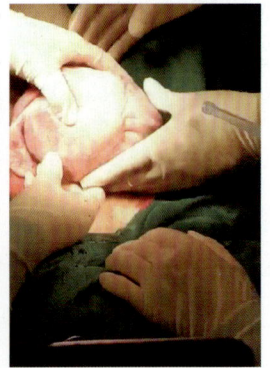

A.子宫内翻　　B.拇指外翻、四指内顶手法　　C.成功复位

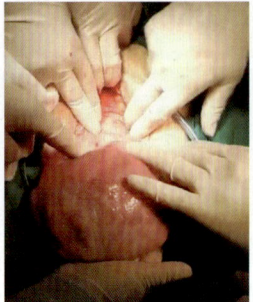 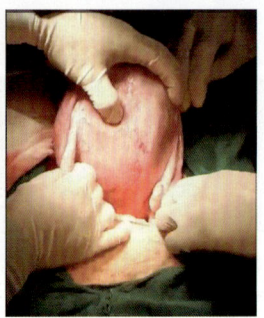

D.检查子宫下段前壁　　E.检查子宫下段后壁

图8-11-10　子宫内翻剖腹探查的手法复位步骤(真人)

- Huntingdon手术：适用于1度、2度子宫内翻。

操作步骤（图8-11-11）：①在麻醉状态下不行子宫壁切开，直接用2把Allis钳钳夹在双侧圆韧带位置，或者钳夹在子宫凹陷处的前、后壁，或者4把Allis钳钳夹在子宫凹陷处的前、后、左、右壁。②用Allis钳轻轻向上牵引，然后顺着上移的子宫壁移位钳子进行牵引，直至子宫底复位。必要时可同时结合阴道操作来配合。③检查子宫下段前、后壁收缩情况，按摩子宫。④必要时在宫体薄弱部位，可做局部"8"字缝合，或者行改良B-L缝合，防止复发。

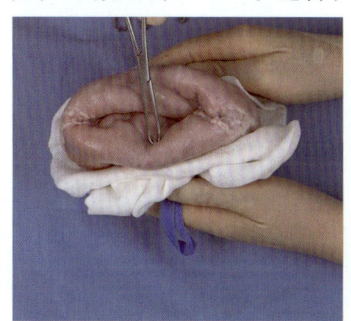 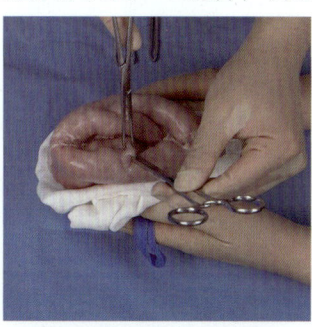 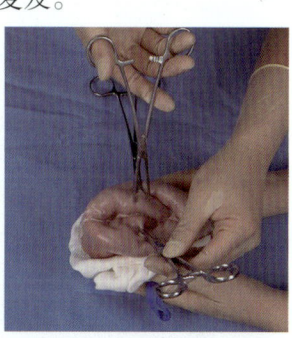

A.第1把Allis钳钳夹在子宫凹陷处后壁　　B.第2把Allis钳钳夹在第1把下方　　C.轻轻向上牵引

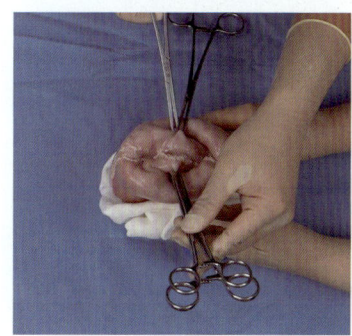 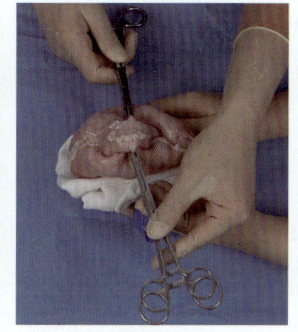 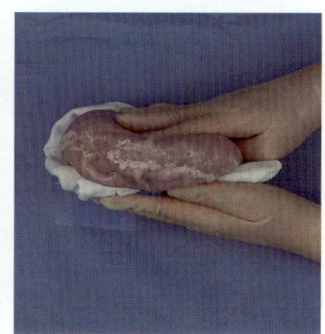

D.顺着上移的子宫壁移位钳子牵引　　E.复位宫底　　F.按摩子宫

图8-11-11　Huntingdon手术步骤

- Haultain手术：适用于3度、4度子宫内翻。

操作步骤（图8-11-12）：①子宫颈环已挛缩者，需切开子宫壁从子宫腔内将子宫底复位。②采用纵向切口（长约3 cm），切开宫颈环后方（此处切口不太可能累及膀胱或子宫血管）。③右手示指从切口进入宫腔，左手协助，将子宫底复位。④复位完成后，用1-0可吸收缝线间断缝合或"8"字缝合，进行子宫切开部位修复。⑤检查子宫下段前、后壁收缩情况，按摩子宫。⑥必要时可在宫体薄弱部位做局部"8"字缝合，或者行改良B-L缝合，防止复发。

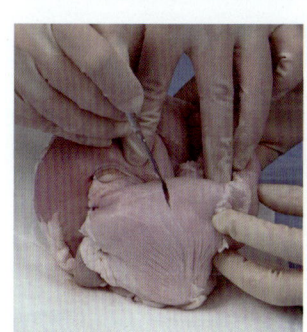 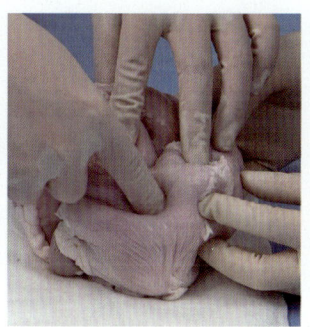 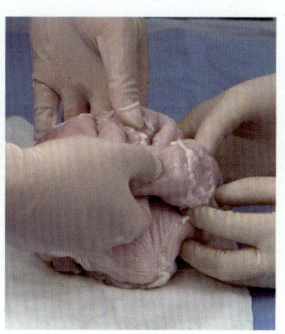 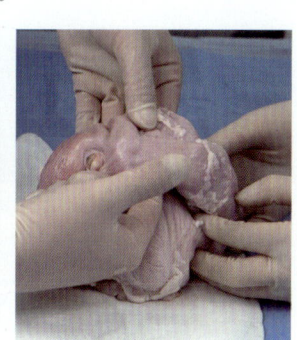

A.切开宫颈环后方　　B.右手示指从切口进入宫腔　　C.下段复位　　D.宫底复位

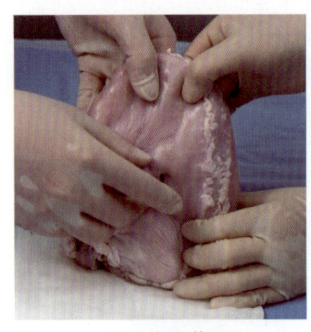 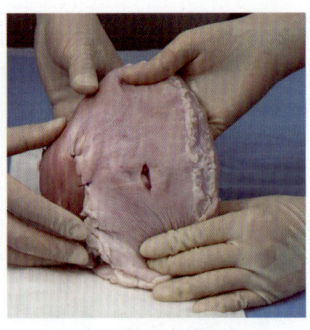 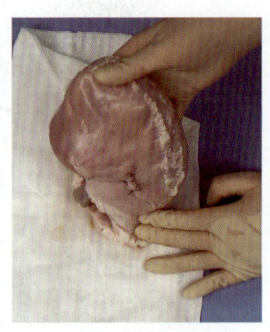 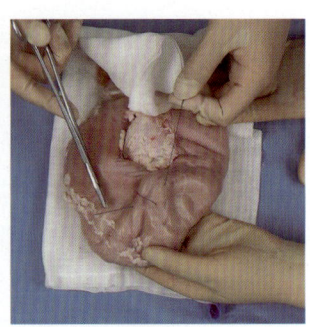

E.退出示指　　　　　　F.子宫下段及宫颈环切口　　　　G.缝合切口后　　　　H.子宫薄弱部位"8"字缝合

图8-11-12　Haultain手术步骤

6. F（format）：子宫内翻复位后的常规处置

（1）应静脉滴注缩宫素，并维持8~12 h，以保持子宫良好收缩。

（2）操作者应双手加压按摩，直到子宫出现强直有效的收缩。

（3）必要时行宫腔填塞术：填塞纱布或球囊，防止复发。

（4）应用广谱抗生素24~48 h预防感染。

另外，需要强调的是，无论子宫复位是否成功，若发生严重产后出血继发DIC，生命体征不稳定或亚急性、慢性子宫内翻并已出现严重感染，需行子宫切除术。

五、注意事项

（1）产后子宫内翻处理的关键：在于快速识别，进行全身综合治疗，迅速解除一切诱因，如立刻停止正在使用的缩宫素或操作，并快速复位内翻的子宫。

（2）子宫复位技巧：按"最后出来，最先放回"的顺序逐渐复位子宫。

（3）经阴道子宫内翻复位成功后，双手分别置于子宫内、外按摩子宫，或应用宫腔填塞球囊或纱布以维持宫底在正常位置，或者于宫颈3点、9点缝扎以缩窄宫颈，防止再次内翻并减少出血的风险。

（4）术后应考虑使用适当的抗生素，以避免感染。

（5）注意医患沟通，避免医疗纠纷。做好详细的病程和手术记录。

（6）预防措施：应避免第三产程的处理不当，在胎盘剥离迹象出现之前，绝对不要进行脐带牵引。

（李映桃　梁伟璋　陈佳　黄俊巧　张梦琪）

第十二章
子宫破裂急救技术

子宫破裂是危及生命的急症，发生率为0.3%，常发生在妊娠晚期或分娩过程中，其临床表现多样且缺乏特异性，常被漏诊或误诊为其他妊娠急腹症，导致严重出血、DIC、多器官功能衰竭、胎儿窘迫、胎死宫内、孕妇及新生儿死亡等母儿灾难性后果。因子宫破裂罕见且难以预测，早期识别、及时诊断和规范治疗对改善妊娠结局可起到关键作用，故建议每个临床医护人员都应该通过模拟演练掌握子宫破裂的急救技术。

一、目的

尽早识别，抢救休克孕妇的同时迅速分娩胎儿并修复破裂的子宫，预防母儿严重并发症的发生。

二、操作前评估

1. 高危因素（可单一存在，亦可多种同时合并存在）

（1）无剖宫产瘢痕的子宫。
- 梗阻性难产。
- 阴道手术助产。
- 产次多。
- 未确诊的头盆不称或胎位不正。
- 缩宫素使用不规范。
- 巨大胎儿。
- 胎盘植入。
- 既往子宫妇科手术史：包括肌瘤剔除术、纵隔切开术、宫角切除术、子宫整形术等，多次宫腔操作史（刮宫术史、宫腔镜术等）。
- 子宫破裂史。
- ECV。

- 腹腔镜下子宫颈内口环扎术。
- 胎儿宫内治疗。
- 子宫畸形（如残角子宫）。
- 外伤，如车祸、斗殴、跳楼等致腹部受到严重的外力撞击。

（2）有剖宫产瘢痕的子宫：有剖宫产病史者发生率约为11/10 000，而没有剖宫产史者的发生率为0.3/10 000。子宫破裂的风险也随着既往剖宫产次数增加而增加，也与前次剖宫产手术类型、切口缝合方式、术后感染、子宫切口瘢痕缺损（憩室）、剖宫产后再次妊娠间隔时间等有关。

既往剖宫产次数一次以上，再次妊娠时间距离前次剖宫产不足12个月、胎盘种植异常、使用引产或催产，是发生子宫破裂的独立危险因素。

2．早期预警

所有妇产科的工作人员，都必须识别可能导致子宫破裂的相关危险因素，特别是必须认识到有子宫瘢痕的妇女是"高风险人群"。须组建多学科快速反应团队（包括妇产科、新生儿科、影像科、麻醉科和手术室等），定期进行团队演练；建立先兆子宫破裂或子宫破裂危急值上报管理制度，进行规范的围生期管理。具体包括：

（1）产前管理：孕36周后超声评估子宫切口处肌层的连续性，需要制定包括引产和分娩的计划，个体化决定终止妊娠时机，有资深产科医师参与的书面讨论。瘢痕子宫妇女再次妊娠的分娩方式有选择性剖宫产（elective repeat cesarean section，ERCS）及阴道试产2种。

特别提醒，为预防妊娠晚期发生子宫破裂，建议的择期剖宫产时机为：①孕妇及胎儿状态良好，孕周≥39周；②有子宫破裂史者，孕36~37周；③前次分娩行古典式剖宫产手术者，孕36~37周；④既往子宫肌瘤剔除史者，孕36~38^{+6}周；⑤前壁胎盘疑诊胎盘植入者，孕34~37周。

（2）风险告知：瘢痕子宫有阴道分娩适应证者，使用前列腺素进行引产会使子宫破裂的风险增加2~3倍，进行催产会使子宫破裂的风险增加1.5倍。

（3）风险管理：瘢痕子宫有阴道分娩适应证者，应在能在30 min内进行紧急剖宫产的环境中进行持续严密的产时母胎监护。

3．提高对警示信号的识别能力

（1）胎心率异常。

（2）胎儿心动过缓。

（3）胎先露的改变，高于预期或前次检查。

（4）子宫瘢痕部位的疼痛和（或）压痛。

（5）阴道出血。

（6）隐匿性出血（肩膀疼痛）。

（7）产程进展缓慢。

需注意产程中电子胎心监护出现无法合理解释的Ⅱ类或Ⅲ类监护图形，可能是分娩期子宫破裂的早期甚至唯一的临床表现，需特别警惕（图8-12-1）。

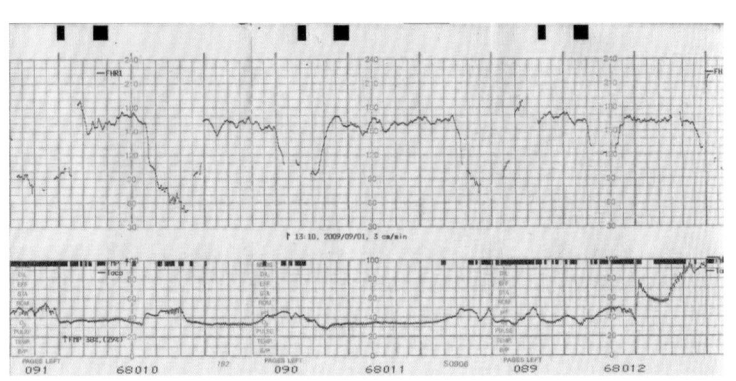

图8-12-1　VBAC妇女产程中出现Ⅲ类监护图形，及时在产房剖腹探查发现子宫破裂，行子宫切除术，母儿结局良好

4. 分类

（1）按发生原因可分为自发性破裂和损伤性破裂。

（2）按发生时间可分为妊娠期破裂和分娩期破裂。

（3）按破裂程度可分为完全性破裂和不完全性破裂。

（4）按发生部位可分为子宫体部破裂和子宫下段破裂。

5. 临床表现

子宫破裂发生通常是渐进的，多数由先兆子宫破裂进展为子宫破裂。

根据子宫破裂发生原因、孕周、病情进展、破裂程度、破裂部位、单（多）胎、子宫周围血管脏器受累情况等，临床表现多样，部分孕妇无症状或症状不典型，存在隐匿性。

典型子宫破裂表现为腹痛、胎心监护异常、阴道流血三联征。其他临床征象包括不规则宫缩、腹泻、呕吐、腹膜刺激征、晕厥、血红蛋白及血小板计数进行性下降、休克前期或休克、胎动消失等；随着裂口扩大，可出现胎盘剥离，血液、羊膜囊甚至羊水、胎盘、胎儿可进入腹腔等；若破裂口累及胎盘、脏器血管等可导致急性大出血；若破裂发生在子宫侧壁阔韧带两叶之间，可形成阔韧带内血肿；若累及膀胱，可导致血尿。

主要影像学征象为子宫肌层回声连续性中断，局部肌层变薄或子宫壁有缺损、厚薄不均，或局部失去肌性组织结构；既往无附件囊肿病史者可发现附件区囊性占位，羊膜囊自子宫下段向母体腹部前壁膀胱方向膨出，胎盘和（或）胎儿部分或全部脱出于宫腔外；盆腹腔积液、腹腔回声杂乱等；妊娠早期子宫完全性破裂者，宫内妊娠组织可自破裂口处脱出宫腔外，亦可正常存在于宫腔内（图8-12-2、图8-12-3）。

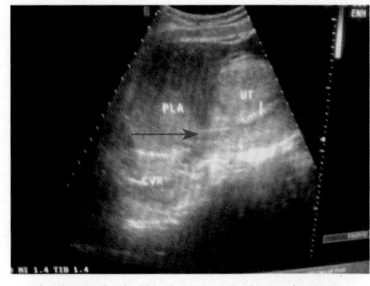

A. 本院超声声像胎儿，胎盘于腹腔内，子宫前壁下段不连续，腹腔积液

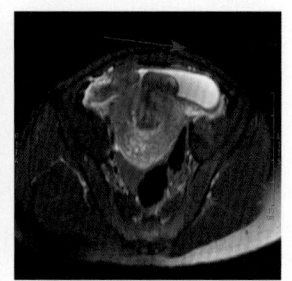

B. MRI提示子宫肌层连续性中断，羊膜囊（胎儿）突入腹腔内

图8-12-2　25岁，G3P2（受孕3次，生产2次），二次剖宫产史，停经22周，药流失败1天，外院B超示"腹腔妊娠"，MRI提示子宫下段前壁破裂

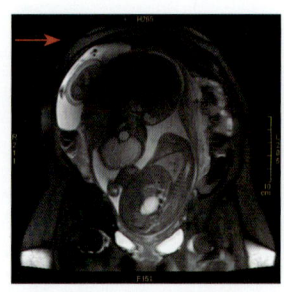
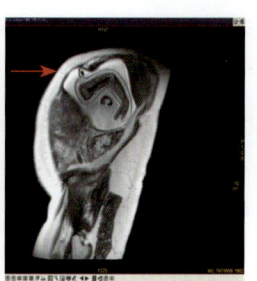

A.MRI提示右侧宫角处子宫破裂，见羊膜囊突入腹腔　　B.MRI提示胎儿一侧上肢卡在破裂口

图8-12-3　26岁，G3P0，孕30⁺¹周，双胎，反复右下腹痛4天，加重4h入院。3年前右侧输卵管间质部妊娠行输卵管切除。B超：双活胎；阑尾炎可能，右侧卵巢扭转待排除。MRI提示：右侧宫角处子宫破裂

三、操作前准备

子宫模型、产床、心电监护仪、输液架、孕产妇抢救车（内含常规抢救药品和物品）、回收式自体血设备、加温加压输血设备、腹部手术包、剖宫产包、全宫切除包，以及新生儿辐射复苏台、抢救药物、抢救设备等（图8-12-4）。

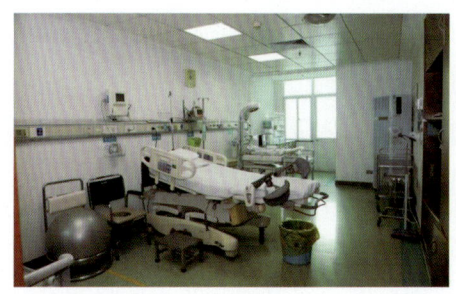

A.产床　　B.孕产妇抢救车

图8-12-4　子宫破裂急救物品准备

四、操作流程

按ABCD处置，首要是抢救休克孕产妇的同时迅速分娩胎儿。

1. A（assistant）：呼救

有经验的产科医师、麻醉师、影像科医师、助产士等急救人员快速到位，分工合作，各行其责。

（1）持续监测血压、脉搏、呼吸频率、尿量和血氧饱和度。

（2）采集血液进行全血细胞计数检验、凝血试验、血型检验和交叉配型（4~6U），床边超声。

（3）签署知情同意书。

2. B（breathing）：氧疗

鼻导管给氧，5~8L/min，必要时面罩给氧或气管插管人工通气。

3. C（circulation）：循环

建立2个静脉通路，必要时行中心静脉置管立即开始容量复苏。根据剖腹探查术中情况来决定输液、输血及是否自体血回收。

子宫非瘢痕破裂，出血通常汹涌而迅猛，孕产妇会快速陷入休克状态。而子宫瘢痕破裂，由于子宫瘢痕破裂处的血管较少，出血通常比预期少；但如果瘢痕延裂，可能会导致严重出血。

4. D (delivery): 分娩

术前准备和急诊剖腹探查手术风险评估。

根据母胎情况,麻醉可选取腰硬联合麻醉、局部麻醉、气管插管全麻。手术可在产房或手术室进行。

剖腹探查术的腹壁切口选择纵切口。

(1) 剖腹探查时打开腹膜,术中所见:不全子宫破裂多见于子宫瘢痕处破裂,仅剩下浆膜层,胎体和羊水漂浮清晰可见;完全子宫破裂者仅见从破裂口凸出的羊膜囊,不见子宫结构(图8-12-5)。

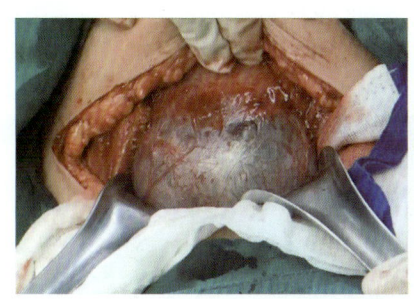 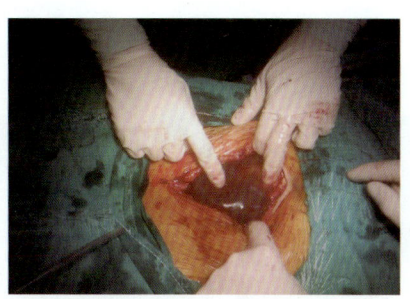

A.不全子宫破裂子宫下段仅剩下浆膜层　　B.完全子宫破裂打开腹膜见羊膜囊

图8-12-5　打开腹膜所见

(2) 完全子宫破裂的处理:应同时有两名有经验的高年资妇产科上级医师上台手术。

具体步骤:①取出胎儿及其附属物。②全面探查子宫及宫旁损伤出血灶,包括全面探查和评估子宫破裂口,是否有阔韧带血肿、膀胱损伤、直肠损伤等;全面检查和评估阴道、宫颈,是否有延裂伤及宫颈、阴道等。子宫下段破裂最常见,可能向前延伸到膀胱的后部,或者向外侧延伸到子宫动脉的区域,甚至延伸到阔韧带静脉丛,导致大面积出血和损伤。宫体、宫角、子宫后壁破裂相对少见,通常与既往子宫手术史或子宫内操作有关,但也可自发发生。③手术处理破裂的子宫。④仔细检查阴道宫颈,按实际情况可行经腹经阴联合的会阴阴道或宫颈裂伤修补术。⑤术中仔细清除宫旁积血及血肿,止血应彻底。必要时行子宫动脉结扎术或双侧髂内动脉结扎术等血管结扎技术,甚至进行盆腔填塞压迫止血。⑥仔细探查子宫毗邻区域结构,必要时请相关学科医师台上会诊,按实际情况清创,修补膀胱、输尿管、直肠等损伤。⑦必要时放置腹腔引流管。

其中步骤③手术处理破裂的子宫有3种方案。

- 子宫破裂清创缝合及修补术:取决于子宫破裂的程度。子宫破裂时间短、裂口小且边缘整齐、无明显感染、患者生命体征平稳、一般情况较好,则容易修复且耗时短,可保留生育功能(图8-12-6至图8-12-14)。

用1号或0号可吸收缝线连续或间断缝合子宫裂口全层,之后再用1号或0号可吸收缝线加固缝合子宫裂口。对于前次剖宫产瘢痕破裂,无论宫体或子宫下段,建议修剪瘢痕以获得新创面,再进行修补缝合。

- 次全子宫切除术:对宫角或前壁局灶性穿透性胎盘植入伴破裂者,可行双侧子宫动脉上行支结扎术,然后进行局部切除或次全子宫切除;子宫破裂口较大、撕裂不整齐且清创止血缝合困难

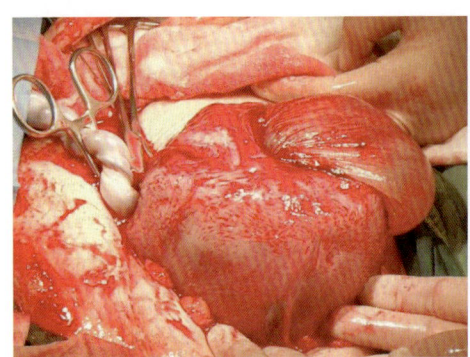
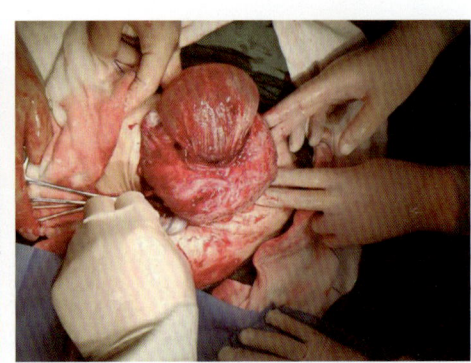
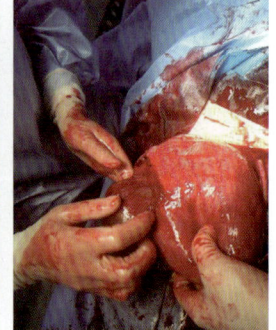

A.侧面观　　　　　　　　　B.正面观　　　　　图8-12-7　间质部妊娠
图8-12-6　宫角妊娠术后，孕38周子宫破裂，行子宫修补，预后好　　　术后，孕29周子宫
破裂，行子宫修补术，
预后好

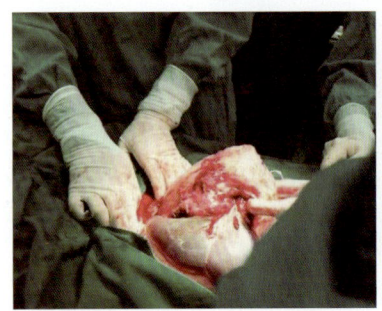
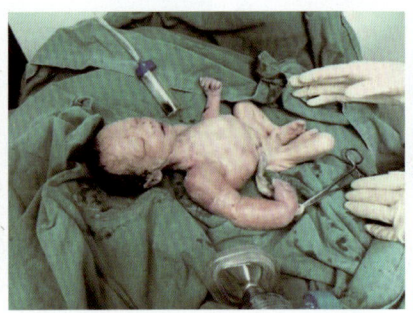
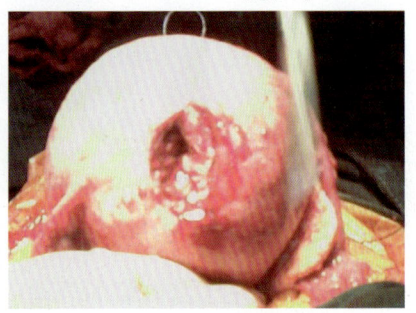

A.右侧宫角处可触及一囊性肿物，大小　　B.子宫下段横切口臀牵引娩出一活女婴，　　图8-12-9　孕34周，胎膜早破入院，
约6 cm×5 cm，可触及胎儿肢体　　　羊水清，量200 mL，体重1 740 g；以头位　　因胎儿窘迫手术，术后检查子宫后
娩出一活男婴，羊水Ⅰ度浊，量200 mL，右　　壁破裂，行子宫修补，母儿预后好
上肢嵌顿于右侧宫角破裂处，体重1 400 g

图8-12-8　26岁，G3P0，孕30^{+1}周，双胎，反复右下腹痛4天，加重4 h
入院。3年前右侧输卵管间质部妊娠行输卵管切除。MRI见图8-12-3。
剖腹探查术中见男婴嵌顿的右上肢及右侧胸廓水肿。分层缝合子宫下
段剖宫产切口及右侧宫角破裂处，术后母儿预后好

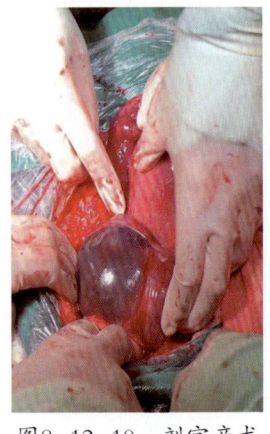
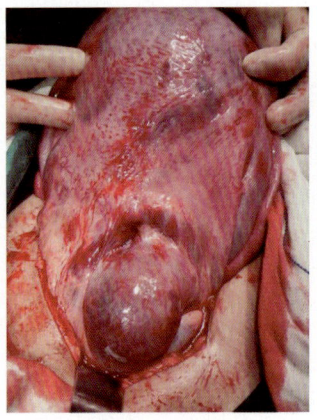
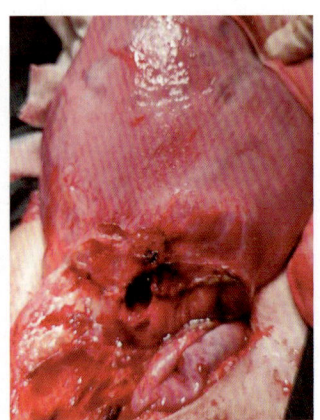

图8-12-10　剖宫产术　　A.不全破裂的子宫瘢痕　　B.清除血肿缝合
后3个月妊娠，孕32周发　　图8-12-11　VBAC顺产后常规超声发现子宫下段瘢痕
生瘢痕部位破裂6 cm，　　　破裂，剖腹探查行子宫修补，预后良好
娩出胎儿，修补切口，
母儿预后好

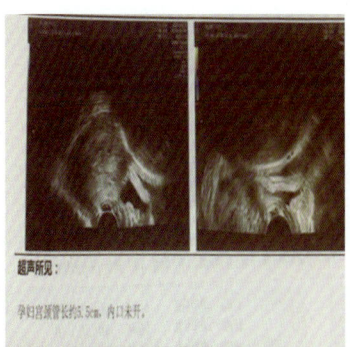
A.孕33周时出现不规则宫缩,彩超发现子宫破裂

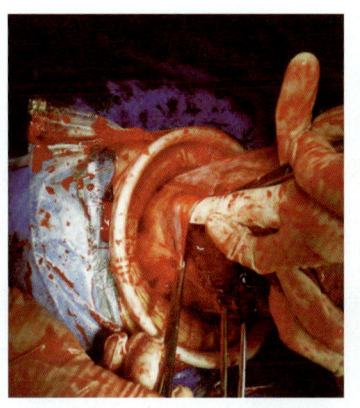
B.术中发现宫颈破裂口延伸到盆腔深处,因胎头压迫破裂口尚未明显出血,娩胎后发现宫颈已基本离断,环扎线位于宫颈右侧,此时出血凶猛

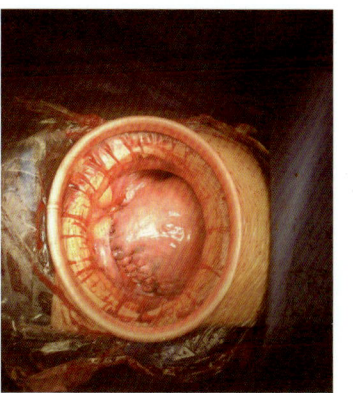
C.逐层止血,成功修补子宫

图8-12-12 腹腔镜环扎术后子宫破裂

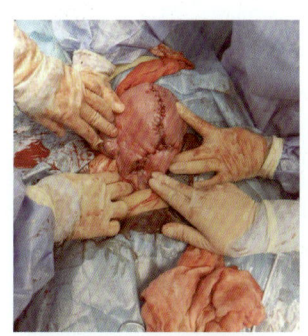
图8-12-13 腹腔镜子宫剔除术后1年内妊娠,孕37周,腹痛入院,急诊剖腹探测见子宫底部沿前瘢痕处破裂,羊膜囊压迫破口边沿,腹腔内出血300 mL,娩出胎儿,修补子宫,母儿预后好

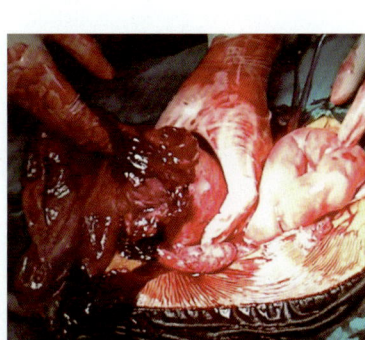
A.左侧子宫妊娠破裂胎儿游离腹腔,胎盘在宫腔

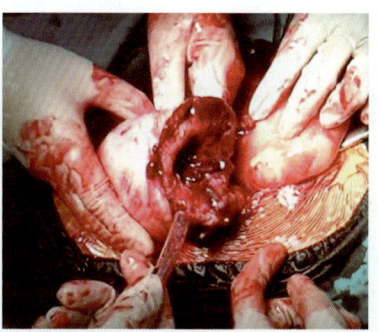
B.娩出胎盘

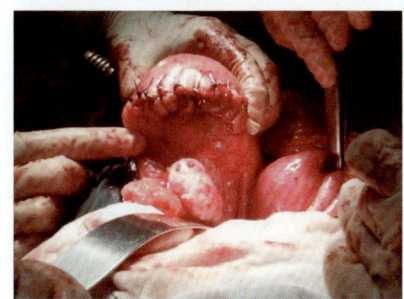
C.缝合子宫破裂口后正面观

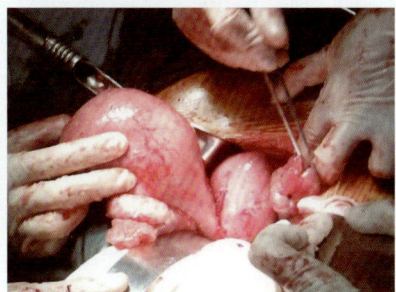
D.缝合子宫破裂口后背面观

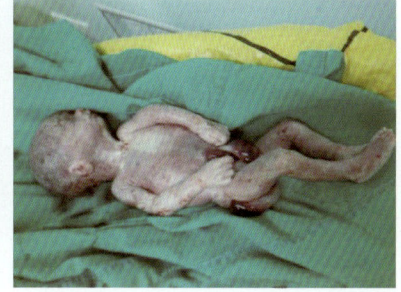
E.死胎

图8-12-14 腹痛2天,死胎外院转入,剖腹探查见双子宫畸形,左侧子宫妊娠孕30周子宫破裂,死胎,出血500 mL,行子宫修补术

者，或感染明显者，应行次全子宫切除术。具体操作步骤见第八篇第三章第六节"围生期子宫切除术"（图8-12-15、图8-12-16）。

- 全子宫切除术：子宫破裂伴膀胱损伤、破裂口极不规则致子宫多处撕裂延伸至宫颈或阴道、子宫全层破裂延及宫颈、严重的宫腔及盆腔感染、难治性子宫出血危及生命等，应考虑全子宫切除术，具体操作步骤见第八篇第三章第六节"围生期子宫切除术"（图8-12-17至图8-12-19）。

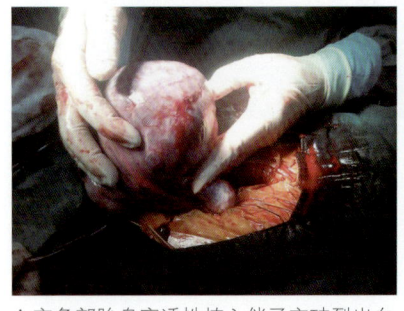
A.宫角部胎盘穿透性植入伴子宫破裂出血

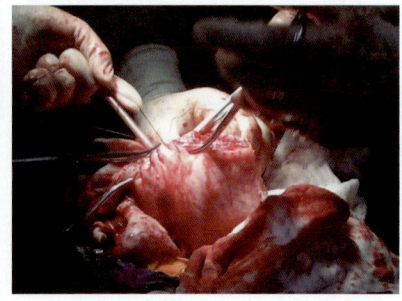
B.行局部切除+子宫整形术

图8-12-15 孕29周，急腹症入院，剖腹探查腹腔积血1 500 mL

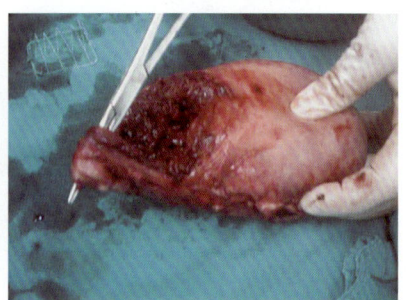
图8-12-16 25岁，G3P2，二次剖宫产史，停经22周，药流失败1天，外院B超示"腹腔妊娠"而转本院，本院B超和MRI见图8-12-2，剖腹探查见腹腔积血800 mL，羊膜囊和胎儿位于腹腔，子宫切口破裂至宫旁，行次全子宫切除术

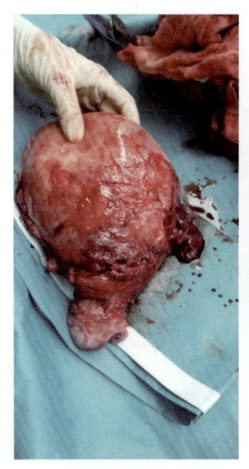
A.正面观

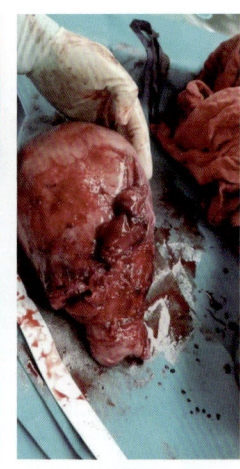
B.侧面观

图8-12-17 29岁，G2P1，一次剖宫产史，瘢痕子宫阴道分娩，宫口开大6 cm，子宫破裂，剖腹探查，腹腔积血2 000 mL，全子宫切除标本大体观

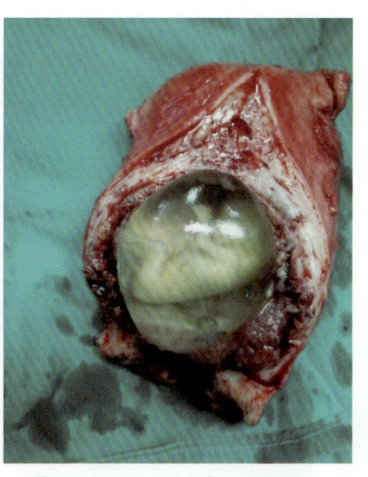
图8-12-18 30岁，G3P2，二次剖宫产史，瘢痕妊娠，24周，子宫破裂，腹腔内出血4 000 mL，全子宫切除后

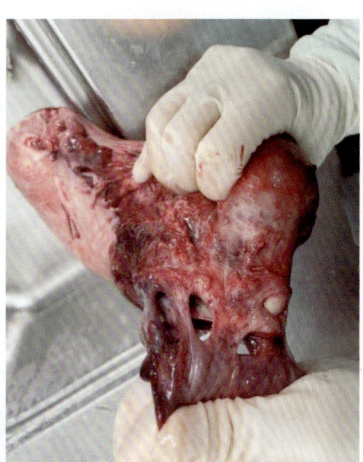
图8-12-19 31岁，经阴道高位环扎术后，孕27周大出血，行子宫切除术后，见子宫下段近宫颈内口呈现筛子样多个破裂口

五、注意事项

（1）挽救产妇生命比保留子宫更重要。严重出血和感染可威胁产妇生命时，术者应根据患者具体情况和自身经验技能等，尽可能行清创缝合修补术，争取保留子宫，但勿勉强。

（2）应结合产妇的生命体征、实验室检查和盆腹腔超声结果，综合评估失血量和预计继续失血量，准确计算补液量，并及时恢复体温、纠正酸中毒及凝血功能障碍。

（3）建议使用广谱抗生素预防感染，警惕伤口感染及愈合不良等情况。

（4）因大出血及手术应激，产妇术后容易出现低蛋白血症、肝肾功能损害、电解质紊乱、心力衰竭、肺水肿等并发症，需严密、动态观察病情，动态复查肝肾功能、凝血功能、电解质等指标，及时处理异常情况。

（5）及时完善泌尿系彩超，如有损伤并发症，应早期积极处理。

（6）对行子宫修补术者，术中尽量彻底止血，术后注意加强宫缩，使用缩宫素 > 24 h；行子宫切除术，应加强医患沟通，加强对产妇的心理辅导，减少产后抑郁等情况发生，尽量避免医疗纠纷。

（李映桃　刘小晖　李家福　苏春宏　李维枢　生秀杰　刘娟　刘玉冰　余琳　梁伟璋　陈佳）

第十三章
羊水栓塞急救技术

羊水栓塞（amniotic fluid embolism，AFE）是产科特有的罕见并发症，其临床特点为起病急骤、病情凶险、难以预测，可导致母儿残疾甚至死亡等严重的不良结局。羊水栓塞的发病率为 1.9/100 000～7.7/100 000，死亡率高达19%～86%。早期识别、及时诊断和规范治疗对改善母儿预后起到关键作用，故建议每个临床医护人员都应该通过模拟演练，掌握AFE的急救技术。

一、目的

提高AFE的诊断和治疗水平，以改善孕产妇与围产儿结局。

二、操作前评估

1. 高危因素

（1）产程中宫缩强烈。

（2）子宫体或子宫颈有病理性或人工性血窦开放。

（3）胎膜已破。

（4）其他可能的高危因素：多产、羊水浑浊、宫颈裂伤、死胎、急产、羊水过多、子宫破裂、母体过敏史、巨大儿、男胎等。

2. 早期预警

（1）胎儿娩出前发生AFE时，几乎所有病例都会有胎心率晚期减速，更常见的为持续的胎心率减慢。严重的胎儿心动过缓可为AFE的首发表现（图8-13-1）。

（2）在分娩过程中有不明原因的血氧饱和度下降。

（3）缩宫素使用过程中出现不明原因的过敏反应。

（4）不明原因的产后出血，血液不凝，抽血查凝血功能异常。

（5）30%～40%的AFE孕产妇会出现非特异性的前驱症状，主要为憋气、呛咳、呼吸急促、心慌、胸痛、寒战、头晕、恶心、呕吐、乏力、麻木、针刺样感觉、焦虑、烦躁、精神状态的改变及濒死感等。

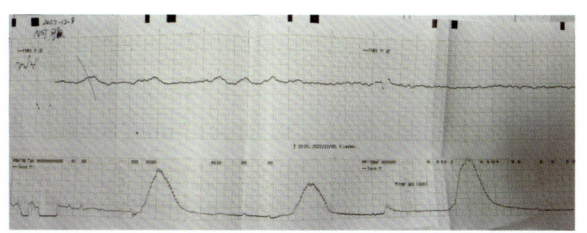

A.基线变异狭窄，胎动后无加速

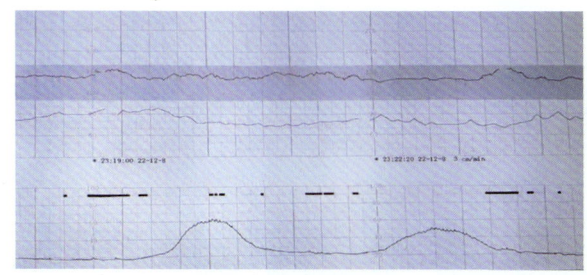 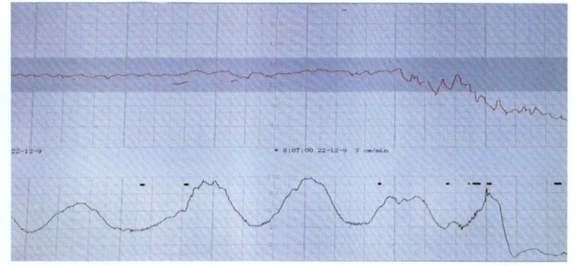

B.胎动后有加速　　　　　　　　　C.宫缩强，基线平直，延长减速，最低胎心率为70次/min

图8-13-1　异常胎心监护（例1：G4P1，孕38^{+1}周，发现胎动减少、胎心监护异常7+小时。22:00入院，门诊胎心监护如图A；入院23:00复查胎心监护如图B；次日7:30出现阴道流液，见羊水Ⅲ度浑浊，胎心率148次/min，宫口未开，S-3，予持续母胎电子监护，8:10显示如图C。8:15突然出现呼之不应，心电监护下：脉搏90次/min，呼吸20次/min，血压133/88 mmHg，血氧83%。拟昏迷查因：羊水栓塞、脑血管意外，予启动三级预警，呼叫ICU、麻醉科医师到场协助抢救，同时手法开放气道，面罩高流量吸氧，预备气管插管时，患者清醒，可对答切题，血氧93%～95%，呼吸22次/min，血压141/88 mmHg，胎心率110次/min，遂决定转入手术室抢救）

3．临床表现及诊断

70%的AFE发生在产程中，11%发生在经阴道分娩后，19%发生在剖宫产术中及术后；通常在分娩过程中或产后立即发生，大多发生在胎儿娩出前2 h内及胎盘娩出后30 min内，有极少部分发生在中期妊娠引产、羊膜腔穿刺术中和外伤时。

AFE典型的临床特征为"三低"，即低血氧、低血压和低凝血功能，主要表现为突发的呼吸困难、发绀、循环衰竭、凝血障碍及昏迷这五大主要症状及多脏器功能衰竭。AFE的临床表现具有多样性，具体病例的临床表现取决于主要被累及的脏器和系统。最终证实AFE诊断的临床表现将是迅速出现的DIC。

AFE目前无诊断"金标准"，主要依靠临床诊断，需下面5条临床诊断标准全部符合。

（1）急性发生的低血压或心搏骤停。

（2）急性低氧血症：呼吸困难、发绀或呼吸停止。

（3）凝血功能障碍：有血管内凝血因子消耗或纤溶亢进的实验室证据，或临床上表现为严重出血，但无其他可以解释的原因。

（4）上述出现的症状发生在分娩、剖宫产术、刮宫术或羊膜腔穿刺术，或在产后短时间内，多数在胎盘娩出后30 min内。

（5）对上述出现的症状和体征不能用其他疾病来解释。

三、操作前准备

产床、心电监护仪、输液架、孕产妇抢救车（内含常规抢救药品和物品）、加温加压输血设备、腹部手术包、剖宫产包、全宫切除包，以及新生儿辐射复苏台、抢救药物和设备等（图8-13-2）。

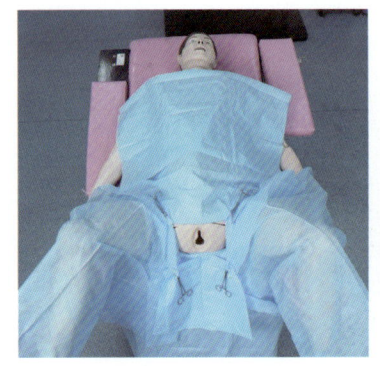
A.孕产妇分娩模型

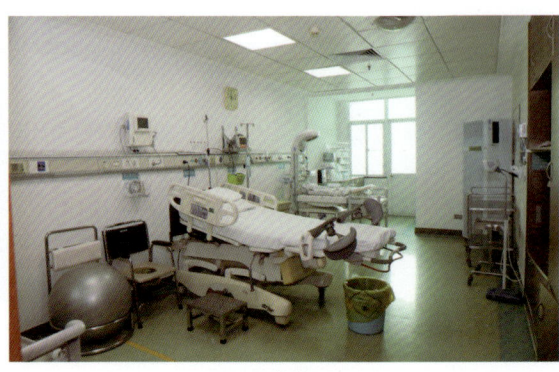
B.产床

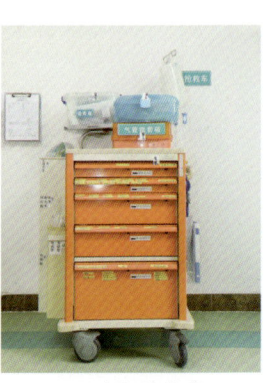
C.孕产妇抢救车

图8-13-2 羊水栓塞急救物品准备

四、操作流程

一旦怀疑AFE，立即按AFE急救。采取生命支持、对症治疗和保护器官功能措施，高质量的心肺复苏和避免"死亡三角"——低体温、酸中毒和凝血功能障碍的出现，至关重要。

1. A（assistant+airway）：呼救和开放气道

强调多学科紧密合作，参与学科包括产科、ICU、麻醉科、输血科、介入室、外科（泌尿外科、血管外科）、新生儿科及医务科等。呼救急救人员快速到位，分工合作，各行各责。

（1）手法开放气道：见第九篇第一章第一节"手法开放气道"。

（2）建立两个静脉通路：中心静脉置管监测包括桡动脉血压（图8-13-3）、心率、呼吸、尿量、血氧饱和度、心电图、动脉血气分析、CVP（图8-13-4）、心输出量等。经孕产妇食管行心脏超声（经食管或经胸壁）或超声心动图和肺动脉导管置管，可作为监测其血流动力学的有效手段。

（3）采集血液进行全血细胞计数检测、凝血功能检测、电解质检测、肝肾功能检测、血型检测和交叉配型（4~6U）。床边心脏超声。

（4）签署知情同意书。

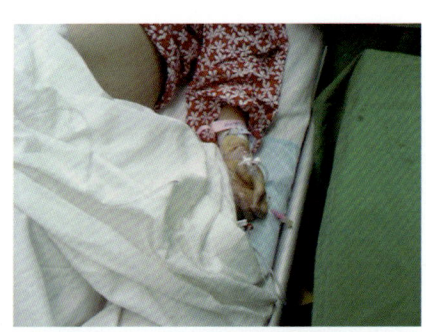
图8-13-3 桡动脉压监测

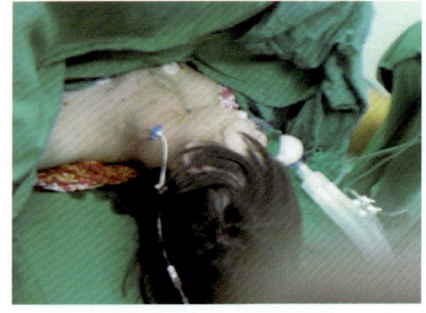
图8-13-4 CVP监测

2. B（breathing）：氧疗——纠正低氧血症

立即保持气道通畅，充分给氧，包括面罩给氧、无创面罩或气管插管（图8-13-5）辅助呼吸等，尽早保持良好的通气状况是成功的关键。

AFE的病理生理改变是通气和换气受阻，从而引发缺氧。立即正压高浓度供氧，保持血氧饱和度在90%以上，此时的鼻导管吸氧甚至面罩吸氧均难以奏效，必须及早行气管插管正压供氧，维持血氧饱和度达95%为宜。

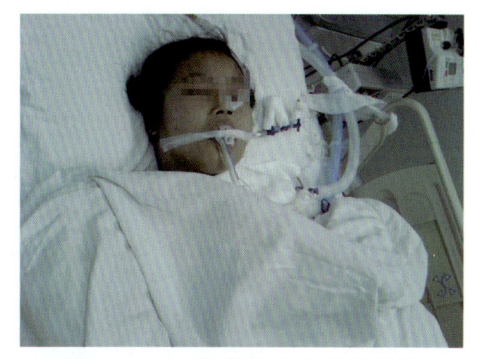

图8-13-5　气管插管和留置胃管

3. C（circulation）：循环——纠正低血压和DIC

（1）心肺复苏：当孕产妇出现AFE相关的心搏骤停时，应即刻进行标准的基础生命支持和高级生命支持（advanced cardiac life support，ACLS）等高质量的心肺复苏（见第九篇附录二"孕产妇心搏骤停急救模拟演练"）。

（2）纠正DIC：如有条件，早期即按大量输血方案进行输血治疗，这样可使抢救更有效。快速补充红细胞和凝血因子（冷沉淀、纤维蛋白原、新鲜冰冻血浆、血小板等），有条件者可使用床旁血栓弹力图指导血液成分的输注。如出现DIC或出血可使用氨甲环酸（1 g静脉注射10 min以上）。AFE的DIC发生时，难以捕捉到高凝期，不主张急救时盲目使用普通肝素或低分子量肝素。

（3）管理肺动脉高压和右心衰竭：①考虑行超声心动图（经胸壁或经食管），避免液体超负荷（如500 mL快速输注和重新评估）。②血管升压药（如需要）：去甲肾上腺素0.05～3.3 μg/（kg·min）。③强心药物（如需要）：多巴酚丁胺2.5～5 μg/（kg·min），或米力农0.25～0.75 μg/（kg·min）。④肺血管扩张剂（如需降低右心室负荷）：一氧化氮吸入5～40 ppm（百万分率），或依前列醇吸入10～50 ng/（kg·min），或静脉注射依前列醇1～2 ng/（kg·min）（通过中心静脉导管），或西地那非20 mg口服（如清醒）。⑤如果存在严重的对药物无反应的右心功能不全、心肺复苏时间过长或顽固性右心衰竭，考虑ECMO治疗，以维持血氧饱和度达94%～98%（图8-13-6至图8-13-8）。

（4）抗过敏治疗：糖皮质激素用于AFE的治疗存在争议。基于临床实践经验，尽早使用大剂量糖皮质激素，应作为有益的尝试。氢化可的松500～1 000 mg/天，

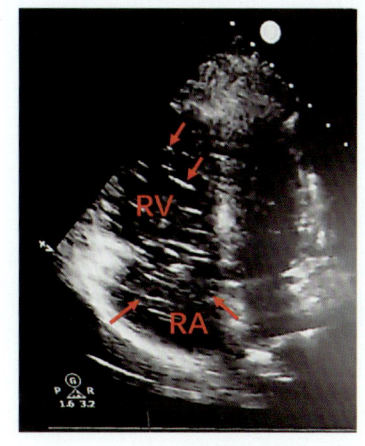

图8-13-6　床边超声心动图显示右心扩大，按压子宫见絮状物从右心房进入右心室。（例1在9:35～11:00间断进行超声心动图检查）

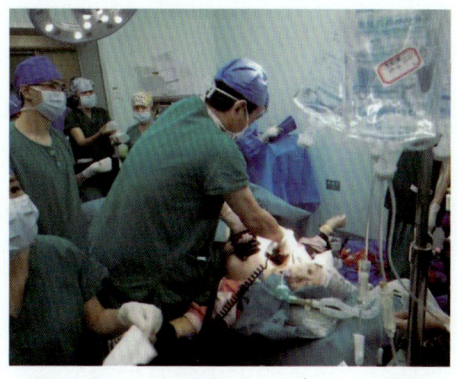

图8-13-7　电除颤（例1在10:10因产后出血、DIC决定全子宫切除术后ECMO，10:55桡动脉血压50/20 mmHg，超声下见全心搏动微弱，11:01完成子宫切除术，11:12予连续性胸外按压，11:20和11:23分别予200 J电除颤）

静脉滴注；或甲泼尼龙80~160 mg/天，静脉滴注；或地塞米松20 mg静脉推注，然后予20 mg静脉滴注。

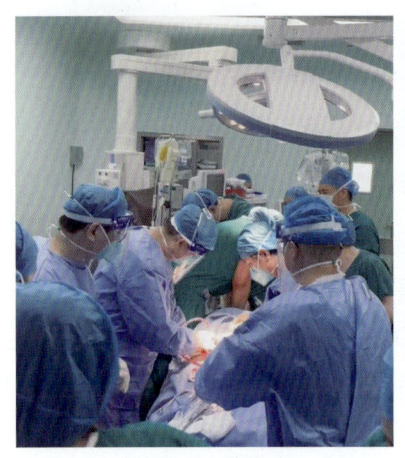
A.股动脉置管成功

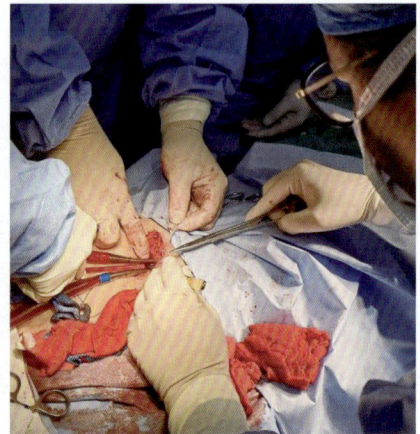
B.股动脉穿刺点管壁出血止血

图8-13-8　连续性胸外按压同时行ECMO（例1在11:27行ECMO成功，11:45恢复窦性心律）

4．D（delivery）：分娩和产后出血的防治

妊娠事件是AFE的动因，终止妊娠可停止AFE的病理生理过程。心搏骤停的孕产妇成活率<10%，终止妊娠解除妊娠相关的下腔静脉受压，回心血量增加，为孕妇带来巨大的血流动力学改善，也可以最大限度地保护胎儿，应尽快进行。

产科处理原则为：

（1）通常在遇到心搏骤停妊娠患者的医疗区，立即实施就地抢救，应备好紧急剖宫产包（如手术刀、手术缝线、持针器、血管钳、拉钩、镊子、剪刀、吸引管、纱块和纱垫、宫腔填塞用纱布及新生儿复苏装备等）。不优先考虑将患者转运到手术室。

（2）如在第一产程发病，经紧急处理，产妇血压、脉搏平稳后，无阴道分娩条件者，应行剖宫产术结束分娩，并行保留子宫的外科止血措施，如宫腔填塞、B-L缝合、子宫动脉结扎等以防产后出血。

（3）如果宫口开全、胎头位置低且可在母体心搏骤停5 min内完成分娩，可进行阴道助产。如果不能在5 min内经阴道娩出，需进行围死亡期剖宫产。美国心脏学会（AHA）建议在心搏骤停后4 min开始剖宫产，5 min内完成胎儿娩出。

（4）AFE患者产后会出现大量出血伴有凝血功能障碍，经及时规范的高级生命支持治疗，仍未能控制出血时应果断行子宫切除术（图8-13-9A），既可减少胎盘剥离面大血窦的出血，又可阻断残留于宫壁的羊水及有形物质进入母血循环。血流动力学稳定者也可行盆腔血管栓塞术。

（5）对AFE患者施行产科子宫切除术时需强调以下几点：①需当机立断，以快速移除子宫为宜，对于术中存在的非立即处理的问题采取不干预或少干预，如妇科卵巢肿瘤、子宫肌瘤等不处理。②经阴道试产者，尽量行全子宫切除术，注意残端止血，尽量避免因内出血而行二次手术的再打击。③手术技术轻巧，减少器官过度牵拉对心脏的刺激。④术毕留置腹腔引流管，方便术后快速评估是否发生出血（图8-13-9B）。⑤子宫切除术后或术中出现弥漫性出血且无法采用合适的外科技术止血者，可考虑给予盆腔填塞并转移至重症监护室进行进一步的药物治疗，延迟关腹处理；或复合手术室内行盆腔血管栓塞治疗。

例1在8:35送入手术室，8:40开始手术，8:42以LOA娩出一活男婴，Apgar评分3-6-7分，体重3 250 g，血性羊水，量约800 mL；术中见胎盘几乎已完全剥离，但胎盘和子宫腔均无血块压迹及血块，也未见子宫卒中。诊断为胎盘早剥。娩出胎儿后将子宫搬出腹腔，助手双手按压，予缩宫素及卡前列素氨丁三醇加强宫缩，宫缩仍欠佳，予行双侧子宫动脉上行支双重结扎术+改良B-L缝合+子宫下段双"8"字缝扎止血。术中监测血压波动于（80~100）/（40~60）mmHg，血氧饱和度98%~100%。经上述处理后宫缩较前好转，阴道流血少，予逐层关腹。9:35关腹完毕，出现血压持续下降，阴道持续流出不凝血，量约300 mL，子宫不收缩，再次予卡前列素氨丁三醇加强宫缩，持续按摩子宫，并予升压药肾上腺素持续泵入及输注纤维蛋白原治疗，麻醉科行床边超声并请超声科会诊，发现右心衰竭，显示右心扩大，按压子宫见絮状物从右心房进入右心室，AFE或空气栓塞可能性大。接检验科危急值报告：凝血酶原时间48.3 s，纤维蛋白原0.18 g/L，考虑患者AFE、DIC，10:10拟行全子宫切除术后行ECMO。

5. E（evaluation）：评估和行进一步高级生命支持

经上述规范抢救，病情平稳后，转入ICU行进一步高级生命支持治疗，维持血供、氧供和能量供应的生理需求并达到内环境稳定（图8-13-10）。

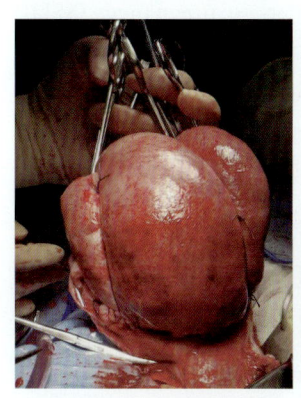
A.子宫切除术（子宫B-L缝合+子宫动脉结扎后）

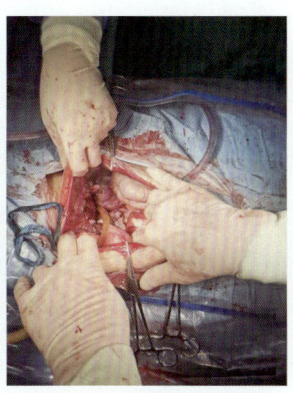
B.切除子宫后放引流管

图8-13-9　分娩和产后出血的防治

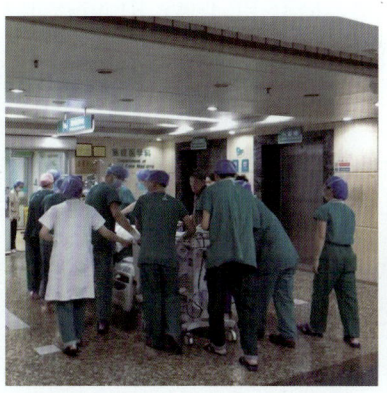
A.带ECMO转运（ICU与手术室同楼层）

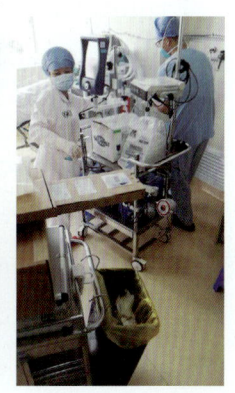
B.在ICU继续行ECMO等高级生命支持

图8-13-10　转入ICU

五、注意事项

（1）各医疗单位可在指南基础上建立适应各自具体环境和条件的AFE抢救流程、核查表。这些条件包括是否有受训人员（住院医师、医学生、护理实习生）、24 h麻醉科值班、全院范围内的快速反应团队、血库、麻醉车或"急救车"，急救车内都备有所列应急药品和器械等。

（2）组建院级的AFE多学科协助小组，包括产科医师、麻醉科医师、护理人员、ICU医师、心内（外）科医师、血库、药房，还有急诊科医师。当孕产妇出现AFE相关的心搏骤停时，应即刻进行标准的基础心脏生命支持和ACLS等高质量的心肺复苏。心搏骤停的孕妇使用与普通成人一致的高级生命支持方案，药物使用及除颤均无变更。对孕妇进行除颤是安全的。

（3）团队通过设计临床案例，进行多学科场景模拟，对AFE抢救流程和核查表进行初步测试，反复磨合，然后再次进行模拟训练，形成最终院级AFE抢救流程和核查表。最后由医务科和护理部统筹负责，落实定期在医护的在职培训、大查房中等进行AFE抢救的模拟演练。

（4）对每个AFE案例处置后要进行事件复盘和分析，确定需要改进的系统或流程，如涉及用药、血液制品或团队人员的延误。通过讨论改进AFE抢救流程、核查表内容或摆放位置、相关人员的技术和配合熟练程度、抢救流程和核查表的可及性和可操作性，确保遭受此种罕见灾难性事件的患者得到及时和最佳的诊疗以改善预后。

（李映桃　杨师琪　苏春宏　王懿春　王寿平　梁伟璋　贺芳　刘先保　詹鸿　李维枢　骆曦图　王艳）

参考文献

[1]李映桃，罗太珍.产科急救快速反应团队演练及技术操作示范[M].广州：广东科技出版社，2018.

[2]Advanced Life Support Group. Managing medical and obstetric emergencies and trauma: a practical approach[M]. 4th ed. Chichester：John Wiley & Sons Ltd，2022.

[3]皮尔西.产科学手册[M].李映桃，陈娟娟，韩凤珍，译.北京：中国科学技术出版社，2022.

[4]BROWN M A, MAGEE L A, KENNY L C, et al. Hypertensive disorders of pregnancy: ISSHP classification, diagnosis, and management recommendations for international practice[J]. Hypertension，2018，72（1）：24-43.

[5]中华医学会妇产科学分会妊娠期高血压疾病学组.妊娠期高血压疾病诊治指南（2020）[J].中华妇产科杂志，2020，55（4）：227-238.

[6]ACOG Committee Opinion No.743 summary: low-dose aspirin use during pregnancy[J]. Obstet Gynecol, 2018, 132（1）：e54-e52.

[7]ACOG Committee Opinion No.767: emergent therapy for acute-onset, severe hypertension during pregnancy and the postpartum period[J]. Obstet Gynecol, 2019, 133（2）：e174-e180.

[8]ACOG. Hypertensive emergency checklist[EB/OL]. [2022-02-15].https://www.acog.org/-/media/project/acog/acogorg/files/forms/districts/smi-hypertension-bundle-emergency-checklist.pdf.

[9]ACOG. Eclampsia checklist[EB/OL]. [2022-02-15]. https://www.acog.org/-/media/project/acog/acogorg/files/forms/districts/smi-hypertension-bundle-eclampsia-checklist.pdf.

[10]中华医学会妇产科学分会产科学组，中华医学会围产医学分会.产后出血预防与处理指南（2023）[J].中华妇产科杂志，2023，58（6）：401-409.

[11]ESCOBAR M F, NASSAR A H, THERON G, et al. FIGO recommendations on the management of postpartum hemorrhage 2022[J]. Int J Gynaecol Obstet，2022，157（1）：3-50.

[12]CHEN M, CHANG Q, DUAN T, et al. Uterine massage to reduce blood loss after vaginal delivery: a randomized controlled trial[J]. Obstet Gynecol, 2013, 122（2Pt 1）: 290-295.

[13]国家卫生健康委员会. 临床输血技术规范[EB/OL].（2000-06-02）[2022-03-30]. http://www.nhc.gov.cn/wjw/gfxwj/200111/2c93606209ec4a25ad9241787f9f7404.shtmL.

[14]中华医学会围产医学分会，中国输血协会临床输血管理学专业委员会. 产科输血治疗专家共识[J]. 中华围产医学杂志，2023，26（1）: 4-10.

[15]严海雅，陶为科，曹云飞. 产科输血学[M]. 北京：世界图书出版公司，2020.

[16]曹甜甜，刘兴会，吕斌. 回收式自体血在产科的应用现状及研究进展[J]. 实用妇产科杂志，2020，36（11）: 827-830.

[17]陈阳阳，高慧，邹丽. 产后出血液体复苏的研究进展[J]. 实用妇产科杂志，2021，37（1）: 28-31.

[18]MATSUBARA S, YANO H, OHKUCHI A, et al. Uterine compression sutures for postpartum hemorrhage: an overview[J]. Acta Obstet Gynecol Scand, 2013, 92（4）: 378-385.

[19]DOUMOUCHTSIS S K, NIKOLOPOULOS K, TALAULIKAR V, et al. Menstrual and fertility outcomes following the surgical management of postpartum haemorrhage: a systematic review[J]. BJOG, 2014, 121（4）: 382-388.

[20]GIZZO S, SACCARDI C, PATRELLI T S, et al. Fertility rate and subsequent pregnancy outcomes after conservative surgical techniques in postpartum hemorrhage: 15 years of literature[J]. Fertil Steril, 2013, 99（7）: 2097-2107.

[21]MOREL O, MALARTIC C, MUHLSTEIN J, et al. Pelvic arterial ligations for severe post-partum hemorrhage.Indications and techniques[J]. J Visc Surg, 2011, 148（2）: e95-e102.

[22]JAKOBSSON M, TAPPER A-M, COLMORN L B, et al. Emergency peripartum Hysterectomy: results from the prospective Nordic Obstetric Surveillance Study (NOSS)[J]. Acta Obstet Gynecol Scand, 2015, 94（7）: 745-754.

[23]DE LA CRUZ C Z, THOMPSON E L, O'ROURKE K, et al. Cesarean section and the risk of emergency peripartum hysterectomy in high-income countries: a systematic review[J]. Arch Gynecol Obstet, 2015, 292（6）: 1201-1215.

[24]ROSSI A C, LEE R H, CHMAIT R H. Emergency postpartum hysterectomy for uncontrolled postpartum bleeding: a systematic review[J]. Obstet Gynecol, 2010, 115（3）: 637-644.

[25]FLOOD K M, SAID S, GEARY M, et al. Changing trends in peripartum hysterectomy over the last 4 decades[J]. Am J Obstet Gynecol, 2009, 200（6）: 632.e1-e6.

[26]GÜNGÖRDÜK K, YILDIRIM G, DUGAN N, et al. Peripartum hysterectomy in Turkey: a case-control study[J]. J Obstet Gynaecol, 2009, 29（8）: 722-728.

[27]马宏伟，刘兴会. 再谈产后出血的预防与急救处理[J]. 实用妇产科杂志，2022，38（1）: 10-12.

[28]陈春林,刘萍,马奔,等.对重度产后出血介入治疗安全性的评估[J].中华围产医学杂志,2002,5(3):186-189.

[29]EVENSEN A, ANDERSON J M, FONTAINE P. Postpartum hemorrhage: prevention and treatment[J]. American family physician,2017,95(7):442-447.

[30]ACOG. reVITALize obstetric data definitions (version 1.0)[EB/OL].[2023-12-30]. https://www.acog.org/-/media/project/acog/acogorg/files/pdfs/publications/revitalize-ob.pdf.

[31]中华医学会放射学分会介入学组生殖泌尿专委会.围分娩期产科出血介入治疗中国专家共识[J].中华介入放射学电子杂志,2020,8(1):1-5.

[32]Prevention and management of postpartum haemorrhage: green-top guideline No. 52[J]. BJOG,2017,124(5):e106-e149.

[33]BROWN M, HONG M JR, LINDQUIST J. Uterine artery embolization for primary postpartum hemorrhage[J]. Tech Vasc Interv Radiol,2021,24(1):100727.

[34]KIM M J, KIM I J, KIM S, et al. Postpartum hemorrhage with uterine artery embolization: the risk of complications of uterine artery embolization[J]. Minim Invasive Ther Allied Technol,2022,31(2):276-283.

[35]CORVINO F, GIURAZZA F, VALLONE M, et al. Postpartum hemorrhage: rescue[J]. Semin Ultrasound CT MR,2021,42(1):75-84.

[36]CHEN C, LEE S M, KIM J W, et al. Recent update of embolization of postpartum Hemorrhage[J]. Korean J Radiol,2018,19(4):585-596.

[37]TOUHAMI O, MARZOUK SB, KEHILA M, et al. Efficacy and safety of pelvic packing after emergency peripartum hysterectomy (EPH) in postpartum hemorrhage (PPH) setting[J]. Eur J Obstet Gynecol Reprod Biol,2016,202:32-35.

[38]TOUHAMI O, BOUZID A, BEN MARZOUK S, et al. Pelvic packing for intractable obstetric hemorrhage after emergency peripartum hysterectomy: a review[J]. Obstet Gynecol Surv,2018,73(2):110-115.

[39]YOONG W, LAVINA A, ALI A, et al. Abdomino-pelvic packing revisited: an often forgotten technique for managing intractable venous obstetric haemorrhage[J]. Aust N Z J Obstet Gynaecol,2019,59(2):201-207.

[40]周燕媚,孙雯,林琳,等.围生期紧急子宫切除术后盆腔填纱治疗难治性产后出血的疗效及其影响因素[J].中华妇产科杂志,2022,57(7):504-509.

[41]刘兴会,徐先明,段涛,等.实用产科手术学[M].北京:人民卫生出版社,2014.

[42]RCOG. Umbilical cord prolapse (Green-top Guideline No.50)[EB/OL].[2023-12-30]. https://www.rcog.org.uk/globalassets/documents/guideline/gtg-50-umbilicalcordprolapse-2014.pdf.

[43]WONG L, KWAN A H W, LAU S L, et al. Umbilical cord prolapse: revisiting its definition and

management[J]. Am J Obstet Gynecol, 2021, 225（4）：357-366.

[44]约曼斯, 霍夫曼, 吉尔斯特拉普, 等. 坎-吉产科手术学：第3版[M].赵扬玉, 译. 北京：北京大学医学出版社, 2021.

[45]谢幸, 孔北华, 段涛. 妇产科学[M]. 9版. 北京：人民卫生出版社, 2018.

[46]阿鲁库马兰. 产科手术学[M]. 段涛, 杨慧霞, 李婷, 译. 北京：人民卫生出版社, 2023.

[47]HOLBROOK B D, PHELAN S T. Umbilical cord prolapse[J]. Obstet Gynecol Clin North Am, 2013, 40（1）：1-14.

[48]Practice bulletin No.178: shoulder dystocia[J]. Obstet Gynecol, 2017, 129（5）：e123-e133.

[49]周颖, 漆洪波. 笚肩法在肩难产处理中的应用[J]. 现代妇产科进展, 2021, 30（5）：378-380.

[50]刘铭, 段涛. 肩难产的处理[J]. 实用妇产科杂志, 2019, 35（1）：8-10.

[51]DAHLBERG J, NELSON M, DAHLGREN M A, et al. Ten years of simulation-based shoulder dystocia training impact on obstetric outcome, clinical management, staff confidence, and the pedagogical practice-a time series study[J]. BMC Pregnancy Childbirth, 2018, 18（1）：361.

[52]External cephalic version: ACOG practice bulletin, number 221[J]. Obstetrics and Gynecology, 2020, 135（5）：e203-e212.

[53]Department of Reproductive Health and Research（RHR）, World Health Organization. Managing Complications in Pregnancy and Childbirth: A guide for midwives and doctors[EB/OL].[2023-12-30].https://iris.who.int/bitstream/handle/10665/255760/9789241565493-eng.pdf?sequence=1.

[54]刘新民. 妇产科手术学[M]. 北京：人民卫生出版社, 2004.

[55]李映桃, 陈娟娟, 梁伟璋. 产科紧急情况与创伤医疗管理[M]. 北京：中国科学技术出版社, 2023.

[56]MEI-DAN E, JAIN V, MELAMED N, et al. Guideline No.428: Management of dichorionic twin pregnancies[J]. J Obstet Gynaecol Can, 2022, 44（7）：819-834.

[57]National Institute for Health and Care Excellence. Twin and Triplet Pregnancy[S/OL]. [2023-12-30]. https://www.nice.org.uk/guidance/NG137.

[58]Multifetal gestations: twin, triplet, and higher-order multifetal pregnancies: ACOG practice bulletin, number 231[J]. Obstet Gynecol, 2021, 137（6）：e145-e162.

[59]中华医学会围产医学分会胎儿医学学组, 中华医学会妇产科学分会产科学组. 双胎妊娠临床处理指南（2020年更新）[J]. 中华围产医学杂志, 2020, 23（8）：505-516.

[60]魏军, 刘彩霞, 崔红, 等. 双胎早产诊治及保健指南（2020年版）[J]. 中国实用妇科与产科杂志, 2020, 36（10）：949-956.

[61]陈晓璐, 陈艳红, 苏春宏, 等. 悬吊式胎儿牵引术在特殊病例引产中的应用[J]. 中华产科急救电子杂志, 2019, 8（2）：121-124.

[62]BJÖRKLUND K. Minimally invasive surgery for obstructed labour: a review of symphysiotomy during

the twentieth century (including 5000 cases)[J]. BJOG, 2002, 109: 236-248.

[63]WYKES C B, JOHNSTON T A, PATERSON-BROWN S, et al. Symphysiotomy: a lifesaving procedure[J]. BJOG, 2003, 110: 219-221.

[64]THAKUR M, THAKUR A. Uterine inversion[M]. Florida: StatPearls Publishing, 2020.

[65]World Health Organization. WHO recommendations: intrapartum care for a positive child birth experience[EB/OL].[2023-12-30]. https://www.who.int/publications/i/item/9789241550215.

[66]WENDEL M P, SHNAEKEL K L, MAGANN E F. Uterine inversion: a review of a life-threatening obstetrical emergency[J]. Obstet Gynecol Surv, 2018, 73（7）: 411-417.

[67]ANTHONY P S, ANDRIANA K D. Total uterine inversion post partum: case report and management strategies[J]. J Family Reprod Health, 2018, 12（4）: 223-225.

[68]庄璟怡, 应豪. 妊娠期子宫破裂的早期识别[J]. 中国实用妇科与产科杂志, 2023, 39（4）: 406-411.

[69]张艺珊, 顾向应. 瘢痕子宫再次妊娠的全程管理[J]. 中国计划生育和妇产科, 2019, 11（5）: 5-8.

[70]ACOG practice bulletin No.205: vaginal birth after cesarean delivery[J]. Obstet Gynecol, 2019, 133（2）: e110-e127.

[71]中华医学会妇产科学分会产科学组.剖宫产术后再次妊娠阴道分娩管理的专家共识（2016）[J]. 中华妇产科杂志, 2016, 51（8）: 561-564.

[72]刘维芳, 邹丽. 瘢痕子宫再次妊娠的并发症管理[J]. 中华产科急救电子杂志, 2020, 9（2）: 78-82.

[73]中华医学会围产医学分会. 妊娠并发症和合并症终止妊娠时机的专家共识[J], 中华妇产科杂志, 2020, 55（10）: 649-658.

[74]Medically indicated late-preterm and early-term deliveries: ACOG committee opinion, number 818[J]. Obstet Gynecol, 2021, 137（2）: e29-e33.

[75]CLARK S L, ROMERO R, DILDY G A, et al. Proposed diagnostic criteria for the case definition of amniotic fluid embolism in research studies[J]. Am J Obstet Gynecol, 2016, 215: 408-412.

[76]CLARK S L. Amniotic fluid embolism[J]. Obstet Gynecol, 2014, 123: 337-348.

[77]FUNK M, DAMRON A, BANDI V, et al. Pulmonary vascular obstruction by squamous cells is not involved in amniotic fluid embolism[J]. Am J Obstet Gynecol, 2018, 218: 460-461.

[78]Society for Maternal-Fetal Medicine（SMFM）, PACHECO L D, SAADE G, et al. Amniotic fluid embolism: diagnosis and management[J]. Am J Obstet Gynecol, 2016, 215（2）: B16-B24.

[79]PACHECO L D, CLARK S L, KLASSEN M, et al. Amniotic fluid embolism: principles of early clinical management[J]. Am J Obstet Gynecol, 2020, 222（1）: 48-52.

[80]FITZPATRICK K E, VAN DEN AKKER T, BLOEMENKAMP K W M, et al. Risk factors,

management, and outcomes of amniotic fluid embolism: a multicountry, population-based cohort and nested case-control study[J]. PLoS Med, 2019, 16（11）: e1002962.

[81]Alliance for Innovation on Maternal Health. Patient safety bundles for safer birth[EB/OL].[2023-12-30]. https://saferbirth.org/patient-safety-bundles/.

[82]Amniotic Fluid Embolism Foundation. The AFE Foundation helps families and clinicians impacted by amniotic fluid embolism（AFE）[EB/OL].[2023-12-30]. https://afesupport.org/.

[83]STAFFORD I A, MOADDAB A, DILDY G A, et al. Amniotic fluid embolism syndrome: analysis of the Unites States international registry[J]. Am J Obstet Gynecol MFM, 2020, 2（2）: 100083.

[84]Society for Maternal-Fetal Medicine（SMFM）, BERNSTEIN P S, COMBS C A, et al. The development and implementation of checklists in obstetrics[J]. Am J Obstet Gynecol, 2017, 217（1）: B2-B5.

[85]古航, 杨慧霞, 王谢桐, 等. 羊水栓塞临床诊断与处理专家共识（2018）[J]. 中华妇产科杂志, 2018, 53（12）: 1-5.

Chapter 09

第九篇

围生期基础生命支持技术

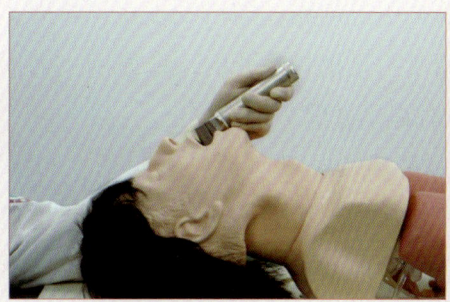
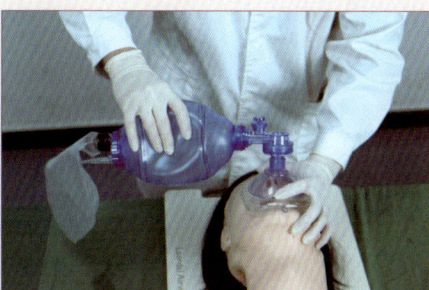

第一章
气道开放技术

　　气道阻塞或通气不足会在几分钟内引起组织缺氧，可导致器官衰竭和死亡。有些器官对缺氧特别敏感，如大脑，短时间的大脑缺氧会引起烦躁，随后发生意识障碍，最终导致不可逆转的脑损伤。因此，气道管理是首要问题，通气不足也是致死的次要原因，必须引起重视。气道管理包括：解除气道堵塞、保持气道完整、及时识别并保护危险气道。

　　若妊娠晚期的患者存在反流和误吸的风险，则必须打开、维护和保护气道。有自主意识、完全清醒的孕产妇具有气道自我防护功能；对于昏迷的孕产妇维持气道通畅和气道保护的"金标准"是通过气管插管术将气管导管插入气管内并打胀气囊。如果孕产妇本身就存在呼吸问题，即便建立了通畅的气道，后续也可能需要机械通气支持。常见需要气道管理的急症如下：

　　（1）呼吸、心搏骤停。
　　（2）急性呼吸衰竭或慢性呼吸衰竭急性发作。
　　（3）严重意识障碍（GCS评分＜9分）。
　　（4）严重气道痉挛。
　　（5）急性上呼吸道梗阻或气道梗阻。
　　（6）误吸或有误吸风险。
　　（7）意外拔除气管导管。
　　（8）难以控制的上呼吸道大出血。
　　（9）严重创伤尤其是颅脑及颈部外伤。
　　（10）生命体征不稳定的急性中毒等。

　　气道开放技术包括：手法开放气道、口咽通气道技术、鼻咽通气管技术、喉罩通气术、食管气管联合导管、气管插管、环甲膜穿刺、气管切开等方法。

　　本章示范的气道开放技术、简易呼吸器的使用和气管插管技术操作主要包括：手法开放气道（压额抬颏法、仰头托颌法、托颌法）、口咽通气道技术、鼻咽通气管技术、喉罩通气术、呼吸球囊通气术、经口气管插管术。

第一节 手法开放气道

一、目的

减少舌根后坠对气道的压迫,从而避免气道梗阻。

二、操作方法及其特点

(1)压额抬颏法:最常用。开放气道效率高,单、双人抢救均可使用。

(2)仰头托颌法:较常用。开放气道效率高,但只用于多人抢救中,可一定程度减少颈椎损伤。

(3)托颌法:不常用。开放气道效率低,只应用于怀疑有颈椎损伤的患者。

三、操作前评估

(1)了解患者病情。

(2)了解患者缺氧情况(神志、呼吸频率、有无三凹征、肺部体征、经皮血氧饱和度、血气分析氧分压和二氧化碳分压)、上呼吸道解剖情况,检查口腔有无异物。

四、操作前准备

物品准备:免洗手消毒液、手套、气道模型、呼吸球囊、吸痰管、牙垫、听诊器、吸痰机(图9-1-1)。

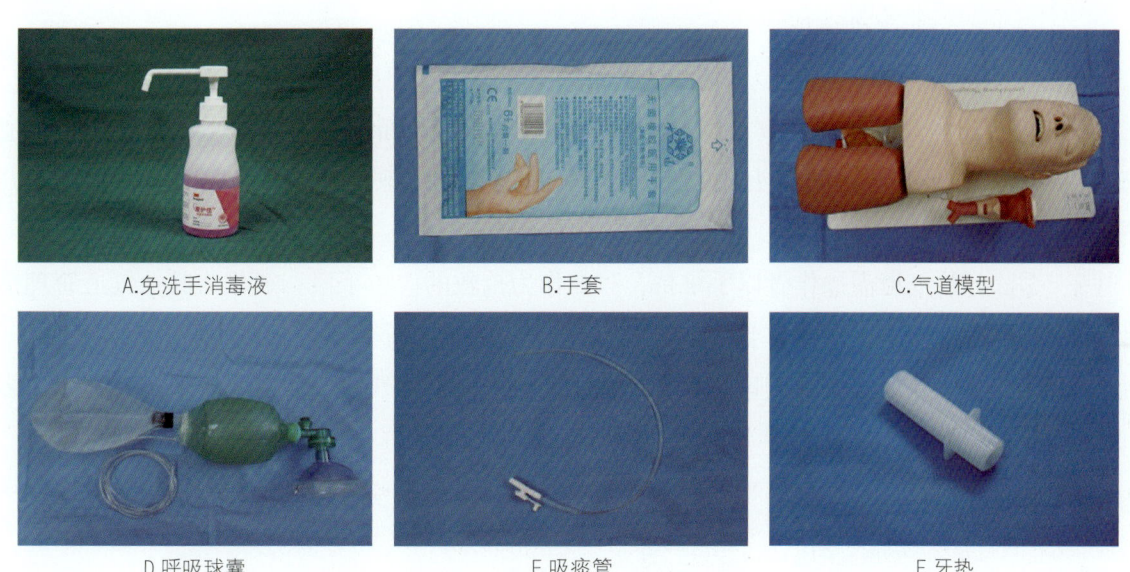

图9-1-1 手法开放气道物品准备

五、操作流程

(1) 压额抬颏法：置患者于平卧位，操作者将一手掌小鱼际置于患者前额，另一只手示指和中指托住下颌骨性结构，前额手掌往下用力压，下颌侧手指往上抬，形成合力，抬高下颌，使下颌角与耳垂连线与地面垂直（图9-1-2）。

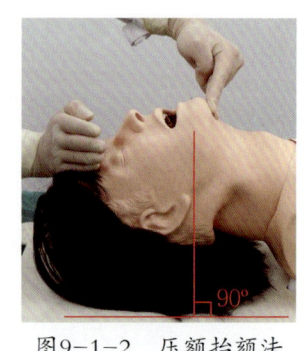

图9-1-2 压额抬颏法

(2) 仰头托颌法：置患者于平卧位，操作者位于患者头顶处，双手掌根放在患者双颊，以中指或示指顶住下颌角，使其上举，同时以手腕用力将头后仰，使下颌角与耳垂连线与地面垂直（图9-1-3）。

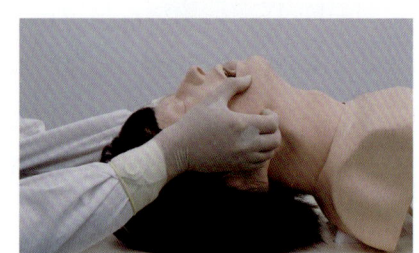

图9-1-3 仰头托颌法

(3) 托颌法：置患者于平卧位，操作者立于患者头顶处，双手放在患者双颊，双手拇指置于患者口角旁，其余手指托住下颌，施加向前、向上的力，使其上举，头部不要后仰。在保证头部和颈部固定的前提下，用力将患者下颌向上抬起，使下齿高于上齿（图9-1-4）。

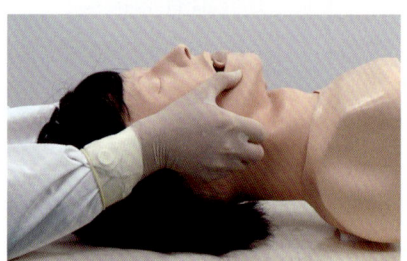

图9-1-4 托颌法

六、操作后处理

开放气道后使用呼吸球囊面罩接氧气行人工通气，观察患者血氧情况有无改善，如无改善，可改用其他上气道技术或采用高级气道技术使气道畅通并查找病因。

七、注意事项

(1) 判断开放气道是否有效：以下颌角和耳垂连线与地面垂直为标准。注意，托颌法适用于怀疑有颈椎损伤的患者，避免头部后仰，其开放气道效果有限，应及早使用其他气道技术开放气道。

(2) 手法开放气道需操作者以手维持，只能作为抢救的应急手段，或作为其他气道管理措施的准备步骤。

(3) 手法开放气道前要检查口腔有无异物，如痰液、食物残渣等，要及时取出异物以免影响通气。

（胡峻岩　彭宇华　李映桃　张梦琪）

第二节 口咽通气道技术

一、目的

在口咽间形成硬的通路,避免舌根后坠压迫上气道,保证口咽之间的上气道通畅(图9-1-5)。

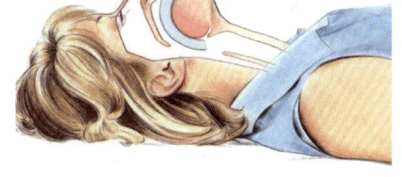

图9-1-5 口咽管放置位置示意图

二、适应证

因口咽管易刺激咽部引发咽反射,导致呕吐、呛咳,甚至喉痉挛,所以口咽管只能应用于昏迷的患者,包括以下情况:

(1)舌后坠导致呼吸道梗阻。

(2)口、咽、喉等气道分泌物多,便于吸引。

(3)气管插管时,充当牙垫作用,防止气管导管被咬。

三、禁忌证

(1)神志清醒。

(2)喉头水肿、气管内异物、重度哮喘、咽反射亢进。

(3)口腔门牙具有折断或脱落的风险者,一般情况下禁用,如需置入,可采取侧卧位放置,以防牙齿脱落掉入咽腔吸入气管引起窒息。

(4)若患者呕吐频繁且呕吐量大时,会增加误吸的风险,应及时使用气管插管等确定性气道技术。

(5)少数使用口咽管的患者可发生误吸,建议对饱餐后、人工洗胃、颅脑外伤等患者,除加强吸引外,必要时放置胃管预防误吸。

(6)口咽管可使血压升高、心率增快,故伴有高血压、心律失常的患者不宜长时间使用。

四、口咽管型号的选择

口咽管为硅胶或塑料制成的无毒、硬度适中的一次性医疗用品。按设计分类有中空型及工字型两种。

按规格分有大小不同型号,应选择与患者嘴角至下颌角长度相同的口咽管(图9-1-6)。

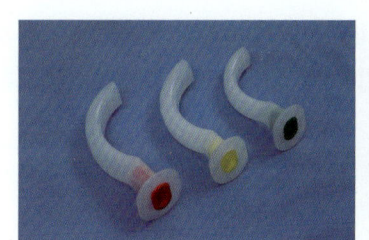

A.口咽管型号示意图

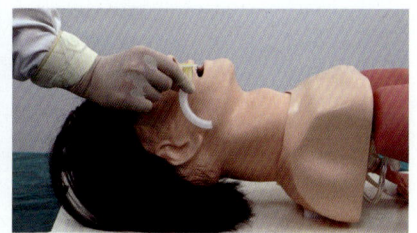

B.口咽管型号选择示意图

图9-1-6 口咽管型号的选择

五、操作前评估

了解患者缺氧情况（神志、呼吸频率、有无三凹征、肺部体征、经皮血氧饱和度、血气分析氧分压和二氧化碳分压）、上呼吸道解剖情况，检查口腔有无异物。

六、操作前准备

物品准备：免洗手消毒液、手套、不同型号的口咽管、压舌板、听诊器、气道模型、呼吸球囊、吸痰管、吸痰机。

七、操作流程

（1）直放法：患者取平卧位，操作者立于患者头侧，检查口腔有无异物。一只手持压舌板压住舌体，让出舌与上颚的空间；另一只手持口咽管按与舌平面相同的弯曲方向将其滑入口腔深部（图9-1-7）。

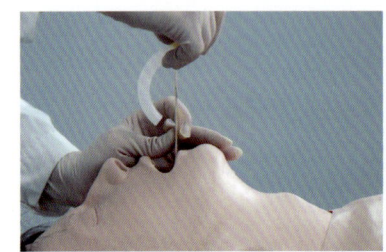

A.备放　　　　　　B.放入

图9-1-7　直放法

（2）反转置入法：患者取平卧位，操作者立于患者头侧，检查口腔有无异物。一只手仰头托颏开放气道；另一只手持口咽管，扳开下颌，从口腔送入导管。先将口咽管弯曲背向舌体，当口咽管头深入达悬雍垂，再将其旋转180°置入，使其弯曲与舌面一致（图9-1-8）。

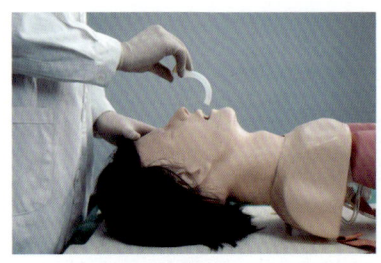 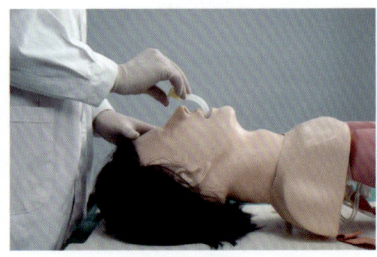

A.备放　　　　　　　　　　　　B.反向置入

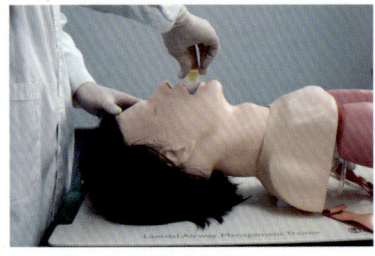 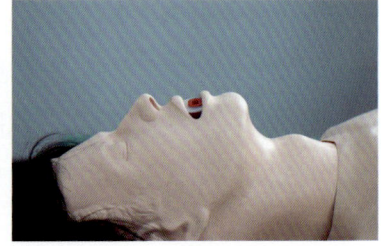

C.旋转180°　　　　　　　　　　D.放置完毕

图9-1-8　反转置入法

八、操作后处理

放置口咽管后使用呼吸球囊面罩接氧气行人工通气，观察患者血氧情况有无改善，如无改善，可改用其他上气道技术或采用高级气道技术使气道畅通并查找病因。

九、注意事项

口咽管管翼应放于唇齿间自然固定，且方便病情变化时及时取出（图9-1-9）。

（胡峻岩　彭宇华　李映桃　张梦琪）

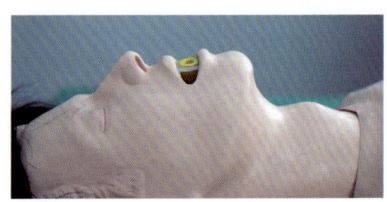

图9-1-9　方便取出的口咽管

第三节 鼻咽通气管技术

一、目的

鼻咽通气管经鼻孔插入至舌根部，解除舌后坠等所致的上呼吸道阻塞，使鼻咽腔通气道畅通，改善患者氧合。

二、适应证

（1）舌后坠造成的上呼吸道梗阻。
（2）口咽通气管效果欠佳。
（3）张口困难等不适宜使用口咽管的情况。
（4）牙齿松动或牙齿易受损。
（5）口咽部肿瘤。

三、禁忌证

鼻息肉、鼻腔出血或有出血倾向，鼻外伤、鼻腔畸形、鼻腔炎症、明显鼻中隔偏移、凝血机制异常、颅底骨折、脑脊液耳鼻漏。

四、操作前准备

物品准备：免洗手消毒液、手套、气道模型、呼吸球囊、各种型号鼻咽通气管、听诊器、吸痰管、吸痰机。

五、操作流程

（1）评估患者病情。
（2）认真检查患者鼻腔，确定大小、形状，有无鼻息肉及明显的鼻中隔偏移。
（3）选择合适型号的鼻咽通气管。鼻咽通气管型号的选择以患者小指直径为参考（图9-1-10）。测量鼻外孔至耳垂的长度，若鼻咽通气管过长，应在其鼻端做好标记（图9-1-11）。
（4）润滑剂充分润滑鼻咽通气管。必要时可在鼻腔黏膜表面喷洒血管收缩药物和局部麻醉药。
（5）首选右侧鼻孔插入，拇指放在鼻尖，其余手指置于患者前额，暴露右侧鼻孔，将鼻咽通气管尖端斜面朝向鼻中

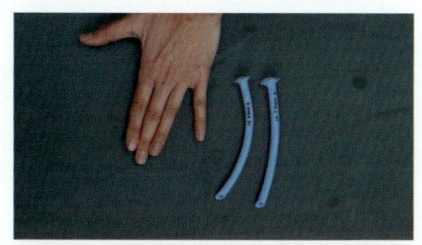

图9-1-10 鼻咽通气管型号选择

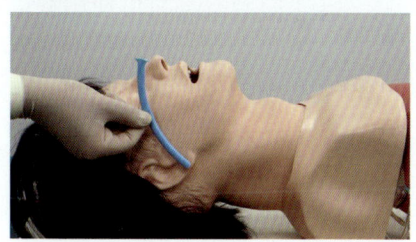

图9-1-11 测量鼻外孔至耳垂的长度

隔，先顺鼻孔方向置入，再垂直面部，顺着气道向下推送置入，置入至鼻端标志后，停止置入，避免置入过深。

（6）插入后检查鼻腔有无出血，根据患者需要选择合适的氧疗措施，并观察患者呼吸改善以及氧合情况。

六、注意事项

（1）不要暴力插入。插入遇到阻力时，可轻轻旋转退回后再插入。

（2）插入时，先顺鼻孔方向，再垂直插入，不要一直朝着头部垂直插入。

（胡峻岩　彭宇华　李映桃　张梦琪）

第四节　喉罩通气术

一、目的

喉罩（laryngeal mask airway，LMA）经口腔插入，其前端抵至食管括约肌上缘，气囊充气后紧贴梨状窝边缘，使声门通过导管与外界相交通（图9-1-12）。

二、适应证

（1）无呕吐反流风险的手术，尤其对于气管插管困难患者。

（2）当插管困难而被迫使用喉罩以后，喉罩可作为气管内插管的向导。

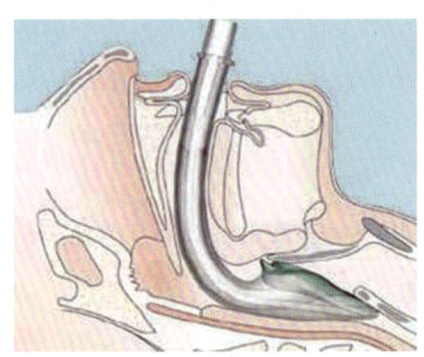

图9-1-12　喉罩放置位置示意图

（3）通过喉罩可实行纤维光导支气管镜激光烧灼声带、气管或支气管内小肿瘤手术。

（4）颈椎不稳定者施行气管插管须移动头部却有较大顾虑时，可使用喉罩。

（5）眼科手术适宜使用喉罩，因较少引起眼压升高，术后较少出现呛咳、呕吐，喉罩拔出反应较轻，眼压波动较小。

（6）急救复苏时可使用喉罩，如操作熟练可迅速建立有效通气，效果确切。

三、禁忌证

（1）未禁食及胃排空延迟。

（2）有反流和误吸危险：如食管裂孔疝、肠梗阻、急腹症、胸腔损伤、严重外伤和有胃内容物反流史。

（3）气管受压和气管软化患者麻醉后可能发生的呼吸道梗阻。

（4）肥胖、张口度小，喉罩不能通过，或咽喉部病变，如咽喉部脓肿、血肿、水肿、组织损伤和肿瘤，可能导致上呼吸道梗阻时。

（5）肺顺应性低或肺阻力高：此类患者通常使用正压通气（25~30 cmH$_2$O），常发生喉罩周围漏气和麻醉气体进入胃内。

（6）不易接近患者呼吸道进行操作或某些特殊体位：如采用俯卧、侧卧和需麻醉医师远离手术台时，因喉罩移位或脱出及呕吐和反流时，医师不能立即进行气管插管和其他处理。

四、喉罩型号的选择

依据喉罩自身特点及用途可分为4类：普通喉罩（用于麻醉中维持自主呼吸）、加强型喉罩（用于控制呼吸）、插管型喉罩（辅助气管内插管）和双腔喉罩。

喉罩气道导管上标明了型号及适用的体重范围（图9-1-13）。其中，3.0号喉罩适用于30~50 kg患者，4.0号喉罩适用于50~70 kg患者，5.0号喉罩适用于70~100 kg患者。套囊的充气容量在气道导管上标示明确。3.0号喉罩小于20 mL，4.0号喉罩小于30 mL，5.0号喉罩小于40 mL（表9-1-1）。一般孕产妇选用3号或4号喉罩。

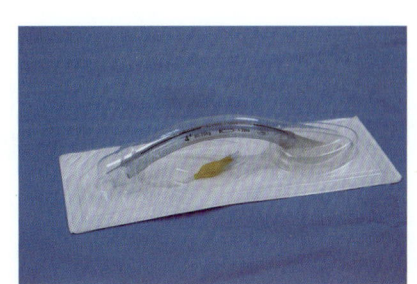

图9-1-13 喉罩

表9-1-1 喉罩的型号及适用的体重范围

规格	患者体重/kg	充气容量/mL
1.0号	<5	<4
1.5号	5~10	<7
2.0号	10~20	<10
2.5号	20~30	<14
3.0号	30~50	<20
4.0号	50~70	<30
5.0号	70~100	<40

五、操作前准备

（1）物品准备：相应型号的喉罩、50 mL注射器、水溶性润滑剂、免洗手消毒液、手套、听诊器、气道模型、呼吸球囊、吸痰管、吸痰机。

（2）检查：套囊气密性、包装是否过期、导管型号及套囊充气容量（图9-1-14）。

（3）抽出套囊内气体使其外翻，将水溶性润滑剂涂抹于套囊背面（图9-1-15）。

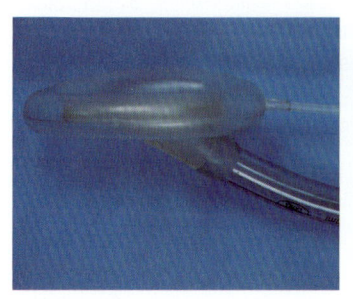 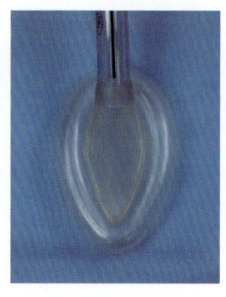 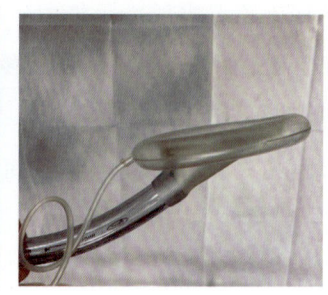 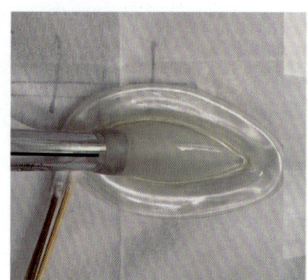

图9-1-14　通气检查套囊气密性　　　　　图9-1-15　润滑剂涂抹于套囊背面

六、操作流程

头略后仰，以执笔式手法送喉罩入口腔，示指抵住导管及套囊交界处，指导喉罩向后、向下经口咽部到达咽后壁，直到插入遇阻力不能再推进为止，按照所选喉罩型号的充气量为套囊充气。接球囊正压通气，检查喉罩的通畅性，听诊上腹部无气过水声，双侧呼吸音对称正常，确定喉罩位置正确后，固定喉罩（图9-1-16）。

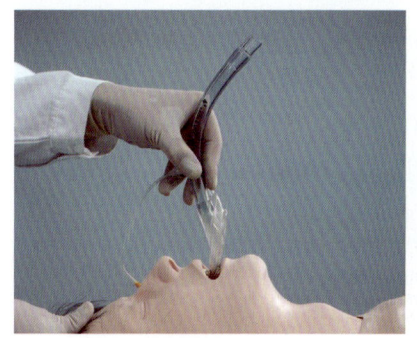 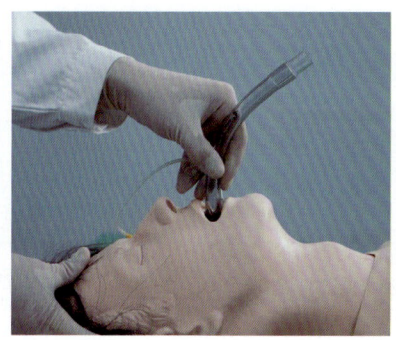 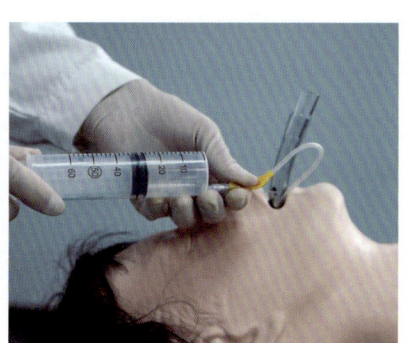

A.执笔式手法　　　　　　　　　B.放入　　　　　　　　　　C.套囊充气

图9-1-16　放置喉罩

七、操作后处理

接球囊面罩或呼吸机通气，评估患者血氧情况。如无改善，应及时给予吸痰或改用其他确定性气道并查找病因。

八、注意事项

（1）注意导管背侧黑色定位线位置保持居中，防止喉罩移位（图9-1-17）。

（2）当放置喉罩遇到阻力不能再推进时，若喉罩的尖端位于梨状窝内，则套囊充气后，喉罩应自动向外伸出约1 cm。放置位置不当时，则不会出现此征象。

（3）最终确定喉罩位置的方式是听诊，注意听诊双侧呼吸音是否对称，以及胃部有无气过水声。

（4）喉罩常用于紧急及临时情况，不宜长时间通过喉罩进行机械通气。

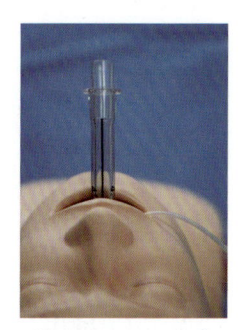

图9-1-17　注意黑色定位线

（5）喉罩不能完全避免误吸，属于非保护性气道。

（6）喉罩的型号较少，操作途中更换型号的可能性大。

（胡峻岩　彭宇华　李映桃　张梦琪）

第五节　呼吸球囊通气术

一、目的

（1）具备氧源时能迅速改善患者的氧合。

（2）提供必要的通气支持，为后期复苏创造条件。

（3）去氮通气可延长气管内操作的时限。

二、操作前评估

了解患者缺氧情况（神志、呼吸频率、有无三凹征、肺部体征、经皮血氧饱和度、血气分析氧分压和二氧化碳分压）、上呼吸道解剖情况，检查口腔有无异物。

三、操作前准备

（1）物品准备：呼吸球囊面罩（图9-1-18）、免洗手消毒液、手套、听诊器、气道模型、心电监护仪、吸痰管、吸痰机。

（2）检查：关闭减压阀，检查球囊有无漏气，确认无漏气后打开减压阀。

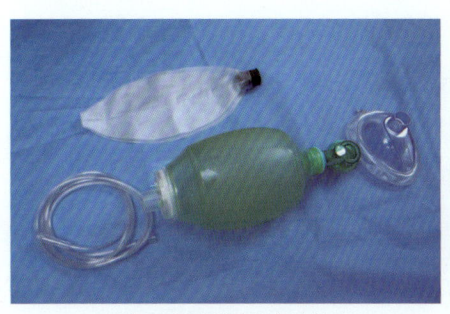
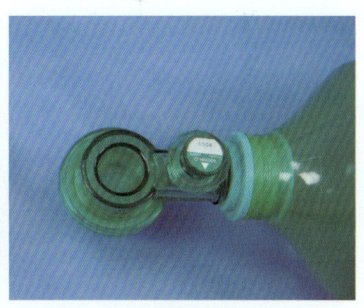

A.呼吸球囊面罩（未连接）　　B.减压阀

图9-1-18　呼吸球囊面罩

四、操作流程

（1）用免洗手消毒液洗手，戴手套，开放气道，观察气道有无异物。

（2）选择合适的面罩，能够紧贴患者鼻梁、面颊和口唇。

（3）连接球囊各部分，连接好储氧袋，外接氧源，氧流量12~15 L/min。

（4）一只手持球体，另一只手持面罩。将面罩紧扣于患者口鼻处，尖端朝向患者头侧，宽部朝向患者脚侧。

（5）保持气道开放，单人操作以EC手法固定面罩，若双人操作则以双E手法固定面罩，减少漏气（图9-1-19）。

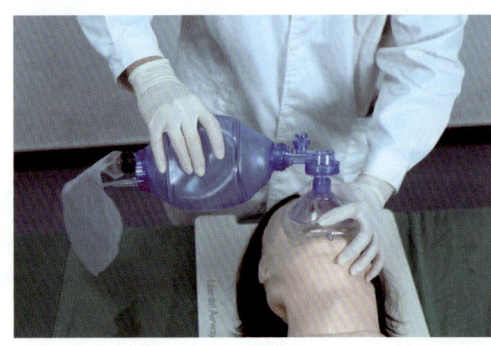
A. 单人EC手法

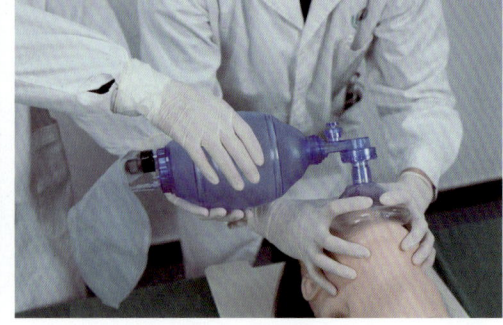
B. 双人双E手法

图9-1-19　EC手法

（6）单手或手与操作者躯干合作挤压球体，使气体进入患者肺内，观察患者胸廓有无起伏。

五、操作后处理

（1）连接心电监护仪、接血氧饱和仪。

（2）评估球囊通气效果。

（3）如血氧无明显改善需吸痰，或者采用其他气道技术使气道畅通并查找病因。

六、注意事项

（1）双人通气可一人使用EC手法或双E手法固定面罩，另一人双手挤压球体进行通气。

（2）通气时可调整面罩角度，以减少面罩周围漏气。若效果不佳，可上提下颌骨或转动头部进一步解除气道梗阻。

（3）可在放入口咽或鼻咽通气管后再进行面罩加压通气。

（4）心肺复苏时球囊通气每次送气时间不少于1 s，未建立高级气道前胸外按压与通气比例按30∶2进行；建立高级气道后，按10次/min进行通气。复苏成功后，有自主心律但无自主呼吸时，按12次/min通气。

（5）对于有自主呼吸的患者，建议配合其呼吸频率进行加压通气。

（6）通气时应渐进式按压球囊，不应快速用力挤压球囊，助手可按压环状软骨减轻胃胀气及防止反流导致误吸。

（胡峻岩　彭宇华　李映桃　张梦琪）

第六节 经口气管插管术

一、目的

帮助清除气道分泌物或异物,解除气道阻塞,保持呼吸道通畅,防止误吸,为进行有效的辅助呼吸提供气道保障。

二、适应证

(1)呼吸、心搏骤停或窒息。

(2)呼吸衰竭需要进行机械通气。

(3)全身麻醉或静脉复合麻醉。

(4)气道梗阻或呼吸道分泌物过多。

(5)呼吸保护反射(咳嗽、吞咽反射)迟钝或消失。

三、禁忌证

经口气管插管属于基础生命支持技术,无绝对禁忌证。

相对禁忌证有严重喉水肿、急性喉炎、喉头黏膜下血肿、插管创伤引起的严重出血,以及呼吸道不全梗阻,出血倾向,主动脉瘤压迫或侵蚀气管壁,颈椎骨折、脱位(颈部固定后可插管),咽喉部烧灼伤、肿瘤或异物。

四、操作前准备

1. 物品准备(图9-1-20)

(1)吸氧及通气装置:面罩、氧气、简易呼吸器或呼吸机、麻醉机、口咽管。

(2)气管导管:若以导管内径编号,一般成人男性患者多选用7.5~8.5号导管,女性多选用7.0~8.0号导管。检查导管套囊是否漏气。

(3)管芯:将插管管芯放入导管内并塑形,管芯前端不能超过导管斜面,管芯导丝末端反折固定,防止脱落。

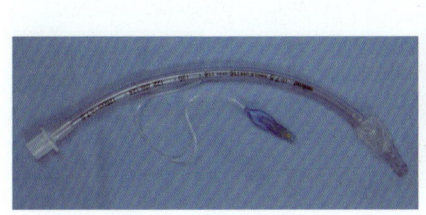
A.气管导管

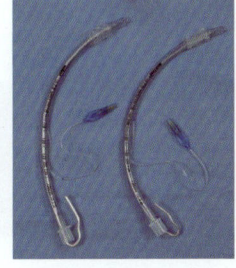
B.已插好管芯的气管导管

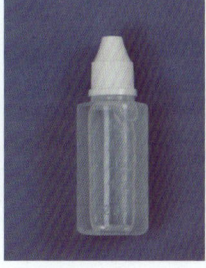
C.润滑剂

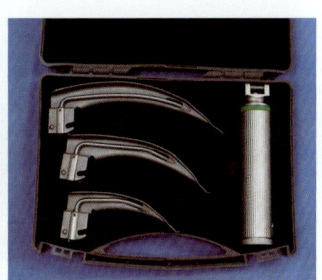
D.喉镜

图9-1-20 经口气管插管物品准备

（4）润滑：用水溶性润滑剂润滑气管导管套囊表面及导管前端。

（5）喉镜准备：将喉镜镜片与喉镜手柄连接，确认连接稳定，并检查光源亮度。

（6）准备听诊器、吸痰管连接负压吸引器、药品，以及其他物品。

2. 患者准备

气管插管前应给予患者充分镇静，若患者咽喉反应灵敏，应行咽喉部表面麻醉，再行气管插管。注意操作过程中要体现人文关怀。

3. 术者准备

（1）穿工作服，洗手，戴口罩、帽子、一次性手套，必要时穿隔离衣，戴防护眼镜、防护面罩等。

（2）除心搏骤停等紧急情况外，应提前向患者或家属解释操作过程，并要求其签署知情同意书。

（3）插管前检查与评估：检查患者口腔、牙齿（有义齿需取出）、张口度、颈部活动度、咽喉部情况，判断是否为困难气道。

五、操作流程

1. 体位

患者取仰卧位，枕部垫一薄枕，使口、咽、喉三轴线尽量呈同一走向。插管者弓步站于患者头侧，患者的头位高度相当于插管者剑突水平。

2. 给氧

采用压额抬颏法开放气道。使用球囊面罩加压给氧，吸100%纯氧2~3 min，每次通气量500~600 mL（约1 L球囊容积的1/2~2/3），频率10~12次/min，吸呼比1：（1.5~2）。

3. 暴露声门（图9-1-21）

（1）操作者用右手拇指和示指呈"剪刀式"交叉，拇指推开患者下磨牙，示指抵住上切牙，打开口腔。

（2）左手握持喉镜手柄，将镜片从患者右侧口角送入，将舌体推向左侧。切勿把口唇压在喉镜镜片与牙齿之间，以免造成损伤。

（3）缓慢地把镜片沿中线向前推进，暴露悬雍垂（为暴露声门的第1标志）。

（4）推进喉镜达舌根，稍上提喉镜，看到会厌的游离边缘（为暴露声门的第2标志）。

（5）镜片前端放置在会厌谷（会厌与舌根连接处）。此时，操作者应保持左腕伸直，向前、

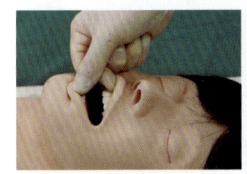 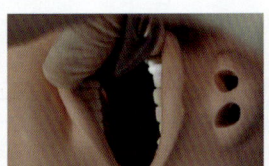 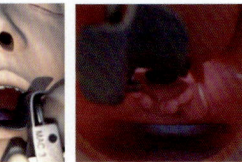 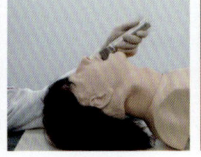 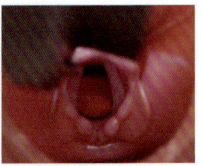

A.打开口腔　　B.从患者右侧口角送入镜片　C.暴露悬雍垂　　D.暴露会厌　　E.提拉喉镜　　F.暴露声门

图9-1-21　暴露声门操作流程

向上约45°提拉喉镜，间接提起会厌，暴露声门。

4. 插入气管导管

操作者右手以"执笔式"持气管导管，从患者右侧口角将导管沿镜片插入口腔，同时双目注视导管前进方向，对准声门将导管送入气管内。见套囊进入气管内，请助手帮助将管芯拔出（拔出管芯时操作者应注意固定住气管导管），同时操作者继续将气管导管向前送入4~5 cm。导管尖端与门齿的距离，男性患者为22~24 cm，女性患者为20~22 cm。

5. 套囊充气

给气管导管套囊充气5~8 mL，触摸注气端套囊弹性似鼻尖后，连接呼吸球囊。

6. 确认导管位置正确

导管插入后，应尽快确认导管是否在气管内。具体方法：挤压呼吸球囊，人工通气时见双侧胸廓对称起伏，听诊器听诊胃区未闻及气过水声，听诊双肺呼吸音存在并对称，可初步确认导管位置正确。

7. 放置牙垫

立即放置牙垫，然后退出喉镜。牙垫侧翼应放于唇齿之间，防止掉入口腔。

8. 轻柔复位头部

9. 固定导管

用胶布将牙垫与气管导管固定于面颊，胶布长短以不超过下颌角为宜，不可粘住口唇。

10. 插管后处理

气管插管成功后，应随时吸痰、湿化和护理，始终保持人工气道通畅。连接呼吸机进行通气。最后整理用物，医疗垃圾分类处理，并详细记录。

六、注意事项

（1）确定导管在气管内以后，术者先放置牙垫于患者口腔内，再将喉镜取出（顺序不能调换），牙垫的舌面朝前，两片固定翼应置于牙齿与口唇之间，不可压迫嘴唇。喉镜退出后马上关闭灯光，随即将患者头后仰位改为头平仰位。

（2）术者用两条胶布以"八字法"将牙垫和气管导管固定于面颊部，为了防止松脱，第一条胶布应先将导管与牙垫各缠绕一圈，再捆绑固定到一起。在未完成胶布固定以前，应始终有人用一只手握持固定住导管。妥善固定好气管导管并吸痰后，助手用呼吸球囊通气过渡，同时准备呼吸机。

（3）从打开喉镜开始插管，至接上呼吸球囊正压通气，整个气管插管操作务必在60 s以内完成。如果单纯插管操作时间超过1 min仍未成功，或者气管导管位置插错而误入食管内，说明第1次插管失败，必须立即退出喉镜，保护患者，改用呼吸球囊-面罩加压给氧人工通气，等人工通气2~3 min以后，再来尝试第2次插管操作。

（胡峻岩　彭宇华　李映桃　张梦琪）

第二章 电除颤技术

电除颤是指利用除颤仪释放的直流电流使患者大部分心肌在瞬间同时除极，消除心肌的异常兴奋灶及折返环，除极之后整个心肌处于心电静止状态，此时自律性最高的窦房结将重新控制心脏搏动，转为窦性心律，从而达到消除心室颤动（室颤）的目的。电除颤的绝对适应证是室颤、心室扑动（室扑）及无脉性室性心动过速（无脉性室速）。

电除颤与电复律不同。电复律需要同步放电，同步是指电复律时除颤仪定标在心电R波降支或检测到R波在其后30 ms左右时放电，从而避开心室复极的易损期，使异位节律转复而不会诱发心律失常。

而电除颤放电是非同步的，即无须考虑患者的自主节律。因为室扑、室颤时心电无R波，如果选用同步模式放电，除颤仪会因不能定标R波而不能同步触发机器放电，所以除颤时除颤仪默认为非同步模式，可在心电波形的任意时刻放电，从而达到除颤目的，这称为非同步电除颤，简称电除颤。

室颤是引起心搏骤停最常见的致死性心律失常，室颤最有效的治疗就是电除颤，除颤的成功率随着时间的流逝而降低，每延迟1 min，除颤成功率下降7%～10%。因此，对于心搏骤停患者，要尽早除颤。

一、目的

电除颤是通过瞬间高能量的电脉冲对心脏进行非同步电击，以终止室颤、室扑和无脉性室速。

二、适应证

室颤、室扑、无脉性室速。

三、禁忌证

无绝对禁忌证。

四、物品准备

（1）除颤仪（图9-2-1）：应定期检查除颤仪功能是否完好，电源有无故障，充电是否完全，各种导线有无接触不良；接通电源，检查同步性能是否正常。

（2）患者模型（图9-2-2）、导电糊、清洁纱布。

（3）其他复苏设备：气管插管、吸引器、专用抢救药箱（孕产妇抢救车）（图9-2-3）、心电监护仪，以及心脏临时起搏器等。

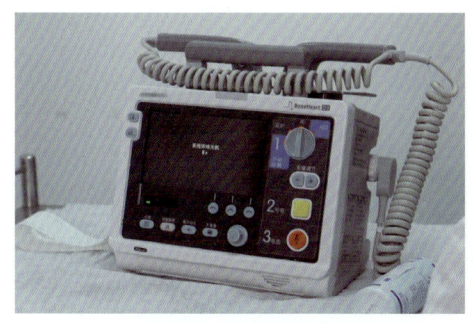
图9-2-1　除颤仪

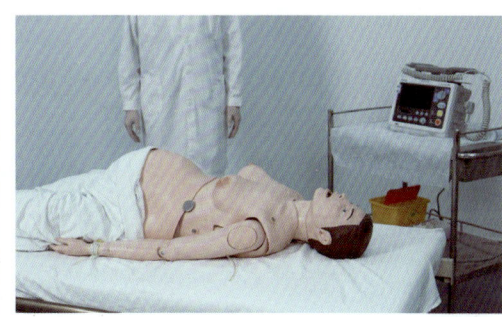
图9-2-2　患者模型

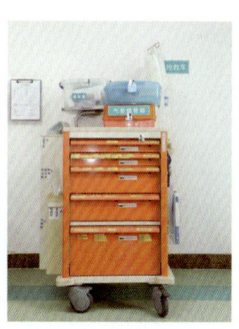
图9-2-3　孕产妇抢救车

五、操作前评估

患者取仰卧位，快速评估患者心电情况，作出电除颤决定；在心肺复苏过程中只要除颤仪已准备就绪就应立即判断是否为可除颤心律，并准备除颤。

六、操作流程

（1）准备：护士准备电除颤用物，并将其放置在治疗车上（图9-2-4）。

（2）开机：开机，调至除颤位，导联选择为电极板或Paddles模式（图9-2-5、图9-2-6）。

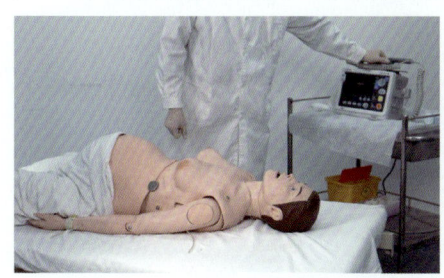
图9-2-4　治疗车上的电除颤用物

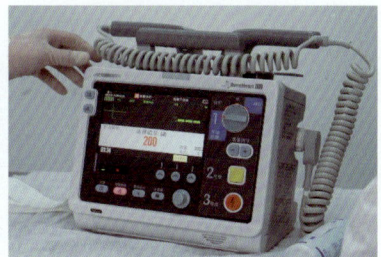
图9-2-5　开机

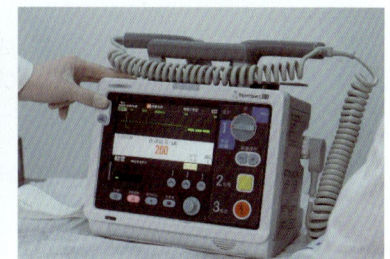
图9-2-6　调至除颤位

（3）立即将两块电极板分别置于胸骨右缘第2肋间和心尖部具体位置。电极位置："胸骨"或"STERNUM"电极板横向放置于胸骨右缘第2肋间，电极板上缘平右锁骨下；"心尖"或"APEX"电极板中心置于左腋中线（或腋前线）第5肋间。用力按压，尽量使电极板与胸壁皮肤紧密贴合并保持稳定，通过观察监护屏幕心电情况判断患者是否为可除颤心律（包括室颤、室扑、无脉性室速）（图9-2-7）。

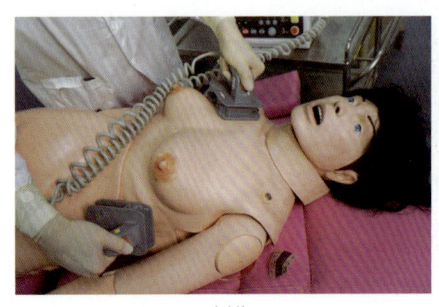 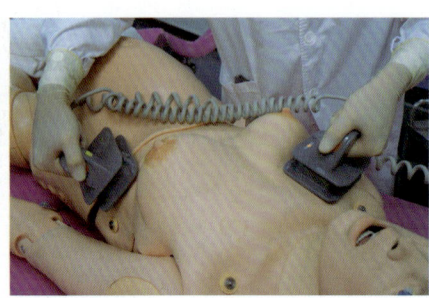 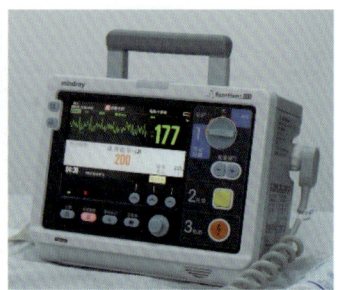

A.侧位　　　　　　　　　　　　　B.正位　　　　　　　　　　　　C.监护屏幕显示为室颤

图9-2-7　放置两块电极板

（4）医生警示："患者室颤，准备除颤！""擦干皮肤，涂抹导电糊！"准备过程中助手需行持续胸外按压，尽量避免按压中断。

（5）擦干患者胸部皮肤，选择能量双相波200 J或单相波360 J，或采取除颤仪制造商建议的能量，如果不清楚，则选择所用除颤仪可选择的最高能量。

（6）医生举起两个电极板，助手以"Z"形涂抹导电糊，同时，医生右手拇指按下电极板上的充电按钮（图9-2-8）或助手在除颤仪面板上按下充电按钮，当充电完毕时，除颤仪会有指示灯和蜂鸣报警音声光提示（图9-2-9、图9-2-10）。

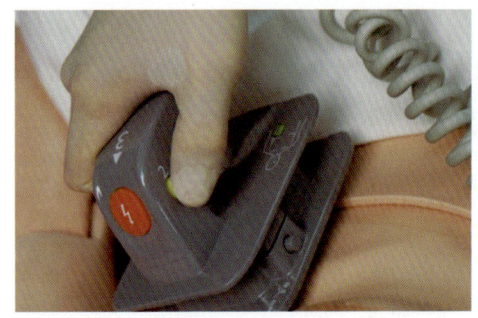 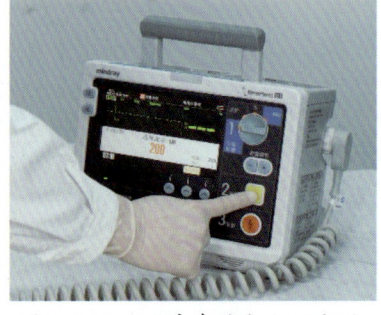 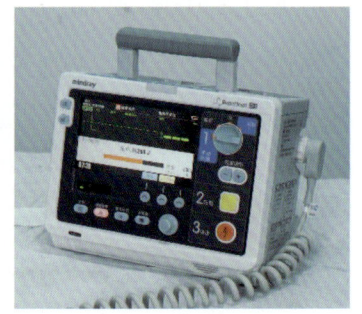

图9-2-8　医生右手拇指按下充电按钮　　　图9-2-9　助手在除颤仪面板上按下充电按钮　　　图9-2-10　充电中

（7）医生警示："准备放电！大家闪开！"医生环顾四周，确认大家都已离开。助手向外平举双手臂确保无人接触患者。

（8）医生左手持胸骨电极板置于患者胸骨右缘第2肋间，右手持心尖电极板置于患者左侧第5肋间与腋中线交界处，并施加一定压力，使电极板与患者皮肤紧密贴合。

（9）准备放电时，操作者注意自己的身体不要接触患者，双手拇指同时按下放电按钮，除颤仪放电（图9-2-11）。放电完毕后不需要立刻评估，应继续进行心肺复苏。

（10）除颤后立即开始胸外按压，5个30∶2（按压∶通气）循环后进行评估，根据患者心律判断是否进行下一次除颤或继续胸外按压。

（11）操作后处理：5个按压通气循环后，检查患者生命

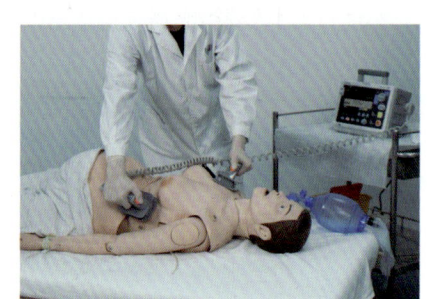

图9-2-11　除颤仪放电

体征是否恢复，记录心电图（如生命体征未恢复，重复除颤步骤）。协助患者取舒适卧位，头偏向一侧，密切观察其生命体征变化，整理用物，准备后续诊治。

七、注意事项

（1）放电前注意擦干患者胸部皮肤，防止因为过多的汗液导电，使得电流不经过心脏，起不到相应的除颤效果。

（2）应使用干燥、清洁的棉垫擦拭皮肤，不能使用乙醇、含苯基的酊剂、止汗剂等液体擦拭皮肤。

（3）放置电极板时要施加一定的压力，使电极板紧密贴合皮肤，不能留有空隙，电极板边缘不能翘起。

（4）两个电极板的距离应大于10 cm。除颤必须使电流通过心脏，两个电极板必须把心脏包含在中间。如果两个电极板靠得太近，会使除颤效率降低（图9-2-12）。

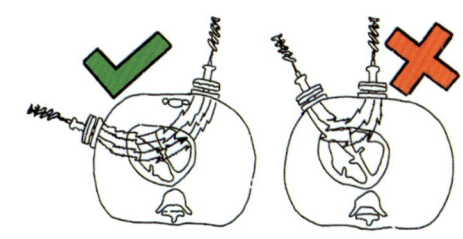

图9-2-12　放置电极板的正确距离

（5）两个电极板的位置不能放反。其实双相波除颤仪在除颤过程中，其电流的方向本身就会发生变化，两个电极板位置放反也能起到除颤的作用，但是，位置放反后，监护面板上心电显示的方向是倒置的。

（6）心肺复苏时应保持持续的胸外按压，尽量减少按压中断次数，仅在呼吸球囊通气、除颤仪分析心电波形及放电时停止按压。

（胡峻岩　彭宇华）

附录一　自动体外除颤器的使用

一、目的

仅靠心肺复苏救治心源性猝死患者的成功率是很低的。在4 min内如及时得到自动体外除颤器（automatic external defibrillator，AED）（图9-2-13）的电击除颤治疗，救治成功率可明显升高。常规的除颤仪体积大，功能复杂，适合急救专业人士使用，而且要求使用者具备心电识别

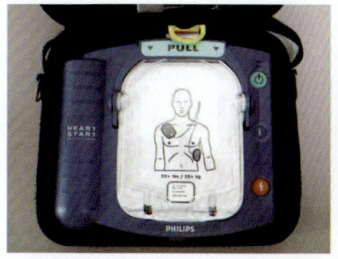
A.急救AED

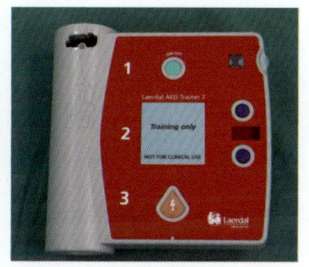
B.AED训练机

图9-2-13　自动体外除颤器

能力，使用门槛高，使用普及率低。而AED轻便小巧、功能操作简单、使用门槛低，受训的普通医护人员、非专业人员均能有效使用AED设备抢救心搏骤停患者。

二、工作原理

AED主要包括"心律识别器系统"和"除颤建议系统"，具有自动识别、分析心电节律、自动充放电及自检功能。目前AED多使用低能耗、低损伤和高复律的双相波电流（120~200 J），除颤效率高。

三、适应证

心搏骤停。

四、操作流程

（1）开机：AED操作简单方便，使用时将AED放置于患者身旁。打开AED的盖子，依据机器图像显示和声音的提示操作（有些型号需先按下电源开机）（图9-2-14）。

（2）粘贴电极片：在患者胸部适当的位置上，紧密地贴上电极片（通常两块电极片分别贴在右胸上部和左胸左乳头外侧，女性需要贴到乳房组织下方，具体位置可以参考AED机壳上的图样和电极板上的图示说明）（图9-2-15）。

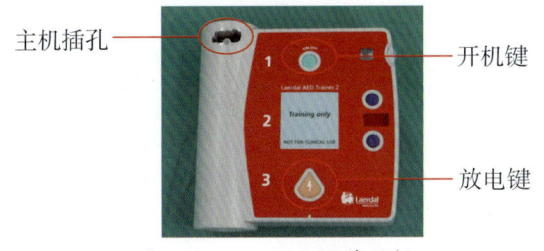

图9-2-14　AED操作面板

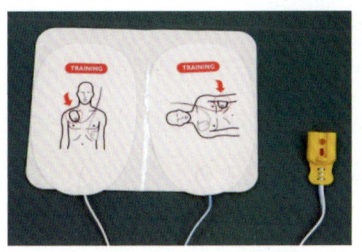

图9-2-15　电极片

（3）将电极片插头稍用力插入AED主机插孔内，保证插头牢固插入。

（4）机器自动分析心律（注意：在此过程中请不要接触患者，即使是轻微的触动都有可能产生影响）。有些型号的AED需要按下"分析"键才能分析患者心律。

（5）电除颤：分析完毕后，AED会发出是否进行除颤的建议，当有除颤指征时，机器便自动充电，充电完毕后，放电键会有闪烁以及声音提醒。操作者确定所有人未与患者接触后，按下放电键除颤。注意，AED放电后不需要关机，电极片不需要揭下来。2 min后机器会再次自动评估心律。有的机型会给出按压节律提醒，急救人员按照机器给的节律进行胸外按压即可。

五、注意事项

AED放电一次后患者一般不会立即恢复有效灌注，要继续进行5个周期30∶2的心肺复苏术后再次评估；AED会再次提醒分析心律，确定是否需要除颤，如此重复，直至专业急救人员到来。

（胡峻岩　彭宇华）

附录二　孕产妇心搏骤停急救模拟演练

孕产妇心搏骤停（sudden cardiac arrest，SCA）是急诊科和产科临床最紧急的事件，虽然发生率非常低，但一旦发生极易导致母体和（或）胎儿死亡的严重后果。随着中国近年来生育政策改变，高危孕产妇人群较前增加，有可能导致孕产妇心搏骤停风险增加，医疗机构和医务人员应积极准备应对这一挑战。当面对孕产妇心搏骤停时，需迅速采取包括急诊科、产科、新生儿科、重症医学科、麻醉科等在内的多学科治疗。

一旦发现孕产妇心搏骤停应立即实施基础生命支持和高级生命支持流程，但由于妊娠的生理学及解剖学变化，孕产妇心搏骤停时生命支持跟普通成人有一定区别。

医疗机构应该建立孕产妇心搏骤停心肺复苏的团队演练机制，细化应急预案，及时更新复苏流程图，通过定期模拟演练，不断优化抢救方案，这样才能提高心搏骤停孕产妇的救治成功率。

一、目的

抢救心搏骤停的孕产妇，改善母儿预后。

二、适应证

孕产妇心搏骤停。

三、操作前准备

物品准备：孕产妇模型、呼吸球囊、AED训练机、普通除颤仪（含导电糊）、棉垫、紧急剖宫产用物（可选）（图9-2-16）。

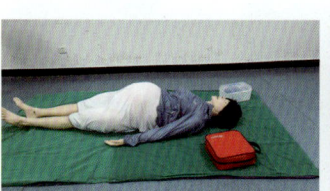
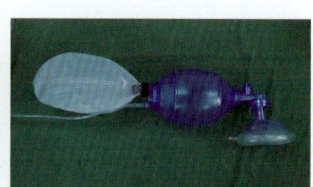
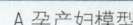
A.孕产妇模型　　B.呼吸球囊

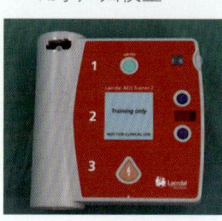
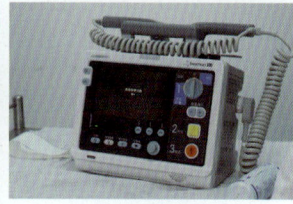

C.AED训练机　　D.普通除颤仪

图9-2-16　孕产妇心搏骤停急救物品准备

四、操作流程

（一）院前孕产妇心搏骤停

1. 评估和初步处理

（1）判断环境：检查周围环境是否安全，并记录时间。

（2）判断意识：快步走到患者右侧，双腿跪在地上；轻拍患者双肩；左、右耳旁呼叫2次"您怎么了？"。

（3）摆体位：患者无应答，立即去枕平卧，将患者身体摆正，同时解开其衣扣，松开腰带。

将患者置于地上或硬板床上，软床背部要垫硬板。

（4）迅速判断有无呼吸循环体征：用右手的示指、中指自环状软骨外移2~3 cm至凹陷处，触摸患者颈动脉搏动（10 s以内完成）；同时观察呼吸、咳嗽和肢体运动情况。

（5）胸外按压+呼救：若患者没有循环征象，立刻进行胸外按压，同时呼救"这里有孕妇心搏骤停，××拨打120！××快点找一下附近的AED拿过来！××快过来做左侧子宫转位术！"

2．启动高质量心肺复苏

（1）胸外按压（图9-2-17）。

- 按压定位：胸外按压位置与普通成人一致，为胸骨下半段。
- 按压方法：立即用右手示指、中指同时沿肋弓下缘至两肋弓交界处，中指停下，示指向上寻至胸骨下切迹，中指跟上，左手掌根部置于右手示指旁，右手掌根部重叠于左手背上，双手手指的指向与胸骨垂直，双手交叉，前端抬起或双手指均上翘，以掌根部分接触患者胸部皮肤。
- 按压姿势：双肘关节伸直，垂直按压，使胸骨下陷5~6 cm，而后迅速放松并使胸廓复原，按压、放松时间比为1∶1，掌根不离开患者胸壁。
- 按压频率：持续按压，按压频率100~120次/min，尽量减少按压中断次数（口述01、02、03、04……，用于计数及保持按压频率）。

（2）左侧子宫转位：若对孕20周以上、宫底超脐部以上的孕妇行心肺复苏，需要另一人继续行左侧子宫转位术。根据现场情况，在患者左侧、右侧均可实施。

操作者在患者右侧用单手将子宫尽量向左推，或操作者在患者左侧用双手将子宫向左托，使子宫偏离中线4 cm左右（图9-2-18）。

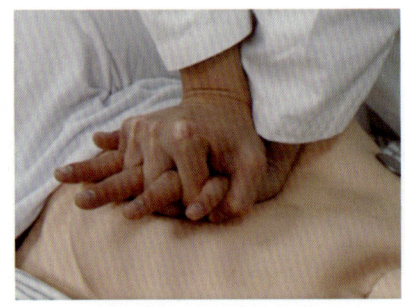

图9-2-17 胸外按压

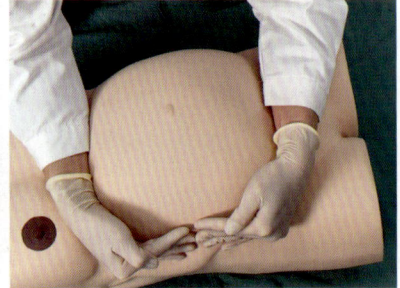

A.双手

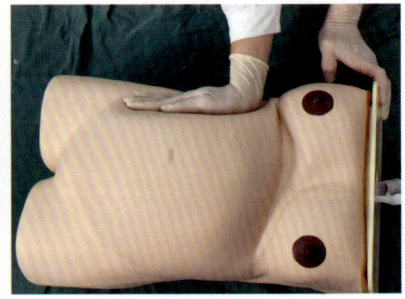

B.单手

图9-2-18 左侧子宫转位

（3）开放气道，建立呼吸。

- 清除口鼻腔分泌物和口腔异物（必要时头偏向一侧）。采用压额抬颏法开放气道，下颌角和耳垂连线与地面垂直提示气道完全开放（见本篇第一章第一节"手法开放气道"）。
- 使用呼吸球囊，以EC手法进行通气。小潮气量通气（6~8 mL/kg），避免过度通气。按压球囊吹气时间1 s，放松球囊呼气1 s（见本篇第一章第五节"呼吸球囊通气术"）。

（4）电除颤：AED一旦送达就立刻开机使用，开机后根据机器提示操作（AED操作流程见本章附录一"自动体外除颤器的使用"）。

（5）评估复苏效果（复苏约2 min）：进行5个周期30∶2（胸外按压30次，通气2次）的心肺复苏后，评估复苏效果。触摸患者颈动脉，判断其呼吸、心率、神志、瞳孔、皮肤、血压等。

心肺复苏有效主要表现为：自主呼吸及心跳恢复，能感受到患者规律呼吸，可听到心音，触及大动脉搏动。次要表现有：散大的瞳孔回缩变小，对光反射恢复；发绀的面色、口唇、指甲转为红润；脑功能好转，肌张力增高，吞咽动作出现，昏迷变浅至清醒及开始挣扎；心电图（有条件做的情况下）示窦性、房性（房颤、房扑）或交界性心律等。

第一发现施救者，一定不要放弃胸外按压等基础生命支持，一定要坚持到专业急救人员到达现场接手为止。

（二）院内孕产妇心搏骤停

1. 评估和初步处理

（1）判断意识：快步走到病床右侧，轻拍患者双肩，贴近患者左、右耳旁大声呼叫2次"您怎么了？"。

（2）摆体位：患者去枕平卧，头后仰。

（3）迅速判断有无呼吸循环体征：用右手的示指、中指自环状软骨外移2~3 cm至凹陷处，触摸患者颈动脉搏动（10 s以内完成）；同时观察呼吸、咳嗽和肢体运动情况。

（4）呼救：（患者意识丧失）操作者高声呼喊"××床孕妇心搏骤停，快来人抢救！××拿除颤仪和急救车！××快过来做左侧子宫转位术并启动应急小组！"（需要成立真正的孕产妇心搏骤停应急团队，并不断演练配合，而不是一句空话）。

2. 启动高质量的心肺复苏

（1）胸外按压。

- 按压定位：胸外按压位置与普通成人一致，为胸骨下半段。
- 按压方法：立即用右手示指、中指同时沿肋弓下缘至两肋弓交界处，中指停下，示指向上寻至胸骨下切迹，中指跟上，左手掌根部置于右手示指旁，右手掌根部重叠于左手背上，双手手指的指向与胸骨垂直，双手交叉，前端抬起或双手指均上翘，以掌根部分接触患者胸部皮肤。
- 按压姿势：双肘关节伸直，垂直按压，使胸骨下陷5~6 cm，而后迅速放松并使胸廓复原，按压、放松时间比为1∶1，掌根不离开患者胸壁。
- 按压频率：持续按压，按压频率100~120次/min，尽量减少按压中断次数（口述01、02、03、04……，用于计数及保持按压频率）。

（2）左侧子宫转位：若对孕20周以上、宫底超脐部以上的孕妇行心肺复苏，需要另一人继续行左侧子宫转位术。根据现场情况，在患者左侧、右侧均可实施。

操作者在患者右侧用单手将子宫尽量向左推，或操作者在患者左侧用双手将子宫向左托，使子宫偏离中线4 cm左右（图9-2-18）。正在进行胎心监护者，移除胎心监测装置。

（3）开放气道，建立呼吸通路。

- 清除口、鼻腔分泌物和口腔异物（必要时头偏向一侧）。采用压额抬颏法开放气道，下颌角、耳垂连线与地面垂直提示气道完全开放。

- 使用呼吸球囊，以EC手法进行通气。小潮气量通气（6~8 mL/kg），避免过度通气。按压球囊吹气时间1 s，放松球囊呼气1 s（图9-2-19）。
- 气道管理：需要最有经验的操作者进行气管插管或使用声门上气道装置。吸入纯氧，避免过度通气。有条件的话，使用呼气末二氧化碳监测。

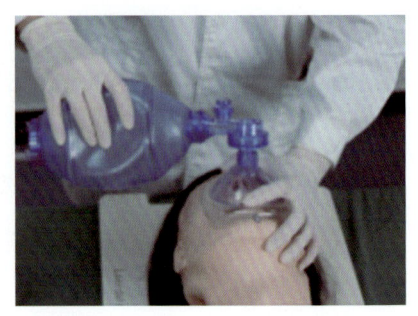

图9-2-19 呼吸球囊通气

（4）尽快除颤：一旦除颤仪准备好就立刻评估是否需要除颤（院内心搏骤停，要求3 min内完成第1次除颤）（见本篇第二章"电除颤技术"）。

（5）在横膈上建立静脉通路。

（6）同时查找患者心搏骤停原因，对因治疗。常见的原因有：①麻醉并发症，意外事故或创伤；②出血；③心脏病因；④药物；⑤栓塞病因；⑥发热；⑦一般情况，包括缺氧、电解质紊乱；⑧高血压。

（7）药物使用：①尽快给予肾上腺素，每3~5 min静脉注射肾上腺素1 mg（注意：肾上腺素需要在膈肌以上静脉通路注射）。②如果孕产妇正在使用硫酸镁，立即停止注射，并缓慢静脉注射10%氯化钙10 mL或10%葡萄糖酸钙30 mL，用于拮抗硫酸镁的作用。其他心肺复苏用药同普通成人用法。

（8）评估复苏效果（复苏约2 min）：5个循环胸外按压30次，通气2次后，评估复苏效果，触摸患者颈动脉，判断其呼吸、心率、神志、瞳孔、皮肤、血压。

（9）围死亡期剖宫产：对于孕20周或宫底平脐以上患者，若4 min还没有恢复自主循环，启动围死亡期剖宫产，5 min完成围死亡期剖宫产操作。同时新生儿团队抢救新生儿，孕产妇团队继续抢救心搏骤停孕产妇，必要时请ECMO团队参与（图9-2-20）。

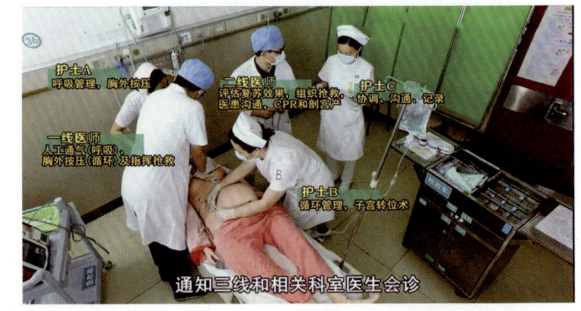

图9-2-20 院内孕产妇心搏骤停团队演练

3．注意事项

（1）院内孕产妇心肺复苏时，应去除胎监装置。AHA及其他学术机构反对在心肺复苏期间进行胎心监测，这样会干扰复苏。

（2）对于孕产妇的心肺复苏，AHA不建议在左侧倾斜的平面上进行胸外按压，因为很难保证按压质量。

（3）应就地持续不间断地进行高质量胸外按压，直至恢复自主循环。如果宫口开全、胎头位置低且可在母体心搏骤停5 min内完成分娩，可进行阴道助产。如果胎儿不能在5 min内经阴道娩出，需进行围死亡期剖宫产。AHA建议在母体心搏骤停后4 min开始剖宫产，5 min内完成胎儿娩出。

（4）剖宫产可以为孕妇带来巨大的血流动力学改善，也可以最大限度地保护胎儿。如果孕妇心脏不能恢复搏动，孕妇和胎儿都会死亡。无论在何种情形下，都应尽快进行剖宫产。

（5）通常在遇到心搏骤停妊娠患者的医疗区实施就地抢救，应备好紧急剖宫产分娩器具盒（内含手术刀、手术缝线、持针器、布巾钳、牵开器、镊子、剪刀、吸引管、海绵、Kelly钳、宫腔填塞纱布、新生儿复苏设备）。不优先考虑将患者转运到手术室。

（6）尽量减少胸外按压过程中断。每2 min轮换一次按压者，如果按压者感觉疲劳可提前换人，但换人过程中按压中断不能超过10 s。

（7）通气时要小潮气量通气，避免过度通气。因为过度通气会导致胸腔内压过高，不利于建立有效循环。

（8）没有建立高级气道时，按压通气比例为30∶2，建立高级气道后，通气按照10次/min，按压以100～120次/min的频率，分别进行。

（9）可以使用二氧化碳波形图定量分析以保证按压质量并评估是否恢复循环，如果呼气末二氧化碳偏低或下降则重新评估心肺复苏质量。

（10）心搏骤停的孕妇使用与普通成人一致的高级生命支持方案，药物使用及除颤均无变更。对孕妇进行除颤是安全的。

（11）孕产妇心搏骤停不仅仅要进行心肺复苏，还要积极寻找导致其心搏骤停的原因。

（12）复苏后目标温度管理：心肺复苏后脑损伤需要进行目标温度管理，以核心体温32～36℃维持24 h。孕产妇心搏骤停后的目标温度管理相对安全，但需要密切监测胎儿，避免低体温导致胎儿不良情况发生。

（13）孕产妇心搏骤停有赖于多学科协作，急诊科、产科、新生儿科、麻醉科、重症医学科等工作人员应接受有关训练，团队反复配合，不断改进应对流程和提高抢救水平。

（胡峻岩）

参考文献

[1]STANWOOD P L. The laryngeal mask airway and the emergency airway[J]. AANA J, 1997, 65（4）：364-370.

[2]MUSHAMBI M C, KINSELLA S M, POPAT M, et al. Obstetric Anaesthetists' Association and Difficult Airway Society guidelines for the management of difficult and failed tracheal intubation in obstetrics[J]. Anaesthesia, 2015, 70（11）：1286-1306.

[3]徐军，孙峰，王亚，等.急诊气道管理共识[J].中国急救医学，2016，36（6）：481-485.

[4]HEIDEGGER T. Management of the difficult airway[J]. N Engl J Med, 2021, 384（19）：1836-1847.

[5]METODIEV Y, MUSHAMBI M. The role of supraglottic airway devices in obstetric anaesthesia[J]. Curr Opin Anaesthesio, 2023, 36（3）：276-280.

[6]Advanced Life Support Group. Managing medical and obstetric emergencies and trauma: a practical approach[M]. 4th ed. Chichester: John Wiley & Sons Ltd, 2022.

[7]米玉红, 周飞虎, 王立祥, 等.《中国心肺复苏专家共识》之孕产妇心搏骤停防治救指南[J]. 中华危重病急救医学, 2023, 35（1）: 5-22.

[8]金晓曼, 樊尚荣. 妊娠期和分娩期心脏骤停的预防与处理[J]. 中华产科急救电子杂志, 2017, 6（2）: 118-121.

[9]THOMPSON S A. Cardiopulmonary resuscitation in the pregnant patient[J]. Anaesthesia, 2013, 68（10）: 1080-1081.

[10]STOKES N, KIKUCKI J. Management of cardiac arrest in the pregnant patient[J]. Curr Treat Options Cardiovasc Med, 2018, 20（7）: 57.

[11]SOSKIN P N, YU J. Resuscitation of the pregnant patient[J]. Emerg Med Clin North Am, 2019, 37（2）: 351-363.

[12]SNAVELY C, CHAN C. Resuscitation of the obstetric patient[J]. Emerg Med Clin North Am, 2023, 41（2）: 323-335.

[13]MADDEN A M, MENG M L. Cardiopulmonary resuscitation in the pregnant patient[J]. Educ, 2020, 20（8）: 252-258.

[14]LOTT C, TRUHLÁŘ A, ALFONZO A. European resuscitation council guidelines 2021: cardiac arrest in special circumstances[J]. Resuscitation, 2021, 161: 152-219.

[15]CHU J, JOHNSTON T A, GEOGHEGAN J. Maternal collapse in pregnancy and the puerperium: green-top Guideline No.56[J]. BJOG, 2020, 127（5）: e14-e52.

[16]BECKETT V A, KNIGHT M, SHARPE P. The CAPS study: incidence, management and outcomes of cardiac arrest in pregnancy in the UK: a prospective, descriptive study[J]. BJOG, 2017, 124（9）: 1374-1381.

第十篇 新生儿复苏专项技术

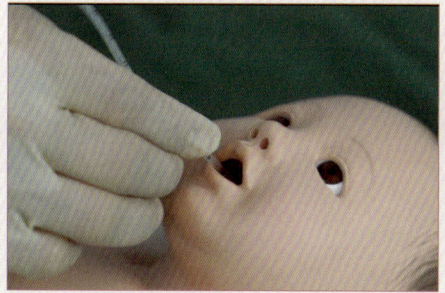
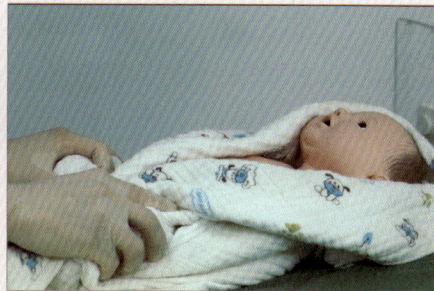

第一章 新生儿保暖技术

一、目的

新生儿的正常体温为36.5~37.5℃，对于其他原因住院的新生儿而言，体温每下降1℃，死亡率较基线增加28%。因此，有效的保暖措施尤为重要，如加强分娩环境温度的调节，出生后使用辐射保暖台或外部热源，用温暖、干燥的毛巾擦干并包裹新生儿，以及头部戴上帽子等，都是能有效避免新生儿体温过低的重要保暖措施。

二、物品准备

辐射保暖台、温度传感器、毛巾（2~3块）或毛毯、婴儿帽、聚乙烯塑料袋或塑料薄膜（图10-1-1）、转运温箱（图10-1-2）。

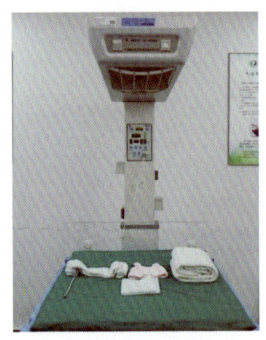
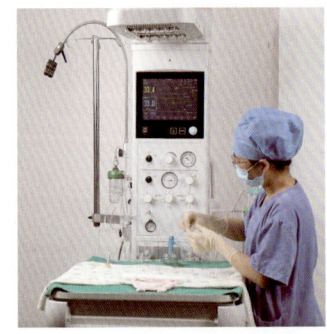
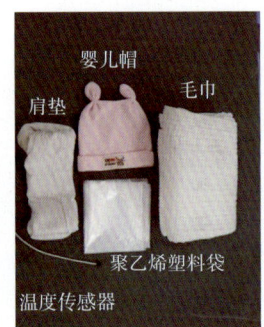

A.预热辐射保暖台　　B.检测温度传感器　　C.新生儿复苏保暖物品

图10-1-1　保暖物品及准备

三、保暖流程

1. 分娩前

（1）产房空间恒温：产房温度设置为24~26℃，湿度50%（世界卫生组织建议根据胎儿体重设置室温，胎儿体重1.0~1.5 kg推荐室温30~33℃，1.5~2.0 kg推荐室温28~30℃，2.0~2.5 kg推荐室温26~28℃）。

（2）辐射保暖台和转运温箱预热（图10-1-2）：足月儿分娩时设置预热温度为32~34℃。早产儿根据中性温度进行设置（对于极低出生体重儿，同时预热体温计及肤温探头，监测核心体温在36.7~37.3℃，核心体温与外周体温差异保持在0.5~1℃），预热新生儿接触的相关用品、药品及转运温箱等。新生儿体温应维持在36.5~37.5℃。注意避免高温，防止引发呼吸抑制。

2．分娩后

（1）常规护理的新生儿：擦干头部及全身后，直接放于母亲胸口，与母亲皮肤直接接触，并覆盖干毛巾（kangaroo care，袋鼠式护理）（图10-1-3A），使新生儿体内热量得到保存。同时，进行延迟脐带结扎不少于60s，后续保暖过程中使新生儿与母亲皮肤早接触（图10-1-3B），减少热量散失。

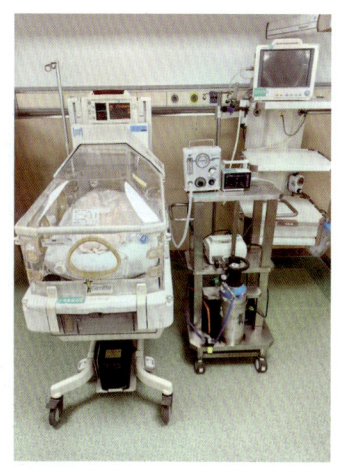

图10-1-2　辐射保暖台和转运温箱预热功能状态

（2）需要复苏的新生儿：迅速断脐后，用预热毛巾包裹新生儿并将其放于辐射保暖台上，快速彻底擦干头部、躯干和四肢（羊水粪染无活力者除外），然后撤去湿毛巾，戴上帽子（图10-1-4）。对于需行复苏的新生儿，做好保暖措施后，摆正体位，继续进行初步复苏的其他步骤。

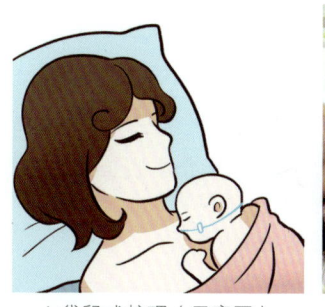

A.袋鼠式护理（示意图）

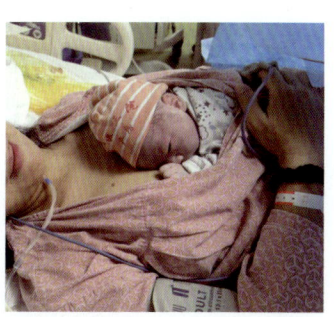

B.出生新生儿与母亲皮肤早接触

图10-1-3　袋鼠式护理

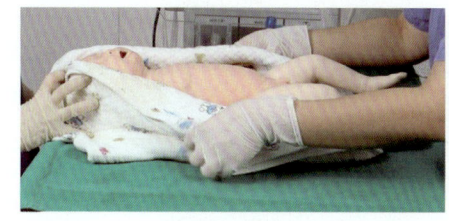

A.擦干头部及躯干

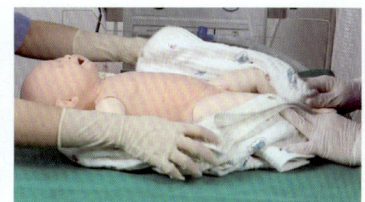

B.擦干四肢并撤去湿毛巾

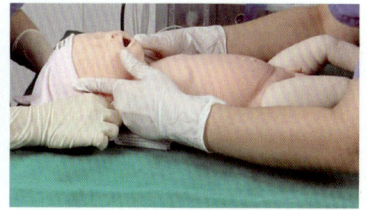

C.戴帽保暖

图10-1-4　新生儿擦干、保暖

（3）胎龄＜32周或出生体重＜1 500 g的早产儿：出生后即刻将头部以下的躯干和四肢放于清洁塑料膜或袋内，或盖以塑料薄膜置于辐射保暖台上，头部戴好帽子，摆正体位，进行后续复苏操作（图10-1-5）。

3．转运前

预热转运温箱至35℃，并通知新生儿重症监护病房（NICU）预热温箱至35℃（图10-1-6A），箱内湿度＞50%（超低出生体重儿应提高至85%），以

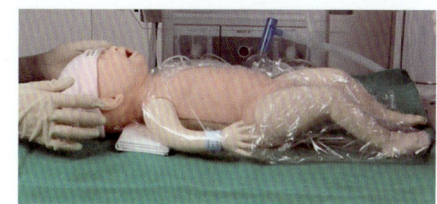

图10-1-5　早产儿薄膜保暖，摆正体位

及预热相关用品及药品等（图10-1-6B）。

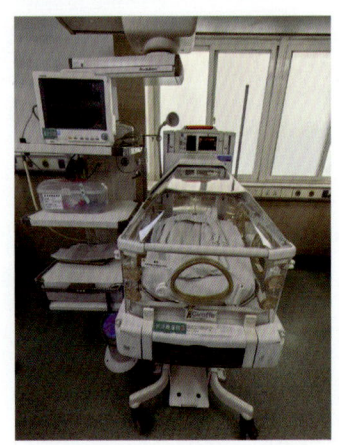
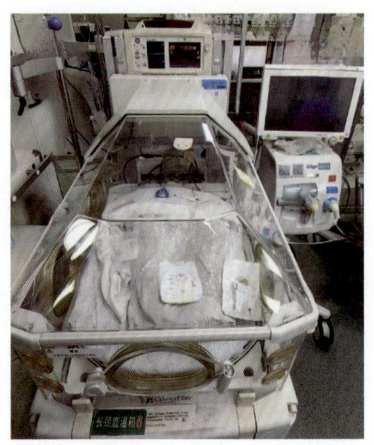

A.NICU预热温箱　　　　B.预热相关物品及准备呼吸机

图10-1-6　新生儿科病房物品准备

四、注意事项

（1）分娩环境温度尽可能达到要求的温度，减少房间通风（尽可能关闭门窗）。

（2）在所有新生儿中，头部占了体表面积的大部分，所以牢记戴帽子对于维持新生儿正常体温来说是非常重要的。

（吴繁　邱国莹　苏志文）

第二章
A（airway）：建立通畅气道技术

一、目的

新生儿复苏首要任务是建立自主呼吸，而呼吸的前提是建立通畅的气道。摆正体位、吸引气道（必要时）、擦干及刺激，均为初步复苏中建立自主呼吸的重要步骤。

二、物品准备

肩垫、吸引球、吸痰管（6F、8F、10F、12F）（图10-2-1A）、负压吸引器（构成：负压调节器、负压指示器、单向泵等）（图10-2-1B）、胎粪吸引器［构成：负压连接端（细端）、负压手控开口、气管导管连接端（粗端）］（图10-2-1C）。

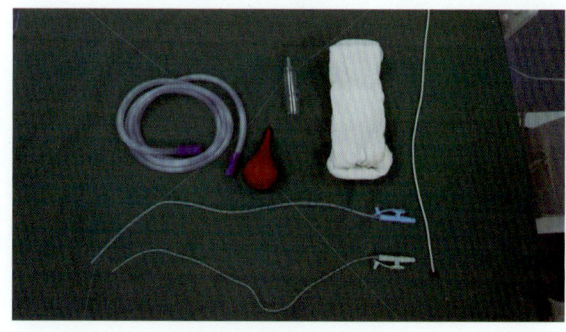
A.清理气道物品（部分）
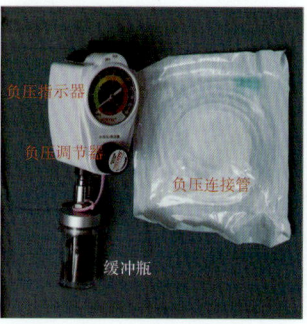
B.中心负压吸引器
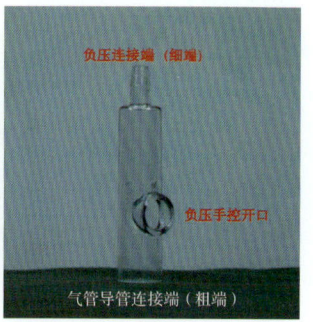
C.胎粪吸引器

图10-2-1　清理气道物品准备

三、建立通畅气道技术

（一）初步复苏技术

1. 指征

出生后快速评估：足月吗？羊水清吗？肌张力好吗？哭声或呼吸好吗？

如果4项中有1项为"否"，则进入复苏流程，开始初步复苏。

2. 操作流程

（1）体位：头轻度仰伸呈鼻吸气位（必要时可选用肩垫），使咽后壁、喉、气管成一直线（图10-2-2）。

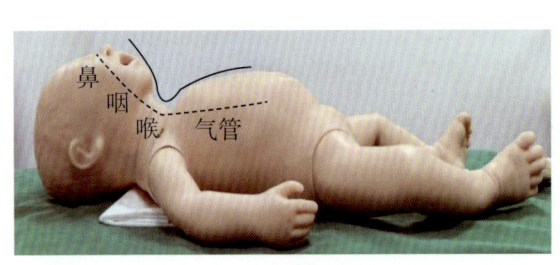

图10-2-2 新生儿鼻吸气位

（2）吸引：不建议常规行口鼻咽及气道吸引。必要时，如气道分泌物量多且呼吸不畅，用吸引球或吸痰管以先口咽、后鼻腔的顺序清理分泌物（图10-2-3）。过度吸引可导致喉痉挛，并刺激迷走神经，引起心动过缓和自主呼吸抑制或延迟出现。

应限制吸痰管的深度、吸引时间＜10 s以及吸引器负压不超过100 mmHg（＜13.3 kPa）。

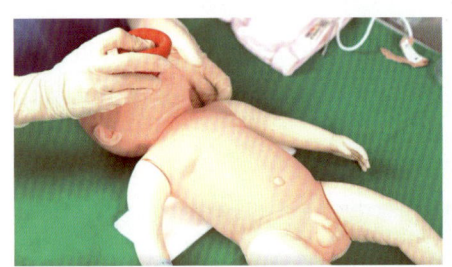 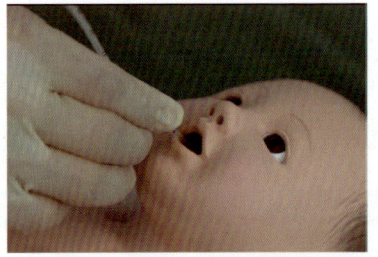 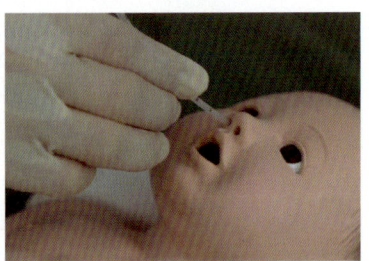

A.吸引球清理口咽　　　B.吸痰管先清理口咽　　　C.吸痰管后清理鼻腔

图10-2-3 气道清理

（3）擦干及刺激：快速彻底擦干新生儿头部、躯干和四肢，去掉湿毛巾，除了保暖外，此操作亦是刺激诱发自主呼吸的方法之一。如仍无自主呼吸，用手轻拍或手指轻弹新生儿足底或摩擦背部2次以上，以诱发自主呼吸（图10-2-4）。

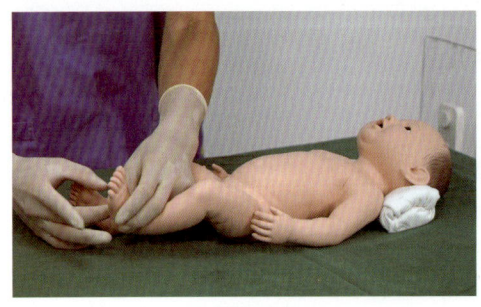 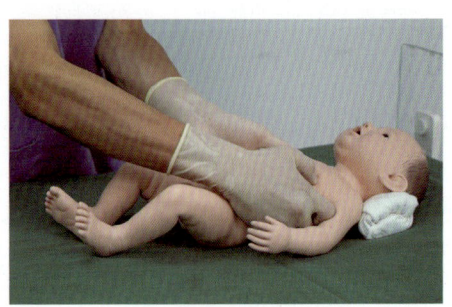

A.轻弹足底　　　　　　B.摩擦背部

图10-2-4 刺激诱发自主呼吸

（二）胎粪吸引器使用技术

1. 指征

当胎粪污染羊水时，应首先评估新生儿有无活力：①有活力。呼吸规则或哭声响亮、肌张力好、心率＞100次/min。②无活力。无呼吸或喘息样呼吸、肌张力低下、心率＜100次/min，以上3项中有1项者为无活力。

（1）有活力时，继续初步复苏。

（2）无活力时，应在20 s内完成气管插管及使用胎粪吸引管吸引胎粪。如果不具备气管插管条件，且新生儿无活力时，应快速清理口鼻后立即开始正压通气。

2. 操作流程

（1）将胎粪吸引器（细端）直接与负压吸引器连接，检查负压和功能状态（图10-2-5A）。

（2）气管插管后，将胎粪吸引器（粗端）连接气管导管，吸引时用右手拇指和示指将气管导管固定，左手拇指按压吸引器手控口，使其产生负压，边退气管导管边吸引（图10-2-5B），3~5 s将气管导管撤出气管外，并随手快速吸引一次口、鼻腔分泌物。

（3）必要时可重复吸引。如新生儿心率减慢，则提示必须进行下一个复苏步骤。

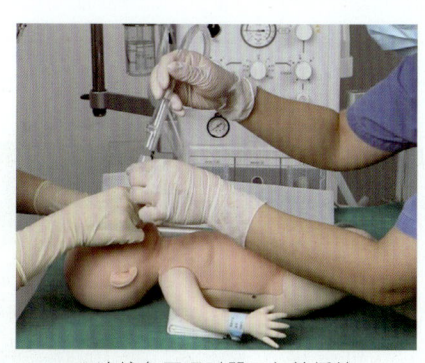
A.连接负压吸引器及气管插管

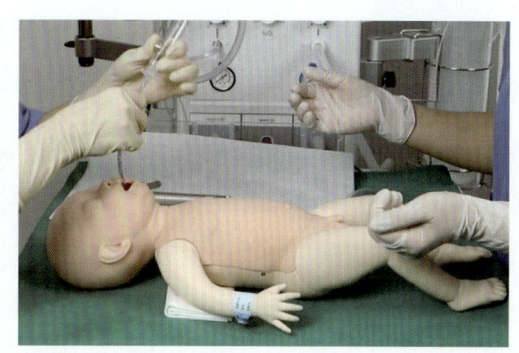
B.胎粪吸引器清理气道

图10-2-5 胎粪吸引器吸引胎粪

四、注意事项

（1）快速评估，严格把握初步复苏的指征。

（2）加强体位管理应贯穿整个复苏过程，以及转运前后、入室前后的治疗过程，保证开放气道，维持头与躯干呈中线位，避免头低脚高位（尤其是早产儿）。

（3）气道吸引为非必须操作，如有气道堵塞或羊水黏稠时，可行气道吸引操作。

（4）擦干及刺激，可改善原发性呼吸暂停，帮助新生儿建立自主呼吸，宜动作轻柔，切忌粗暴和重复多次操作。

（5）气道胎粪吸引，针对羊水浑浊且无活力的新生儿，要求对活力的评估及时且准确。至于胎粪吸引的次数，取决于气道堵塞与呼吸循环的建立情况。

（吴繁　邱国莹　苏志文）

第三章
B（breathing）：正压通气技术

一、目的

新生儿复苏成功的关键是建立有效的通气，如果初步复苏无效，表明新生儿处于继发性呼吸暂停，则要进行正压通气。

二、物品准备

听诊器、脉搏血氧饱和度监测仪及传感器、3-导联心电监护仪及电极片、T-组合复苏器、自动充气式气囊、面罩（大号、中号、小号）、喉镜（00号、0号、1号）、气管导管（2.0 mm、2.5 mm、3.0 mm、3.5 mm、4.0 mm）、导芯（选用）、喉罩（1号）、空氧混合仪、氧气源、空气源（或空气压缩机）、氧气导管、5 mL注射器、弹性胶布、胃管（6F、8F）（图10-3-1）。

1. 多功能辐射台（含新生儿复苏系统）

集辐射加热器、计时器、负压吸引器、T-组合复苏器、空氧混合仪、脉搏血氧饱和度监测仪、体温监测仪、电子秤于一体。

2. 空氧混合仪

（1）构成：氧气源接口（或空气压缩机）、空气源、氧浓度调节旋钮（FiO_2，21%~100%）、流量仪0~20 L/min（图10-3-2A）。

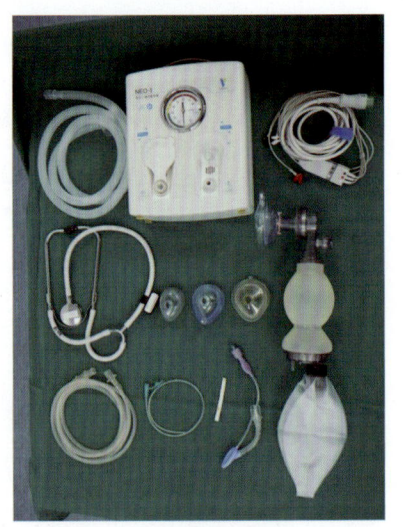

图10-3-1 新生儿正压通气物品（部分）

（2）操作：分别接上氧气源和空气源（空气压缩机），空氧混合仪调节吸氧浓度（FiO_2）（图10-3-2B），预先设定混合气体流量10 L/min，如正压通气需求增加时，流量可相应增加（图10-3-2C）。预测正压通气时间较长时，气体应加温、加湿。

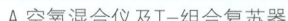
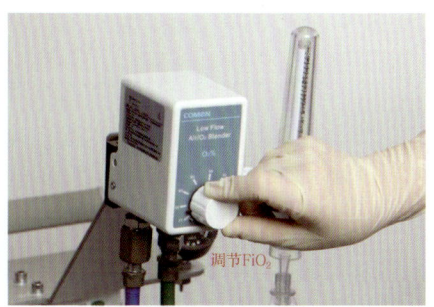
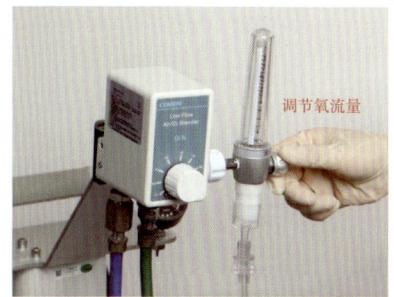

A.空氧混合仪及T-组合复苏器　　B.调节混合气体FiO₂　　C.调节混合气体流量

图10-3-2　调节空氧混合仪

3. 面罩

（1）解剖型：呈水滴状，边缘带有气垫，下缘贴合下颌部轮廓，尖端部分罩住鼻根。

（2）圆形：边缘带有气垫，与新生儿口鼻部形成密闭空间。

（3）面罩的选择：面罩边缘恰好覆盖新生儿的下颌和口鼻。不能太大，易压伤眼睛，且密闭不良；不能太小，易压迫鼻孔，且未能完全覆盖口鼻，密闭性差。

4. T-组合复苏器

（1）构成：压力计、最大压力释放控制钮、吸气压力（PIP）控制钮、T-组合复苏器连接管、呼气末正压（PEEP）帽、气源接入口、气源输出口（图10-3-2A）。

（2）操作：气源接入口接上混合气源，气源输出口连接T-组合复苏器连接管至面罩或气管导管，设置最大气道压（安全压）为40 cmH₂O（图10-3-3A），再调节PIP为20～25 cmH₂O（图10-3-3B），PEEP为5 cmH₂O（图10-3-3C）（2022年"欧洲新生儿呼吸窘迫综合征管理专家共识"推荐早产儿CPAP时使用6～8 cmH₂O）。用拇指和示指关闭和放开T-组合复苏器连接管的PEEP帽，控制正压通气频率及吸气时间，使气体直接进入气道。

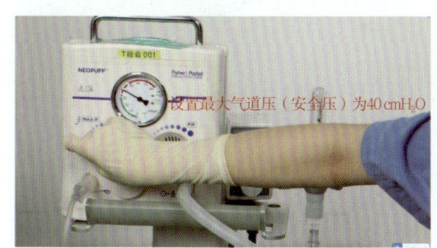
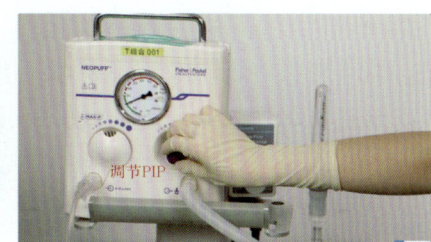
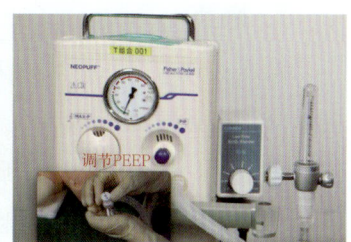

A.调节最大气道压（安全压）40 cmH₂O　　B.调节PIP为20～25 cmH₂O　　C.调节PEEP为5 cmH₂O

图10-3-3　调节T-组合复苏器参数

5. 自动充气式气囊

（1）构成：阀门组、减压阀、患者端出气口、气囊、气源入口、空气入口或储氧器连接处、储氧器（管或袋）（图10-3-4）。

（2）操作：调节FiO₂。

- 气囊未接氧源，FiO₂为21%（空气）（图10-3-5A）。

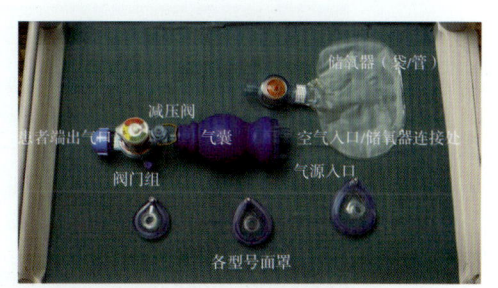

图10-3-4　自动充气式气囊

- 接氧源，但不加储氧器，FiO$_2$约为40%（图10-3-5B）。
- 接氧源，并加袋状储氧器，FiO$_2$为100%（图10-3-5C），加管状储氧器FiO$_2$为90%（图10-3-5D）。

使用前要检查减压阀，有条件时，最好使用具备呼气末正压的气囊并配备压力表。

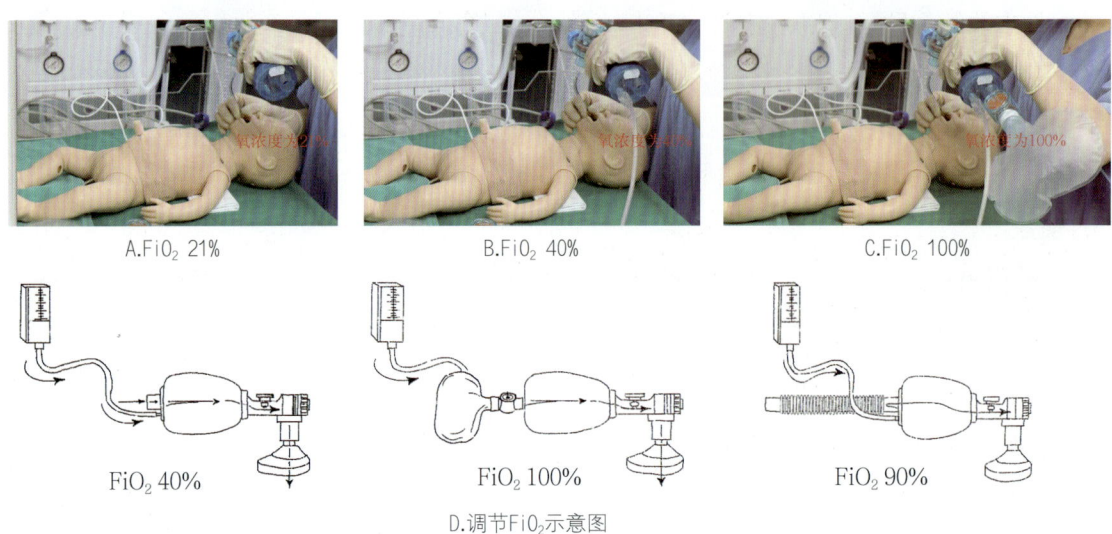

图10-3-5　自动充气式气囊氧浓度调节

6．气流充气式气囊

（1）构成：气流控制阀、气源入口、患者端出口、气囊（图10-3-6）。

（2）操作：调节气流流量及FiO$_2$，连接气源，充盈气囊，以40～60次/min的速率按压气囊。

7．喉罩

构成：通气罩、垂直栅栏、喉罩插管、正压装置端接头、充气管、指示气囊、通气充气阀（气囊最大充盈空气体积4 mL）、5 mL注射器。新生儿常用1号喉罩（适于新生儿体重≥2 kg且≤5 kg）（图10-3-7）。

8．脉搏血氧饱和度监测仪

（1）部位：放于动脉导管开口前位置（即右上肢，通常放于右侧手腕或小鱼际肌隆起部）。传感器先连接新生儿，后连接监测仪器，可快速获得信号（图10-3-8）。

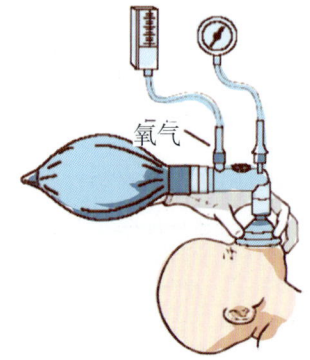

图10-3-6　气流充气式气囊示意图

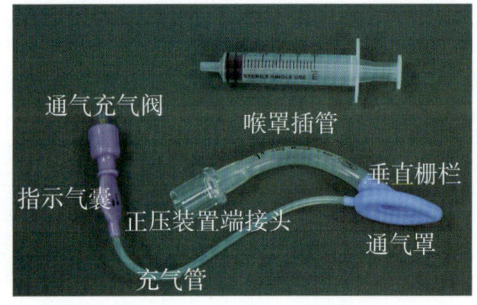

图10-3-7　1号喉罩

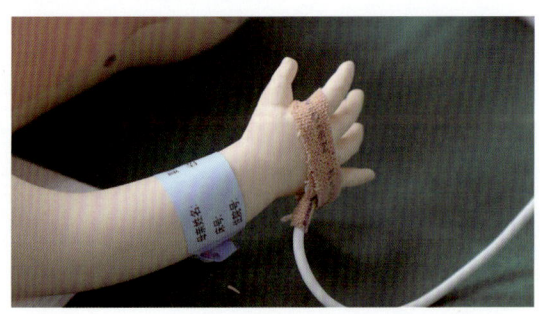

图10-3-8　连接脉搏血氧饱和度仪（右手）

（2）应用时机：开始正压通气前，连接脉搏血氧饱和度监测仪，指导调节FiO_2，观察是否达到目标血氧饱和度，尽量减少高氧损伤。

9．3-导联心电监护仪（图10-3-9A）

（1）部位（图10-3-9B、C）：RA电极放置于胸骨右缘锁骨中线第一肋间。LA电极放置于胸骨左缘锁骨中线第一肋间。LL电极放置于左锁骨中线剑突水平处（腋前线第五肋间或左下腹）。

（2）应用时机：在开始正压通气时，为了更快速、更准确地评估心率，在连接脉搏血氧饱和度监测仪的同时考虑使用3-导联心电监护仪，评估血氧饱和度及心率情况。在胸外按压时，务必同时进行脉搏血氧饱和度监测和3-导联心电监护。

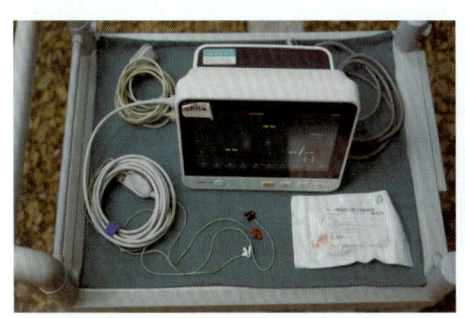
A.心电监护仪

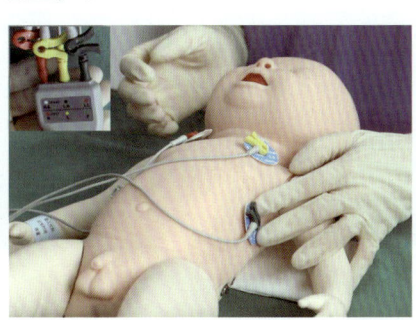
B.3-导联心电监护

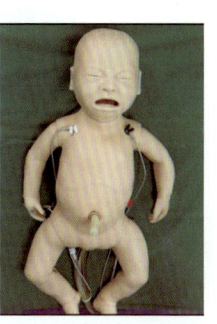
C.3-导联心电监护电极及脉搏血氧饱和度监测仪连接位置

图10-3-9　心电监护

三、正压通气技术

（一）气囊面罩正压通气技术

1．指征

（1）呼吸暂停或喘息样呼吸。

（2）心率<100次/min。

（3）有呼吸，心率>100次/min，但呼吸困难或肤色持续发绀，监测血氧饱和度（SpO_2），常压给氧。如有自主呼吸的早产儿，出生后马上需呼吸支持者，应给予持续气道正压通气（CPAP）。经处理，SpO_2仍未达目标值，或呼吸未得到改善，考虑正压通气。

2．操作流程

（1）FiO_2：无论足月儿或早产儿，FiO_2可在脉搏血氧饱和度监测仪的指导下调节。足月儿和胎龄≥35周早产儿开始时使用空气进行复苏（图10-3-10A）。胎龄28～<35周者FiO_2从21%～30%开始（图10-3-10B），胎龄<28周者FiO_2从30%开始（图10-3-10C）。后续操作中根据SpO_2使用空氧混合仪调整FiO_2，使SpO_2达到目标血氧饱和度值。胸外按压时FiO_2提高到100%。

（2）EC手法：左手将面罩先盖住下颌，然后覆盖口鼻形成密闭，拇指、示指、中指环绕下压面罩边缘，无名指和小指将下颌抬起，以保持气道通畅。右手拇指、示指及中指按压气囊（图10-3-11）。

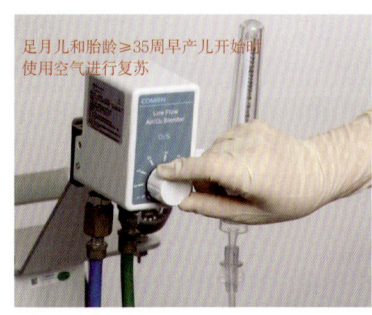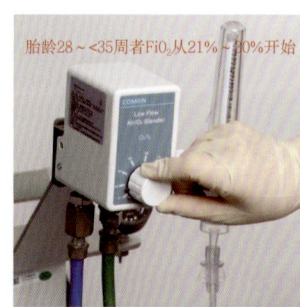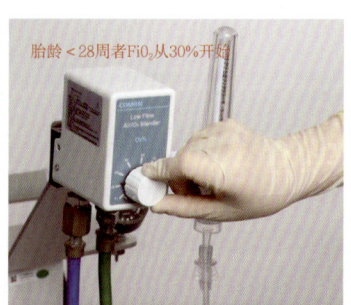

A.足月儿和≥35周者FiO₂21%起　　B.28~<35周者FiO₂21%~30%起　　C.<28周者FiO₂30%起

图10-3-10　氧浓度调节

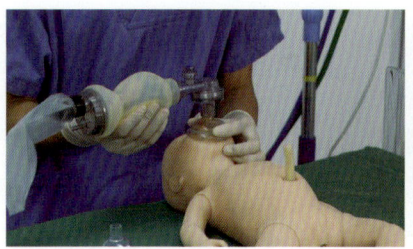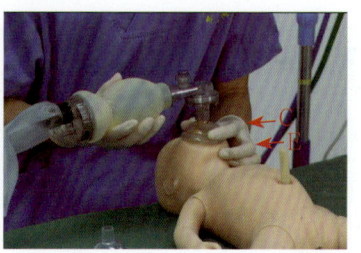

图10-3-11　EC手法气囊面罩正压通气

（3）通气频率：40~60次/min。

（4）通气压力：PIP为20~25 cmH₂O，少数病情严重的新生儿可用2~3次30 cmH₂O的压力通气。对于早产儿，应同时提供PEEP。

（5）有效正压通气的指征：胸廓起伏良好、心率迅速增快。

心率评估：推荐应用3-导联心电监护仪监测心率。无条件者，听诊心率6 s，然后乘10计算出1min心率。

（6）评估及进一步处理（30 s有效正压通气后评估）：①如有自主呼吸且心率≥100次/min，逐步降低正压通气压力和频率，同时观察自主呼吸是否良好。如自主呼吸恢复良好，逐渐停止正压通气；若自主呼吸恢复良好而SpO₂未达目标值，可常压给氧。②如心率60~99次/min，再次评估通气有效性，必要时再做矫正通气步骤，无明显改善者，可考虑予气管插管正压通气。③如心率<60次/min，矫正通气后有效正压通气30 s，仍无明显改善，予气管插管，FiO₂ 100%，连接3-导联心电监护仪，并开始胸外按压。

（7）插胃管：持续面罩正压通气>2 min，经口插入胃管排气，并保持胃管远端开放状态（减少胃充盈，以防呼吸受限）（图10-3-12）。

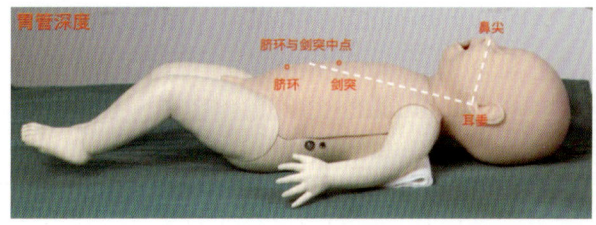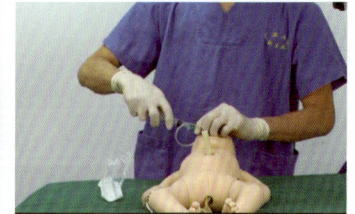

A.插胃管的深度　　　　　　　　　　B.回插胃内容物

图10-3-12　插胃管

（二）喉镜下经口气管插管正压通气技术

1. 指征

（1）连接胎粪吸引器吸引胎粪，气管内吸引分泌物。

（2）面罩气囊正压通气无效或需长时间正压通气。

（3）配合胸外按压。

（4）经气管内注入药物（肾上腺素、肺表面活性物质等）。

（5）特殊复苏情况，如先天性膈疝等。

2. 物品准备

（1）喉镜：00号（超低出生体重儿）、0号（早产儿）、1号（足月儿）（图10-3-13A）。

（2）气管导管：2.0 mm、2.5 mm、3.0 mm、3.5 mm和4.0 mm（图10-3-13B）。

（3）其他：可视喉镜（图10-3-13C）、二氧化碳检测器（有条件者）、气管导管导芯（选用）、弹性胶布、听诊器。

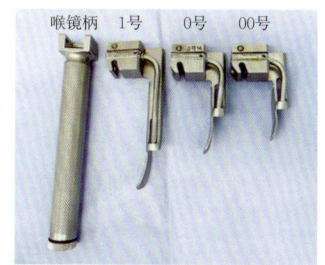 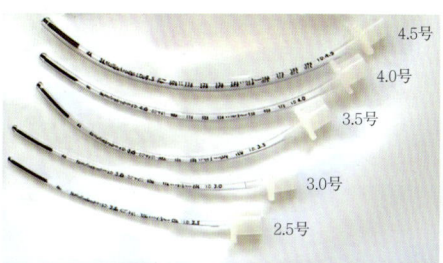 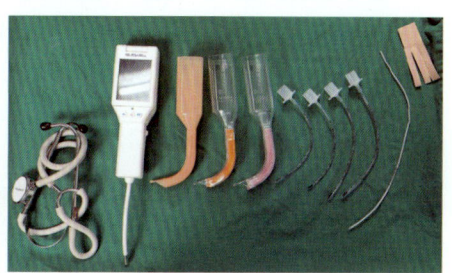

A. 新生儿各型号喉镜　　B. 新生儿各型号气管导管　　C. 可视喉镜气管插管

图10-3-13　气管插管物品

分娩前根据不同孕周和新生儿体重（母体宫高或腹围及产科超声等预测胎儿体重），选择不同型号的喉镜、不同内径的气管导管（表10-3-1），检查功能状态以备用。

表10-3-1　不同胎龄、体重新生儿气管导管型号

胎龄/周	新生儿体重/g	导管内径/mm
<28	<1 000	2.5
28~34	1 000~2 000	3.0
>34	>2 000	3.5

3. 直接喉镜操作流程

操作在20~30 s内完成。

（1）插入喉镜：保持新生儿轻度仰伸位，左手持镜，沿舌面右侧滑入，将舌推至左侧，推进镜片直达会厌软骨谷（图10-3-14A）。

（2）暴露声门：轻抬镜片，平行于镜柄方向移动，使会厌软骨抬起即可暴露声门和声带（图10-3-14B）。

（3）插管：插入备好的气管导管，将导管尖端置于声门与气管隆凸间，接近气管中点，拔出导芯，接气囊或T-组合复苏器正压通气（图10-3-14C）。

（4）插管深度（唇端距离）。①公式法：出生体重（kg）+（5.5~6.0）cm。②胎龄和体重法（表10-3-2）。

表10-3-2　不同胎龄、体重的新生儿气管导管插入深度

胎龄/周	新生儿体重/g	插入深度/cm
23~24	500~600	5.5
25~26	700~800	6.0
27~29	900~1 000	6.5
30~32	1 100~1 400	7.0
33~34	1 500~1 800	7.5
35~37	1 900~2 400	8.0
38~40	2 500~3 100	8.5
41~43	3 200~4 200	9.0

（5）气管导管位置的判断：①胸廓起伏对称；②听诊双肺呼吸音一致，尤其腋下，且胃部无呼吸音；③无胃部扩张；④呼气时导管内有雾气（有自主呼吸者）；⑤心率、血氧饱和度上升；⑥有条件可使用呼出气CO_2检测器。

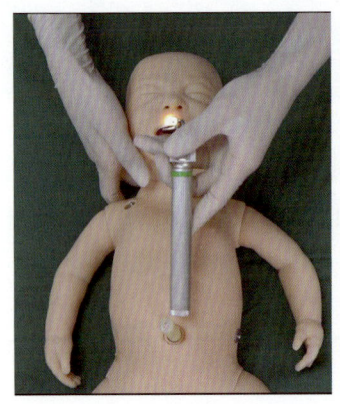
A.插入喉镜

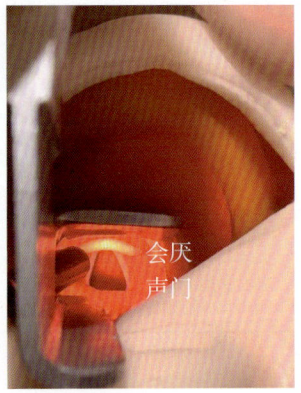
B.暴露声门

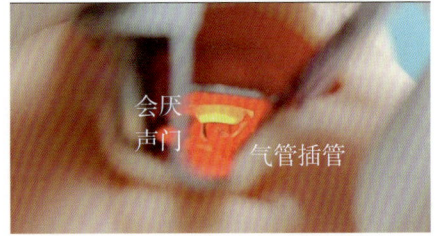
C.气管内插入导管

图10-3-14　气管插管

4．可视喉镜

（1）构成：可视喉镜是一种可视插管系统，由镜片、镜柄、液晶可视窗组成（图10-3-15）。可视喉镜的操作与传统喉镜相同。

（2）适应证：同传统喉镜，尤其适用于存在困难气道时，如巨大儿、短颈、舌根后坠、头部外伤、颈部活动受限等。巨大儿、短颈、舌根后坠、头部外伤、颈部活动受限等情况。

（3）操作流程

- 打开口腔：将可视喉镜倾斜缓缓从口腔中线插入，并轻柔向前推进至舌根部。

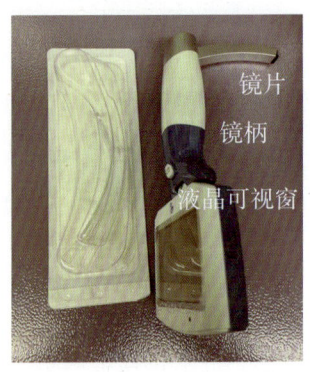

图10-3-15　可视喉镜结构

- 暴露声门：看屏幕，暴露会厌后，轻提喉镜挑起，清晰显示声门，将声门定位于屏幕中心靠上位置。
- 插管：将气管导管（或带导芯）轻柔地顺着喉镜导管槽插入口腔内，屏幕看到导管后，气管导管前端置入声门（图10-3-16），到达气管内，取出喉镜。
- 气管导管深度判断同"直接喉镜"。

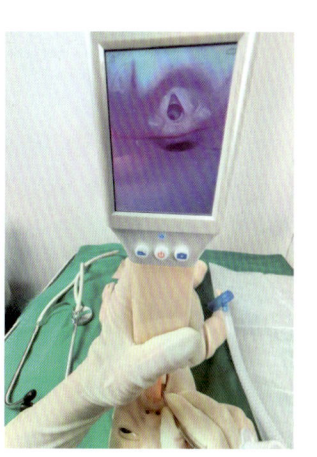

图10-3-16　可视喉镜暴露声门

（三）喉罩气道技术

1．指征

（1）新生儿存在口、唇、舌、上颚和颈部等先天性畸形，面罩气囊难以形成良好的密闭气道，面罩气囊通气无效。

（2）困难气道时，气管插管不可行或失败。

（3）多用于出生体重≥2 000 g的新生儿。

2．物品准备

1号喉罩、5 mL注射器、复苏囊或T-组合复苏器。

3．操作流程

（1）取1号喉罩气道，用注射器注入＜4 mL的空气迅速扩充通气罩，检查是否漏气或裂开（图10-3-17A）。检查后，排出罩内空气，保留少量气体以减轻罩壁皱褶，避免置管及留置过程中损伤气道黏膜。

（2）放置喉罩时取鼻吸位，采用"盲插"法，喉罩罩体开口向前，用右手拇指和示指引导插入新生儿口腔，并沿硬腭进入口咽部，直至不能推进为止，使喉罩充气罩环放置在声门上方（图10-3-17B）。

（3）向喉罩气囊注入2～4 mL空气，使扩张的喉罩充气罩覆盖喉口（声门），管口连接复苏囊或T-组合复苏器进行正压通气（图10-3-17C）。

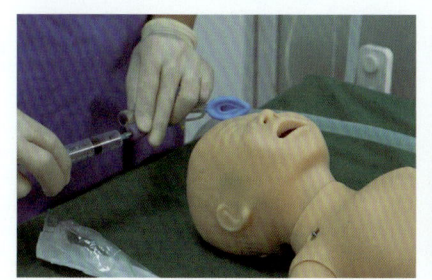
A．检查喉罩

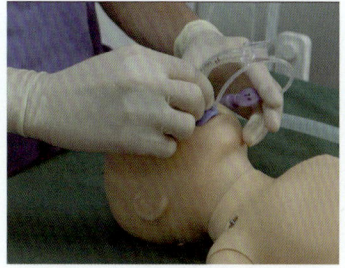
B．置入喉罩

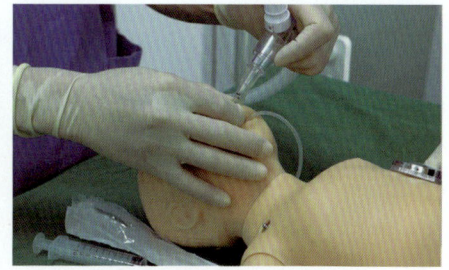
C．喉罩连接T-组合复苏器

图10-3-17　喉罩置管

四、注意事项

（1）正压通气时，应随时判断通气的有效性，观察胸廓起伏程度、心率是否上升，时刻纠正通气步骤，保证通气的有效性。

（2）正压通气开始时，同时连接脉搏血氧饱和度仪，并考虑使用3-导联心电监护仪进行心电监测。

（3）持续面罩气囊正压通气（>2 min）可造成胃充盈，影响呼吸运动，此时需插胃管排出胃内气体，并保持胃管远端处于开放状态。

（吴繁　邱国莹　黄卫亮）

第四章
C（circulation）：胸外按压技术

一、目的

对有效正压通气无反应的新生儿，血氧水平非常低，呈明显酸中毒，冠状动脉血流灌注不足，可造成心肌功能严重受到抑制。通过有效正压通气配合胸外按压，可恢复循环，并将含氧血液泵输送至全身重要器官。

二、指征

有效正压通气30 s后心率仍＜60次/min，立即予气管插管保证人工正压通气有效，同时加胸外按压，将FiO_2调至100%。胸外按压的同时，动态评估循环情况，考虑紧急行脐静脉置管术。

三、操作流程

1. 位置

胸骨下1/3（两乳头连线中点下方），避开剑突。

2. 深度

按压深度为胸廓前后径的1/3。

3. 频率

胸外按压与正压通气比例为3∶1（即90次/min∶30次/min），按压时间稍短于放松时间，放松时拇指或其他手指不应离开胸壁。

4. 方法

（1）拇指法：双拇指指端按压胸骨，根据体型不同，双拇指并列，双手环绕胸廓支撑背部（图10-4-1）。拇指法能产生更高的血压和冠状动脉灌注压，不易疲劳。行脐静脉置管时，拇指法可以在新生儿头侧进行（图10-4-2），不影响脐静脉插管，是胸外按压的首选方法。

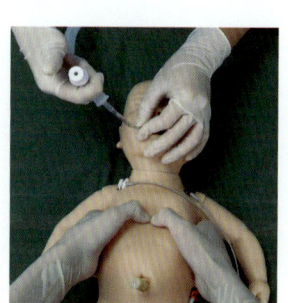

图10-4-1 拇指法胸外按压配合正压通气

(2)双指法:右手示指和中指两指尖放在新生儿胸骨上进行按压,左手掌掌心支撑其背部(图10-4-3)。此法效果欠佳,不推荐。

(3)评估:有效的正压通气配合胸外按压60 s后重新评估心率。避免中断胸外按压,冠状动脉灌注减少,延迟心脏功能的恢复。

- 如心率≥60次/min,停止胸外按压,以40~60次/min的频率继续正压通气。
- 如心率仍<60次/min,除继续胸外按压外,经脐静脉导管给予肾上腺素;若脐静脉置管未完成,可先通过气管插管内给予。

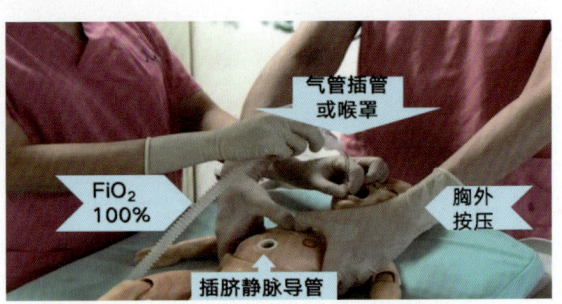

图10-4-2 胸外按压配合正压通气站位

四、注意事项

(1)胸外按压时,应保证FiO_2 100%,连接脉搏血氧饱和度监测仪及3-导联心电监护仪,实时监测胸外按压及正压通气的有效性,同步行脐静脉置管术。

(2)若正压通气和胸外按压操作皆正确,心率无明显改善,并已完成脐静脉置管术,则脐静脉注射给予肾上腺素。为方便脐静脉置管操作及严格执行无菌原则,胸外按压者应移位至新生儿头侧做拇指法胸外按压。

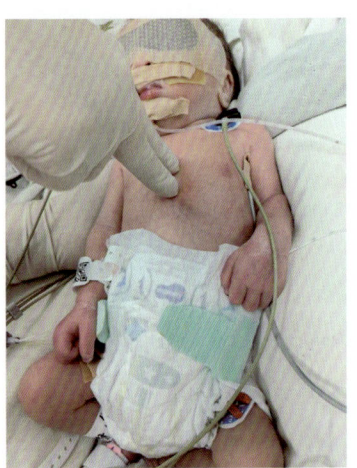

图10-4-3 双指法胸外按压

(吴繁 邱国莹 黄卫亮)

第五章

D（drug）：药物治疗

一、目的

经有效正压通气配合胸外按压，极少数新生儿心率仍＜60次/min，致使冠状动脉的灌注血流量严重减少，低氧使新生儿的心脏收缩进一步减弱。为改善冠状动脉灌注和氧的输送，应使用肾上腺素；如合并低血容量者，则需行扩容治疗。

二、操作前准备

（1）药物：1∶1 000肾上腺素注射液、生理盐水（图10-5-1）。

（2）脐静脉置管用物：脐静脉导管（①早产：3.5F。足月：5F。②＜3.5 kg：3.5F或5F。＞3.5 kg：5F或8F）、留置针、头皮针、消毒液、解剖刀或眼科剪、血管钳（直钳或弯钳）、镊子、胶布、三通管、注射器、生理盐水、丝线、无菌巾、消毒液、消毒棉签（图10-5-2）。

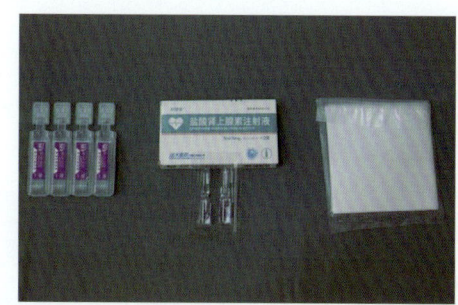
图10-5-1　新生儿复苏药物

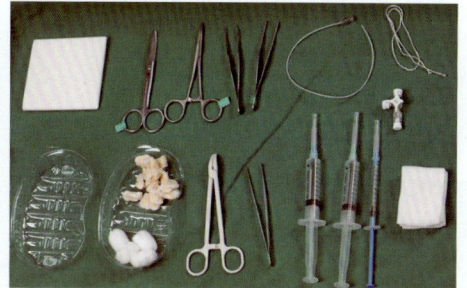
图10-5-2　脐静脉置管物品

三、复苏药物使用方法

1. 肾上腺素

（1）指征：有效正压通气和胸外按压60 s后，心率仍＜60次/min。

（2）浓度：1∶10 000。

（3）剂量：静脉注射0.1～0.3 mL/kg（0.01～0.03 mg/kg），气管内滴入0.5～1 mL/kg

（0.05~0.1 mg/kg）。

（4）途径：如脐静脉置管操作尚未完成或没有条件行脐静脉置管时，首次可经气管内快速注入，并快速正压通气几次，确保药物迅速被吸收进入血管内。若重复给药，则应选择脐静脉通道。经脐静脉给药时应予生理盐水3 mL快速冲管。

（5）次数：必要时3~5 min重复一次；如果在血管通路建立之前给予气管内肾上腺素无反应，则一旦建立脐静脉通路，不需考虑间隔时间，即刻经脐静脉给予肾上腺素。

2．扩容剂

（1）指征：给予充分正压通气、胸外按压、肾上腺素后，心率仍<60次/min，且怀疑有低血容量情况（皮肤苍白、毛细血管再充盈时间延长>3 s、心音低钝、大动脉搏动微弱）。如无低血容量表现或急性失血史，不常规扩容。

（2）剂量：推荐生理盐水10 mL/kg，经脐静脉或骨髓腔5~10 min缓慢注入，必要时可重复扩容1次。不推荐在外周静脉进行扩容治疗。

3．其他药物

分娩现场新生儿复苏一般不推荐使用碳酸氢钠和纳洛酮。

四、操作流程

（一）脐静脉置管术（图10-5-3）

（1）消毒手术视野，消毒范围上至剑突，下至平耻骨联合，左、右至腋中线，尤其脐凹皱褶处，铺无菌巾，置于无菌手术视野（图10-5-3A）。

（2）注射器连接三通管及脐静脉导管，冲管待用。

（3）沿脐带根部用粗线打一个松结，切断脐带，留残端约1~2 cm（图10-5-3B）。

（4）将导管插入脐静脉（12点，大而壁薄）（图10-5-3C），导管尖端深入脐根部以下2~4 cm，轻回抽见血即可（图10-5-3D）。

（5）固定导管，注入复苏药物（图10-5-3E）。

（6）如撤出导管，应缓慢拉紧脐带结，防止出血。

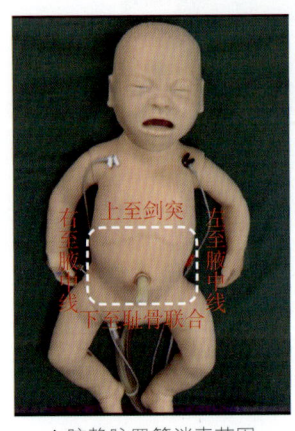

A.脐静脉置管消毒范围

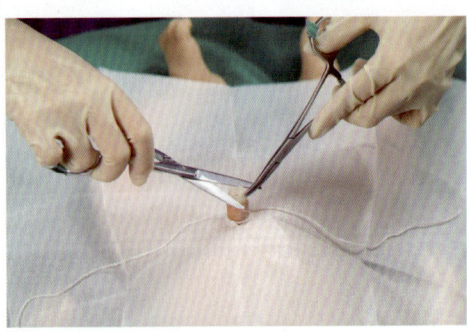

B.脐带根部扎线后切断

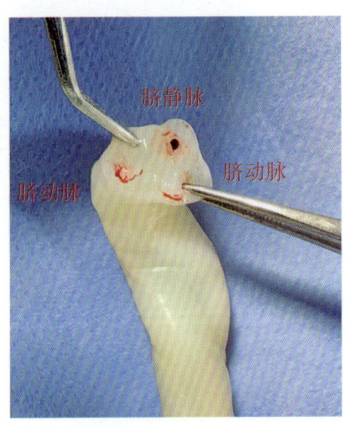

C.脐静脉位置

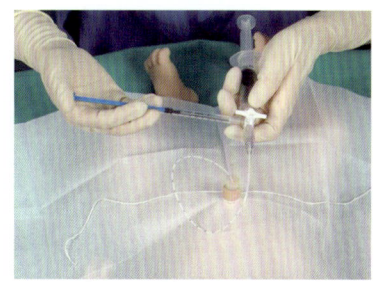

D.脐静脉置管　　　　　　　　　　E.脐静脉导管用药

图10-5-3　脐静脉置管术

(二) 骨髓腔穿刺术

1. 穿刺装置

骨髓穿刺针、蝶形针、10 mL注射器。

2. 穿刺针型号

根据患儿体重、体表组织厚度而定，直径均为15 G。长度：①15 mm（3～39 kg），适用于新生儿，用于胫骨近端和远端；②25 mm（≥39 kg），适用于儿童，用于股骨远端。

3. 指征

无法进行脐静脉置管或不易建立静脉通路时，推荐骨髓腔穿刺用药。

4. 剂量

骨髓内通路和静脉通路的药物剂量是相同的。

5. 穿刺部位

（1）胫骨近端：首选部位为髌骨下缘约1 cm处，胫骨粗隆下1～2 cm（一指宽），胫骨平台内侧最远1 cm处（图10-5-4）。

（2）股骨远端定位：髌骨上缘1～2 cm处中线部位（图10-5-5）。

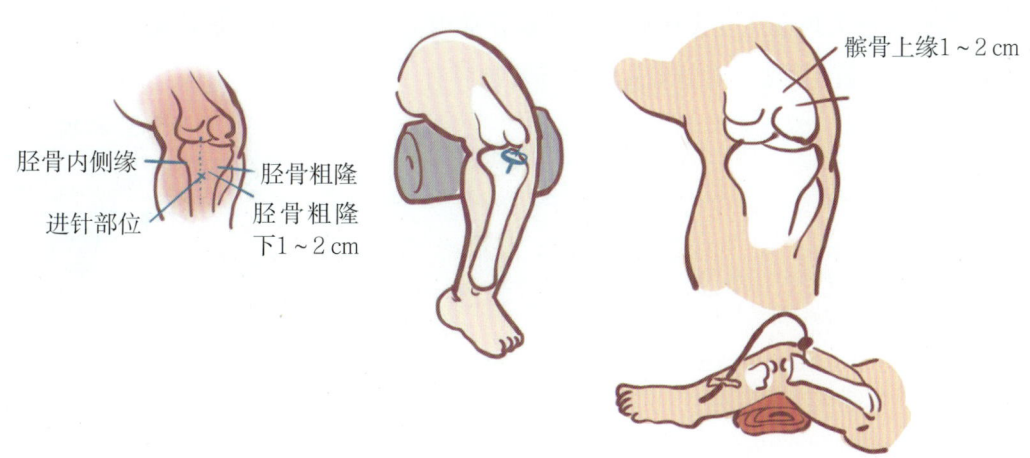

图10-5-4　胫骨近端定位　　　　图10-5-5　股骨远端定位

6. 操作流程

（1）检查穿刺针：确认外部穿刺针与内部针芯的斜面对齐。

（2）摆放体位：摆放穿刺侧膝关节处于中立伸展位，之后轻微外旋髋关节，暴露胫骨表面的平坦部并外旋足部。

（3）穿刺部位：取胫骨平台内侧约0.5~1 cm处，使穿刺针与穿刺部位垂直，当穿刺针穿过皮质进入骨髓腔时，可有"落空感"或阻力消失（图10-5-6A）。拔出导芯，连接专用连接管，回抽可见骨髓内容物，确定穿刺针放置恰当（图10-5-6B）。

（4）冲洗及输液：一旦确认穿刺针放置正确，用3~5 mL生理盐水冲洗穿刺针，去除针腔内的骨髓和纤维蛋白，保证有效输液速度。输液前后进行冲洗以保证所有药物都进入血管（图10-5-6C）。

（5）移除：固定导管柄，轻轻旋转向上拔可移除穿刺针。按压穿刺处，压迫止血。

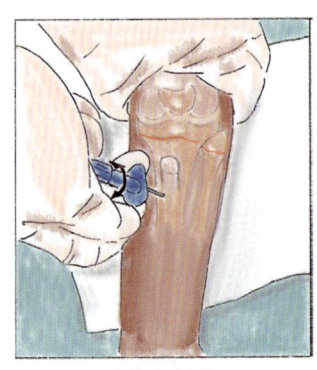 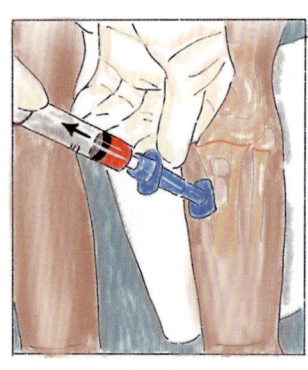 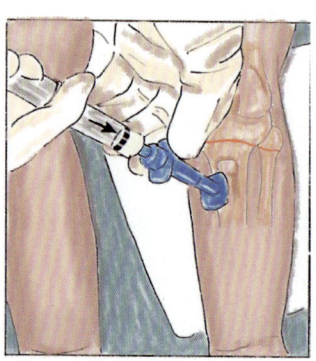

A.穿刺部位　　　　　　　　B.穿刺　　　　　　　　C.注药

图10-5-6　骨髓腔内置管用药

五、注意事项

（1）给药前，应监测并保障正压通气和胸外按压的有效性。

（2）无低血容量表现或急性失血病史，不推荐常规给予扩容。受损的心脏若进行扩充血容量治疗，会影响循环血量的排出，对新生儿的复苏及预后有不利影响。

（吴繁　邱国莹　范茜）

第六章
E（evaluation）：复苏后评估监护

一、目的

出生后应用过氧气或进行过正压通气的新生儿，复苏后必须密切监护和反复评估，及时发现并预防复苏后可能的并发症。

二、操作准备

物品准备：心电监护仪、血糖仪、床边血气分析仪等（图10-6-1）。

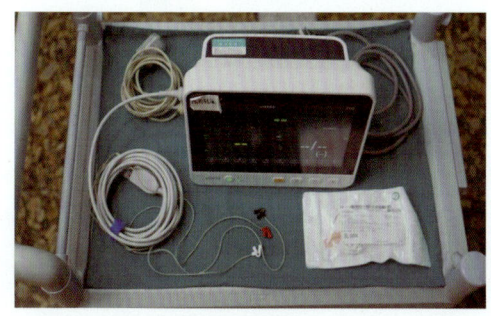
A.心电监护仪

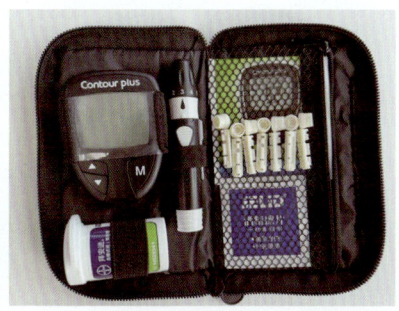
B.血糖仪

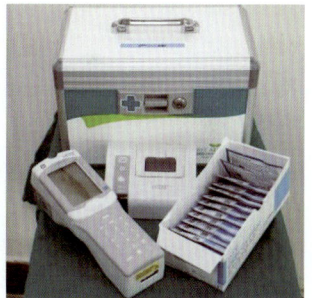
C.床边血气分析仪

图10-6-1　复苏后评估监护物品准备

三、操作流程

1. 体温管理

新生儿稳定后，如体温＜36℃，应立即进行复温（0.5℃/h），以避免低体温及相关并发症的发生。转运前通知NICU预热转运温箱至35℃，箱内湿度＞50%。转运前保持新生儿体温于适中温度（36.5~37.5℃）。

2. 脐动脉血气分析

需复苏的新生儿，断脐后立即行脐动脉血气分析，pH＜7.2结合Apgar评分有助于对窒息和预后的诊断，及时对脑、心、肺、肾、胃、肠等器官功能进行监测，并适当干预。

（1）轻度窒息：Apgar评分1 min≤7分，或5 min≤7分，伴出生时脐动脉血pH＜7.2。

（2）重度窒息：Apgar评分1 min≤3分，或5 min≤5分，伴出生时脐动脉血pH＜7.0。

3．早期发现并发症

如合并中、重度缺氧缺血性脑病，有条件的医疗单位可予亚低温治疗。

4．生命体征监测，维持内环境稳定

包括血氧饱和度（维持在90%~95%）、心率（＞100次/min）、血糖（维持正常水平≥2.6 mmol/L）、血压（判断有无低血容量性休克，如失血、皮肤苍白、肢体末端低灌注、脉弱等）、红细胞比容、血气分析及电解质等。

四、注意事项

（1）出生后使用过氧气或进行过正压通气的新生儿，复苏后必须密切监护和反复评估。

（2）评估内容：呼吸、心率、SpO_2、体温、血压、血气、血糖及各脏器功能。

（3）评估频率：根据新生儿状况和高危因素而定。

（吴繁　邱国莹　范茜）

第七章 新生儿安全转运技术

一、操作前准备

物品准备：转运温箱、转运呼吸机、T-组合复苏器（无条件者备选自动充气式气囊）、压缩氧气瓶、空气压缩机、空氧混合仪、脉搏血氧饱和度仪、心电监护仪、微量血糖仪、输液泵、吸引器、转运急救用物及药品（图10-7-1）。

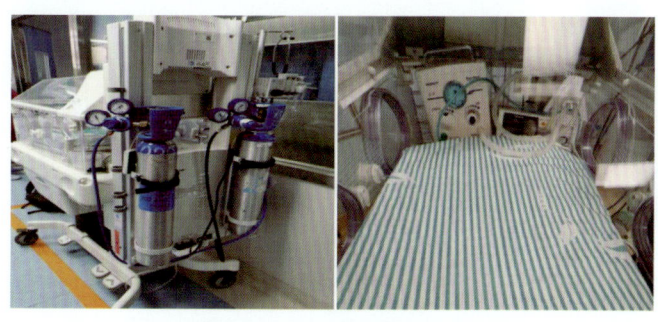

图10-7-1　院内转运系统

二、操作流程

1. 转运前

（1）通知NICU准备床位和设备（如呼吸机），预热转运温箱（箱温35℃，湿度＞50%，超低出生体重儿湿度应提高至85%）、毛被、薄膜等。检测气源，核对转运急救箱用物及药品。

（2）转运前评估整体状况：按STABLE程序进行。

- S（sugar）：血糖。监测血糖并维持血糖为2.6～7.0 mmol/L。
- T（temperature）：体温。保持体温稳定在36.5～37.5℃。
- A（assisted breathing）：辅助呼吸。保证呼吸道畅通。
- B（blood pressure）：血压。维持血压稳定。
- L（lab works）：实验检查。监测血气等。

- E（emotional support）：情感支持。进行多次医患沟通，提供人文关怀。

2. 转运途中

注意预防各种"过低症"：低体温、低血糖、低氧血症、低血压等。

（1）转运温箱，保证保暖、固定、减震效果。

（2）注意体位，防止颈部过深或过曲、保持气道通畅，防止呕吐或反流。

（3）连接监护仪。

（4）如需正压通气，使用T-组合复苏器或转运呼吸机。

（5）控制惊厥，纠正酸中毒、低血糖等，维持内环境稳定。

（6）若途中病情发生变化，即刻积极抢救。

（7）填写转运途中记录单，到达接诊单位后，直接进驻NICU，双方全面交接新生儿情况。

（吴繁　邱国莹　李颖）

第八章
医患沟通技术

一、分娩前

及时与家属沟通病情，告知可能出现的情况及应对措施，医患双方知情同意并共同参与决策。

二、分娩后

告知家属新生儿出生后的情况，确认家属能够正确地理解出生前后的病情概况，积极配合复苏后治疗。

三、转运前

将新生儿病情、转运的必要性、潜在风险、转运和治疗费用告知家属，获得新生儿父母的知情同意和合作，转运新生儿至NICU。

四、转运后

进一步详细询问家属病史，详细向家属解释新生儿病情，以及后续治疗方案，并予以人文关怀、情感支持。解答家属的疑惑，保持良好、有效的医患沟通。

新生儿出生时的复苏不同于所有其他年龄组的复苏，因其通常涉及从胎儿循环过渡到新生儿循环的过程，而非患有严重疾病或损伤的恢复过程。大多数新生儿不需要干预即可建立正常的呼吸和循环，仅有小部分新生儿发生窒息情况，需要更进一步的干预。

新生儿窒息是导致新生儿伤残、死亡的重要原因，正确、规范的复苏技术对降低窒息的发生率、伤残率及死亡率非常重要。建议所有参与分娩的人员，都应该掌握新生儿复苏技能，提高新生儿复苏质量。本篇"新生儿复苏专项技术"依据《中国新生儿复苏指南（2021年修订）》完成。

（邱国莹　吴繁　李映桃　张志豪）

参考文献

[1] 中国新生儿复苏项目专家组,中华医学会围产医学分会新生儿复苏学组.中国新生儿复苏指南(2021年修订)[J].中华围产医学杂志,2022,25(1):4-12.

[2] AZIZ K,LEE H C,ESCOBEDO M B,et al. Part5: Neonatal resuscitation: 2020 American Heart Association guidelines for cardiopulmonary resuscitation and emergency cardiovascular care[J]. Circulation, 2020, 142(2): S524-S550.

[3] American Heart Association. Textbook of neonatal resuscitation[M]. 8th ed. New York: American Academy of Pediatrics, 2021.

[4] 美国儿科学会.新生儿复苏教程[M].7版.杭州:浙江大学出版社,2019.

[5] 邵肖梅,叶鸿瑁,丘小汕.实用新生儿学[M].5版.北京:人民卫生出版社,2019.

[6] 李映桃,罗太珍.产科急救快速反应团队演练及技术操作示范[M].广州:广东科技出版社,2018.

[7] 中华医学会儿科学分会新生儿学组,中华儿科杂志编辑委员会.出生胎龄<32周早产儿复苏临床实践指南(2022)[J].中华儿科杂志,2023,61(1):6-15.